U0300985

基层医师手册

（第2版）

主　　编　张福奎　王　征　马胜军

主　　审　张　彬

副主编　卢　燕　赵守国　黄莉明　杨　帆
　　　　　张晓莉　陈淑莹

编　　者（以姓氏笔画为序）
　　　　　王广慧　朱　童　宁　彦　田书亮
　　　　　刘　通　刘桂英　李　忠　李　霞
　　　　　李凤芹　李光耀　李福领　单小婷
　　　　　杨　欣　陈召伟　陈人瑞　陈燕华
　　　　　陈佩青　郭文年　薛玉增　张修伟
　　　　　张勇军　张　宁　霍　然　梁春英
　　　　　曲爱君　邵景祥　姜虎泉　姜保禄
　　　　　郭　栋　耿传卫　高恒强　蒋　红
　　　　　魏法才　陶瑞华　鞠丽娟　路云环

主编助理　卢　燕

人民卫生出版社

图书在版编目（CIP）数据

基层医师手册 /张福奎，王征，马胜军主编 . —2 版 . —北京：
人民卫生出版社，2019

ISBN 978-7-117-28671-8

Ⅰ.①基… Ⅱ.①张… ②王… ③马… Ⅲ.①临床医学 - 手册
Ⅳ.①R4-62

中国版本图书馆 CIP 数据核字（2019）第 131274 号

人卫智网	www.ipmph.com	医学教育、学术、考试、健康，
		购书智慧智能综合服务平台
人卫官网	www.pmph.com	人卫官方资讯发布平台

基层医师手册
（第 2 版）

主　　编：张福奎　王　征　马胜军
出版发行：人民卫生出版社（中继线 010-59780011）
地　　址：北京市朝阳区潘家园南里 19 号
邮　　编：100021
E - mail：pmph @ pmph.com
购书热线：010-59787592　010-59787584　010-65264830
印　　刷：保定市中画美凯印刷有限公司
经　　销：新华书店
开　　本：850×1168　1/32　印张：36.5
字　　数：1430 千字
版　　次：2016 年 6 月第 1 版　2019 年 12 月第 2 版
　　　　　2024 年 8 月第 2 版第 2 次印刷（总第10次印刷）
标准书号：ISBN 978-7-117-28671-8
定　　价：98.00 元
打击盗版举报电话：010-59787491　E-mail: WQ @ pmph.com
质量问题联系电话：010-59787234　E-mail: zhiliang @ pmph.com

再 版 说 明

一、本书编者长期从事临床一线工作，每天接触大量的各种患者，了解基层医疗卫生工作性质、特点，具有诊治常见病多发病的丰富经验。本书内容贴近读者、临床实用——是主编的编写宗旨，也是各位参编人员遵循的原则。

二、本书读者群主要为社区、乡镇县医疗机构、卫生保健机构等基层医疗单位的医师。他们常需要一本内容全面、简明扼要、临床实用的工作手册陪伴其身，工作之余、临场之需均可快速翻阅。本书同时也适合医学生、家庭医生参考。

三、本书编写注重临床实用，不拘泥于格式、形式，易懂、易会、易记，阅后能令读者一目了然，顿有清晰立体的认识。

四、本书内容包括基本理论、基本技能，充实了新理论、新技术、新检测手段。内容丰富，涵盖面广，常用者详细介绍，不常用者简要提及。

五、为了符合读者思维习惯便于查阅，某些交叉学科疾病在不同章节中重复列题或简述，此为主编特意设计，可根据文中提示在相应章节中详细查阅。

六、本书中药物剂量未注明者是指成人剂量，仅供参考，应以药品说明书为用药标准。个体不同，用药剂量也有不同，临床应用中尚需酌情调整。儿科药物用量请仔细参阅药品说明书。

七、书末另附录常用辅助检查、辅助检查前准备、选用辅助检查参考、如何转诊急危重患者、抗生素使用等基本知识，一书多用，方便查阅。

特别提示：本书除提供目录外，书末还提供了疾病名称检索，并按首字拼音字母排序，使读者查阅更加方便、快速。

主 编 的 话
——写给辛勤工作的基层医师

应人民卫生出版社邀请，对本书进行再次修订。

本书第1版出版以来多次重印，说明深受读者欢迎，读者对该书也给予了较好评价，尽管修订工作辛苦，得到读者认可，值了。

作为一位从事临床工作多年的医师，蓦然回首，有许多的感受，其中有苦也有乐，有当年的青春激情，也有现今的时不我待，更多的仍是重重的责任。

医生这一职业是一个长期不能毕业的学习过程。医学科学是理论与实践并重的学科，是学无止境的学科，进入这个圈子的人要想成为一位合格的医师，就要不断地学习、再学习。做了医师，就意味着要比别人付出更多，艰辛更多。

随着时代的发展，医疗市场发生了根本的变化，既要完成使命，又要保证医疗安全，这是我们临床工作中需要注意的重要问题。

概括起来本书具有以下特点：①涵盖面广，内容丰富，较全面地介绍了各科常见病、多发病的诊疗处理措施；②理论联系实际，重在临床实用，犹如现场指导；③了解医学前沿，汲取最新知识，拓宽读者视野；④叙述提纲挈领，言简意赅。

书中定有许多疏误之处，恳请同道批评指正。

主编　谨识
2019年夏于厦门

目　录

第一篇　基本知识和技术

第二篇　传　染　病

第三篇　内科疾病

第四篇　外 科 疾 病

第五篇　妇产科疾病

第六篇　儿科疾病

第七篇　眼 科 疾 病

第八篇　口腔科疾病

第九篇　耳鼻咽喉科疾病

第十篇　皮肤及性传播疾病

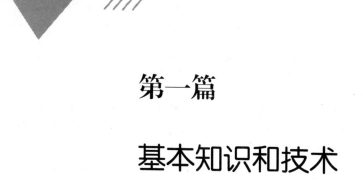

第一篇

基本知识和技术

第一章　病史和体格检查

第1节　病　　史

【采集病史】

语气诚恳,语言通俗易懂,设法缓解患者紧张情绪。可以适当启发、引导患者提供真实资料。收集资料既要全面,又要重点突出。危急患者需边进行必要的救治处理,边了解病史,切勿因采集病史耽误救治机会,避免引起不必要的纠纷。

【病史内容】

1. 一般资料　姓名、性别、年龄、婚姻、职业、籍贯、民族、住址、入院日期、联系方式、病史陈述者、可靠程度。

2. 主诉　本次就诊主要症状、体征及其持续时间(自发病到就诊时间)。

3. 现病史　了解何时起病,起病缓急,可能原因或诱因。针对主要症状、体征,初步考虑哪些疾病? 再围绕拟考虑疾病了解发展经过,何时何地做过何种检查,经过何种治疗、效果如何等。

4. 既往史　了解与本次疾病有关的病史,包括健康状况、曾患疾病、治疗效果、有无后遗症等;有无外伤和手术史。为了防止遗漏,要对每个系统有关情况逐一进行询问、梳理。并询问有无药物过敏史。了解预防接种史。

5. 个人史　了解患者出生地、疫源地居留时间、工作生活条件、有无毒物接触史、生活习惯、文化程度、业余爱好、有无不洁性交史等。

6. 婚姻史　了解患者结婚年龄、配偶健康状况、夫妻关系等。

7. 月经及生育史　女性患者需了解月经初潮年龄、经期时间、是否规律、末次月经日期、绝经年龄等。已婚者了解生育及计划生育情况。

8. 家族史　询问父母、姐妹、兄弟等直系亲属健康状况,有无结核、肝炎等传染病,有无遗传性疾病。

第2节　体格检查

【基本方法】

体格检查的5种基本方法:视诊、触诊、叩诊、听诊和嗅诊,应酌情选用。检查时注意患者隐私保护,室温勿太低,医生手应温暖,手法轻柔,力求全面细致;危重和急诊患者检查时,酌情边救治,边重点检查,切勿因全面检查而耽误救治时机。

【具体内容】

1. **一般检查**　生命征、发育、营养、表情、意识、体位、步态、皮肤和淋巴结等。文字描述表达准确。

2. **体温**　①腋测法:将体温表水银端置于腋窝深处,上臂紧贴胸壁夹持5~10分钟,正常腋窝温度36~37℃。②口测法:将体温表水银端置于舌下,闭住嘴唇5分钟,正常口温36.3~37.2℃。③肛测法:将体温表水银端涂少许润滑剂,经肛门插入直肠达体温表的一半,放置5分钟,正常直肠温度36.5~37.6℃。

3. **脉搏**　通常触摸桡动脉,有时可触摸颈动脉或股动脉。注意脉搏速度、节律、强弱。正常成人60~100次/分,小儿脉搏稍快。

4. **呼吸**　观察呼吸频率、动式、节律,正常成人频率16~20次/分,胸式呼吸为主,节律均匀。详见肺部检查。

5. **血压**　安静状态下测量,肘部置于心脏位置平面,血压计袖带均匀绑于上臂,下缘在肘窝上3cm,听诊器置于袖带下缘下方肱动脉搏动处。正常成人收缩压低于140mmHg,舒张压低于90mmHg。血压通常测两次,取其最低值。

6. **意识**　是否清晰,有无神志模糊或昏迷。

7. **表情**　有无痛苦、烦躁、淡漠,恐惧。

8. **面容**　有无两颊潮红、面色苍白。

9. **发育**　体形、身高、体重、智力等是否正常。

10. **营养**　根据皮肤、皮下脂肪、肌肉情况分为良好、中等、不良三种。

11. **体位**　分为自主、被动、强迫三种体位。

12. **皮肤**　观察皮肤弹性、颜色,有无皮疹、出血、水肿、出汗等。

13. **淋巴结**　耳前、耳后、颌下、颈部、锁骨上、腋窝、腹股沟等处淋巴结有无肿大、压痛,有无粘连。

14. **头部**　眼睑有无水肿,结膜是否苍白、黄染,瞳孔大小、光反射是否正常,视力有否异常。鼻部有无出血,嗅觉是否正常,鼻窦区有无压痛。耳部外耳道有无分泌物,乳突有无压痛。口腔有无黏膜出血、糜烂、溃疡,口唇颜色有无苍白、发绀、疱疹等。咽部有无充血,扁桃体是否肿大。腮腺有无肿大、压痛。

15. **颈部**　颈部有无强直,颈动脉搏动有无异常,有无颈静脉怒张,甲状腺

3

有无肿大,气管是否居中。

16.胸部　患者端坐位或卧位,依次检查(图1-1)。首先观察有无胸廓凹陷、鸡胸、脊柱后凸畸形,有无桶状胸、胸廓饱满等。乳房大小、乳房皮肤颜色、有无水肿、凹陷、粘连、肿块、压痛。然后重点检查肺部和心血管情况。

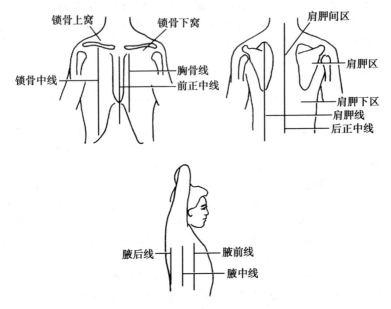

锁骨上窝　　锁骨下窝　　　　　肩胛间区
锁骨中线　　　胸骨线　　　　　　肩胛区
　　　　　　　前正中线　　　　　肩胛下区
　　　　　　　　　　　　　　　　肩胛线
　　　　　　　　　　　　　　　　后正中线

腋后线　　腋前线
　　　　腋中线

图 1-1　胸背部标志线及听诊区肺部检查

(1)视诊:呼吸运动幅度大小、有无受限,呼吸频率、节律变化。

(2)触诊:胸壁有无压痛,有无语音震颤。

(3)叩诊:叩诊有直接叩诊法和间接叩诊法。一般常用间接叩诊法,左手中指紧贴叩诊处,其他各指离开体表,利用腕部活动,肘关节不动,右中指弯曲直接叩击左中指第二指节,叩后叩诊指立即抬起,动作应快而短促(图1-2)。叩诊时注意有无异常浊音、实音、鼓音。叩诊应左右两侧对比,并比较叩诊音的性质及其变化。

(4)听诊:令其深呼吸,正常时可听到　①肺泡呼吸音:柔和,类似吹风样的"fu~fu"声,吸气音较呼气音强,音调较高,时间较长,除支气管附近外肺部均可听到;②支气管呼吸音:类似抬高舌尖张口发出"ha",喉部、胸骨上窝、背部第6、7颈椎和第1、2胸椎附近可听到,其余部位出现一般应为异常,提示该区有实变情况;③支气管肺泡呼吸音:为肺泡呼吸音和支气管呼吸音的混合,肺泡组织遮盖大支气管的部位如胸骨两侧第1、2肋间、肺尖前后部和肩胛间区。

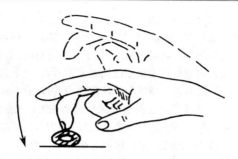

图1-2　间接叩诊法

病理呼吸音：①肺泡呼吸音减弱：见于胸腔积液、气胸、胸膜增厚、肺气肿、肺部炎症早期和呼吸道不通畅等；②支气管呼吸音：除正常可听到支气管呼吸音的部位外其他部位听到即为异常，可见于肺炎、肺结核和肺空洞等；③支气管肺泡呼吸音：除大支气管部位外其他部位听到为异常，说明肺实变部分与正常肺组织掺杂存在，见于病变轻微或病变早期，如肺炎早期和肺结核等；④啰音：干啰音为支气管痉挛、狭窄时或有黏稠分泌物时产生的啰音，见于支气管炎和支气管哮喘等；湿啰音，为支气管腔内积蓄液体分泌物，见于支气管炎、支气管肺炎、肺结核等；⑤胸膜摩擦音：见于干性胸膜炎或积液性胸膜炎液体较少时；⑥语颤：嘱患者重复发"yi"长音，肺实变者如肺炎链球菌性肺炎时语颤增强。

17. 心血管检查

（1）视诊：正常心尖冲动位于左侧第五肋间锁骨中线以内，搏动范围2~2.5cm。心前区弥漫性搏动范围增大见于右心室扩大。

（2）触诊：左侧第5肋间锁骨中线内1cm处触及，心脏震颤，又称"猫喘"，为血流经过狭窄瓣膜口或心血管不正常通路时产生湍流。

（3）叩诊：自心尖冲动腋前线开始，由外向内，由清变浊时为止，做出标记；由下而上沿肋间至第二肋间止，将各点连接即为心脏左界。右界叩诊时先叩出肝上界，明显超过胸骨右缘为心脏扩大。左心室扩大叩诊轮廓为靴形，左心房显著扩大叩诊轮廓为梨形。

（4）听诊：注意速率、节律、心音、杂音。二尖瓣听诊区为心尖部，三尖瓣听诊区为胸骨下端，肺动脉瓣听诊区为胸骨左缘第二肋间，主动脉瓣听诊区为胸骨右缘第二肋间，主动脉瓣第二听诊区为胸骨左缘第三或第四肋间。

（5）心音病理变化：①心音普遍增强，见于体形消瘦、甲亢等；心音普遍减弱，见于体形肥胖、肺气肿、左侧胸膜腔积液、心包积液等。第一心音增强，见于二尖瓣狭窄；第一心音减弱，见于房室瓣关闭不全、心肌病变等。主动脉瓣区第二心音亢进，见于高血压、主动脉粥样硬化。肺动脉瓣区第二心音亢进见于肺循环高压如二尖瓣狭窄、二尖瓣关闭不全、左心室衰竭、肺气肿。第二心音减弱见于肺动脉瓣、主动脉瓣狭窄、主动脉瓣关闭不全等。②舒张期奔马律，为第二心音之后出现附加音，低沉如马跑时的蹄声，见于左心室衰竭，通常提示心肌受损严重。③心音分裂，左右相对应瓣膜不能同时关闭所致，见于二尖瓣狭窄、房间隔缺损患者。④杂音，心音以外持续较长的附加声音，注意音调、性质、强度、最强部位、传导方向等。收缩期杂音类似吹风样分为6级：一级为仔细才能听到的极轻微杂音；二级为较易听到的轻微杂音；三级为中等响亮杂音；四级为响亮杂音；五级为很响亮震耳杂音；六级为极响亮杂音。一般认为三级或以上的杂音多为器质性病变。功能性杂音是心脏、大血管无明显器质性变化，主要为血流加速产生的杂音，见于发热、贫血等，亦可见于正常人。二尖瓣狭窄时心尖区可听到舒张期隆隆样杂音，主动脉瓣关闭不全时主动脉瓣区可听到舒张期柔和的杂音。⑤心包摩擦音，胸骨左缘第3、4肋间听得最清楚，收缩期和舒张期均可听到，收缩期最强。

18. 腹部　患者一般取仰卧位，上肢伸直置于体侧，两腿屈起。用4条线将腹部分为9个区域，即九分法（图1-3）　连接两肋弓下缘最低点和两侧髂前上棘，各作一条水平线，通过髂前上棘至腹部正中线的水平线中点，左右各作一条垂直线，分为上腹部、中腹部、下腹部、左季肋区、右季肋区、左侧腹部、右侧腹部、左髂窝部和右髂窝部。还有一种较为简单、实用的分区方法，即四分法　通过脐部分别画一条水平线和垂直线，两条线相交，将腹部分为四个区，即左上腹、右上腹、左下腹和右下腹（图1-4）。

（1）视诊：正常腹部外形平或微凹，腹壁无静脉曲张，腹式呼吸轻度起伏。腹式呼吸运动减弱或消失见于腹膜炎、大量腹水。腹部膨隆见于肥胖、妊娠、肠

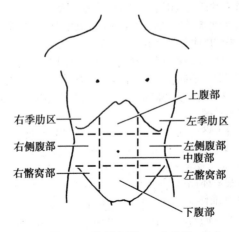

图1-3　腹部分区——九分法

胀气、大量腹水等,局部膨隆见于腹内肿块,下腹膨隆见于尿潴留。幽门狭窄时可见胃蠕动波呈波浪状,自左上腹部向右下推进;肠梗阻时可见到肠蠕动波、肠形。

（2）触诊:立于患者右侧,手掌贴于腹壁,逐渐加压,动作轻巧,逐渐触及深部。由健侧开始,最后检查病变部位。一般先从左下腹开始,逐渐移向左上腹、右上腹及右下腹。然后再触诊肝、脾、肾。观察患者表情变化,了解有无压痛。

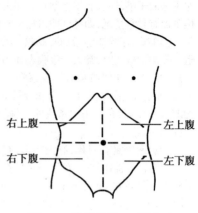

图 1-4　腹部分区——四分法

病理情况:①压痛,表示腹腔内有炎症性疾病,剑突下或上腹部压痛见于胃或胰腺疾病;右锁骨中线与肋缘交界处为胆囊压痛点,左手掌平放于右肋下,拇指尖压于该处,深吸气时出现疼痛称墨菲征阳性,见于胆囊炎;脐与右髂前上棘连线中、外 1/3 交界处压痛,称麦氏征阳性,为阑尾炎所致;②反跳痛,腹部出现压痛后手指于原处稍停片刻,使压痛感觉趋于稳定,然后将手指突然撤离,疼痛反而加重,称为反跳痛,表示有腹膜刺激现象,见于急性腹膜炎;③腹肌紧张,腹肌强直呈木板样,见于胃十二指肠溃疡穿孔、外伤后内脏损伤破裂、化脓性阑尾炎穿孔等;④肿块,摸到肿块时根据大小、形态、硬度、有无压痛、表面状态和移动性等,确定源自何系统、何器官,属于炎症性还是肿瘤或其他疾病。注意正常人尤其体格瘦弱者第4、5椎体、骶骨岬、腹主动脉及右肾下极等可被触及,切不可误为肿块;⑤肝大,右手四指并列放于腹壁上,在脐下相当于右锁骨中线位置,自下而上触诊,随患者深呼气运动逐渐向肋缘移动,直到右肋弓下。急性肝炎时肝轻度肿大、质软、表面光滑、边缘钝、有压痛。慢性肝炎时肝脏中等硬度,扪之如鼻尖样感觉。肝癌时肿大、质硬、有压痛,表面大小不等结节;⑥脾大,脾脏被触及说明有脾大情况,注意其大小、硬度、有无压痛、移动性如何等。脾大见于单纯性脾大、门静脉高压症;⑦肾脏肿大,正常人深吸气时,有时可在肋弓下触及肾脏下极,肾脏下垂时更易摸到,并应判定其下移程度。肾脏肿大见于肾囊肿、肾积水、肾肿瘤等。

（3）叩诊:明显鼓音见于胃肠道高度胀气、肠麻痹等,大量腹水时叩诊呈浊音或实音。改变患者体位如出现移动性浊音,说明腹腔内有中等量腹水。冲击触诊法胃内气体和液体受到冲击而产生振水音,若饭后 6~8 小时仍有振水音,可能有幽门梗阻或胃扩张。由清音转为浊音处为肝上界,通常在第 5 肋间,下界位于右季肋下缘。肝浊音区缩小或消失,见于胃肠穿孔、高度肠胀气、肝硬化等。

左手掌放于某部位,右手握拳轻轻叩击左手背,出现疼痛,即为叩击痛,提示该部位脏器有异常情况,如肾区叩击痛见于肾结石、肾盂肾炎等。

（4）听诊:肠蠕动增加时肠鸣音音调变高,呈叮当声或金属音,常见于肠梗阻。肠蠕动减弱时,常见于腹膜炎和肠麻痹等。

19. 脊柱和四肢检查　观察脊柱有无前凸、后凸或侧弯,并让患者作各种运动,如前屈、后仰、左右侧弯和旋转等。然后自上而下用手指仔细检查脊柱有无畸形和压痛,并可用中指或叩诊锤轻轻叩击脊柱棘突,疼痛处常为病变所在部位。

注意两侧是否对称,有无畸形,有无红肿,运动如何,有无肌肉萎缩、瘫痪。如患者为轻度昏迷状态,可用下法检查有无偏瘫　检查者提起两侧肢体,然后松手放下,瘫痪侧沉重而迅速落下。注意四肢关节有无红、肿、热、痛、畸形或运动受限,指关节呈梭形肿大畸形见于类风湿性关节炎,杵状指见于慢性肺疾病、肺癌、先天性心脏病等。膝、踝关节肿大或积液见于风湿性关节炎等。

20. 外生殖器检查　注意包皮、龟头、阴囊有无肿物、窦道、糜烂和湿疹等,有无包皮过长或包茎,尿道口是否有畸形或脓性分泌物等。注意腹股沟韧带上下部有无可复性肿块,两侧睾丸、附睾和精索的形状、大小和硬度是否正常,有无压痛。腹股沟疝时肿块多数可被推回腹膜腔;睾丸鞘膜积液时阴囊透光试验阳性;急性睾丸炎或附睾炎时可有局部肿胀、压痛等;附睾结核时可有附睾肿大、质硬,表面不平;精索静脉曲张时沿精索径路可扪及曲张的静脉,质软,平卧后曲张静脉减轻;如部分或整个睾丸肿大、质硬、沉重、不痛,则可能为睾丸肿瘤。

女性外生殖器检查,见妇科疾病章节。

21. 肛门直肠检查　患者取膝胸卧位或侧卧位,年老体弱者一般应取侧卧位,注意肛门周围有无瘘管、外痔、哨兵痔等,有无肛门裂口、内痔块或脱肛等。直肠指诊:右示指戴指套,涂少许润滑剂,动作轻柔,手指缓慢通过肛门进入直肠;如为小儿可用小指进行直肠指诊。注意有无痔块、狭窄、肿块、压痛、前列腺肥大及直肠周围有无肿块等。并注意指套上有无血迹或分泌物。

22. 神经反射检查　共有三部分内容,包括浅反射、深反射和脑膜刺激征。

（1）浅反射

1）角膜反射:嘱患者向内注视,由角膜外缘向内用细棉签纤维轻触角膜,正常时眼睑迅速闭合,称直接角膜反射。若同时对侧眼睑闭合,为间接角膜反射。直接与间接反射均消失者多见于昏迷患者;如直接角膜反射消失,间接角膜反射存在,为病侧面神经瘫痪。

2）腹壁反射:用钝头针、竹签或坚硬的小木棍,在腹直肌外侧上、中、下腹部分别检查,由外向内快速划划腹壁皮肤,正常者可见同侧腹壁收缩。锥体束疾患时,如脑出血等,腹壁反射消失。

3）提睾反射：用具同上，自下而上刮划大腿内侧皮肤，可见同侧睾丸上提。锥体束疾患时，如脑出血等，提睾反射消失。

4）跖反射：用具同上，由足底沿外侧皮肤向趾端轻轻划过，可见足趾向跖面屈曲，为正常反射；如趾向足背屈曲，其他各趾作扇形分开，则为巴宾斯基（Babinski）征阳性（图1-5），见于锥体束疾病及昏迷患者。一岁以内的小儿，由于锥体束发育尚未完全，亦可为阳性。

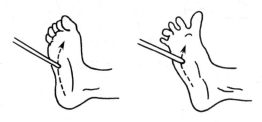

图 1-5 巴宾斯基征

（2）深反射

1）膝腱反射：患者取坐位或卧位，一腿放于另一腿上，检查者用叩诊锤叩击其髌骨下方肌腱处，可见股四头肌收缩，引起小腿伸展（图1-6）。

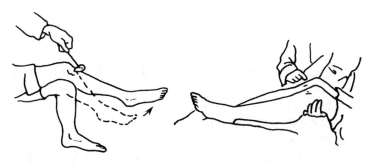

图 1-6 膝腱反射检查

2）跟腱反射：患者取仰卧位，检查者左手握患者足部，使之稍向背面屈曲，并稍屈其膝，使股外展，右手以锤叩击跟腱，可见腓肠肌收缩，使足向跖面屈曲；也可采用其他体位检查（图1-7）。

3）肱二头肌反射：患者前臂屈曲90°。检查者左拇指放在患者肘窝处的肱二头肌腱上，然后右手握锤叩击自己的左拇指指甲，可见患者前臂屈曲（图1-8）。

4）肱三头肌反射：患者外展上臂，半屈肘关节，检查者以左手托起患者上臂，然后右手握锤叩击其鹰嘴上方的三头肌腱处，可见前臂伸展（图1-9）。

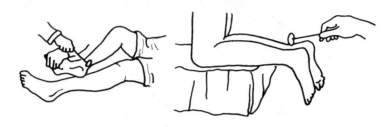

图1-7　跟腱反射检查

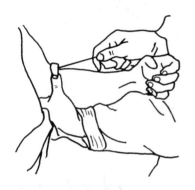

图1-8　肱二头肌反射检查

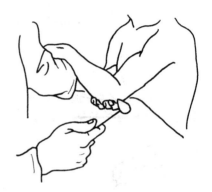

图1-9　肱三头肌反射检查

深反射减弱或消失，见于末梢神经炎、神经根炎、脊髓灰质炎和横贯性脊髓炎等；深反射亢进可见于脑出血或锥体束疾患。

（3）脑膜刺激征

1）凯尔尼格（Kernig）征：患者仰卧位，检查者立于其右侧，将患者一侧下肢髋关节和膝关节屈曲使成直角，然后左手固定其大腿，右手紧握踝部，试图将膝关节伸直，此时如果患者感觉疼痛或有阻力不能伸直者则为阳性（图1-10）。

2）布鲁津斯基（Brudzinski）征：卧位，检查者立于患者左侧，以左手托扶其头部，将其头部迅速向上抬起，此时如发现患者两下肢突然不自主地屈曲，即为阳性（图1-11）。

脑膜刺激征可见于脑膜炎、脑炎等，但在婴幼儿脑膜炎，此征往往为阴性。

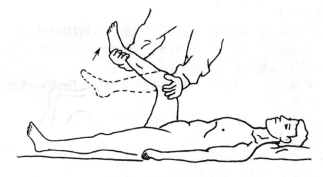

图 1-10 凯尔尼格征

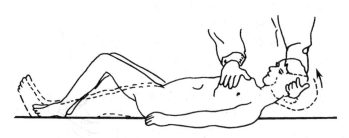

图 1-11 布鲁津斯基征

第3节 临床思维

临床思维,既医学逻辑思维。主要是对收集到的资料进行科学分析,在繁杂的事物中抓主要矛盾,解决关键问题。临床思维在参考书中很少提及,课堂上也少有讨论,许多医生往往是经过多年临床实践、摸索后逐渐领悟其意,这样势必事倍功半,"觉悟"恨晚。如若能遵循一定的基本原则,无疑事半功倍,受益终生。科学的临床分析,蕴含着医生的智慧、技能和经验。临床医学很大程度上是一门经验科学,只有勤于实践、反复验证、不断总结,才能提高临床决策能力。

【接诊技巧】

接诊时患者会向医生诉说许多不适、痛苦;通过检查医生也会发现某些病理体征。作为医师应该明白,尽管每种疾病可能有多个症状体征,但其中必有1~2个反映疾病的主要症状或体征,找出它们作为疾病的主干症状体征,然后围绕它们进行逻辑思维,拟出诊断思路,利用解剖知识,对号入座,分析大体属于哪一系统、哪一器官疾病,确立相应辅助检查,结合检查结果,科学分析,做出诊断。

【思维原则】

1. 求实原则　详细收集资料,切勿任意取舍、牵强附会某诊断。

2. 一元论原则　尽量用一个疾病解释多种临床表现。确有几个疾病共存时,应分清主次,也勿勉强一元论解释。

3. 疾病谱原则　几种诊断可能性共存时,首先考虑常见病、多发病,再考虑少见病、罕见病。

4. 器质病原则　首先考虑器质性病变,然后再考虑功能性疾病。

【思维步骤】

1. 解剖考虑　有何结构异常。

2. 生理考虑　有何功能改变。

3. 病理考虑　有何病理改变。

4. 病因考虑　感染性、非感染性、其他原因。

5. 假设诊断　提出最可能的1~2个诊断。

6. 鉴别诊断　相应症状、体征组合,然后进行鉴别。

7. 验证诊断　进一步检查,验证假设诊断。

【思维误区】

1. 资料缺陷　症状、体征、辅助检查欠缺,资料失实,取舍不当。

2. 观察不当　观察不细致,忽略症状体征重要性,过分依赖辅助检查结果。

3. 主观臆断　过分经验主义,缺少或遗漏必要的辅助检查。

4. 经验缺乏　初涉临床经验不足,或虚荣,或盲目自信,不汇报、不请示。

【诊断依据】

确定诊断:有的根据病史、症状、体征;有的根据辅助检查;有的根据病理检查;有的根据各种因素综合考虑。

【诊断方法】

1. 直接诊断　病情简单、直观者,仅根据病史、症状、体征,无须进行辅助检查,如荨麻疹、外伤血肿等,即可确定诊断。

2. 求证诊断　根据主要症状、体征,假设某个诊断,再酌情进行必要的辅助检查,以证明诊断。

3. 鉴别诊断　有多种诊断可能,可对某诊断进行针对性检查,排除或证明该诊断。

第 4 节　循证医学概念

循证医学,来源于英文 evidence-based medicine,意为"遵循证据医学",又称为实证医学,港台地区译为证据医学。基本概念是:医疗决策应在现有的最好的临床研究依据基础上制定。医疗决策包括患者处理、治疗指南、医疗政策的制定。

循证医学不同于传统医学,传统医学是以经验医学为主,根据非实验性临床经验、资料和对疾病基础知识的理解诊治患者。循证医学强调任何医疗决策应建立在最佳科学研究证据基础上。循证医学的核心思想是将临床证据、个人经验、患者实际和意愿三者相结合。实施循证医学的条件:最佳科学证据、高素质临床医生、临床流行病学基础、现代医疗措施。

第二章 常见症状体征鉴别诊断

第1节 发　热

发热,是指体温超过正常人体温的最高上限。正常人腋窝温度 36~37℃,口腔温度 36.3~37.2℃,直肠内温度 36.5~37.6℃。若腋窝温度超过 37.1℃,口腔温度超过 37.3℃、直肠内温度超过 37.7℃,一日间波动超过 1℃,即视为发热。不同个体之间有一定差异,妇女在月经前及妊娠期略高于正常,老年人体温相对低于青壮年,高温环境下体温也稍高些。

【诊断思路】

1. 感染性疾病　细菌、病毒、螺旋体、支原体、立克次体、真菌、寄生虫等感染。

2. 非感染性疾病　无菌坏死物吸收,如手术后、内出血、心肌梗死、肺梗死、白血病、恶性淋巴瘤等;产热及散热异常,如失水、中暑、甲状腺功能亢进症等;抗原 - 抗体反应,如药物反应、血清反应、风湿病等;体温中枢功能失常,如安眠药中毒、脑出血等。

【临床分析】

1. 急起发热

(1)伴咽喉痛:①受凉后发热、鼻塞、喷嚏,伴咽喉痛者,多为普通感冒;呼吸道症状较轻,畏寒、发热、头痛、肌痛等全身症状较重,伴咽喉疼痛者,见于流感;②发热、伴咽痛、咽部充血、扁桃体肿大、黄白色分泌物,考虑为急性扁桃体炎;③扁桃体分泌物不易擦去,或擦去后局部出血,应考虑白喉,咽拭子涂片找到白喉杆菌可确定。

(2)伴咳嗽咳痰:①发热、咳嗽、咳白黏痰,肺部干啰音或少量湿啰音,X 线检查胸部无异常,考虑急性支气管炎;②发热、咳嗽、吐痰,痰中带血伴胸痛,肺部湿啰音及实变征者,考虑肺炎链球菌肺炎,X 线胸部检查有助于诊断。

(3)伴剧烈头痛:①发热、剧烈头痛、呕吐、颈项强直,或有抽搐昏迷,考虑乙脑、流脑等中枢性疾病,脑脊液检查有助于诊断;②疟疾流行地区,发热、头痛、呕吐者,应考虑脑型疟疾,周围血或骨髓涂片发现疟原虫可确诊。

（4）伴脓血便：①发热、脓血便、腹痛、里急后重，粪检验有脓细胞或红细胞者，应为痢疾；②血吸虫病疫区，发热、脓血便、腹痛，血液中嗜酸性粒细胞增加者，应想到血吸虫病可能，粪检验发现血吸虫卵可确诊。

（5）伴皮疹：①发热、皮疹，应根据皮疹部位、特征、出现时间考虑麻疹、水痘、风疹、猩红热、伤寒等，进一步酌情相应辅助检查；②应用磺胺类药、解热药后出现皮疹，考虑药物疹。

（6）伴黄疸：①发热、黄疸、乏力、厌油、恶心、呕吐、右上腹痛、肝大并有压痛，考虑病毒性肝炎，可作肝功能检查；②发热、右上腹阵发性绞痛，应考虑胆道感染或胆石症合并感染，B超检查有助于诊断。

（7）伴泌尿系症状：发热、腰痛、尿频、尿急、尿痛，尿检验有较多白细胞或脓细胞者，为急性尿路感染。

（8）无典型系统症状：①夏季高温或烈日下工作，急起高热、头昏、头痛，甚至昏迷，考虑中暑；②先有寒战，继而高热，出汗后退热，每隔1~2天发作一次，考虑疟疾，发作期血液检查可找到疟原虫；③发热、中毒症状重，血化验白细胞计数显著增多，中性粒细胞比例增高，应考虑脓毒血症可能，血培养找到致病菌可确诊。

2. 长期发热（2周以上）

（1）午后热：①长期发热，午后潮热，伴盗汗、乏力、食欲缺乏等，为结核病中毒症状，咳嗽、咯血，结合胸部X线片，考虑肺结核；②长期发热，中毒症状明显，但无肺结核病变，须检查淋巴结、腹膜、泌尿、生殖系统及骨关节等有无结核灶；③小儿长期发热，有密切结核病接触史，咳嗽、结核菌素试验阳性者，有助于结核病诊断。

（2）伴关节痛：青少年长期发热，伴关节痛、心悸、气促等症状或起病时上呼吸道感染症状，心脏杂音、心率快、心律失常等，结合血沉快、抗链球菌溶血素O试验滴度增高，应考虑风湿热。

（3）伴肝脾大：①长期发热，表情淡漠、腹胀、腹泻或便秘、相对缓脉、脾大、白细胞正常或减少，考虑伤寒可能，血培养及伤寒血清凝集反应有助于诊断；②长期不规则发热，肝大疼痛，质地硬并有凹凸不平或结节感，考虑肝癌，B超检查及血清甲胎蛋白试验有助于诊断；③长期不规则发热，夜间多汗，肝大伴持续性钝痛，右下胸壁水肿及肋间压痛者，应想到肝脓肿可能，X线检查右侧膈肌升高、运动受限、胸膜反应等，B超检查有助于诊断。

（4）伴淋巴结肿大：①长期发热，表浅淋巴结肿大、粘连，压痛不明显，或皮肤破溃流出白色米汤样脓液者，为淋巴结核；②长期发热，伴肝脾大、进行性贫血，血及骨髓内有大量未成熟粒细胞，为白血病可能；③长期周期性发热，淋巴结肿大，X线片示胸部纵隔淋巴结肿大或脾大者，应想到恶性淋巴瘤可能，可进行淋巴结活组织检查。

（5）有风湿病史：原有风湿病史,长期不规则发热,应考虑风湿活动或亚急性感染性心内膜炎可能。

（6）长期低热：①长期低热,伴消化不良、食欲缺乏、右上腹胀痛,考虑慢性胆道系统感染,B超或其他肝胆检查协助诊断；②长期低热,伴泌尿系统感染症状者,尿液细菌培养有助于诊断；③长期低热,伴甲状腺肿大,心率快、手震颤,应想到甲状腺功能亢进症可能,需做基础代谢检查；④儿童长期低热,经全面检查无器质性疾病,一般情况尚好,可能为体温调节紊乱。

注意：长期发热,多数为器质性病变,如不能以上述原因解释,应警惕有恶性疾病的可能,须进一步做相应检查。

第2节　头　痛

头痛,是指额、顶、颞、枕部的疼痛,包括浅表头皮痛和深在的颅内痛。一般说来头痛只是伴随症状,但有时却是疾病的主要表现。遇到头痛患者,根据头痛性质、部位、程度和伴随症状,仔细分析引起头痛的真正原因。

【诊断思路】

1. 呼吸系统疾病　上呼吸道感染、流行性感冒等。

2. 脑血管疾病　高血压、脑血管意外、脑动脉粥样硬化、蛛网膜下腔出血等。

3. 脑实质疾病　脑炎、脑膜炎、脑脓肿、脑肿瘤、脑挫伤等。

4. 五官疾病　近视、远视、散光、青光眼、角膜溃疡、鼻炎、鼻窦炎、鼻咽癌等。

5. 中毒性疾病　一氧化碳中毒、药物中毒、食物中毒、毒蕈中毒、铅中毒等。

6. 其他疾病　神经衰弱、月经期头痛、偏头痛、三叉神经痛、贫血、其他系感染发热等。

【临床分析】

1. 伴发热　①头痛,伴发热、咳嗽、咳痰、胸痛等,考虑上呼吸道感染、流行性感冒、急性气管炎、肺炎等,胸部X线检查有助于诊断；②头痛,伴发热、食欲缺乏、右季肋区痛,应考虑急性肝炎、胆道感染的可能,肝功能检验或肝胆B超有助于诊断；③头痛,伴发热、尿频、尿急、尿痛者,可能系泌尿系感染,应进行尿液检验。

2. 伴呕吐　①头痛剧烈,伴喷射性呕吐、颈项强直、抽搐乃至昏迷者,夏秋季发病,尤其小儿患者应想到流行性乙型脑炎,脑脊液检验、脑CT检查有助于诊断；②头痛,伴呕吐、脑膜刺激征,冬春季发病,应想到流行性脑膜炎,可进行脑脊液检验；③头痛,先有其他部位化脓性病灶,如中耳炎,随后出现头痛、发热、呕吐或伴有脑部局限性压迫症状,应想到脑脓肿可能,脑CT检查有助于诊断；④头痛,起病缓慢,伴恶心、呕吐、精神萎靡等,逐渐出现脑膜刺激征,或昏迷者,应想到结核性脑膜炎,脑脊液检验有助于诊断；⑤头痛,逐渐加重,伴有呕吐、视力减退,或有脑神经损害等局部定位症状,眼底视盘水肿,应想到颅内肿瘤可能,颅脑 CT 或磁共振检查有助于诊断;⑥剧烈头痛、伴呕吐、颈项强直、凯尔尼格(Kernig)征阳性、脑脊液为血性者,可诊断为蛛网膜下腔出血。

3. 伴五官症状　①前额疼痛,晨起时重,常鼻腔流脓,鼻窦压痛者,可为鼻窦炎所致,鼻窦 X 线摄片或 CT 检查有助于诊断;②头痛,原有外耳道流脓史,伴有发热、乳突区疼痛及压痛,考虑化脓性中耳炎或耳源性颅内感染;③单侧剧烈头痛,伴视力锐减、眼球胀痛、结膜充血、角膜混浊者,应想到急性充血性青光眼的可能;④头痛,伴鼻涕带血、耳鸣、颈部肿块者,应考虑鼻咽癌,鼻咽镜检查取活组织病理检查,也可鼻咽 CT 检查;⑤牙髓炎所致头痛,常为持久搏动性痛,结合患牙有叩痛,诊断不难;⑥头痛,伴视物功能减退,可考虑远视、近视、散光、角膜溃疡、青光眼等;⑦头痛,伴相应鼻、咽、喉症状,可考虑急性咽炎、扁桃体炎、肿瘤等疾病,进一步检查可明确诊断。

4. 伴其他症状　①头痛,伴血压增高,常为高血压症;②长期头痛,焦虑、失眠、记忆力减退及情绪易激动,检查又无异常体征发现,可为神经、精神、心理疾病;③女性自青春期起反复发作一侧头痛,发作前有视觉闪光、暗点、偏盲、暂时失语、半身麻木或运动障碍等,应考虑为偏头痛;④中年患者,一侧头痛,伴有明显局灶症状体征者,应考虑脑肿瘤,可行颅脑 CT 或磁共振检查;⑤急起发作一侧头痛或面部疼痛,呈闪电式或刀割样疼痛,发作数秒至数分钟而停止,常因说话、进食、洗脸等动作而引起反复发作,多为三叉神经痛;⑥一氧化碳中毒、食物中毒、铅中毒等所引起的头痛,往往伴随其他中毒症状;⑦头痛、头晕,伴皮肤黏膜苍白、乏力,考虑贫血,血常规检验可确诊。

5. 外伤后头痛　①头部外伤后短时间昏迷,清醒后头痛,检查无神经损害局灶体征,可能为脑震荡;②伤后头痛,逐渐加重,甚至出现昏迷,可为脑内血肿或脑挫裂伤,颅脑 CT 有助于诊断;③头外伤后长时间头痛、头晕,可能系脑外伤后综合征。

第3节　昏　　迷

昏迷,是指某种原因导致大脑皮质功能严重抑制。深昏迷时肌肉松弛、大小便失禁、各种反射消失,但呼吸、循环功能依然存在。癔症发作有时易误诊为昏迷,但发作前多有精神刺激等诱因,眼球灵活转动,各种反射正常,可有运动或感觉障碍体征,但不恒定,也不符合解剖生理规律,以此与昏迷鉴别。晕厥有时亦有意识障碍或神志丧失,但发作时间多数较短暂。

【诊断思路】

1. 急性中毒　一氧化碳、有机磷农药、巴比妥类药物、有害气体中毒等。

2. 感染性疾病　脑膜炎、脑炎、脑型疟疾、中毒型痢疾、中毒型肺炎等。

3. 非感染性疾病　脑出血、蛛网膜下腔出血、脑栓塞、脑血栓形成、颅脑损伤等。

4. 心血管疾病　心律失常引起的阿 - 斯综合征（Adams Stokes syndrome）等。

5. 低氧血症　窒息、肺性脑病、慢性呼吸衰竭等。

6. 内分泌与代谢障碍　尿毒症、肝昏迷、低血糖昏迷、糖尿病酮症酸中毒。

7. 物理因素疾病　中暑、触电、溺水等。

【临床分析】

1. 突然昏迷

（1）损伤后昏迷：①头部外伤后立即昏迷，数分钟清醒不再出现昏迷，多为脑震荡；②头部外伤后昏迷，数分钟后清醒，1~2 小时或 1~2 天后又逐渐发生昏迷，多为硬膜外血肿，颅脑 CT 可确诊；③头部外伤后立即昏迷，逐渐加重，见于脑挫裂伤，颅脑 CT 有助于诊断；④电击、溺水所致昏迷，根据病史、体征确诊。

（2）伴高热：①昏迷，伴高热、昏迷前头痛、恶心、呕吐，夏秋季发病，结合流行病学资料，考虑流行性乙型脑炎，脑脊液检验有助于诊断；②昏迷，伴高热、昏迷前头痛、恶心、呕吐，冬春季发病，有脑膜刺激征，结合流行病学资料，考虑流行性脑膜炎，脑脊液检验有助于诊断；③病毒性脑炎，表现与流行性乙型脑炎相似，但无季节性，多为散发；④昏迷，伴高热、昏迷前有头痛、恶心、呕吐，无季节性，原有中耳炎等疾病，考虑化脓性脑膜炎，脑脊液检验有助于诊断；⑤昏迷，伴中毒性休克症状体征，无脑膜刺激征，直肠拭子标本或灌肠洗出物有大量脓细胞及吞噬细胞，为中毒型痢疾；⑥昏迷，伴咳嗽、吐血痰或铁锈色痰，肺部实变体征或湿啰音，考虑为中毒型肺炎；⑦昏迷，但无明显系统症状体征，血常规检查白细胞计数显著增加，中性粒细胞比例增高明显，应考虑为脓毒血症；⑧昏迷，夏季于高温环境或烈日下工作时发病，皮肤潮红干燥，排除感染性疾病后，考虑为中暑。

（3）伴偏瘫：①突然昏迷，年龄较大、血压较高、打鼾呼吸者，多为脑出血；②昏迷，血压不高，但有心瓣膜病或心房颤动者，则可能为脑栓塞；③昏迷，伴明显脑膜刺激征，脑脊液呈均匀血性，为蛛网膜下腔出血。颅脑 CT 有助于此类疾病的诊断。

（4）伴抽搐：①昏迷前突然大叫，四肢强直，继而全身肌肉抽动，眼睛上翻，口吐泡沫、面及口唇发绀，多为癫痫发作；②昏迷，伴抽搐，有高血压病史，应考虑高血压脑病；③妊娠后期突然抽搐、昏迷，并有明显水肿、高血压及蛋白尿，则为子痫。

（5）伴大汗淋漓：昏迷，同时伴有大汗淋漓、面色苍白、四肢厥冷、脉快而细、体温正常、神经系统检查无特殊者，则考虑为低血糖性昏迷。如静脉注射 50% 葡萄糖 40~60ml 后迅速苏醒，则证实诊断。

（6）原因不明：昏迷不能用上述各种原因解释，结合病史考虑某物中毒的可能。如不能获得确切病史，可根据患者体征、必要的化验检查，以确定有无中毒。

2. 逐渐昏迷

（1）伴长时间头痛、呕吐：①逐渐昏迷，原有肺结核或其他部位结核病史，现有结核中毒症状，有性格改变及嗜睡等表现，脑膜刺激征，应考虑结核性脑膜炎，脑脊液检查有助于诊断；②逐渐昏迷，昏迷前头痛、恶心、呕吐，日益加重，进行性视力减退，双瞳孔大小不等、局限性癫痫或偏瘫者，考虑颅内占位病变，眼底检查、颅脑 CT 有助于诊断。

（2）伴呼吸异常：①逐渐昏迷，伴呼吸深快或深慢，昏迷前食欲缺乏、恶心、呕吐、腹泻、少尿或无尿，血化验二氧化碳结合力降低，为代谢性酸中毒；②逐渐昏迷，伴呼吸深快或深慢，血化验非蛋白氮增高，有慢性肾病史，考虑尿毒症；③逐渐昏迷，伴呼吸深快或深慢，有多饮、多尿、多食、体重减轻病史，尿糖强阳性，尿酮体阳性，为糖尿病酮症酸中毒。

（3）伴黄疸、肝功能异常　①逐渐昏迷，伴黄疸、肝功能异常，有慢性肝病史、脾大，或肝脾同时肿大，腹壁静脉曲张、腹水、蜘蛛痣等，为肝硬化所致，B 超有助于诊断；②逐渐昏迷，伴黄疸、肝功能异常，昏迷前短时间发热、烦躁、嗜睡、抽搐，应考虑急性重型肝炎。

（4）慢性肺病史　逐渐昏迷，原有长期慢性支气管炎或支气管哮喘史，昏迷前咳嗽、咳痰、气促，逐渐加重，面部、口唇、四肢明显发绀，有肺气肿体征，血气分析提示慢性呼吸衰竭，则为肺性脑病。

第 4 节　惊　厥

惊厥，是大脑皮层功能紊乱所致的运动障碍。主要表现为突然发生的、全身对称性、短时间的肌群强直和阵挛性收缩，可伴有意识丧失，也可不伴意识丧失。

【诊断思路】

1. 发热性疾病　所有小儿发热性疾病，如上感、肺炎、痢疾、幼儿急疹等。

2. 感染性疾病　流行性脑膜炎、流行性乙型脑炎、中毒型肺炎、中毒型痢疾、破伤风等。

3. 非感染性疾病　癫痫、脑外伤、脑肿瘤、新生儿颅内出血、癔症等。

4. 代谢障碍疾病　尿毒症、低血糖、酸中毒等。

5. 中毒　一氧化碳、有机磷、莨菪碱中毒等。

6. 其他　窒息、子痫、心律失常等所致的脑组织缺氧。

【临床分析】

1. 惊厥合并发热

（1）伴头痛：①夏秋季急起惊厥，伴发热、头痛、呕吐，应考虑流行性乙型脑炎；②冬春季发病，惊厥，伴发热、头痛、呕吐，脑膜刺激征，皮肤有瘀血点，考虑流行性脑脊髓膜炎；③惊厥前低热，1~3 周后头痛、呕吐，脑膜刺激征，有肺结核史,考虑结核性脑膜炎。脑脊液检查有助于此类疾病的诊断。

（2）伴休克:①惊厥、发热,有中毒性休克表现,惊厥前胸痛、咳嗽、咳痰,痰中带血或铁锈色痰,肺部实变体征,可能为中毒型肺炎;②惊厥、发热,伴休克症状体征,有脓血便,直肠拭子标本或灌肠洗出液发现脓细胞及吞噬细胞,可能为中毒型痢疾。

（3）狂犬咬伤史:惊厥、发热、恐水、怕风、畏光、烦躁不安、精神失常,可能为狂犬病。

（4）伴"苦笑"貌:惊厥、发热,较深软组织损伤史,或为新生儿,"苦笑"貌、牙关紧闭、颈项强直、角弓反张,考虑破伤风。

（5）高热惊厥史:惊厥、高热,6个月~3岁小儿,每发热时即抽搐,尔后神志清楚,一般情况尚好,多为高热惊厥。

2. 惊厥无发热

（1）伴头痛、呕吐:①惊厥,慢性肾炎史,高血压、水肿、呼吸加深加快,尿中蛋白及管型,血二氧化碳结合力降低及非蛋白氮增高,则为尿毒症;②妊娠后期惊厥,高血压、水肿、蛋白尿,多为子痫;③局限性抽搐,伴头痛、视盘水肿,考虑为脑肿瘤,颅脑 CT 检查有助于诊断。

（2）惊厥屡发:①惊厥多次发作,发作前有视觉异常、眩晕、胸腹部不适或肢体麻木等先兆,随后突然大叫一声,继而四肢抽搐,口吐泡沫,大小便失禁,抽搐后即进入昏睡状态,为癫痫发作;②惊厥,有类似病史,发作前精神刺激诱因,发作时叫喊或哭笑、四肢挣扎,无大小便失禁,发作后无昏睡现象,症状体征不能被医学知识解释者,为癔症发作;③惊厥,发作时面色苍白、出冷汗、全身无力、脉快而细,可能为低血糖。

（3）结合病史:①惊厥,新生儿,有产伤、窒息史,伴音调高而尖的哭声,多为新生儿颅内出血;②惊厥,2岁以下人工喂养小儿,佝偻病症状体征,抽搐间歇期一般情况尚好,多为低血钙婴儿手足搐搦症;③惊厥,小儿阵发性痉挛性咳嗽,面色发绀,考虑百日咳脑病;④惊厥,有中毒病史,为中毒所致;⑤惊厥,有脑外伤史,考虑外伤后癫痫。

第5节　晕　　厥

晕厥,指突然发生的、时间短暂的知觉丧失。发生原理为脑部暂时缺血、缺氧,发作时肌张力消失,不能保持正常姿势而倒地,发作后迅速恢复正常,一般无后遗症。晕厥和昏迷不同,昏迷是较持久的知觉丧失。

【诊断思路】

1. 神经调节失常　精神刺激、恐怖、剧烈疼痛、直立性低血压等。

2. 心脏疾病　心律失常、冠心病、完全性房室传导阻滞等。

3. 动脉因素　颈部大动脉狭窄、受压,椎动脉硬化、颈椎肥大压迫椎动脉等。

4. 循环量减少　突然大量出血、大量出汗、大面积烧伤等。

5. 血液成分改变　缺氧窒息、高原反应、一氧化碳中毒、严重贫血、血糖过低等。

【临床分析】

1. 血管性晕厥　①晕厥前精神紧张、恐惧、剧烈疼痛等,表现为头晕、恶心、面色苍白、出冷汗,平卧后可迅速复原;②有服用氯丙嗪史或长时间卧床突然站立时而发生,为直立性低血压晕厥。

2. 心源性晕厥　晕厥发作时心音听不到,以往心律异常,心动过缓、阵发性心动过速或快速型心房颤动等或有冠心病史,或有应用奎尼丁、洋地黄史等,心电图检查有助于诊断。

3. 供血不足　颈部大动脉狭窄、闭塞或受压,常在头颈部转动时突然发生或加剧,伴眩晕、耳鸣、恶心、呕吐、视力减退或视野缺损,颈椎 X 线摄片或 CT 有助于诊断。

4. 其他原因　①晕厥发作前有头晕、心悸、多汗和饥饿感,历时较长,静脉注射葡萄糖后能迅速恢复者,多为低血糖所致;②晕厥发生于冬天,长时间通风不良环境下使用炭盆或煤炉,头昏、头痛、恶心、呕吐者,多为一氧化碳中毒;③晕厥常在精神刺激后发生,无大小便失禁,多为癔症发作;④晕厥伴皮肤黏膜苍白,血液中红细胞计数及血红蛋白明显减少,多系贫血所致;⑤晕厥不能用上述情况解释,警惕突然大量内出血的可能,如消化道出血、宫外孕破裂出血,须详细询问病史及体格检查;⑥排尿性晕厥、咳嗽性晕厥、颈动脉窦性晕厥等,可有相应病史、症状、体征。

第 6 节　眩　晕

眩晕,指患者有自身或环境旋转动的感觉。一般无意识障碍,主要由于迷路、前庭神经、脑干疾病引起,也可由其他疾病引起。

【诊断思路】

1. 周围性眩晕　梅尼埃病、迷路炎、内耳药物中毒、晕动病等。

2. 中枢性眩晕　椎 - 基底动脉供血不足、脑动脉硬化、高血压脑病、小脑出血、听神经瘤、小脑肿瘤等。

3. 心脑血管疾病　低血压症、高血压症、阵发性心动过速、脑动脉硬化等。

【临床分析】

1. 梅尼埃病　眩晕,伴恶心、呕吐,耳鸣、听力减退,发作时间一般不会很长,多为 1~2 周,愈后可有复发。

2. 迷路炎　眩晕,多有中耳病史,伴耳鸣、耳聋,检查可有鼓膜穿孔。

3. 内耳药物中毒 眩晕,常有链霉素、庆大霉素、卡那霉素、新霉素、水杨酸、奎宁等用药史,逐渐出现眩晕、耳鸣、耳聋等,可伴有口周及四肢麻木感觉。

4. 前庭神经炎 患者眩晕,病前常有上呼吸道感染史。

5. 晕动病 眩晕,见于乘船、乘车、乘飞机,常伴有恶心、呕吐等。

6. 椎基底动脉供血不足 眩晕,多发生于突然改变头部姿势,或突然扭动颈部时,可伴有恶心、呕吐、不适等感觉。

7. 心脑血管疾病 眩晕,可伴有头痛、心悸症状,可为低血压症、高血压症、阵发性心动过速、脑动脉硬化等所致,酌情进行相应的检查,有助于诊断。

8. 颅内占位病变 听神经瘤、小脑肿瘤等,也可引起眩晕,可伴有耳鸣、耳聋、头痛等,颅脑 CT 或磁共振检查有助于诊断。

第7节 咳 嗽

咳嗽,是一种保护性反射动作,通过咳嗽可将呼吸道内异物或分泌物排出。但是如果长期、频繁、剧烈的咳嗽,则为病理现象,提示器质性疾病存在。

【诊断思路】

1. 呼吸系统疾病 上呼吸道感染、急性支气管炎、慢性支气管炎、肺炎、肺结核、肺脓肿、支气管扩张症、支气管哮喘、百日咳、胸膜炎、气胸、脓胸、肺肿瘤等。

2. 心血管疾病 心力衰竭引起肺充血、肺水肿等。

3. 纵隔疾病 纵隔肿瘤、纵隔淋巴结肿大等。

4. 刺激因素 刺激性物质、刺激性气体等。

【临床分析】

1. 急性咳嗽 主要见于呼吸系统急性炎症。①咳嗽伴发热、鼻塞、喷嚏、咽痛等,多为上呼吸道感染;②咳嗽,咳黏液痰,伴发热,多为急性支气管炎;③咳嗽伴发热、胸痛、气促、咳铁锈色痰,肺部有实变体征,血化验白细胞计数增加,可能为肺炎链球菌肺炎,胸部 X 线检查有助于诊断;④起病急、发热、咳嗽逐渐加重,咳大量脓痰并带恶臭味,考虑急性肺脓肿,胸部 X 线检查有助于诊断;⑤干咳伴胸痛、深呼吸及用力咳嗽胸痛加重,闻及胸膜摩擦音,为急性纤维性胸膜炎;以后胸痛逐渐减轻,继而出现呼吸困难,有胸腔积液体征,为渗出性胸膜炎;⑥咳嗽伴声嘶,但一般情况较好,应考虑急性喉炎;⑦冬春季发病,小儿阵发性痉咳,伴呕吐、痉咳后继之出现鸡鸣样回声,明显呼吸困难,应为百日咳;⑧咳嗽、心悸、气促病史,突然出现剧烈咳嗽、发绀、咳粉红色泡沫痰、端坐呼吸,并有心脏病体征,双肺大量湿性啰音,为急性肺水肿;⑨刺激性干咳,X 线片显示纵隔增宽,应考虑纵隔肿瘤和纵隔淋巴结肿大;⑩咳嗽出现于吸入刺激性气体后,通过询问病史可确定咳嗽原因。

2. 慢性咳嗽　主要见于呼吸系统慢性疾病和心脏、纵隔病变。①慢性咳嗽、咳痰连续 2 年,每年 3 个月以上,为慢性支气管炎;②咳嗽,伴反复咳脓痰或咯血,肺部有固定性湿性啰音,可能为支气管扩张症,胸部 X 线检查有助于诊断;③咳嗽,伴大量脓痰或臭痰,持续存在,或反复咯血,一般情况较差,或有贫血及杵状指,应考虑到慢性肺脓肿,胸部 X 线片有助于诊断;④干咳,或反复不等量咯血,伴结核中毒症状,应想到肺结核可能,胸部 X 线片检查有助于诊断;⑤中年以上患者刺激性咳嗽,或持续痰中血丝,或伴胸痛时,应考虑到肺癌可能,反复取痰查癌细胞并行胸部 X 线检查,有助于诊断;⑥青少年长期咳嗽,伴反复咯血、活动后心悸、气促,心尖区闻及舒张期隆隆样杂音者,应考虑风湿性心脏病二尖瓣狭窄;⑦咳嗽,原有慢性肺部疾病,呼吸困难、发绀、心悸、心率快、水肿等,考虑慢性肺源性心脏病。

第 8 节　呼 吸 困 难

呼吸困难,指患者呼吸时感到空气不足、呼吸费力。表现为呼吸运动用力、鼻翼扇动、张口呼吸,甚至出现发绀,常伴有呼吸频率、深度、节律异常改变。

【诊断思路】

1. 呼吸系统疾病　急性气管炎、慢性支气管炎、支气管哮喘、支气管扩张症、肺炎、胸腔积液、气胸、脓胸、急性喉炎、过敏性喉水肿、气管异物、阻塞性肺气肿、广泛肺纤维化、肺癌等。

2. 心血管疾病　充血性心力衰竭、肺源性心脏病、肺栓塞等。

3. 神经精神疾病　脑外伤、脑出血、脑膜炎、脑肿瘤、癔症等。

4. 中毒　糖尿病酮症酸中毒、尿毒症酸中毒等。

5. 纵隔疾病　纵隔肿瘤、纵隔气肿等。

6. 其他　严重贫血、大量腹水、巨大腹内肿瘤、妊娠等。

【临床分析】

1. 吸气性呼吸困难　①突然呼吸困难,吸气时锁骨上窝、肋间隙及剑突下均呈凹陷,称"三凹征",有吸入气管内异物史,可确诊为气管异物;②呼吸困难,冬春季发病,伴发热、刺激性干咳、声嘶,应考虑急性喉炎或咽白喉,喉镜检查有助于诊断;③呼吸困难,呼吸堵塞感,出现于使用某药物后,且有休克表现,应考虑过敏性喉水肿;④原有心内膜炎或长期卧床患者,突然出现呼吸困难,应考虑到肺栓塞的可能。

2. 呼气性呼吸困难　①阵发性呼吸困难,呼气时间延长,发作时满肺哮鸣音,暂时性肺气肿体征,多为支气管哮喘;②长期反复哮喘发作,发作时呼气时间延长,可能系慢性支气管导致慢性阻塞性肺气肿,明显肺气肿体征。

3. 进行性呼吸困难　①较长时期呼吸困难,逐渐加重,伴咳嗽,或咳血痰,应考虑肿瘤气管内阻塞；②呼吸困难、胸闷，也可见于气管外肿瘤压迫，如纵隔肿瘤；③呼吸困难，甲状腺肿大、淋巴结肿大，系压迫气管所致。此类疾病胸部 X 线透视或摄片有助于诊断。

4. 劳累后呼吸困难　①劳累后呼吸困难，伴心悸、发绀、心脏杂音或其他心脏病体征，颈静脉充盈、肝大、下肢水肿等，为右心衰竭；②呼吸困难，端坐呼吸，咳大量粉红色泡沫痰，除有心脏病体征外双肺闻大量湿性啰音，为左心衰竭所致急性肺水肿。

5. 伴胸痛　①急起发病、呼吸困难，伴发热、胸痛、咳铁锈色痰、肺实变体征，可能肺炎链球菌性肺炎，胸部 X 线检查有助于诊断；②发热、胸痛，随后出现呼吸困难，患侧胸部胸腔积液征，可为渗出性胸膜炎，胸部 X 线有助于诊断；③肺结核病史，突然胸痛，随后出现呼吸困难、气胸体征，考虑自发性气胸，可行胸部 X 线检查。

6. 呼吸深快或深慢　①呼吸困难，血二氧化碳结合力降低，考虑代谢性酸中毒，应进一步查明原因；②呼吸困难，原有慢性肾病史，血非蛋白氮增高，应考虑为尿毒症；③呼吸困难，原有糖尿病史，出现尿糖强阳性，尿酮体阳性者，则应考虑糖尿病酮症酸中毒。

7. 精神因素　精神因素作用下突然发病，表现为过度换气，有癔症的其他表现，有无法用现代医学知识解释的症状体征，并排除器质性疾病，暗示治疗可缓解，为癔症发作。

8. 伴头痛、呕吐　①呼吸困难，伴剧烈头痛、呕吐，应想到脑肿瘤、脑出血、脑膜炎所致，颅脑 CT 或磁共振检查有助于诊断；②颅脑外伤所致呼吸困难有明显外伤史，颅脑 CT 或磁共振检查有助于诊断。

9. 伴其他症状　①呼吸困难，伴皮肤黏膜明显苍白，血化验显示严重贫血，为贫血所致；②大量腹水、巨大腹内肿瘤、妊娠等均可使腹腔内压力增高，引起膈肌升高，导致呼吸困难，分布可有相应的症状体征。

第 9 节　咯　　血

咯血，是指喉及喉部以下呼吸道任何部位出血经口排出。咯血须与口腔、鼻、咽部出血或上消化道出血引起的呕血鉴别，咯血前常有咳嗽，血液随咳嗽而咯出，色鲜红，常混有痰液，数日内仍可有痰中带血，大量出血时可引起窒息；呕血前则多有上腹不适、恶心，血液随呕吐物而出，色暗红或深棕色，常混食物，无痰中带血，继而出现柏油样便，短时间大量出血可致休克。

【诊断思路】

1. 呼吸系统疾病　肺炎链球菌肺炎、支气管扩张症、肺结核、慢性支气管炎、肺脓肿、肺癌等。

2. 心血管疾病 风湿性心脏病二尖瓣狭窄引起的肺充血、急性肺水肿等。

3. 其他疾病 血小板减少性紫癜、白血病、胸部外伤、钩端螺旋体病等。

【临床分析】

1. 伴慢性咳嗽 ①咳嗽、反复痰中带血或大量咯血、低热、盗汗、乏力等结核中毒表现,应考虑肺结核,胸部 X 线可发现结核病灶;②慢性咳嗽,咳痰较多,白色泡沫痰或黏液痰,少量咯血,肺有不固定干湿性啰音,胸部 X 线肺无实质性病变,应考虑为慢性支气管炎;③长期咯脓痰、反复咯血,肺部闻及固定性湿啰音,胸部 X 线显示肺纹理增粗或呈卷发状影,多为支气管扩张症,肺部 CT 有助于诊断。

2. 伴心悸 ①咯血,或咳粉红色泡沫痰,活动后心悸、呼吸困难,心尖区可闻舒张期隆隆样杂音,多为风湿性心脏病二尖瓣狭窄;②突然咯血,伴心悸、呼吸困难、端坐呼吸、发绀,双肺闻及广泛湿啰音,有进液过多过快史,考虑急性肺水肿。

3. 伴高热 ①咳嗽、胸痛,咳痰带血或咳铁锈色痰,肺部有实变体征者,多为肺炎链球菌肺炎,胸部 X 线检查有助于诊断;②咯血,咯血前发热 1~2 周,咳大量脓痰,味臭,多为急性肺脓肿,胸部 X 线检查可发现病灶或脓腔。

4. 伴刺激性干咳 中年以上患者短期内反复咯血,伴刺激性干咳,经一般治疗 2 周以上未见好转者,应想到肺癌可能,胸部 X 线摄片、纤维支气管镜检查和痰中找癌细胞有助于诊断。

5. 疫区环境 在钩端螺旋体病疫区,夏秋季发病,咳嗽、咯血、发绀、心率增快,腓肠肌或压痛,尿内有少量蛋白、红细胞、白细胞及管型者,应想到钩端螺旋体病。

6. 其他疾病 ①血小板减少性紫癜及白血病也可引起咯血,前者往往有皮肤紫癜及血小板减少,后者血中可见大量未成熟白细胞;②外伤后咯血,可能有肺内血管破裂,可根据外伤史、结合相应的检查确定诊断;③剧烈咳嗽,由于某种原因剧烈咳嗽也可能引起痰中带血,可能系支气管内压力变化致毛细血管破裂出血,但持续时间短暂。

第 10 节 胸 痛

胸痛,为较常见症状,可由胸壁皮肤、肌肉、肋软骨、肋骨病变引起,也可由肋间神经、胸腔内器官、膈肌及膈肌下器官等病变引起。

【诊断思路】

1. 胸壁疾病 带状疱疹、肌肉劳损、肋软骨炎、肋骨骨折、肋间神经炎等。

2. 肺与胸膜病变 肺炎、胸膜炎、气胸、肺脓肿、肺癌等。

3. 心血管疾病 心绞痛、心肌梗死、心包炎、心肌炎、主动脉瘤、肺梗死、心血管神经官能症等。

4. 纵隔食管疾病　纵隔肿瘤、纵隔气肿、食管裂孔疝、食管癌等。

5. 其他疾病　膈下脓肿、肝癌、肝脓肿等。

【临床分析】

1. 固定疼痛　①疼痛固定,上肢动作、深呼吸或咳嗽时疼痛加重,肋间或背部局部肌肉压痛,见于肌肉劳损或挫伤;②第二肋骨与肋软骨交界处隆起,压痛,为肋软骨炎;③胸部外伤后疼痛,咳嗽及深呼吸时加重,局部有压痛及挤压痛,考虑肋骨骨折,若骨折端刺破肺、胸膜或肋间血管,可出现咯血、呼吸困难,胸部X线检查有助于诊断。

2. 放射疼痛　①肋间神经炎或脊神经根受刺激时,疼痛沿肋间神经区域放射,该区常有感觉减退或过敏,肋骨下缘肋间神经处可有压痛;②胸部皮肤带状疱疹初期,可先有放射性胸痛,继而出现局部皮肤疱疹。

3. 伴咳嗽　①胸痛,胸痛前有咳嗽、吐痰、高热,咳带血丝痰或铁锈色痰,肺部实变体征及湿啰音,考虑为肺炎链球菌性肺炎,胸部X线检查有助于诊断;②胸痛,伴畏发热、咳嗽、咳大量脓臭痰,应考虑肺脓肿,胸部X线或CT检查有助于诊断;③中年以上患者出现胸痛、咳嗽,咳痰带血,应考虑肺癌可能,胸部X线检查及痰中查癌细胞有助于诊断;④胸痛,胸痛前咳嗽、发热,检查可闻胸膜摩擦音,为急性纤维性胸膜炎;若胸痛逐渐减轻,呼吸困难逐渐加重,患侧出现胸腔积液体征,则考虑为急性渗出性胸膜炎,胸部X线检查和胸腔穿刺抽液可明确病因;⑤有肺结核或肺气肿病史,剧烈咳嗽后突感胸痛、胸闷、呼吸困难,患侧有气胸体征,应考虑自发性气胸,X线胸部检查可确定诊断。

4. 伴胸闷　①中年以上患者胸痛,同时伴胸闷,情绪激动或体力活动而诱发,历时数分钟至10余分钟,休息或含服硝酸甘油片后可缓解者,考虑冠心病心绞痛,心电图检查有助于诊断;②胸痛、胸闷、程度严重而持续时间持久,休息及含服硝酸甘油片后仍不能缓解,或伴有血压下降、心律失常、左心衰竭等,则考虑急性心肌梗死,心电图检查可明确病变部位。

5. 胸骨后痛　①胸骨后痛、烧灼感,应考虑反流性食管炎;②中年以上患者出现进行性吞咽困难,伴胸骨后疼痛,应考虑食管癌。此类疾病X线食管透视检查或食管镜检查可进一步确诊。

6. 纵隔疾病　①胸痛,伴胸闷、呼吸困难,可为纵隔肿瘤压迫支气管;纵隔肿瘤也可压迫喉返神经而出现声嘶;或压迫上腔静脉出现上腔静脉阻塞综合征,胸部X线检查有助于诊断;②各种原因引起支气管破裂,气体逸入纵隔器官受压常可导致呼吸困难与休克,气体沿纵隔组织间隙上下扩展出现头颈部、胸部或腹部皮下气肿,胸部X线有助于诊断。

7. 其他疾病　①腹腔术后出现发热、腹痛、同时背痛,应想到膈下脓肿可能,B超检查有助于诊断;②右下胸部疼痛,发热、肝大、压痛、肋缘部皮肤水肿应考虑肝脓肿,B超或CT检查有助于诊断;③中年以上右下胸部疼痛,肝区痛,进行性加重，肝大、表面结节，或消瘦较快，或有黄疸者，应考虑肝癌的可能，B 超或 CT 检查有助于诊断。

第 11 节　发　　绀

发绀，是指血液中还原血红蛋白超过 50g/L，或异常血红蛋白衍生物增多，高铁血红蛋白超过 30g/L，或硫化血红蛋白超过 50g/L，使皮肤、黏膜呈紫蓝色时，称为发绀。

【诊断思路】

1. 呼吸系统疾病　肺炎、慢性支气管、支气管哮喘、肺水肿、肺癌、气胸、严重肺结核、气管异物、纵隔肿瘤压迫气管等。

2. 心血管疾病　先天性心脏病、心力衰竭等。

3. 中毒　磺胺、伯氨喹、氯酸钾、亚硝酸盐等。

4. 休克　各种原因引起的休克均可出现皮肤黏膜发绀。

【临床分析】

1. 急性发绀　①急性发绀但无呼吸困难者，应想到肠源性发绀，吃腌渍时间不够的酸菜或服用特殊药物中毒；②急性发绀、突发呼吸困难，咳大量粉红色泡沫痰，有心脏病体征，双肺可闻湿啰音，考虑急性肺水肿；③急性发绀伴剧烈咳嗽、胸痛、呼吸困难，气管向健侧移位，患侧胸部有气胸体征，应考虑自发性气胸，胸部 X 线检查可确诊；④急性发绀、发热、胸痛、咳嗽伴咳铁锈色痰，肺部实变体征，应考虑肺炎链球菌性肺炎，胸部 X 线检查助于诊断；⑤小儿突然呛咳，随即出现呼吸困难、发绀，应想到气管异物的可能；⑥急性发绀、四肢厥冷、血压降低，应考虑休克引起的发绀。

2. 慢性发绀　①慢性发绀，自幼开始，伴杵状指及心脏杂音，考虑为先天性心脏病；②慢性发绀，仅为头颈部及上肢发绀，伴颈静脉及胸壁静脉怒张，应考虑胸腔肿瘤压迫上腔静脉所致，胸部 X 线检查有助于诊断；③慢性发绀，有反复发作的阵发性呼气性呼吸困难，发作时发绀，双肺有哮鸣音，应考虑支气管哮喘；④慢性发绀，有严重肺部疾病史，如严重肺结核、慢性气管炎，或有明显肺气肿体征，则考虑肺功能不全所致；⑤慢性发绀，有心脏病史，并有颈静脉充盈、心脏病体征、双肺底湿性啰音、肝大及下肢水肿，考虑为心力衰竭；⑥慢性发绀的中年以上患者，咳嗽、咳痰带血，应考虑肺癌，胸部 X 线检查及痰查癌细胞有助于诊断。

第 12 节　心　　悸

心悸，是指患者自觉心脏跳动不适或心慌感。心动过速、过慢、心跳增强或心律失常时，均可引起心悸。

【诊断思路】

1. 心搏动增强　剧烈运动、精神紧张、饮酒后、某些药物作用等。

2. 心脏疾病　器质性心脏病和心律失常等。

3. 失血贫血　各种原因引起的急性出血、明显贫血等。

4. 神经精神因素　神经衰弱、心血管神经官能症等。

【临床分析】

1. 生理性增强　见于剧烈运动、精神紧张、饮酒后,也可见于应用某些药物如肾上腺素、麻黄素、阿托品等。

2. 伴胸闷　劳累后心悸,伴胸闷、呼吸困难,或同时有咳嗽、咯血等,应想到器质性心脏病,心电图、胸部 X 线检查有助于诊断。

3. 伴发热　心悸,伴发热、气喘,可见于急性风湿性心肌炎、感染性心内膜炎等,相应辅助检查,有助于诊断。

4. 伴晕厥　先有心悸,继而出现晕厥或抽搐者,可见于严重房室传导阻滞、病态窦房结综合征等。

5. 阵发性心悸　阵发性心悸,短暂性发作,应想到心律失常,如期前收缩、心房颤动、阵发性心动过速、窦性心动过缓等,发作时注意心律与心率,心电图检查可明确心律失常性质。

6. 伴贫血症状　各种内脏出血、外伤出血、术后出血等原因引起的急性失血,常伴口渴、肢体湿冷、脉搏微弱、心跳加快、血压下降等休克症状。劳累后出现心悸,伴长期皮肤黏膜苍白、四肢无力、血化验血红蛋白降低者,为慢性贫血,进一步相应检查明确诊断。

7. 伴甲状腺肿大　心悸,甲状腺肿大,并可触及震颤或闻及血管杂音,同时突眼、烦热、多汗、易激动、食欲亢进等,应考虑甲状腺功能亢进症,测定 T_3、T_4、游离甲状腺素(FT_4)有助于诊断。

8. 伴神经官能症状　除心悸外,还有乏力、失眠、头晕、耳鸣、记忆力减退等症状,排除各种器质性疾病后,可考虑为心血管神经官能症。

第 13 节　水　　肿

水肿,是指人体组织间隙过多液体潴留,使组织肿胀,称为水肿。水肿分为全身性水肿和局部性水肿。一般说来,水肿这一术语不包括内脏器官的局部水肿,如脑水肿、肺水肿、眼底水肿等。

【诊断思路】

1. 全身性水肿　心源性、肾源性、肝源性、营养不良性、其他原因等。

2. 局部性水肿　炎症、变态反应、静脉受压、深静脉栓塞、局部淋巴管阻塞等。

【临床分析】

1. 全身性水肿

（1）心源性水肿：一般从下肢开始水肿，逐渐延及全身，为凹陷性，常伴胸闷、呼吸困难、不能平卧、颈静脉充盈、肝大等，检查心脏有病理体征。胸部 X 线检查及心电图检查有助于诊断。

（2）肾源性水肿：一般自面部开始水肿，逐渐延及全身，往往伴腰痛、头痛、高血压等，尿检验有蛋白、红细胞、白细胞及管型，慢性肾炎常有贫血及不同程度肾功能减退。

（3）肝源性水肿：长期慢性肝炎病史，伴食欲缺乏、上腹饱胀、消瘦等，可有腹水，皮肤可见蜘蛛痣、腹壁浅静脉曲张、脾脏大，肝功能检查异常，为肝硬化表现。晚期肝癌也可出现水肿、腹水，可有明显疼痛。

（4）营养不良性水肿：多为全身弥漫性、凹陷性水肿，往往有长期慢性腹泻史，如慢性肠炎、慢性结肠炎等，还可见于许多慢性消耗性疾病，瘫痪长期卧床、大面积烧伤、晚期癌肿等。随时间延长逐渐出现肤色苍白、皮肤弹性降低、干燥无华等。

2. 局部性水肿

（1）局部炎性水肿：多见于局部感染，皮肤充血、肿胀、压痛，中心部位明显，延向周围肿胀逐渐减轻。

（2）压迫性水肿：水肿局限于面部、上肢和上胸部，并有颈静脉及上胸壁静脉怒张，为上腔静脉受压的表现；中年以上患者应考虑肺癌侵犯压迫，年轻者应考虑纵隔淋巴瘤压迫所致，胸部 X 线检查、胸部 CT、磁共振有助于诊断。

（3）血管阻塞：一侧肢体局限性水肿，应考虑深部静脉栓塞或深静脉炎。深静脉炎时，常有患肢运动功能障碍及疼痛。丝虫病所致淋巴管阻塞常有皮下组织增生、有弹性，称为象皮肿。

（4）变态反应：接触某种物质或应用某些药物后，可产生变态反应，表现为局部水肿。

第14节 皮　　疹

皮疹，是较常见的一种临床表现，可见于各种疾病。常见的出疹疾病有斑疹、丘疹、斑丘疹、水疱疹、脓疱疹和出血性皮疹等。出血性皮疹临床上习惯称为出血点或瘀血斑。

【诊断思路】

1. 急性传染病　　麻疹、风疹、猩红热、伤寒、水痘、流行性出血热等。

2. 过敏性疾病　　药物疹、婴儿湿疹、荨麻疹、丘疹性荨麻疹等。

3. 感染性疾病　　脓毒血症、流行性脑膜炎等。

4. **血液性疾病** 血小板减少性紫癜、白血病、再生障碍性贫血等。

【临床分析】

1. **皮疹伴发热** ①婴幼患儿发热3~4天后出疹,2~3天内遍及全身,有流涕、流泪、眼结膜充血,口腔颊黏膜有麻疹黏膜斑,即为麻疹;②热度不高,1~2天退热,皮疹在1天左右遍及全身,耳后、枕部淋巴结肿大,应考虑为风疹;③发热第2天出疹,出疹期热度更高,数小时内出齐,为弥漫性针头大小之鲜红色皮疹,皮疹之间皮肤鲜红色,压之褪色,伴有咽部明显充血,舌乳头红肿突出如杨梅状,则为猩红热;④持续高热6~10天后,胸、腹部分批出现少数淡红色皮疹,并有脾大及血白细胞减少者,应考虑伤寒,血培养或肥达反应阳性有助于诊断;⑤有服用磺胺等药物史,皮疹与发热同时发生,皮疹对称或全身分布且有痒感,应考虑为药物疹;⑥患儿有水痘接触史,皮疹以躯干较多,且丘疹、水疱疹、结痂等各型皮疹同时存在,即可诊断为水痘;⑦脓疱疹常见于皮肤脓疱疮;⑧出血性皮疹应考虑脓毒血症、流行性脑膜炎、流行性出血热、白血病或再生障碍性贫血等,可行相应检查有助于诊断。

2. **皮疹无发热** ①突然发病,皮肤出现红斑、丘疹,形态各异、大小不一的斑片状,持续数分钟至数小时后消退,为荨麻疹的表现;②皮疹出现在躯干及四肢近端,散在分布,呈豌豆大小样丘疹,纺锤形,顶端有大小不等的水疱,奇痒,反复出现,则为丘疹样荨麻疹;③有的水痘可不发热,在同一时期有各型皮疹同时存在,且有水痘接触史;④弥漫性发红、水肿、糜烂、渗液、结痂,多在面部且有奇痒者,为婴儿湿疹;⑤有些脓疱疮亦可无发热;⑥出血性皮疹、无痒感、无发热者,应考虑血小板减少性紫癜,血化验有助于诊断;⑦出血性皮疹,伴牙龈出血者,可考虑维生素C缺乏症等。

第15节 皮肤出血

皮肤出血,是指局限于皮肤层的出血。皮肤出血的特点为不高出皮肤,压之不褪色。小于2mm的称为出血点,大于5mm的称为出瘀斑,介于两者之间者为紫癜。

【诊断思路】

1. **血小板异常** 血小板减少性紫癜、白血病、再生障碍性贫血、脾功能亢进、严重感染等。

2. **血管壁异常** 脓毒血症、流行性脑膜炎、亚急性细菌性心内膜炎、流行性出血热、过敏性紫癜、药物中毒、弥散性血管内凝血、维生素C缺乏症等。

3. **凝血障碍** 肝硬化、急性或亚急性重症肝炎、阻塞性黄疸吸收不良致维生素K缺乏、血友病、低纤维蛋白原血症、凝血酶原缺乏症、凝血因子缺乏症等。

【临床分析】

1. **急起伴发热** ①冬春季发病,紫癜迅速大量出现,融合成斑片状,伴有中毒性休克表现,检查有脑膜刺激征者,应考虑暴发型脑膜炎;②起病时眼结膜明显充血,颜面发红呈酒醉样外观,伴鼻出血、咯血、呕血、便血或血尿,继而出现低血压、急性肾衰竭者,则考虑为流行性出血热;③夏秋季节发病,起病前有疫水接触史,起病时有明显腓肠肌疼痛,伴有黏膜下出血、鼻出血、咯血、呕血、便血,皮肤及巩膜有黄疸,肝脾大,尿检验有蛋白、红细胞、白细胞及管型等,则应考虑钩端螺旋体病;④迅速出现贫血,伴有鼻出血、牙龈出血或其他内脏出血,血化验白细胞计数明显增高或低于正常,周围血液及骨髓中有大量未成熟白细胞,则为急性白血病;⑤脓毒血症、弥散性血管内凝血常可出现皮肤出血点,可伴有其他相应症状、体征。

2. **慢性皮肤出血** ①皮肤紫癜,一般情况较好,无明显贫血,血化验白细胞计数基本正常,仅血小板减少,则为血小板减少性紫癜;②紫癜多位于在四肢,呈对称性分批出现,有腹痛或关节痛,无贫血,血小板计数正常,应考虑过敏性紫癜;③原有心脏瓣膜病,长期低热,皮肤口腔黏膜或睑结膜有瘀点,伴脾大,尿检查有红细胞等,应考虑亚急性细菌性心内膜炎;④如有低热,肝脾或淋巴结肿大,血化验白细胞计数显著增高,并有大量未成熟白细胞者,则可能为慢性白血病,进一步骨髓穿刺检查可确诊;⑤若血液中红、白细胞及血小板均减少,未见幼稚血细胞,脾大,应考虑为门脉性肝硬化伴脾功能亢进,脾不大者应考虑再生障碍性贫血,骨髓穿刺有助于诊断;⑥重症肝炎或门脉性肝硬化出现皮肤出血,尚应考虑凝血物质缺乏所致,可作凝血机能检查;⑦其他如阻塞性黄疸吸收不良致维生素 K 缺乏、血友病、凝血酶原缺乏症、凝血因子缺乏症、药物中毒、维生素 C 缺乏等均可致皮肤出血,进一步相应检查,有助于诊断。

第 16 节 恶 心 呕 吐

恶心呕吐,是临床较为常见的症状。恶心是指上腹不适、欲吐的感觉,可伴皮肤苍白、出汗、流涎等症状,常为呕吐的前兆,或恶心随之出现呕吐,也可仅有恶心。呕吐是胃中内容物经食道、口腔排出体外,呕吐前可有恶心,也可无恶心直接呕吐。恶心、呕吐均为复杂的反射动作,可由多种原因引起。

【诊断思路】

1. **胃肠疾病** 急性胃炎、慢性胃炎、急性胃肠炎、消化性溃疡、急性胃扩张、幽门梗阻、急性阑尾炎、肠梗阻、急性出血性坏死性肠炎、腹型过敏性紫癜等。

2. **反射性** 剧烈咳嗽、急性肝炎、急性胆囊炎、胆石症、胰腺炎、急性腹膜炎、肠系膜淋巴结炎、输尿管结石、异位妊娠、内耳迷路病变、青光眼、屈光不正等。

3. 中枢性　脑炎、脑膜炎、脑出血、脑栓塞、脑血栓形成、高血压脑病、偏头痛、脑损伤等。

4. 药物性　抗生素、抗癌药、洋地黄、吗啡、止痛药等。

5. 神经性　周围环境不良刺激、胃肠神经官能症等。

6. 其他疾病　贲门失弛缓症、妊娠、癫痫、尿毒症、肝昏迷、糖尿病酮症酸中毒等。

【临床分析】

1. 呕吐时间　①已婚育龄女性无节育措施、有停经史、晨起恶心呕吐明显，应想到早期妊娠的可能，妊娠试验或 B 超检查可明确诊断；②应用某些抗生素、抗癌药、止痛等药后出现恶心、呕吐可能是药物所致；③晚上或夜间呕吐见于幽门梗阻；④饭后近期呕吐，特别是集体发病者，应考虑食物中毒引起。

2. 呕吐特点　①一般说来，中枢性疾病所致的呕吐多为喷射状，其他疾病所致的呕吐较为缓和；②呕吐物带有发酵腐败味的提示胃潴留，含有大量酸性味者为消化性溃疡或幽门梗阻；③呕吐物含大量黏液无酸味者，可考虑贲门失弛缓症；④带粪臭味的呕吐物说明有肠梗阻，含胆汁的呕吐物提示梗阻位于十二指肠以下。

3. 伴随症状　①伴腹痛、腹泻者，多见于胃肠炎或食物中毒，往往有饮食不洁史；②伴右上腹痛、发热、寒战、黄疸者，应考虑胆囊炎或胆石症，B 超有助于诊断；③腹痛、腹胀、呕吐、无肛门排便排气者，应考虑肠梗阻，腹部 X 线有助于诊断；④恶心、呕吐，伴转移性右下腹痛和右下腹压痛者，可诊为急性阑尾炎；⑤伴持续剧烈上腹痛，应考虑急性胰腺炎，血胰淀粉酶测定有助于诊断；⑥突然上腹剧痛，然后波及全腹，腹部压痛、反跳痛者，考虑消化道溃疡穿孔，腹部 X 线检查有助于诊断；⑦伴头痛、喷射性呕吐者，应考虑中枢性疾病或青光眼，可作相应检查；⑧恶心、呕吐由周围环境不良刺激引起，无其他病理体征者，为神经性呕吐；⑨原有癫痫、尿毒症、肝昏迷、糖尿病酮症酸中毒病史，出现恶心、呕吐，可作有关检查进一步明确诊断；⑩经各种检查无器质性病变，伴有头痛、头晕、失眠者应考虑胃肠神经官能症。

第 17 节　呕血与黑便

呕血及黑便，为上消化道出血表现。上消化道包括食管、胃十二指肠、肝、胆、胰。每天出血量在 50~100ml 可出现黑便；胃内潴留血量达 250~300ml 时可引起呕血；幽门以上部位的出血，多表现为呕血。若出血量小且速度慢，血液在胃内停留时间长，经胃液充分作用后，呕出的血呈棕褐色；在肠内停留时间长，由于肠液作用，大便为黑色。反之，出血量多，在胃或肠内停留时间短，则呕出或便出的血液呈暗红色或鲜红色。

【诊断思路】

1. 食管疾病 肝硬化食管静脉曲张、食管憩室炎、食管癌等。

2. 胃十二指肠疾病 消化性溃疡、急性出血性胃炎、慢性胃炎、胃癌等。

3. 胆道胰腺疾病 胆石症、胆道蛔虫病、胰腺疾病等。

4. 全身性疾病 白血病、血小板减少性紫癜、过敏性紫癜、尿毒症、流行性出血热等。

【临床分析】

1. 伴腹痛 ①呕血、黑便,伴上腹部慢性、节律性、周期性腹痛,并有反酸、嗳气者,应考虑胃十二指肠溃疡或慢性胃炎;少数溃疡病者可全无溃疡症状而突然出血,出血停止后纤维胃镜检查有助诊断;②有服用水杨酸类药物、药物史者,应考虑急性出血性胃炎;③中年以上患者,短期内出现上腹痛,碱性药物不能缓解且进行性加剧,伴有厌食、腹胀、进行性贫血及消瘦,或上腹部触及肿块者,应考虑为胃癌,胃X线检查和纤维胃镜检查有助于诊断;④先有右上腹绞痛,向右肩部放射,接着出现呕血与黑便,可触及胆囊并有压痛,结合有胆石症或胆道蛔虫病史,应考虑胆道出血的可能;⑤中年以上患者,伴有胸骨后或上腹部疼痛及进行性吞咽困难,应考虑食管癌,食管X线检查有助于诊断。

2. 不伴腹痛 ①突然大量呕吐鲜血,无腹痛,但有慢性肝病史,检查有黄疸或脾大、腹壁静脉曲张、腹水或蜘蛛痣等,肝功能检查异常,多为门脉性肝硬化食管静脉曲张破出血;②胸骨后烧灼感,呕吐少量鲜血,可考虑食管炎、食管憩室炎,出血停止后食管镜检查有助于诊断;③原有慢性肾病史,肾功能检查异常,可能为尿毒症所致呕血与黑便,进行其他相应检查有助于诊断。

3. 伴其他部位出血 ①患者一般情况较好,无明显贫血或发热,血化验血小板计数减少,则为血小板减少性紫癜;②患者一般情况差,有皮肤黏膜出血、鼻出血、贫血及其他部位继发性感染表现,血化验白细胞计数明显增多或不增多,但有大量未成熟白细胞,则考虑为白血病;③急起高热、眼结膜充血、颜面发红呈酒醉样外观,并出现低血压,尿中有蛋白、红细胞及管型,继而发生急性肾衰竭者,则可能为流行性出血热。

第18节 便 血

便血,多系下消化道出血,血液由肛门排出,粪便呈鲜红、暗红或黑色。少量出血不造成粪便颜色改变,需经隐血试验才能确定者,称为大便隐血阳性。迅速而大量的上消化道出血,粪便亦可呈暗红或鲜红色,需加以区别。

【诊断思路】

1. 直肠肛门疾病 痔、肛裂、直肠息肉等。

2. 肠道炎症 细菌性痢疾、阿米巴痢疾、溃疡性结肠炎、血吸虫病、急性出血性坏死性肠炎、伤寒等。

3. 肠道肿瘤　直肠癌、结肠癌、大肠息肉病等。

4. 血液系统疾病　白血病、过敏性紫癜、血小板减少性紫癜等。

【临床分析】

1. 脓血便　①伴腹泻、黏液便或脓血便,同时有里急后重者,考虑细菌性痢疾;②年龄较大,长时间黏液便、脓血便时,应考虑结肠癌或直肠癌,直肠指诊及乙状结肠镜检查有助于诊断;③持续高热 2~3 周后突然便血,肝脾大,血化验白细胞计数不增高或减少,则考虑为肠伤寒并发出血,肥达反应及血培养有助于诊断;④急起发热,脐周围腹痛,伴血水样便或暗红色血块,粪质少,恶臭味,严重者起病时即有中毒性休克,并有明显腹胀或腹膜刺激征,考虑为急性出血性坏死性肠炎。

2. 不伴腹泻　①大便干燥、鲜血附于粪便表面或便后滴血,但无肛门痛,考虑为内痔;②大便干燥、出血,伴有肛门处疼痛、便后疼痛仍持续一定时间,检查肛门裂口,为肛裂;③大便出血,有红色肿物脱出肛门外,便后肿物回复到直肠内,应考虑内痔块或直肠息肉脱出,直肠镜检查有助于诊断;④大便出血,与粪便相混合,有时呈暗红色,考虑大肠息肉病,结肠镜检查有助于诊断。

3. 伴皮肤、黏膜出血　①若血化验白细胞计数明显增高或不增高,但有大量未成熟白细胞,骨髓中某类白细胞的原始及幼稚细胞极度增生则为白血病;②若血化验红细胞、白细胞基本正常,仅血小板计数减少,则为血小板减少性紫癜;③若便血伴腹泻,皮肤紫癜多在四肢且对称,分批出现,或伴关节痛,血红蛋白、白细胞及血小板均正常者,可考虑为过敏性紫癜。

第 19 节　腹　　痛

腹痛,多数由腹腔内器质性病变引起,常见原因有器官炎症、梗阻、坏死、破裂、穿孔和出血等;也可由功能性病变如空腔脏器痉挛所致。腹腔外器官病变及其他系统疾病也可引起牵涉性腹痛。

【诊断思路】

1. 内科病腹痛　急性胃肠炎、肺炎、胸膜炎、心肌梗死、肠系膜淋巴结炎、过敏性紫癜等。疼痛特点为先有呕吐、发热等,其后才出现腹痛,且腹痛定位不明确。

2. 外科病腹痛　急性阑尾炎、溃疡病穿孔、胆石症、胆道感染、胆道蛔虫症、急性肠梗阻、内脏破裂、急性胰腺炎、输尿管结石、肿瘤等。特点为先有腹痛,后出现发热、呕吐等。一般说来,疼痛定位明确,腹痛最明显处,往往表明病变所在。

3. 妇科病腹痛　宫外孕破裂、卵巢囊肿蒂扭转、急性输卵管炎或盆腔炎等。

【临床分析】

1. 腹痛特点

（1）起病急缓：①急性腹痛，见于急性胃炎、急性肠炎、急性胰腺炎、急性坏死性出血性肠炎、急性胆囊炎、胆石症、肠梗阻、胆道蛔虫、泌尿系结石、溃疡病穿孔、卵巢囊肿扭转、宫外孕破裂、内脏破裂、心绞痛等；②慢性腹痛，见于慢性胃炎、慢性胆囊炎、慢性胰腺炎、胃十二指肠溃疡、消化道肿瘤、胃肠神经官能症等。

（2）腹痛部位：①胆囊炎、胆石症时，疼痛位于右上腹；②溃疡病穿孔时，开始疼痛起于上腹部，迅速波及全腹；③急性阑尾炎时，先有上腹部或脐周围疼痛，数小时后转移至右下腹，固定不移；④卵巢囊肿蒂扭转，疼痛一般起于下腹部。

（3）腹痛性质：①持续性腹痛，多表示内脏炎症，并已涉及壁腹膜；②阵发性腹痛，多为空腔脏器痉挛性收缩或梗阻引起，如肠梗阻、胆管结石等；③持续性腹痛，伴阵发性加剧者，多表示内脏炎症与梗阻并存，如绞窄性肠梗阻、急性出血坏死性胰腺炎等；④隐痛或钝痛，多为内科性疾病引起的疼痛。

（4）放射性痛：①急性阑尾炎早期，疼痛可位于脐周围或上腹部，为放射性反应痛；②胆囊炎、胆石症时，疼痛可放射至右肩背部；③输尿管结石时，常有下腹及会阴部放射性痛。

（5）诱发因素：①急性胆囊炎、胆石症，发作前常有进油腻食物史，腹部 B 超检查有助于诊断；②急性胰腺炎，发作前常有酗酒、暴饮暴食史，血清淀粉酶测定有助于诊断；③腹部受暴力作用后，引起剧烈腹痛，并有休克者，可能是肝、脾破裂；④空腹、饥饿时疼痛见于胃十二指肠溃疡，X 线上消化道透视有助于诊断。

2. 伴随症状

（1）伴呕吐：腹痛伴呕吐，大多数提示胃肠道病变，可为内科性疾病，也可为外科性疾病，酌情进行相应检查有助于诊断。

（2）伴发热：外科疾病所致腹痛，往往先有腹痛，后有发热；内科病所致腹痛，往往先有恶心、呕吐、咳嗽、呼吸困难等其他症状，后有腹痛，可酌情进行相应检查。

（3）伴咳嗽、胸痛：腹痛伴咳嗽、胸痛、呼吸困难者，往往提示内科疾病引起，见于肺炎链球菌性肺炎、胸膜炎、自发性气胸等，X 线胸部检查有助于诊断。

（4）伴黄疸：腹痛伴黄疸、发热等，往往与肝胆疾病有关，肝胆 B 超检查和肝功能检验有助于诊断。

（5）伴血尿：腹痛伴血尿，可能为泌尿系结石。

（6）伴休克：腹痛伴休克，说明病情较重，多见于急性化脓性腹膜炎、溃疡病穿孔、绞窄性肠梗阻、内脏破裂、急性坏死性胰腺炎等。

3. 腹部体征

（1）呼吸运动：腹式呼吸运动受限表示有急性腹膜炎情况，如溃疡病穿孔、内脏损伤等，腹部 X 线检查有助于诊断。

（2）腹部外形：①腹股沟区有肿块者可能为腹股沟疝；②腹部有肠型、蠕动波及不对称腹胀者应考虑有肠梗阻；③高度膨隆、腹胀者应考虑肠麻痹和肠梗阻。

（3）压痛、反跳痛、腹肌紧张：①压痛部位往往为病变所在，如肝胆疾病压痛位于右上腹，急性阑尾炎压痛位于右下腹，急性胰腺炎压痛位于上腹部，急性输卵管炎压痛位于下腹两侧；②反跳痛说明炎症已侵及腹膜壁层；③腹肌紧张是腹腔内炎症时机体的一种保护性反应。若腹部压痛、反跳痛、腹肌紧张三者同时存在，称为腹膜刺激征，常见于阑尾炎穿孔、溃疡病穿孔、内脏破裂、宫外孕破裂等所致的急性腹膜炎，往往说明炎症程度严重。

（4）腹部叩诊：①肝浊音界缩小或消失表示膈下有游离气体，见于胃破裂、肠破裂、溃疡病穿孔等；②移动性浊音阳性表示腹腔内有液体，见于溃疡病穿孔、内脏破裂出血等；③肠麻痹腹胀时，腹部叩诊往往呈鼓音。

（5）腹部听诊：①肠鸣音减弱或消失，说明肠麻痹，见于严重的腹膜炎；②机械性肠梗阻时肠鸣音高亢，有时可听到气过水声；③幽门梗阻或胃扩张时可闻及振水声。

（6）腹腔穿刺：①抽出不凝固的血液提示腹腔内出血；②吸出血性液体并具臭味，提示绞窄性肠梗阻或急性出血性坏死性胰腺炎；③吸出混浊液体内含大量脓细胞，提示化脓性腹膜炎。

第 20 节　腹　　泻

腹泻，是指大便次数增多或性质改变，表现为粪质稀薄，带有黏液、脓血或未消化的食物。腹泻可分为急性与慢性两种。腹泻发作延续 2 个月以上者称为慢性腹泻。

【诊断思路】

1. 急性腹泻　见于急性肠炎、细菌性痢疾，阿米巴痢疾、食物中毒等。

2. 慢性腹泻　见于慢性肠炎、慢性细菌性痢疾、慢性阿米巴痢疾、肠结核、肠肿瘤、溃疡性结肠炎、小肠吸收不良等。

【临床分析】

1. 急性腹泻

（1）脓血便伴腹痛：腹痛、腹泻，里急后重，脓血便，粪质少，镜检有大量红、白细胞，或伴有发热、畏寒等，应为细菌性痢疾。

（2）果酱色血便：畏寒、发热，里急后重症状较轻，大便粪质较多，混有果酱色的血和黏液，可能为阿米巴痢疾，镜检可发现阿米巴。

（3）饭后腹泻：进食后数小时突然发生呕吐、腹痛、腹泻而无脓血便者，为急性胃肠炎，如发病者均有吃同样食物史，则为感染性或化学性食物中毒，应将剩余食物或患者呕吐物进行细菌培养或毒物分析。对某些食物如蟹、虾等过敏或滥用泻药也可引起急性腹泻。

2. 慢性腹泻

（1）结肠性腹泻：①腹泻、左下腹痛，便后腹痛缓解，粪便带血、黏液或脓液，有急性腹泻史，反复发作，多为慢性菌痢；也可能为阿米巴痢疾，反复大便培养找阿米巴滋养体，可资鉴别；②患者年龄较大，腹泻与便秘交替出现，大便带脓血，进行性贫血，体重减轻，或右侧腹部扪及不规则肿块，应考虑为右侧结肠癌，X线钡剂灌肠检查及纤维结肠镜检查有助于诊断；③顽固性便秘，间有腹泻，并有慢性进行性肠梗阻表现，左下腹可触及不规则肿块者，应考虑左侧结肠癌，X线钡剂灌肠检查及结肠镜检查有助于诊断；④腹泻带血及黏液，粪便变细，并伴里急后重感，应考虑为直肠癌，直肠指诊、直肠镜检查有助于诊断；⑤如患者有肺结核史，并有低热、盗汗等中毒症状，黏液便，或腹泻与便秘交替出现，右下腹压痛，应考虑肠结核的可能，X线钡剂灌肠检查、纤维结肠镜检查及活检有助于诊断。

（2）小肠性腹泻：多数有脐周围痛，大便稀薄或水样，量较多，无血及黏液，无里急后重感。显微镜下粪便含大量脂肪球，系脂肪吸收不良所致，应进一步查明有无慢性胰腺炎或胆道疾病，或是小肠黏膜本身病变所致。

（3）其他疾病：①心力衰竭及肝硬化腹水患者，因胃肠黏膜瘀血水肿，也可引起腹泻；②尿毒症时，尿素刺激肠黏膜可引起腹泻；③甲状腺危象时，可伴严重腹泻；④系统性红斑狼疮、硬皮病可引起腹泻；⑤肠易激综合征、神经功能性疾病等，均可引起腹泻，应注意排除器质性疾病后方可诊断此类疾病。

第 21 节　便　　秘

便秘，是指大便秘结，排便频率减少，7天内排便次数少于2~3次，且排便困难。正常人排便习惯不一，故不能以每天排便一次作为正常的排便标准。

【诊断思路】

1. 功能性便秘　进食量少、食物成分单一、排便习惯改变、年老体弱、药物作用等。

2. 器质性便秘　肛裂、先天性巨结肠、妇女妊娠、盆腔肿瘤压迫等。

【临床分析】

1. 习惯性便秘　往往因工作忙碌，对一般便意未引起足够反应，或周围环境条件不允许，长期形成排便延后习惯，致直肠内容物水分吸收过多，导致便秘。

2. 进食过少　进食量过少，食物残渣少，不足以刺激直肠引起便意，致直肠内容物水分吸收过多，导致便秘。

3. 缺乏纤维素　进食食物中缺乏足够的植物纤维素，对结肠运动刺激减少。

4. 体力不足　年老体弱或长期慢性消耗性患者,排便无力,直肠内容物存留时间过长,也是较常见的便秘原因。

5. 器质性病变　肛裂时,由于排便后局部剧烈疼痛,患者为减少排便痛苦,故意延长排便间隔时间,致直肠内容物在直肠内存留过久,水分被吸收过多,导致便秘。妇女妊娠、盆腔肿瘤时由于压迫直肠,也可致大便秘结,可作相应检查。

第22节　黄　疸

黄疸,是指血清中胆红素浓度增高,引起巩膜、黏膜及周身皮肤发黄的症状和体征。正常人胆红素最高不超过 17.1μmol/L,胆红素在 17.1~34.2μmol/L 时,临床不易察觉,称为隐性黄疸,超过 34.2μmol/L 时可出现肉眼可见的黄疸。

【诊断思路】

1. 肝细胞性黄疸　病毒性肝炎、肝硬化、肝癌、脓毒血症、中毒性肝炎、肝脓肿、某些药物作用等。

2. 梗阻性黄疸　胆石症、胆道蛔虫、胆管炎、胰头癌、胆管癌、壶腹癌及先天性胆管畸形等。

3. 溶血性黄疸　恶性疟疾、伯氨喹中毒、蚕豆病、误输不同型血、自身免疫性溶血性贫血等。

【临床分析】

1. 肝细胞性黄疸

(1)病毒性肝炎:起病时常有中度发热或低热,伴食欲缺乏、恶心、呕吐、乏力、上腹部持续隐痛或腹胀等表现,一周左右热退后出现黄疸,检查皮肤巩膜黄染,肝大并有压痛,肝功能检查异常。如乙型肝炎表面抗原阳性,则为乙型肝炎。

(2)肝癌:中年以上患者,黄疸伴肝区持续性疼痛、进行性加重,肝脏肿大、质硬,表面不光滑,可有大小不等结节及压痛。B超检查及血清甲胎蛋白(AFP)检查有助于诊断。

(3)中毒性肝炎:近期内有服用对肝脏有害药物史,如氯丙嗪、甲硫氧嘧啶、利福平等,并出现食欲缺乏、恶心、黄疸者,应考虑中毒性肝炎的可能。

(4)细菌性肝脓肿:发热、寒战,热型呈弛张热,轻度黄疸、肝大,右下胸肋间及右上腹有明显压痛或叩击痛,血化验白细胞计数明显增加,中性粒细胞比例增加,肝B超检查有助于诊断。

(5)其他疾病:门脉性肝硬化失代偿期及慢性充血性心力衰竭时,也可出现黄疸,分别有原发疾病相应的临床表现。

2. 阻塞性黄疸

(1)胆道疾病:①右上腹阵发性绞痛,并向右肩背部放射,伴发热、恶心、呕吐,检查右上腹胆囊区明显压痛,或触及肿大且有压痛的胆囊者,应考虑为胆囊炎或胆石症,B超检查有助于诊断;②右上腹或剑突下阵发性绞痛,或有"钻顶"样痛,伴恶心、呕吐,或呕出蛔虫,体检无明显肌紧张,剑突下有压痛,发作间期无腹痛者,应考虑胆道蛔虫病,B超检查有助于诊断;③新生儿出现黄疸,持续1个月以上,且进行性加深,应考虑先天性胆管畸形。

（2）癌肿所致胆道梗阻:①黄疸进行性加深,或大便颜色灰白色,上腹钝痛并向腰背部放射,肝大而无明显压痛者,应考虑胰头癌,B超检查有助于诊断;②黄疸,无明显上腹痛和压痛,应考虑壶腹癌和胆管癌的可能,B超检查有助于诊断。

3. 溶血性黄疸

（1）溶血性黄疸:起病急、畏寒、发热、不同程度贫血、血红蛋白尿等,应考虑为急性溶血性黄疸。

（2）错输异型血:黄疸发生于输血时,应考虑错输异型血所致。

第 23 节 腹 水

腹水,是由于某种原因使腹膜腔内积聚过量的液体。腹水可见于多种疾病,腹水的出现,常常提示病情严重。

【诊断思路】

1. 肝源性 门脉性肝硬化、肝癌等。

2. 心源性 充血性心力衰竭、缩窄性心包炎、心包积液等。

3. 肾源性 急性肾小球肾炎、慢性肾小球肾炎、肾病综合征等。

4. 腹膜疾病 结核性腹膜炎、腹膜转移癌等。

5. 其他疾病 丝虫病等。

【临床分析】

1. 伴肝脾大 ①大量腹水,伴脾脏大、腹壁静脉怒张、皮肤蜘蛛痣,血化验红细胞、白细胞及血小板计数均减少、肝功能异常、血浆白蛋白降低、腹水检验为漏出液者,则为门脉性肝硬化;②肝大明显、质硬、表面有大小不等结节、疼痛较重、腹水呈血性者,则考虑肝癌所致,肝脏B超检查、血清甲胎蛋白试验有助于诊断;③下肢水肿,然后出现腹水,且有颈静脉充盈、心悸气促等症状及心脏病的体征,则为充血性心力衰竭;④肝脾大,心搏动微弱或消失,听诊心音遥远,胸部X线摄片心包可见钙化影等,可为心包积液或缩窄性心包炎。

2. 不伴肝脾大 ①腹水,伴血压增高,尿检验有蛋白、红细胞、白细胞及管型等,多为肾小球肾炎;②无血压增高,但有其他营养不良表现,尿检验基本正常,则为营养不良性水肿;③午后潮热、盗汗、伴腹痛,扪诊腹壁有揉面感及弥漫性压痛,腹水为渗出液或血性,多为结核性腹膜炎;④恶性肿瘤发生腹膜转移时,亦可出现血性或草黄色渗出性腹水,可取腹水查癌细胞,并寻找原发肿瘤;⑤若为乳糜性腹水,应考虑丝虫病或恶性肿瘤引起胸导管及乳糜池梗阻或破裂所致,需进一步作相应的检查。

第 24 节 肝 脾 大

肝脾大,是指肝脾大小超过正常范围。正常成人肋下一般触不到肝脏,较瘦者于深吸气时可在肋下触及 1cm 以内,剑突下触及 3cm 以内。正常人脾脏不能触及,除内脏下垂外,如触到脾脏则为脾大。

【诊断思路】

1. 肝大　病毒性肝炎、充血性心力衰竭、心包积液、缩窄性心包炎、肝癌、胆石症、细菌性肝脓肿、阿米巴肝脓肿、肝吸虫病等。

2. 脾大　疟疾、白血病、淋巴瘤、伤寒、传染性单核细胞增多症、门静脉性肝硬化等。

3. 肝脾均肿大　疟疾、伤寒、白血病、血吸虫病等。

【临床分析】

1. 肝大　①先有中度发热,伴厌油、恶心、呕吐、腹胀或腹泻,出现黄疸、肝大、肝功能异常,应考虑病毒性肝炎;②发热、多汗、肝大且有压痛及右下胸肋间隙压痛,血化验白细胞计数增加,中性粒细胞比例增高,应想到肝脓肿的可能,有胆道感染或脓毒血症史者,应考虑为细菌性肝脓肿;有阿米巴痢疾史,应考虑阿米巴肝脓肿,B超或CT检查有助于诊断;③病程较短、肝脏增大较快、质硬、表面有结节,近期内消瘦明显,应考虑肝癌的可能,B超检查、血清甲胎蛋白试验有助于诊断;④曾到过流行区,并有吃生鱼习惯,肝大,应想到肝吸虫病的可能,大便或十二指肠引流检查发现虫卵可确诊;⑤充血性心力衰竭、心包积液或缩窄性心包炎时,也可有肝大,结合相应临床症状、心脏体征及X线胸部或摄片检查进行诊断。

2. 脾大　①脾巨大、质地较硬、伴蜘蛛痣、腹壁静脉怒张、腹水及肝功能异常,考虑门静脉性肝硬化;②在血吸虫病流行区生活,脾巨大、质较硬、腹水,则可能为晚期血吸虫病,直肠黏膜活组织压片检查如发现血吸虫卵可确诊;③在疟疾流行区生活,有反复发作寒战、高热,持续数小时后出大汗,接着体温下降,并有贫血表现,应考虑疟疾,发作时血涂片检查或骨髓检查发现疟原虫,可确诊;④脾大,同时伴表浅淋巴结肿大、贫血、鼻出血、牙龈出血或皮肤出血等表现,血化验白细胞计数显著增加,并有不同阶段未成熟白细胞者,则为慢性粒细胞性白血病。

3. 肝脾同时肿大　①肝脾均肿大,但不显著,质尚软,伴长期波状起伏的发热,大汗与关节痛,结合有牛、羊、猪或其乳制品密切接触史,应想到布氏杆菌病的可能,血清凝集试验有助于诊断;②若起病缓慢、发热,伴有缓脉、表情淡漠、血化验白细胞计数减少等,应考虑为伤寒或副伤寒,肥达反应和血培养有助于诊断;③若原有心脏瓣膜疾病,长期发热、脾大、皮肤及黏膜有出血点,或尿镜检有红细胞,应考虑亚急性细菌性心内膜炎的可能。

第 25 节 尿频、尿急、尿痛

尿频,是指排尿次数增多,正常人白天 4~6 次,夜间 0~2 次。尿急是指一有尿意即要排出,不能控制。尿痛是指排尿时膀胱区或尿道受刺激产生疼痛或灼感。尿频、尿急、尿痛同时存在,称为膀胱刺激征。

【诊断思路】

1. 生理性尿频 饮水过多、精神紧张、气候变化等。

2. 病理性尿频 糖尿病、尿崩症、急性肾衰竭多尿期等。

3. 尿急 尿道炎、膀胱炎、前列腺炎等。

4. 尿痛 尿道炎、膀胱炎、膀胱结核、膀胱结石、异物、晚期膀胱癌等。

【临床分析】

1. 尿频 ①饮水过多、天气凉爽、精神紧张时,均可出现一过性尿频,属于生理性尿频;②排尿次数增多,但每次尿量正常,见于糖尿病、尿崩症、急性肾衰竭多尿期等,进行相应检查可鉴别;③排尿次数增多,而每次尿量减少,可见于尿道炎、膀胱炎、膀胱结核、膀胱结石等,还可见于膀胱受压如妊娠、子宫肌瘤等,B 超检查有助于诊断;④下尿路梗阻时也可出现尿频,见于前列腺增生、尿道狭窄等;⑤老年人尿频,伴进行性排尿困难,多见于前列腺增生,直肠指诊或前列腺 B 超检查有助于诊断。

2. 尿频、尿急、尿痛 ①尿频、尿急、尿痛同时存在,即膀胱刺激征时,伴发热者见于急性膀胱炎;伴腰痛和肾区叩击时,应想到急性肾盂肾炎的可能,进行尿液检验有助于诊断;②起病缓慢,长时间尿频、尿急、尿痛,伴结核中毒症状者,应考虑泌尿系结核;③尿急、尿痛伴会阴部胀感、肛门下坠、腰背酸痛,疼痛放射到腹股沟、睾丸及大腿部者,应考虑急性前列腺炎;④排尿开始痛,见于尿道炎;⑤排尿结束时疼痛加重,见于膀胱炎;⑥尿频、尿急、尿痛、伴血尿者,应考虑膀胱肿瘤,可进行膀胱镜检查,明确诊断。

第 26 节 血 尿

血尿,是指离心沉淀后的尿液,镜检下每高倍视野有 3 个以上红细胞,即称为血尿。肉眼观察尿色正常,需在显微镜下方可确定有血尿,称镜下血尿;尿呈红色或血水样,称肉眼血尿。

【诊断思路】

1. 泌尿系统疾病 炎症、结核、肿瘤、结石、损伤、血管畸形、多囊肾等。

2. 附近器官疾病　急性阑尾炎、前列腺炎、精囊炎等。

3. 全身性疾病　大面积烧伤、血小板减少性紫癜、过敏性紫癜等、脓毒血症、流行性出血热、系统性红斑狼疮、慢性心功能衰竭、急进性高血压病等。

4. 某些药物　磺胺药、吲哚美辛(消炎痛)、环磷酰胺等。

【临床分析】

1. 初始血尿　病变多在前尿道。①尿道结石时,常因结石嵌顿而出现排尿困难、疼痛、血尿及急性尿潴留;②尿道炎时,有尿道灼痛,尤以排尿时为剧,尿道口有黏性黄色分泌物,尿内有丝状物,尿液镜检有脓细胞与红细胞、白细胞;③尿道损伤时,伤后尿道口滴血,排尿时灼痛,或出现尿潴留。

2. 终末血尿　病变多在后尿道或膀胱三角区。①膀胱炎时,有尿频、尿急、尿痛,有时可有痉挛性尿坠胀感,可有发热,尿镜检有红细胞、白细胞及脓细胞;②膀胱结石时,可有排尿困难及排尿疼痛,有时有排尿中断,X线或超声波检查可发现结石阴影;③前列腺炎时,可有轻度尿频、尿痛、排尿不适与终末滴血,体检前列腺有压痛,前列腺液检查有红细胞、白细胞,高倍镜下,每个视野白细胞在10个以上,也可有脓细胞。

3. 全程血尿　病变在肾、输尿管、膀胱或全身性疾病所致。①伴腰部或腹部阵发性绞痛,有时出现放射性疼痛,应考虑肾或输尿管结石,尿液镜检可发现红细胞,腹部X线摄片有助于诊断;②急起发病,畏寒、发热、腰痛、尿频、尿急,肾区有叩痛,尿液镜检有红细胞、白细胞及脓细胞者,为急性肾盂肾炎;③肾结核时起病缓慢,病史较长,有尿频、尿急、尿痛、血尿等表现,按一般炎症治疗无效,静脉肾盂造影有助于诊断;④伴高血压、水肿,尿液镜检有蛋白、红细胞、白细胞及管型者,应考虑肾小球肾炎;⑤若有腰痛,腰部或上腹部触及表面不光滑的肿块,应考虑多囊肾,尿路造影或B超检查有助于诊断;⑥对中年以上无痛性、间歇性血尿患者,应警惕肾脏肿瘤,B超、CT检查有助于诊断;⑦伴皮肤或其他部位出血者,应考虑为血小板减少性紫癜、过敏性紫癜或流行性出血热等,可作血小板计数,血、尿常规检查,肾功能检查等进一步鉴别;⑧伴心脏疾患者,须注意有无心力衰竭或亚急性感染性心内膜炎的表现;⑨服用磺胺药物、解热止痛剂等药物者,应考虑药物所致;⑩有腰部外伤史者,应想到肾外伤所致血尿。

第 27 节　腰　　痛

腰痛,十分常见,可为浅表不疼痛,也可为深在部位的疼痛。腰部活动度大,且对全身负重起主要作用,局部炎症、损伤、某些器官及全身性疾病均可引起腰痛。

【诊断思路】

1. 脊椎疾病　腰椎间盘突出症,腰椎骨折脱位,腰椎或骶髂关节结核、类风湿性病变、腰骶椎先天性发育异常、老年性骨质疏松、脊柱原发性或继发性肿瘤、肥大性脊椎炎等。

2. 椎旁软组织疾病　腰肌扭伤、腰肌劳损、韧带劳损等。

3. 泌尿系统疾病　肾盂肾炎、泌尿系统结石、肾结核、肾下垂、前列腺炎和前列腺癌等。

4. 妇科疾病　盆腔炎症、肿瘤等。

5. 其他疾病　带状疱疹等。

【临床分析】

1. 腰部软组织疾病　①急性腰痛，腰部扭伤史，局部肌肉广泛压痛，两侧骶棘肌痉挛，应为急性腰肌扭伤；②腰痛，伴一侧坐骨神经痛，咳嗽及用力时疼痛加重，腰椎旁有压痛，应考虑椎间盘脱出，腰椎 CT 有助于诊断；③腰痛、腰部沉重感，劳累时加重，体格检查并无明显异常，应考虑腰肌劳损；④其他部位有结核病灶，伴低热、乏力、食欲缺乏等全身中毒症状，弯腰时疼痛加剧，腰椎局部压痛，应考虑脊椎结核，脊椎 X 线摄片检查有助于诊断；⑤青壮年，疼痛主要位于两侧骶髂关节，且与天气变化有关，病变椎体压痛，应考虑类风湿性关节炎；⑥中年以上患者，晨起时腰痛明显，稍活动后好转，劳累后又加重，应考虑肥大性脊椎炎，X 线摄片有助于诊断；⑦有明显外伤史，或伴有神经瘫痪症状，腰部有压痛，应考虑脊椎骨折，X 线摄片、CT 检查有助于诊断；⑧腰部皮肤灼痛，出现带形密集簇状分布的丘疹，多为带状疱疹；⑨腰骶椎先天性发育异常、老年性骨质疏松也可发生腰痛，X 线摄片有助于诊断。

2. 肾脏疾病　①腰部隐痛，伴尿频、尿急及尿痛，尿镜检有红细胞、白细胞与脓细胞者，应考虑为肾盂肾炎或肾结核，尿培养与静脉肾盂造影检查可鉴别；②腰部阵发性绞痛，并沿输尿管向下放射，尿镜检有不同程度的血尿，应考虑为肾或输尿管结石；③若腰部持续性隐痛、伴有高血压、水肿，尿检验有蛋白、红细胞、白细胞及管型者，则考虑为肾小球性肾炎；④肾下垂多无症状，有时可有坠胀痛，站立、步行或劳动时疼痛，平卧后缓解，体检可触及下垂之肾脏。

3. 生殖系统疾病　①疼痛多在腰骶部，酸痛沉重，对女性患者，应想到慢性盆腔炎、附件炎、子宫附件肿瘤的可能，妇科检查一般能确诊；②男性患者，腰骶部酸痛、沉重，伴排尿不畅或尿后滴尿等，需想到前列腺炎或前列腺癌，前列腺液检查和前列腺 B 超检查有助于诊断。

第 28 节　关　节　痛

关节痛，为运动系统常见症状，分为急性与慢性。急性关节痛常见于关节损伤、关节周围急性炎症；慢性关节痛常见于关节骨质增生、慢性关节炎症等。

【诊断思路】

1. 外伤　骨折、脱位、韧带扭伤、关节周围滑囊炎等。
2. 感染　化脓性关节炎、关节结核等。
3. 自身免疫与变态反应　风湿性关节炎、类风湿性关节炎等。
4. 代谢性疾病　痛风等。

【临床分析】

1. 外伤性关节痛　①关节骨折，表现为活动时关节疼痛、运动受限，有外伤史可查，X线局部摄片有助于诊断；②关节周围滑囊炎，多由外伤或感染引起，关节疼痛，或局部肿胀，牵连该滑囊的几种动作时发生疼痛，常见于肩峰下滑囊炎、髌前滑囊炎或髌下滑囊炎；③关节周围韧带扭伤，多见于踝关节和腕关节，有明显外伤史；④关节脱位引起的疼痛，多有外伤史，常见于肘关节、颞下颌关节、肩关节和髋关节等。

2. 多关节痛　以风湿性或类风湿性关节炎较多见。①急性起病，伴发热，关节疼痛呈游走性，多累及膝、踝等大关节，但不发生畸形，心脏可有杂音，应考虑为风湿性关节炎；②起病缓慢，多累及小关节及脊柱，关节有畸形，心脏无杂音，血清类风湿因子测定阳性者，多为类风湿性关节炎；③痛风，下肢远端单一关节红、肿、热、痛，最常见蹞趾及跖趾关节，次为踝、膝、腕、趾、肘关节，午夜发病，常痛醒，可有发热、不适等，血尿酸测定有助于诊断。

3. 单关节痛　①起病较急，有明显畏寒、发热，关节红肿及压痛，可有波动，则考虑为急性化脓性关节炎，关节腔穿刺如抽出脓液可确诊；②起病缓慢，有午后发热及夜间盗汗，或关节周围肿胀，或有流脓窦道，或脊柱受累后产生局限性后凸畸形，则多为关节结核，X线摄片检查有助于诊断。

第29节　颈部肿块

颈部肿瘤、炎症、畸形等都可出现肿块，多数发生在颈前及颈侧部，临床较易发现，但确定其性质有时较困难。根据肿块部位、大小、质地、活动性、发展特点以及全身情况进行分析判断。

【诊断思路】

1. 炎症　淋巴结炎、淋巴结核、亚急性甲状腺炎等。
2. 囊肿　甲状舌骨囊肿、鳃裂囊肿等。
3. 肿瘤　甲状腺腺瘤、甲状腺癌、淋巴转移癌、囊状淋巴水瘤等。

【临床分析】

1. 炎症　①急性淋巴结炎时，多见于颌下三角区淋巴结肿大，单个或多个发病，压痛、活动，常继发于上呼吸道感染或耳、鼻、咽、口腔等处感染，如不及时治疗可形成脓肿；②慢性淋巴结炎时，淋巴结肿大、活动、质韧、压痛不明显，多由急性淋巴结炎转化而来;③淋巴结核时,颈部淋巴结肿大,一般多个淋巴结发病,融合成团,压痛不明显,可形成脓肿,进一步发展脓肿破溃、流脓,遗留皮肤窦道,长期不愈,可伴低热、乏力等全身中毒症状;④亚急性甲状腺炎时,甲状腺弥漫性肿大、边界不清、压痛,发病前常有上呼吸道感染史或感冒病史。

2. 囊肿 ①甲状舌骨囊肿,年幼即出现舌骨下方单个肿物,生长缓慢,表面光滑、圆形、随吞咽动作上下移动;②鳃裂囊肿,青年人多见,胸锁乳突肌与下颌角之间单个肿物,位置表浅,表面光滑,触之柔软有囊状感,不随吞咽活动肿物移动。

3. 肿瘤 ①甲状腺腺瘤,成年女性多见,多为单个颈前甲状腺肿块,表面光滑,触之有弹性,无压痛,随吞咽动作肿块上下移动;②甲状腺癌,成年女性多见,多为单个颈前甲状腺肿块,表面结节状,质地较硬,无压痛,随吞咽动作肿块上下移动;③淋巴结转移癌,头颈部癌肿淋巴结转移时多位于下颌区,食管、胃、肺、纵隔肿瘤淋巴结转移时多位于锁骨上区,多为单个淋巴结肿大、质硬、生长迅速、表面不规则肿物,基底较固定,有原发癌肿的相应临床表现;④囊状水瘤,多见于小儿,肿物位于一侧颈部,生长缓慢,触之有波动感,肿物穿刺可抽出淡黄色液体或暗褐色液体。

第 30 节 乳 房 肿 块

乳房肿块,是主要的乳房疾病就诊症状。乳房肿瘤、炎症、增生性疾病等都可出现肿块,临床发现一般较早,但有些疾病无疼痛,因而容易使患者不介意,就诊较晚,致使疾病延误诊断和治疗。通常根据患者年龄、肿块部位、大小、质地、活动性、发展特点进行分析判断。

【诊断思路】

1. 肿瘤 乳腺纤维瘤、乳管内乳头状瘤、乳腺癌等。

2. 炎症 急性化脓性乳腺炎等。

3. 增生性疾病 乳房囊性增生症。

4. 其他疾病 外伤后血肿、脂肪坏死、积乳囊肿等。

【临床分析】

1. 乳腺纤维瘤 青春期发病率最高,75% 为单发,少数为多发,肿块大小不等,通常在 0.5~3cm 时就诊,肿块自觉不痛,无压痛,活动,表面光滑,月经周期对肿块大小无影响。

2. 乳管内乳头状瘤 多见于 40~50 岁者,75% 病例发生在大乳管近乳头的膨大部分,瘤体一般很小,因而不易触及肿物,主要临床特点是挤压乳头排出血性液体,有时可有轻度疼痛。

3. 乳腺癌 多见于中、老年者,早期表现为乳房内无痛性肿块,质硬,表面不光滑,与周围组织分界不清,有的侵及皮肤可出现皮肤凹陷,后期腋窝可出现无痛性淋巴结肿大。

4. 化脓性乳腺炎　几乎均为哺乳期产妇,尤其初产妇更多见,初为乳房胀痛,皮肤表面红肿,压痛,逐渐出现波动,可有全身发热、乏力等。血化验白细胞计数最高,中性粒细胞比例增加。

5. 乳房囊性增生病　乳房胀痛,疼痛具有周期性,多于月经前加重,可见于单侧,也可见于双侧,肿块呈结节状,大小不一,质韧而不硬,与周围组织分界不清,与皮肤和深部组织无粘连。

6. 乳房血肿　多有乳房外伤,局部肿胀、疼痛、压痛,继发感染可出现炎症表现。

7. 脂肪坏死　多有乳房外伤史,但患者往往不介意,乳房扪及结节,质较硬,边界不清,轻度压痛。

8. 积乳囊肿　多数在哺乳期或停止哺乳后发病,半数病前可有乳腺炎、乳房外伤史,乳房扪及囊性肿块,1~3cm 大小,圆形或椭圆形,界限清楚,边缘光滑,穿刺可抽出乳汁。

第 31 节　腹 部 肿 块

腹部肿块,包括腹壁与腹腔内肿块,多见于肿瘤、炎症、外伤血肿、空腔脏器梗阻等。有时充盈的膀胱、妊娠子宫、干结在结肠内的粪块及痉挛的肠也表现为腹部肿块,应仔细鉴别,切勿采用手术治疗。注意不少患者将前突的腰椎当成肿块就诊,需仔细鉴别。

【诊断思路】

1. 功能性　充盈膀胱、妊娠子宫、干结粪块、痉挛肠袢等。

2. 肿瘤　胃癌、肝癌、胰腺癌、大肠癌、肠系膜肿瘤、肾肿瘤、卵巢囊肿、子宫肿瘤等。

3. 炎症　阑尾周围脓肿、胆管炎、腹腔脓肿等。

4. 梗阻　肠梗阻、胆石症、蛔虫团梗阻等。

5. 外伤　腹壁血肿等。

【临床分析】

1. 功能性肿块　①老年男性,伴排尿困难,下腹正中肿块,有囊状感,压痛,肛门指诊前列腺增大,可考虑为前列腺增生致尿潴留,导尿后肿块消失;②生育期女性,有停经史,应考虑妊娠子宫,B 超检查有助于诊断;③腹壁薄弱、长期卧床、伴便秘者,左下腹扪及大小不等肿块,应想到干结粪块的可能;④腹部肿块,时有时无,肿块出现前先有腹痛,肿块消失后,腹痛也随之消失,可为痉挛性肠袢。

2. 肿瘤　①上腹部扪及肿块,伴上腹不适、消化不良、消瘦者,应考虑胃癌可能,X 线和纤维胃镜检查有助于诊断;②右上腹扪及肿块、表面结节、质硬,或肝区疼痛,或程度不等的黄疸,应考虑肝癌,肝脏 B 超检查、血清甲胎蛋白试验有助于诊断;③上腹部扪及肿块,位置较深,伴食欲缺乏、消瘦、黄疸者,应考虑胰腺癌的可能,B 超检查有助于诊断;④腹部肿块,伴脓血便、消瘦,应考虑大肠癌的可能,结肠镜检查有助于诊断;⑤脐周围扪及肿块,轮廓较清晰,移动性较大,患者一般情况较好,应考虑肠系膜囊肿;⑥肾肿瘤、卵巢囊肿、子宫肿瘤等,均可有相应的临床表现,B 超检查有助于诊断。

3. 炎症 ①转移性右下腹疼痛,数天后局部出现肿块、边界不清、压痛、伴全身发热,应考虑为阑尾周围脓肿;②右上腹疼痛,扪及触痛性肿块,伴发热、寒战、黄疸者,应考虑急性化脓性胆管炎、胆石症等,B 超检查有助于诊断;③近期有腹部手术史,发热、腹痛,腹部扪及压痛性肿块,应考虑腹腔脓肿。

4. 梗阻 ①腹痛、腹胀、恶心、呕吐,停止排便排气,腹部可扪及肿块者,应考虑绞窄性肠梗阻,腹部 X 线检查有助于诊断;②老年患者,皮肤黏膜黄疸,右上腹部扪及压痛性肿块者,应考虑壶腹周围癌阻塞胆总管的可能,B 超及 CT 检查有助于诊断;③患者有肠蛔虫病史,出现恶心、呕吐,或吐出蛔虫,腹部可扪及团状肿块,应想到蛔虫性肠梗阻的可能。

5. 外伤 外伤后腹壁弥漫性肿块、压痛,应考虑腹壁血肿,腹部 B 超检查有助于诊断。

第32节 阴 道 出 血

阴道出血,是妇产科常见症状。血液可来自外阴、阴道、子宫颈和子宫内膜。年龄对鉴别阴道出血有重要参考价值。幼女与绝经后阴道出血应多考虑为恶性肿瘤;青春期妇女首先考虑功能失调性子宫出血;育龄妇女应多考虑到与妊娠有关疾病。

【诊断思路】

1. 内分泌失调 功能失调性子宫出血等。

2. 异常妊娠 宫外孕、流产、葡萄胎等。

3. 生殖器肿瘤 子宫肌瘤、子宫内膜癌、子宫颈癌、原发性输卵管癌等。

4. 生殖道炎症、损伤 急性输卵管炎、宫颈炎、外阴阴道损伤等。

5. 全身性疾病 白血病、再生障碍性贫血、弥漫性毛细血管内凝血等。

【临床分析】

1. 周期性出血 血量增多、经期延长,但月经周期正常,一般可考虑子宫肌瘤、子宫腺肌病,或有排卵型功能失调性子宫出血的可能。

2. 不规则阴道出血 周期不规则出血,同时有血量增多、流血时间延长,多为无排卵型功能失调性子宫出血,但应首先排除子宫内膜癌。

3. 持续阴道出血 多为生殖道恶性肿瘤,特别应考虑子宫颈癌或子宫内膜癌。

4. 停经后阴道出血 育龄妇女首先考虑与妊娠有关的疾病,如流产、宫外孕、葡萄胎等;更年期妇女多为功能失调性子宫出血或生殖道恶性肿瘤所引起。

5. 阴道出血伴白带 一般应考虑晚期宫颈癌、子宫内膜癌伴感染或黏膜下肌瘤伴感染等疾病。

6. 性交后出血 性交后随即有鲜血出现应考虑早期宫颈癌或宫颈息肉、黏膜下肌瘤的可能。

7. 经间出血 如发生在两次月经之间,历时 3~4 天,且血量极少时大多为排卵期出血。

8. 经前或经后血染 月经来潮前数天或月经来潮后数天,有少量血性分泌物,一般为卵巢功能不正常所致,发生在经前者也可能是子宫内膜异位症的表现。

9. 绝经后阴道出血 停经 1 年后发生阴道出血或血染常是疾病的早期信号,良性疾病包括老年性阴道炎、子宫内膜炎、宫颈息肉、宫内节育器久置不取等;恶性变包括子宫内膜癌、子宫颈癌等,其中子宫内膜癌居多。

第33节 鼻 塞

鼻塞,是鼻及鼻窦疾病的常见症状,也可见于某些全身性疾病。鼻塞可表现为间歇性、交替性、阵发性、持续性、单侧性、双侧性。

【诊断思路】

1. 炎症性疾病 急性鼻炎、慢性鼻炎、变应性鼻炎、急性鼻窦炎、慢性鼻窦炎。

2. 肿瘤或囊肿 鼻内肿瘤、鼻咽部肿瘤、鼻窦囊肿。

3. 先天性疾病 鼻畸形、腺样体肥大。

4. 其他疾病 鼻中隔偏曲、鼻中隔黏膜肥厚、鼻腔异物等。

【临床分析】

1. 急性鼻炎 患者鼻塞,进展较快,数日内达高潮,1 周左右消退,可伴发热、头昏、不适等全身症状。

2. 慢性单纯性鼻炎 间歇性鼻塞,白天、劳动或运动时减轻,夜间、休息、寒冷时加重。流黏液涕,继发感染时有脓涕。侧卧位下侧鼻腔阻塞,上侧鼻腔畅通。

3. 慢性肥厚性鼻炎 持续性单侧或双侧鼻塞,少量流涕,呈黏液性或黏脓性,不易擤出,多伴闭塞性鼻音、耳鸣和耳闭塞感,可有头痛、头昏、咽干、咽痛。鼻腔黏膜暗红或苍白、增生肥厚,或呈结节状或桑葚状,质地较硬,对血管收缩剂反应不敏感。鼻腔底、下鼻道有黏液或黏脓性鼻涕。

4. 变应性鼻炎 阵发性鼻内发痒,鼻塞轻重不一、打喷嚏,流大量清水样或稀薄鼻涕,嗅觉减退,常年反复发作或季节性发作,症状来去突然,可伴流泪、头痛等,患者多为过敏性体质,可有支气管哮喘、血管神经性水肿、荨麻疹等。鼻黏膜苍白、充血、水肿,或浅蓝色,下鼻甲尤明显,鼻腔常见水样分泌物。

5. 萎缩性鼻炎　鼻咽部干燥感、鼻出血,黏膜萎缩致嗅觉减退或消失;鼻塞,系由于脓痂阻塞的缘故,可有头痛、头昏等。检查见鼻腔黏膜干燥、萎缩、糜烂,有多量灰绿色脓痂附着,鼻甲缩小,鼻腔宽大。自幼发病,影响外鼻发育可致鼻梁宽平。

6. 急性鼻窦炎　上颌窦炎时眶下区及颊部疼痛,或上牙痛;额窦炎时额部头痛,晨起 2~3 小时开始,中午达高潮,午后渐轻;筛窦炎时头痛较轻内眦及鼻背部胀痛,压迫眼球加重;蝶窦炎时顶枕部头痛,向肩背乳突部放射。鼻窦 CT 显示黏膜增厚、脓性物堆积。儿童急性鼻窦炎常见,与急性鼻炎或感冒相似,鼻塞、脓涕,伴发热、精神萎靡、拒食,较大儿童述头痛。

7. 慢性鼻窦炎　流脓性涕、鼻塞、头痛,轻重不等,精神不振、倦怠、头昏、记忆力减退、注意力不集中等。鼻黏膜慢性充血、肿胀或肥厚,中鼻甲肥大或息肉样变,中鼻道变窄、黏膜水肿或有息肉。鼻窦 CT 可显示鼻窦腔大小、形态及黏膜增厚、液平面或息肉影等。

8. 鼻息肉　多见于成年人,一侧或两侧渐进性鼻塞,有黏液脓性涕,嗅觉障碍、闭塞性鼻音,严重者可有头疼、耳鸣、耳闷、听力减退。鼻腔可见 1 个或多个灰白色、半透明、表面光滑的赘生物,触之柔软、活动,不出血,无疼痛。

9. 鼻中隔偏曲　单侧或双侧鼻塞,常伴鼻出血、头痛、听力下降等。检查见两侧鼻腔不等大,中隔偏向一侧或两侧,局部有嵴、棘等突起。

10. 鼻腔异物　多为儿童,单侧鼻塞,流脓血性涕,可有臭味。医源性异物则有异物滞留侧鼻塞、脓涕(有臭味)和头痛等。碎石、木块以及金属类异物可行正、侧位头颅 X 线摄片定位。必要时行 CT 检查定位。

11. 腺样体肥大　听力减退或耳鸣,鼻塞、流涕,睡眠发出鼾声,张口呼吸,影响面骨发育,呈现"腺样体面容"。咽后壁附着脓性分泌物,硬腭高而窄,常伴腭扁桃体肥大,间接鼻咽镜检查可见鼻咽部红色块状隆起,触诊鼻咽顶后壁淋巴组织团块。CT 扫描有助于诊断。

12. 鼻中隔黏膜肥厚　以探针触及,质地柔软,且易压成小凹。

13. 鼻窦囊肿　鼻塞进行性加重,鼻腔黄水样分泌物,可有头疼、头昏等。CT 扫描有助于诊断。

14. 鼻窦肿瘤　鼻塞逐渐加重,良性肿瘤进展缓慢,恶性肿瘤进展较快,多伴有鼻出血或头痛。CT 扫描有助于诊断。

15. 药物性鼻炎　一般是由于不恰当、经常滴用缩血管药物引起,最常见药物为麻黄素、萘甲唑啉(滴鼻净)之类,主要表现为一侧或双侧鼻塞症状,使用一般缩血管药物滴鼻无效。

16. 先天性鼻塞　见于后鼻孔闭锁,单侧或双侧鼻塞,闭锁处为膜性、骨性或混合性,主要临床表现为呼吸困难。

第34节　小儿哭闹

小儿哭闹,本身是小儿的一种本能反应,用以表达需求与不适。小儿哭闹多为生理性表现,并无临床意义。但有时是某些疾病的早期信号,往往是家长为其求医的唯一理由。

【诊断思路】

1. 生理性因素　饥饿、口渴,尿布潮湿、体位不当、衣被过紧或过重、惊吓、睡眠不足等。

2. 病理性因素　凡能引起小儿身体不适或疼痛的任何疾病都可出现婴儿哭闹,例如发热、感染、疼痛、外伤、皮肤瘙痒、维生素缺乏、低钙血症、活动性佝偻病、营养不良等。

【临床分析】

1. 按时间分析　①进食前或午夜后哭闹,多为饥饿所致,进食后哭闹停止;进食时哭闹,常有口腔溃疡、咽痛或鼻塞;②排便前哭闹,多为肠道痉挛;排便时哭闹可能有便秘或肛裂;③排尿时哭闹,多与泌尿系感染或结石有关;④夜间反复哭闹,俗称"夜闹",多与低钙血症、活动性佝偻病、维生素 C 缺乏、蛲虫病、消化不良等因素有关。

2. 按性质分析　①有规律的哭闹多为饥饿所致,常伴有觅食、吸吮动作;②阵发性剧烈哭闹,伴烦躁不安、屈腿多汗,常为肠痉挛、肠套叠、肠梗阻、嵌顿疝、泌尿系或胆系结石所致;③哭闹伴有呼吸困难,常见于肺炎、胸膜炎、呼吸窘迫综合征等呼吸系统疾病;④哭闹时伴有声音嘶哑,提示有喉炎、喉头水肿、白喉、喉蹼或心脏病致喉返神经受压的情况;⑤突发尖叫哭声,1~2 声即停,常为颅内压增高的表现,见于颅内出血、脑膜炎等;⑥哭闹时哭声单调平直,见于脑发育不全;⑦哭闹无力,声音细小,常见于早产儿、虚弱儿或重度营养不良儿。

3. 按体位分析　①卧床时哭闹,抱起后不哭闹,多为喜抱或摇晃的不良习惯;②卧床时不哭,抱起时哭闹,可能有肢体疼痛,如外伤、骨折、关节病变、脱位、骨髓炎及维生素 C 缺乏症等情况;③哭闹时抓耳,可见于中耳炎或外耳道疖肿;④转头或屈颈时哭闹,常提示颅内压增高或有局部软组织病变。

4. 按伴随症状分析　①哭闹时伴发热,多为感染所致;②哭闹时伴呕吐,常见于消化系统和神经系统疾病,但许多其他系统疾病也可伴有呕吐,应结合其他临床表现判断分析;③哭闹时伴便血,可见于肛裂、肠套叠、菌痢、出血性坏死性小肠炎等;④哭闹时伴有喘鸣,常见于先天性喉喘鸣、急性喉炎、声门狭窄等;⑤哭闹时拒食伴流涎者,常见于口腔炎或口腔溃疡;⑥哭闹时伴多汗、易惊、睡眠不佳、脱发等,常见于低钙血症、活动性佝偻病或营养不良,有时可出现四肢抽搐;⑦哭闹时伴皮疹,多见于小儿湿疹、皮肤感染或其他皮肤疾病。

第 35 节 恶性肿瘤常见十征象

体格检查或生活中,如发现以下任何一种征象,即应考虑恶性肿瘤的可能,需进一步检查。

1. 身体任何部位出现肿块,尤其是颈部、乳房和腹部等处。

2. 上腹持续性饱胀不适,食欲缺乏。

3. 慢性溃疡病灶,久治不愈。

4. 吞咽不畅,下咽食物有阻塞感,尤其是吞咽第一口时明显,胸部闷胀或胸骨后有烧灼感。

5. 长期吸烟,经久干咳或痰中带血,且伴有胸痛、声音嘶哑。

6. 鼻出血,尤其是中年人出现单侧鼻塞、鼻涕带血,并伴有偏头痛。

7. 大便形状及习惯改变,大便无明显原因带血。

8. 阴道异常出血,白带增多、味恶臭。

9. 不明原因的迅速消瘦、贫血、乏力。

10. 黑痣或肿物在短期内突然变化,颜色加深、生长加快。

第 36 节 亚健康状态

亚健康状态,属于非疾病状态,处于健康和疾病之间,但未达到影响社会功能的程度。主要为主观症状,表现为浑身无力,极易疲劳,全身不适感,胸闷气短,颈肩僵硬,头脑不清,失眠健忘,做事缺乏信心,眼睛疲劳、昏花,鼻塞耳鸣,咽喉异物感,情绪不安,心烦意乱,惶惶无措,常常心悸,手足麻木,早晨起床后不快感,畏难情绪重,工作效率降低。体格检查、化验及其他检查一般无阳性发现。

第三章 常用急救技术

第1节 心肺复苏

心肺复苏（cardiopulmonary resuscitation，CPR）是指呼吸和心跳骤停的紧急急救措施，以人工呼吸代替患者自主呼吸，以心脏按压人工循环并诱发心脏的自主搏动。心跳骤停一旦发生如不能及时复苏，4~6分钟后会造成脑和其他重要器官组织的不可逆损害，因此心肺复苏必须现场立即进行。

心跳骤停的主要临床表现有意识突然丧失，心音及大动脉搏动消失。一般心脏停搏3~5秒患者头晕和黑矇；停搏5~10秒出现晕厥，即意识丧失；停搏10~15秒发生阿-斯综合征，伴有全身性抽搐及大小便失禁等；停搏20~30秒呼吸断续或停止，同时面色苍白或发绀；停搏60秒出现瞳孔散大；停搏超过4~5分钟造成中枢神经系统严重的不可逆损害。

【操作方法】

1. 基本生命支持　基本生命支持（basic life support，BLS），又称初期复苏或心肺复苏，是心跳骤停的基本急救措施。BLS的基础包括突发心脏骤停的识别、紧急反应系统启动、尽早心肺复苏、及早电除颤。具体过程如下：

（1）评估和现场安全：为避免在判断过程中花费过多时间，2010年美国心脏协会（American heart association，AHA）复苏指南中不再强调检查是否有大动脉搏动作为诊断心跳骤停的必要条件，强调对无反应且无呼吸或无正常呼吸的成人，立即启动急救反应系统并开始胸外心脏按压。

（2）启动紧急医疗服务（emergency medical service，EMS）并获取AED除颤：①发现患者无反应无呼吸，应启动EMS体系（拨打120），取来AED（如果有条件），对患者实施CPR，如需要时立即进行除颤；②如有多名急救者在现场，其中一名按步骤进行CPR，另一名启动EMS体系（拨打120），取来AED（如果有条件）；③在救助淹溺或窒息性心脏骤停患者时，急救者应先进行5个周期（2分钟）的CPR，然后拨打120启动EMS系统。

（3）脉搏检查：非专业人员只要发现患者无反应、没有自主呼吸就应按心跳骤停处理。医务人员一般以一手示指和中指触摸患者颈动脉以感觉有无搏动（搏动触点在甲状软骨旁胸锁乳突肌沟内）。检查脉搏的时间一般不能超过 10 秒,如 10 秒内仍不能确定有无脉搏,应立即实施胸外按压。

（4）胸外按压（circulation, C）:患者仰卧位,急救者采用跪式等不同体位,按压胸骨下 1/2 或剑突上 4~5cm 处,一手掌根置于按压点,另一手掌根部置于第一只手上,手指向上翘起,双肘伸直,凭自身重力通过双臂和双手掌垂直向下用力按压（图 3-1~ 图 3-3）,成人按压至少 100 次 / 分,下压深度至少为胸部前后径的 1/3 或至少 5cm,大多数婴儿约为 4cm,儿童约 5cm;每次按压之后应让胸廓完全回复。按压时间与放松时间各占 50% 左右,放松时掌根部不能离开胸壁,以免按压点移位。儿童患者,单手或双手于乳头连线水平按压胸骨;婴儿患者,两手指紧贴乳头连线下水平按压胸骨。为了减少因通气而中断胸外按压,未建立人工气道的成人,2010 年国际心肺复苏指南推荐按压 - 通气比率为 30 ∶ 2。婴儿和儿童,双人 CPR 时采用 15 ∶ 2 的比率。如双人或多人施救,应每 2 分钟或 5 个周期 CPR（每个周期包括 30 次按压和 2 次人工呼吸）更换按压者,并在 5 秒内完成转换。

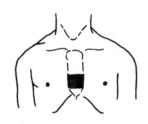

图 3-1　心脏按压部位

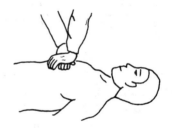

图 3-2　按压方法

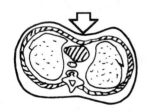

图 3-3　垂直向下按压

（5）开放气道（airway, A）:人工呼吸前必须清除呼吸道内异物,有假牙者应取出。两种方法可以开放气道提供人工呼吸:仰头抬颏法和推举下颌法。后者仅在怀疑头部或颈部损伤时使用,可以减少颈部和脊椎的移动。一只手置于患者前额,然后用手掌推动,使其头部后仰;另一只手的手指置于下颌下方,提起下颌,使颏骨上抬。

（6）人工呼吸（breathing, B）:在 CPR 期间人工呼吸与胸外按压同样重要,先胸外按压 30 次,再人工呼吸 2 次。口对口人工呼吸是借助急救者吹气的力量,使气体被动吹入肺泡,通过肺的间歇性膨胀,达到维持肺泡通气和氧合作用。操作者一手保持患者头后仰,并将其鼻孔捏闭,另一手置患者颈部后方并向上抬起,深吸一口气对准患者口部用力吹气 1 秒以上,

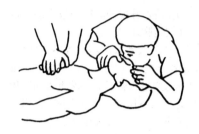

图 3-4　心脏按压同时进行人工呼吸

使胸廓扩张;吹气毕松开捏鼻孔的手,患者胸廓及肺依靠其弹性自主回缩呼气;同时均匀吸气,重复以上步骤(图3-4)。患者面部受伤妨碍口对口人工呼吸,可进行口对鼻通气。

(7)AED 除颤:心室颤动是成人心脏骤停最初发生的较为常见而且是较容易治疗的心律失常。对于心室颤动患者,如果能在意识丧失的 3~5 分钟内立即实施 CPR 及除颤,存活率是最高的。院外心脏骤停患者或在监护心律的住院患者,迅速除颤是治疗短时间心室颤动的好方法。

2. **高级生命支持**　进一步生命支持(advanced life support, ALS),又称二期复苏或高级生命维护,主要是在 BLS 基础上应用器械和药物,建立和维持有效的通气和循环,识别及控制心律失常,直流电非同步除颤,建立有效的静脉通道及治疗原发疾病。ALS 应尽早开始。

(1)气道控制:包括气管内插管、环甲膜穿刺、气管切开(具体操作详见麻醉章节)。

(2)呼吸支持:通过各种面罩及各种人工气道吸氧,气管内插管及机械通气(呼吸机)最为有效。简易呼吸器是最简单的一种人工机械通气方式,由一个橡皮囊、三通阀门、连接管和面罩组成。

(3)复苏用药:激发心脏复跳并增强心肌收缩力,防治心律失常,调整急性酸碱失衡,提高室颤阈值,为电击除颤创造条件。用药途径:①首选静脉注射,中心静脉最好;②气管内给药,肾上腺素、利多卡因、阿托品均可,将药液用注射用水稀释到 10ml,利用一细导管经气管导管深入到支气管内注药,注药后立即行正压通气。

目前不主张应用心内注射,因操作不当可造成心肌或冠状动脉撕裂、心包积血、血胸或气胸等,如药物注入心肌内可导致顽固性心室颤动,且用药时要中断心脏按压和人工呼吸,故不宜作为常规途径。

常用药物主要有以下几种:

1)肾上腺素:心脏复苏时最常用、效果最好,首次剂量 0.01~0.02mg/kg,静脉或气管内注射,若效果不佳可重复应用或采用大剂量肾上腺素(0.1~0.2mg/kg)。

2)阿托品:降低迷走神经张力,提高窦房结兴奋性,促进房室传导,适用于有严重窦缓合并低血压,低组织灌注或合并频发室性早搏者,心跳停止时用量为 1.0mg,静脉注射,必要时 5 分钟后重复用药;心动过缓,首次用量 0.5~1.0mg,每隔 5 分钟可重复注射。

3)碳酸氢钠:复苏时纠正急性代谢性酸中毒的主要药物,早期不主张应用,首次 1mmol/kg,静脉滴注,以后视动脉血气分析调整追加量。

4)氯化钙:适用于因高血钾或低血钙引起的心跳停止,对心电机械分离也有一定疗效,常用 10% 氯化钙 2.5~5ml(2~4mg/kg),静脉缓慢注射。

5)利多卡因:是治疗室性心律失常的有效药物,包括治疗室性早搏或阵发性室性心动过速,首次剂量 1mg/kg,静脉注射,儿童减半,必要时可在 10 分钟后再给首次剂量的 1/2,并以 2~4mg/min 的速度静脉滴注维持。

6)溴苄铵:顽固性心室颤动经多次电除颤无效者可选用,首次量 5mg/kg,静脉注射,然后电击除颤,可增加到 10mg/kg,总量可达 30mg/kg。

(4)电击除颤:心电图证实为心室颤动时,必须电击除颤,具体方法如下。

1)胸外除颤:首先将细颤转变为粗颤,使心肌氧合尽量良好,无显著酸中毒,操作步骤为:①电极板涂以导电糊或垫上盐水纱布;②接通电源,确定非同步相放电,室颤不需麻醉;③选择能量水平及充电,成年人为 200J,小儿 2J/kg,然后放电除颤。如重复除颤,电能可加大到 300~360J;④按要求正确放置电极板,一块放在胸骨右缘第 2~3 肋间(心底部),另一块放在左腋前线第 5~6 肋间(心尖部);⑤经再次核对监测心律,明确所有人员均未接触病人(或病床)后,按压放电电钮;⑥电击后即进行心电监测与记录。

2)胸内除颤:在手术中或开胸情况下进行,两电极板分别置于心脏前后壁,电能成年人 20~80J;小儿 5~50J。

3. 脑复苏　是指为了防止心跳骤停后缺氧性脑损伤所采取的措施,包括防治脑水肿,阻断再灌注损伤进程,促进脑细胞功能恢复。

(1)低温治疗:降温技术有多种,如体表降温的冰袋、冰毯、冰帽等,但降温速度缓慢;快速注入大量(30ml/kg)冷却(4℃)液体(如乳酸盐溶液)能显著降低核心温度,但注意易出现输注液体过量。

(2)脱水:以渗透性利尿为主,快速利尿药(如速尿)为辅,20% 甘露醇 0.5~1.0g/kg,静脉滴注,每天 4~6 次,必要时加用速尿 20~40mg。脱水治疗应持续 5~7 天。

(3)药物治疗:①巴比妥盐,用于脑复苏的辅助治疗,控制和预防癫痫发作,降低脑代谢和颅内压;② Ca^{2+} 超载而引起的一系列脑细胞损害,常用的有尼莫地平、异搏定等;③自由基清除剂,缺血再灌注时自由基大量释放是引起脑细胞损伤的重要原因之一;④其他,如兴奋性神经递质拮抗剂、激素、促进脑细胞代谢药、前列腺素抑制剂等。

(4)高压氧治疗:用于完全性脑缺血的治疗,已取得肯定效果。

【心肺复苏有效指标】

1. 颈动脉搏动　按压有效时,每按压一次可触摸到颈动脉一次搏动,若中止按压搏动亦消失,则应继续进行胸外按压,如停止按压后脉搏仍然存在,说明病人心搏已恢复。

2. **面色** 复苏有效时面色由发绀转为红润,若变为灰白,则说明复苏无效。

3. **其他** 复苏有效时出现自主呼吸,或瞳孔由大变小并有对光反射,甚至有眼球活动及四肢抽动。

【终止抢救标准】

现场 CPR 应坚持不间断地进行,不可轻易作出停止复苏的决定,如符合下列条件者,现场抢救人员方可考虑终止复苏。

1. 患者呼吸和循环已有效恢复。

2. 无心搏和自主呼吸,CPR 在常温下持续 30 分钟以上,EMS 人员到场确定患者已死亡。

3. 有 EMS 人员接手承担复苏或其他人员接替抢救。

【注意事项】

1. 按压时应正确掌握按压部位,防止剑突折断致肝脏损伤,也不可左右摇摆,以免引起肋骨骨折。

2. 一般应由两名急救者同时进行心脏按压和人工呼吸,二人协调操作。

第 2 节 外伤包扎

【适应证】

1. 伤口临时包扎处理,以控制出血,防止伤口进一步污染。

2. 发病现场的临时包扎、固定,以便患者转运。

【基本步骤】

1. 开放性创伤如无大出血,要先进行简单伤口周围污物清理,然后用生理盐水冲洗伤口,再覆盖厚层无菌敷料,最后适当加压包扎。

2. 外伤后伤口大出血,应先进行紧急止血处理,然后再进行伤口包扎。紧急止血处理参阅本章第 3 节。

3. 通常用绷带缠绕包扎,缠绕绷带时,开始两周应先原位缠绕,以后每缠一周,要压住上一周绷带的 1/2~1/3 的宽度,绷带结尾也应原位缠两周。所用压力应松紧适度,过紧影响血液循环,过松易脱落。包扎四肢时,应外露出指或趾端,以便观察血液循环。

【常用包扎法】

1. **躯干包扎法** 见图 3-5。

(1)胸带、腹带包扎法:利用预制的胸带和腹带,系带交叉重叠缠绕,用于胸部或腹部包扎。

(2)治疗巾包扎法:将宽窄、长短适当的治疗巾垫于躯干下,抬起两端交叉重叠,宽胶布粘贴固定。

(3)"8"字包扎法:绷带呈"8"字形走行,多用于肩、胸、背等部位包扎。

2. 四肢包扎法　见图 3-6。

（1）螺旋反折包扎：绷带缠绕过程中即有螺旋，又有反折，用于粗细不等的肢体包扎。

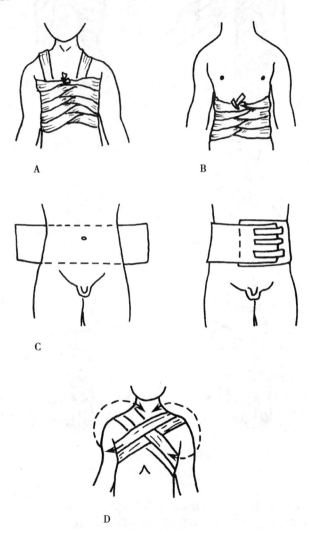

图 3-5　躯干包扎法

A. 胸带包扎法；B. 腹带包扎法；C. 治疗巾包扎法；D. "8" 字包扎法

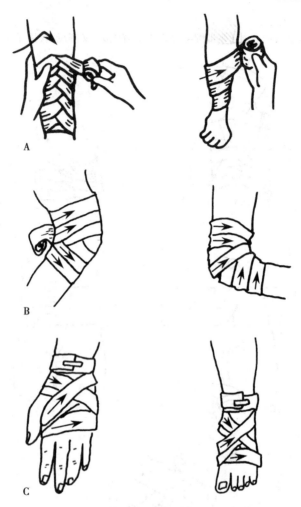

图 3-6　四肢包扎法

A. 螺旋反折包扎；B. 扇形包扎；C. "8"字包扎

（2）扇形包扎：绷带走行重叠部分有多有少,用于关节等部位包扎。

（3）"8"字包扎：绷带"8"字形缠绕,用于手背和踝部的包扎。

3. 指端包扎法　选择适当大小的三角形纱布,用于手指或足趾末端的包扎（图 3-7）。

4. 头面部包扎法　见图 3-8。

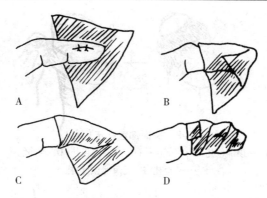

图 3-7　指端包扎法

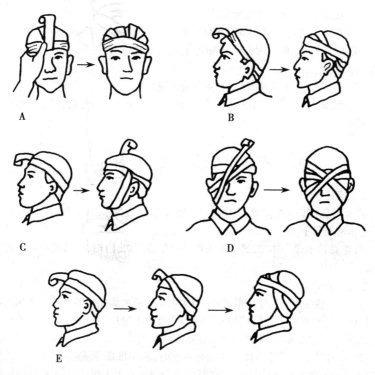

图 3-8　头面部包扎法

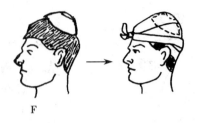

F

图 3-8　头面部包扎法（续）

A. 头顶部包扎；B. 枕部包扎；C. 颊额部包扎；D. 眼部包扎；

E. 耳部包扎；F. 无菌碗、巾包扎

（1）头顶部包扎：先额部环形缠绕，再头顶部斜行缠绕，最后再额部环形缠绕。

（2）枕部包扎：额枕部环形缠绕。

（3）颊额部包扎：先额部环形缠绕，然后从耳前垂直反折缠绕。

（4）眼部包扎：单眼时先环形缠绕，后斜形缠绕；双眼时先环形缠绕、后双向斜形交叉缠绕。

（5）耳部包扎：环形缠绕、斜形缠绕交叉进行。

（6）无菌碗、巾包扎：用无菌碗覆盖头部，然后用无菌巾包扎，用于脑组织脱出或严重颅骨骨折。

第 3 节　紧 急 止 血

【适应证】

严重外伤伤口大量出血，需在正式清创缝合前，立即采取临时紧急止血措施。

【术前准备】

将患者置于适当体位，通常取头低平卧位，四肢出血时，应将出血肢体适当抬高。

【止血方法】

1. 加压包扎法　适于一般出血、但无大血管喷血或溢血的伤口。先用消毒敷料、棉垫等覆盖创口，然后用绷带缠绕，适当加压包扎，并将患处抬高，即可达到止血目的。这是最常用、最简便的止血方法。

2. 止血带法　适于肢体较大动脉出血时，利用橡皮带或绷带，束绑于出血处的近端，束绑之前局部应垫柔软的物品（图 3-9）。束绑后每隔 1 小时应松解止血带一次，防止肢体长时间缺血坏死。

3. 指压法　适于大动脉血管出血，如不立即控制，伤员可在短时间内迅速

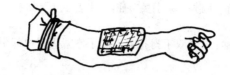

图 3-9 止血带止血

进入休克或导致死亡。先用手指压住伤口的近心侧动脉,立即控制大量出血,然后再酌情采取其他止血措施。几处常用止血压迫点见图 3-10。

(1)颅顶部出血:术者拇指压迫患侧耳前部的颞浅动脉,并同时压迫创口两侧。

(2)头颈部出血:术者拇指置颈后,其余四指置颈前,压迫气管旁的颈总动脉。

(3)面部出血:术者拇指置于下颌角前部凹陷处,压迫颌外动脉。

(4)肩与上肢出血:术者拇指置于锁骨上凹处,向后向下压迫锁骨下动脉。

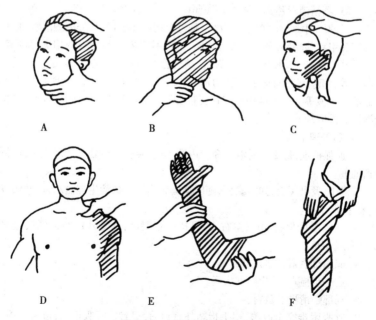

图 3-10 常用压迫点止血

A. 颞浅动脉;B. 颈总动脉;C. 颌外动脉;

D. 锁骨下动脉;E. 肱动脉;F. 股动脉

（5）前臂出血：上肢外展，肘关节屈曲，术者2、3、4、5指置于肱二头肌内侧沟，压迫肱动脉。

（6）下肢出血：术者双手拇指或整个手掌置大腿根部中间，压迫股动脉根部。

第4节　气管切开术

【适应证】

各种原因所致突然上呼吸道梗阻，出现严重呼吸困难或窒息者。

【术前准备】

1. 准备好型号适当的气管套管、吸引器、吸引管等必需用品。

2. 术前勿用阿托品类药物。

3. 一般可用局部浸润麻醉，情况十分危急时可不用麻醉。

【操作步骤】

1. 置患者仰卧位，肩下垫高，头向后仰并保持正中位，可由专人固定患者头部。碘酒、酒精消毒颈部皮肤，铺无菌巾。

2. 在颈前中线，甲状软骨下缘至胸骨上切迹作纵切口，分离颈前软组织，显露气管和甲状腺峡部，分离峡部并切断，也可不切断甲状腺峡部，用尖刀将第三、四软骨环反挑切开，剪除少许气管壁，顺气管方向朝向近心端插入气管套管，用绳将套管固定于颈部，适当缝合切口（图3-11）。操作过程中，随时用吸引器吸出血液及痰液等。目前应用的气管套管已经有了较大的改进，附有气囊，减少了套管固定的麻烦。

【术后处理】

1. 加强护理，每2小时清洗套管内管1次，套管外口处置盐水纱布，保持呼吸道通畅。

2. 及时吸出痰液，如痰黏稠，随时从套管内滴入数滴生理盐水，以利痰液稀释，易于排出。

3. 室内温度保持20℃左右，并保持一定湿度，套管外口经常更换盐水纱布，以保持湿度。

4. 应用抗生素，预防感染。

5. 进一步检查、治疗原发疾病。

6. 局部酌情更换敷料。

7. 呼吸困难完全改善，用手指堵住管口后，患者能呼吸说话，可考虑拔管。先将套管外口堵塞一天，如无呼吸困难即可拔除。拔管后清洁换药，创口处填塞凡士林纱布，待其自行愈合。

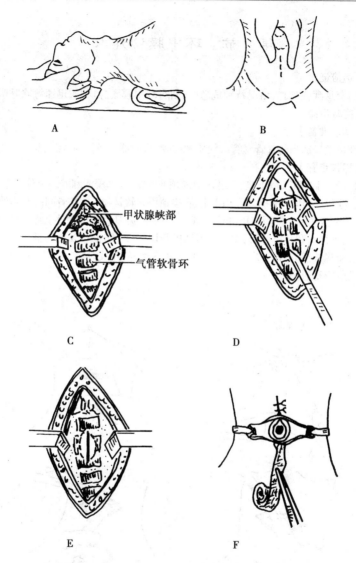

图 3-11　气管切开术

A. 固定头部；B. 切口；C. 显露气管；D. 切开第 3、4 气管环；

E. 切除少许气管壁；F. 插入并固定气管套管

第 5 节　环甲膜切开术

【适应证】

因窒息濒临死亡,情况特别危急时,暂行环甲膜紧急切开,迅速解除呼吸道梗阻,挽救生命。

【术前准备】

准备型号适当的气管套管或硬质橡皮管、吸引器、别针等必需用品。

【操作步骤】

1. 患者仰卧位,肩下垫高,迅速消毒颈前皮肤,局部浸润麻醉。十分危急时,皮肤消毒和麻醉均可省略。先用手定位,摸清甲状软骨和环状软骨间的凹陷处。

2. 术者一手夹持固定该部位气管,另一手持尖刀于环状软骨上缘横行切开皮肤、皮下组织和环甲筋膜,立即用刀柄撑开切口,扩大通气口,随之插入气管套管或硬质橡皮管(图 3-12)。用大号别针妥善固定,并及时吸出呼吸道内异物,使呼吸道恢复通畅。

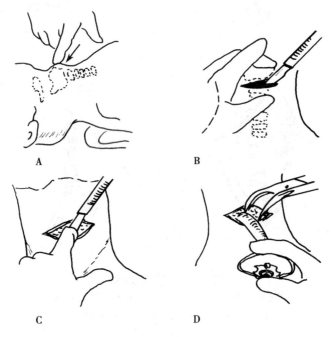

A

B

C

D

图 3-12　环甲膜切开术

A. 寻找环甲间隙;B. 切开皮肤、皮下组织;C. 切开环甲膜;D. 插入气管套管

【术后处理】

1. 保持套管或硬质橡皮管通畅,随时吸出呼吸道分泌物。

2. 情况稳定后,再改做常规气管切开术。

3. 一般情况下,此种手术插管时间不宜超过 48 小时。

4. 适当应用抗生素,预防感染。

5. 积极治疗原发病。

6. 酌情更换敷料。

第 6 节　切开减压术

【适应证】

1. 烧伤、创伤、感染造成组织肿胀,局部压力增高影响组织血运,有造成肢体组织坏死危险或影响呼吸功能者。

2. 局部压力增高,有可能压迫神经造成神经损伤或导致骨质坏死,形成骨髓炎者。

【术前准备】

简单清洗干净局部皮肤。

【操作步骤】

1. 烧伤切开减压　四肢、躯干或手指深度烧伤、肿胀明显、有血运障碍者,即可行切开减压术。首先要正确确定皮肤切开位置,一般沿肢体或躯干长轴选择皮肤切口,手部切开减压时选择手指侧面。局部皮肤消毒,铺无菌巾,局部浸润麻醉,三度焦痂时一般不需麻醉。于肢体、躯干或手指两侧纵行切开皮肤全层,必要时切开深筋膜(图 3-13),直至切开的组织渗血为止。切口内覆盖无菌凡士林纱布,局部覆盖厚层敷料妥善加压包扎。

2. 创伤或感染切开减压　肢体挤压伤或感染致深部组织肿胀、压力增高时,及时切开减压可防止局部组织缺血、坏死。患处皮肤消毒、铺巾,局部浸润麻醉。切开皮肤、皮下组织、深筋膜或肌肉,直至病灶区放出积血或脓液,局部压力即可降低,组织循环可得到改善,必要时清除坏死组织,至创口内组织出血活跃。切口内置放适当引流物,覆盖厚层敷料妥善加压包扎。

【术后处理】

1. 抬高患肢,适当制动。

2. 应用抗生素,预防或控制感染。

3. 酌情更换敷料。

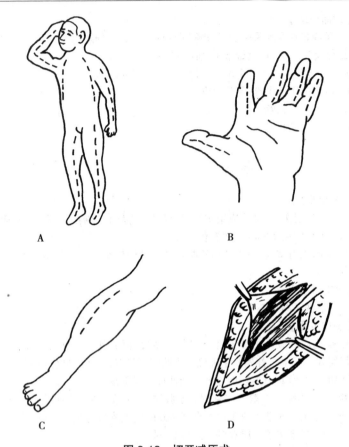

图 3-13　切开减压术

A. 四肢、躯干切开部位；B. 手部切开部位；C. 小腿切开部位；

D. 切开深筋膜

第 7 节　惊厥的紧急处理

【原因】

惊厥是儿科常见急症，各种感染性原因和非感染性原因均可引起惊厥。常见原因或疾病有发热、脑膜炎、脑炎、中毒性菌痢、颅脑损伤、癫痫等。

【紧急处理】

1. 一般处理　患者平卧位，头偏向一侧，氧气吸入，防止舌咬伤，保持呼吸道通畅。

2. 对症处理 高热者及时降温,快速有效的办法为物理降温,可用 30%~50% 酒精擦浴或冷敷。脑水肿者可用 20% 的甘露醇 0.5~1.0g/kg,30 分钟内静脉注射。

3. 止惊 常用药物有地西泮每次 0.25~0.5mg/kg,肌内注射或静脉注射,2~4 次 / 天;苯巴比妥钠每次 5~10mg/kg,肌内注射,2~3 次 / 天;10% 水合氯醛每次 30~50mg/kg,保留灌肠。以上几种药物可选用一种,如用药 30 分钟后仍然惊厥,更换另一种药物。

【病因治疗】

惊厥只是疾病的一种症状,惊厥控制后,需进行详细检查,针对惊厥原因进行根本治疗。

第 8 节 过敏性休克的急救

【适应证】

各种原因所致的过敏性休克。

【急救步骤】

1. 迅速置患者于平卧头低位。

2. 立即肌内注射 0.1% 肾上腺素 0.5~1ml。

3. 建立静脉输液通道,静脉注射地塞米松每次 10mg,10% 葡萄糖酸钙 10ml。

4. 静脉注射多巴胺每次 20mg 及其他血管活性药物。

5. 氧气吸入。

6. 呼吸抑制或停止时,立刻口对口人工呼吸,同时给予尼可刹米、咖啡因等呼吸兴奋药,二者交替注射,直至病情好转。

7. 心跳停止时,立即胸外心脏按压,同时行口对口人工呼吸。

8. 酌情应用 20% 甘露醇、5% 碳酸氢钠等药,防止脑水肿及纠正酸中毒。

9. 注意保温,密切观察呼吸、脉搏、血压变化,随时调整药物或追加用药。

第 9 节 心绞痛的急救

【适应证】

冠心病急性心绞痛发作。

【急救方法】

1. 减轻心肌耗氧,立即就地不动,或卧床休息。

2. 即刻含服硝酸甘油片 0.3~0.6mg 或异山梨酯(消心痛)片 10mg。也可用亚硝酸异戊酯 0.2ml,包于手帕内用力压碎后吸入,即可在 10 秒钟内见效。

3. 也可用速效救心丸 10~15 粒 / 次,一次服下,以后 4~6 粒 / 次,3 次 / 天。

4. 发病地点如有氧气,及时予以氧气吸入。

【后续处理】

1. 急性疼痛缓解后,应避免诱发因素,防止再次发作,可改服长效抗心绞痛药如异山梨酯(消心痛)或普萘洛尔(心得安)等。

2. 脱离发病现场后,应及时到医院进一步检查、诊断和处理。

第 10 节　中暑的急救

【适应证】

高温环境下或烈日下长时间工作、停留,而发生中暑出现头痛、头晕、恶心、呕吐、昏迷或手足抽搐等。

【急救方法】

1. 立即将患者置于阴凉通风处,解开衣服,安静休息。

2. 高热者迅速降温,可用冰块、冰水,或用酒精擦浴,严重者可于腋窝、腹股沟、头颈部放冰袋;还可用冷盐水灌肠或洗胃,以便快速降温。

3. 维持呼吸道通畅,昏迷者如有痰液积聚,必要时可行气管插管。

4. 纠正水、电解质紊乱,维持酸碱平衡。

5. 尽早应用肾上腺皮质激素。

6. 防止脑水肿及急性肾衰竭。

第 11 节　窒息的急救

【适应证】

1. 阻塞性窒息　血凝块、呕吐物、分泌物等堵塞咽喉或气管。

2. 压迫性窒息　局部肿胀或血肿压迫气管所致窒息。

3. 舌后坠　多见于昏迷患者。

【急救方法】

1. 血块、呕吐物、分泌物引起咽喉、气管堵塞时,迅速用手指掏出或用塑料管吸出堵塞物,如发病现场有负压吸引器,可用吸引器吸出咽喉或气管内异物。同时立即改变体位,宜采取侧卧位,并继续清除喉或气管内阻塞物。

2. 局部肿胀或血肿压迫引起气管受压窒息者,应立即设法切开减压或清除血肿,解除压迫。颈部手术后血肿者,立即拆除切口缝线,清除积血。

3. 昏迷患者舌后坠引起窒息者,立即设法扩开患者的口腔,用舌钳将舌拉至口外,或用粗丝线贯穿全层舌组织,将舌向外拉出,然后将牵引线固定于颌下部。

4. 对吸入性窒息患者,可立即做气管切开,通过气管导管,迅速吸出被吸入血液或其他异物。

5. 窒息濒临死亡者,可紧急切开环甲膜,插入气管套管或硬质橡皮管进行抢救,待危急情况缓解后,再改作常规气管切开术。

第 12 节　触电的急救

【适应证】

各种场所发生的触电。

【急救方法】

1. 立即切断电源,或尽快用手边的干燥木棍、竹竿等物推动患者脱离电源。

2. 如患者呼吸停止,立即进行口对口人工呼吸。

3. 呼吸停止往往合并心跳停止,故同时应进行有效的心脏按压,必要时 0.1% 肾上腺素每次 1mg 心内注射。同时给予尼可刹米、咖啡因等呼吸兴奋药,二者交替注射。

【后续处理】

1. 心肺复苏后,尽快送有条件医院进一步诊治。

2. 氧气吸入。

3. 建立静脉输液信道,补充液体,按休克进行相应处理。

4. 酌情应用 20% 甘露醇、5% 碳酸氢钠,防止脑水肿及纠正酸中毒。

5. 病情稳定后,再对触电伤口创面进行处理。

第 13 节　淹溺的急救

【适应证】

被救出水面有窒息、缺氧和昏迷者。

【急救方法】

1. 首先迅速清除患者口鼻中的异物,如泥沙、树叶、草屑等。

2. 将患者衣领及上衣解开,俯卧位置于术者屈曲的腿上或其他垫物上,使腹高头低,轻压患者背部,使肺及胃内积水迅速排出(图 3-14)。但此时间不宜太久,即刻转入下步治疗,千万不要因为排水而影响及早人工呼吸。

3. 立即将患者置平卧位,施行口对口人工呼吸术,并耐心进行人工呼吸,不要轻易放弃患者的抢救。

4. 心脏停止跳动者,同时进行胸外心脏按压术。

5. 呼吸心跳恢复后要注意保暖。

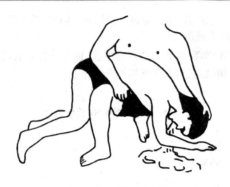

图 3-14　排出积水

【后续处理】

1. 氧气吸入。

2. 全身保暖。

3. 应用抗生素,防止肺部感染。

4. 酌情应用 20% 甘露醇及 5% 碳酸氢钠,防止肺水肿、脑水肿及酸中毒。

5. 静脉输液及其他对症治疗。

第 14 节　勒缢的急救

【适应证】

自缢、他人绞颈或掐颈的现场急救。

【急救步骤】

1. 立即解除颈部绳索,如是上吊自缢,应先抱住患者,然后再割断绳索,以防突然坠地而摔伤。

2. 如果患者仍有心跳、呼吸,迅速将患者置于平卧位,头略后仰,并偏向一侧,保持呼吸道通畅。如现场有氧气或抢救者随身携带氧气袋,立即给氧气吸入。

3. 如呼吸心跳停止,立即进行口对口人工呼吸及胸外心脏按压术。酌情给予尼可刹米、咖啡因等呼吸兴奋药,二者交替注射,直至病情好转。

第 15 节　胸部开放性损伤的紧急处理

【适应证】

胸部开放性损伤时,胸膜腔与外界相通,空气自由出入者。

【紧急处理】

1. 小的伤口可用无菌纱布或纱布垫覆盖,然后用宽胶布加压粘贴包扎固定

（图 3-15 ）。

2. 如果伤口较大或胸壁缺损较多,可用葫芦形纱布填塞压迫伤口处,即先用一块双层凡士林纱布放于伤口处,再在其中心部填塞干纱布,变开放性气胸为闭合性气胸(图 3-16)。

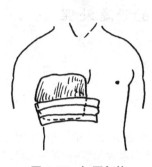 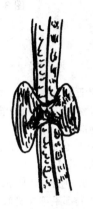

図 3-15　加压包扎　　　　図 3-16　填塞纱布

【后续处理】

病情稳定后,如有条件可进行清创缝合、胸腔闭式引流或开胸探查术。如无条件,则可将患者转送有条件单位进一步处理。

第 16 节　腹部开放性损伤的紧急处理

【适应证】

腹部开放性损伤合并内脏损伤或脱出者。

【紧急处理】

1. 腹部开放损伤如伤口较小,无内脏脱出,可进行伤口局部皮肤消毒,覆盖无菌敷料加压包扎,待后续治疗。

2. 如发现伤口较大,有肠管、大网膜等内脏脱出,勿将内脏放回腹腔,可用无菌敷料或纱布垫覆盖脱出的内脏,适当包扎;如脱出的内脏较多,可用一无菌换药碗,将脱出的内脏盖住,然后用无菌治疗巾包扎(图 3-17),不应将脱出的内脏纳入腹腔,待后续治疗。

【后续处理】

经紧急处理后,疑有内脏损伤,如有条件即可进行开腹探查术,如无条件可将患者转送到有条件单位进一步治疗。

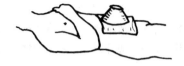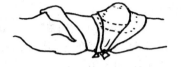

图 3-17 腹腔内脏脱出临时包扎

第 17 节 烧伤的紧急处理

【适应证】

热力烧伤或烫伤、化学损伤,创面剧痛者。

【术前准备】

简单去除创面污物,带毛发区适当剔除毛发。

【紧急处理】

1. 冷水冲洗 烧伤后立即将受伤部位浸入冷水中浸泡,或用自来水冲洗降温,使局部毛细血管收缩,减轻组织渗出水肿和疼痛,并达到局部清洁的目的。

2. 止痛 疼痛剧烈者酌情给予止痛剂,成人常用哌替啶(杜冷丁)每次50mg,肌内注射。小儿慎用哌替啶,因其对小儿有抑止呼吸的作用。

3. 创面处理 较小面积烧伤时,冷水冲洗完后,再用生理盐水冲洗创面,完整水泡妥善保留,水泡破溃者适当剪除,然后于创面上覆盖一层无菌凡士林纱布,再覆盖厚层敷料酌情加压包扎。不易包扎的部位,如面部、会阴部等,可用半暴露疗法,用 5%~10% 磺胺嘧啶银悬液浸湿无菌凡士林纱布,贴敷于创面上,任其暴露在空气中,待其干燥成痂,继而痂下愈合。

4. 酸或碱等化学性烧伤应立即用清水冲洗或自来水冲洗创面 30 分钟以上,既可冲洗干净残留化学物质,又可起到局部清洁作用。最后用生理盐水冲洗创面。其他处理同热力烧伤。

【后续处理】

大面积烧伤时如有条件,收入院治疗。如无条件,则需进行简单包扎,尽快转有条件医院治疗,防止出现低血容量性休克。

第 18 节 骨折现场固定

【目的】

为使伤员在搬运、转送过程中减轻疼痛,不增加新的损伤,防止骨折发生更大移位,避免继发性出血等并发症。

【原则】

1. 固定前采取必要的镇痛、止血、包扎等对症处理措施。

2. 避免不必要的检查和诊疗操作,不要勉强解脱患者的衣服、鞋袜等。

3. 骨折不要勉强整复,开放性骨折外露的骨折端或骨折片,不要送回伤口内。

4. 固定时先固定骨折远程,然后固定近端。

5. 固定范围,一般应包括伤肢的上下两个关节,应固定在功能位置上。

6. 固定四肢时,要露出手指和足趾的尖端,以便随时观察末端血运。

7. 寒冷季节要注意保暖,防止冻伤。

8. 固定后应加适当标志和说明,并迅速转送有条件医院。

【固定器材】

1. 木制夹板或竹制夹板。

2. 就地取材如木板、竹片、扁担、木棍等,衣服、棉花等可用做衬垫。三角巾、绷带、腰带、绳索等用以捆绑夹板。

【各部位固定法】

1. 上肢　①上臂骨折时,肘关节屈曲,将夹板放在上臂外侧,最好前臂也放一夹板,然后包扎固定,前臂以绷带或三角巾悬吊于胸前,再把伤臂固定在胸侧;②前臂骨折时,把两块夹板分别放在前臂掌侧和背侧,用绷带或三角巾固定(图 3-18);③手部骨折时,伤手抓物呈握球状,腕关节背屈,在手掌至前臂掌侧面的中段,置一夹板或木板,然后包扎固定。

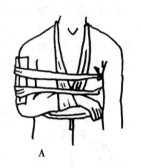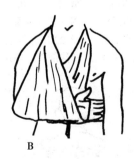

A　　　　　　　　　　　　　B

图 3-18　前臂骨折固定

A. 绷带固定;B. 三角巾固定

2. 下肢　①大腿或小腿骨折时,将木板放在伤肢外侧,用 3~5 条布带分段固定,如无木板可与健肢并列固定(图 3-19);②足部骨折时,将木板放于足底,与踝关节绷带缠绕固定(图 3-20)。

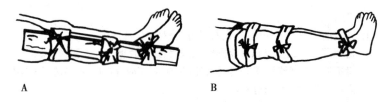

图 3-19　下肢骨折固定
A. 木板固定；B. 与健肢固定

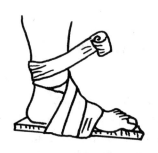

图 3-20　足部骨折固定

3. 躯干　①锁骨骨折时，先在两腋下放衬垫，用两条三角巾分别在两肩关节部紧绕一周，在背侧打结，再将剩余的巾角在背部中央互相打结，打结时要将两巾角用力拉紧，使肩关节向后伸张；也可用条带，"8"字形绕过两肩，拉紧打结，使两肩关节向后伸展（图 3-21）；②肋骨骨折时，可用宽布带固定，在患者呼气时，用宽布带于肋骨缘的平面围绕胸背部紧紧包扎，固定胸壁；③颈椎固定时，患者仰卧硬板上，颈下放置薄垫，颈部两侧用沙袋或衣服等填塞固定，防止头颈摇动或旋转，在搬动或运送时，应有一人用双手扶持头部，并稍向上牵引，控制颈段脊柱的活动；④胸腰椎固定时，伤员仰卧位，不可屈曲和扭转，可用一长木板紧贴脊柱固定，在胸背部或腰部放置衬垫物，使脊柱呈后伸姿势（图 3-22）；⑤骨盆骨折时，伤员仰卧于硬板担架上，两膝半屈，膝下垫枕或衣服等，骨盆部以三角巾或宽布带环绕包扎固定（图 3-23）。

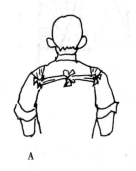
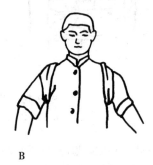

图 3-21　锁骨骨折固定
A. 三角巾固定；B. 条带"8"字形固定

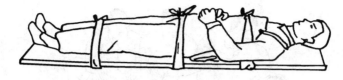

图 3-22　胸椎骨折固定

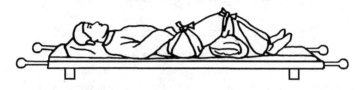

图 3-23　骨盆骨折固定

第 19 节　外伤的搬运

【适应证】

经过止血、包扎、固定等急救处理的伤员,应及时搬运、转送到医院,以便进一步治疗。

【搬运方法】

脊柱损伤搬动时要固定损伤部位,避免脊柱屈曲和扭转,不可采用一人抱肩一人抬腿,不可使伤员仰卧用雨布或被单搬运,以免引起脊髓损伤,并发瘫痪。

1. 胸腰段脊柱损伤　可采用三人搬运法,即三人并排蹲在伤员的同侧,用手分别托住伤员的头、肩、腰部和臀部及并拢的双下肢,同时保持平卧姿势下同步抬起,三人步调一致地向前行进(图 3-24)。亦可由 2~3 人循伤员躯体的纵轴,轻轻就地滚转,将伤员移动到担架上或木板上(图 3-25),脊柱损伤处垫一小垫或衣服。

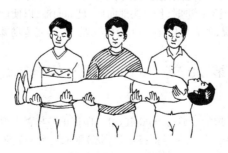

图 3-24　三人搬运法

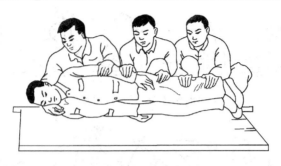

图 3-25　移动到担架或木板上

2. 颈椎损伤　应由 4 人搬运,其中一人负责头部及颈部的牵拉固定,使头部与身体成直线而不伸屈或旋转(图 3-26)。

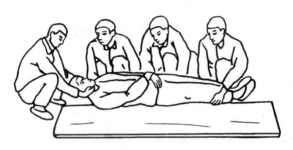

图 3-26　颈椎损伤四人搬运

担架是搬运伤员方便合理的工具,较为安全、稳妥,伤员所受痛苦和损伤也小。将担架张开,放在伤员的左侧,两人跪下右腿,一人右手臂平托伤员的头和肩,左手伸到腰部;另一人右手和第一人的左手靠近,放在伤员的骨盆部,左手捧着伤员的下腿。如有可能,让伤员用手抱住第一人的颈部。将伤员抬起,轻轻地放在担架上。担架行进时,伤员头部向后,足部向前,以便后面抬担架的人随时观察伤员的情况,如有变化,应停下急救处理。注意冬季防寒,夏季防暑。

第 20 节　断肢的保存与转送

【意义】

断肢(指)再植能否成功,与断肢(指)保存正确与否有很大关系。如果正确保存离体的断肢(指),并尽快将断肢(指)随同患者一起转送到有条件的医院,将为再植成功提供基本的条件,这是每个基层医师应当知道的基本问题。

【局部处理】

患者断肢（指）近端如无大量出血,可用无菌敷料覆盖,加压包扎即可。如有较大血管出血,一般不宜用血管钳钳夹止血,可于断端近心侧肢体垫适当软布,再环扎橡皮带止血。

【断肢保存】

发现肢体离断后,尽快将肢体捡起,一般不必进行清洗,即刻将离体断肢（指）用无菌纱布包好,如现场没有无菌纱布,也可用干净的布单包裹,然后置于容器内,周围放置适量冰块或冰袋,以减缓组织变性和防止细菌繁殖（图 3-27）。须注意勿使冰水浸及断肢（指）,更不能将断肢（指）直接置于任何液体中（包括生理盐水和消毒液）。未完全离断的肢体应尽快包扎、固定。

【转送】

将包裹、储存的肢体,随同患者一同送往有条件医院,途中护送时注意离体断肢勿受挤压、碾锉,并争分夺秒,尽快送达接受医疗单位。

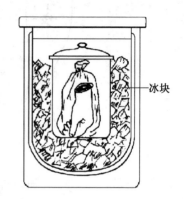

———冰块

图 3-27 断肢的保存

第 21 节 蛇咬伤的处理

【适应证】

蛇咬伤后一时难以区分是毒蛇还是无毒蛇,因此蛇咬伤现场救治时,均宜按毒蛇咬伤处理。

【紧急处理】

1. 绑扎阻断带　发现被蛇咬伤后,切勿惊惶奔跑,肢体制动可减少毒液吸收和扩散。可立即在咬伤处近心端环扎止血带或代用品,松紧以阻断静脉回流为度,每隔 20 分钟放松阻断带 1 分钟,直到清创和服用蛇药 3~4 小时后解除。

2. 清创排毒　先用清水或冷开水反复冲洗伤口,然后用生理盐水和 0.1%氯己定液冲洗。用小刀以牙痕为中心“+”字形切开皮肤,同时由伤肢上部向下部、由伤口周围向中心挤压 15~20 分钟,使毒液排出（图 3-28）。继而在伤口处用拔罐法吸毒,每半小时吸一次,数次拔毒后,可将伤口简单间断缝合。

【后续处理】

1. 口服解蛇毒药,以中药为主。

2. 应用抗蛇毒血清。

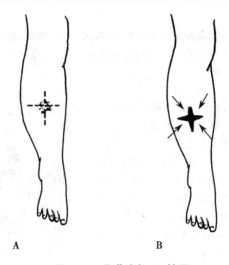

图 3-28 "+"字切开、挤压

A. "+"字形切开；B. 向中心挤压

3. 支持疗法。

4. 有休克者需按休克进行治疗。

第 22 节 螫伤的处理

【**适应证**】

黄蜂、蜜蜂、蜈蚣、毛虫、蝎螫伤及蛭咬伤。

【**紧急处理**】

1. 黄蜂螫伤 毒刺存留于体内时，设法将其取出。黄蜂毒液为碱性，局部皮肤可用酸性液洗敷，就地取材可选用食醋。出现过敏性休克时按过敏性休克处理，酌情应用肾上腺素、地塞米松等。

2. 蜜蜂螫伤 处理原则与黄蜂螫伤基本相同，因蜜蜂毒液呈酸性，局部皮肤可用肥皂水清洗，也可用 5% 碳酸氢钠液清洗。

3. 蜈蚣螫伤 局部皮肤可用肥皂水或 5% 碳酸氢钠液洗敷，出现全身症状者对症处理。

4. 毛虫螫伤 先用胶布粘去遗留在体表的毛，然后局部皮肤可用肥皂水或 5% 碳酸氢钠液洗敷，如有全身症状则对症处理。

5. 蝎螫伤 迅速将遗留在人体的毒刺拔除，螫伤近心端环扎止血带或代用品阻断静脉回流，减少毒素吸收，每隔 20 分钟放松阻断带 1 分钟。局部皮肤清水反复冲洗,再用生理盐水和0.1%氯己定液冲洗。以蜇痕为中心用小尖刀"+"形适当大小切开皮肤,尽量使毒液流出,并用5%碳酸氢钠清洗伤口。也可用拔罐法吸除毒液。出现其他严重症状时对症处理。术后适当应用抗生素,预防切口感染。

6. 蛭咬伤　发现蛭叮咬皮肤后,不能用力拉扯,以免蛭的前吸盘残留体内造成皮肤溃疡,可用醋或酒精点滴蛭体,使其自行退出。伤口流血不止者,皮肤消毒后,敷料加压包扎即可。

第 23 节　动物或人咬伤的处理

【适应证】

被动物、人用牙齿咬伤。

【紧急处理】

1. 伤口仅为齿痕或皮肤浅层损伤,局部涂少许1%碘酒即可,每天1~2次,任其干燥结痂愈合。

2. 伤口较深时,生理盐水反复冲洗,然后按常规进行伤口清创术,组织撕裂严重,不必勉强缝合,可敞开引流。

3. 若为狂犬咬伤或疑狂犬咬伤,伤口清创后不做一期缝合,直接敞开引流,以后酌情清洁换药。

【后续处理】

1. 抗生素治疗　酌情应用抗生素,预防感染,一般可用青霉素80万单位/次,2~3次/天,肌内注射;损伤严重者青霉素400万单位/次,2次/天,静脉滴注。青霉素过敏者可用红霉素每次0.6~1.2g,加入5%葡萄糖液体内,静脉滴注。

2. 预防破伤风　常规应用破伤风抗毒素1500U,肌内注射。

3. 狂犬疫苗应用　若为狗咬伤,应按规定预防注射狂犬疫苗。如确定为狂犬咬伤,及时注射狂犬病免疫血清。

第 24 节　晕厥的紧急处理

【适应证】

各种原因导致暂时性脑缺血所引起的晕厥(见于精神紧张、恐惧、体质虚弱者,表现为头晕、眼黑、面色苍白、出冷汗、昏倒、脉搏速弱、血压下降)。

【紧急处理】

立即就地置患者于头低足高位,解开衣领、衣扣,保持呼吸道通畅,如神志尚清醒可给少量饮水,很快即可恢复正常。若出现神志不清、脉搏细弱者,可立即静脉注射50%葡萄糖40ml。由于患者神志可突然丧失,应严防倒地摔伤头部。恢复后拭干患者汗液,适当饮水休息。

第四章 常用诊疗和护理技术

第1节 疼痛的处理

疼痛,是一种不愉快的感觉和情绪体验,与已存在或潜在的组织损伤有关。疼痛是许多疾病的主要症状,很多患者就是为解除疼痛而求医的。术后疼痛也是临床常见症状,需要给予妥当处理。因此,疼痛已成为重要的医学问题,日益引起人们更多关注。

【疼痛分类】

1. 按缓急分 ①急性疼痛,包括创伤、手术、急性炎症、急性脏器缺血、急性梗阻等;②慢性疼痛,包括头痛(偏头痛、紧张性头痛)、慢性颈肩腰腿痛(颈椎病、肩周炎、椎间盘突出、骨质增生、腰背筋膜炎、腰肌劳损)、四肢慢性损伤性疾病(滑囊炎、肱骨外上髁炎、狭窄性腱鞘炎)、神经痛(三叉神经痛、肋间神经痛、带状疱疹)、周围血管疾病(血管闭塞性脉管炎、雷诺综合征)、癌症痛(各种恶性肿瘤、转移性肿瘤)、心理性疼痛。

2. 按部位分 ①浅表疼痛,包括皮肤、黏膜疾病引起的疼痛,疼痛性质多为锐痛,范围局限,容易定位;②深部疼痛,包括内脏、关节、韧带等疾病引起的疼痛,疼痛性质一般为钝痛,范围不局限,不易明确定位。

【程度评估】

各种疾病的疼痛程度不等,同一种疾病,由于个体差异疼痛感受也不相同。常用的二种疼痛程度评估方法如下。

1. 视觉模拟法 在10厘米标尺上,两端分别为0和10字样。0代表无痛,10代表最痛。让患者根据自己以往的疼痛经历,评判当前疼痛程度。在标尺上标出相应位置的数字,起点0至记号间距离即为评分值。此为最常用量化方法。

2. 语言描述法 患者感受疼痛程度,分为4级 ①无痛;②轻微疼痛;③中度疼痛;④剧烈疼痛。每级1分,方法简单,容易理解,但不够精确。

【生理影响】

1. 精神情绪 可致兴奋、焦虑、烦躁、哭闹等。

2. 内分泌 释放多种激素,包括儿茶酚胺、皮质激素、血管紧张素Ⅱ、抗利尿激素等。

3. 循环系统 兴奋交感神经使儿茶酚胺、血管紧张素Ⅱ升高,致血压升高、心动过速、心律失常。剧烈的深部疼痛有时可使交感神经和副交感神经功能紊乱,出现血压下降,心率减慢,甚至发生虚脱或休克。

4. 呼吸系统 呼吸浅快、低氧血症,影响咳痰老年人易发生肺炎。

5. 消化系统 可致恶心、呕吐、食欲缺乏等。

6. 凝血机制 改变血黏稠度,使血小板黏附功能增强,机体处于高凝状态,促进血栓形成。

7. 疼痛益处 诱发机体产生保护性行为,形象地把益处称为"好痛",把对机体的不良影响称为"坏痛"。

【急性疼痛治疗】

轻度或中度疼痛可用非甾体类抗炎药,常用的有阿司匹林、对乙酰氨基酚、吲哚美辛等。急性剧痛可用吗啡、哌替啶(度冷丁)、芬太尼、美沙酮、可待因、二氢埃托啡等。

【慢性疼痛治疗】

1. 药物治疗 药物治疗是最常用的镇痛方法,临床应用方便,使用得当,一般均可以取得较理想的效果。

(1)消炎镇痛药:常用的有阿司匹林、对乙酰氨基酚(扑热息痛)、吲哚美辛(消炎痛)、萘普生、芬必得、双氯芬酸等。主要用于头痛、牙痛、神经痛、肌肉痛或关节痛,对创伤性剧痛和内脏痛无效。此类药物对消化道、骨髓、肾脏等可能有一定不良影响。还有较强的消炎、抗风湿作用。

(2)麻醉性镇痛药:常用的有吗啡、哌替啶(度冷丁)、芬太尼、美沙酮、可待因、二氢埃托啡等。这类药物多有成瘾性,仅用于急性剧痛和生命有限的癌症晚期。应按照"麻醉药品管理条例"的管制使用。

(3)解痉类止痛药:常用的有硫酸阿托品、山莨菪碱、颠茄片等。此类药物具有解除平滑肌痉挛、抑制腺体分泌的功能。主要用于胃肠道、肾、胆道等痉挛性痛。此类药物不良反应常见的有口干、便秘、出汗减少、口鼻咽喉皮肤干燥、视物模糊、老年人排尿困难、眼压升高等。

(4)催眠镇静药:常用的有地西泮、硝西泮、艾司唑仑、咪达唑仑、舒乐地西泮、苯巴比妥(鲁米那)等。一般为配合其他止痛药应用,以减少其他止痛药的用量。此类药物反复应用后,可引起依赖性和耐药性,故勿滥用。

(5)抗癫痫药:常用的有苯妥英钠、卡马西平等。主要用于治疗三叉神经痛。

(6)抗抑郁药:常用的有丙咪嗪、阿米替林、多塞平(多虑平)。因为长期疼痛伴有情绪低落、精神抑郁、言语减少、行动迟缓者,需合用抗抑郁药。

2. 痛点注射 又称为封闭注射,先寻找压痛点,然后酌情注射药物。一般每个痛点注射 1% 利多卡因或 0.25% 丁哌卡因 1~4ml,加泼尼松龙混悬液 0.5ml

（12.5mg），每周1~2次，3~5次为一疗程。

3. 物理疗法 简称理疗，主要包括热敷、按摩、电疗、光疗、磁疗、石蜡疗。

4. 心理疗法 心理因素在慢性疼痛治疗中起着重要作用，一般采用解释、鼓励、安慰和保证手段，帮助患者消除焦虑、紧张、恐怖情绪。

【癌症疼痛治疗】

晚期癌症患者生命有限，使用麻醉性镇痛药可不考虑成瘾问题，但也不能滥用。现多主张采用三步阶梯给药方案。

1. 第一步 开始时选用非麻醉性镇痛药，一般用解热消炎镇痛药。

2. 第二步 待病情发展，疼痛加剧时，改用弱麻醉性镇痛药，如可卡因。

3. 第三步 疼痛进一步加剧，上述药物不能控制时，才采用作用较强的麻醉性镇痛药物，如吗啡、哌替啶（度冷丁）等。可采取复合给药方法，如可卡因和阿司匹林合用；强麻醉性镇痛药与丙咪嗪或阿米替林合用等，均能提高镇痛效果。

【术后疼痛治疗】

1. 镇痛药物 最常用为阿片类，吗啡、哌替啶（度冷丁）、芬太尼、美沙酮、可待因、二氢埃托啡。

2. 硬膜外镇痛 包括单次或持续给药，一般常选用吗啡。

3. 自控镇痛 通过自控镇痛（patient controlled analgesia，PCA）泵，根据疼痛程度患者自行按压给药键，弥补了传统镇痛方法存在的止痛不足和个体差异的缺陷。常选用吗啡、芬太尼、曲马朵。

第2节 青霉素皮肤过敏试验

青霉素皮肤过敏试验用于青霉素使用前。青霉素毒性较低，常见不良反应过敏，发生率在各种抗生素中最高，常发生于多次接受青霉素治疗者，偶见初次用药者。皮试前应询问病史，如有过敏史应停止该项试验。空腹时不宜进行该试验，因易发生眩晕、恶心。曾使用青霉素停药超过24小时或使用过程中更改批号应重新做皮肤过敏试验。试验液需现用现配，浓度剂量需准确。

【试验液配制】

青霉素皮肤试验液常用浓度为每毫升溶液中含青霉素500单位。以80万单位/瓶为例：①80万单位/瓶，加生理盐水至4ml（1ml含20万单位）；②取上液0.1ml，加生理盐水至1ml（1ml含2万单位）；③取上液0.1ml，加生理盐水至1ml（1ml含2000单位）；④取上液0.25ml，加生理盐水至1ml（1ml含500单位），青霉素皮肤试验液配比完成，取0.1ml（即50单位）做皮试。

【试验方法】

用0.1%氯己定消毒前臂屈侧下1/3处皮肤，取0.1ml（50单位）试验液做皮内注射，20分钟后观察结果，如局部出现红肿直径大于1cm，或局部红晕并有小水泡者为阳性。

【注意事项】

1. 青霉素过敏反应,轻者表现为荨麻疹、过敏性皮炎等;重者出现危及生命的过敏性休克,表现为恶心、呕吐、头昏、胸闷、气促、发绀、面色苍白、出冷汗、血压下降、烦躁不安、脉搏快而弱,严重者可出现抽搐、昏迷、呼吸停止或心脏骤停而死亡。因此,使用青霉素前必须认真做好皮肤过敏试验。需要特别提及的是,在皮试时也有可能发生过敏性休克,还可在皮试结果阴性肌内注射后发生,因此尽管皮肤过敏试验阴性仍须警惕严重过敏反应发生。一旦出现过敏性休克即应积极进行抢救(见第三章第8节)。

2. 皮试前48小时禁止使用抗组胺类药物,因抗组胺类药物可以阻止或降低皮试阳性反应。

第3节 链霉素过敏试验

链霉素皮肤过敏试验用于链霉素使用前。尽管过敏反应概率较青霉素为低,但死亡率却很高。

【试验液配制】

链霉素皮肤试验液常用浓度为每毫升溶液中含链霉素2500单位。以100万单位/瓶为例:①100万单位/瓶,加生理盐水3.5ml溶解至4ml(1ml含0.25g,25万单位,用5ml注射器);②取上液0.1ml,加生理盐水至1ml(1ml含2.5万单位,换用1ml注射器);③取上液0.1ml,加生理盐水至1ml(1ml含2500单位)。皮内注射0.1ml(含250单位)。

【试验方法】

用0.1%氯己定液消毒前臂屈侧下1/3处皮肤,取0.1ml(250U)试验液做皮内注射,20分钟后观察结果,如局部出现红肿直径大于1cm,或局部红晕并有小水泡者为阳性。

【注意事项】

1. 链霉素过敏反应表现与青霉素过敏反应大致相同,轻者表现为荨麻疹、过敏性皮炎等,重者可出现危及生命的过敏性休克。表现为恶心、呕吐、头昏、胸闷、气促、发绀、出冷汗、血压下降、烦躁不安、脉搏快而弱,严重者可出现休克。因此,使用链霉素前必须认真做好皮肤过敏试验。

2. 皮试前48小时禁止使用抗组胺类药物,因其可阻止或降低皮试阳性反应。

第4节 头孢菌素类药物过敏试验

头孢菌素类药物是一类高效、低毒、广谱抗生素,因可发生过敏反应,故用药前需做过敏试验。对青霉素过敏者约有 10%~20% 的对头孢菌素类药物发生过敏反应。初次使用停药超过 3 天或使用过程中更改批号,应重新做皮肤过敏试验。

【试验液配制】

以先锋霉素 6 皮肤试验液为例,配制方法如下 ① 0.5g,加生理盐水 2ml（ 1ml 含 250mg）;②取上液 0.2ml,加生理盐水 0.8ml（ 1ml 含 50mg）;③取上液 0.1ml,加生理盐水 0.9ml（ 1ml 含 5mg）;④取上液 0.1ml,加生理盐水 0.9ml（ 1ml 含 500μg）。

先锋霉素 6 皮肤试验液配比完成,取 0.1ml（ 即 50μg）做皮试。

【试验方法】

用 0.1% 氯己定液消毒前臂屈侧下 1/3 处皮肤,取 0.1ml（ 50μg）试验液做皮内注射,20 分钟后观察结果,如局部出现红肿直径大于 1cm,或局部红晕并有小水泡者为阳性。

【注意事项】

1. 有关过敏反应处理,参见青霉素过敏试验。

2. 皮试前 48 小时禁止使用抗组胺类药物,因其可阻止或降低皮试阳性反应。

第 5 节 破伤风抗毒素过敏试验

破伤风抗毒素（tetanus antitoxin, TAT）是一种特异性抗体,可中和患者体内破伤风毒素,常在治疗破伤风时应用,也用于潜在破伤风危险的外伤患者,作为被动免疫。

【试验液配制】

取 0.1ml 抗毒素（每毫升含 1500 单位）,加生理盐水至 1ml,即为试验液。

【试验方法】

试验液 0.1ml 注射于前臂屈侧下 1/3 处皮内,20 分钟后观察结果,如局部出现红肿,直径大于 1cm,或局部红晕并有小水泡者为阳性。同时应注射用水在另一侧前臂上作对照试验,以确定注射用水本身是否产生阳性反应。如为阴性反应,即可将抗毒素剂量一次肌内注射。

【脱敏注射】

如为阳性反应须行脱敏注射,即分次少量注射。原理为小剂量注射时变应原所致生物活性介质释放量少,不至于引起临床症状。方法是由小剂量开始,每隔 20 分钟注射一次,逐渐增加,注射中或注射后数分钟,如出现休克等症状时,立即停止脱敏注射,并积极抢救休克。如反应轻微,待症状全部消退后,重复前一次剂量。脱敏注射步骤如下①第一次抽取抗毒素 0.1ml,加生理盐水至 1ml,肌内注射;②第二次抽取抗毒素 0.2ml,加生理盐水至 1ml,肌内注射;③第三次抽取抗毒素 0.3ml,加生理盐水至 1ml,肌内注射;④第四次抽取抗毒素余量,加生理盐水至 1ml,肌内注射。

【注意事项】

1. 破伤风抗毒素过敏试验这一过程本身,就可出现严重的过敏反应。因此应高度警惕,一旦发现严重的过敏反应,即应给予相应处理。如注射过程中出现面色苍白、发绀、荨麻疹、头晕、心跳等不适,应立即停止注射;出现休克者,积极配合医生抢救。

2. 皮试前 48 小时禁止使用抗组胺类药物,因其可以阻止或降低皮试阳性反应。

第 6 节　普鲁卡因过敏试验

凡首次应用普鲁卡因或注射普鲁卡因青霉素者,均须做皮肤过敏试验。

【试验液配制】

将普鲁卡因液原液(2% 浓度),用生理盐水稀释为 0.25% 浓度,即为普鲁卡因过敏皮肤试验液。

【试验方法】

将试验液 0.1ml 注射于前臂屈侧下 1/3 处皮内,20 分钟后观察结果,如局部出现红肿,直径大于 1cm,或局部红晕并有小水泡者为阳性。

【注意事项】

1. 有关皮试结果评估、判断及过敏反应处理,参见青霉素过敏试验。

2. 皮试前 48 小时禁止使用抗组胺类药物,因其可阻止或降低皮试阳性反应。

第 7 节　细胞色素 C 过敏试验

细胞色素 C 是一种细胞呼吸激活剂,常作为组织缺氧的辅助治疗,偶见过敏反应,用前须做过敏试验。

【试验液配制】

将细胞色素 C 原液(每支 2ml,含 15mg)0.1ml,加生理盐水至 1ml,即为细胞色素 C 皮肤试验液。

【试验方法】

将试验液 0.1ml 注射于前臂屈侧下 1/3 处皮内,20 分钟后观察结果,如局部出现红肿,直径大于 1cm,或出现丘疹者为阳性。

【注意事项】

1. 出现过敏反应可酌情对症处理。

2. 皮试前48小时禁止使用抗组胺类药物,因其可阻止或降低皮试阳性反应。

第8节 皮内、皮下、肌内注射

皮内注射、皮下注射、肌内注射,是临床最常用的治疗性基本操作之一,需熟练掌握。

【药液准备】

1. 药物抽吸 将安瓿尖端的药液轻轻弹至体部,消毒瓶颈和砂轮,然后用砂轮在瓶颈部锯痕,瓶颈有标记者不需锯痕,再消毒瓶颈部并掰去尖端,将针尖斜面放入药液中吸取药液;自密封瓶内抽吸药液时,除去瓶盖的中间部分,消毒瓶塞待干,向瓶内注入与药液等量的空气,倒转药瓶及注射器,吸取药液(图4-1)。药物为结晶或粉剂时用无菌生理盐水或专用溶剂充分溶解后,再按上述方法吸取药液。

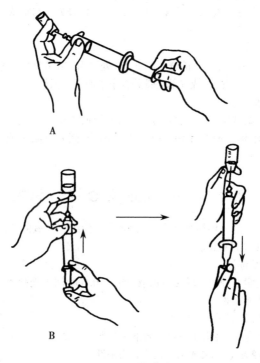

A

B

图 4-1 吸取药液

A. 自安瓿内吸取药液;B. 自密封瓶内吸取药液

2. 排气　抽取药液后针头垂直向上,轻轻回拉活塞使针头中的药液流入注射器内,空气整合于乳头部位,然后轻推动活塞将空气驱出针头,直至针头出现药液为止。

【皮内注射】

皮内注射是将药液注射于表皮与真皮之间,主要用于药物过敏试验、预防接种。预防接种注射在上臂外侧皮肤。药物过敏试验注射在前臂屈侧,用 1ml注射器抽取药液,左手绷紧前臂屈侧皮肤,右手持注射器,针头斜面朝上,与皮肤呈 5°角刺入,至针尖斜面完全进入皮内(图 4-2),右手推注药液约 0.1ml,使局部隆起形成一皮丘,皮丘颜色变白,拔出针头。然后记录注射时间,20 分钟后察看结果,在此期间患者不应离开,不可搔抓注射部位,如有不适及时告知医护人员。

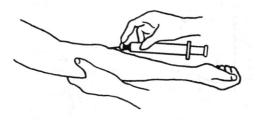

图 4-2　皮内注射

【皮下注射】

皮下注射是将药液注射于真皮下组织,适于各种菌苗、疫苗的预防接种及局部浸润麻醉和某些药物的注射。注射部位多在上臂三角肌下缘皮下、股外侧皮下、腹部皮下、腰部皮下等。

用 4~6 号针头注射,左手绷紧注射部位皮肤,右手持注射器,以示指固定,使针头与皮肤呈 45°角,迅速进针至皮下组织(图 4-3),缓慢注入药液。注射毕后用棉签轻压针刺处,迅速拔出针头。注射药液少于 1ml 时,须用 1ml 的注射器,以保证注射量准确。

【肌内注射】

肌内注射是将药液注射于肌肉组织内。注射部位应选择肌肉组织较厚,距重要血管、神经较远的部位,臀大肌最常用,其次为上臂三角肌。臀大肌注射定位法:从臀裂顶点引一水平线,以髂骨最

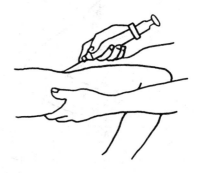

图 4-3　皮下注射

高点向水平线作一垂直线,将臀部分为 4 个象限,其外上象限为注射部位,常规皮肤消毒,排尽注射器内空气,左手拇指、示指绷紧皮肤,右手持注射器,用手臂带动腕部的力量,将针头迅速垂直刺入 2/3~3/4(图 4-4);上臂三角肌较臀部肌肉少,只能作小量注射,选定注射部位,常规皮肤消毒,排尽注射器内空气,左手拇指、示指分开并绷紧皮肤,右手持注射器,用手臂带动腕部的力量,将针头迅速垂直刺入 2/3~3/4(图 4-5),松开左手,抽动活塞如无回血,右手固定,左手缓慢注入药液。

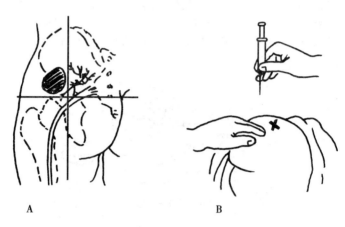

A   B

图 4-4　肌内注射

A. 注射部位;B. 垂直刺入

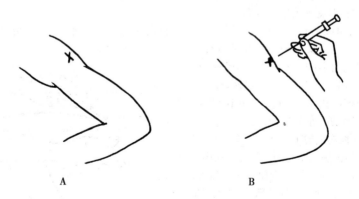

A   B

图 4-5　三角肌注射

A. 注射部位;B. 垂直刺入

【注意事项】

1. 注射前询问有无该药物过敏史,如有过敏史禁止再次对该种药物进行过敏试验和注射。

2. 选择合适的一次性注射器和针头,注意其包装是否完整,有无破损、漏气,生产批号及灭菌日期是否有效。

3. 核对药物名称、剂量、浓度、有效期和药液质量。如同时注射两种药物,应注意配伍禁忌。

4. 注射前排尽空气,以防进入血管内造成空气栓塞。

5. 确定部位,避开神经、血管、红肿、硬结、瘢痕或皮肤病变的部位。长期肌内注射者,宜交替更换注射部位。

6. 肌内注射时勿将针体全部刺入肌肉,以免断针。

7. 注入药物前回抽活塞,检查是否有回血,如发现回血,应拔出针头重新进针,不可将药液注入血管内。

8. 尽量做到无痛注射,分散患者注意力,可嘱其深呼吸,做到"二快一慢",即进针快、拔针快、注药慢,且速度均匀。不可突然改变体位,以防断针。

第 9 节　局部封闭注射

局部封闭注射,是指将麻药注射于病灶周围,阻断病灶传向中枢神经的不良刺激,加之药液本身也是一种温和的良性刺激,故对神经系统起着调节作用,使局部血管扩张,局部营养改善,组织器官功能恢复。在麻药中再加入药物如醋酸泼尼松龙,将促使组织粘连松解,减轻炎症反应,加速改善症状。常用药物为1% 普鲁卡因或 1% 利多卡因,配合注射醋酸泼尼松龙。

【适应证】

1. 肌肉、韧带、筋膜等软组织损伤、劳损所致的疼痛。

2. 各种原因所致神经痛。

【注射点定位】

用拇指于病变区域按压,寻找压痛点作为封闭注射点。压痛点封闭注射适于急性软组织损伤、慢性软组织劳损、非化脓性炎症等。

【注射方法】

根据压痛范围和不同疾病的要求,抽吸一定量的普鲁卡因或利多卡因,加醋酸泼尼松龙或醋酸氢化可的松,混合后注射。一般可用 1% 利多卡因 2~4ml 和醋酸泼尼松龙每次 12.5~50mg,混合后压痛点注射,每周 1 次,3 次为一疗程。操作方法　彻底清洗局部皮肤,去除污物、油脂,皮肤消毒,术者用左手拇、示指固定皮肤,按病变范围及深度,将药液正确地注入病灶部位。注射完毕后拔出针头,消毒注射针孔处,覆盖无菌干棉球,胶布粘贴固定。

【注意事项】

1. 醋酸泼尼松龙或醋酸氢化可的松不可注射于神经干组织内,以免神经组织变性,引起神经功能障碍或麻木。

2. 注射部位要准确,否则起不到应有的作用。临床上经常遇有患者述说注射后效果不佳者,究其原因,多为注射部位欠准确所致。

3. 高血压病、活动性肺结核、活动期胃十二指肠溃疡病、急性传染病、局部皮肤破损和感染者,不应进行封闭注射术。

第10节 静脉输液

静脉输液,是指将药液通过静脉途径进入体内。主要用于水分、电解质等的补充及其他药物的静脉应用。

【物品准备】

1. 根据输液种类选择型号合适的输液器,一般使用一次性输液器,注意其包装是否完整,有无破损、漏气,生产批号及灭菌日期是否在有效期内。

2. 检查药液,核对药物名称、剂量、浓度、有效期和药液质量,并注意有无配伍禁忌。

3. 将所需输液药品排列有序,先除去第一瓶瓶盖的中间部分,消毒瓶塞待干后,将输液器与液瓶连接。排尽输液器内空气,以防进入血管内造成空气栓塞。

4. 准备消毒液、棉签、压脉带、胶布等必须用品。

【输液步骤】

1. 静脉选择 一般选择四肢浅静脉,常用的有手背、前臂、肘窝和足背部的表浅静脉,小儿选择头皮浅静脉(图4-6)。

2. 静脉穿刺 以前臂静脉穿刺为例,在穿刺处上部约5cm处扎紧压脉带,常规消毒皮肤穿刺部位,嘱患者握拳,使静脉充盈,术者左手绷紧静脉下端皮肤,右手执穿刺针沿静脉方向潜行刺入(图4-7),回血证实针头确在静脉内,再顺静脉刺入少许,松开压脉带,嘱患者松拳,用胶布粘贴固定针头,即可进行静脉输液。小儿、昏迷、烦躁、精神病患者可用夹板固定肢体(图4-8)。

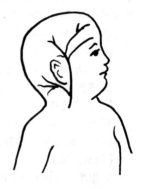

图4-6 小儿头皮浅静脉

【注意事项】

1. 注射前询问有无药物过敏史,对某种药物有过敏史者禁止再次对该药物进行输入。

2. 静脉输液过程中,如患者诉局部疼痛或隆起,表明针头滑出血管或穿透

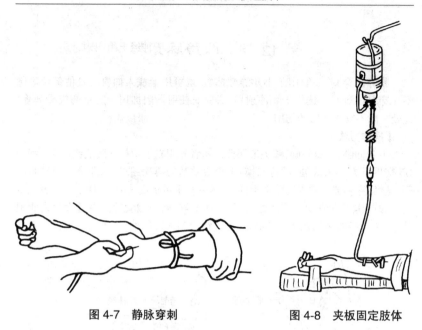

图 4-7　静脉穿刺　　　　　　　　　　图 4-8　夹板固定肢体

静脉,应更换部位重新穿刺。

3. 固定不妥或患者不当活动有可能致输液失败,使药液溢至皮下、局部肿胀,出现疼痛。因此穿刺成功后要进行良好的固定,并嘱患者或陪人注意局部妥善保护。

第 11 节　肘窝静脉穿刺

肘窝静脉穿刺,需注射药物时先将药物抽入注射器中,排尽气体;如用于抽血,必须选用干燥注射器,必要时需加入一定量的抗凝剂等。

【操作方法】

患者肘关节伸直,紧握拳头。压脉带绑扎压迫上臂部,使静脉充盈显露,若不显露,可嘱患者握拳和松拳数次。常规肘窝处皮肤消毒,选择最显露的静脉,术者左手握住患者的前臂,以左拇指将静脉表面的皮肤拉紧,使静脉固定,右手执注射器,针头与皮肤呈 30° 角,自静脉上方或其旁刺入皮下,再穿刺进入静脉血管内。有回血时,如为注射用,即将压脉带放松,同时嘱患者手部放松,随之进行静脉注药;如用于抽血,可直接抽取血液后放松压脉带。操作完毕后将针头拔出,以无菌棉签压紧片刻。

第 12 节　股静脉穿刺

股静脉穿刺,一般用于小儿静脉抽血,也可用于成人抽血时其他部位静脉不显穿刺困难时。选用干燥注射器,必要时注射器内加用一定量的抗凝剂等。此处一般不宜作注射药物用。

【操作方法】

患者仰卧,大腿外旋,膝关节屈曲。术者先用右手示指在腹股沟内 1/3 和中 1/3 交界下方 1~3cm 处,试行扪摸、确定股动脉的搏动,股静脉即位于股动脉内侧。然后穿刺部位常规皮肤消毒,同时术者左手示指皮肤消毒,待干。术者左示指置腹股沟下方股动脉搏动处,右手执注射器准备穿刺,针头靠近大腿内侧根部,沿左示指的边缘刺入(图 4-9),边进针边刺入边回抽,刺入的深度视患者皮

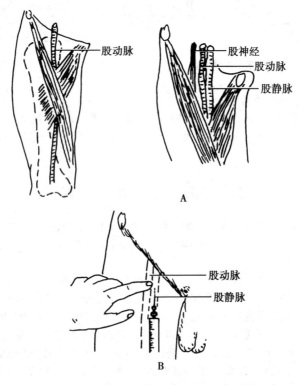

股动脉

股神经
股动脉
股静脉

A

股动脉
股静脉

B

图 4-9　股静脉穿刺

A. 股动脉、股静脉解剖；B. 股静脉穿刺

下脂肪及进针斜度而定,如有血液即可停止进针,将所需的血液抽足。如无血液抽出,可一边回抽,一边将针头慢慢后退,适当改变针头方向,直至抽出血液。血液抽足后,将针头拔出,无菌棉签压紧穿刺处片刻,并注意有无出血。

第 13 节　胸腔穿刺

胸腔穿刺主要用于临床诊断,也可用于解除大量积液、积气所产生的压迫症状。

【操作方法】

用于抽液时,患者可取反坐椅位,手臂环抱,头部伏于护架或椅背上;病重者可取斜坡卧位(图 4-10)。穿刺部位一般位于肩胛骨下第 7 或第 8 肋间或腋中线第 5 肋或第 6 肋间。用于气胸抽气时,一般选用斜坡卧位,锁骨中线第 2 肋间为穿刺部位。

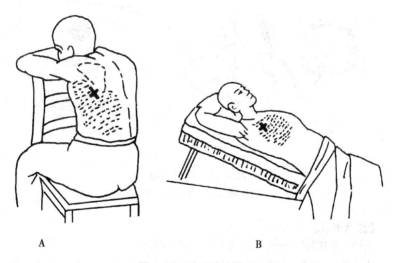

图 4-10　胸腔穿刺体位

A. 反坐椅位;B. 斜坡卧位

常规皮肤消毒,术者戴无菌手套,铺无菌孔巾,1% 普鲁卡因穿刺点浸润麻醉,直达胸膜。检查附有小橡皮管的穿刺针是否通畅,再用止血钳夹住橡皮管,右手持针在局部麻醉部位沿肋骨上缘慢慢刺入,直至出现针头落空感,表示针头进入胸膜腔,用 50ml 注射器接上橡皮管,松开止血钳即可抽液或抽气。每当注射器抽满后,必须先用止血钳夹住橡皮管,才能将注射器取下,严防空气进入胸膜腔,然后排出抽出的液体或气体,依次进行抽吸,抽液或抽气完毕后,拔出穿刺针,按压穿刺孔,盖无菌纱布,胶布粘贴固定(图 4-11)。

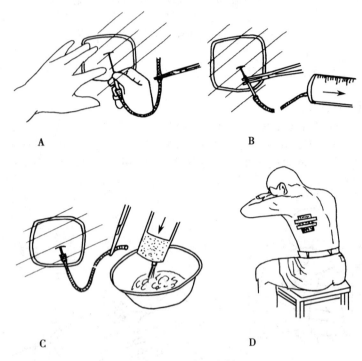

图 4-11 胸腔穿刺
A. 进针;B. 抽液;C. 夹闭橡皮管;D. 包扎

【注意事项】

1. 穿刺时嘱患者保持平静呼吸,勿咳嗽或讲话。

2. 抽液速度不宜过快、过多,每次抽液不应超过 500~800ml,诊断性穿刺只需 50~100ml。

3. 随时观察患者情况,如发生头晕、出汗、心慌、面色苍白、胸部压迫感等,应立即停止抽液,速将针头拔出,使患者平卧位,并酌情对症处理。

4. 左侧胸腔积液患者,同时有心脏扩大或脾大时,进针不可太深。

5. 闭合性气胸抽气,直至患者症状明显改善后停止;如为张力性气胸最好改用闭式引流术。

第14节 腹 腔 穿 刺

腹腔穿刺,主要用于临床诊断,也可用于解除大量腹水所产生的压迫症状,有时用于腹腔内药物注射。

【操作方法】

先嘱患者排尿,取坐位或斜坡卧位,大量放液时,先将腹带铺在患者腰部,以备放液后加压包扎,防止腹内压骤减,致内脏血管扩张发生虚脱。叩诊确定腹内积液平面,一般选择脐和左髂前上连线机中、外1/3处为穿刺点;也可选择脐和耻骨联合间的中点,液平面之下,偏左或右1~2cm处。常规皮肤消毒,术者戴无菌手套,铺无菌孔巾,1%普鲁卡因局部浸润麻醉,深达腹膜。做诊断性抽液时,可用长针头连接注射器,自上向下斜形刺入,至抵抗感突然消失,即进入腹腔(图4-12)。

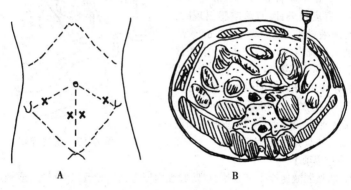

图4-12 腹腔穿刺
A. 进针部位;B. 刺入腹腔

抽液完毕后拔出穿刺针,揉压针孔,盖上无菌纱布,胶布粘贴固定。腹腔放液减压时,用长针头连接一长的消毒橡皮管,自下向上斜行徐徐刺入,待抵抗感消失时腹水自然流出,再进入2~3cm。让其自然放液,一般一次不超过2000ml,放液完毕后拔出穿刺针,按压局部,盖上无菌纱布,用胶布粘贴固定,缚紧腹带,让患者卧床休息1~2小时。

【禁忌证】

妊娠、腹内广泛粘连、高度肠胀气、肝昏迷先兆患者不宜进行腹腔穿刺。

【注意事项】

1. 有大量腹水者,每次放液量不宜过多、过快;晚期肝硬化患者尤应注意,以免诱发肝昏迷。

2. 放液时随时注意患者情况,如出现面色苍白、出汗、心慌、头晕和恶心时,应立即停止放液,并将患者平卧位,必要时对症处理。

3. 腹水流出不畅时,可将穿刺针退出少许或改变方向,腹水便可继续流出。

第 15 节 膀 胱 穿 刺

膀胱穿刺,用于经导尿失败的急性尿潴留患者,为了暂时排出尿液、缓解膀胱内压力,或解除因膀胱内压力增高而致的膀胱区疼痛。

【操作方法】

清洁下腹部皮肤,常规局部皮肤消毒,铺无菌孔巾。可适当进行局部浸润麻醉,下腹正中耻骨联合上 2cm 处为穿刺点,垂直皮肤进针,有落空感出现时,同时有尿液排出,再继续进针 2cm,然后缓慢抽出膀胱内尿液(图 4-13)。若需保留可采用较粗的穿刺针,由穿刺针内插入适当的导管,以便长时间引流尿液。如无穿刺针,可用 50ml 注射器连接 9 号针头进行穿刺抽吸。拔除针头后,皮肤重新消毒,覆盖小块敷料,胶布粘贴固定。

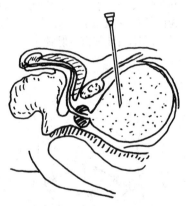

图 4-13 膀胱穿刺

【注意事项】

1. 抽吸尿液速度不宜太快,以防腹腔内压力剧减导致患者虚脱,或减压过快致膀胱充血、出血。

2. 不能反复进行膀胱穿刺,更不能代替正常排尿,应针对尿潴留原因进行根本治疗。

第 16 节 关节腔穿刺

用以确定关节腔内积液的性质,抽取适量积液进一步辅助检查,也可注入药物达到治疗疾病的目的。

【操作方法】

1. 肩关节穿刺 患侧上肢轻度外展,使肘关节屈曲,常规皮肤消毒后,于肱骨小结节与肩胛骨喙突的中点,或喙突顶端外下方垂直进针,刺入关节腔(图 4-14)。

2. 肘关节穿刺 将肘关节屈曲,常规皮肤消毒后,在肘关节后面尺骨鹰嘴外侧沟处为进针部位,向前向内进针,逐渐改变进针方向,刺入关节腔(图4-15)。

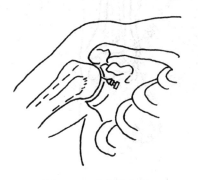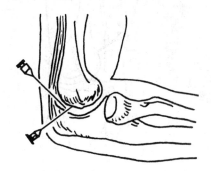

图4-14 肩关节穿刺   图4-15 肘关节穿刺

3. 腕关节穿刺 腕关节伸直位,常规皮肤消毒后,于腕背伸拇长肌腱尺侧和示指固有伸肌腱之间刺入垂直 1~1.5cm(图4-16)。

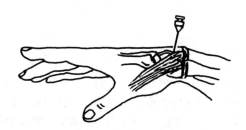

图4-16 腕关节穿刺

4. 髋关节穿刺 取平卧位,局部常规皮肤消毒后,在髂前上棘与耻骨结节联合的中点,腹股沟韧带下一横指,股动脉搏动外侧 1cm 处为进针点,垂直刺入 6~8cm 即可进入关节腔(图4-17)。

5. 膝关节穿刺 取关节伸直位,常规皮肤消毒后,分别在髌骨上缘作一水平线,髌骨外侧缘作一垂直线,在两线交叉点处进针,刺入关节腔(图4-18)。

6. 踝关节穿刺 踝关节背伸100°,皮肤消毒后于关节前方,外踝尖端上方 2cm 处,再向内 1.5cm 为进针点,稍向内、向下方向刺入关节腔(图4-19)。

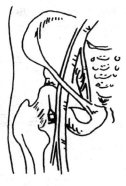

图4-17 髋关节穿刺

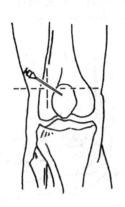

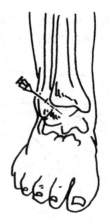

图 4-18　膝关节穿刺　　　　　图 4-19　踝关节穿刺

【注意事项】

关节穿刺可引起感染,一旦感染愈后功能将有一定影响。因此除非必要,一般不应轻易进行关节腔穿刺。即使已有关节化脓时亦应严格无菌操作,防止混合感染。

第 17 节　伤　口　换　药

伤口换药,又称伤口更换敷料,或敷料交换,通常简称"换药"。伤口换药是基层医师必须掌握的基本技术操作,有些医务人员认为换药是一项简单、机械、没有什么技术含量的工作,这是一种非常错误的观念。换药方法正确与否直接影响伤口愈合快慢和病程长短。典型的伤口可给予如下命名:包括创口、创底、创壁和创腔(图 4-20)。伤口换药的主要目的是观察了解伤口愈合情况,清洁伤口、去除脓液、清理坏死组织。

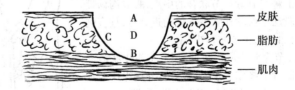

图 4-20　典型伤口的基本形态
A. 创口;B. 创底;C. 创壁;D. 创腔

【换药准备】

1. 换药时间最好安排在患者进餐或饮水后。

2. 使患者了解换药目的和意义,消除紧张心理,取得患者合作。

3. 根据伤口部位选择不同体位,患者舒适且充分暴露患处便于操作。精神紧张者应取卧位,以防发生晕厥和其他意外。

4. 操作者戴帽子、口罩、穿工作服,头发掩于帽子内,剪短指甲,七步洗手法洗手,将双手放在消毒液内浸泡 1~2 分钟则更好。每更换一个患者应重新清洗双手一次。感染较重伤口应戴手套操作。

5. 换药前针对每个患者情况,将所用器械或物品准备齐全。常用器械及物品包括 3 只换药碗(一只用于盛放无菌纱布等干敷料,一只用于盛放消毒液棉球或其他湿敷料、引流物等,第三只用于盛放用过的棉球、引流物、污敷料、清理下来的坏死组织等)及无菌镊、血管钳、剪刀、探针、棉球、纱布、引流物等。

【操作步骤】

1. **敷料解除** 揭去胶布时应由外向里,以免牵动伤口引起疼痛。如为感染伤口,先用手取下外层敷料,再用镊取下紧贴伤口的内层敷料和伤口内引流物。缝合伤口无感染者往往内层敷料与伤口皮肤粘贴,正确的揭除方法是用镊子夹住内层敷料一端,顺伤口方向反折拉向另一端,以近乎平行的方向逐渐揭除纱布敷料(图 4-21),如粘贴较紧可用生理盐水浸湿后再揭去。取下的污敷料应先放在弯盘内,待换药完毕后再统一处理,不得随地丢弃。

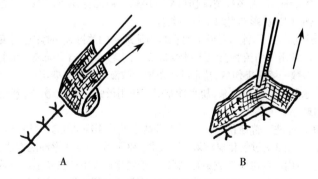

图 4-21 伤口内层敷料的解除

A. 正确;B. 不正确

2. **伤口周围皮肤消毒** 伤口内层敷料解除后,即可进行伤口周围皮肤清洁消毒。缝合伤口如无感染,一般用 70% 酒精棉球或 0.1% 氯己定棉球自伤口中心部位开始逐渐向周围扩大擦拭范围,达伤口外 10cm 以上。感染性伤口可用

0.1%氯己定棉球擦拭伤口周围皮肤,顺序为自伤口周围10cm处开始逐渐向中心部位擦拭,如此进行2~3遍或直至伤口周围皮肤清洁为止。

3. 伤口的处理 缝合无感染的伤口,仅有轻度红肿和压痛,属于正常现象,用消毒液棉球轻轻蘸洗干净局部即可,然后覆盖无菌敷料,妥善包扎固定。感染伤口,一般用生理盐水棉球擦净伤口脓液,清除坏死组织,必要时再用生理盐水冲洗伤口,然后伤口内放入凡士林纱布条引流,注意填塞引流物时应使创口处略紧些,以免创口过早闭合。最后覆盖敷料包扎固定。

4. 术后注意事项 换药完毕后,将伤口情况、下次换药时间等有关注意事项交代给患者。

【污物及污染器械处理】

1. 污物的处理 将换药的污敷料和棉球等污物随时放入弯盘内,换药完毕后送往指定地点。凡特殊感染伤口取下的敷料须装入塑料袋中,移至指定地点进行焚烧。

2. 污染器械的处理 将换药用过的污染器械置于1∶400的"84消毒液"内浸泡1小时,然后流水刷洗,擦拭干净,消毒备用。

【技巧与经验】

1. 伤口的消毒 伤口周围皮肤可用碘酒、酒精或氯己定、新洁尔灭制剂进行消毒,但碘酒、酒精消毒时不应进入伤口内,以免刺激组织引起疼痛和影响组织愈合。

2. 伤口局部用药 不少人认为,在伤口内敷上某些"药物",才是名副其实的换药。实践证明,大多数情况伤口局部用药不但无益,反而有害,因为局部敷药阻碍了伤口引流,影响组织生长和愈合。

3. 伤口引流 引流口足够大是保持引流通畅的关键,同时注意引流物填塞松紧适当。常用的引流物有凡士林纱布条、盐水纱布条、干纱布等,凡士林纱布条用于大多数一般感染伤口,盐水纱布条用于脓液较多的感染伤口,干纱布用于伤口肉芽水肿者。一般说来,盐水纱布引流作用最强,干纱布次之,凡士林纱布引流作用最差。

4. 伤口冲洗 普通伤口一般用生理盐水冲洗干净即可。如伤口脓液或分泌物较多,可用3%过氧化氢溶液(双氧水)冲洗,但一定注意冲洗方法正确,否则,将对伤口内肉芽组织造成不良刺激,由于氧化过程中产热甚至可导致组织烧伤。正确使用过氧化氢溶液冲洗伤口的方法是待其倒入伤口随之氧化产生大量泡沫,立即用生理盐水冲洗干净。

【伤口长期不愈原因及处理】

1. 引流不畅 往往因为引流口太小,脓液及脓腔内坏死组织不能及时排出。处理:扩大切开创口,充分敞开引流,使创腔口大底小。

2. 异物存留 常见于腹部术后切口感染,缝线残留,也常见于软组织损伤后木屑、泥沙等异物存留。处理：术后切口感染缝线残留者，用血管钳插入伤口底部试行夹出所有缝线，也可用刮匙连同伤口内不健康的肉芽组织一起刮除，必要时扩大切开伤口，直视下全部清除不健康肉芽组织及残留缝线。外伤后木屑、泥沙等异物存留时，需扩大切开创口，直视下将异物取出，酌情清洁换药，伤口即可逐渐愈合。

3. **慢性骨髓炎**　最常见于手部挤压伤或动物咬伤后所致骨髓炎。实践证明，骨髓炎早期 X 线摄片往往无明显异常，而换药时直视可见病变处骨膜脱落、骨皮质松脱、颜色紫暗。处理：将死骨彻底清除，酌情清洁换药至伤口愈合。

4. **坏死组织存留**　伤口内如有坏死肌腱、肌肉、脂肪组织存留，影响伤口愈合。处理：正确辨认坏死组织，并将其彻底清除。

5. **局部血运不良**　常见于下肢静脉曲张、瘢痕性溃疡或烧伤后残余创面等，伤口周围血运不良，局部组织得不到足够营养，表现为肉芽紫暗、触之无出血、分泌物少。处理：卧床休息，抬高患肢，以利静脉回流，改善局部循环，促进肉芽组织生长和上皮长入。上皮长入困难时，可将肉芽组织刮除，进行游离植皮术。

6. **伤口性质特殊**　可见于恶性肿瘤破溃、结核性脓肿破溃等。处理：疑为特殊伤口时，应切取活组织病理检查或分泌物涂片检查，明确诊所，以便采取相应的治疗方法。

7. **换药技术不当**　由于换药技术不当，也可致伤口长期不愈，如伤口长期误用碘酒、过氧化氢（双氧水）损伤肉芽组织、肉芽水肿高出皮肤未及时刮除、换药间隔时间太长、引流物选择或填充不当等。处理：针对不同原因酌情处理，避免刺激性大的消毒液进入伤口内，肉芽水肿时可用高渗盐水湿敷或刮除、削平高出皮肤面的肉芽组织，及时换药，正确选择引流物等。

8. **低蛋白质血症**　蛋白质是伤口愈合的基本物质，蛋白质缺乏时，不具备组织愈合的基本条件，且因血管内渗透压降低，水分渗入组织间隙，局部组织水肿而影响伤口愈合。处理：口服或静脉补充足够蛋白质。

9. **维生素缺乏**　维生素 C 缺乏时，成纤维细胞合成受阻影响伤口愈合；维生素 A 是维持上皮组织正常功能状态的必需物质，并可促进上皮生长，加速创口愈合，缺乏时也可影响伤口愈合。处理：及时补给相应的维生素。

10. **糖尿病**　实践证明，糖尿病未控制的患者伤口很难愈合，这是由于糖尿病时，周围组织循环较差影响伤口愈合的缘故，也可能是由于糖尿病时白细胞功能不良，炎症不能及时有效控制的结果。处理：求助专业医生控制血糖。

【意外情况及防治】

1. **伤口出血**　换药时可发生伤口大量出血，主要原因为伤口附近有较大血管、操作动作粗暴，或因炎性侵蚀血管壁。预防：靠近大血管部位的伤口，如颈部、腘窝等处换药操作时应特别小心,动作稳准轻快,切忌粗暴、深浅无度。对于潜在出血危险者,更应特别注意。处理:伤口内突然大量出血,首选止血措施应为局部压迫,若为肢体出血,可行加压包扎,一般均能奏效。

2. 晕厥 又称昏厥,是换药过程中常见的意外情况,也可见于患者陪护人员。患者突然出现短暂的意识丧失,是由于神经反射致暂时性脑缺血,常见于精神紧张、恐惧、体质虚弱的患者。发作时头晕、眼黑、面色苍白、出冷汗,继而不能维持姿势张力而昏倒,脉搏速弱、血压下降,持续数秒至数分钟。预防:应于饱餐后或饮水后换药,选择合适体位,最好不让患者直视换药情景,减少恶性视觉刺激。处理: 患者或陪护人员出现头晕、眼黑、面色苍白等最初症状时,即刻将其置于头低足高位,解开衣领、衣扣,保持呼吸道通畅,并给少量饮水,很快即可恢复正常。出现神志不清、脉搏细弱者,必要时可静脉注射 50% 葡萄糖 40ml。

第 18 节 伤 口 拆 线

伤口缝合后一般于术后 2~3 天更换伤口敷料,如伤口明显红肿、压痛等感染征兆时,则应及早间断拆线或拆除相关部位的缝线;如无感染成人患者根据部位,按如下时间拆线。

【拆线时间】

头、颈、面部伤口 4~5 天拆线;

胸、腹、背、臀部伤口 7~10 天拆线;

双上肢伤口 9~10 天拆线;

双下肢伤口 9~11 天拆线;

手、足背伤口 10~12 天拆线;

足底伤口 10~15 天拆线;

减张切口 14~16 天拆线。

【拆线方法】

1. 一般部位用 70% 酒精棉球或 0.1% 氯己定棉球皮肤消毒,颜面部、会阴部、黏膜、婴幼儿皮肤用 0.1% 氯己定棉球皮肤消毒。沾洗干净伤口血迹,并浸湿缝线线头。

2. 操作者左手持镊子,夹住线头,轻轻向上提起,露出少许皮内缝线,用线剪剪断一侧,向对侧拉出(图 4-22)。全部拆完后,消毒液棉球再擦拭一遍,盖无菌敷料,包扎固定。

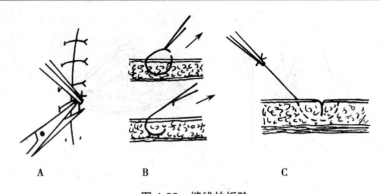

图 4-22 缝线的拆除

A. 提起线结；B. 剪断抽出；C. 抽出方向错误

第 19 节　活组织切取术

临床工作中经常遇到某些体表肿物,通过物理或影像学等其他检查很难正确做出诊断,为了明确诊断、制定合理的治疗方案,因而常需切除少许肿物进行病理检查,为选择正确的治疗方案提供科学依据。

【适应证】

1. 体表肿物、慢性病灶性质诊断不明者。

2. 癌肿患者区域淋巴结肿大,了解有无淋巴结转移。

【术前准备】

1. 长期不愈的皮肤溃疡,术前清洁换药。

2. 切取淋巴结时,应标记拟切除的淋巴结,以免术中注射麻醉药物后不易寻找。

【操作步骤】

1. 常规局部皮肤或黏膜消毒,铺无菌孔巾。

2. 皮肤肿物切取时一般可采取区域阻滞麻醉,皮下组织肿物切取时局部浸润麻醉。

3. 病变位于皮肤时可于肿物边缘楔状切下包括正常组织在内的一小块组织,切口一般不需缝合,压迫止血,覆盖敷料,适当加压包扎即可;如拟切取的组织位于皮下深层,则应逐层切开皮肤、皮下组织或肌肉,显露肿块,用尖刀楔形切取一块组织(图 4-23);如拟切取的组织为淋巴结,则应仔细解剖分离,切取一个完整的淋巴或融合成团的整块淋巴结,妥善止血,缝合皮肤切口。

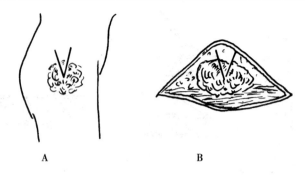

A   B

图 4-23　切取活组织

A. 皮肤肿物；B. 深层肿物

【术后处理】

1. 切下的组织标本放在标本瓶内,粘贴标签,及时移送病理科进一步处理。

2. 皮肤切口缝合者术后 5~7 天拆除缝线。

【技巧与经验】

1. 注射麻醉药物时注意勿将药物直接注在拟切取的肿物上,以免组织肿胀,影响病理诊断。

2. 位于颈部、腹股沟等大血管处的肿物组织切取时应仔细解剖分离,防止损伤血管、神经。

3. 切下的组织标本应按要求正确标记,及时放在标本瓶内,认真填写、粘贴标签,移送病理科进一步处理。

第 20 节　肿 块 穿 刺

【适应证】

1. 用于肿块诊断不明,抽取少量组织进行细胞学检查。

2. 也常用于积液性囊肿明确囊内容物性状,或进一步进行辅助检查。

【穿刺方法】

患者取适当体位,局部皮肤常规消毒。选用干燥注射器及适当的针头,术者左手拇、示指将肿块妥善固定,右手执注射器垂直或斜向刺入肿块,直达肿块中心,用力回抽注射器针栓,如为囊性肿块,即可轻易地将肿块内容物吸入针筒内,随即肉眼观察囊内容物是黏液、血液、脓液或是其他液体;如为实性肿块,则边退针边抽吸,随之拔出针头,即可有少量组织吸入针筒内。拔除针头后,再次局部皮肤消毒,针孔处放置小块敷料,胶布粘贴固定。必要时将吸出的液体或少量组织进一步送验,以协助诊断。

【注意事项】

1. 选用针头大小适当,太细抽吸困难,太粗容易损伤正常组织。

2. 胸背部肿块抽吸时特别注意勿损伤肺及心脏。

3. 抽吸物应立即送验。

第 21 节 邮票植皮术

外伤、化脓性感染等所致肉芽创面,可行邮票皮片移植修复,慢性溃疡创面也可将创面全部切除后行大张游离皮片移植修复。

【术前准备】

1. 无菌手术创面彻底止血后即可植皮。

2. 感染创面术前数日应用生理盐水湿敷,加强清洁换药,直至创面分泌物明显减少、肉芽致密、坚实、色鲜红,触之易出血方可行植皮术。

【操作步骤】

1. 皮肤消毒 受区、供区分别采用 0.1% 氯己定皮肤消毒,铺无菌巾、无菌单。

2. 麻醉 受区为感染肉芽创面时一般不需麻醉;供区切取皮片一般采用局部浸润麻醉,注射麻药时采用二点对角注射。

3. 皮片切取 滚轴刀安装锋利刀片,根据所需皮片厚度调节好刀片与滚轴间距离。术者左手持一块木板压住供区皮肤,助手拿一块木板压住供区另一端皮肤,并使两木板间皮肤紧张而平坦。供区皮肤及刀片涂少许液体石蜡,术者持取皮刀,在两木板之间,刀片与皮肤呈 15°~20° 角,适当按压作拉锯式移动,逐渐向前,随切取随观察切取皮片的厚度。如无滚轴刀也可用剃须刀切取皮片,用直血管钳夹住剃须刀片,使刀片与皮肤呈 5°~20° 角,作拉锯动作切入,逐渐向前移动。皮片切取后,供区创面适当压迫止血,然后贴敷一层凡士林纱布,覆盖敷料,加压包扎。

4. 皮片移植 将切取的皮片贴在黏稠的凡士林纱布上,剪成宽约 0.5~1cm 的条状,然后再剪成邮票状皮片。创面肉芽坚实、红润者,先用干纱布轻轻擦拭,生理盐水冲洗,干纱布拭干。如创面肉芽过度增生或水肿,可用手术刀柄将其刮除,直至露出基底纤维板(基底纤维板为黄白色、较坚硬),压迫止血,生理盐水冲洗,干纱布拭干,再进行邮票植皮术。将已剪好的皮片贴按一定顺序贴敷于创面上,皮片间距一般为 0.5~1cm。最后覆盖凡士林纱布及 2~3cm 厚度的敷料,绷带适当加压包扎固定(图 4-24)。

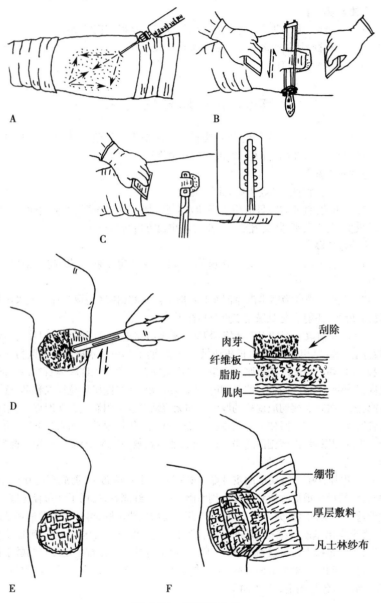

图 4-24　邮票植皮术

A. 麻醉注射法；B. 滚轴刀切取皮片；C. 剃须刀切取皮片；

D. 刮除肉芽组织；E. 贴附皮片；F. 包扎层次

【术后处理】

1. 适当应用抗生素。

2. 四肢植皮术后应抬高患肢,以利于血液回流,防止水肿。双下肢植皮术后应绝对卧床休息,切忌下床或肢体下垂。同时应防止植皮区受压、皮片移位等。

3. 术后 2~3 天换药,观察皮片成活情况,清除分泌物,以后每 1~2 天清洁换药一次,直至创面愈合。受区为新鲜创面植皮时,一般可于术后 5~7 天更换敷料,观察皮片成活情况,如皮片成活情况良好。如有部分皮片坏死,必要时再补充植皮。

4. 供、受区创面愈合后,为防止瘢痕增生,应行局部弹力绷带加压包扎 2~3 个月。术后近期内局部妥善保护,防止过度挤压、摩擦,以避免造成新的溃疡。

【技巧与经验】

1. 肉芽创面植皮时,应使局部创面肉芽密实、红润、健康,这是保证皮片成活的关键。术前尽量纠正贫血、低蛋白血症等情况。实践证明,机体处于极度消瘦、慢性衰竭、营养不良状态时,皮片移植很难成活,成活后皮片也扩展生长很慢。

2. 术者应熟练掌握切取皮片技术,尽量切取合乎要求的厚薄适当的皮片。切取皮片时,改变刀片与皮肤间的角度可使切取皮片的厚度有所不同,滚轴刀向下按压的力量大小对切取皮片厚度也有直接影响。

3. 植皮术后受区应妥善包扎固定,防止活动致皮片松动、移位。同时应防止包扎过紧致皮片过度受压而坏死。

4. 切取皮片时,改变刀片与皮肤间的角度可使切取皮片的厚度有所不同,滚轴刀向下按压的力量大小对切取皮片厚度也有直接影响。

第 22 节　小夹板固定

小夹板固定适于四肢闭合性管状骨折手法复位后固定,也可用于四肢开放骨折经处理后创面已愈合者。某些手术后为了保证顺利恢复,需适当予以固定、制动者。

【术前准备】

1. 闭合性骨折者应使局部皮肤清洁,手术后需固定、制动者应将刀口处包扎稳妥,敷料平整。

2. 备好形状、型号、大小适当的夹板及薄棉垫、外用绷带、胶布、加压垫、分骨垫(图 4-25)等物品。选择夹板大小时应根据所需固定的范围确定,一般应包括一个关节。

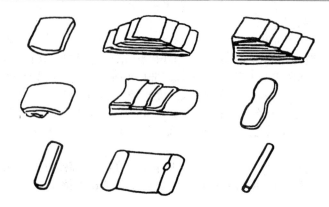

图 4-25 各种分骨垫、加压垫

【操作步骤】

先在需固定的部位包一层薄棉垫,外用绷带适当缠绕,将选择好的加压垫准确地放置在肢体的适当部位(图 4-26),先用胶布固定在肢体上,然后根据固定部位具体要求,依次妥当地安放好合适的夹板,由助手双手托扶固定,再用四条布带捆绑夹板,先捆中间两道,再捆近端一道,最后捆远程一道,检查布带的松紧度,以布带可横向移动 1cm 为标准,如为前臂夹板固定,还需将固定肢体悬吊于胸前(图 4-27)。如为骨折复位,可进行 X 线透视或摄片检查;若对位不理想,应重新进行复位、固定。

【术后处理】

1. 抬高患肢,尽早进行肌肉活动,促进局部血液循环。根据需要确定解除夹板固定时间。

2. 密切观察肢体颜色、温度、疼痛、肿胀等变化,如肢体颜色发紫、变凉、肿胀严重、剧烈疼痛,说明固定过紧,应及时调整绑扎夹板的松紧度,如调整绑扎松紧度后仍未缓解,应注意有无筋膜间隔综合征的发生。

3. 在复位固定后的头 3~4 天肢体可能会继续肿胀,每天应放松布带 1 次,但仍需保持 1cm 的活动度。此后肢体肿胀逐渐

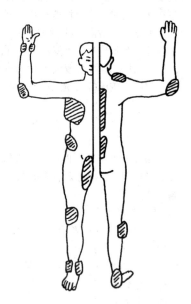

图 4-26 各部位骨突加垫处

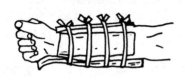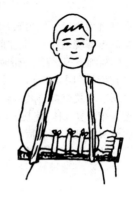

图 4-27　夹板固定

消退,每天亦应将布带扎紧 1 次,直到 2 周后肿胀消退为止。如为骨折,固定后头 1~2 周内,每周应进行透视或摄片检查 1~2 次,如发现骨折移位时应及时进行纠正。3 周后如果骨折对位良好,即可减少复查次数。

4. 早期可练习手指、足趾活动,肢体肿胀消退后可练习邻近关节活动,骨折愈合后去除夹板,即可逐渐进行整个肢体的功能锻炼。

第 23 节　石 膏 固 定

石膏固定术适于骨折手法复位或关节脱位手法复位后的固定。也可作为骨折切开复位内固定术后的外固定;骨折患者需长途转运时的,也需要进行临时固定;某些手术后特殊位置的固定。

【术前准备】

1. 备好规格适当的石膏绷带、薄棉垫、普通绷带等物品。

2. 清洗干净患侧肢体皮肤,有伤口者妥善包扎,不要用绷带环形缠绕,以免肢体肿胀,引起血液循环障碍。

【操作步骤】

1. 制作石膏条　根据固定肢体长度和宽度,把石膏绷带折叠成一定长度,并重叠 10~15 层,制成石膏条备用。

2. 浸泡　将已制作好的石膏条或石膏绷带平放于盛有 40 ℃ 左右的温水盆或桶内浸泡,吸水后放出气泡,2~3 分钟后不再冒泡时,说明石膏已完全被水浸透。

3. 石膏固定　根据固定需要,可采用石膏管型固定,也可采用石膏夹板或石膏托固定。石膏固定前,被固定的肢体先缠裹上适当的薄棉垫,以保护肢体皮肤。

石膏管型固定 取出石膏绷带,挤出多余水分,由肢体近心端向远心端环形或螺旋形缠绕,后一层盖住前一层 1/3~2/3,随时以手掌抹平,以免形成皱褶,由于肢体粗细不等,缠绕绷带时要提起绷带的松弛部分向肢体的后方折叠,注意不可翻转绷带(图 4-28)。整个石膏层的厚度,以不致使石膏断裂为原则,一般为 6~8 层。在关节部位及石膏上下边缘处可适当加厚。最后石膏表面用石膏糊或湿纱布反复涂抹,使其平坦美观。

石膏夹板或石膏托固定 把浸泡后的石膏条挤干水分、涂抹平整,置于所要固定的肢体上,使其完全符合肢体外形,然后用普通绷带包扎即可。

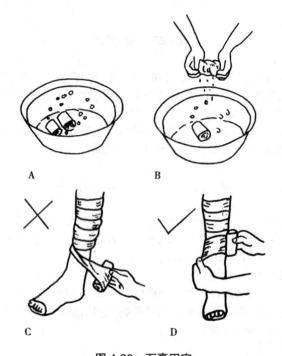

图 4-28 石膏固定

A. 石膏浸泡;B. 挤出多余水分;C. 不可翻转;D. 抹平皱褶

【术后处理】

1. 等待 15~30 分钟石膏硬化后,再搬动肢体或修整石膏毛糙部分。用色笔在石膏上标明包扎石膏的年、月、日及骨折部位和类型。

2. 适当抬高患肢,保持石膏干燥,石膏未干燥前避免挤压、触碰。石膏硬化后,应对石膏边缘予以修整,使其整齐光滑。

3. 注意肢体远程有无肿胀、青紫、麻木、疼痛等,如出现上述情况,应及时找出原因。因石膏太紧所致者,需把石膏管型前正中全长剪开,包括衬垫也应彻底剪开,直到能看到皮肤为止,必要时重新石膏固定;石膏夹板或石膏托固定者可适当松解结扎带。石膏固定 2~3 周后肢体消肿,石膏可能相对松动,应及时更换石膏。

4. 骨突起部位如有疼痛或石膏中有伤口需要换药,可在石膏局部开窗,先用铅笔画出范围,然后用石膏刀沿铅笔线切入,边切边将切开的石膏向上提拉,以便于切削。石膏开窗后,可能会影响其固定强度,从而不能负重。石膏窗口可用棉垫或其他衬垫填塞,外面可把开窗之石膏盖回原处,外用绷带缠绕,以防局部软组织肿胀。

第 24 节　小腿皮肤牵引

小腿皮肤牵引适于骨、关节急性感染,防止肌肉挛缩;稳定性骨折、骨折复位后,某些不稳定骨折如股骨螺旋骨折或粉碎骨折等;腘窝脓肿切开引流后,防止患侧肢体肌肉挛缩。

【术前准备】

1. 患肢皮肤剃毛,用肥皂水洗净、擦干。

2. 局部皮肤应无感染。

【操作方法】

1. 制备胶布　胶布宽度成人一般为 5~8cm,儿童为 3cm 左右;胶布长度以骨折平面以上约 4cm 处,向下距足跟远程约 2cm 处折回,胶布的中间粘一小块方木板,木板中央有直径约 0.5cm 小孔,备穿绳牵拉,胶布两端各撕成 2~3 个窄条,直达膝上平面。

2. 粘贴牵引　由上而下将各个窄条胶布分开,分别粘贴在小腿内外侧,再用绷带缠绕包扎,由木板孔道穿过坚韧线绳,结扎稳妥,再将下肢放于牵引架上,通过滑车装置进行牵引(图 4-29)。绳的远端连接重锤或砖块,一般重约 2~4kg。

【术后处理】

1. 用普通床做牵引时,可适当垫高床尾部,随时调节牵引重量。

2. 注意局部适当保暖。

3. 术后肢体远程如有肿胀、青紫、疼痛、皮肤起水泡等,应及时找出原因,酌情处理。

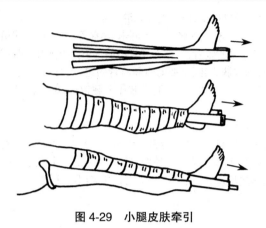

图 4-29 小腿皮肤牵引

第 25 节 输卵管通液术

输卵管通液术适于原发性不孕症患者,检查输卵管是否通畅;对于轻度输卵管炎症性粘连,有疏通作用。

【术前准备】

1. 无急性内、外生殖系统炎症,急性或亚急性炎症发作时暂缓手术。

2. 有严重心肝肾及肺功能异常均不宜行输卵管通液术。

3. 通液术时间是在月经干净的第 3~7 天内进行。

4. 术前排净尿液。

【操作步骤】

取膀胱截石位,再次做盆腔检查,常规消毒、铺巾,暴露宫颈后,用宫颈钳夹住宫颈前唇,先探宫腔,了解子宫大小、位置,然后插入通液管。连通注射器,将 20ml 的无菌生理盐水缓缓推注,生理盐水内可加适量抗生素、解痉药。如双输卵管阻塞,注入 4~5ml 时患者感下腹酸痛,且感注入阻力大,生理盐水回流明显,助手经腹双侧听不到过水音;如一侧输卵管不通,患者可感到患侧胀痛,注入的盐水有一定阻力,有部分生理盐水回流,经腹患侧听不到过水音;如双侧输卵管通畅则患者无明显不适,推注液体亦无明显阻力,经腹可听到过水音。

【注意事项】

注入盐水温度尽可能接近体温,如温度过低,可能导致输卵管发生痉挛,造成不通的假象。

第 26 节　局　部　冷　敷

冷敷可使毛细血管收缩,减少局部充血,抑止细菌的生长和活动,减轻局部炎症,促进局部皮肤散热,降低局部组织温度和耗氧,抑止神经细胞的感觉功能,减轻疼痛。因此冷敷具有止血、止痛、消炎的作用。

【适应证与方法】

1. 湿冷敷　湿冷敷主要用于急性关节扭伤、急性肌肉扭伤、小面积烫伤早期;也可用于深部软组织感染的充血期。方法:将毛巾浸入冷水中,取出拧去多余水分,以不滴水为度,根据病情需要敷于局部皮肤上,约 5 分钟左右重新更换毛巾,以保持一定的冷度。每次进行 20~30 分钟。

2. 冰袋冷敷　冰袋冷敷用于急性关节扭伤、急性肌肉扭伤等。方法:将冰块打碎,装入橡皮袋中,也可将冰水装入橡皮袋中,驱尽空气,拧紧开口。根据需要置于患者的病变部位,并依据病情决定冷敷时间长短。

【注意事项】

1. 冷敷时应防止局部皮肤冻伤。

2. 局部皮肤青紫、血运不良时不宜冷敷。

第 27 节　局　部　热　敷

热敷可促进局部组织血液循环,提高机体抵抗力和修复能力促进炎症消退,减轻局部肿胀和疼痛,并使局部肌肉松弛、毛细血管扩张,减轻深部组织充血和肌肉痉挛。因此热敷具有消炎、消肿和止痛作用。

【适应证与方法】

1. 湿热敷　主要用于急性感染的初期和后期,如急性感染的初期、蜂窝织炎早期、乳腺炎初期、关节扭伤恢复期、急性肌肉扭伤恢复期、慢性肌肉劳损等。方法:将毛巾浸入 60° 的热水中,拧去多余的水分,以不滴水为度,根据病情需要敷于局部皮肤上,约 5 分钟左右重新更换毛巾,以保持一定的热度度,每次进行 20~30 分钟。

2. 热水袋热敷　主要用于急性感染的初期和后期,如急性感染的初期、蜂窝织炎早期、乳腺炎初期、关节扭伤恢复期、急性肌肉扭伤恢复期、慢性肌肉劳损、胃肠功能紊乱性腹痛等。方法:将 60° 的热水装入橡皮袋中,排尽袋中空气,拧紧开口,置于患者患处。

3. 就地取材　可用大盐、细砂子、细铁末适量,放入铁锅中炒热,装入布袋中即可进行热敷。

【注意事项】

1. 应用热水袋热敷时应注意防止烫伤局部皮肤,特别对于昏迷、瘫痪、麻醉术后未恢复感觉的患者,尤其要注意防止局部损伤。

2. 头面部急性炎症不宜做局部热敷,以免炎症扩散或肿胀加重。

3. 急性腹痛未明确诊断者不要作热敷。

4. 手术后刀口附近及内脏出血者也不要局部热敷。

5. 关节扭伤早期为渗出阶段,也不宜做热敷(伤后 48 小时内)。

第 28 节 酒 精 擦 浴

酒精擦浴,适于高热患者的物理降温。

【禁忌证】

1. 大面积组织受损,局部微循环障碍,皮肤颜色青紫者。

2. 慢性炎症或深部有化脓病灶时,不宜用酒精擦浴。

【操作步骤】

1. 用 30%~50% 酒精,将毛巾或手帕浸湿,拧至半干。

2. 先从一侧上肢开始离心方向擦拭,自上臂外侧擦至手背,再从胸侧、上臂内侧擦至手心。同法擦拭对侧手臂及胸部,每侧擦拭 3~5 分钟。改换侧卧,擦拭背部 3 分钟。然后改仰卧位,遮盖会阴,露出近侧大腿,从大腿根部外侧擦至足背,再从腹股沟沿大腿内侧擦至内踝。同法擦拭另一侧,每侧下肢擦 3~5 分钟。

【注意事项】

1. 在擦浴过程中,注意患者全身情况,出现寒战、面色苍白、脉搏或呼吸异常时,应立即停止擦浴。

2. 擦拭腋下、掌心、腹股沟、腋窝等部位时,擦拭用力宜稍大,时间亦宜稍长,直至皮肤发红为止。

第 29 节 鼻 饲 插 管

鼻饲插管适于不能自口腔进食者、昏迷、人工冬眠及口腔手术后;不能张口患者,如破伤风和拒绝进食的精神病患者;早产和病情危重的婴幼儿。

【禁忌证】

食道静脉曲张或食道梗阻者。

【操作步骤】

1. 患者取坐位、半坐卧位或平卧位,头稍向后仰。清洁鼻孔,将弯盘置于患者口角旁。检查鼻胃管的型号与质量,并用 10ml 注射器抽吸 10ml 空气注入胃管内,检查胃管是否通畅。确定胃管需插入的长度,一般为前发际至剑突处的长度为需插入的长度,成人约 45~55cm,婴幼儿约 14~18cm,做好标记,液体石蜡润滑胃管。

2. 左手托住胃管,右手用血管钳夹住前端,自一侧鼻孔轻轻插入,插入约 14cm 时嘱患者做吞咽动作,如患者恶心,休息片刻并嘱深呼吸。如插入不顺利,检查胃管是否盘于口腔。如遇呛咳、呼吸困难、发绀等现象,胃管可能进入气管,应迅速拔出重插。昏迷患者插入时取平卧位,头偏向操作者一侧,将胃管末端置于弯盘内,插入 14~16cm 时,检查口腔是否有胃管盘于口腔,左手托起患者头部,使下颌贴近胸骨柄,加大咽部信道,顺势插至所需深度。

3. 以下方法可证实胃管在胃内 注射器连接胃管抽吸出胃液;将胃管的开口端置入水中,无气体溢出;用注射器注入 10ml 空气,同时听诊器在胃部听到气过水声。当证实胃管确在胃内后,将胃管末端小盖盖上,用胶布固定胃管于患者面颊部。

【注意事项】

1. 每次鼻饲前,必须证实胃管在胃内,先注入 10~20ml 温水,如无呛咳,再缓缓注入准备好的流质食物或药物,片剂药物应先研成粉末,放于 20ml 温水中溶化后注入。

2. 一次注入食物和药物勿超过 200ml,温度在 38~40℃,间隔时间不少于 2 小时。鼻饲完毕后,再注入少量温水冲洗胃管。

3. 如需留置胃管需向患者说明,咳嗽时勿用力过猛,以免胃管脱出,可以用手夹扶胃管。调整体位时勿拉扯胃管,防止滑脱。

4. 长期鼻饲者,应行口腔护理。鼻胃管应每周更换一次。

5. 拔除鼻胃管时宜在末次鼻饲后,夹紧胃管末端,嘱患者深呼吸,在呼气时迅速拔出,清洁患者口鼻及面部,并帮助漱口。

第 30 节 洗 胃

洗胃适于需紧急清除胃内有毒或刺激物质,避免胃肠道吸收和减轻胃黏膜水肿;也常用于某些手术或检查的术前准备。

【禁忌证】

1. 吞服强酸、强碱等腐蚀性毒物时禁用,以免加重食管壁损伤或促使胃穿孔。

2. 有食管静脉曲张者,为避免可能导致的大出血,应慎用。

【洗胃液选择】

通常根据患者情况选择洗胃液,一般有以下几种 温水用于毒物不明的中毒;0.02% 高锰酸钾用于巴比妥类、砷化物及氰化物等中毒;5% 碳酸氢钠用于有机磷、汞等中毒;1% 盐水用于敌百虫中毒;5% 醋酸用于碱中毒。

【操作步骤】

1. 患者取坐位或半卧位,胸前垫橡胶单或治疗巾,如有活动性义齿,取除,将弯盘置于口角旁。

2. 置入胃管,参阅本章第29节鼻饲插管。连接洗胃器的漏斗。

3. 将洗胃液倾入漏斗,举高距口腔30~40cm,当液体未流尽时,迅速倒转漏斗放低至胃高度以下,利用虹吸作用引出胃内液排入水桶(图4-30)。若流出受阻,可用橡皮球加压吸引。如此反复进行,直到洗出液体和灌注颜色一致,且澄清无气味为止。洗胃完成后,拔出胃管。协助患者漱口、洗脸、卧床休息。神志清楚且配合者,可口服洗胃液,然后刺激咽部,引起呕吐,将毒物排出。如有条件也可采用电动吸引器洗胃(图4-31)。

【注意事项】

1. 中毒物质不明时,应抽出胃内容物立即送验。同时选用温水或等渗盐水洗胃。待毒物分析明确后,再选用适当洗胃液。

2. 洗胃过程中如患者感觉腹痛、虚脱或吸出血性液体,应立即停止洗胃,并紧急处理,或密切观察病情变化酌情处理。

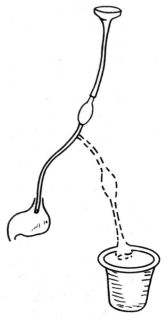

图4-30　利用虹吸原理洗胃

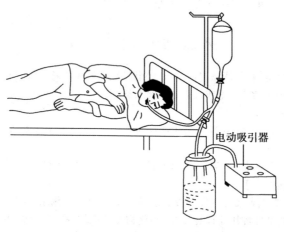

电动吸引器

图4-31　电动吸引器洗胃

3. 对昏迷患者洗胃应慎重,去枕平卧,头偏向一侧,防止分泌物或液体吸入气管内造成窒息。

4. 每次灌入量以 300~400ml 为宜,反复多次灌洗。如灌入量过多,液体可从口鼻涌出而引起窒息。灌入量过多还有产生胃扩张及胃内压升高的可能,从而加速毒物的吸收。胃扩张兴奋迷走神经,有可能引起反射性心搏骤停。

第 31 节 肛门坐浴

肛门坐浴,顾名思义是将臀部浸于液体中洗浴,为治疗肛管、肛门部或肛门周围皮肤疾病最常应用的方法。

【作用】

具有清洁肛门、减轻水肿、止痛止痒、缓解括约肌痉挛、松弛肛门、促进创口引流和伤口愈合等多种作用。肛门坐浴方法简单易行,效果良好,是痔瘘科或肛肠科最常使用的一种治疗措施。

【方法】

常用的溶液有 1:5000 高锰酸钾、中草药煎剂、自制 1% 盐水或普通温水、花椒水等。溶液温度为 60℃ 左右,溶液量要充足。将选用的溶液倒入盆内,盖上中央有大孔的木盖,使患者患部正好对准中央孔,先进行熏蒸,待药液不烫时,移除木盖,直接将臀部浸入溶液内,进行坐浴。如没有带大孔的木盖,可将 45℃ 左右的溶液倒入盆中,将臀部直接浸入溶液内,进行坐浴。如水温变凉,再随时加入热水或更换溶液。坐浴时间和间隔时间可根据病情需要酌情确定,一般每次 10~20 分钟,每天 1~2 次,如排大便,再分别于便前、便后各增加一次。

第 32 节 灌　　肠

【目的】

1. 刺激肠蠕动,软化粪便,排除肠胀气,减轻腹胀。

2. 清洁肠道,手术、检查或分娩前做准备。

3. 稀释和清除肠道内有害物质,减轻中毒。

4. 灌入低温度溶液,对高热患者进行降温。

5. 作保留灌肠直肠给药,治疗肠道疾病。

【禁忌证】

急腹症、妊娠、消化道出血、严重心血管疾病等。

【灌肠种类及灌肠液】

1. 大量不保留灌肠　适于解除便秘和肠胀气,常用灌肠液　0.1%~0.2% 肥皂水、等渗盐水、温水等,成人每次用量 500~1000ml,小儿酌减。溶液温度以 39~

41℃为宜。

2. 小量不保留灌肠 用于腹腔或盆腔术后肠胀气等。常用灌肠液 33% 硫酸镁 50ml、甘油 50ml、温水 100ml，混合；或甘油和水各 80ml，混合；或各种植物油 150ml。溶液温度 38℃，一次灌入直肠。

3. 清洁灌肠 反复多次进行大量不保留灌肠，以达到彻底清除滞留于结肠中的粪便和毒素。常用灌肠液 0.1%~0.2% 肥皂水、生理盐水或温水。

4. 保留灌肠 灌入药液至直肠或结肠并保留，使药液通过肠黏膜吸收，用于镇静催眠和治疗肠道感染性疾病。常用灌肠液镇静催眠用 10% 水合氯醛；肠道感染用 2% 小檗碱或其他抗生素溶液。用量一般不超过 200ml，温度 38℃。

5. 高热降温或中暑时可用冰等渗盐水灌肠，温度一般为 28~32℃。

【操作步骤】

1. 左侧卧位，右膝屈曲，将橡皮单和中单置于患者臀下，显露臀部，注意遮挡患者和保暖，准备好便盆。术者戴手套用液体石蜡润滑肛管前端，肛管连接灌肠筒，用血管钳夹紧住肛管，弯盘置于臀旁。

2. 用纸巾分开臀部，显露肛门，右手持血管钳夹住肛管前端，注意肛管弯度，应顺应直肠肛管方向，轻轻插入 10~15cm，边插入边指导患者张口深呼吸放松。在插肛管过程中，如果遇到阻力，轻轻退出少许并转动肛管，嘱患者张口呼吸，待阻力消失后再继续插入。

3. 肛管插入所需深度后，固定肛管，一般灌肠筒液面距肛门 45~60cm，松开血管钳，打开开关，让溶液缓缓流入（图 4-32）。观察液面下降和患者反应，若患者感腹痛或液体流出体外，则应降低灌肠筒高度或夹紧肛管。

4. 灌入完毕，夹紧橡胶管，用纱布包住肛管拔出。向患者说明灌肠后感胀满或有便意正常的。根据需要，决定保留与否，然后排便。

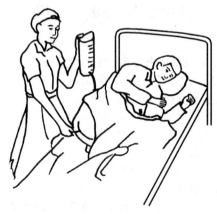

图 4-32 灌肠

【注意事项】

1. 注意遮挡患者,保护个人隐私。

2. 灌肠液温度适宜,一般为 39~41℃（降温者除外）。成人每次灌入量 500~800ml,小儿每次 100~300ml。

3. 降温灌肠应保留灌肠液 30 分钟,便后测体温。

4. 肝性脑病禁用肥皂水灌肠,充血性心力衰竭或钠潴留患者禁用生理盐水灌肠。

5. 灌肠过程中,注意观察病情变化,如患者感觉腹胀或有便意,可适当降低灌肠液面高度,指导患者放松、减低腹压;如患者出现面色苍白、脉搏过速、心慌、呼吸急促、冷汗、腹痛剧烈等,立即停止灌肠,嘱患者休息,对症处理。

第33节　肛门排气

肛门排气,适于排出肠内积气,减轻腹胀,缓解腹部胀痛。

【操作步骤】

1. 左侧卧位,右膝屈曲,或仰卧位,膝、髋关节屈曲。将橡胶单和中单置于患者臀下,显露臀部,注意适当遮挡,冬季注意保暖。

2. 用液体石蜡润滑肛管前端,肛管连接橡胶管,另一端置于盛水的玻璃瓶中,夹紧肛管,弯盘置于臀旁。

3. 分开臀部,显露肛门,右手持血管钳夹住肛管前端轻轻插入 10~15cm,插入过程中嘱患者大口呼吸,以便肛门部肌肉放松。插入肛管后,酌情适当固定。

【注意事项】

1. 注意观察玻璃瓶内气泡溢出多少,如溢出气泡不多,可让患者翻身活动,也可在患者腹部做一些按摩活动,以便气体排出。

2. 一般肛管保留 20~30 分钟即可拔除。

第34节　直肠指诊

直肠指诊主要用于肛管和直肠的炎症、肿瘤、息肉等检查;也用于盆腔内炎症、脓肿、肿瘤等检查。

【禁忌证】

明确诊断为肛裂的患者不宜进行直肠指诊,以免加重病情,引起疼痛。

【操作步骤】

1. 检查前排空大便,患者侧卧、仰卧或膝胸卧位均可。检查者右手示指带橡皮指套,涂少许润滑油。先用示指端的掌面,以均匀的力量按压肛门后方尾骨尖前部,以便括约肌少松弛,然后徐徐插入肛门,嘱患者张口呼吸,进一步使约肌松弛。手指进入肛门直肠后,先检查直肠下段,然后逐渐伸入直肠,直到整个手指进入为止。

2. 检查时注意肛门括约肌紧张度,如括约肌较紧,肛门部疼痛,则多为肛管急性炎症。指尖进入肛门后,缓缓向四周转动,如有质软的肿块,一般多系内痔块。注意有无压痛,急性阑尾炎时,直肠右前方可有压痛。注意肛门直肠有无狭窄,狭窄的程度、离肛门的距离,如狭窄处组织坚硬且不光滑,多为恶性肿瘤。注意有无肿块,如有肿块注意其大小、位置、硬度、活动度、有无压痛和光滑与否,直肠息肉,一般质软、有蒂,活动度大;恶性肿瘤则质硬,表面凹凸不平,或中央溃疡,基底部固定。直肠周围脓肿时也可扪及突出的肿块,有压痛。手指进入肛门约 5~7cm 时,男性患者直肠前壁可扪及前列腺,应注意其大小、硬度和表面是否光滑;若前列腺肿大和压痛,则多为炎症或增生;若肿大、质硬表面不光滑者,多为恶性瘤。女性患者直肠前壁可扪及子宫颈,注意其硬度、表面光滑与否、推动时有无牵涉痛等。检查完毕,手指退出肛门时,注意指套上有无血液或黏液,如有血液和黏液可作涂片检查。

第 35 节　直肠镜检查

直肠镜检查适于直肠下端的内痔、炎症、肿瘤、息肉等检查;也用于直肠指诊后需肉眼直视检查的直肠疾病。

【操作步骤】

1. 检查前排空大便,如大便秘结应先进行灌肠,排出粪便。患者取膝胸卧位或截石位。

2. 检查者右手执直肠镜,直肠镜头端涂上适量润滑剂,将直肠镜插入肛门,并朝向脐孔方向缓缓地插入肛门,插入 4~5cm 深度时,已通过肛管进入直肠,应将直肠镜的方向改变,使其指向第三骶骨,并将闭孔器拔出,在有照明的直接观察下,顺着直肠腔方向,缓缓插进。当直肠镜插进约 10cm 深时,再将其方向改变,向前推进约 5cm 左右,即可抵达直肠与乙状结肠交界处,然后慢慢地将直肠镜拔出,边退出边观察。一般可看到肠壁黏膜上有 3 个新月形瓣膜。注意观察肠壁黏膜的颜色、有无溃疡、肿瘤、息肉和内痔。必要时用棉签取少许黏液做涂片检查,也可用活检钳夹取少量组织,作病理切片检查。

【注意事项】

1. 有肛裂或肛管急性炎症时,不宜行直肠镜检查。

2. 直肠镜检查前先作肛门直肠指检,如诊断确定则不必进行镜检。如疑直肠炎症,直肠指诊发现直肠有狭窄或肿瘤时,肛门直肠镜检查应缓慢进行,以免损伤或穿破直肠。

第 36 节　导　尿

导尿是各临床科室经常应用的一项基本操作技术,需熟练掌握。

【适应证】

1. 各种原因所致的尿潴留。

2. 盆腔内手术前排空膀胱,或长时间全身麻醉手术的患者,留置导尿管以便观察尿量。

3. 昏迷、尿失禁患者,留置导尿管保持局部干燥、清洁。

4. 泌尿科某些术后留置导尿管,促进膀胱功能恢复及切口愈合。

5. 抢救休克或危重患者时留置导尿管,以便观察尿量和肾功能。

6. 采集无菌尿液细菌培养,测量膀胱容量、压力及检查残余尿液。

【操作步骤】

1. 患者仰卧位,屈膝,注意适当遮挡,冬季注意保暖。

2. 将患者两腿适当外展分开,0.1% 氯己定液消毒外阴部,铺无菌孔巾。

3. 插入导尿管,如为男患者,操作者位于患者右侧,左手无名指和中指夹住阴茎,拇指和示指夹住冠状沟处向上提起阴茎,右手持镊子夹住已涂润滑剂的导尿管,轻轻插入 20~22cm,即可有尿液流出,再插入 2cm,胶布粘贴固定导尿管,注意正确固定导尿管的方法(图 4-33)。目前临床上多使用水囊导尿管,水囊导尿管插进入膀胱后,用注射器抽吸 10~15ml 生理盐水,注入水囊内即可(图 4-34)。

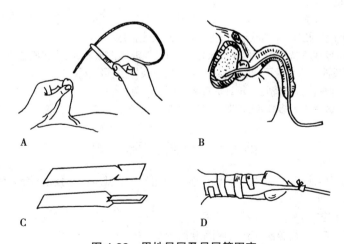

A　　　　　　　　　　　　B

C　　　　　　　　　　　　D

图 4-33　男性导尿及导尿管固定

A. 插入尿管;B. 进入膀胱;C. 制作胶布条;D. 固定方法

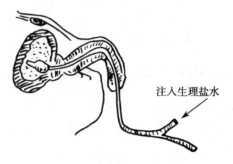

图 4-34 气囊导尿管导尿

为女患者导尿时,操作者左手拇指和示指分开小阴唇,右手持血管钳夹导尿管轻轻插入 4~6cm,尿液流出后再插入 3~4cm,然后固定导尿管,注意正确固定导尿管的方法(图 4-35)。目前女性患者导尿也常用气囊导尿管。

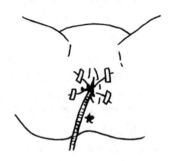

图 4-35 女性导尿管固定

【注意事项】

1. 导尿过程中严格无菌操作,防止泌尿系感染。

2. 插入金属导尿管时一定注意动作轻柔,防止尿道损伤。

3. 高度充盈的患者导尿时,排出尿液不可过快过急,以防腹压突然下降,发生虚脱;或因膀胱突然减压引起黏膜充血,发生血尿。

4. 导尿管持续保持低于膀胱水平位置,及时倾倒尿液,防止尿液逆流,保持导尿管通畅,防止受压、曲折和堵塞。定期更换导尿管每 2 周 1 次。

5. 保持尿道口清洁,每日消毒尿道口至少两次。

6. 鼓励患者多饮水,长期留置导尿管者,在拔管前应训练膀胱功能。

第 37 节　前列腺按摩

前列腺按摩,是泌尿外科临床较常使用的一项基本操作技术,各级医师应该熟悉掌握。

【适应证】

1. 获取前列腺液,明确前列腺疾病诊断。

2. 慢性前列腺炎时定期按摩,可促使前列腺分泌物排出、改善局部血液循环。

【操作方法】

1. 患者取膝胸卧位或直立前伏位,即双下肢站立,胸部伏于检查台上,体质虚弱者可取侧卧位。按摩前嘱患者排空小便。

2. 操作者立于患者左侧,戴指套,肛门处及指套涂少许润滑剂,右示指轻压肛门后方,嘱患者张口呼吸,以使肛门括约肌松弛。示指缓慢伸入直肠,摸到前列腺后,分别从左右两页的外侧,由上而下向中线按压,再沿中线向尿道方向推按压,如此反复 2~3 次,即可见前列腺液自尿道外口流出(图 4-36)。用于慢性前列腺炎时,每次按摩 3~5 分钟,每周一次,6~8 次为一疗程。

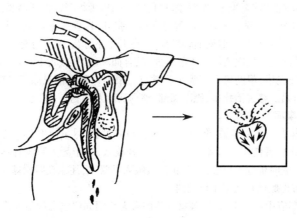

图 4-36　前列腺按摩

【注意事项】

1. 前列腺按摩应手法正确、动作恰当、力度适中,否则按摩失败。

2. 按摩应按照一定方向进行,往返进行。

3. 急性前列腺炎按摩可使炎症扩散,应属禁忌;怀疑结核、肿瘤时,也不应进行前列腺按摩。

第 38 节　口　腔　护　理

口腔护理(oral care),可以保持口腔清洁,避免口腔疾病,去除污垢、异味,促进食欲,增加患者舒适度。口腔由牙齿、牙龈、舌、颊、软腭、硬腭等组成,具有摄取、咀嚼、吞咽、发音、感觉、消化等重要功能。口腔出现问题可致食欲下降、疼痛、异味、出血等。

【操作步骤】

1. 观察口唇有无裂痕或出血,口腔黏膜是否有炎症、溃疡、有无龋齿、义齿、缺齿,有无红肿、溢脓、有无特殊气味等。

2. 根据具体情况选用漱口液,常用的有生理盐水,用于清洁防感染;复方硼酸液(朵贝氏液),用于除臭、抑菌;1%~3% 过氧化氢溶液用于口腔溃烂、组织坏死;4% 碳酸氢钠溶液,用于白色念珠菌感染;0.02% 氯己定(洗必泰),用于清洁、广谱抗菌;0.02% 呋喃西林,用于清洁、广谱抗菌;0.08% 甲硝唑用于厌氧菌感染。

3. 患者取侧卧或仰卧位,头偏向一侧面向操作者。将治疗巾或干毛巾置于患者颈下,弯盘置于患者口角旁,取下活动义齿,浸泡于冷水中。酌情选择适当漱口液,浸湿棉球拧至半干,先擦净口唇,然后用压舌板轻轻撑开颊部,分别清洁牙齿唇面和颊面及颊部黏膜。清醒患者令其张开口,昏迷患者操作用大拇指轻压下颌,将压舌板从口腔侧面轻轻插入,分开上下牙齿,从磨牙处放入开口器,撑开口腔并固定。依次清洁牙齿的舌面、咬合面和硬腭部、舌下。

4. 擦洗完毕,帮助患者用吸水管漱口。根据口腔的情况涂药,口唇干燥者可涂液体石蜡。移去治疗巾,擦净面部,整理病床及用物。

【注意事项】

1. 操作者动作要轻柔、准确,防止损伤口腔黏膜,尽量使患者感到舒服。

2. 昏迷患者使用开口器时,应从磨牙处放入,对于牙关紧闭者不可强行张开。擦洗口腔时棉球不可过湿,防止药液吸入呼吸道,注意夹紧棉球,防止滑落,特别注意防止擦拭物遗留于口腔内。

3. 长期应用抗生素者,应观察口腔内有无真菌如白色念珠菌等感染。

4. 传染病患者用物按消毒隔离原则进行处理。

第 39 节　拔牙后自我护理

拔牙是口腔科最常见的一种治疗方法。拔牙后需进行适当的自我护理,方可减少出血、预防感染。

【自我护理要点】

1. 医生放在拔牙后创口上的止血棉球,要轻轻咬住,半小时到 1 小时后去除,此后不要吸吮创口。

2. 拔牙当天不要做剧烈运动,不要高声谈笑和用力吐痰,拔牙后 2 小时方可进食,不要饮酒,不吃过硬、过热的食物。当天不要漱口,第二天可用温盐水轻轻漱口。

3. 拔牙回家后,不要马上卧床休息,如感到疲倦,可取半卧位休息。

4. 麻醉作用消失后,有人可能出现局部疼痛、头痛等,不久即可消失,不必紧张,可适当对症处理,必要时酌情应用止痛剂,如双氯芬酸钾(凯扶兰)、对乙酰氨基酚(泰诺)等。

5. 拔牙后 12 小时内,唾液里常有少量血液,这是正常现象,不必惊惶。若有大量血液、高热、面部肿胀、剧痛,应及时去医院复诊。

第 40 节　胃肠术后饮食护理

胃肠术后肠功能暂时处于停顿状态,正确采取一些措施,帮助胃肠尽快恢复功能。

【饮食护理要点】

1. 胃肠手术后安置胃管 48~72 小时,一般说来肠蠕动即可恢复,能自行肛门排气,如无异常,即可拔除胃管。拔除胃管后当时可以饮少量水,每次 4~5 小勺,每隔 1~2 小时一次。

2. 拔除胃管后第 2 天喝米汤每次 50~80ml,每天 6~7 次。

3. 拔除胃管第 3 天改吃流食,忌喝牛奶、豆浆和过甜的食物。每次 100~150ml(约半碗),以藕粉、蛋汤、肉汤为宜,每 6 小时 1 次;如一切正常,第 4 天可增加稀粥。

4. 一周后改半流质饮食,如鸡蛋羹、面片等,每天 5~6 餐。

5. 两周后可吃软饭,选择易烂、易消化食物,注意维生素的补充,忌食生冷、油炸及刺激性食物,每天 4~5 次,每次七、八分饱,直到完全恢复。

第 41 节　四肢术后护理

由于手术创伤,四肢术后经常出现局部组织肿胀、瘀血、压力增高,血液循环受到一定影响,同时出现疼痛。正确的护理,可减轻瘀血、促进血液回流、减轻疼痛。

【护理要点】

1. 适当抬高患肢,上肢术后应将肘关节屈曲 90°,前臂放置于托板上,注意托板的长度不能短于前臂的长度,以使手部平放在托板上,不能使腕部下垂。下肢手术后应卧床休息,特别是小腿、足部较复杂手术后更应如此,同时应将小腿部、足部抬高 10°~15°,以利于静脉血液回流。

2. 手部或足部手术后注意观察指端血液循环变化,如皮肤颜色青紫、灰暗、发凉等,提示循环受阻,应进行仔细检查,确定是否为包扎过紧所致,予以酌情处理。

3. 下肢手术后根据需要,可适当进行床上肢体关节运动,以防止血栓形成、避免肌腱粘连、预防关节强直。开始下床活动时应先试行将小腿垂于床边,如无明显感觉异常,方可下床行走,短时间活动后即应上床平卧休息。第 2 天如无明显肿胀、疼痛、起泡等,再继续下床,逐渐增加活动量。

第 42 节　肿瘤化疗反应的护理

化学药物治疗,简称"化疗",是治疗恶性肿瘤的一项基本技术,至今已被广泛用于中、晚期癌症的姑息治疗及某些肿瘤的治愈性治疗中,成为癌症三大治疗手段之一。但是化疗一般均有不同程度的不良反应,常伴随一系列的全身不适症状。

【护理要点】

1. 对患者进行心理疏导,使他们对化疗的不良反应勿产生畏惧心理,明白大部分化疗不良反应都是一次性的,机体功能在化疗结束后会得到恢复,例如脱发的头皮会重新长出新发,或许会比以前的发质更好。

2. 患者身体消耗较大,表现为明显虚弱、乏力、消瘦等,因此化疗期应注意多休息,尽量少会见探访者,减少精力和体力消耗。勿参加剧烈活动,保存体力。

3. 加强营养,调节饮食,高蛋白、高维生素饮食,多进食维生素含量较高的新鲜蔬菜、水果,多吃一些清淡爽口的凉拌菜,但应清洗干净,防止肠道感染。经常变换饭、菜的花样、品种,以增加患者食欲。

4. 化疗期间患者血化验往往有白细胞减少现象,宜补充高蛋白食品,如鱼、瘦肉、奶类、豆浆、蛋、动物肝脏、排骨汤、花生等,有助于升高血象。并可适当给予利血生、鲨肝醇、维生素 B_4 等升高白细胞药物。

5. 化疗期间消化道反应通常明显,出现恶心、呕吐、食欲下降、不能进食等。可酌情输液补充水分、营养,保持电解质平衡,并酌情适当应用镇静、止吐剂。

第 43 节　压疮预防和护理

压疮,曾称为"褥疮"。由于承重部位,如枕部、髋部、膝部、外踝、足跟、骶尾部等长时间受压,导致局部组织血液循环障碍、营养不良、组织溃烂、脱落坏死,多见于瘫痪和长期卧床患者。绝大多数压疮可以预防,但有时某些患者自身条件特殊,或某些疾病限制翻身,压疮在所难免。但是精心科学护理可使发生率降到最低程度。有关人员应做到"六勤":勤观察、勤翻身、勤按摩、勤擦洗、勤整理、勤更换。

【分期】

1. 一期　即红润期,局部组织出现血液循环障碍,表现为红、肿、热、痛炎症反应。

2. 二期　即浸润期,局部红肿,炎症向外浸润,皮肤变为紫红色,疼痛加剧,常有水泡形成。

3. 三期　即溃疡期,局部皮肤水泡、破溃、感染、坏死、溃疡形成,患处有黄色水样渗出物或脓液,可侵入皮下层和肌层,或达骨膜或关节腔,组织发黑、有臭味,脓液较多,可出现发热等全身症状,也可引起脓毒血症。

【预防和护理】

1. 避免局部长期受压,经常更换卧位,一般 2 小时左右翻身一次,必要时 1 小时翻身一次,翻身时动作轻柔,防止擦破皮肤。

2. 尽量保持受压部位悬空,骨突部位可垫软棉垫、气圈,防止局部继续受压,可用海绵垫床,如有条件可用气垫床、电动按摩床。

3. 促进局部血液循环,改善营养状况,定期按摩受压部位,用温水擦浴后按摩,然后撒以滑石粉。

4. 床铺保持平整无皱褶、清洁干燥,避免任何机械损伤,使用石膏或夹板固定的患者,衬垫要柔软,固定松紧要适宜。

5. 患者大小便失禁或呕吐、出汗时,随时清洗皮肤,保持干燥、洁净,局部皮肤涂润滑剂,防止粪、尿污染刺激。

6. 增加营养和抗病能力,多食高蛋白、高热能饮食。

【局部护理】

1. 局部红肿者,涂复方苯甲酸,干燥后再撒滑石粉,并轻柔按摩。如有水泡,在无菌操作下,抽出泡内渗出液,敷盖无菌纱布及棉垫,包扎固定。

2. 如形成溃疡,应每天换药,生理盐水或 3% 过氧化氢(双氧水)清洗后,创面贴附一层凡士林纱布,再覆盖厚层敷料,包扎固定。

3. 如坏死组织较多,应剪除坏死组织,直至创面清洁、肉芽红润、周围组织肿胀消退,再酌情施行肉芽创面植皮或压疮切除局部皮瓣移植修复。

第 44 节　床 上 擦 浴

床上擦浴(bed bath),是临床上皮肤清洁护理的重要内容,可去除患者皮肤污垢、促进身心健康、预防感染、利于循环、防止压疮。

【适应证】

床上擦浴通常用于病情较重、长期卧床、活动受限及身体虚弱无法进行洗澡或沐浴的患者。

【方法】

1. 准备物品　包括脸盆、水桶、浴巾、浴毯、毛巾、浴皂、护肤品、清洁衣裤等。

2. 注意隐私保护　必要时适当遮挡。先擦洗面颈部,将毛巾包于操作者手上,温水浸湿,依次擦洗眼部、前额、面部、面颊、鼻翼、耳后、下颌,直至颈部;继之擦洗上肢、手部、胸部、腹部、背部、下肢、足部,最后擦洗会阴部。擦洗过程中,注意利用浴巾、浴毯随时覆盖非操作部位,避免受凉。

擦洗完毕协助患者梳头、穿衣。最后整理床位,更换床单,整理用物。

【注意事项】

1. 擦浴时注意保暖,控制室温,随时调节水温。

2. 动作敏捷、轻柔,减少翻动次数,通常 15~30 分钟内完成。

3. 注意保护患者隐私,尽可能减少暴露。

4. 注意保护伤口或管子。

第 45 节 背 部 按 摩

背部按摩,可提供观察患者皮肤有无破损、感染迹象的机会,促进患者放松,利于疾病恢复。背部按摩前应了解患者病情,病情稳定,全身状况较好,如背部手术或肋骨骨折等患者应禁止按摩。

【目的】

促进背部皮肤血液循环,预防压疮等并发症、减轻患者卧床疲劳。

【方法】

1. 准备物品 包括浴巾、毛巾、50% 酒精、手消毒液、屏风等。

2. 按摩 注意隐私保护,取俯卧位,将浴巾纵向铺于患者身下,暴露肩背、上肢、臀部,温热毛巾擦洗颈肩、背臀,两手掌蘸少许 50% 酒精,用手掌大小鱼际以环形方式按摩,从骶尾部开始,沿脊柱两侧向上至肩部;再从上臂沿背部两侧向下按摩至髂脊,如此有规律地按摩数次。然后,背部轻叩 3 分钟。最后,用浴巾擦去背部酒精,协助患者穿好衣服,取舒适体位适当休息。

【注意事项】

1. 操作过程中注意观患者情况,如有异常立即停止。

2. 背部按摩避免用力过大,以免造成皮肤损伤。

第 46 节 昏迷患者的护理

大脑皮质功能受到严重抑制时,患者意识、感觉、运动和反射丧失,称为昏迷。深昏迷时肌肉松弛、大小便失禁、各种反射消失,但呼吸、循环功能依然存在。各种疾病均可出现昏迷,包括中毒性疾病、感染性疾病、非感染性疾病、内分泌与代谢障碍性疾病、物理因素性疾病和水、电解质失衡等。

【护理】

1. 保持室内空气新鲜、温度适宜,并保持一定湿度,配备各种抢救药品和器械,患者躁动不安时加床栏或约束带,防止坠床,并在床头横立一枕,以防头部撞伤。

2. 痉挛、抽搐者,可用开口器或牙垫置于两齿之间,防舌咬伤。舌后坠者用舌钳拉出。去除发夹,修剪指甲,防止自伤。

3. 保持呼吸道通畅,平卧位时头偏向一侧,取除活动义齿。气管切开插管者及时清理呼吸道痰液,防止窒息。

4. 预防压疮发生,定时翻身,防止骨突处受压,病情许可时被动活动肢体,每 4 小时 1 次,防止肢体萎缩和足下垂等。余同压疮的护理。

5. 眼睑不能闭合者,结膜囊内涂红霉素眼膏每天 2~3 次,并用湿盐水纱布或眼罩遮盖保护,防止角膜干燥及损伤。

6. 注意口腔护理,每天 3 次,酌情选用漱口液(见口腔护理),口唇干裂者涂润滑油膏,张口呼吸者以湿盐水纱布敷盖口鼻。

7. 保持大便通畅,便秘者先用润滑剂,3 天后无缓解遵医嘱服用通便剂或灌肠等。留置导尿管者,每天用 0.1% 氯己定或 0.1% 新洁尔灭消毒尿道口 2 次,定时开放导尿管,夏季每天更换尿袋 1 次,冬季隔天更换 1 次。

8. 用热水袋保暖时,应防止烫伤;物理降温时,严防冻伤。

9. 按医嘱给予鼻饲或静脉高能营养,保证足够水分,维持电解质平衡,适当补充维生素。

10. 仔细观察病情,定时检测生命体征,注意神志、瞳孔、对光反射、皮肤色泽、末梢循环等变化。同时注意呕吐物、排泄物及引流物性状,并记录 24 小时出入水量。

11. 严格床头交接班。

第 47 节　高热患者的护理

高热可见于各种疾病,包括感染性疾病、非感染性疾病、体温中枢功能失常等。

【护理】

1. 保持室内环境安静、通风、温度适宜(16~18℃)、湿度理想(50%~60%)。

2. 绝对卧床休息,烦躁不安、神志不清、谵妄、惊厥者,应加床栏,必要时给予约束带。

3. 密切观察病情变化,每 2~4 小时测量体温、脉搏、呼吸 1 次,必要时随时测量,注意神志变化、发热特点及其伴随症状,如皮肤黏膜有无出血点、麻疹、瘀斑以及黄疸等。

4. 体温在 39℃ 以上者可行物理降温,头部、腋下与腹股沟等大血管处置冰袋,也可用 32~36℃ 的温水擦浴,或 30%~50% 的酒精擦浴;必要时冷盐水灌肠。如物理降温无效可考虑药物降温,原因不明高热者慎用退热药,年老、体弱及婴幼儿应减少用药量。

5. 小儿出现惊厥、烦躁不安或既往有高热惊厥者,应同时应用镇静剂。

6. 大量出汗时及时更换内衣和床上用品,在皮肤与内衣之间放干燥毛巾或毛巾被。体温骤退时给予保暖,避免直接吹风,防止受寒。

7. 给予高蛋白、高热量、高维生素且易消化、易吸收的食物,少量多餐,不能进食者可行鼻饲,鼓励多饮水,出汗多时宜多饮含盐开水,成人每天进液量不少于 3000ml。

8. 保持口腔卫生及皮肤清洁。

9. 如疑为传染病时,可先行一般隔离,确诊后再根据病情和传染病特点进行严格隔离。

第 48 节 家 庭 护 理

家庭护理,是指维持和促进家庭健康,对个体提供从生到死、从健康到疾病的全程连续性服务。开展家庭护理对个人、家庭及社会三方面均有积极意义,使患者得到医疗服务的同时,还能享受家庭的温馨,不仅减少家庭经济负担,还能节约医疗资源。

【内容】

1. 准备阶段 仔细阅读服务对象健康档案,包括健康史、治疗方案、护理计划,特别注意所需的特殊护理。先与家庭联系,简要了解目前健康情况,根据家访目的和情况准备必要的用物如护理包、记录表格等。护理包中一般应有听诊器、注射器、体温表、血压计、消毒用品、敷料、胶布等。另外,根据访视对象具体情况准备特殊用品。

2. 访视阶段 进入服务对象家中先谈论一些轻松话题,然后说明本次访视目的,根据访视计划实施护理和健康指导,包括提供基础护理技术,如换药、导尿、静脉输液、肌内注射、压疮护理、鼻饲插管、造口护理、口腔护理等。提供心理咨询、卫生宣教、营养指导等。简要记录访视情况。整理用物、洗手。向患者或家属简单交代本次访视情况,预约下次访视时间。

3. 访视后阶段 详细记录家访情况,评价访视效果,若有必要做好转诊安排。

第 49 节 整 体 护 理

整体护理,是指护理服务过程中,把服务对象视为一个功能整体,具有生理、心理、社会、文化、精神等需要的人,根据服务对象的需要和自身特点,提供满足其各方面需要的帮助和照顾。整体护理是一种思想,也是一种观念,它强调以服务对象为中心,这个对象可以是个体即健康人或患者,也可以是群体。整体护理的宗旨是以服务对象为中心,根据需要和自身特点提供全面、细致、深入、有针对性的护理照顾。

【具体内容】

1. 首先要求护理人员树立整体护理观念,弄清服务宗旨和护理标准,弄清护士与其他人员的协作关系等。

2. 创造适合休养、利于康复和保障安全的环境,包括病房整洁、舒适、安静、安全,有患者活动娱乐场所;患者用品干净、整洁,达到国家标准;卫生间清洁,设施完善;危重患者安置便于护士观察;装备完好的各专科常用护理设备、用品和抢救器材。

3. 完善的辅助支持系统,包括药品等所有物品供应、回收、患者膳食服务等。临床护士只有在完善的辅助支持系统条件下,摆脱非护理性工作任务,减少不必要的时间和精力耗费,才能保证有足够时间直接服务患者,实现护士围着患者转的护理工作模式。

4. 整体护理要求以患者为中心,提供连续的、系统的身心、社会、文化等全面的护理服务。充分保证患者最需要的时段内的护理服务,如起居、进餐、术后、病情危重等时段,充分调动护理人员的积极性,保证护理服务质量。

5. 明确各级护理人员的工作职责,各司其职,各负其责。

第50节　临　终　关　怀

疾病末期或意外事故造成人体主要器官生理功能趋于衰竭、生命活动走向终结、死亡不可避免发生的过程,为临终阶段。关于临终的时限范围尚无统一的界定标准。一般认为预计寿命在6个月以内结束者即认为进入临终期。

【内容】

1. 临终关怀目标　临终关怀是一种专门为临终患者提供全面照料的服务。进入临终阶段,以护理照料为主。处在临终期的患者对治愈已不抱太大希望,而最大的愿望是维持身体舒适、控制疼痛、减轻痛苦、给予精神和心理的支持。在临终关怀服务中,要以患者为中心,从满足患者需要出发,提供全面、细致的护理,而不要按照工作人员的主观意愿去进行。

2. 躯体照料　为患者创造一个整洁、安静、舒适、协调、安全的、具有温馨家庭气氛和生活情趣的环境,保证营养、加强口腔和皮肤护理、控制或缓解疼痛等,最大限度地满足患者需求。

3. 精神照料　加强与临终患者的沟通,科学运用语言和非语言性的方式交流,鼓励探视和陪伴,强化心理疏导,传递人类美好的道德情感,减轻临终患者的焦虑、恐惧心理,维护良好的精神心理状态,使之能平静、安详地面对死亡。

4. 临终者权利　在临终关怀服务中,允许患者获取病情信息,保守个人隐私和个人生活方式,有权参与医疗护理方案的制定、选择死亡方式等。

5. 医务人员应有的情怀　医务人员应有积极向上的人生观,对服务对象也是一种良好的影响。有些人面对临终患者常常产生各种不良心理,如抑郁、焦虑、失落、恐惧等,谈及死亡话题时不知所措、无言以对。有的面对临终者认为自己无力挽救患者生命,甚至产生一种内疚感。这些不良心理反应不利于临终关怀的实施,只有消除这些因素,才能做好临终关怀工作。

第 51 节　围术期处理

围术期,是指从决定手术到手术治疗基本结束为止的一段时间。包括术前、术中、术后三个阶段。术前阶段主要是术前准备,长短不一,创伤患者可能仅数分钟,复杂患者可能数天或更长。术后阶段主要是术后处理,预防和治疗手术并发症。

一、术前准备

术前要对患者全身情况有足够了解,包括心理、心、肺、肝、肾、血液、内分泌、免疫系统功能等。必须详细询问病史、全面体格检查、常规实验室检查、相关重要器官功能检查。以此评估患者对手术耐受能力,发现问题术前予以纠正,术中、术后加以防治。

【一般准备】

1. 心理准备　消除紧张、焦虑情绪,恰当语言解释手术方法、过程、效果、并发症。签署各种知情同意书。

2. 生理准备　①适应性锻炼,包括床上大小便、正确咳痰等;②输血和补液,包括输血准备,纠正水电酸碱失调、贫血、低蛋白血症等;③预防感染,包括处理感染灶、预防应用抗生素(适于胃肠道、操作时间长创伤大、开放性创伤污染、癌症、涉及大血管、植入人工制品、脏器移植的手术)。预防性应用抗生素的方法　术前 0.5~2 小时,手术超过 3 小时或失血量超过 1500ml,术中可以加用一次,应用时间一般不超过 24 小时,个别延长至 48 小时;④胃肠道,术前 8~12 小时禁食,4 小时禁饮,必要时清洁灌肠;⑤其他,酌情镇静药物、月经期推迟手术、进手术间前排尿、手术时间长者留置尿管、取下义齿等。

【特殊准备】

1. 营养不良　纠正低蛋白血症、贫血,使血浆蛋白达到 30g/L,否则,术后感染率增加 3 倍。

2. 脑血管疾病　围生期中发生率 < 1%,80% 发生于术后。近期有脑卒病史者,择期手术应推迟 2~3 周,最好 6 周。

3. 心血管疾病　血压 < 160/100mmHg 者,不必处理。血压 > 180/100mmHg 者术前适当应用降压药,平稳在一定水平,但不必降到正常。有心脏病史者请麻醉师、内科医师共同评估处理。

4. 肺功能障碍 肺部并发症和相关死亡率仅次于心血管系统。高危患者术前应进行肺功能检测。危险因素包括慢阻肺、吸烟、年老、肥胖等。

5. 肾疾病 及时纠正肾前病因,保持水电介质及酸碱平衡。

6. 糖尿病 糖尿病在整个围生期处于应激状态,并发症和死亡率上升50%,影响伤口愈合,感染率增多。仅以饮食控制者不需特殊准备;口服降糖药者应继续口服至术前晚上,口服长效降糖药者应在术前2~3天停药;平时应用胰岛素者术前应以葡萄糖和胰岛素维持正常糖代谢,手术日晨停用胰岛素;伴酮症酸中毒者,尽可能纠正酸中毒、血容量不足、电解质失衡。

7. 凝血障碍 常规凝血试验阳性发现率低,凝血酶原时间(prothrombin time, PT)及血小板计数识别严重凝血异常的也仅占0.2%,所以,仔细询问病史和体格检查尤为重要。注意皮肤、黏膜、牙龈、鼻部有无瘀斑、出血等。术前2天停用非甾体抗炎药,术前7天停用阿司匹林,术前10天停用抗血小板药物噻氯匹定等。

8. 预防下肢深静脉血栓形成 围术期发生下肢深静脉血栓形成的因素包括年龄40岁以上、肥胖、静脉曲张、吸烟。术后适当抬高双下肢、按摩腿部。

二、术后处理

术后正确处理是保证顺利康复、预防并发症的重要一环,可以使手术应激反应降到最低程度。

【常规处理】

1. 术后医嘱 包括止痛、抗生素、伤口护理、静脉输液、吸氧、引流物管理等。

2. 监测 体温、脉搏、血压、呼吸、尿量、出入量等。

3. 静脉输液 长时间手术术野不显性失液,需考虑的因素。

4. 引流管管理 观察有无阻塞、扭曲、脱落、引流量等。

【体位选择】

1. 全身麻醉 未清醒前平卧位,头转向一侧,防止呕吐误吸。

2. 蛛网膜下腔麻醉 应平卧卧位或头低卧位12小时。

(1)颅脑手术:如无休克或昏迷,可取15°~20°斜坡卧位。

(2)颈胸部手术:多采用半坐位,以利于引流和呼吸。

(3)腹部手术:术后多取斜坡卧位,以利于减少腹壁张力。

(4)脊柱或臀部手术:一般术后取俯卧位。

(5)休克者:取下肢抬高15°~20°,胸、头和躯干抬高20°~30°特殊体位。

(6)肥胖者:一般取侧卧位,有利于呼吸和静脉回流。

【其他处理】

1. 疼痛 酌情应用有效镇痛措施,包括体位、固定、药物、心理等。

2. 呃逆　一般为短暂出现,可压眼眶、吸入二氧化碳等。

3. 活动　帮助患者翻身、拍背、床上活动和及早下床。但休克、心衰、感染、虚弱者应酌情。

4. 拆线　根据手术部位不同,酌情拆线。

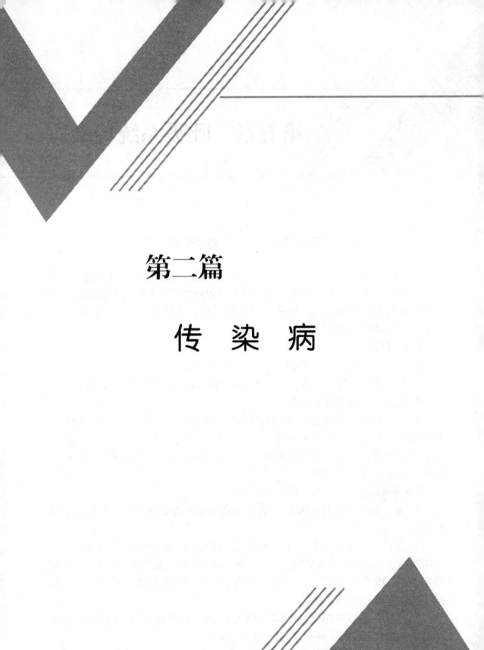

第二篇

传　染　病

第五章 呼吸系统传染病

第1节 流行性感冒

流行性感冒,简称"流感",由甲、乙、丙三型流感病毒引起,甲型病毒感染最常见,三型间无交叉免疫。病理改变为病毒侵犯呼吸道纤毛柱状上皮细胞,繁殖复制使细胞变性、坏死、溶解、脱落,产生炎症反应。主要临床表现为发热、寒战、头痛、乏力、肌痛、咽痛等。

【流行病学】

1. 传染源 流感患者及隐性病毒携带者,3天内传染性最强。

2. 传播途径 经呼吸道飞沫传染,也可接触被污染的手、物品间接传播。

3. 易感性 人群普遍易感。

4. 流行特征 传染性强,易引起流行和大流行。一般冬季发病,起势较陡,2~3周内达高峰,主要发生在社区、学校、工厂等人群聚集地。后期并发症较多,儿童及老年患者易并发支气管炎或肺炎,死亡率较高。一次流行持续6~8周,流行后人群获得一定的免疫力。

【临床表现】

1. 流行病学 当地本病流行,有与患者或隐性病毒携带者接触史,潜伏期1~3天。

2. 症状 潜伏期1~3天,突然发病,全身症状重,如寒战、发热、头痛、乏力、肌肉酸痛、咽部干痛、胸骨后烧灼感等。年幼及老年患者症状更为严重。一般无鼻塞、流涕、喷嚏等局部症状。如继发细菌感染,发热持续时间较长,可有明显咳嗽、吐痰、呼吸急促、发绀等。

3. 体征 急性发热病容,咽部轻度充血,肺部可闻及少量干啰音。继发感染细菌性肺炎者可闻及湿啰音,但无肺实变征。

4. 其他检查 血化验白细胞计数减少,淋巴细胞比例相对增多,X线胸部检查无异常。如继发细菌性感染,白细胞计数增多,中性粒细胞比例升高,X线胸部检查有异常改变。

【常见并发症】

细菌性肺炎：多见于婴幼儿、年老体弱者，表现为咳嗽、吐痰、胸闷、呼吸困难、发绀等。

【鉴别诊断】

1. 急性上呼吸道感染 起病较缓，全身症状较少，主要以上呼吸道症状为主，如咽痛、鼻塞、流涕、咳嗽等，可伴不同程度发热、乏力、不适等。

2. 急性传染病前驱症状 许多急性传染病初期出现类似急性上呼吸道感染的症状，随着病情发展，分别出现相应的临床表现。

3. 其他疾病 需与急性鼻窦炎、急性化脓性扁桃体炎、细菌性气管炎鉴别。

【治疗】

1. 一般疗法 充分休息，多饮水，注意加强营养，保持室内空气新鲜、清洁卫生。

2. 抗病毒药物 金刚烷胺有抑制甲型流感病毒的作用，可缩短发热时间、减轻症状，一般成人用量金刚烷胺每次 100mg，2 次 / 天，口服，连用 3~4 天；老年人每次 80mg，2 次 / 天，口服，连用 3~4 天；小儿每次 2~4mg，2 次 / 天，口服，连用 3~4 天。也可酌情选用其他抗病毒药物。

3. 对症处理 发热、头痛者可酌情选用阿司匹林、对乙酰氨基酚等。咳嗽、吐痰者给予复方甘草合剂 10ml/ 次，3 次 / 天，口服。咽部疼痛者给予草珊瑚含片，酌情含化。

4. 继发性细菌感染 酌情选用抗生素治疗，病情轻者青霉素 V 片每次 0.25~0.5g，3~4 次 / 天，口服；或红霉素每次 0.25g，3 次 / 天，口服。病情较重者青霉素 80 万单位 / 次，2~4 次 / 天，肌内注射；或氨苄西林每次 1~2g，3~4 次 / 天，静脉滴注。

5. 中药治疗 ①清热解毒药，大青叶、板蓝根、贯众、七叶一枝花等有抗病毒、抗菌作用，可选一至三味，每味 20~30g，水煎服；②中成药，银翘解毒片 4~6 片 / 次，2 次 / 天，口服；或板蓝根颗粒 1 包 / 次，3 次 / 天，口服。

【健康指导】

1. 清淡饮食，富含营养，易消化，多吃新鲜水果、蔬菜等。

2. 隔离患者至主要症状消失，加强环境消毒，减少公众聚集。

3. 流行期间，预防流感可口服金刚烷胺每次 100mg，2 次 / 天，连服 7~10 天。

4. 加强日常体育锻炼，提高机体抵抗能力。

【提示】

1. 某些急性传染病初期，类似急性上呼吸道感染的症状，随着病情发展分别出现相应的症状，此特点应引起足够注意。

2. 儿童忌用含阿司匹林的药物。

第2节 流行性脑脊髓膜炎

流行性脑脊髓膜炎,简称"流脑",是由脑膜炎球菌引起的一种急性传染病。病理改变为软脑膜和蛛网膜充血、水肿、炎性渗出、颅压增高等。主要临床表现为发热、头痛、呕吐、抽搐等。

【流行病学】

1. 传染源 流脑患者和带菌者。

2. 传播途径 经呼吸道飞沫传染,2岁以下婴幼儿密切接触也可传染。

3. 易感性 人群普遍易感,5岁以下儿童发病率高,6个月~2岁小儿发病率最高。

4. 流行特征 全年均可发病,冬、春季可出现高峰。

【临床表现】

1. 流行病学 多于冬、春季节发病,当地本病流行,有与患者或带菌者接触史。

2. 症状 潜伏期2~3天,①前驱期(上呼吸道感染期),低热、咽痛、咳嗽、鼻塞,持续1~2天,有的患者可无此期;②脓毒血症期,高热、寒战,体温39~40℃,伴头痛、恶心、呕吐、全身不适等,持续1~2天进入脑膜炎期;③脑膜炎期,剧烈头痛,频繁呕吐,烦躁不安,重者谵妄、谵语、抽搐等,2~5天后进入恢复期;④恢复期,体温逐渐下降,症状逐渐好转。

3. 体征 约70%~90%患者皮肤黏膜可见瘀点或瘀斑,小者1~2mm,大者1~2cm,呈鲜红色或紫红色,严重者中央呈紫黑色坏死。颈部强直,克氏征、布氏征阳性。

4. 其他检查 血化验白细胞计数增多,白细胞增多为10~20×10⁹/L,中性粒细胞80%以上。脑脊液检查是确诊的重要方法,压力增高,外观混浊米汤样或脓样,白细胞计数明显增高至1.0×10⁹/L,多核细胞为主,蛋白含量增高,糖和氯化物明显降低。

【鉴别诊断】

1. 化脓性脑膜炎 多有原发病灶,如化脓性中耳炎病史,常无季节性,皮肤瘀点、瘀斑少见。

2. 结核性脑膜炎 起病缓慢,低热、盗汗、消瘦等结核中毒症状,皮肤无瘀点、瘀斑。脑脊液呈毛玻璃状,白细胞<50×10⁶/L,以单核细胞增多为主。

3. 流行性乙型脑炎 一般7、8、9三个月发病,多见于10岁以下儿童,起病急,体温迅速升高,发病2~4天病情加重,出现高热、意识障碍、抽搐,或中枢性呼吸衰竭。脑脊液检查为非化脓性改变。

【治疗】

1. 一般疗法　卧床休息，流质或半流质饮食，保证能量供应及水电解质平衡。

2. 抗生素治疗　①青霉素，对脑膜炎球菌仍为一种高度敏感的杀菌药，因仅约 10%~30% 通过血脑屏障，故需大剂量应用，一般成人剂量 800 万单位 / 次，加入 5% 葡萄糖液内静脉滴注，每 8 小时一次；儿童每千克体重 20 万~40 万单位，分 3 次加入 5% 葡萄糖液内静脉滴注，5~7 天为一疗程；②第三代头孢菌素，对脑膜炎球菌抗菌活性强，易透过血脑屏障，毒性低，一般成人可用头孢噻肟钠每次 2g，每 6 小时一次，静脉滴注；儿童剂量 50mg/kg，每 6 小时一次，静脉滴注，5~7 天为一疗程；③氯霉素，对脑膜炎球菌有良好的抗菌作用，易通过血脑屏障，一般成人剂量每次 2~3g，分次加入葡萄糖液内，静脉滴注，5~7 天为一疗程；儿童每次 50mg/kg，静脉滴注，5~7 天为一疗程。须注意氯霉素对骨髓有抑制作用，不作为首选，仅用于不能使用青霉素者。

3. 对症处理　高热、头痛者予以物理降温或解热镇痛剂；烦躁、抽搐者予以地西泮；颅压升高者予以脱水剂；休克者迅速补充血容量，纠正酸中毒；呼吸衰竭者予以吸氧，保持呼吸道通畅，并应用尼可刹米、洛贝林等呼吸兴奋剂，必要时行气管切开。

【健康指导】

1. 适当隔离治疗，患者多饮水，清淡进食、富营养、易消化，多吃水果、蔬菜、胡萝卜等。

2. 流行期间加强环境消毒，保持室内通风，发现流脑患者就地隔离治疗。

3. 菌苗预防注射可使发病率大大下降，我国多用脑膜炎球菌 A 群多糖体菌苗 0.5ml，皮下注射一次，预防率 90% 以上。

4. 药物预防，对密切接触者可用复方磺胺甲噁唑，成人每次 2g，儿童每次 50~100mg/kg，连用 3 天。

【提示】

氯霉素对骨髓有抑止作用，不能使用青霉素者方可考虑使用，应用期间注意血象变化。

第 3 节　流行性腮腺炎

流行性腮腺炎，俗称"痄腮"，是由腮腺炎病毒引起的急性呼吸道传染病，任何年龄都可发生，以 5~15 岁儿童为多。可同时并发脑膜炎、睾丸炎或卵巢炎。主要病理改变为腮腺非化脓性炎症，腮腺导管壁细胞肿胀，导管周围及腺体淋巴细胞浸润，间质组织水肿等；睾丸、卵巢组织受累时也出现类似改变。主要临床表现为以耳垂为中心的腮腺区肿胀、疼痛。

【流行病学】

1. 传染源　早期患者或隐性感染者。

2. 传播途径　主要经呼吸道飞沫传染。

3. 易感性　主要为学龄儿童,无免疫力成人也可发病,感染后一般可持久免疫。

4. 流行特征　全年均可发病,但以冬、春季易发。

【临床表现】

1. 流行病学　当地有本病流行,有与患者或隐性感染者接触史。

2. 症状　潜伏期 14~25 天,急起发病,发热、寒战、乏力、精神不振等,发病数小时至 1~2 天出现腮腺肿大、胀痛,常先见于一侧发病,继而对侧亦肿痛。若并发脑膜炎、睾丸炎、卵巢炎时可出现相应症状。

3. 体征　腮腺部肿大,以耳垂为中心向前、向后、向下方扩展,表面皮肤发亮、不发红,质地韧、有触痛、边界不清,腮腺导管开口处红肿。并发脑膜炎、睾丸炎、卵巢炎时,可出现相应体征。

4. 其他检查　血化验白细胞计数正常,淋巴细胞比例增高;血、尿淀粉酶测定多数高于正常值。

【鉴别诊断】

1. 化脓性腮腺炎　多为单侧发病,局部红、肿、热、痛,有波动感,挤压腮腺导管口溢脓。血化验白细胞计数增多。

2. 耳前淋巴结炎　局部肿胀,但不以耳垂为中心,质地较硬、压痛,腮腺导管开口无红肿,周围可发现原发感染灶。

【治疗】

1. 一般疗法　注意休息,保持口腔清洁,流质或半流质饮食,勿进酸味食物。

2. 抗病毒治疗　早期用利巴韦林,成人用量每次 200mg,2~3 次 / 天,口服,连用 5~7 天;儿童每次 10mg/kg,分 4 次口服,连用 5~7 天。也可静脉用药,成人利巴韦林每次 1g,儿童每次 15mg/kg,静脉滴注,连用 5~7 天。

3. 对症处理　发热者给予物理降温,用 32~36℃的温水擦浴,或 30%~50%的酒精擦浴。口服解热止痛药,如阿司匹林片 0.3~0.6g/ 次,3 次 / 天,口服;或对乙酰氨基酚每次 0.25~0.5g,3 次 / 天,口服;高热、病情较重者应用地塞米松每次 5~10mg,静脉滴注,2~4 天后停用。

4. 处理并发症　如合并脑膜炎、睾丸炎或卵巢炎可进行相应治疗。

5. 中药治疗　①板蓝根颗粒 1 包 / 次,3 次 / 天,口服;②芒硝 30g、青黛 10g、加醋适量调成糊状,外敷患处,每天更换一次,有消肿止痛作用;也可用鲜马齿苋 60g、鲜蒲公英 60g,捣烂敷患处,每天更换一次,有清热解毒和消肿作用。

【健康指导】

1. 患者多饮开水,饮食清淡、富含营养、易消化,多吃各种新鲜蔬菜、水果。

2. 发现患者尽早隔离治疗,需隔离至腮腺肿胀完全消退为止。

3. 预防流行性腮腺炎,健康儿童应用减毒活腮腺炎疫苗注射,也可喷鼻用,90% 以上可产生抗体。

4. 中药预防,有腮腺炎接触史的易感儿童可给予板蓝根 15~30g,水煎服,连服 5 天。

【提示】

流行性腮腺炎大多预后良好,病死率 0.5%~2.3%,主要死于腮腺炎病毒性脑炎。

第 4 节　麻　疹

麻疹,是由麻疹病毒引起的急性呼吸道传染病。多在冬春季发病,由于麻疹疫苗的普遍接种,麻疹发病率已大为减少。主要病理改变为麻疹病毒侵入人体,病毒或免疫复合物位于皮肤真皮表浅血管,使皮肤充血、水肿,血管内皮细胞肿胀、增生、渗出,形成皮疹及黏膜疹。主要临床表现为发热、流涕、眼结膜充血、全身出疹。

【流行病学】

1. 传染源　患者是唯一传染源。

2. 传播途径　主要经呼吸道飞沫传播,发病前 2 天及出疹后 5 天内均具传染性。

3. 易感性　人群普遍易感,感染后一般可持久免疫力,多数因幼时接种疫苗而不发病。

4. 流行特征　全年均可发病,冬、春季为主,6 个月至 5 岁小儿发病率最高。

【临床表现】

1. 流行病学　冬、春季节发病,当地有此病流行,近期内有与患者接触史。

2. 症状　潜伏期 6~21 天,①前驱期:起病急骤,发热、喷嚏、畏光、流泪、流涕、咳嗽等,一般持续 3~4 天;②出疹期:起病 3~4 天后由耳后、发际开始,渐及额、面、颈、躯干和四肢出现皮疹,最后达手掌和足底,2~7 天出齐,皮疹高峰时全身毒血症症状加重,体温达 40℃,嗜睡、咳嗽加剧,重者可有谵妄、抽搐;③恢复期:出疹达高峰 1~2 天后,发热减退,全身症状减轻,皮疹按出疹先后次序消退,1~2 周完全消失。无并发症者病程约 10~14 天。

3. 体征　发热 2~3 天约 90% 以上患者在第一磨牙处可见麻疹黏膜斑,为白色点状 0.5~1cm 大小,周围红晕,2~3 天消失。皮疹初起呈淡红色斑丘疹,压之褪色,皮疹之间皮肤正常,少数病例可见出血性皮疹。皮疹消退后留下浅褐色色素斑,有秕糠样脱屑。患者常有眼睑水肿,结膜充血,舌乳头红肿,可有全身浅表淋巴结及肝脾大等。部分患者肺部可闻及湿啰音。抵抗力低者可并发肺炎或喉炎。

4. 其他检查　血化验白细胞计数降低（4.0~6.0）×10^9/L，淋巴细胞比例相对增加。

【常见并发症】

1. 支气管肺炎　常见症状为咳嗽、咳痰、呼吸困难、发绀等。

2. 喉炎　咽部不适、声音低沉、声音嘶哑、呼吸困难等。

3. 心肌炎　气急、面色苍白、发绀、心音低钝、心率快、心电图异常改变等。

【鉴别诊断】

1. 风疹　全身症状和呼吸道症状轻，无麻疹黏膜斑，发热 1~2 天出疹，皮疹少，疹退后无色素沉着，不脱屑，耳后、枕后及颈部淋巴结肿大。

2. 幼儿急疹　突然高热，持续 3~5 天，呼吸道症状轻微，热退出疹，皮疹散在呈玫瑰色，主要位于躯干。

3. 药物疹　近期内有服药或接触药物史，皮疹呈多样性，发痒，无麻疹黏膜斑及呼吸道症状。

4. 猩红热　咽痛，针尖大小红丘疹，口周苍白圈，皮疹随热降消退，血化验白细胞计数增高。

【治疗】

1. 一般疗法　卧床休息，室内通风，注意眼睛、口腔卫生。多饮水，给易消化及营养丰富的饮食。

2. 病原治疗　目前尚无特殊药物。

3. 对症治疗　高热可用小量退热剂；咳嗽可用祛痰止咳药物；体弱、病重患儿可早期肌内注射丙种球蛋白。

4. 并发症治疗　如并发肺炎可用青霉素 80 万单位 / 次，2~4 次 / 天，肌内注射。并发喉炎者保持室内安静，一般可进行雾化吸入，重者加用肾上腺皮质激素；出现喉梗阻者可行气管插管或气管切开。并发心肌炎酌情给予相应治疗。

5. 中药治疗　①清解透表汤：牛蒡子 10g、连翘 10g、豆豉 10g、葛根 6g、荆芥 6g、升麻 5g、蝉蜕 5g、甘草 3g，酌情加减，水煎服，适于前驱期；②出疹期也可应用鲜茅根 60g、淡竹叶 30g，水煎服；③恢复期可用鲜荸荠 10 个、鲜白萝卜汁 250g，水煎服。

【健康指导】

1. 流行期间做好人员流动管理，避免儿童到公共场所、探亲访友，出入戴口罩。

2. 多饮水，饮食清淡、富营养、易消化，多吃水果、蔬菜、胡萝卜、蛋、猪肝、瘦肉和新鲜鱼虾等，既可防夜盲症，又利于康复。

3. 患者隔离至疹出齐后 5 天。

4. 对年幼、体弱者接触麻疹后，可采用被动免疫，接触后 5 天内注射人血丙种球蛋白 3ml,可防止发病。

5. 八个月以上未患过麻疹的小儿都应接种麻疹疫苗。

【提示】

注意非典型麻疹,如轻型麻疹低热、出疹率低;重型麻疹可出现休克;异性麻疹即接种麻疹疫苗 4~6 年发病,病情往往较重。

第 5 节 风　疹

风疹,是风疹病毒引起的急性呼吸道传染病。主要病理改变为风疹病毒侵犯上呼吸道黏膜,引起上呼吸道炎症,继之侵犯耳后、枕部、颈部淋巴结。多见于 1~5 岁儿童,孕妇感染后可能导致胎儿畸形。主要临床表现为发热、流涕、出疹。

【流行病学】

1. 传染源　患者为传染源。

2. 传播途径　经呼吸道飞沫传染。

3. 易感性　多感染幼龄儿童,可暴发流行,感染后一般可持久免疫。

4. 流行特征　本病临床症状较轻,多数呈隐性感染,故常低估本病流行情况。

【临床表现】

1. 流行病学　冬春季节发病,病前 3 周内有与患者接触史。

2. 症状　①前驱期:约 1~2 天,发热、轻咳、流涕;②出疹期:发热 1~2 天后出现皮疹,先见于面部,1 天内皮疹波及全身,2~3 天皮疹消退,一般不留色素沉着。先天性风疹为胎儿母体内经胎盘感染,发生在妊娠头 4 个月内,胎儿发育弛缓,出生后 20%~80% 有先天性器官畸形,包括白内障、心脏畸形等。

3. 体征　皮肤红色充血性斑丘疹,直径 2~3mm,多见于躯干、背部,面部及四肢较少,皮疹退后不留色素沉着。可有耳后、枕部及颈后淋巴结肿大、压痛。

4. 其他检查　血化验白细胞(4.0~6.0)×10^9/L,淋巴细胞相对增高。

【鉴别诊断】

1. 麻疹　起病急骤,发热、畏光、流泪、流涕、咳嗽等,多数可见麻疹黏膜斑。3~4 天后耳后出疹,皮疹出齐,发热减退,症状减轻。

2. 传染性单核细胞增多症　发热持续数天至数周,半数有咽痛,全身中毒症状不明显,1~2 周时约 10% 患者出现皮疹,呈多形性,以丘疹及斑丘疹常见,7 天内消退。70% 以上患者有全身浅表淋巴结肿大,颈部最常见,直径 1~4cm 不等。

【治疗】

1. 一般疗法　充分休息,多饮水,给清淡、易消化饮食。

2. 病原治疗　目前尚无特效药物治疗。

3. 对症处理　发热可适当给予解热药物;咳嗽、吐痰者口服止咳祛痰药物。

4. 中药治疗 可适当服用板蓝根颗粒、大青叶合剂等。或用板蓝根 15g,水煎服,连服 3 天。

【健康指导】

1. 风疹疫苗接种,可有效预防本病发生,特别对育龄妇女更具有重要意义。

2. 流行期间做好人员流动管理,避免儿童到公共场所或探亲访友。

第 6 节 水 痘

水痘,是由水痘 - 带状疱疹病毒引起的以皮肤损害为主的急性传染病。病理改变为病毒进入人体后在皮肤、黏膜细胞或淋巴结内复制,然后进入血液或淋巴液,皮肤棘细胞水肿、变性,细胞液化后形成水疱,内含大量病毒。主要临床表现为皮肤黏膜分批出现斑疹、丘疹、疱疹、结痂等。

【流行病学】

1. 传染源 患者为唯一传染源,发病前 1~2 天至皮疹完全结痂均有传染性。

2. 传播途径 主要通过空气飞沫或直接接触传染。

3. 易感性 人群普遍易感,传染性极强,主要发生在儿童,6 个月婴儿少见,病后持久免疫。

4. 流行特征 水痘传染性很强,易感者接触患者疱液、痂皮后 90% 发病。

【临床表现】

1. 流行病学 一年四季均可发生,冬、春季节易发,病前 2 周内有与患者接触史。

2. 症状 潜伏期 10~24 天,患者低热、头痛、乏力、全身不适等,1~2 天后出现皮疹,初为斑疹,继之为丘疹和水疱疹,先后分批出现,每批历时 1~6 天,数个至数百个不等,先见于躯干及四肢近端。部分患者鼻腔、口腔、咽部黏膜也可出疹。

3. 体征 皮疹为 3~5mm 大小的红色斑疹,1~2 天后发展为丘疹,呈向心性分布,躯干最多,头面及四肢近端次之,四肢远程较少,手掌、足底更少。同一部位可见斑丘疹、水疱疹、结痂同时存在,结痂脱落后不留瘢痕。

4. 其他检查 血化验白细胞计数正常或稍高,分类正常。疱疹刮片检查瑞特染色后可找到多核巨细胞和核内嗜酸性包涵体。

【鉴别诊断】

1. 带状疱疹 发疹前数日局部皮肤常有瘙痒、感觉过敏、针刺样疼痛,皮疹沿神经分布出现,很少超过中线,先为红斑,数小时后发展为丘疹、水疱,成簇分布,可破溃、糜烂、渗液、干燥结痂。

2. 脓疱疮 多发于面部和肢体暴露部位,不成批出现,搔抓后可播散,疱液混浊,常形成脓痂。

【治疗】

1. 一般疗法　卧床休息,易消化清淡饮食,加强营养,保证水分供给。

2. 抗病毒药　病情较重者可用阿昔洛韦每次 10mg/kg, 3 次 / 天,口服,连用 10 天。也可试用阿糖腺苷和干扰素。

3. 对症处理　注意防止抓伤造成皮肤感染;皮肤瘙痒或水疱破溃者局部可外用 0.25% 炉甘石洗剂,剧痒者酌情口服氯苯那敏止痒。

【健康指导】

1. 多饮水,饮食清淡、富于营养,容易消化。

2. 患者一般应在家隔离治疗,至少隔离至全部结痂或出疹后 7 天。

3. 注意皮肤卫生,勤换内衣,勤剪指甲、勤洗手,勿让孩子抓破疱疹,预防继发细菌感染。

4. 保护易感者,避免与急性患者接触。

【提示】

1. 水痘患儿不可应用肾上腺皮质激素等免疫抑制剂,以免加重病情。

2. 水痘为自限性疾病,10 天左右自愈,免疫功能低下者病程较长,一般预后良好;病情较重,全身中毒症状也重。

3. 预防水痘,可试用减毒活疫苗,预防效果为 70%。

第 7 节　幼 儿 急 疹

幼儿急疹,又称为"婴儿玫瑰疹",是婴幼儿常见的发热、发疹性疾病,由人类疱疹病毒 6、7 型感染引起。本病一年四季均可发病,但以冬春季为多。潜伏期 1~2 周,平均 10 天,多无前驱症状,突然发生高热,体温可达 39~40℃以上,除食欲缺乏外,一般精神状态无明显改变。临床特点是高热与轻度的症状体征不相符,发热 3~5 天后,热度突然下降,随之皮肤出现玫瑰红色斑丘疹,病情减轻,如无并发症可很快痊愈。

临床症状、体征、诊断及治疗,详见皮肤科疾病。

第 8 节　传染性单核细胞增多症

传染性单核细胞增多症,是由于 EB 病毒所致的急性传染病。病理改变为病毒侵入咽部淋巴组织,继而增殖导致炎性渗出,使局部组织或器官肿大。主要临床表现为发热、咽痛(咽峡炎)、淋巴结肿大三联征。

【流行病学】

1. 传染源　患者及隐性感染者。

2. 传播途径　经口密切接触传播。

3. 易感性　多见于儿童和少年人。

4. 流行特征　通常为散发性,一年四季均可发病,也可引起流行。

【临床表现】

1. 流行病学　发病前2周有与患者密切接触史。

2. 症状　潜伏期9~11天,起病急缓不一,发热、畏寒、食欲缺乏,可持续数天至数周,甚至数月,热型不定。全身中毒症状不明显。多数患者有咽痛,发病一周后约70%以上患者全身浅表淋巴结肿大,但以颈部淋巴结肿大最常见。因此本病典型表现为发热、咽痛、淋巴结肿大。

3. 体征　全身浅表淋巴结肿大,多见于颈部,以颈后三角区最为常见,腋下、腹股沟次之。肿大淋巴结直径约1~3cm不等,无压痛。咽部、扁桃体、悬雍垂充血、水肿,少数有溃疡或伪膜形成。肝大较多见,部分患者可有黄疸,半数患者可出现轻度脾大。1/3患者可于病后4~6天出现斑疹、丘疹,或有皮肤出血点,持续约1周左右。

4. 其他检查　血化验白细胞计数早期正常或稍低,1周后达（10~20）×10^9/L,也可达60×10^9/L,单核细胞占多数,异型淋巴细胞占10%以上。肝功能检验可有异常。

【鉴别诊断】

1. 白喉　缓慢起病,咽痛、发热、全身不适,咽白喉者咽部充血,扁桃体肿大,病后24小时其上有片状假膜形成,灰白色,边缘清楚,不易剥离,勉强剥离时有出血,涂片镜检可查到白喉杆菌。

2. 急性扁桃体炎　咽部疼痛,吞咽加重,扁桃体充血、水肿,有的扁桃体肿大至悬雍垂,表面有脓苔附着,颌下淋巴结肿大、压痛。

3. 颈淋巴结结核　患者病史较长,颈部淋巴结肿大,一般无压痛,可有全身中毒症状,如低热、盗汗、乏力等。

【治疗】

1. 一般疗法　急性期卧床休息,注意口腔卫生,多饮水,给高营养、高维生素饮食。

2. 抗病毒　可酌情选用更昔洛韦、阿昔洛韦,还可适当应用干扰素。

3. 对症处理　咽部及扁桃体有继发感染时,可酌情选用青霉素40万~80万单位/次,2~4次/天,肌内注射;或青霉素200万~300万单位/次,2次/天,静脉滴注,7~10天为一疗程。咽部严重水肿者,可短期应用肾上腺皮质激素。

【健康指导】

1. 急性期患者应进行隔离治疗,鼻咽部分泌物消毒处理。

2. 患者多饮水,清淡饮食,进食富营养、易消化食物,多吃新鲜蔬菜、水果、胡萝卜、蛋、猪肝、瘦肉等。

【提示】

1. 细菌感染时避免使用氨苄西林、阿莫西林，以免出现多形皮疹的可能。

2. 本病为自限性疾病，预后良好，1~2周自愈，但可有复发。

第9节 白　喉

白喉，是由白喉杆菌引起的急性呼吸道传染病。主要病理改变为白喉杆菌侵入上呼吸道黏膜组织表层，分泌特殊外毒素，使局部和周围组织坏死，形成急性假膜性炎症，外毒素吸收后，引起多脏器损害，其中以心肌损害最常见。主要临床表现为咽部、喉部灰白色假膜及全身毒血症症状。

【流行病学】

1. 传染源　患者和带菌者。

2. 传播途径　主要经呼吸道飞沫传播，也可经物品接触传播。

3. 易感性　人群普遍易感，2~10岁发病率最高，居住拥挤、卫生条件差易流行。

4. 流行特征　通常散发，偶可流行或暴发流行，全年均可发病，冬、春季多发。

【临床表现】

1. 流行病学　发病前1周有与患者或其污染物接触史。

2. 症状　潜伏期1~7天，按假膜所在部位不同，可分为以下几种：①咽白喉，约占80%，缓慢起病，咽痛、发热、全身不适；重者高热，全身中毒症状明显，呼吸急促、烦躁不安；②喉白喉，约占20%，"犬吠"样咳嗽为其特征性表现，伴声音嘶哑、吸气性呼吸困难；③鼻白喉，少见，全身症状较轻，有鼻塞、血性鼻涕、张口呼吸等。白喉杆菌外毒素可引起中毒性心肌炎，为本病死亡的主要原因，出现脉搏细弱、脉率缓慢、心律不齐，第一心音低弱、不清或消失，可于数分钟或数小时内突然死亡。

3. 体征　咽白喉，咽部充血，扁桃体肿大，24小时其上有片状假膜形成，灰白色，边缘清，不易剥离，勉强剥离有出血。喉白喉，多为咽白喉向下延伸所致，发绀明显，吸气时出现"三凹"征，假膜延伸至气管、支气管。鼻白喉，鼻孔周围皮肤受侵蚀而发红、糜烂或结痂，鼻前庭处有假膜。

4. 其他检查　血化验白细胞计数（10~20）× 10^9/L，中性粒细胞比例增高，重者出现中毒颗粒。尿常规检查可有蛋白，重者有红细胞、白细胞及管型。细菌学检查于假膜、黏膜交界处取物涂片镜检可查到白喉杆菌。

【并发症】

1. 中毒性心肌炎　是本病常见并发症，也是本病死亡主要原因，表现为极度乏力、面色苍白、呼吸困难、心律增快或减慢、心律不齐。

2. 周围神经麻痹　表现为软腭麻痹，鼻音声重，进食呛咳，颜面肌、眼肌麻痹。

3. 支气管肺炎 表现为咳喘明显,呼吸困难,皮肤黏膜发绀等。

【鉴别诊断】

1. 口腔真菌感染 口腔黏膜附有白色片状物,可蔓延至咽喉部,易剥离,涂片可查到病原菌。

2. 急性扁桃体炎 咽痛,吞咽加重,扁桃体充血、肿大,表面可有脓苔附着,有时颌下部淋巴结肿大、压痛。

3. 传染性单核细胞增多症 发热、畏寒,半数有咽痛,发病一周后约70%以上患者全身浅表淋巴结肿大,咽部、扁桃体、悬雍垂充血、水肿,少数有溃疡或白膜形成。

【治疗】

1. 一般治疗 卧床休息,注意口腔、鼻部卫生,保证水分及营养,维持水与电解质平衡。

2. 抗毒素 应用白喉抗毒素,轻者给3万~5万单位,重者给6万~10万单位,发病3天后应用者剂量加倍,可肌内注射,也可加入5%葡萄糖液100~300ml内,静脉滴注。

3. 抗生素 尽早应用,首选青霉素G,对各型白喉均有效,80万~160万单位/次,分2~4次,肌内注射,7~10天为一疗程;青霉素过敏者可用红霉素10~15mg/(kg·d),分4次口服,7~10天为一疗程。

4. 对症处理 中毒症状明显或并发心肌炎者,可适当应用肾上腺皮质激素,并酌情应用镇静剂。呼吸困难者及时给予氧气吸入。气道阻塞影响呼吸者,可给予气管切开置管术或喉镜取膜。

【健康指导】

1. 隔离患者,病愈后二次咽部拭子培养阴性方可解除隔离。

2. 鼻咽部分泌物及所用物品应消毒处理。

3. 多饮水,饮食清淡、富营养、易消化,多吃富含各种维生素水果、蔬菜、胡萝卜、蛋等。

4. 预防白喉可按计划免疫注射,主要为百白破混合制剂。

【提示】

预后与年龄、治疗早晚、临床类型有关。由于抗毒素抗生素的使用,死亡率已降至5%以下,多死于中毒性心肌炎。

第10节 百 日 咳

百日咳,是由百日咳杆菌引起的急性呼吸道传染病。多发生于儿童,咳嗽症状可持续2~3个月,故称"百日咳"。由于广泛接种百日咳菌苗,发生率已大为减少。主要病理改变为百日咳杆菌侵入呼吸道,附着于纤毛上,引起纤毛麻痹和细胞坏死及全身反应,炎症分泌物排出障碍,潴留分泌物刺激呼吸道神经末梢,引起痉挛性咳嗽。主要临床表现为阵发性、痉挛性咳嗽,终止时鸡鸣样吸气。

【流行病学】

1. 传染源 患者、隐性感染者为传染源。

2. 传播途径 经呼吸道飞沫传播,家庭内部传播较多。

3. 易感性 人群普遍易感,5岁以下儿童发病率最高。病后不能获得终生免疫,儿童接种菌苗超过12年后其发病率仍可达50%以上。

4. 流行特征 一般为散发,也可流行,冬、春季为多。

【临床表现】

1. 流行病学 病前3周内有与患者接触史。

2. 症状 潜伏期2~21天,根据病程一般可分三期:①卡他期:有低热、咳嗽、喷嚏、流泪、四肢乏力等,始为单声咳嗽,2~3日热退后咳嗽加剧,夜间为重,7~10天后出现痉咳;②痉咳期:有阵发性、痉挛性咳嗽,发作时连续10~30声短促咳嗽,阵咳结束时有鸡鸣样吸气声,阵咳反复发作至排出大量黏稠痰液或吐出胃内容物为止,此期持续约2~4周;③恢复期:痉挛性咳嗽减少,鸡鸣样吸气声减轻,2~3周后症状消失。

3. 体征 痉挛性咳嗽时表情痛苦、脸红耳赤、颈静脉怒张,严重者颜面水肿,眼结膜下出血。肺部检查一般无阳性体征。

4. 其他检查 痉咳期血white细胞计数多在(20~40)×10^9/L,淋巴细胞占60%以上,有的可高达90%以上者。鼻咽拭子细菌学检查,卡他期阳性可达90%。

【并发症】

易并发支气管肺炎、肺不张、肺气肿、百日咳脑病等,继而出现相应临床表现。

【鉴别诊断】

1. 支气管炎 咳嗽、咳痰,咳痰较易,痉挛性咳嗽较轻微。较年长患者,可有反复类似发作史。

2. 气管、支气管异物 突然发生阵发性痉咳,有异物吸入史,支气管镜检查可发现异物。

【治疗】

1. 一般疗法 保持室内安静,空气新鲜,应有专人看护患儿,以防发生窒息。

2. 抗生素 首选红霉素30~50mg/(kg·d),分3~4次,口服。

3. 对症处理 痉咳严重或发生抽搐者,可酌情应用地西泮、苯巴比妥钠。脑水肿者用20%甘露醇,每次1~2g/kg,快速静脉滴注。症状严重者酌情应用肾上腺皮质激素可减轻症状,一般可给泼尼松1~2mg/(kg·d),分3次,口服,3~5天为一疗程。

4. 中药治疗 胆汁疗法,猪胆 1~2 个,取汁放锅中熬,浓缩一半,加面粉适量,制成绿豆大小药丸,5~7 粒 / 次,3 次 / 天,口服。

【健康指导】

1. 多让患者室外活动,晒太阳,呼吸新鲜空气。

2. 进食清淡、易消化饮食,多吃新鲜蔬菜、水果。

3. 多给孩子讲故事,玩有趣游戏,以便分散注意力,减少咳嗽。

4. 预防百日咳可按计划免疫预防接种。

【提示】

1. 百日咳脑病主要发生于痉咳期,出现高热、抽搐、昏迷或脑水肿症状,如处理不及时常可引起生命危险。

2. 临床上 1 岁以下婴儿,特别是 3 个月以下婴儿并发支气管炎、百日咳脑病者预后更差。

第 11 节 猩 红 热

猩红热,是由 A 族 B 型溶血性链球菌引起的急性呼吸道传染病。主要病理改变为细菌侵入机体,引起局部及全身炎症反应。主要临床表现以发热、咽峡炎和皮疹为三大特征。

【流行病学】

1. 传染源 主要是患者和带菌者。

2. 传播途径 经呼吸道飞沫传播。

3. 易感性 人群普遍易感,5~10 岁为好发年龄。

4. 流行特征 全年均可发病,冬春季发病较多,近 10 年来,本病临床表现渐趋轻症化。

【临床表现】

1. 流行病学 冬春季节发病,病前 1 周有与患者接触史。

2. 症状 潜伏期 1~7 天,①中毒症状 发热,体温多在 39℃左右,伴有头痛、全身不适、食欲缺乏等中毒症状;②咽峡炎症状 明显咽痛、吞咽痛;③皮疹症状 发热后第二天出疹,多从耳后、颈部、上胸开始,很快波及全身,2 天内达高峰,2~7 天退净。

3. 体征 咽部红肿,扁桃体肿大,可有脓性分泌物。舌体肥大,舌乳头红肿,称“杨梅样舌”。全身皮肤出现分布均匀的针尖大小的丘疹,压之褪色,伴有痒感。皮肤皱褶处可见线状疹,呈紫色线状。口鼻周围充血不明显,形成“口周苍白圈”。退疹时可见片状脱屑,部分呈手套或袜套状脱皮。

4. 其他检查 血化验白细胞计数($10~20$)$\times 10^9$/L,中性粒细胞占 80% 以上。咽拭子或其他病灶分泌物培养可有溶血性链球菌生长。

【鉴别诊断】

1. 猩红热样药物疹 病前有用药史,皮疹呈多形性,分布不均匀,无咽峡炎表现,无杨梅样舌,停药后皮疹迅速消退。

2. 传染性单核细胞增多症 主要临床表现发热、咽痛(咽峡炎)、淋巴结肿大三联征。

3. 其他疾病 需与急性咽喉炎、麻疹、风疹等鉴别。

【治疗】

1. 一般疗法 卧床休息,保证水分及营养供给。注意口腔卫生,可给溶菌酶含片,每次 1 片含化,每天 4~6 次。

2. 病原治疗 一般选用青霉素 80 万~160 万单位/次,2~3 次/天,肌内注射,5~7 天为一疗程。重者青霉素 400 万单位/次,2 次/天,静脉滴注,连用7~10 天。青霉素过敏者可用红霉素 30~50mg/(kg·d),分 4 次,静脉滴入,7~10天为一疗程。

3. 对症处理 高热者可用物理降温或酌情应用解热药物降温;中毒症状明显者酌情应用肾上腺皮质激素、补充血容量、纠正酸中毒。

4. 中药治疗 蒲公英 30g、大青叶 30g,水煎服,适于病情较轻者。

【健康指导】

1. 清淡饮食,易消化,多吃新鲜蔬菜、水果。

2. 流行期间儿童避免到人员密集的公共场所活动。

第 12 节 肺 结 核

肺结核,是由结核杆菌引起的肺部慢性传染病。主要通过呼吸道传播,多在抵抗力降低时诱发。其病理改变为肺部组织炎性渗出、增生和变质,常出现结节和干酪坏死,易形成空洞。

临床症状、体征、诊断及治疗,详见第三篇内科呼吸系统疾病。

第六章　消化系统传染病

第 1 节　细菌性痢疾

细菌性痢疾,简称"菌痢",是由痢疾杆菌引起的肠道传染病。主要病理改变为痢疾杆菌进入人体,细菌在结肠黏膜上皮细胞和固有层中繁殖,引起黏膜和固有层小血管循环障碍,出现炎症、坏死和溃疡;细菌产生内、外毒素,内毒素损伤血管壁,引起感染性休克。主要临床表现为腹痛、腹泻、黏液脓血便。

【流行病学】

1. 传染源　主要是痢疾患者和带菌者。

2. 传播途径　通过消化道传播,粪便、污物、水等经口传染,也可通过苍蝇污染食物传播。

3. 易感性　人群普遍易感,病后可获得一定免疫力,但短暂而不稳定,易反复感染,菌群间无交叉免疫。

4. 流行特征　本病全年均可发生,秋季多发,儿童更易发病。流行季节污染水或食物,可引起水型或食物型暴发。

【临床表现】

1. 流行病学　夏、秋季节,发病前常有患者接触史或不洁饮食史。

2. 症状体征　①急性菌痢:起病急,寒战、发热、腹痛、腹泻及里急后重,大便每天 10 至数十次,始为稀便,后转变为黏液脓血便。检查左下腹压痛,肠鸣音亢进,病程约 1 周左右;②中毒型菌痢:突发高热,小儿可出现惊厥、昏迷,四肢发冷、皮肤黏膜发绀,脉搏细弱、血压下降等休克体征,肠道症状反而轻微或缺如,严重者出现呼吸节律不整、呼吸衰竭,直肠指诊抠挖大便肉眼或镜检可有异常发现;③慢性菌痢:急性菌痢病程超过 2 个月未愈者,称为慢性菌痢,主要症状为大便有黏液及脓血,多伴有营养不良及贫血。

3. 其他检查　血化验白细胞计数(10~20) × 10^9/L,中性粒细胞比例增高。粪便检查呈黏液脓性血便,镜检有大量脓细胞及红细胞,找到巨噬细胞可以确诊。

【鉴别诊断】

1. 急性阿米巴痢疾　发病缓慢,腹痛、腹泻、血性黏液便,大便呈糊状,有腥臭,重者出现血便。右下腹压痛为著,粪便镜检大量黏集成团的红细胞和少量白细胞,有时可见滋养体。

2. 细菌性食物中毒　多集体发病,腹痛、腹泻,稀水样便,里急后重少见。

3. 流行性乙型脑炎　有发热、昏迷、抽搐等症状,但乙脑发病较中毒型菌痢缓慢,休克症状少见。脑脊液符合病毒性脑炎改变。

【治疗】

1. 急性菌痢　①一般治疗,可给流质饮食,忌食生冷,保证水电解质平衡,脱水者口服或静脉补液;②抗菌治疗,一般说来喹诺酮类疗效较好,首选环丙沙星 0.5/ 次, 2 次 / 天, 口服,疗程 5~7 天;或选用吡哌酸片每次 0.5g, 2~3 次 / 天,口服;③对症处理,发热时给予物理降温或退热药物;腹痛明显者加用阿托品、颠茄等解痉药物;中毒症状明显者可酌情应用肾上腺皮质激素。

2. 中毒型菌痢　①一般治疗:基本与急性菌痢相同,加强护理,减少并发症;②抗菌治疗:同急性菌痢;③对症处理:包括高热、抽搐者给予物理降温及退热药物,亦可采用亚冬眠疗法;反复抽搐者可酌情给予地西泮、10% 水合氯醛、苯巴比妥钠等,交替应用;脉快、血压低有休克存在者,酌情应用抗休克治疗;有酸中毒者酌情给予 5% 碳酸氢钠,静脉滴注;出现循环、呼吸衰竭者给予强心、兴奋呼吸药物。

3. 慢性菌痢　①一般治疗:包括生活规律,避免过劳,给易消化、少渣无刺激饮食;②抗菌治疗:可根据药敏结果联合应用二种不同类型抗生素治疗,剂量要足、疗程要长,重复 1~3 个疗程;③中药治疗:可酌情选用中成药,如附子理中丸、补中益气丸等。

【健康指导】

1. 急性期患者消化道隔离至临床症状消失,餐具、衣被应煮沸消毒,尿便排泄物消毒处理,方法是加排泄物量的 1/10 的漂白粉搅拌后,放置 2 小时弃去。

2. 预防菌痢发生,注意个人饮食卫生,不饮生水,不吃不干净变质食物,瓜果洗净削皮,饭前便后洗手。带菌者不能参加饮食食品行业工作。

【提示】

1. 大部分急性菌痢于 1~2 周内痊愈,只有少部分患者转为慢性菌痢或带菌者。

2. 有临床报告,喹诺酮类药物对儿童及青少年使用可能对关节软骨产生不良影响,故 18 岁以下未成年人、孕妇禁用。

3. 中毒性菌痢预后较差,死亡率高。

第2节 阿米巴痢疾

阿米巴痢疾,又称肠阿米巴病,是由溶组织阿米巴寄居于结肠内引起的疾病,主要病理改变为肠壁形成细小的、散在浅表糜烂,继而形成较多孤立的色泽较浅的小脓肿,破溃后形成口小底大的溃疡,继发细菌感染,黏膜充血、水肿。主要临床表现为腹痛、腹泻,黏液便或黏液果酱样便。

【流行病学】

1. 传染源　粪便中持续排出包囊的人员,包括慢性患者、恢复期患者、无症状包囊携带者。

2. 传播途径　经口传播是主要途径,进食被污染的食物、水、蔬菜均可致病。

3. 易感性　人群普遍易感,营养不良、免疫力低下者易发病。

4. 流行特征　多为散发。

【临床表现】

1. 流行病学　发病前有进食被包囊污染的水、食物、蔬菜等史。

2. 症状体征　①急性阿米巴痢疾,典型表现为腹痛、腹泻、黏液便,大便呈糊状,有腥臭,如病变仅局限于盲肠升结肠,仅有便次增多,病情严重者出现黏液果酱样血便。病变侵及直肠时,可出现里急后重感。有的间歇发作,间歇期大便稀糊状或基本正常;②慢性阿米巴痢疾,未经治疗或治疗不当时可转为慢性,表现为各种症状交替出现,持续数月或数年,反复迁延发作可致乏力、腹胀、贫血等症状。检查腹部压痛,以右下腹为著,久病不愈者伴有贫血、消瘦、肝大等。

3. 其他检查　粪便镜检见大量黏集成团的红细胞和少量白细胞,可见滋养体。结肠镜检查见直肠和乙状结肠有大小不等的散在溃疡,表面附有黄色脓液,边缘突出、充血,溃疡间黏膜正常。

【并发症】

主要有肠出血、肠穿孔、肛门周围瘘管等,可分别出现相应表现。

【鉴别诊断】

1. 慢性细菌性痢疾　有急性细菌性痢疾病史,多伴有营养不良及贫血。

2. 左侧结肠癌　年龄偏大,腹痛不明显,大便习惯改变、钡灌肠、结肠镜检查有助于诊断。

3. 非特异性溃疡性结肠炎　左腹部疼挛性疼痛,多次病原体检查阴性。结肠镜检查,可见结肠黏膜广泛充血、水肿,溃疡多且易出血。

【治疗】

1. 一般疗法　急性期卧床休息,给易消化流质饮食;慢性者加强营养,增加机体免疫力。

2. 急性期治疗　急性阿米巴痢疾可用甲硝唑,成人量每次 0.4g,3 次 / 天,口服,10 天为一疗程;严重者可静脉滴注。儿童用量甲硝唑 35mg/(kg·d),分 3 次口服,10 天为一疗程。

3. 慢性期治疗　阿米巴痢疾可给双碘喹啉每次 0.6g,3 次 / 天,口服,15~20 天为一疗程;或喹碘方每次 0.5~1g,3 次 / 天,口服,8~10 天为一疗程。

4. 中药治疗　可酌情选用附子理中丸、补中益气丸等,多用于慢性阿米巴痢疾。

【健康指导】

1. 急性期患者餐具、衣被煮沸消毒,粪便排泄物消毒处理,即加排泄物量的 1/10 的漂白粉搅拌后,放置 2 小时弃去。

2. 急性期患者卧床休息,流质饮食为主,忌食生冷、油腻及刺激性食物。

3. 慢性阿米巴痢疾应注意生活规律,进易消化、富营养饮食,忌进生冷、油腻食物,在医生指导下合理应用抗菌药物。

【提示】

1. 从事餐饮业的慢性患者,治疗期间应调换工作。

2. 预防本病应注意个人饮食卫生,不吃污染、变质食物,饭前便后洗手。

第 3 节　病毒性胃肠炎

病毒性胃肠炎,又称病毒感染性腹泻,是指由多种病毒感染引起的急性胃肠炎。病理改变为病毒感染后主要侵犯上部小肠的微绒毛上皮细胞,病变细胞脱落,微绒毛变短、变钝,而隐窝底部细胞分泌增加,吸收减少。临床主要表现:呕吐、腹泻、水样便。

【流行病学】

1. 传染源　患者和隐性感染者是本病主要传染源。

2. 传播途径　主要通过消化道传播。

3. 易感性　95% 以上见于 5 岁以下儿童,成人也可感染发病。

4. 流行特征　秋、冬季节容易发病。

【临床表现】

1. 流行病学　秋、冬季节发病,发病前多有进食不洁食物或不洁饮水史。

2. 症状　起病较急,80% 患儿先有呕吐,随即频繁腹泻,多为黄色水样便,无黏液和脓血。大便每天 10~20 次,腹泻严重者可有口渴、舌燥、皮肤弹性减低等脱水症状体征。部分患儿可发热达 39℃。病程较短,一般 2~6 天。

3. 体征　腹部柔软,可有轻度压痛,或无阳性体征。

4. 其他检查　血检验多数正常。粪便常规检查,外观黄水样便,镜检多无明显异常。

【鉴别诊断】

1. 细菌性食物中毒 上、中腹部疼痛、不适、恶心、呕吐,呕吐物为所进食物,腹泻轻重不一,每天数次至数十次,可出现全身中毒症状。

2. 细菌性痢疾 起病较急,寒战、发热、腹痛、腹泻及里急后重,大便每天10至数十次,始为稀便,后转变为黏液脓血便。检查可有左右下腹压痛,肠鸣音亢进。粪便检查呈黏液脓血便,镜检有大量脓细胞及红细胞。

【治疗】

无特异性治疗,主要是针对腹泻和脱水对症处理。

1. 一般疗法 加强护理,充分休息,保证营养,多饮水,进易消化流质饮食。

2. 支持疗法 不能饮水或进食者应输液,保持水电解质平衡,防止严重呕吐、腹泻发生脱水休克,加强支持疗法。

3. 对症处理 发热者酌情应用解热药物;呕吐严重时酌情应用止吐及镇静剂。有明显痉挛性腹痛者,酌情口服山莨菪碱(654-2)。

【健康指导】

1. 急性期患者餐具煮沸消毒,粪便等排泄物消毒处理。

2. 清淡饮食,以流质、稀饭、面条为主,忌生冷、油腻及刺激性食物。

3. 预防措施,注意个人饮食卫生,饭前便后洗手。

第 4 节 细菌性食物中毒

细菌性食物中毒,是指进食被细菌或细菌毒素污染的食物而引起的急性感染性中毒性疾病。根据临床表现不同,可分为二个类型。

一、胃肠型食物中毒

胃肠型食物中毒,主要发生于夏秋季,通常集体发病。常见感染细菌有沙门菌属、副溶血性弧菌、大肠杆菌、金黄色葡萄球菌等。病理改变为细菌在肠道内繁殖、黏膜水肿、肠蠕动加快。主要临床表现有腹痛、腹泻。

【流行病学】

1. 传染源 被致病菌感染的动物或人。

2. 传播途径 通过进食被细菌或毒素污染的食物传播。

3. 易感性 人群普遍易感,可重复感染。

4. 流行特征 多发生于气温较高季节,可散发,也可暴发流行。

【临床表现】

1. 流行病学 发病前有进食不洁食物史,同食者先后发病。

2. 症状 潜伏期短,常于进食后数小时发病,一般起病急,腹部不适、腹痛、呕吐、腹泻,疼痛常为上或中腹部,持续性或阵发性疼痛,呕吐物主要为所进食物。腹泻轻重不一,每天数次至数十次,多为黄色稀便、水样便或黏液便,腥臭味,也可有脓血便。可出现口干、舌燥、皮肤弹性降低等脱水症状体征。也可出现感染中毒如发热、头痛等症状。

3. 体征　腹部可有压痛,左侧腹部明显,听诊可有肠鸣音亢进。

【鉴别诊断】

1. 急性菌痢　起病较急,发热、腹痛、腹泻及里急后重,始为稀便,后转变为黏液脓血便,左下腹压痛;中毒型菌痢时突发高热,小儿易出现惊厥、昏迷、四肢发冷、发绀等症状,肠道症状轻或缺如。

2. 急性坏死性肠炎　脐周围或上腹部疼痛剧烈,血水样大便,带有坏死样组织,可有较明显的全身中毒症状,易发生休克。

【治疗】

1. 一般治疗　适当休息,进食易消化食物或半流质饮食。

2. 病原治疗　病情较轻者,一般可不用抗生素。病情较重或有高热者,可适当选用喹诺酮类抗生素,如诺氟沙星每次 0.1~0.2g, 3 次 / 天, 口服。

3. 对症处理　呕吐、腹痛明显者,予溴丙胺太林每次 15~30mg, 3 次 / 天,口服,或阿托品每次 0.5mg,皮下注射。剧吐不能进食者应输液,维持水电解质平衡。

【健康指导】

1. 患者餐具、内裤应煮沸消毒,粪便等排泄物要消毒处理。

2. 症状较重者卧床休息,清淡饮食,流质、稀饭、面条、鸡蛋羹等为主,忌食生冷、油腻及刺激性食物。

3. 预防措施,注意个人饮食卫生,饭前便后应洗手。

二、神经型食物中毒(肉毒杆菌中毒)

神经型食物中毒,是由于进食含有肉毒杆菌外毒素的食物而引起的中毒性疾病。病理改变为外毒素进入消化道,吸收入血,作用于脑神经核、肌肉神经连接处及自主神经末梢,抑止神经介质乙酰胆碱的释放,使肌肉收缩运动障碍而出现瘫痪,严重者如不及时抢救,可导致死亡。主要临床表现有头晕、软弱无力、视物模糊、眼睑下垂、吞咽困难。

【流行病学】

1. 传染源　被致病菌污染的食物。

2. 传播途径　通过进食被细菌污染的食物传播,如罐头、腊肉、发酵食品等。

3. 易感性　人群普遍易感,可重复感染。

4. 流行特征　可散发,同食者可先后发病。

【临床表现】

1. 流行病学　发病前有不洁食物史,如过期或不合格罐头、腊肉、发酵食品等。

2. 症状 进食不洁食物后发病,短者 2 小时,长者 10 天,潜伏期越短,病情越重。起病急骤、头晕、复视、视物模糊、眼球震颤、眼睑下垂、吞咽费力、咀嚼困难,甚至呼吸困难、四肢及躯干肌肉软弱无力、全身疲劳等。但神志清楚,胃肠道症状较轻,体温一般正常。重者或抢救不当可在 2~3 天内死亡。

3. 体征 一般说来,腹部无明显异常体征,可有中、下腹部压痛。

4. 其他检查 将可疑食品之浸出液给小白鼠腹腔注射,四肢迅速瘫痪而死亡。可疑食物或粪便进行厌氧菌培养,可获肉毒杆菌生长。

【鉴别诊断】

1. 毒蕈中毒 有进食蘑菇史,恶心、呕吐、腹痛、腹泻。可出现黄疸、出血倾向。严重者幻觉、谵语、抽搐、昏迷。还可出现休克、急性肾衰竭症状等。

2. 脊髓灰质炎 发热、头痛、咽痛等感冒症状,部分患者可有恶心、呕吐及腹泻。体温下降时开始出现肢体瘫痪,体温正常后瘫痪停止。

【治疗】

1. 清除毒物 进食 4 小时以内者,应尽早应用 5% 碳酸氢钠或 1∶5000 高锰酸钾溶液洗胃,并口服导泻剂。

2. 对症处理 吞咽困难者,可用鼻饲饮食或静脉输液补充营养和水分,维持水电解质和酸碱平衡。呼吸困难者给予氧气吸入,必要时可行气管插管或气管切开置管,加强监护。

3. 抗毒素治疗 早期应用多价抗毒血清治疗有效,发病 24 小时内或瘫痪出现前应用效果更好,一次足量注入 5 万~10 万单位,半量静脉注入,半量肌内注射,必要时 6 小时后重复应用一次。用药前应先做皮肤过敏试验。

【健康指导】

1. 患者餐具、内裤煮沸消毒,粪便排泄物消毒处理。

2. 搞好饮食卫生,不吃过期或不合格罐头、腊肉、发酵食品等。

3. 如果已证明进食有肉毒杆菌污染的食品,或同食者肉毒中毒,应立即给予多价抗毒血清 1000~2000U 注射。

第 5 节 肠 蛔 虫 病

肠蛔虫病,是指蛔虫寄生于小肠肠道内,引起腹痛、肠功能紊乱的一种疾病。多数情况为无症状感染,少数可发生胆道蛔虫或蛔虫性肠梗阻。主要临床表现为脐周腹痛,偶有吐虫。

【流行病学】

1. 传染源 患者和带虫者。

2. 传播途径 蛔虫卵经手入口,或经过进食被污染的蔬菜、食物。

3. 易感性　人群普遍易感,儿童发病率最高。

4. 流行特征　本病散发,也可集体感染,农村感染率可达 50%~60%,学龄前儿童发生率最高。

【临床表现】

1. 流行病学　有饮食卫生不良生活习惯。

2. 症状体征　感染后大多数患者无症状,此时称为无症状蛔虫感染。少数患者可有腹痛,疼痛多数位于脐周围,不定时反复发作,有时恶心、呕吐,或呕吐物中有蛔虫存在,有的可有腹泻等。儿童有时可有夜惊、磨牙等。有的可从粪便排出蛔虫。检查一般无明显腹部阳性体征,腹痛发作时也无压痛、腹肌紧张等病理体征。

3. 其他检查　粪便显微镜检查可发现蛔虫卵。

大量肠蛔虫时可引起肠梗阻及胆道蛔虫等,详见有关章节。

【鉴别诊断】

肠痉挛　往往有受凉或精神紧张史,腹痛阵发性,局部热敷后疼痛缓解。

【治疗】

1. 驱虫治疗　一般应用广谱驱虫药,通常阿苯达唑每次 400mg,一次顿服,服药后 2~4 天粪便排虫。严重感染者需多个疗程。

2. 中药治疗　可酌情应用乌梅丸或驱蛔丸等。

【健康指导】

1. 注意饮食卫生,加强食品卫生管理,不吃未洗净的生菜、水果等。

2. 注意个人卫生,养成良好的饭前便后洗手的习惯。

第 6 节　蛲　虫　病

蛲虫病,是指蛲虫寄生于人体盲肠内所引起的一种疾病,多见于儿童发病。病理改变为蛲虫头部刺入肠黏膜,引起炎症;雌虫在肛门周围爬行、产卵,引起局部瘙痒,搔抓皮肤受损,出血继发感染。主要临床表现为肛门、会阴部皮肤瘙痒。

【流行病学】

1. 传染源　患者是唯一传染源。

2. 传播途径　虫卵经手入口,或经进食被污染的食物。

3. 易感性　儿童较多发生,成人感染率较低。

4. 流行特征　本病散发,家庭内儿童可相互传播。

【临床表现】

1. 流行病学　有与患者密切接触史,或进食带有虫卵的食物。

2. 症状　轻度感染一般无症状,主要症状为肛门周围和会阴部奇痒,夜间为甚,由于抓伤,肛门周围皮肤常有局部抓痕、炎症,患儿可有睡眠不佳、夜惊、磨牙等。

3. 体征 儿童睡眠后 1~3 小时,检查肛门可见乳白色线头样细小雌虫。

4. 其他检查 肛门部刮取物涂片可检出虫卵。

【鉴别诊断】

肛门湿疹 肛门部轻度发痒,局部潮湿、糜烂,有渗液,往往有直肠脱出或痔等原发病寻及。

【治疗】

1. 驱虫 常用阿苯达唑,通常剂量每次 200mg,一次顿服,成人与儿童剂量相同,两周后重复一次。

2. 肛门部治疗 每晚临睡前和大便后清洗肛门部皮肤,擦干,然后用 2% 氧化氨基汞软膏涂抹肛门部,有杀虫止痒作用。也可用食醋适量,加温水 2 倍,混合后擦肛门,有止痒作用。

3. 中药治疗 同肠蛔虫症的中药治疗。

【健康指导】

1. 患者内裤煮沸消毒,排泄物消毒处理。

2. 勤洗换衣裤、被褥,衣物,玩具及家具在阳光下曝晒 6~8 小时可灭虫卵。

3. 预防措施,培养良好卫生习惯,食前便后洗手,不吮吸手指,勤剪指甲,不吃生冷不洁食物。

4. 勿穿开裆裤睡觉,起床后要先刷手指,清洁肛门及外阴,换洗内裤以减少虫卵污染手指的机会。

第 7 节 弓 形 虫 病

弓形虫病,是由弓形虫引起的人兽共患疾病,为全身性疾病,表现复杂,容易误诊。可通过先天性和获得性两种途径传播,多呈隐性感染,免疫功能低下者可有全身性播散性感染。病理改变为弓形虫经消化道进入人体,侵入组织器官,在细胞内增殖,宿主细胞破裂,产生炎症反应,影响功能,或形成肉芽肿。主要临床表现为先天性感染可有早产、流产、先天畸形;获得性感染可有发热、全身淋巴结肿大等。

【流行病学】

1. 传染源 主要传染源是动物,几乎所有温血动物都可感染弓形虫,猫及猫科动物是弓形虫的终末宿主,其粪便中含有大量卵囊。

2. 传播途径 先天性传播,为母体孕期急性感染后通过胎盘传给胎儿;获得性传播,为吃入含有卵囊或包囊的食物或水经消化道感染。也可因与猫、狗和兔等密切接触而传播。

3. 易感性 人类普遍易感。

4. 流行特征 感染率 0.1%~47.3%,农村感染率高于城镇,成人高于儿童。

【临床表现】

1. 先天性弓形虫病 妊娠期表现为早产、流产或死产。出生后为各种先天畸形,如小脑畸形、脑积水、脊椎裂、无眼、小眼、腭裂等。眼部病变可表现为眼肌麻痹、虹膜睫状体炎、白内障、视神经炎、视神经萎缩和眼组织缺损等。另外可有发热、多形性皮疹、肺炎、肝脾大、黄疸和消化道症状等临床表现。

2. 获得性弓形虫病 免疫功能正常的人大多数无症状,有症状者约为10%~20%,表现有发热、全身不适、夜间出汗、肌肉疼痛、咽痛、皮疹、肝脾大、全身淋巴结肿大等。淋巴结肿大较为突出,除浅表淋巴结肿大外,纵隔、肠系膜、腹膜后等深部淋巴结也肿大,可有腹痛。肿大的淋巴结质硬,压痛但不化脓。症状和体征一般持续 1~3 周消失,少数可达 1 年。个别患者出现持续高热、单侧视网膜脉络炎、一过性肺炎、胸腔积液、肝炎、心包炎、心肌炎等,也可出现颅内占位病变和脑膜脑炎等。

3. 其他检查 可取体液如脑脊液、痰液、胸腔液等涂片,淋巴结印片及组织切片,可发现弓形虫滋养体或包囊。血化验白细胞计数正常或轻度升高,淋巴细胞数和嗜酸粒细胞数稍增高,有异常淋巴细胞。

【鉴别诊断】

本病应与传染性单核细胞增多症、各种淋巴瘤、各种病毒性脑膜炎(风疹、疱疹、巨细胞病毒等)、结核性脑膜炎等鉴别。

【治疗】

抗弓形虫滋养体治疗已取得较可靠疗效,但对消灭弓形虫包囊则迄今尚未找到有效药物。目前公认有效抗弓形虫药物有乙胺嘧啶、磺胺类药、螺旋霉素和阿奇霉素、克拉霉素、罗红霉素等大环内酯类抗生素。

【健康指导】

1. 妊娠初期如患弓形虫病,为了预防胎儿畸形,应进行人工流产;中后期妊娠患弓形虫病应给予预防性治疗。

2. 预防水平传播,对肉类应充分煮熟以破坏包囊;注意个人饮食卫生,不吃生乳、生肉、生蛋等。

3. 防止猫粪污染餐具、水源、食物和饲料。

【提示】

我国猪感染率较高,是主要传染源。人类感染常为隐性感染,已引起广泛注意。

第 8 节 脊髓灰质炎

脊髓灰质炎,是由脊髓灰质炎病毒引起的急性传染病。病理改变为病毒经口进入人体,在咽部、扁桃体及肠道内繁殖,进入血循环,侵入神经系统,引起神经系统广泛病变,以脊髓前角运动神经细胞病变为主,脊髓颈段、腰段最重,脑干次之。多发生于小儿,故称为"小儿麻痹症"。主要临床表现为发热、肢体痛、肢体瘫痪。

【流行病学】

1. 传染源 患者、隐性感染者及无症状病毒携带者。

2. 传播途径 主要通过粪-口传播,有时通过飞沫传播。

3. 易感性 人群普遍易感,病后可获得同型病毒持久免疫力。

4. 流行特征 一年四季发病,夏秋季明显高于冬春季,6个月至5岁儿童发病率最高。

【临床表现】

1. 流行病学 夏、秋季发病,当地有本病发生。

2. 症状体征 ①前驱期:表现为上呼吸道感染症状,如发热、头痛、咽痛、流涕、咳嗽、全身不适等;②瘫痪前期:表现为发热及中枢神经系统症状,高热、烦躁、嗜睡、肌肉酸痛;③瘫痪期:表现为病后2~7天,体温开始下降,同时出现瘫痪,逐渐加重,体温降至正常,瘫痪停止。瘫痪类型各异,脊髓型表现为四肢瘫痪,肌张力减弱,腱反射减弱或消失,尤以下肢瘫痪多见,常为单肢;脑干型表现为口角歪斜、上睑下垂、吞咽困难、呼吸困难等;脑型表现为头痛剧烈、抽搐、昏迷等;④恢复期:表现为肢体远端小肌肉开始恢复,继之近端大肌群,腱反射逐渐恢复。最初1~2个月恢复较快,6个月后则慢;⑤后遗症期:1~2年后仍不恢复者,则永久后遗症,如脊柱弯曲、足内翻、足下垂等。

3. 其他检查 血常规化验基本正常。脑脊液检查一周后出现异常,改变与病毒性脑膜炎相似,白细胞数目轻度增高,一般为(50~500)×10^6/L,糖及氯化物正常。

【鉴别诊断】

1. 感染性多发性神经根炎 大龄儿童,弛缓性麻痹逐渐发生,呈上行性及对称性,伴感觉障碍,脑脊液检查蛋白质高,而细胞数增加不明显,瘫痪恢复较快,后遗症较少,不呈流行性。

2. 家族性周期性瘫痪 有家族史及既往发作史,麻痹突然发生,发展迅速,呈全身性及对称性。发作时检测血钾低,补钾后迅速恢复,可反复发作。

【治疗】

本病目前尚无特效治疗,重在做好护理工作。

1. 前驱期及瘫痪前期 卧床休息,尽量避免肌内注射、手术等刺激,以减少瘫痪。保持水电解质平衡及营养,并对症处理。

2. 瘫痪期 护理瘫痪肢体,保持功能位置,应用维生素C,瘫痪停止后应用加兰他敏,促进神经肌肉的恢复。呼吸障碍者酌情采取相应措施,如给予氧气吸入,必要时气管切开置管。

3. 恢复期及后遗症期 体温正常瘫痪停止后,可用针灸、理疗、按摩等治疗,促进瘫痪肌肉的恢复。如遗留严重畸形,可进行矫形手术治疗。

【健康指导】

1. 及时隔离患者至少 20 天,患者分泌物、排泄物进行消毒处理。

2. 本病预防重在进行计划免疫,口服减毒活疫苗。

3. 如遗留肢体畸形,由专业矫形外科医师,酌情进行矫形手术治疗及健康指导。

第 9 节 病毒性肝炎

病毒性肝炎,是多种肝炎病毒,包括甲、乙、丙、丁、戊 5 型引起的一组传染病,其中甲、戊型经粪 - 口传染,表现为急性感染;乙、丙、丁型主要经血液和体液传染,多呈慢性感染,少数发展为肝硬化或肝癌。病理改变为广泛性肝细胞损害。临床上可分为:急性黄疸型肝炎、急性无黄疸型肝炎、慢性肝炎、重型肝炎、淤胆型肝炎、肝炎肝硬化。主要临床表现各型相似,以乏力、食欲缺乏、厌油腻、肝功能异常为主,部分有黄疸。

【流行病学】

1. 传染源 患者和亚临床感染者。

2. 传播途径 主要通过粪 - 口、体液(输血、母婴、性接触)传播。

3. 易感性 人群普遍易感,而甲型 6 个月以下小儿不易感染。

4. 流行特征 一年四季发病,不同类型不同季节易发,有的类型散发,有的类型暴发。

一、急性肝炎

五型肝炎病毒均可引起急性肝炎,临床表现基本相似,故统一叙述。主要临床表现为乏力、食欲缺乏、厌油腻、黄疸或无黄疸、肝大。

【临床表现】

1. 流行病学 病前有与患者密切接触史、不洁注射史或血制品应用史。

2. 症状体征 包括急性黄疸型肝炎和急性无黄疸型肝炎。①急性黄疸型肝炎,分为三期:黄疸前期,此期表现为起病急,发热、乏力、食欲缺乏、恶心呕吐、厌油腻食物、尿色加深、肝区痛;少数以发热、头痛等上呼吸道感染症状为主,持续约 5~10 余天;黄疸期,此期自觉症状好转,发热减退,但尿色继续加深,巩膜、皮肤黄染,大便颜色变浅、皮肤瘙痒、心动徐缓、肝大,部分患者可有轻度脾大,本期约为 2~6 周;恢复期,此期黄疸逐渐减退,症状减轻或消失,肝回缩,本期持续 2 周 ~4 个月,平均 1 个月。急性黄疸型肝炎总病程 2~4 个月。②急性无黄疸型肝炎,可发生于5型肝炎中任何一型,是一种轻型肝炎,由于无黄疸而不易被发现,发病率远较黄疸型肝炎高,成为更重要的传染源,临床症状与急性黄疸型肝炎基本相同,但起病较缓慢,症状较轻,不出现黄疸,恢复较快,因而临床容易漏诊。

3. 其他检查 急性黄疸型肝炎黄疸前期肝功能改变为谷丙转氨酶(ALT)和谷草转氨酶(AST)升高;黄疸期改变为谷丙转氨酶(ALT)和血清胆红素升高,尿胆红素阳性;恢复期改变为肝功能逐渐恢复正常。急性无黄疸型肝炎,谷丙转氨酶(ALT)轻度或中度升高。相应病毒指标检查可确定哪一型病毒感染。

【鉴别诊断】

1. 中毒性肝炎 病前有药物、毒物应用史或感染病史,病原学检查病毒指标阴性。

2. 溶血性黄疸 有贫血、血红蛋白尿、血清间接胆红素升高、尿胆原增多。

3. 梗阻性黄疸 肝及胆囊肿大,血清碱性磷酸酶和胆固醇上升,影像学检查可有胆管扩张或结石。

【治疗】

急性肝炎为自限性疾病,多可完全康复,以一般治疗和对症处理为主。

1. 一般疗法 卧床休息,适当隔离,清淡、高蛋白、高维生素饮食,避免饮酒。不必高营养饮食,以防发生脂肪肝。

2. 保肝药物 可适当选用肝太乐、齐墩果酸等1~2种药物治疗。

3. 病原治疗 因急性肝炎为自限性疾病,一般不采取抗病毒治疗,但急性丙型肝炎例外,早期应用干扰素效果较好。可加用利巴韦林,增强疗效。

4. 对症处理 进食少者静脉补充葡萄糖及维生素C等。黄疸明显者可选用33%硫酸镁,口服;或苦黄注射液,静脉滴注。

5. 中药治疗 ①清利湿热,主要方药茵陈蒿汤合四苓散;②清热解毒,主要方药有黄连5g、板蓝根30g、栀子12g、郁金10g、白茅根30g、茵陈30g、制大黄10g、蒲公英30g,酌情加减,水煎服;③中成药口服,如甘露消毒丹,每次6g,每天2次;或柴胡舒肝丸,每次6~9g,每天3次;或芸芝肝泰,每次5g,每天2~3次。

【预后】

急性肝炎多数患者在3个月内临床康复,急性甲型肝炎预后良好,病死率约为0.01%;急性乙型肝炎60%~90%可完全康复,10%~40%转为慢性或病毒携带;急性丙型肝炎易转慢性或病毒携带;急性丁型肝炎重叠HBV感染时约70%转为慢性;戊型肝炎病死率为1%~5%。

【提示】

干扰素是广谱抗病毒剂,并不直接杀伤或抑制病毒,主要是通过细胞表面受体作用使细胞产生抗病毒蛋白,从而抑制乙肝病毒复制。

二、慢性肝炎

慢性肝炎仅见于乙、丙、丁型肝炎,即急性肝炎病史超过半年,而仍有肝炎症状、体征及肝功能异常者。分为轻度、中度、重度三度。主要临床表现为四肢乏力、食欲缺乏、肝区疼痛、肝大、皮肤蜘蛛痣。

【临床表现】

1. 病史 急性病毒性肝炎病史超过半年。

2. 症状体征 ①轻度:反复出现四肢乏力、食欲缺乏、腹胀、肝区疼痛、肝大等,肝功能检查显示血清转氨酶反复或持续增高;②中度:各种症状明显,肝脏肿大,质地较韧,可伴有皮肤蜘蛛痣、毛细血管扩张、肝掌(手掌明显充血发红)、进行性肝大、肝功能化验持续异常、血浆蛋白改变等;③重度:除轻度、重度表现外,还有早期肝硬化的症状、体征。

3. 其他检查 血清转氨酶持续或反复升高,白蛋白降低,或 A/G 比例异常,球蛋白明显升高。

【鉴别诊断】

1. 酒精性慢性肝炎 有长期大量饮酒史,病毒指标阴性。

2. 胆汁性肝硬化 初期同慢性肝炎,多为中年女性,有皮肤瘙痒,血清直接胆红素、免疫球蛋白升高明显。

【治疗】

1. 一般疗法 适当休息,症状明显者卧床休息。合理饮食,进易消化、高蛋白、高维生素饮食,忌烟酒。生活规律,情绪乐观。

2. 药物治疗 科学用药,切忌滥用误用,症状明显、肝功能异常者,可酌情选用抗病毒、调节免疫药物。适当应用保肝药物,但一般不应超过 3 种。

3. 对症处理 黄疸重者可应用退黄药物。白蛋白低者应加强饮食,补充蛋白质。出现腹水者可适当应用白蛋白治疗。

4. 中药治疗 常用方药 ①胃苓汤酌情加减或柴胡舒肝饮;②常用中成药口服如鸡骨草丸,每次 4 粒,每天 2~3 次;芸芝肝泰,每次 5g,每天 2~3 次。

【预后】

轻度慢性肝炎一般预后良好;重度慢性肝炎预后较差,约 80% 五年内发展成肝硬化,少部分可转为肝癌(HCC)。中度慢性肝炎预后居于轻度和重度之间。慢性丙型肝炎预后较慢性乙型肝炎稍好。

三、重型肝炎(肝衰竭)

急性肝炎发病 10 天内迅速出现重型肝炎表现,称为急性重型肝炎。急性肝炎发病 10 天以上出现重型肝炎表现为亚急性重型肝炎。在慢性肝炎基础上出现重型肝炎表现者,为慢性重型肝炎。主要临床表现有极度乏力、频繁呕吐、严重黄疸、出血倾向、腹水增多、性格改变、意识障碍、昏迷抽搐。

【临床表现】

1. **急性重型肝炎** 亦称暴发型肝炎,发病10天内出现极度乏力、食欲缺乏、频繁呕吐、黄疸迅速加深、肝脏缩小、出血倾向、腹水迅速增多,行为反常、性格改变、意识障碍,后期出现昏迷、搐搦、脑水肿等。

2. **亚急性重型肝炎** 亦称为亚急性重型肝炎,急性黄疸型肝炎发病10天以上出现上述症状者,属于此型。病程较长,可达数月,容易发展为坏死后肝硬化。

3. **慢性重型肝炎** 亦称慢性肝炎亚急性重型肝炎,临床表现与亚急性重型肝炎相似,但有慢性活动性肝炎病史,或有肝硬化病史、体征及肝功能损害。

【鉴别诊断】

1. **妊娠急性脂肪肝** 常见于妊娠末期,初次妊娠多见。发病初期有急性上腹痛,血清淀粉酶升高,尿胆红素常为阴性。B型超声波查示脂肪肝波形。

2. **药物性重型肝炎** 病前有应用利福平、对乙酰氨基酚、酮康唑等药物史,或接触磷、砷或食用毒蕈等史,病毒指标阴性。

【治疗】

1. **一般疗法** 绝对卧床休息,密切观察病情,减少蛋白质饮食,注意保持水电解质平衡。

2. **支持疗法** 静脉滴注10%~20%葡萄糖溶液,补充足量维生素B、维生素C、维生素K,交替应用新鲜血浆和白蛋白。

3. **对症处理** 有出血倾向者应用维生素K_1酚磺乙胺等。消化道出血者可应用凝血酶、西咪替丁。肝性脑病者口服乳果糖等减少肠道毒物吸收。静脉滴注精氨酸、醋谷胺、支链氨基酸等以降低血氨、纠正支链氨基酸与芳香氨基酸比例失调。脑水肿者酌情应用20%甘露醇、呋塞米、白蛋白等治疗。肝损害者可选用促肝细胞生长素、甘利欣、前列腺素E等治疗。

4. **抗病毒治疗** 乙型重型肝炎病毒复制活跃,应选择核苷类药物治疗。

5. **促进肝细胞再生** 酌情应用肝细胞因子、前列腺素E_1等。

6. **免疫调节** 早期适当使用激素,后期使用免疫增强药物。

【预后】

重型肝炎(肝衰竭)预后不良,病死率为50%~70%,年龄较小、治疗及时、无并发症者病死率较低。急性重型肝炎(肝衰竭)存活者,远期预后较好。亚急性重型肝炎(肝衰竭)存活者,多数转为慢性肝炎或肝炎后肝硬化。慢性重型肝炎(肝衰竭)病死率最高,可达80%以上,存活者病情可多次反复。

四、淤胆型肝炎

淤胆型肝炎,是以肝内胆汁淤积为基础的一种特殊临床类型,又称毛细胆管炎型肝炎。急性淤胆性肝炎起病类似急性黄疸型肝炎,大多数患者可恢复;

在慢性肝炎或肝硬化基础上发生者,称为慢性淤胆型肝炎。主要临床表现为黄疸、瘙痒、粪便色浅。

【临床表现】

1. 症状体征 患者乏力、食欲缺乏、肝区胀痛、皮肤黏膜黄疸、皮肤瘙痒、尿色深黄、粪便颜色变浅、肝脏肿大。

2. 其他检查 血清总胆红素明显升高,以直接胆红素为主,谷氨酰转肽酶升高、碱性磷酸酶升高。胆固醇升高、血清总胆汁酸升高。

【治疗】

早期治疗同急性黄疸型肝炎,黄疸持续不退时可加用泼尼松每次 40~60mg,口服,或地塞米松每次 10~20mg,2 周后若血清胆红素显著下降,则逐步减量。

【预后】

急性淤胆型肝炎预后较好,一般都能康复。慢性者预后较差,容易发展成胆汁性肝硬化。

五、肝炎肝硬化

肝炎肝硬化,是常见的慢性肝病,病理改变为广泛肝细胞坏死,残存肝细胞结节性增生,结缔组织增生致纤维隔形成,肝脏变硬。主要临床表现为乏力、消瘦、腹胀、出血、水肿、黄疸、蜘蛛痣。

【临床表现】

根据肝脏炎症情况,分为活动性与静置性两型。

1. 活动性肝硬化 有慢性肝炎活动的临床表现,乏力及消化道症状明显,可有黄疸,转氨酶(ALT)升高,人血白蛋白下降,伴有腹壁、食管静脉曲张,腹水、肝缩小变硬,进行性脾大,门静脉、脾静脉增宽等门静脉高压症表现。

2. 静置性肝硬化 无肝炎活动性表现,症状轻或无特异性,可有上述体征。又分为代偿期和失代偿期。①代偿期,也称早期肝硬化,有肝炎临床表现,如乏力、腹胀、轻度黄疸,检查可见肝脾轻度肿大、黄疸、肝掌、皮肤蜘蛛痣,但无腹水、肝性脑病、上消化道出血;②失代偿期,指中、晚期肝硬化,化验有明显肝功能异常,可有腹水、肝性脑病、食管静脉曲张或破裂出血。

【预后】

静止性肝硬化可较长时间维持生命;活动性肝硬化预后不良。

【健康指导】

1. 不可随意用药,以免加重肝脏负担。

2. 适当休息非常重要,急性期和重症均需卧床休息。

3. 注意加强营养,调节饮食,进易消化、清淡饮食,多吃新鲜蔬菜、水果,避免刺激性食物,戒烟忌酒。

4. 急性肝炎者适当隔离治疗,对其排泄物消毒处理。

【提示】

1. 本病重在预防,注意饮食卫生,防止病从口入;不到非正规医疗点接受注射、输液、拔牙等治疗,防止血液感染病毒。

2. 符合条件者进行甲肝、乙肝疫苗接种,预防发病。

附:肝功能检验与乙肝病原学检查结果分析参考

【肝功能检验结果分析】

肝功能检验是了解肝脏状况的主要方法,对肝病诊治具有重要价值。检验结果是评估有否肝细胞损害或炎症的重要指标,其中转氨酶是重中之重。

1. 转氨酶 主要包括两种,即谷丙转氨酶(ALT)和谷草转氨酶(AST)。尤其是谷丙转氨酶(ALT)最常用,是目前临床上反映肝功能最常用指标,1%肝细胞损害血中谷丙转氨酶浓度可增加1倍。因此谷丙转氨酶更能敏感的监测肝脏是否受到损害。正常转氨酶水平在0~40个单位之间,一般认为,如超过正常上限2~3倍,并持续2周以上,表明肝脏疾病可能性大。谷草转氨酶(AST)在心肌中含量最高,依次为心、肝、骨骼肌、肾、胰。

急性肝炎时谷草转氨酶(AST)持续维持在高水平,提示有转为慢性肝炎的可能。如果谷丙转氨酶(ALT)和谷草转氨酶(AST)同时升高意味着肝细胞受到损伤,可以是炎症性的,也可由酗酒、药物引起,虽然这两种酶在体内并不仅仅限于肝脏,但当它们同时升高时,极大可能提示肝脏出了问题。

由于体内许多组织都含有转氨酶,除了肝炎其他疾病也能增高,所以根据转氨酶增高程度考虑 ①显著增高,见于急性传染性肝炎、血清性肝炎等;②中度增高,见于迁延性肝炎、慢性肝炎活动期、肝硬化代偿期、阻塞性黄疸、弥漫性肝癌、急性风湿热、心肌梗死等;③轻度升高,见于氯丙嗪肝炎、阿米巴肝脓肿、风湿性心脏病、中毒性休克、营养性肝病等。

2. 谷氨酰转酞酶(GGT) 体内分布广泛,肾、肝、胰等组织均存在,但血清中谷氨酰转酞酶主要来自肝脏,具有较强的特异性,持续升高提示慢性肝炎的可能,明显升高则有助于诊断慢性酒精性肝病。此外,病理性增高还可见于胰腺炎、阻塞性黄疸、胆管炎、肝硬化、肝癌、胰腺癌等。

3. 胆红素 也是肝功能的重要指标,红细胞正常衰老、消亡、破坏释放间接胆红素,肝脏每天可吸收这些胆红素,当肝脏受损、红细胞破坏过多时,胆红素代谢即可出现异常。

4. 血清蛋白 由肝脏合成,分为白蛋白和球蛋白。蛋白合成不足、摄入太少、丢失过多时可致人血白蛋白低于正常。急性肝炎时人血白蛋白可在正常范围,慢性肝炎、肝硬化、重型肝炎时白蛋白下降,球蛋白升高,白蛋白/球蛋白(A/G)比例下降或倒置。慢性肾病时由于大量蛋白尿丢失过多,也常出现低蛋白血症。

【乙肝病原学检查结果分析】

1. 乙肝 5 项检验 主要判断是否患了乙肝,粗略估计病毒复制水平,但对评估病情严重程度意义不大。乙肝 5 项检验分别是乙肝表面抗原(HBsAg)、乙肝表面抗体(HBsAb)、乙肝 e 抗原(HBeAg)、乙肝 e 抗体(HBeAb)、核心抗体(HBcAb)。

2. 乙肝 5 项检验意义 乙肝 5 项检验通常称为乙肝"两对半",是一个俗称的大众词汇,医学称谓应是乙肝抗原抗体系统检测。其中"第一对"是乙肝表面抗原(HBsAg)和乙肝表面抗体(HBsAb),"第二对"是乙肝 e 抗原(HBeAg)和乙肝 e 抗体(HBe),"半"是乙肝核心抗体(HBcAb)。

第 1 项 乙肝表面抗原(HBsAg),判断体内是否存在乙肝病毒。

第 2 项 乙肝表面抗体(HBsAb),判断体内是否有保护性抗体。

第 3 项 乙肝 e 抗原(HBeAg),判断是否感染病毒及传染性。

第 4 项 乙肝 e 抗体(HBeAb),判断病毒复制是否受到抑制。

第 5 项 乙肝核心抗体(HBcAb),判断是否感染过乙肝病毒。

3. 乙肝 5 项检验组合阳性分析 组合阳性中有"大三阳""小三阳"的俗称,严谨医学文书上是不能出现的。

五项全阴:说明未感染乙肝病毒,体内也没有抗体,需及时注射乙肝疫苗。

第 1 项阳性:说明急性乙肝病毒感染潜伏期的后期。

第 1、3、5 项阳性:俗称"大三阳",说明急、慢性乙肝,传染性较强。

第 1、4、5 项阳性:俗称"小三阳",说明急、慢性乙肝,传染性较弱。

第 1、3 项阳性:说明急性乙肝的早期。

第 1、3、4、5 项阳性:说明急性乙肝趋向恢复,或为慢性乙肝病毒携带。

第 1、4 项阳性:说明慢性乙肝表面抗原携带者易转阴,或急性乙肝感染趋向恢复。

第 1、5 项阳性:说明急、慢性乙肝,慢性乙肝表面抗原(HBsAg)携带,传染性弱。

第 2、4、5 项阳性:说明乙肝恢复期,机体产生免疫力。

第 4、5 项阳性:说明急性乙肝病毒感染恢复期,或曾经感染过乙肝病毒。

第 2 项阳性:说明曾注射乙肝疫苗并产生抗体;或感染过乙肝病毒并有一定免疫力;或假阳性。

第 2、5 项阳性:说明曾注射乙肝疫苗并产生抗体;或感染过乙肝病毒已恢复,有免疫力。

第 5 项阳性:说明曾感染乙肝病毒未能测出乙肝表面抗体(HBsAb);恢复期乙肝表面抗原(HBsAg)已消,但乙肝表面抗体(HBsAb)尚未出现;无症状乙肝表面抗原(HBsAg)携带。

4. 乙肝病毒 DNA 乙肝病毒 DNA(HBV~DNA)是病毒复制和传染性的直

接标志,即判断乙肝病毒有无复制的"金标准",用来评估人体内乙肝病毒多少和传染程度。一般来说,检测结果数值大于 10 的 3 次方为阳性,即大于 1000 拷贝/毫升为阳性。乙肝病毒 DNA 阳性提示乙肝病毒在复制和具有传染性,数值越高表示病毒复制越活跃,传染性越强。乙肝五项不能准确判断病毒复制情况,乙肝病毒 DNA 弥补了这个不足。病毒不是通过分裂方式繁殖而是按一定模式拷贝出来,称之"复制"。

第 10 节　伤寒与副伤寒

伤寒与副伤寒是一类消化道传染病,二者流行病学、病理变化及临床特点均相似。

一、伤寒

伤寒,是由伤寒沙门菌引起的一种急性肠道传染病。主要病理损害为病菌侵入人体,引起肠道淋巴组织增生、坏死。主要临床表现有持续发热、表情淡漠、相对缓脉、玫瑰疹、脾大、白细胞减少。

【流行病学】

1. 传染源　患者和带菌者。

2. 传播途径　主要通过污染水和食物,水污染是暴发流行的主要原因。

3. 易感性　人群普遍易感,病后免疫力持久,伤寒和副伤寒之间无交叉免疫。

4. 流行特征　终年可发病,夏秋季为多,儿童及青壮年多见。

【临床表现】

1. 流行病学　多集中在夏秋季发病,个人与环境卫生差,有与伤寒患者密切接触史。

2. 症状体征　潜伏期 7~23 天。①发热,表现为起病缓慢,始为低热,2~3 周持续高热;②全身中毒症状,表现为食欲缺乏、腹胀、表情淡漠、听力减退、重者谵妄、昏迷或脑膜刺激征,有相对缓脉;③玫瑰疹,表现为第 6~7 天出现皮疹,一般不超过 10 个,分布于躯干,2~4 天消失;④脾大,表现为轻度脾大;⑤缓解期,表现为发病 3~4 周进入缓解期,体温下降,症状好转,此时易出现肠出血或肠穿孔;⑥恢复期,发病第 5 周为恢复期,体温正常,症状消失。少数患者退热 1~3 周后症状重新出现,血培养阳性,称为复发。

3. 其他检查　血化验白细胞计数降低,一般在 $(3~5) \times 10^9$/L,中性粒细胞减少,嗜酸性粒细胞减少或消失。血培养第 1~2 周阳性率最高。肥达反应第 2 周可阳性,第 3~4 周达高峰。

【并发症】

1. 肠出血　2~3 周发生,主要表现为便血或大便潜血阳性。

2. 肠穿孔　2~4周发生，突然出现剧烈腹痛、压痛、反跳痛。

3. 中毒性肝炎　1~3周发生，表现为肝大、压痛，或轻度黄疸、肝功能异常。

4. 中毒性心肌炎　2~3周发生，出现心音低钝、脉率快、血压降低、心电图异常。

【鉴别诊断】

1. 流行性斑疹伤寒　多为冬春季发病，有虱叮咬史，突起高热、中毒症状，皮疹常在病程第3~5天出现，为出血性，脾大，血培养阴性，外斐反应阳性。

2. 革兰阴性杆菌脓毒血症　起病较急，发热寒战、多汗，有出血倾向，可早期出现休克，多有原发病灶。

3. 血行播散性结核病　常有持续发热、盗汗、消瘦、呼吸急促等，可有脾大，血沉快，结核菌素试验阳性。发病2周后X线胸片可见血行播散性结核病灶。

【治疗】

1. 一般治疗　适当隔离，卧床休息，进食营养丰富、易消化、少渣饮食。

2. 病原治疗　①目前常选用第三代喹诺酮类药物，如左旋氧氟沙星每次0.2~0.4g，2~3次/天，口服，一疗程14天；或环丙沙星每次0.5g，2次/天，口服，一疗程14天；②第三代头孢菌素，如头孢噻肟每次2g，2次/天，静脉滴注；儿童每次25~50mg/kg，2次/天，静脉滴注，一疗程14天。也可用头孢哌酮每次2g，2次/天，静脉滴注，一疗程14天；儿童每次50mg/kg，2次/天，静脉滴注，一疗程14天。或头孢曲松钠（头孢曲松）每次1~2g，2次/天，静脉滴注，一疗程14天；儿童每次50mg/kg，2次/天，静脉滴注，一疗程14天。

3. 对症处理　毒血症状严重者抗生素治疗同时可加用小剂量肾上腺皮质激素，以减轻中毒症状。

4. 带菌者的治疗　根据药敏试验选择药物，一般选用左旋氧氟沙星每次0.5g，1次/天，口服，疗程4~6天；或环丙沙星每次0.5g，2次/天，口服，疗程4~6天。

5. 并发症的治疗　如出现并发症，应积极治疗，根据不同并发症采取相应的治疗方法。

【提示】

伤寒第1周临床缺乏特征性，需与其他急性发热性疾病鉴别，凡持续发热1周以上伴全身中毒症状、腹胀、表情淡漠者即应考虑本病可能。

二、副伤寒

副伤寒，是由甲、乙、丙型副伤寒沙门菌引起的。病理损害、临床过程、处理措施与伤寒大致相同。

【流行病学】

参阅伤寒流行病学。

【临床表现】

副伤寒临床特点除与伤寒基本相同外,还具有以下特点。

1. **副伤寒甲和乙** 潜伏期短,一般 8~10 天。病初腹痛、呕吐、腹泻等,2~3 天后症状减轻,继而出现发热等,发热呈弛张型,热程较短,副伤寒甲平均 3 周,副伤寒乙平均 2 周。全身中毒症状较轻,肠道症状显著。皮疹出现较早、较多、较大,颜色较深。病死率较低,副伤寒甲复发机会较伤寒多。

2. **副伤寒丙** 起病急,体温迅速升高,热型不规则,常伴有寒战,热程 1~3 周,重症者发热时间长,主要表现为脓毒血症型,其次为伤寒型或胃肠炎型,脓毒血症型病情重,并发症多而顽固,其中以肺炎、骨、关节化脓性炎症为最常见,可并发化脓性脑膜炎、中毒性脑病、心内膜炎、肾盂肾炎、肝脓肿、皮下脓肿等。肠出血、肠穿孔少见。

【治疗】

治疗方法与伤寒的治疗基本相同,抗生素应用疗程宜适当延长,如并发化脓病灶或脓肿形成,应及早进行切开引流。

【健康指导】

1. 一般应卧床休息。

2. 控制传染源,患者隔离治疗至体温正常 15 天,患者大小便及用品等需消毒处理。

3. 切断传播途径,搞好水源保护、饮水消毒、食品卫生,加强个人卫生和粪便管理,防止通过被污染的水源和食物传播,特别是水污染是暴发流行的主要原因。

4. 提高人群免疫力,进行预防接种。

第 11 节 手 足 口 病

手足口病,是指发生在手掌、跖底、口腔内的以小水疱为特征的病毒感染性疾病。多发生于儿童,成人也可见到。病理改变为病毒通过消化道或呼吸道侵入局部黏膜及周围淋巴结,进入血液系统引起毒血症及相应的症状体征。主要临床表现为手足皮疹、口腔黏膜疹。

【流行病学】

1. **传染源** 患者和隐性感染者。

2. **传播途径** 主要通过粪 - 口途径,也可经呼吸道飞沫传播。

3. **易感性** 人群普遍易感,隐性感染与显性感染为 100∶1,病毒类型多,无交叉免疫。

4. **流行特征** 终年可发生,夏秋季为多,幼儿园、托儿所、家庭聚集易集体发病。

【临床表现】

1. 症状体征 潜伏期 3~7 天,夏秋季发生,本地区有流行,常为学龄前儿童,有时成年人也可发生。病变部位多为硬腭、颊部、齿龈、舌部,表现为局部疼痛、红肿、起水疱,水疱可很快破溃、感染,形成小溃疡,周围红润。手、足部也可发生米粒至豌豆大小的水疱,半球形或椭圆形,疱壁较薄,内容物澄清,呈珠白色。本病为自限性,一周左右可自愈。

2. 其他检查 轻症者血化验白细胞计数正常或轻度增高,重者白细胞计数增高明显。

【并发症】

严重者可并发脑膜炎、肺水肿、心肌炎等病症,需加以注意。

【鉴别诊断】

一般需与荨麻疹、水痘、幼儿急疹、风疹鉴别。

【治疗】

1. 一般治疗 注意休息,加强营养,保持局部清洁、卫生。

2. 局部治疗 口腔内可用冰硼散涂布,3 次 / 天;手、足病损处可给予炉甘石洗剂外用,每天 2~3 次。

3. 全身治疗 病情严重者全身用药,一般可用阿昔洛韦 10mg/kg,1 次 / 天,加入生理盐水 500ml 内,缓慢静脉滴注,5 天为一疗程。

第七章 节肢动物媒介传染病

第1节 流行性乙型脑炎

流行性乙型脑炎,简称"乙脑",是由乙型脑炎病毒引起的中枢神经系统病变为主的急性传染病。病因为带乙脑病毒的蚊子叮咬人体后引发。儿童多见,重型、极重型病死率高,后遗症多。病理改变为乙脑病毒进入体内引起毒血症,通过血脑屏障进入神经系统,导致神经细胞肿胀、变性、坏死,脑实质淋巴细胞浸润,血管充血、扩张、脑水肿等。主要临床表现有高热、意识障碍、抽搐、病理反射和脑膜刺激征。

【流行病学】

1. 传染源 人和动物感染乙脑病毒后可发生病毒血症,成为传染源。

2. 传播途径 蚊子是主要传播媒介。

3. 易感性 人群普遍易感,发病多为 10 岁以下儿童。

4. 流行特征 80%~90% 患者发生于 7、8、9 这 3 个月,一般为散发,集中暴发少,家庭中可多人发病。

【临床表现】

1. 流行病学 发病集中在 7、8、9 这 3 个月,多发生于 10 岁以下儿童,无免疫力的成人亦可发病。

2. 症状体征 潜伏期 4~21 天,急性起病,体温迅速升高,发病 2~4 天后病情加重,并出现中枢神经系统感染症状,如高热、意识障碍、抽搐、脑膜刺激征,或出现颅内压增高症状。还可出现中枢性呼吸衰竭。深浅反射消失,病理反射阳性。

3. 其他检查 血化验白细胞计数增多,$(10~20) \times 10^9/L$,中性粒细胞比例 80% 以上,部分血象正常。脑脊液检查为非化脓性炎性改变,压力增高,外观无色透明或微混浊,白细胞数多为 $(50~500) \times 10^6/L$,病初以中性粒细胞为主,以后以单核细胞为主,蛋白轻度升高,糖和氯化物基本正常。脑 CT 或磁共振检查,脑组织呈弥漫性炎性改变。

【鉴别诊断】

1. 流行性脑膜炎 冬春季发病,寒战、高热、头痛、呕吐、烦躁,重者有谵妄、抽搐等。皮肤黏膜瘀点或瘀斑,颈部强直,克氏征、布氏征阳性。血化验白细胞计数增多,中性粒细胞比例增高。脑脊液混浊,白细胞增多,蛋白增高,糖和氯化物降低。

2. 中毒性菌痢　多发生于夏、秋季,起病急,常在 24 小时内迅速出现高热、抽搐与昏迷。脑膜刺激征往往缺如,有中毒性休克的表现,脑脊液多正常。肛拭子或灌肠检查粪便可发现脓细胞、红细胞。

3. 结核性脑膜炎　无季节性,起病缓,病程长,以脑膜刺激征为主,意识障碍较轻,且出现较迟。常有结核病史或结核接触史。脑脊液蛋白升高,糖和氯化物降低,薄膜涂片或培养可检出结核杆菌。

4. 化脓性脑膜炎　发病早期或未经正规治疗的病例,脑脊液变化不易与乙脑区别,应动态观察病情并作血培养及复查脑脊液。

【治疗】

本病目前尚无特效疗法,早期可试用利巴韦林、干扰素等。主要是加强护理,对症治疗,包括控制高热、抽搐、脑水肿及呼吸衰竭,保证营养及液体摄入。

1. 高热的处理　原则上设法将体温控制在 38℃ 左右为宜。①物理降温,可用冰袋置前额、枕部、双侧颈部、腋下及腹股沟部,间以 30%~40% 乙醇或 40℃ 左右的温水擦浴;②药物降温,可酌情口服对乙酰氨基酚,或肛门直肠内给吲哚美辛(消炎痛)栓;③激素的应用,适于重症患者,酌情应用地塞米松;④亚冬眠疗法,用于高热并频繁抽搐的患者,可选用氯丙嗪、异丙嗪;亚冬眠期间避免搬动,防止继发感染,因亚冬眠时呼吸道分泌物增多易引起窒息。

2. 抽搐的处理　针对发生抽搐的不同原因分别处理。①脑水肿引起者,可用 20% 甘露醇每次 1~2g/kg,静脉快速滴入,每 4~6 小时 1 次;②高热引起者,迅速采取降温措施,用 32~36℃ 温水擦浴,或 30%~50% 酒精擦浴;③呼吸道分泌物堵塞致脑缺氧者,及时吸痰、吸氧,取侧卧头低位,保持呼吸道通畅,必要时气管切开置管,辅助呼吸;④脑实质损害引起者,给予脑营养代谢促进药 ATP、辅酶 A 等;并酌情给予镇静剂,常用地西泮、异戊巴比妥钠、苯巴比妥等。

3. 呼吸衰竭的处理　①针对诱发呼吸衰竭的原因,酌情采取适当措施;②保持呼吸道通畅,及时吸出痰液和呼吸道分泌物,定时翻身拍背,也可雾化吸入;③充分给氧;④酌情给予呼吸兴奋剂,常用洛贝林(山梗菜碱)、尼可刹米(烟酰乙胺);⑤必要时气管切开插管,应掌握好指征,宁早勿晚。

4. 高压氧　氧舱内温度可调,早期即可行高压氧治疗,对控制体温、脑水肿、制止惊厥均有明显疗效。呼吸道分泌物多者不宜行高压氧治疗。

5. 抗病毒药物　可酌情选用利巴韦林(病毒唑)、吗啉胍(病毒灵)、干扰素等,可减轻病情。

【健康指导】

1. 加强护理,及时擦汗,常换衬衣。

2. 预防措施,切断传播途径,防蚊、灭蚊。

3. 保护易感人群,预防注射。

第2节 疟 疾

疟疾,是经按蚊叮咬人体传播的一种急性传染病。常见为间日疟,次为恶性疟,三日疟仅在某些地区散在发生。病理改变为感染性子孢子随蚊唾液进入人体血循环,然后进入肝脏,在肝细胞内发育成熟裂殖体,释放大量裂殖子进入血循环,侵犯红细胞,充分发育红细胞胀大破裂,释放裂殖子及代谢产物,引起临床发作。主要临床表现为反复、间歇性发作的寒战、高热,继以大汗而缓解。

【流行病学】

1. 传染源 患者或带疟原虫者。

2. 传播途径 经蚊子叮咬皮肤传播。

3. 易感性 人群普遍易感,感染后有一定免疫力,但不持久,各型疟疾之间也无交叉免疫力。

4. 流行特征 主要在热带、亚热带流行,温带也可流行。

【临床表现】

1. 流行病学 任何来自疫区而无其他原因的发热患者,应首先考虑疟疾的可能性。

2. 症状体征 潜伏期间日疟为 13~15 天,三日疟为 21~30 天,恶性疟为 7~12 天。主要有以下表现。

（1）典型疟疾:①寒战期,表现为突然起病,寒战、面色苍白、口唇发绀、脉速有力,持续 10 分钟至 2 小时;②高热期,表现为体温迅速上升,常达 40℃或更高,全身酸痛、口渴、烦躁或谵妄,面色潮红、皮肤干热,此期持续 2~6 小时;③大汗期,表现为高热后期大汗淋漓,出汗后体温骤降至正常或正常以下,自觉症状明显缓解,但感十分乏力,本期历时 1~2 小时;④间歇期,即在两次典型发作之间有缓解期或间歇期,此间无显著症状,可有乏力。间日疟隔天发作一次,三日疟隔 2 天发作一次,恶性疟发作不规则。检查反复发作后肝、脾大,肝功能大多正常,发作数次以后可出现不同程度的贫血,尤以恶性疟为甚,部分间日疟或三日疟患者口、鼻周可出现疱疹。

（2）非典型疟疾:寒战、高热、大汗及间歇 4 个阶段性表现不典型,发作时呈持续性高热、低热或不规则热。

（3）疟疾凶险发作:①脑型,最为严重,表现为急性高热,剧烈头痛、呕吐、谵妄、抽搐、昏迷,严重者可发生脑水肿,常因呼吸衰竭而死亡。血化验涂片中易查见疟原虫;脑脊液检查压力增高,白细胞大多正常或轻度增多,蛋白轻度增高,糖与氯化物正常；②过高热型，表现为急起持续性高热，可达 42℃，出现谵妄、抽搐，继而昏迷，可于数小时内死亡；③胃肠型，表现为除寒战、高热外，尚有恶心、呕吐、腹痛、腹泻、水样便或血便，严重者可发生休克和急性肾衰竭。

3. 其他检查　疟疾多次发作后血化验红细胞、血红蛋白下降，白细胞计数一般正常或减少，大单核细胞可增多。寒战发作时取血涂片染色检查，或骨髓涂片检查，可发现疟原虫。

【鉴别诊断】

1. 脓毒血症　急起高热，多为弛张热，可有寒战，但无定时规律，全身中毒症状严重而无缓解，有原发病灶，白细胞计数和中性粒细胞增多，有核左移现象，血培养可有致病菌生长。

2. 伤寒　起病缓慢，持续发热，伴食欲缺乏、表情淡漠，重者可有谵妄、昏迷或脑膜刺激征，可有相对缓脉、玫瑰疹、脾大，肥达反应阳性，第 3~4 周达高峰。

3. 流行性乙型脑炎　急性起病，体温迅速升高，发病 2~4 天后病情加重，中枢神经系统感染症状高热、意识障碍、抽搐、脑膜刺激征、深浅反射消失及中枢性呼吸衰竭，有病理性反射。血化验白细胞计数增多，中性粒细胞占 80% 以上。

4. 中毒型菌痢　突发高热，小儿易出现惊厥、昏迷，伴四肢发冷、发绀，脉搏细速甚至触不到，血压下降等休克体征。直肠指诊抠挖大便肉眼或镜检可有异常发现。

【治疗】

1. 一般治疗　发冷期注意保温，高热期以物理降温为主，体温过高者可适当应用退热药。呕吐明显者给予静脉补液。严重贫血者适当输血，并给予铁剂和高蛋白饮食。

2. 常用抗疟药　可有多种供选择，①青蒿素，成人首次口服 1.0g，6~8 小时后再服 0.5g，第 2、第 3 天各口服 0.5g，3 天总剂量 2.5 克；②氯喹，成人首次口服 1.0g，6~8 小时后再服 0.5g，第 2.3 天各口服 0.5g，3 天总剂量 2.5 克。

3. 抗复发治疗　伯氨喹，成人每次 13.2mg，口服，3 次 / 天，连用 8 天。本品宜在控制发作治疗的同时应用，以求根治。

4. 耐药患者的治疗　多主张联合用药。

5. 凶险型疟疾的治疗　酌情选用下列药物　①磷酸氯喹注射液，第 1 天 1.5g，第 2、第 3 天各 0.5g，静脉滴注，第 1 天量要在 12 小时内滴完；②盐酸奎宁注射液，首剂成人 0.6g，加入生理盐水或 5% 葡萄糖液 300~500ml，静脉滴注。

6. 对症治疗　高热、惊厥者给予物理降温，可酌情选用布洛芬、地西泮、氯丙嗪、地塞米松等。休克或脑水肿者给予抗休克及脱水剂治疗。心力衰竭、肺水肿、肾衰竭时酌情采取相应治疗措施。

【健康指导】

1. 适当休息，保持体力，加强护理，调节饮食，进富含维生素饮食。

2. 预防性服药,预防高疟区人群发病,成人口服氯喹 0.5g,每周一次。

3. 控制传播媒介 搞好环境卫生,消灭蚊子。

第 3 节 丝 虫 病

丝虫病,是指丝虫寄生于人体淋巴组织、皮下组织或浆膜腔所引起的慢性寄生虫病。主要病理改变为淋巴管和淋巴结,充血、水肿,淋巴管曲张、破裂或内膜增厚纤维化,形成淋巴阻塞,导致象皮肿等。主要临床表现为早期为淋巴管炎和淋巴结炎,晚期为象皮肿。

【流行病学】

1. 传染源 患者为传染源。

2. 传播途径 经蚊子叮咬皮肤传播。

3. 易感性 人群普遍易感,发病率 20~25 岁最高,感染后仅有低水平免疫力,故可反复感染。

4. 流行特征 在我国丝虫病遍及中南部省、市自治区,有班氏丝虫和马来丝虫。

【临床表现】

1. 流行病学 本地有丝虫病发生,有蚊子叮咬史。

2. 症状体征 一般分为急性期,即急性淋巴结淋巴管炎期;慢性期,即丝虫病期。

(1)急性期:①下肢淋巴结肿大、疼痛或触痛、发热,皮肤有"离心性红线"出现。皮内淋巴管炎时则呈弥漫性红肿,即所谓"丹毒样皮炎",周期性发作,数周或数月 1 次;②精索炎、睾丸炎时,可有阴囊疼痛、睾丸和附睾肿大,精索有小结节,压痛,多次发作后肿块渐大;③周期性突然发热、寒战,2~3 天后自退,有些仅有低热而无寒战;④常出现肺嗜酸细胞浸润综合征,表现为发热、咳喘,肺部浸润病变。

(2)慢性期:为淋巴阻塞后造成,可发生于任何部位。①淋巴结肿大和淋巴管扩张,多发生于大腿内侧与腹股沟,可触及海绵样包囊;②由于淋巴管阻塞,淋巴液流入鞘膜腔内致鞘膜积液,透光试验阳性;如肾盂输尿管淋巴管受阻、破裂,可出现乳糜尿;③常出现象皮肿,多在感染后 10 年左右发生,常见于下肢,也可见于上肢、阴囊、外阴、乳房等处,皮肤粗糙变硬,常伴有溃疡或疣状物增生。

3. 其他检查 急性期血化验白细胞计数增加,可达(10~20)×10^9/L,嗜酸性粒细胞可达 20% 以上,若伴细菌感染,中性粒细胞增高。病原学检查在晚 10 时至晨 2 时之间采血直接观察可发现微丝蚴。

【鉴别诊断】

1. 急性淋巴管炎 又称"丹毒",主要表现为局部皮肤鲜红,边界清楚,轻度压痛,血化验中性粒细胞升高。

2. 附睾结核　阴囊内肿物,常有粘连,不痛,少有反复发作。

【治疗】

1. 病原治疗　首选枸橼酸乙胺嗪(海群生),对微丝蚴及成虫均有杀灭作用,剂量每次 0.6g,分 3 次口服,连服 7 天,总量 4.2g,一般须在数年内多次反复治疗才能治愈。呋喃嘧酮对成虫及微丝蚴均有杀灭作用,作为乙胺嗪的补充用药,剂量 20mg/kg,分 2~3 次口服,连用 7 天。

2. 对症治疗　淋巴管炎、淋巴结炎、精索炎时应卧床休息,抬高下肢。发热者可口服解热镇痛剂。如继发细菌感染,可给予抗生素治疗。重症象皮肿、鞘膜积液时可采用手术疗法。

【健康指导】

1. 象皮肿患者应防止外伤,预防感染。

2. 预防性服药,流行区普查普治,全民服用乙胺嗪为控制传染源较好的措施,剂量为 5mg/(kg·d),连服 3 天,每月用药一疗程。

3. 切断传播途径,搞好环境卫生,消灭蚊子滋生地,加强个人防蚊措施,或杀灭斑虻,避免斑虻叮咬。

第八章　动物源性传染病

第1节　流行性出血热

流行性出血热,又称肾综合征出血热,是指由汉坦病毒引起的以全身小血管病变为主的一种急性传染病。本病经鼠传播,在我国流行的有野鼠型和家鼠型两种,两型临床症状和病程基本相同,但前者重症较多,后者轻症较多。主要病理改变为病毒进入人体,使小血管内皮细胞肿胀、变性、坏死等,引起肾脏等器官的充血、水肿、出血或坏死。主要临床表现为发热、充血、出血、休克和急性肾衰竭。

【流行病学】

1. 传染源　野鼠和家鼠为宿主和传染源。

2. 传播途径　可经呼吸道、消化道、接触、母婴、虫媒传播。

3. 易感性　人群普遍易感。

4. 流行特征　主要在热带发生,一年四季均可发病,野鼠传播者11月至次年1月为发病高峰,5~7月为小高峰;家鼠传播者3~5月为高峰。我国本病疫情较重。

【临床表现】

1. 流行病学　一年四季皆可发生,野鼠型主要发生在秋、冬季之间,家鼠型主要在春、夏季之间。有与鼠接触、食用过被鼠排泄物污染的食物或接触过带病毒的实验动物等。

2. 症状体征　潜伏期4~46天,①三痛(头痛、腰痛、眼眶痛),急起发热,持续3~7天,头痛、腰痛、眼眶痛,有并有恶心、呕吐等消化道症状,热退后其他症状不减轻为本病特点之一;②皮肤三红(颜面、颈部、上胸部皮肤充血潮红);黏膜三红(球结膜、咽、软腭黏膜);三肿(球结膜、眼睑、颜面),软腭充血并可见出血点,腋下、胸背部皮肤可见形状不一的出血点;③肾损害症状,发病初期即可有少尿倾向,可发展成为急性肾衰竭;④典型患者有五期,即发热期、低血压休克期、少尿期、多尿期和恢复期。重症病例发热期、低血压休克期和少尿期可相互重叠。

3. 其他检查　血化验白细胞计数一般为(10~20)×10⁹/L,重症患者可高达

$50 \times 10^9/L$ 以上,可见异型淋巴细胞,血小板明显减少。尿常规蛋白尿出现早,一天内尿蛋白量变化甚大,此外尚有血尿和管型尿,少数患者尿中可出现膜状物。血清转氨酶轻度或中度升高,总蛋白和白蛋白降低,少数有血清胆红素轻度升高;血尿素氮升高,少尿期或多尿早期达高峰,以后逐渐下降。血清出血热抗体IgM 病后第 1 天即可出现,第 3 病日达高峰,尿出血热抗体 IgM 病后第 2 天即可出现,第 5~7 天达高峰。

【并发症】

主要有肠道出血、脑膜炎、肺水肿、继发感染等,需引起警惕。

【鉴别诊断】

1. 急性肾小球肾炎 儿童多见,常有水肿、高血压,无明显毒血症状,血化验白细胞计数多数正常,血清出血热抗体阴性。

2. 急性肾盂肾炎 常有尿频、尿急、尿痛膀胱刺激症状,尿检验以脓细胞、白细胞为主,尿培养可获致病菌。

3. 原发性血小板减少性紫癜 皮肤出血点或紫斑,无发热及中毒症状,亦无低血压休克及肾、肝损害。

【治疗】

1. 一般治疗 包括早期卧床休息,给高热量、高维生素、易消化饮食,如不能进食,可静脉输液补充营养。

2. 发热期 ①抗病毒治疗,可给予利巴韦林每次 500mg,2 次／天,静脉滴注,5~7 天为一疗程;②液体疗法,按生理需要补液,并适当给予白蛋白,预防休克和肾功能衰竭;③对症治疗,包括高热时物理降温或适当应用退热药;中毒症状重者酌情应用肾上腺皮质激素;呕吐者可给予东莨菪碱或甲氧氯普胺(灭吐灵)等治疗;出血明显者酌情给予止血药。

3. 低血压休克期 ①扩充血容量,宜早、快速、适量,使收缩压维持在13.3kPa 左右,并注意观察尿量;②根据二氧化碳结合力纠正酸中毒;③合理选用血管活性药物,常用多巴胺每次 20mg,加入 100ml 液体中,静脉滴注;④必要时应用强心剂。

4. 少尿 ①输液量按前 1 天的尿量、粪便量、呕吐量加 400ml 计算;②早期少尿可给呋塞米,亦可用血管扩张剂如多巴胺等;③明显氮质血症、高血钾、高血容量综合征,可酌情血液透析。

5. 多尿期 多尿早期补液量按排出量的 75% 计为宜,以后维持出入量,口服为主,注意补钠、补钾。防止继发性感染,酌情应用对肾脏无副作用的抗生素。

6. 恢复期 注意补充营养,休息 1~2 个月后可逐步恢复工作。

7. 并发症治疗 ①消化道出血者适当选用止血药,必要时予以输血;②心力衰竭、肺水肿者给予强心利尿药;③治疗继发性细菌感染,可酌情选用对肾脏无副作用的抗生素。

【健康指导】

1. 患病期间多饮水,加速毒素排泄。

2. 及时就医、及时治疗,可有效防止并发症发生。

3. 预防本病,应加强全民防鼠灭鼠措施,切断传染源。

4. 搞好食品卫生和个人卫生。

5. 疫苗注射,每次 1ml,共注射 3 次,间隔时间按说明书。

第 2 节 狂 犬 病

狂犬病,又名"恐水症",是由狂犬病毒引起的一种侵犯中枢神经系统的人畜共患急性传染病,病死率极高。病理改变病毒侵入人体后,引起弥漫性脑脊髓炎,以大脑基底海马回、脑干和小脑损害最明显,外观充血、水肿、微小出血等。主要临床表现为恐水、怕风、肌肉痉挛和麻痹。

【流行病学】

1. 传染源　带狂犬病毒的动物为传染源,如家犬、猫、狼等。

2. 传播途径　主要通过狂犬咬伤人皮肤黏膜传播。

3. 易感性　人群普遍易感,被狂犬咬伤后发病率为 15%~30%。及时、全程、足量注射狂犬疫苗者发病率低。

4. 流行特征　本病一般多为散发。

【临床表现】

1. 流行病学　有被狗、猫、狼等动物咬伤、抓伤或"舔伤"史。

2. 症状体征　根据病情发展过程,临床上一般分为前驱期、兴奋期、麻痹期。

(1)前驱期:潜伏期一般 20~90 天,短者 10 天,长者可 10 年以上。常于劳累及饮酒后发病,可有低热、乏力、恶心、纳差等一般症状,最具特征性表现为原被咬伤部位及其神经通路上有麻木、发痒、疼痛或蚁走等异常感觉,本期持续1~4 天。

(2)兴奋期:恐水、怕风为本期特异症状,发作性咽肌痉挛、呼吸困难,虽极渴而不敢饮水、饮水后也无法下咽,甚至闻流水声也可引起咽喉肌严重痉挛、唾液增多、出汗多。有的可出现精神异常、表情痛苦,有特殊的"濒死感",此期约1~3 天。

(3)麻痹期:患者渐趋安静,痉挛发作停止而出现各种瘫痪,尤以肢体弛缓性瘫痪多见,可因呼吸、循环衰竭迅速死亡,此期约 6~18 小时。

3. 其他检查　血化验白细胞计数轻度或中度升高,中性粒细胞比例增高。脑脊液检查符合病毒性感染表现。

【鉴别诊断】

1. 吉兰-巴雷综合征　本病多先有其他感染病史,进行性麻痹多为对称性,由下而上发展,有套状分布的感觉障碍,神志清楚,脑脊液呈蛋白细胞分离现象。

2. 破伤风 潜伏期短,发病时原伤口处无异常感觉,发作性痉挛,表现为张口不便、吞咽困难、角弓反张,但无恐水、怕风及交感神经兴奋现象。

【治疗】

目前本病尚无特效疗法,主要在于加强护理。

1. 一般治疗 严密隔离于安静的单人房间内,避免强光、噪音、流水声及其他各种刺激。

2. 支持疗法 注意纠正水和电解质紊乱及酸碱平衡失调。

3. 镇静剂 对狂躁、痉挛者,应给予足量的镇静剂。

4. 对症处理 保持患者呼吸道通畅、氧气吸入,必要时气管切开置管,有脑水肿者给予甘露醇、呋塞米及肾上腺皮质激素治疗。

【健康指导】

1. 加强家犬的管理,病死动物予以深埋。

2. 被犬咬伤的伤口尽快用肥皂水或 0.1% 氯己定液冲洗至少半小时,尽量去除狗涎。伤口一般不缝合或包扎,以便排血引流。

3. 疫苗注射,凡被犬咬伤者或其他动物咬伤者均需作预防性接种。

4. 患者唾液及其污染物严格消毒。接触患者时应穿隔离衣、戴帽子、口罩及橡皮手套。

第九章 性传播疾病

第1节 梅 毒

梅毒,是由梅毒螺旋体引起一种全身慢性传染病。主要通过性接触传播,侵犯各器官,临床表现复杂。病理改变早期侵犯皮肤黏膜,晚期侵犯血管、中枢神经等组织,致血管壁增厚、狭窄、闭塞,小血管周围单核、淋巴细胞、浆细胞,形成类似树胶样肉芽肿,即梅毒瘤。病程少于2年者为早期梅毒,2年以上者为晚期梅毒。主要临床表现为单个丘疹或浸润性红斑,或低热、肝脾大、淋巴结肿大,或结节性梅毒疹、树胶样肿。

【流行病学】

1. 传染源 显性和隐性患者。

2. 传播途径 主要通过患者精液、血液、唾液传播,约占95%。

【临床表现】

潜伏期一般为9~90天。此时患者临床并无明显症状,但体内梅毒血清反应阳性。继之可有以下过程。

1. 潜伏梅毒 感染梅毒经过一定的活动期,机体免疫力增强,症状暂时消退,但未完全治愈,梅毒血清学反应阳性。

2. 一期梅毒 有感染史,潜伏期2~3周,出现典型硬下疳。多在外生殖器,也可在口唇、咽、阴唇、宫颈、肛门周围等部位,常为单个丘疹或浸润性红斑,继之轻度糜烂或呈浅表性溃疡,边缘隆起,周边及基底呈软骨样硬度,直径约1~2cm,无疼痛性、圆形牛肉色肿块,称为硬下疳或疳疮。与此同时,腹股沟淋巴结肿大,多为一侧,无疼痛,较硬,表面无炎症征象,不化脓。3~8周疳疮不治自然消退,但淋巴结肿大持续较久。梅毒血清学反应阳性。

3. 二期梅毒 有感染史,可有一期梅毒史,病期2年内,出现多形态皮疹。感染后7~10周出现低热、头痛、肌肉痛、关节痛、可有肝脾大、全身浅表淋巴结肿大。并出现多形态皮疹,如红斑、丘疹、斑丘疹、结节、脓疱或溃疡,不痛不痒。还可出现唇黏膜、口腔黏膜损害、脱发、眼部损害、骨损害等。梅毒血清学反应强阳性。

4. 三期梅毒　有感染史,可有一、二期梅毒史,病期 2 年以上,出现结节皮疹、树胶样肿。结节性梅毒疹好发于头皮、肩胛、背部、四肢伸侧,树胶样肿常发生于下肢。关节附近可出现皮下纤维结节,出现心血管梅毒表现为主动脉瓣关闭不全,出现神经梅毒表现为中枢神经症状体征。

【鉴别诊断】

1. 固定性药疹　需与硬下疳鉴别,有服用磺胺类等药物史,附近组织水肿、渗出、瘙痒,停药或抗过敏治疗迅速治愈。

2. 生殖器疱疹　局部红斑、感觉异常、继之水疱、数天后破裂、并发细菌性感染化脓。

【治疗】

治疗原则　早期诊断、早期治疗、规范治疗、剂量足够。

1. 早期梅毒治疗　苄星青霉素 G,240 万单位 / 次,1 次 / 周,臀部肌注,连续 2~3 次;或普鲁卡因青霉素 G,80 万单位 / 次,臀部肌注,连续 10~15 天。青霉素过敏者可选用头孢曲松钠 1.0g,1 次 / 天,静脉滴注,连续 10~14 天,或口服四环素类药物,连续 15 天;或口服大环内酯类药物,连续 15 天。

2. 晚期梅毒治疗　苄星青霉素 G,240 万单位,分两侧臀部肌内注射,1 次 / 周,连续 3~4 次;或普鲁卡因青霉素 G 80 万单位 / 次,肌内注射,连续 20 天。青霉素过敏者可选用四环素类或大环内酯类药物。

【健康指导】

预防梅毒,杜绝不正当性行为。

【提示】

若有可疑梅毒接触史,应及时进行梅毒血清学试验,以便及时发现,及时治疗。一旦发现,应强制治疗。

第 2 节　艾　滋　病

艾滋病(AIDS),是获得性免疫缺陷综合征的简称,由人免疫缺陷病毒(HIV)引起的慢性传染病。主要经性接触、血液及母婴传播。病理改变为 HIV 主要侵犯破坏 CD4$^+$T 淋巴细胞,导致机体免疫细胞功能受损或缺陷,最终并发各种严重机会性感染和肿瘤。本病传播迅速、发病缓慢、死亡率高。主要临床表现为发热、腹泻、体重减轻、持续全身淋巴结肿大、各种机会性感染及肿瘤的症状体征。

【流行病学】

1. 传染源　HIV 感染者和艾滋病者是唯一传染源。

2. 传播途径　目前公认经性接触、血液及母婴传播。

3. 易感性　人群普遍易感,15~49 岁发病者占 80%。高危人群为男性同性恋、性乱者、静脉药物依赖者、多次接受输血或血制品者。

【临床表现】

潜伏期平均为 9 年,短者数月,长者 15 年,我国将艾滋病分为急性期、无症状期和艾滋病期。

1. 急性期 初次感染 HIV 2~4 周,部分感染者出现症状,其中大多数出现轻微症状,最为常见症状为发热、全身不适、头痛、恶心、咽痛、肌痛、关节痛、腹泻、皮疹、淋巴结肿大等。持续 1~3 周后缓解。此时血检验检出 HIV RNA 及 P^{24} 抗原,而 HIV 抗体则于感染后数周才出现,CD4$^+$L 淋巴细胞计数一过性减少。

2. 无症状期 可从急性期进入无症状期,也可直接进入无症状期,此期一般 6~8 年。CD4$^+$L 淋巴细胞逐渐计数逐渐下降。

3. 艾滋病期 持续 1 个月以上的发热、盗汗、腹泻,体重逐渐减轻。持续性全身淋巴结肿大。可有各种机会性感染,如呼吸系统感染出现咳嗽、发绀、血氧分压降低、少许肺部啰音、胸部 X 线检查间质性肺炎;中枢神经系统感染出现结核性脑膜炎、病毒性脑炎症状体征;消化系统感染出现鹅口疮、咽痛、腹泻;皮肤感染出现带状疱疹、传染性软疣等。还可出现肿瘤,如恶性淋巴瘤、卡波西肉瘤。血检验白细胞、血红蛋白、血小板均不同程度减少,尿蛋白阳性,HIV-1/HIV-2 抗体检测是金标准。

【治疗】

酌情采用艾滋病治疗措施,主要包括高效抗反转录病毒、免疫重建、治疗机会性感染、抗肿瘤、对症支持等。

【预防】

1. 发现患者,尽快向当地疾病控制中心报告,隔离治疗。

2. 切断传播途径,保护易感人群。

【提示】

本病死亡率高,平均存活 12~18 个月,5 年内几乎全部死亡。

第十章 其他传染病

第 1 节 血 吸 虫 病

血吸虫病，又称日本血吸虫病，是日本血吸虫寄生于门静脉系统引起的疾病。由于皮肤接触含尾蚴的疫水而感染。病理改变为虫卵沉积于肠道和肝脏等组织，引起虫卵肉芽肿。主要临床表现为急性期发热、腹痛、腹泻、脓血便、肝大压痛；慢性期肝脾大、慢性腹泻；晚期肝硬化、巨脾、腹水。

【流行病学】

1. 传染源　人畜共患，患者和病牛是重要传染源。

2. 传播途径　接触疫水、饮用疫水。

3. 易感性　人群普遍易感，男多于女。

4. 流行特征　本病多为夏秋季感染。

【临床表现】

1. 症状体征　潜伏期 30~60 天。我国现将血吸虫分为以下四型。

（1）急性血吸虫病：有明确疫水接触史，夏秋季发病。①发热，轻者数天，一般 2~3 周；重者迁延数月；②过敏反应，皮炎、荨麻疹、血管神经性水肿、淋巴结肿大、支气管哮喘、皮肤紫癜；③消化系统症状，食欲缺乏、腹部不适、呕吐腹泻；④肝脾大；⑤其他，咳嗽、气喘、胸痛、胸闷等。

（2）慢性血吸虫病：流行区占绝大多数，病程半年以上，长者 10~20 年。轻者无症状；重者慢性腹泻、黏液脓便、贫血消瘦、体力下降、肝脾大等。

（3）晚期血吸虫病：病程 5~10 年以上。①巨脾型，脾渐增大，可达盆腔；②腹水型，腹部膨隆、下肢水肿、腹壁静脉怒张、呼吸困难，或消化道出血症状；③结肠肉芽肿型，腹痛、腹泻、便秘、血便、黏液便；④侏儒型，见于幼年患者，发育矮小、面容苍老。

（4）异位血吸虫病：门静脉系统以外的组织器官血吸虫卵肉芽肿。①肺型，咳嗽、少痰、咯血、肺部干湿啰音；②脑型，意识障碍、脑膜刺激征。

2. 其他检查　急性期血检验嗜酸性粒细胞显著增多为其特点，晚期因脾功能亢进白细胞、红细胞、血小板减少。粪便中检查虫卵和毛蚴是确诊直接依据。

肝功能 ALT、AST 增高,晚期白蛋白减少、球蛋白增高。免疫学检查敏感性特异性较高。直肠黏膜活检可有阳性发现。B 型超声检查、CT 扫描可有肝、脾、门静脉改变。

【鉴别诊断】

需与伤寒、阿米巴肝脓肿、无黄疸性病毒性肝炎等鉴别。

【治疗】

1. 病原治疗 吡喹酮毒性小、效果好、给药方便、适应证广,可用于各型血吸虫病。①急性血吸虫病,总量 120mg/kg,6 天分次口服,其中 50% 必须在前2 天服完,体重超过 60kg,仍按 60kg 计算;②慢性血吸虫病,总量 60mg/kg,2 天内分 4 次口服,儿童体重 30kg 以内者按 70mg/kg,超过 30kg 者与成人相同剂量;③晚期血吸虫,如一般情况好,肝功能尚佳,总量可按 40~60mg/kg,2 天分次服完,每天量分 2~3 次服。老年、体弱、有其他并发症者总量 60mg/kg,3 天分次服完。

2. 对症处理 高热、中毒症状严重者给予输液,保证水电解质平衡,加强营养。积极治疗并发症。

【健康指导】

患者粪便需无害化处理。禁在疫水中洗澡。疫区患者、病畜普查普治。

第2节 肺吸虫病

肺吸虫病,又称并殖吸虫病,是指并殖吸虫寄生于人体各脏器所致的一种慢性人畜共患的寄生虫病。由于寄生部位不同,临床表现差异较大。病理改变为成虫定居、幼虫游走、虫卵沉积均可造成组织损伤,代谢产物使机体产生免疫反应,破坏组织。主要临床表现有腹痛、腹泻、黏液脓血便,或咳嗽、胸痛、咯血、癫痫、皮下结节肿块等。

【流行病学】

1. 传染源 人畜共患,患者是主要传染源。

2. 传播途径 生吃或半生吃含囊蚴的蟹是主要传播途径。

3. 易感性 人群普遍易感,儿童和青少年感染率较高。

4. 流行特征 四季均可发病,秋季感染较多。

【临床表现】

1. 症状体征 潜伏期可短至数天,也可长达 10 年以上。表现复杂多样,可有以下各型。①胸肺型,最常见咳嗽、胸痛、气短、痰中带血,可出现胸膜炎、胸膜腔积液症状体征;②腹型,约占 30%,表现为腹痛、腹泻、恶心、呕吐,偶可扪及腹部结节及肿块;③皮肤型,主要为皮下结节及肿块;④脑脊髓型,多见于儿童,可有癫痫、视幻觉、肢体感觉异常、失语、偏盲、肢体瘫痪、大小便失禁等;⑤其他类型,可出现阴囊肿块。

2. 其他检查 血化验白细胞增多,嗜酸性粒细胞增多明显,血沉增快。腹型可出现肝功能异常。痰液镜检可见虫卵。皮下结节或包块病理检查可查见虫卵、童虫、成虫。免疫学检查有助于诊断。影像学检查有重要参考价值。

【鉴别诊断】

本病需与肺结核、颅内肿瘤、原发性癫痫等疾病鉴别。

【治疗】

1. 病原治疗 吡喹酮不良反应小、效果好、疗程短、给药方便,是目前首选药物,一般剂量每次 25~30mg/kg, 3 次 / 天, 口服,疗程 2~3 天。脑型患者一个疗程后,间隔一周,再给一个疗程。或可用硫氯酚,成人剂量 3g/d, 分 3 次口服,连用 10~15 天;儿童 50mg/kg,分 3 次口服,疗程 2~3 天。

2. 对症治疗 咳嗽、胸痛给予镇咳、镇痛剂;癫痫发作给予苯妥英钠或地西泮;颅内压增高者给予脱水剂。

3. 外科治疗 出现压迫症状、皮下肿块者可酌情手术治疗。

【健康指导】

1. 彻底治愈患者,治愈患畜。

2. 切断传染源,不吃生的或半熟的蟹等。加强粪便、水源管理,保护易感者。

第 3 节 肝 吸 虫 病

肝吸虫病,又称华支睾吸虫病,是由华支睾吸虫寄生在人体肝内胆管引起的疾病。寄生虫体数量可以数十至数百条。病理改变为虫体在肝内中、小胆管刺激局部组织,引起局部炎症,使胆管壁增厚、周围纤维组织增生。主要临床表现为上腹隐痛、腹泻、肝大。

【流行病学】

1. 传染源 哺乳动物(犬、猫、猪)和人是主要传染源。

2. 传播途径 生吃或半生吃含淡水鱼虾而感染。

3. 易感性 人群普遍易感,与生活习惯有关。

4. 流行特征 四季均可发病,多食烧烤、不熟水产品、鱼类人群感染较多。

【临床表现】

1. 症状体征 潜伏期一般为 1~2 个月,轻度感染可无症状。①普通感染,可有不同程度乏力、食欲缺乏、腹部不适、肝区隐痛、腹痛腹泻等;②较重感染,在普通感染基础上出现头晕、失眠、乏力、精神不振、记忆力减退等;③严重感染,常急性起病,寒战、高热、弛张热、肝大、压痛、黄疸等;④慢性重复感染,可发展为肝硬化,出现腹水、黄疸、脾大等门静脉高压表现。

2. 其他检查 血化验白细胞总数、嗜酸性粒细胞轻度或中度增多。肝功能轻度损害。粪便和十二指肠引流液找到虫卵是确诊依据。

【鉴别诊断】

本病需与病毒性肝炎、肝炎后肝硬化等鉴别。

【治疗】

1. 病原治疗　吡喹酮为本病首选药,效果好、不良反应小、疗程短,一般剂量每次 20mg/kg, 3 次 / 天,口服,疗程 2~3 天。阿苯达唑(肠虫清),也有较好效果,一般剂量 10~20mg/kg,分 2 次口服,疗程 7 天。

2. 对症处理　肝硬化、营养不良者,加强营养。感染症状者,酌情给予抗生素治疗。

3. 外科治疗　合并胆道结石、胆道感染者可考虑手术治疗。

【健康指导】

控制传染源,不吃生的或半熟的淡水鱼虾、烤串、蟹等。

第三篇

内 科 疾 病

第十一章　呼吸系统疾病

第1节　呼吸系统常用检查

呼吸系统由鼻、咽、喉、气管、支气管、肺组成。鼻到喉称上呼吸道,气管到肺称下呼吸道。随着诊疗技术的不断提高,根据循证医学理念,医生需要掌握或了解常用检查。同时注意具有危险性、有创性、费用昂贵的检查,检查前要做到知情同意。

【实验室检查】

1. 血常规检查　了解机体基本状况,有无贫血、红细胞增多,白细胞有无增多、减少或分类比例异常。

2. 痰液检查　痰液直接涂片或培养,主要了解有无肿瘤细胞或细菌感染、药物敏感试验。

3. 胸腔积液检查　用于鉴别胸腔积液属于渗出液或漏出液,了解有无出血、细菌、异常细胞等。

【影像检查】

1. 普通 X 线检查　胸部透视、胸部 X 线摄片,是呼吸系统疾病重要的诊断依据。

2. 计算机扫描(CT)　对早期肿瘤小病灶检查具有重要价值。

3. 磁共振(MRI)　显示组织血供状态,用于微小病变定性,对疾病诊断具有重要意义。

【支气管镜检查】

支气管镜检查,即可直视病变,又可止血、电凝、圈套、活检、取异物。用于气管肺部肿瘤、异物、炎症、不明原因咯血等诊治。

【呼吸功能检测】

包括呼吸量、血气分析、呼吸描记等,对慢性呼吸道阻塞性疾病具有重大意义。

【支气管碘油造影】

用于支气管扩张、支气管肿瘤的诊断,此检查有一定痛苦。

【人工气胸或气腹】
可观察肺脏、胸膜、膈肌形态改变,判定胸内肿瘤位置、组织粘连等情况。

【同位素肺扫描】
用于诊断肺内血管病变,如肺血栓栓塞、肺梗死等。

【淋巴结活检】
切取锁骨上或腋下淋巴结病理检查,有助于胸腔肿瘤的诊断。

第 2 节 急性上呼吸道感染

急性上呼吸道感染,简称"上感",是指发生在鼻腔、咽、喉部的呼吸道黏膜的急性炎症。多数由病毒引起,约占 90%,少数为细菌所致。发病不分年龄、性别、职业、地区,多发于冬、春季节,一般为散发,发病率高,具有一定传染性,通过飞沫传播感染。病理改变为上呼吸道黏膜充血、水肿、分泌物增多等卡他性炎症。主要临床表现为发热、鼻塞、流涕、咽痛、头痛等。

【临床表现】

1. 症状体征 临床表现有 5 种类型,普通感冒型、急性病毒性咽炎 - 喉炎型、急性疱疹性咽峡炎型、急性咽结膜炎型、急性扁桃体炎型。①普通感冒型:俗称"伤风",又称急性鼻炎,起病较急,主要表现为鼻部症状,喷嚏、鼻塞、流涕,也可有咽干、咽痒、咽灼、声嘶等。检查可见鼻腔黏膜充血、水肿、有分泌物。如无并发症,5~7 天痊愈;②急性病毒性咽炎 - 喉炎型:咽痒、不适、咽灼、流涕、鼻塞、声嘶、轻度咳嗽,不同程度发热、乏力、全身不适等症状。检查咽部充血、水肿,局部淋巴结肿大;③急性疱疹性咽峡炎型:多见于儿童,表现为明显咽痛、发热。检查可见咽部充血,软腭、悬雍垂及扁桃体有灰白色疱疹及浅表溃疡;④急性咽结膜炎型:夏季多发、发热、咽痛、畏光、流泪。检查咽及结膜明显充血;⑤急性咽 - 扁桃体炎型:多为细菌感染,起病急,明显咽痛、发热、畏寒、体温可达 39℃以上。检查咽部充血、扁桃体充血及肿大,表面有黄色脓性渗出物,可有颌下淋巴结肿大、压痛。

2. 其他检查 病毒性上呼吸道感染血化验白细胞计数偏低或正常,淋巴细胞比例相对增多;细菌性上呼吸道感染白细胞计数升高,中性粒细胞比例增多和核左移现象。X 线胸部检查一般无异常发现。

【鉴别诊断】

1. 过敏性鼻炎 类似"伤风",起病急,可有鼻腔发痒、频繁喷嚏,流清水样鼻涕,数分钟至 1~2 小时后症状消失。检查鼻腔黏膜苍白、水肿。

2. 流行性感冒 本病当地流行,全身症状较重,如发热、寒战、头痛、四肢乏力、肌肉酸痛、胸骨后烧灼感,但一般无鼻塞、流涕等症状。

3. 急性气管支气管炎 主要表现为咳嗽、咳痰,血化验白细胞计数升高,X 线胸部检查肺纹理增多。

4. 急性传染病前驱症状　许多急性传染病前期,可出现类似急性上呼吸道感染症状,但随着病情发展,分别出现相应的临床表现,应引起注意。

【并发症】

少数患者可并发急性鼻窦炎、中耳炎、气管 - 支气管炎。

【治疗】

1. 一般治疗　注意适当休息,保持室内空气清新,多饮开水,保持体液充足,进高热量、高维生素饮食。

2. 病因治疗　病毒感染尚无特效药物,无发热、免疫功能正常、发病不超过2天者一般无须抗病毒药物。免疫缺陷者可早期应用利巴韦林每次 0.2g, 4 次 / 天, 口服, 连用 5 天。细菌性感染时, 酌情选用抗生素, 如青霉素 V 片每次 0.25~0.5g, 3~4 次 / 天, 口服; 或阿莫西林每次 0.5~1g, 3~4 次 / 天, 口服; 或红霉素每次 0.25g, 3~4 次 / 天, 口服。

3. 对症处理　发热、头痛者可给阿司匹林每次 0.3~0.6g, 3 次 / 天, 口服; 或对乙酰氨基酚每次 0.25~0.5g, 3~4 次 / 天, 口服。咳嗽、吐痰者给复方甘草合剂每次 10ml, 3 次 / 天, 口服; 或氯化铵每次 0.3~0.6g, 3 次 / 天, 口服。咽部疼痛者给予草珊瑚含片; 或咽部雾化吸入等治疗。

4. 中药治疗　大青叶、板蓝根、贯众、七叶一枝花等, 均有抗病毒、抗菌作用, 可选一至三味, 每味 20~30g, 水煎服。也可选用中成药口服, 如板蓝根颗粒1 包 / 次, 3 次 / 天, 口服; 或桑菊感冒片 4~8 片 / 次, 3 次 / 天, 口服; 或银翘片 2~3 片 / 次, 3 次 / 天, 口服。

【健康指导】

1. 适当休息, 充足睡眠, 忌劳累, 保持体力, 十分有利于康复。

2. 多喝水, 可减轻症状, 缩短病程, 忌烟酒以免刺激呼吸道加重症状。

3. 饮食宜清淡, 可进易消化米粥、面条、鸡蛋羹等, 进食新鲜蔬菜、水果, 忌食油腻、煎炸食物。发烧期间一般不宜进食营养品或补品。

4. 患者床边隔离, 其所用餐具、用物要与健康人分开, 消毒处理。未愈前不洗澡, 以免受凉加重症状, 但要及时擦去汗水。

【提示】

1. 本病发病率高, 病程较短, 可自愈, 预后良好。但有时影响生活学习, 有的伴并发症。有一定传染性, 病毒间无交叉免疫, 故可反复发病, 应积极防治。

2. 病毒感染尚无特效药物, 一般不需用抗病毒药物, 免疫缺陷者可早期应用抗病毒药物。

3. 许多急性传染病前期, 出现类似急性上呼吸道感染症状, 应引起注意, 以免误诊。

4. 加强体质锻炼, 增强抗病能力, 根据时令增减衣服, 初春减衣不过早, 秋末加衣不过快, 使机体有个适应过程, "春捂秋冻" 就是这个道理。

第3节　流行性感冒

流行性感冒,简称"流感",是由甲、乙、丙三型流感病毒引起的急性呼吸道疾病,主要是甲型病毒感染。病理改变为病毒侵犯呼吸道纤毛柱状上皮细胞,繁殖复制,使上皮细胞变性、坏死、脱落、黏膜下层出血、白细胞浸润。临床表现为突然发病,全身症状较重,如寒战、发热、乏力、头痛、肌肉酸痛、咽喉干痛、胸骨后烧灼等。年幼及老年患者症状更为严重。一般无鼻塞、流涕、喷嚏等症状。如继发细菌感染,发热持续时间较长,可有明显咳嗽、吐痰、呼吸急促、发绀等。治疗包括隔离、对症处理、抗病毒药物、预防并发症等。

详见传染病相关章节。

第4节　急性气管支气管炎

急性气管支气管炎,是由病毒、细菌、物理化学因素刺激或过敏反应等引起的气管支气管黏膜的急性炎症。多散发,无流行倾向。主要病理改变为气管支气管黏膜充血、水肿,分泌物增加,局部中性和淋巴细胞浸润。临床表现为咳嗽、咳痰、气短。多于寒冷季节发病,受凉、疲劳常为发病诱因;也可为急性上呼吸道感染迁延不愈所致;年老体弱者易感。主要临床表现为咳嗽、少痰、脓性黄痰。

【临床表现】

1. 症状　病初类似上呼吸道感染,表现为咽部不适、咽痛、咳嗽、少量咳痰,2~3天后症状逐渐加重,由白痰逐渐转为脓性黄痰,病情较重者咳嗽、咳痰可延长2至3周,可演变成慢性支气管炎。一般来说,全身症状较轻,可有低热、乏力、周身酸软等。

2. 体征　部分患者肺部可听到易变的局限性干啰音,有的肺底部还可出现散在的湿啰音,咳嗽后减少或消失,但无肺实变体征。

3. 其他检查　病毒感染时血化验白细胞计数正常或偏低,淋巴细胞比例升高;细菌性感染时白细胞计数增多,中性粒细胞比例升高。X线胸片多为肺纹理增强,少数无异常发现。

【鉴别诊断】

1. 急性上呼吸道感染　表现为咽部不适、咽痛、流涕、鼻塞或有咳嗽,伴有不同程度的发热、乏力、全身不适等症状,多在3~5天缓解,少数患者症状持续时间较长。

2. 流行性感冒　当地有流感流行,突然发病,全身症状较重,如寒战、发热、头痛、四肢乏力、肌肉酸痛、胸骨后烧灼感,但一般无鼻塞、流涕等症状。

【治疗】

1. 一般治疗 适当休息,注意保暖,保持室内空气清新,尽量多饮水,进高热量、高蛋白、高维生素饮食。

2. 抗生素治疗 细菌性感染时适当予以抗生素治疗,一般可给青霉素 V 片每次 0.25~0.5g,3~4 次 / 天,口服;或阿莫西林每次 0.5~1g,3~4 次 / 天,口服;或红霉素每次 0.25g,3~4 次 / 天,口服。病情较重者酌情选用头孢菌素类或喹诺酮等药物治疗。

3. 对症处理 咳嗽无痰或少痰时,可给右美沙芬、喷托维林(咳必清);咳嗽有痰或痰液不易咳出时可酌情选用盐酸氨溴索、溴己新(必嗽平),或雾化吸入。发热、头痛时适当应用解热止痛剂,如阿司匹林、对乙酰氨基酚等。有支气管痉挛者酌情应用平喘药,如氨茶碱。

4. 中药治疗 可应用止嗽散、桑菊饮等方剂,辨证施治,酌情加减。也可应用中成药口服,酌情选用保金丸、清气化痰丸、蛇胆川贝液、通宣利肺丸等。

【健康指导】

1. 患病期间适当休息、充足睡眠、忌劳累,以保持体力,有利于康复。

2. 多喝开水,忌吸烟,以免刺激呼吸道黏膜,加重症状。饮食宜清淡,多吃新鲜蔬菜、水果。

3. 保持室内清洁、卫生,空气清新,避免烟雾、粉尘刺激。

4. 未愈前不宜洗澡,以免受凉加重症状。

【提示】

一旦罹患急性气管支气管炎,应及时治疗,防止长时间迁延不愈而转变为慢性支气管炎。

第 5 节 慢性支气管炎

慢性支气管炎,简称"慢支",是指气管、支气管黏膜及其周围组织的慢性非特异性炎症,为呼吸系统常见慢性疾病。发病原因尚未完全清楚,一般认为,全身或呼吸道局部防御及免疫功能减弱是发病的内因基础,感染、吸烟、空气污染、理化因素等刺激为发病外因条件。主要病理改变为气管、支气管腺体增生、肥大,分泌增多,黏膜上皮杯状细胞增加及纤维组织增生,支气管壁反复损伤、修复、瘢痕形成,进一步发展成阻塞性肺气肿。常于寒冷季节发病或病情加重,多见于老年人。主要临床表现为长期慢性咳嗽、咳痰、气喘。

【临床表现】

1. 症状 多数起病潜隐、病程较长,主要有慢性咳嗽、咳痰、气喘等症状。咳嗽、咳痰以晨起为重,痰液多为白色黏液,随病情加重痰量增多,如合并急性感染则可由白痰转为黄色脓痰,偶带血丝。气短或呼吸困难早期出现于劳累时,久之在日常生活或休息时也可出现呼吸困难。并发急性感染时,可有体温升高、全身乏力等症状。

2. 体征 早期和缓解期无明显体征,发作期肺部可闻及干、湿性啰音,或可闻及哮鸣音。长期反复发作有肺气肿体征。

3. 其他检查 发作期血化验白细胞计数增多,中性粒细胞比例升。痰涂片可见中性粒细胞,痰培养可检出病原菌。X线胸部检查早期可无异常发现,随病情进展可见肺纹理增多、粗乱,合并感染时肺纹理增强,或有斑点状模糊阴影。呼吸功能检查早期正常,随病情进展部分患者可出现小气道功能异常。

慢性气管炎诊断标准:有咳嗽、咳痰等主要症状,伴有或不伴有喘息,每年发作不少于3个月,连续2年以上,并排除心肺其他疾病所致症状者,即可诊断为慢性支气管炎。

【鉴别诊断】

1. 支气管哮喘 多在儿童或青少年期起病,常先出现喷嚏、流涕,继之出现呼吸困难、伴咳嗽、咳痰,严重者端坐呼吸、大汗淋漓,有濒死感,两肺可闻及广泛哮鸣音,呼气时间明显延长。

2. 支气管扩张症 病程多呈慢性经过,呼吸道感染反复发作,咳大量脓痰和反复咯血为其特征,痰液放置24小时后上层为泡沫、中层为黏液、下层为脓性物和坏死组织,早期可无阳性体征,随病情进展肺部可听到固定而持久的湿啰音,常伴有杵状指,晚期可出现肺气肿、肺心病体征,X线胸片可有相应改变,高分辨螺旋CT检查可确定诊断。

3. 肺结核 可有低热、乏力、盗汗等结核中毒症状,痰液镜检可发现结核杆菌,X线胸部检查可发现结核病灶。

4. 原发性支气管肺癌 临床表现有干咳、咯血、胸痛等,中、老年人多发,痰脱落细胞学、X线胸片、胸部CT、纤维支气管镜检查可明确诊断。

【治疗】

1. 一般治疗 适当休息,注意保暖,加强营养。注意加强体质锻炼,增强机体防病能力。

2. 发作期治疗 ①抗感染治疗,一般可给左氧氟沙星每次0.2g,2次/天,口服;阿莫西林片每次0.5~1g,3~4次/天,口服;罗红霉素每次0.3g,2次/天,口服;头孢呋辛每次1.0g,分2次口服。病情严重者可静脉给药。如能培养出致病菌,按药敏试验选用抗生素;②止咳祛痰药物,可用复方甘草合剂10ml/次,3次/天,口服;或溴己新片每次8~16mg,3次/天,口服;③解痉平喘药,常用氨茶碱每次0.1g,3次/天,口服;或沙丁胺醇(沙丁胺醇)气雾剂吸入等。

3. 缓解期治疗 提高机体免疫力,可试用流感疫苗、肺炎疫苗、卡介苗等,部分患者可见效。

4. 家庭氧疗 如有条件可进行家庭氧疗,以提高生活质量和生存率。一般可用鼻导管吸氧,氧流量 1~2L/min,吸氧时间每天不少于 15 小时。

【预后】

部分患者病情可控制,不影响工作学习;部分患者可发展为慢性阻塞性肺疾病或肺心病。

【健康指导】

1. 避免烟雾、粉尘吸入,彻底戒烟,经常开窗通风,保持室内空气新鲜,加强户外运动。

2. 坚持耐寒锻炼,可酌情应用冷水擦脸、擦身。寒冷季节气候骤变时,注意保暖,避免受凉,预防感冒。

3. 饮食宜清淡,多吃高蛋白、高维生素食物,增强机体免疫力。

4. 患者咳脓痰、发热时,说明合并急性感染,应及时使用抗生素,必要时住院治疗。

5. 缓解期可在医生指导下,使用一些增强免疫力的药物。

6. 年老体弱或有其他疾病者,预计急性发作前,可预防性口服抗生素。

【提示】

慢性支气管炎,可由急性气管、支气管炎未及时治疗转变而来,故应及时、彻底治疗急性气管、支气管炎,防止慢性支气管炎形成。

第 6 节 慢性阻塞性肺疾病

慢性阻塞性肺疾病,简称"慢阻肺",是以持续气流受限为特征的可以预防和治疗的疾病,与慢性支气管炎和肺气肿有密切关系,有资料显示我国发病率为 3%,因肺功能进行减退,严重影响患者劳动力和生活质量。主要原因可能是多种环境因素与自身因素长期相互作用的结果。病理改变为慢性支气管炎及肺气肿的病理变化,气流受阻,肺通气功能下降,肺组织弹性日减,肺泡日渐扩大,回缩障碍,肺残气量增加,导致缺氧和二氧化碳潴留,最终出现呼吸功能衰竭。主要临床表现为慢性咳嗽、咳痰、气喘。

【临床表现】

1. 症状 多数起病缓慢、病程较长,主要有慢性咳嗽、咳痰、气喘等症状,以晨起为重,痰液多为白色黏液,或浆液泡沫性痰,偶可带血丝,急性发作时痰量增加,可有黄色脓痰,晚期可有体重下降、食欲缺乏、全身乏力等症状。

2. 体征 长期反复发作有肺气肿体征,胸廓前后径增大,肋间隙增宽,呼吸变浅,双侧语颤减弱,肺部过清音,心浊音界缩小,肺下界和肝浊音界下移。双肺呼吸音减弱,呼气延长,部分患者可闻及干、湿性啰音。

3. 其他检查 合并感染时血化验白细胞计数增多,中性粒细胞比例升高,痰培养可检出病原菌。X 线胸部检查早期可无异常发现,随病情进展可见肺纹理增多、粗乱,出现肺气肿改变;胸部 CT 检查可有肺气肿改变;肺功能检查提示持续气流受阻。

【鉴别诊断】

1. 支气管哮喘　多在儿童或青少年期起病,常先出现喷嚏、流涕,继之出现呼吸困难、伴咳嗽、咳痰,严重者端坐呼吸、大汗淋漓,有濒死感,两肺可闻及广泛哮鸣音,呼气时间明显延长。

2. 支气管扩张症　病程慢性经过,呼吸道感染反复发作,咳大量脓痰和反复咯血为其特征,痰液放置 24 小时后上层为泡沫、中层为黏液、下层为脓性物和坏死组织,高分辨螺旋 CT 检查可确定诊断。

3. 其他原因所致呼吸气腔扩大　如老年性肺气肿、代偿性肺气肿,详见相关章节。

【并发症】

1. 慢性呼吸衰竭　慢阻肺急性加重时发生,表现为各种临床症状加重。

2. 自发性气胸　呼吸困难突然加重,X 线胸部检查可以确诊。

3. 慢性肺源性心脏病　慢阻肺导致肺动脉高压,右心室肥厚扩大,最终发生右心功能不全。

【治疗】

1. 稳定期治疗　①适当休息,加强营养,适当体质锻炼,增强机体防病能力,戒烟,避免不良气体刺激,脱离污染环境;②适当应用支气管扩张剂,如短效沙丁胺醇气雾剂 100~200 毫克 / 次(1~2 喷),每 24 小时不超过 8~12 喷;氨茶碱每次 0.1g,3 次 / 天,口服;③痰液不易咳出者给予祛痰药,如盐酸氨溴索每次 30mg,3 次 / 天,口服;或甲司坦每次 0.5g,3 次 / 天,口服;④家庭氧疗,以提高生活质量和生存率。

2. 急性加重期治疗　加重期是指咳嗽、咳痰、呼吸困难比平时加重或咳黄痰时,一般需门诊或住院治疗。①支气管扩张剂,适当加大剂量,如沙丁胺醇、异丙托溴铵等;②低流量吸氧;③抗感染治疗,一般可给左氧氟沙星每次 0.4g,口服;头孢呋辛每次 1.0g,分 2 次,口服。病情严重者可静脉给药。如能培养出致病菌,按药敏试验选用抗生素。

【健康指导】

1. 早期发现,早期治疗。

2. 避免烟雾、粉尘吸入,戒烟,注意保暖,避免受凉,预防感冒。

3. 经常开窗通风,保持室内空气新鲜。

4. 患者咳脓痰时,说明合并急性感染,需及时应用抗生素,必要时住院治疗。

5. 缓解期可在医生指导下,使用一些增强免疫力的药物。

【提示】

慢性阻塞性肺疾病,往往在原基础病上发生,故积极治疗原发疾病,对于预防具有较大意义。

第7节 肺炎球菌性肺炎

肺炎球菌性肺炎,又称大叶性肺炎,是整个肺叶或肺段的急性实质性炎症,由肺炎链球菌引起。多发生于冬、春两季,中、青年人发病率较高。典型病理改变过程可分为充血期、红肝变期、灰肝变期及消散期。主要临床表现为高热、寒战、咳嗽、血痰、胸痛。

【临床表现】

1. 症状 起病前多有受凉、淋雨、醉酒、疲劳等史。突然起病,寒战、高热、全身肌肉酸痛,体温可达 39~40℃,可呈稽留热型,最初咳嗽无痰,以后咳痰带血,咳铁锈色痰为本病特点;同时伴有胸痛,深呼吸、咳嗽、咳痰时胸痛加重,病变位于肺下叶时可有上腹部放射性疼痛。随病情进展,可逐渐出现呼吸困难。部分患者有食欲缺乏、恶心、呕吐、腹痛、腹泻等,严重者可发生周围循环衰竭。

2. 体征 急性病容,气喘、口唇黏膜发绀,患侧局部叩浊音,呼吸音减弱,语颤增强,可闻及支气管呼吸音和细小湿啰音。约有 1/3 患者出现口唇疱疹。少数患者可出现心律失常。

3. 其他检查 血化验白细胞计数增多,中性粒细胞比例明显升高,多在 80% 以上,有核左移,细胞质内可见中毒颗粒。痰涂片或培养可发现肺炎链球菌。X 线胸片肺实变期显示肺叶或肺段大片均匀致密阴影。

【鉴别诊断】

1. 葡萄球菌肺炎 临床症状重,常伴有脓毒血症症状,有多发性迁徙性病灶。X 线胸片可见病变区密度不均匀,常有空洞形成,痰中可查出葡萄球菌。

2. 肺脓肿 起病急、高热、咳大量脓性臭痰,X 线胸片早期显示大片模糊致密阴影,后期形成空洞并有液平,内壁光滑,胸部 CT 可帮助确诊。

3. 急性渗出性胸膜炎 病初胸痛,随积液量增多胸痛减轻或消失,气喘随之加重,患侧呼吸运动受限,积液处叩实,呼吸音减弱或消失。X 线胸片前后位可见自外上向内下的弧形曲线,下肺野呈均匀致密影,纵隔偏向健侧。B 超检查、胸部 CT、胸腔穿刺均有助于诊断。

【并发症】

少数患者可发生脓胸、心包炎、关节炎等并发症,应注意观察,及时发现,酌情相应处理。

【治疗】

1. 一般治疗　卧床休息,室内空气保持清新,进高营养、高维生素、易消化饮食。

2. 抗生素治疗　首选青霉素,一般成人剂量青霉素 80 万单位 / 次,3~4 次 / 天,肌内注射;或青霉素 G 240 万~480 万单位 / 天,分次静脉滴注,每 6~8 小时 1 次;重者可用 1000 万~3000 万单位 / 天,分 4 次静脉滴注,每次应在 1 小时内滴完,以便产生有效血浓度。青霉素过敏者可用红霉素 1~1.5g,加入 5% 葡萄糖液体内,1 次 / 天,静脉滴注。一种抗生素治疗 2~3 天后,如病情无好转或加重应调换抗生素。一疗程一般为 10~14 天,或在热退后 3 天停药。病情较重者持续抗生素治疗 2 周以上,以后再改为口服抗生素维持数日。

3. 对症处理　呼吸困难、发绀缺氧者给予氧气吸入。咳嗽吐痰者给予止咳祛痰药,如复方甘草合剂每次 10ml,3 次 / 天,口服;或氯化铵每次 0.3~0.6g,3 次 / 天,口服。发热者酌情给予退热药,如阿司匹林每次 0.3~0.6g,3 次 / 天,口服;或对乙酰氨基酚每次 0.25~0.5g,3~4 次 / 天,口服。

4. 支持疗法　补充足够热量及水分,保持水、电解质酸碱平衡。病情严重或合并脓毒血症者,支持疗法尤为重要。

5. 氧气吸入　呼吸困难者,酌情应用氧气吸入。

【健康指导】

1. 本病应收入院治疗,以保证治疗效果及安全。

2. 卧床休息,尽量减轻体力消耗。每日饮水 1~2L,以保证体液充足。饮食宜清淡,可进易消化的米粥、面条、鸡蛋羹等半流质饮食,酌情食用新鲜蔬菜、水果,忌食油腻、煎炸食物。

3. 在医生指导下,及时、正确使用有效抗生素。适时使用退热,酌情应用氧疗。

4. 病程期间忌烟、酒,避免烟雾、粉尘对呼吸道的刺激。

5. 未愈前不宜洗澡,以免受凉加重病情,但要及时擦去汗水。

6. 疾病痊愈后注意避免淋雨、受凉、疲劳、醉酒等;年老体弱和免疫力低下者需应加强身体锻炼,增强抗病能力。

第 8 节　金黄色葡萄球菌性肺炎

金黄色葡萄球菌性肺炎,是由金黄色葡萄球菌引起的急性化脓性肺部感染。原有糖尿病、血液病、慢性肝病、营养不良者易发生。病理改变为肺大叶性或广泛融合性支气管肺炎,坏死组织或脓液阻塞细支气管,形成单向活瓣产生张力性肺气囊肿,溃破形成气胸或脓气胸、支气管胸膜瘘。主要临床表现为起病急、寒战、高热、咳嗽、咳脓痰、血丝痰或脓血痰。

【临床表现】

1. 症状 起病急骤、寒战、高热,体温可达 39~40℃,咳嗽、咳脓痰、血丝痰、或脓血状痰,可有全身肌肉酸痛、关节酸痛、体质衰弱、食欲缺乏、精神萎靡等全身中毒症状。老年人症状可不典型。发病前有的患者可有疖、痈、毛囊炎、注射吸毒、伤口感染等皮肤感染病灶。

2. 体征 早期可无体征,随病情进展逐渐出现两肺散在湿啰音,或肺实变体征,或有气胸或脓气胸体征。

3. 其他检查 血化验白细胞计数明显增多,中性粒细胞比例升高,核左移。痰涂片或培养可发现金黄色葡萄球菌。X 线胸片显示肺段或肺叶实变,可早期形成空洞,有气胸或脓气胸时显示相应改变。

【鉴别诊断】

1. 肺炎链球菌肺炎 病前多有受凉、淋雨、醉酒、疲劳等史,寒战、高热、可呈稽留热型,咳痰带血,咳铁锈色痰为本病特点,伴有胸痛,深呼吸、咳嗽、咳痰时胸痛加重。痰液片或培养可发现肺炎链球菌。X 线胸片肺实变期显示肺叶或肺段大片均匀致密阴影。

2. 肺炎支原体肺炎 起病较缓慢,乏力、咽痛、头痛、咳嗽、发热、食欲缺乏、腹泻等,阵发性呛咳,可少量黏痰,发热持续 2~3 周,体温恢复正常后仍有咳嗽。X 线胸片显示肺部多种形态的浸润影,呈节段性分布,以肺下野为多。

【治疗】

1. 一般治疗 卧床休息,室内空气保持清新,进高营养、高维生素、易消化饮食。

2. 抗生素治疗 近年来由于金黄色葡萄球菌对青霉素耐药率已达 90% 左右,因此可选用耐青霉素酶的半合成青霉素或头孢菌素,如苯唑西林钠、氯唑西林、头孢呋辛钠等,联合氨基苷类如阿米卡星等,也有较好疗效。或参考细菌培养的药敏试验结果酌情选用。

3. 支持疗法 补充足够热量及水分,保持水电解质酸碱平衡。病情严重或合并脓毒血症者,支持疗法尤为重要。

4. 脓气胸处理 如出现脓气胸,应及时酌情进行相应处理。

【健康指导】

1. 收入院治疗。

2. 卧床休息,尽量减轻体力消耗,保证体液充足,清淡饮食,酌情食用新鲜蔬菜、水果,忌食油腻、煎炸食物。

3. 在医生指导下,及时、正确使用有效抗生素。适当使用退热药物,酌情应用氧疗。

4. 病程期间忌烟、酒,避免烟雾、粉尘对呼吸道的刺激。

5. 如有原发基础病,应积极治疗。

第9节　肺炎支原体肺炎

肺炎支原体肺炎,是由肺炎支原体引起的呼吸道和肺部的急性炎症,同时伴咽炎、支气管炎。肺炎支原体是介于细菌和病毒之间、能独立生存的最小微生物,主要通过呼吸道传播感染。病理改变为支气管肺炎、间质性肺炎和细支气管炎,肺泡内可少量渗出,支气管黏膜充血、水肿,有坏死、脱落。主要临床表现为起病较缓、乏力、咽痛、咳嗽、发热。

【临床表现】

1. 症状　患者起病较缓慢,乏力、咽痛、头痛、咳嗽、发热、食欲缺乏、腹泻、耳痛等。咳嗽为阵发性呛咳,可有少量黏痰,发热持续2~3周,体温恢复正常后仍有咳嗽。

2. 体征　咽部充血,儿童可并发鼓膜炎或中耳炎。肺外表现较为常见,可有皮疹,但肺部检查可无明显体征。

3. 其他检查　血化验白细胞计数正常或略高,中性粒细胞为主。培养分离出肺炎支原体对诊断有决定性意义,但检出率较低,技术条件要求高。X线胸片显示肺部多种形态的浸润影,呈节段性分布,以肺下野为多。

【鉴别诊断】

病毒性肺炎:大多发生冬、春季节,表现为发热、头痛、咳嗽、少痰、咽痛等,细菌培养无致病菌生长,X线胸片可见肺部纹理增多,磨玻璃状,或小片状浸润或广泛浸润、实变。

【治疗】

1. 一般治疗　适当休息,保持室内空气清新,进高营养、高维生素、易消化食物。

2. 抗生素治疗　早期酌情使用抗生素可减轻症状或缩短病程,大环内酯类药物为首选,如红霉素、罗红霉素、阿奇霉素等。对大环内酯类不敏感者,可酌情选用左氧氟沙星、莫昔沙星,疗程一般2~3周。

【健康指导】

1. 适当休息,清淡饮食,酌情食用新鲜蔬菜、水果,忌食油腻、煎炸食物。

2. 避免烟雾、粉尘吸入,注意保暖,避免受凉。

3. 经常开窗通风,保持室内空气新鲜。

【提示】

青霉素和头孢菌素对本病无效。

第 10 节 病毒性肺炎

病毒性肺炎,是由上呼吸道病毒感染向下蔓延所致的肺部炎症。大多发生于冬春季节,爆发或散发流行。主要病理改变为细支气管上皮广泛受损,黏膜发生溃疡,肺泡水肿,病变吸收后可留有肺纤维化。主要临床表现为发热、头痛、咳嗽、少痰、咽痛。

【临床表现】

1. 症状　患者通常症状较轻,好发于病毒疾病流行季节,起病较急,发热、乏力、头痛较突出,咳嗽、少痰、咽痛等,与支原体肺炎相似。小儿和老年人易发生重症肺炎,表现为呼吸困难、发绀、嗜睡、精神萎靡等。咳嗽为阵发性呛咳,可有少量黏痰,发热持续 2~3 周,体温恢复正常后仍有咳嗽。

2. 体征　肺部检查可无明显体征,病情严重者有肺部干、湿啰音。

3. 其他检查　血化验白细胞计正常或偏低,血沉通常正常范围,细菌培养无致病菌生长。X 线胸片可见肺部纹理增多,磨玻璃状,或小片状浸润或广泛浸润、实变。

【鉴别诊断】

肺炎支原体肺炎　起病较缓慢,乏力、咽痛、头痛、咳嗽、发热、食欲缺乏、腹泻、耳痛等,咳嗽为阵发性呛咳,可少量黏痰,发热持续 2~3 周,体温恢复正常后仍有咳嗽。可培养分离出肺炎支原体,X 线胸片显示肺部多种形态的浸润影,呈节段性分布,以肺下野为多。

【治疗】

1. 一般治疗　对症处理为主,适当休息,保持室内空气清新,进高营养、高维生素、易消化食物。

2. 抗病毒治疗　利巴韦林具有广谱抗病毒作用,一般成人剂量每次 0.8~1.0g,分 3~4 次,口服;或利巴韦林 10~15mg/kg,分 2 次,静脉滴注;也可用阿昔洛韦,具有广谱、强效、起效快的特点,剂量每次 5mg/kg,3 次 / 天,静脉滴注,连续 7 天。

【健康指导】

1. 适当休息,清淡饮食,酌情食用新鲜蔬菜、水果,忌食油腻、煎炸食物。

2. 避免烟雾、粉尘吸入,注意保暖,避免受凉。

3. 经常开窗通风,保持室内空气新鲜。

【提示】

病毒性肺炎原则上不宜应用抗生素预防继发感染,一旦明确合并细菌感染,应酌情选用敏感抗生素治疗。

一、传染性非典型肺炎

传染性非典型肺炎，即 SARS，是由 SARS 病毒引起的一种具有明显传染性、可累及多个器官系统的特殊肺炎，2002 年爆发流行，通过飞沫或接触污染物品传染。病理改变是弥漫性肺泡损伤和炎症细胞浸润、肺水肿、纤维素渗出、灶性肺出血等。主要临床表现为发热、寒战、少痰、呼吸困难。

【临床表现】

1. 症状　潜伏期 2~10 天，起病急骤，发热为首发症状，可有寒战、咳嗽、少痰，偶有痰中血丝，渐出现心悸、呼吸困难等。小儿和老年人易发生重症肺炎，表现为呼吸困难、发绀、嗜睡、精神萎靡等。

2. 体征　肺部体征不明显，部分患者可有肺部湿啰音。

3. 其他检查　血化验白细胞计正常或偏低，常有淋巴细胞减少。X 线胸片早期无异常，1 周后可见肺部纹理粗乱，斑片状渗出影，典型改变为磨玻璃影及肺实变影。SARS 病原学检测阳性。

【治疗】

1. 一般治疗　住院隔离。其他参阅病毒性肺炎。

2. 对症处理　根据不同病情酌情处理。

【提示】

该病通过短距离飞沫、接触呼吸道分泌物等途径传播，人群普遍易感，医护人员是本病的高危人群。

二、高致病性人禽流感病毒性肺炎

高致病性人禽流感病毒性肺炎，是由禽甲型流感病毒引起的急性呼吸道传染病，可肺炎和多器官功能障碍。病理改变为肺泡纤维蛋白性渗出、充血、肺间质淋巴细胞浸润等。主要临床表现为发热、流涕、鼻塞、咳嗽、咽痛。

【临床表现】

1. 症状　潜伏期 1~7 天，发热，常 39℃以上，流涕、鼻塞、咳嗽、咽痛、头痛，肌肉酸痛和全身不适等。部分患者可有恶心、腹痛、腹泻、稀水样便。

2. 体征　早期肺部体征不明显，部分患者可有肺部少许湿啰音。

3. 其他检查　血化验白细胞计正常或偏低，常有淋巴细胞减少，并有血小板减少。X 线胸片肺内片状影，或磨玻璃影及肺实变影。病原学检测有助于诊断。

【治疗】

1. 一般治疗　住院隔离。可参阅病毒性肺炎。

2. 对症处理　根据不同病情酌情处理。

第 11 节　肺真菌病

肺真菌病,是最常见的深部真菌感染。病理改变为过敏、化脓性炎症或形成慢性肉芽肿。可分为肺念珠菌病、肺曲霉菌病、肺隐球菌病、肺孢子菌肺炎。主要临床表现为发热、咳嗽、咳痰、气短、咯血。

【临床表现】

1. 症状　可分为肺念珠菌病、肺曲霉菌病、肺隐球菌病、肺孢子菌肺炎。①肺念珠菌病,发热、畏寒、咳嗽、咳白色泡沫痰、痰有臭味或胶冻样,有时咯血,临床酷似细菌性肺炎;②肺曲霉菌病,干咳或咳痰、胸痛、咯血,发热、畏寒、乏力气短等;③肺隐球菌病,发热、干咳、偶有少量咯血,体重减轻等;④肺孢子菌肺炎,食欲缺乏、干咳、发热、发绀、呼吸困难等。

2. 体征　早期肺部体征不典型,患者可有肺部啰音。

3. 其他检查　进行合格的痰液检查,可有相应发现。X 线胸片可有不同影像。

【治疗】

1. 一般治疗　轻症患者,消除诱因后可逐渐好转。

2. 抗真菌治疗　病情严重者酌情应用抗真菌药物,常用药物包括氟康唑、伊曲康唑、两性霉素 B 等。

【健康指导】

1. 适当休息,清淡饮食,酌情食用新鲜蔬菜。

2. 避免烟雾、粉尘吸入,注意保暖,避免受凉。

3. 经常开窗通风,保持室内空气新鲜。

【提示】

近年由于广谱抗生素、免疫抑制剂的使用,肺真菌病发病率有增多趋势,应引起足够重视。

第 12 节　肺　脓　肿

肺脓肿,是由多种病原体感染引起的肺部化脓性炎症。病原体可为化脓性细菌、真菌或寄生虫,常见厌氧菌和需氧菌混合感染。病理改变为肺组织充血、水肿、液化、坏死、空洞形成。多继发于肺炎、支气管扩张症等,也可由鼻窦炎、龋齿、齿槽感染等炎症经血行播散引起。中年人易发病,男性多于女性。自抗生素广泛使用以来,发病率明显降低。主要临床表现为高热、咳嗽、咳大量脓痰。

【临床表现】

1. 症状　常有肺部吸入性感染史,或有口腔、咽喉感染史。急性肺脓肿起病较急、高热、寒战、呼吸困难,进而咳大量脓性臭痰,每日咳痰量可达

200~500ml,静置后可分3层。血源性肺脓肿常有肺外感染史,起病较缓,咳嗽较轻,咳脓痰较少,早期表现为畏寒、发热,有原发病的临床表现。可有精神不振、食欲缺乏、全身乏力等症状。急性肺脓肿超过3个月未愈者,称为慢性肺脓肿,病程迁延,经常咳嗽、咳痰,反复咯血,伴不规则发热。

2. 体征 发病初期或病变范围较小者可无明显体征;脓肿较大、周围炎症广泛浸润时,患处叩浊音或实音,呼吸音减低,可闻及湿啰音或支气管状呼吸音,病变累及胸膜时可闻及胸膜摩擦音。慢性肺脓肿常有杵状指(趾)。

3. 其他检查 血化验白细胞计数增多,中性粒细胞比例增加,核左移明显。慢性肺脓肿血化验可有贫血改变。痰涂片、菌培养及药敏试验有助于诊断和选择抗生素。胸部X线检查早期显示大片模糊的致密阴影,后期形成空洞并有液平,内壁光滑;血源性肺脓肿两肺可见多发团状阴影;慢性肺脓肿空洞壁厚,可见液平,周围有条索状阴影。胸部CT检查可清楚显示肺脓肿病变位范围及大小。纤维支气管镜检查可了解支气管及黏膜受损情况,并可做分泌物、活组织检查。

【鉴别诊断】

1. 空洞型肺结核 慢性咳嗽、咳痰、咯血,有结核中毒症状,如低热、盗汗、乏力、食欲缺乏等。X线胸部检查肺内有一个或多个空洞,洞壁较厚,周围有明显的纤维组织增生和播散病灶。

2. 肺炎链球菌肺炎 突然起病,寒战、高热,体温可达39℃,咳铁锈色痰为本病特征,同时伴有明显胸痛,随深呼吸或咳嗽疼痛加重,病变位于肺下叶时可有上腹部放射痛,X线胸部检查可见肺叶或肺段大片均匀致密的阴影。

3. 支气管扩张症 病程多呈慢性经过,反复发作的呼吸道感染,咳嗽、咳脓痰、咯血为其特征。胸部X线摄片显示大小不等的蜂窝状、圆形或卵圆形透亮区。支气管造影、CT检查对本病诊断有相当特异性。

4. 肺囊肿继发感染 肺囊肿继发感染时,囊肿内可见气液平面,周围炎症反应较轻,无明显中毒和脓性痰。

【治疗】

1. 一般治疗 保持室内卫生、清洁,注意休息,给高热量、高维生素、易消化饮食。

2. 抗生素治疗 急性肺脓肿首选青霉素,一般成人用量200万~400万单位/次,2~3次/天,静脉滴注。或氨苄西林每次1~1.5g,4次/天,静脉滴注。青霉素过敏或疗效不佳者可用克林霉素每次0.6~1.8g,静脉滴注。青霉素耐药者可用苯唑西林每次6~8g,静脉滴注;或红霉素每次0.9~1.2g,静脉滴注。咳脓痰时可加用甲硝唑每次400mg,2~3次/天,静脉滴注。

血源性肺脓肿多为葡萄球菌或链球菌感染,可选用耐β内酰胺酶的青霉素或头孢菌素。

抗生素疗程6~8周,或直至胸部X线摄片显示脓腔和炎症消失,仅有少量残留纤维化。

3. 其他治疗 促进脓液排出,身体状况较好者可采用体位引流,使痰变处位于高位,10~15分钟/次,2~3次/天。痰液黏稠不易咳出者,可给予祛痰药,或用雾化吸入生理盐水、祛痰药。有条件单位可行纤维支气管镜下吸引排脓,并经鼻导管、纤维支气管镜脓腔内滴入抗生素。

4. 手术治疗 慢性肺脓肿经内科治疗无效者,或大咯血经内科治疗无效危及生命者可行外科手术治疗。

【提示】

1. 肺脓肿可以预防,重视口腔、咽喉、上呼吸道慢性病灶的治疗具有重要意义。

2. 昏迷患者注意口腔清洁护理。

第13节 支气管哮喘

支气管哮喘,简称为"哮喘",是一种变态反应性疾病。我国发病率为0.5%~5%,且呈上升趋势。发病原因与过敏、感染、遗传等因素有关。病理改变为气道慢性炎症,黏膜下水肿、微血管通透性增加,反应性增高,支气管痉挛,气道广泛狭窄和阻塞。可发生于任何年龄,半数以上12岁以前发病。治疗不及时可增加死亡率。主要临床表现为反复发作性呼吸困难、憋闷、咳嗽。

【临床表现】

1. 症状 前驱期常有喷嚏、流涕等,继之出现呼吸困难、憋闷、气喘,伴咳嗽、咳痰。严重者端坐呼吸、大汗淋漓,有濒死感。上述症状反复发作,夜间、清晨症状加重,可自行缓解。有的患者持续哮喘可达一、二天之久,称为严重哮喘,或称为持续哮喘状态。

2. 体征 重者端坐位呼吸、面色发绀,两肺广泛哮鸣音,呼气时间明显延长。长期反复发作可见肋间隙变宽,肺部叩诊呈过清音,肺下界降低,并发感染时两肺可闻及湿啰音。叩诊心界缩小,心率加快。

3. 其他检查 合并感染时血化验白细胞计数增多,中性粒细胞比例升高,急性发作时嗜酸性粒细胞增多。X线胸部检查双肺透光度增强。肺功能检查为阻塞型通气功能障碍。皮肤过敏源试验可呈阳性。血气分析可见 PaO_2 降低,$PaCO_2$ 增高,提示病情危重。有条件者可支气管激发试验、支气管舒张试验、PEF变异测定,有助于诊断。

【诊断标准】

1. 反复发作喘息、气急、胸闷或咳嗽,多与接触变应原、冷空气、物理、化学性刺激、病毒性上呼吸道感染、运动有关。

2. 发作时双肺可闻及散在或弥漫性哮鸣音,呼气延长。

3. 上述症状应用平喘药或自行缓解。

4. 除外其他原因引起的喘息、气急、胸闷或咳嗽。

5. 临床表现不典型者应有下列 3 项中至少一项阳性　支气管激发试验或运动试验阳性,支气管舒张试验阳性,昼夜 PEF 变异率 $\geqslant$ 20%。

【鉴别诊断】

1. 心源性哮喘　原有心脏病史,患者胸闷、呼吸困难,常端坐呼吸,多伴有咳嗽、咳粉红色泡沫样痰,叩诊心界左侧扩大,心率增快,可闻及心脏杂音。心电图可有异常改变。X 线胸部检查心脏增大,肺瘀血征。

2. 慢性支气管炎　多数病程较长,咳嗽、咳痰、气喘,晨起为重,痰液多为白色黏液,如合并急性感染则可为黄色脓痰,有时痰中可带血丝,感染重者体温升高。发作期肺部可闻及干、湿性啰音,长期反复发作可出现肺气肿体征。X 线胸部检查可见肺纹理粗乱,合并感染时肺纹理增强。

3. 慢性阻塞性肺疾病　多数起病缓慢、病程较长,主要有慢性咳嗽、咳痰、气喘等症状,喘息长年存在。有时二者难以鉴别,或同时具有支气管哮喘和慢阻肺的特征。

4. 支气管肺癌　发病年龄多在中、老年人,早期干咳,中晚期咳痰带血,可伴有胸痛。X 线胸部检查肺内可有肿块阴影。

【治疗】

1. 一般治疗　早期发现,及时治疗,保持室内空气新鲜。

2. 氧气吸入　一般可给鼻导管吸氧,也可用鼻罩或面罩给氧,以尽快缓解缺氧症状。严重缺氧时可用机械通气。

3. 药物治疗　①止喘药,沙丁胺醇(舒喘灵)气雾剂 1~2 喷 / 次, 3~4 次 / 天,吸入;或特布他林每次 2.5mg, 3 次 / 天,口服;也可用氨茶碱每次 0.1g, 3 次 / 天,口服。呼吸困难严重者氨茶碱每次 0.25g,加入 5% 葡萄糖 500ml,静脉滴注。②肾上腺皮质激素,用于重症哮喘或其他解痉平喘药不能控制的哮喘发作,是目前治疗哮喘最有效的药物,一般可用泼尼松 30~60mg/d,分次口服,病情控制后逐渐减量;或地塞米松每天 10~15mg/d,加入 5% 葡萄糖 500ml 内,静脉滴注。严重哮喘者可及早给予琥珀酸氢化可的松 100~600mg/d,静脉滴注;或甲基泼尼松龙 80~160mg/d,静脉滴注,病情控制后逐渐减量,然后改为口服,最后逐渐停药。③祛痰药,常用复方甘草合剂 10ml / 次, 3 次 / 天,口服;或氯化铵每次 0.3~0.6g, 3 次 / 天,口服。④抗生素防治感染,酌情选用青霉素、氨苄西林、红霉素、阿奇霉素、庆大霉素等。

4. 重症哮喘的治疗　酌情应用药物治疗,尽快解除支气管痉挛,保持呼吸道通畅,同时给以氧气吸入。根据血气分析及酸碱测定,纠正酸碱平衡失调或电解质紊乱。保证液体入量,以利痰液稀释。及时应用足量、有效抗生素,防治感染。

【健康指导】

1. 寻找和避免接触激发本病的因素,如花粉、皮毛、烟尘、寒冷空气、特殊气味等。

2. 常保持室内卫生、清洁,保持空气清新,勤洗晒被褥。

3. 多饮水,保持体液充足,以利痰液排出。

4. 分析本病发生、发展规律,如有发作先兆应及时用药,可吸入或口服支气管扩张症剂,如沙丁胺醇、博利康尼、氨茶碱等。

5. 好发季节前 2 周至 1 月吸入色甘酸钠或口服酮酮替酚,有可能预防或减轻发作。

6. 治疗本病哮喘的最佳给药途径是雾化吸入,应正确选用吸入药物,并注意吸入方法正确。

7. 缓解期应加强锻炼,增强体质,保持情绪乐观,增强机体免疫功能,预防感冒。

8. 彻底戒烟,尽量减少呼吸道黏膜刺激。

【提示】

通过长期规范化治疗,儿童哮喘控制率可达 95%,成人可达 80%。若长期反复发作,可并发肺源性心脏病。

第 14 节 支气管扩张症

支气管扩张症,是指直径大于 2mm、中等大小的近端支气管,因管壁肌肉和组织弹性结构破坏引起的异常扩张。多见于儿童和青年人,多继发于急、慢性呼吸道感染。主要病理改变为支气管及其周围组织慢性炎症,支气管壁变形、扭曲,直至持久性扩张。可分为先天性和继发性两种,后者多见,常由支气管炎、支气管阻塞、肺部炎症及肺间质纤维化等引起。主要临床表现为慢性咳嗽、咳大量脓痰、反复咯血。

【临床表现】

1. **症状** 病程多呈慢性经过,反复发作的呼吸道感染。咳嗽、咳痰,继之咳大量脓痰和反复咯血。由于经常反复感染,可出现纳差、发热、气短、贫血等全身症状。

2. **体征** 早期可无阳性体征,随病情进展,肺部可听到固定而持久的湿啰音,有时可闻及哮鸣音,常伴有杵状指(趾),晚期可出现肺气肿、肺心病体征。

3. **其他检查** 合并感染时血化验白细胞计数增多,中性粒细胞比例升高,血沉加快。痰培养可发现致病菌。X 线胸部检查早期可正常或肺纹理增多,后期摄片显示大小不等的蜂窝状、圆形或卵圆形透亮区。纤维支气管镜检查可发现出血部位或阻塞原因。CT 检查对本病诊断有一定特异性。

【鉴别诊断】

1. 慢性支气管炎 病程长,咳嗽、咳痰、气短。咳嗽、咳痰以晨起为重,多为白色黏液痰,如合并感染则为黄色脓痰,偶带血丝,感染重者体温升高。发作期肺部可闻及干、湿性啰音,长期反复发作有肺气肿体征。X线胸部检查早期无异常,随病情发展或合并感染时肺纹理增强。

2. 肺结核 全身中毒症状,如低热、食欲缺乏、乏力、盗汗等,常有咳嗽、咳痰,1/3患者痰中带血,有时为大咯血。X线胸部检查可有多种病灶混合存在,基本征象为云雾状、边缘模糊的阴影,也可为斑点状、条索状、结节状阴影,或为环形边界透亮的空洞。

3. 肺脓肿 一般起病较急、高热、畏寒、咳大量脓性臭痰,往往有吸入性病史或肺炎病史,X线胸部摄片或胸部CT检查有助于诊断。

【治疗】

1. 一般治疗 戒烟戒酒,注意加强营养,多食富含蛋白质、维生素、易消化的食物。

2. 促进排痰 ①体位引流,原则上使病变处位于高位,15~20分钟/次,2~3次/天;②祛痰药,通常给复方甘草合剂10ml/次,3次/天,口服;或氯化铵每次0.3~0.6g,3次/天,口服;或雾化吸入稀释痰液便于排出,常用糜蛋白酶每次5mg,溶于5~10ml生理盐水中,雾化吸入,2~3次/天。

3. 抗生素治疗 根据痰培养及药敏试验结果酌情选择抗生素,无条件进行痰液培养和药敏时,则可依据症状、体征、痰液性状选用抗生素。病情轻者常用阿莫西林每次0.5~1g,3~4次/天,口服;或头孢氨苄每次0.5g,3~4次/天,口服;或红霉素每次0.3g,3~4次/天,口服。病情较重者注射青霉素80万单位/次,2~4次/天,肌内注射;或氨苄西林每次1~2g,3~4次/天,静脉滴注;或哌拉西林每次3~4g,2~3次/天,静脉滴注。

4. 咯血的治疗 ①保持安静休息,大咯血时采取侧卧位以免咯血引起窒息;②应用镇咳药,可待因每次15~30mg,2~3次/天,口服;③应用止血药,少量咯血口服卡巴克洛(安络血);大咯血时首选垂体后叶素,5~10单位/次,加入5%葡萄糖20ml,缓慢静脉注射,10~15分钟内注射完毕;或10~20单位加入5%葡萄糖500ml,中等速度静脉滴注,高血压、孕妇、冠心病禁用。另外还可选择应用氨甲苯酸、酚磺乙胺等;④保持呼吸道通畅,抢救大咯血时,如有必要可行气管插管或气管切开置管;⑤出血量较多时,可少量多次输新鲜血。

5. 手术治疗 对病灶局限、内科治疗无效者,可考虑外科手术治疗。

【健康指导】

1. 预防感冒,避免受寒,少去人群集中的公共场所。

2. 注意劳逸结合,不宜做重体力劳动,缓解期可适当参加锻炼,增强体质。

3. 戒烟戒酒,注意营养,多食富含蛋白质、维生素、易消化的食物。

4. 缓解期可在医师指导下,酌情使用增强机体免疫力的药物。

【提示】

1. 患者突然大咯血时采取出血侧半卧位,避免血液流入健侧肺内,发生窒息,并及时尽快送医院治疗。

2. 医师指导下定期体位引流,促进排痰,但年迈、体弱、明显呼吸困难、高血压、心力衰竭者应慎重施行体位引流。

第15节 肺 气 肿

肺气肿,是指终末细支气管远端包括呼吸细支气管、肺泡管和肺泡出现异常持久的扩张、过度充气,并伴有肺泡壁破坏的病理状态,属于慢性阻塞性肺疾病的一种。多发生于中、老年人,多数由慢性支气管炎、支气管哮喘及其他慢性呼吸系统疾病发展而来。主要临床表现为慢性咳嗽、咳痰、胸闷、呼吸困难。

【临床表现】

1. 症状 常有慢性肺部疾病史,早期症状不明显,随病情进展出现胸闷、气短、呼吸困难,慢性支气管炎引起者多伴有咳嗽、咳白色黏液痰等原发病症状。合并感染时咳嗽、咳痰加重,痰液变为黄脓性,并可有发热、乏力、全身不适等。

2. 体征 胸廓呈圆桶状,肋间隙变宽,语颤减弱,肺部叩诊呈过清音,心浊音界缩小,肺下界下移。听诊呼吸音减弱,呼气延长,心音遥远,肺动脉瓣第二音亢进。

3. 其他检查 合并感染时血化验白细胞计数增多,中性粒细胞比例增加。胸部 X 线检查可见肋间隙加宽,肺纹理减少,两肺野透光度增强。肺功能检查显示残气量增加。

【鉴别诊断】

1. 支气管哮喘 呼吸困难、伴咳嗽、咳痰,严重者端坐呼吸、大汗淋漓,有濒死感。X 线胸部检查双肺透光度增强。

2. 支气管扩张症 咳嗽、咳痰,咳大量脓痰和反复咯血为其特征。X 线胸部检查早期正常或肺纹理增多,后期摄片显示大小不等的蜂窝状、圆形或卵圆形透亮区。纤维支气管镜检查、支气管造影或 CT 检查均有助于诊断。

3. 肺结核 咳嗽、咳痰,部分患者痰中带血,有较大血管破损或空洞内血管破裂时,可引起大咯血。一般可有午后低热、食欲缺乏、乏力、盗汗等中毒症状。痰涂片可找到结核菌。X 线胸部检查可有结核病灶。

4. 肺癌 有咳嗽、咳痰,近期内痰中带血,后期可有胸痛。X 线胸部摄片或 CT 检查可发现占位病变或阻塞性肺不张、肺炎性改变。痰液细胞学检查、纤维支气管镜检查有助于明确诊断。

【治疗】

1. 一般治疗 免受风寒,注意保暖,保持室内卫生清洁,空气新鲜。

2. 平喘祛痰 ①支气管扩张症剂,常用氨茶碱每次 0.1g,3 次 / 天,口服;或沙丁胺醇每次 2~4mg,3~4 次 / 天,口服;②祛痰药,常用复方甘草合剂 10ml/ 次,3 次 / 天,口服;或氯化铵每次 0.3~0.6g,3 次 / 天,口服。

3. 抗感染 合并感染时适当应用抗生素,病情轻者常用青霉素 V 片每次 0.25~0.5g,3~4 次 / 天;或阿莫西林每次 0.5~1g,3~4 次 / 天。感染较重者可注射青霉素 80 万单位 / 次,2~4 次 / 天,肌内注射;或氨苄西林每次 1~2g,3~4 次 / 天,静脉滴注。

4. 氧气疗法 适当予以氧气吸入,可酌情较长时间的低流量吸氧,以改善慢性低氧血症。如有条件进行家庭氧疗,可提高生活质量,一般可用鼻导管吸氧,氧流量 1~2L/ 分,吸氧时间每日不少于 15 小时,使患者在静息状态下 PaO_2 达到 60mmHg 以上。

5. 治疗原发病 原有慢性支气管炎、支气管哮喘者,应积极治疗原发疾病,并加强体质锻炼,避免感冒,防止原发病急性发作。

【健康指导】

1. 避免遭受风寒,平时加强体质锻炼,预防上呼吸道感染。

2. 注意劳逸结合,不宜作重体力劳动。

3. 戒烟戒酒,避免接触刺激性气体,加强营养,多食富含蛋白质、维生素、易消化的食物。

4. 可在医师指导下,酌情应用增强机体免疫力的药物。

第 16 节 肺 结 核

肺结核是由结核杆菌引起的肺部慢性传染病。主要通过呼吸道传播,多在抵抗力降低时发生。病理改变为肺部组织炎性渗出、增生和变质,出现结节和干酪坏死,易形成空洞,破坏和修复同时进行。临床上分为 5 型,即原发型、血行播散型、浸润型、慢性纤维空洞型肺结核和结核性胸膜炎。主要临床表现为低热、盗汗、咳嗽、咳痰、痰中带血。

【临床表现】

1. 症状 患者一般可有全身中毒症状,如低热、食欲缺乏、乏力、盗汗、消瘦等。呼吸系统症状有咳嗽,咳痰,痰量较少,合并感染时痰呈黏液或脓性,约 1/3 患者痰中带血,当有较大血管破损或空洞内血管裂时,可出现大咯血。女性患者可有月经失调等。

2. 体征 病灶较小时可无阳性体征。若病灶范围较大、位置表浅,可有语颤增强,并可闻及支气管呼吸音。锁骨上下区、肩胛区闻及湿啰音对诊断帮助较大,因肺尖后段为结核好发部位。当肺部明显纤维化或胸膜增厚时胸廓下陷,气管向病侧移位。

3. 其他检查 血化验白细胞计数多数正常,血沉增快,严重者血色素降低。结核菌素试验强阳性,有助于诊断。痰涂片找到结核菌是诊断本病的主要依据。X线胸部检查可有多种病灶混合存在,基本征象有以渗出为主的云雾状、边缘模糊的阴影,有的以增殖为主的斑点状、条索状、结节状高密度、边缘清楚的纤维钙化病灶,有的以干酪坏死为主的密度较高、浓淡不一的病灶,有的为环形透亮的空洞形成。

【鉴别诊断】

1. 慢性支气管炎 咳嗽、咳痰、气喘,咳嗽、咳痰,晨起为重,痰液多为白色黏液,随病情加重痰量增多,如合并急性感染则可由白痰转为黄色脓痰,偶带血丝,感染重者体温升高。X线胸部检查早期无异常发现,随病情进展可见肺纹理增多、粗乱。

2. 支气管扩张症 咳嗽、咳出大量脓痰和反复咯血为其特征。X线胸部检查早期正常或肺纹理增多,后期摄片显示大小不等的蜂窝状、圆形或卵圆形透亮区。支气管造影是确诊的重要手段。

3. 肺炎球菌性肺炎 突然起病,寒战、高热、胸痛,咳铁锈色痰为本病特征,随病情进展,可逐渐出现呼吸困难。血化验白细胞计数增多,中性粒细胞比例升高,核左移。X线胸部检查肺实变期可见大片均匀致密阴影。

4. 肺脓肿 往往起病较急、高热、咳大量脓性臭痰,X线胸部摄片检查早期显示大片模糊的致密阴影,后期形成空洞并有液平,内壁光滑。胸部CT有助于确诊。

【治疗】

1. 一般治疗 适当休息,高热者需卧床休息。加强营养,高蛋白、高维生素饮食。

2. 抗结核药物 原则是早期、联合、适量、规则、全程。一线药物包括利福平、异烟肼、吡嗪酰胺、乙胺丁醇等;二线药物包括环丝氨酸、乙硫异烟胺、丙硫异烟胺、链霉素、卡那霉素、左氧氟沙星等。分为标准疗法、短程疗法。标准疗法时间为12~18个月,因疗程太长,许多患者不能坚持,因而疗效受到影响。短程疗法时间为6~9个月,实践证明效果与标准疗法相同,故目前广泛采用短程疗法。短程疗法必须包括两种以上杀菌药物,具体治疗方案应由专科医师结合患者实际情况酌情制订。

3. 对症处理 患者咳嗽较重时酌情给予镇咳药,如枸橼酸喷托维林(咳必清)、右美沙芬等;痰液不易排出时可用复方甘草合剂、氯化铵等;体温较高时适当应用解热药,如阿司匹林、对乙酰氨基酚等。

【健康指导】

1. 生活规律,避免劳累,注意休息,保证睡眠充足,心情愉快。

2. 家庭治疗者尽量做到合理隔离,勿随地吐痰,痰液进行消毒处理。痰结核菌阳性者应住院治疗。

3. 备有专用带盖盛痰容器,采取煮烧、焚烧等方法严格消毒后再倒入厕所。

4. 必须戒烟忌酒,增加营养,多吃鱼、肉、蛋、牛奶、豆制品、新鲜水果、蔬菜,饮食宜清淡。

5. 患者的被褥要常晒,食具、洗漱用具要专用专洗,衣服、床单、毛巾等要用开水煮烫 10 分钟后单洗单放。

6. 室内要经常通风换气,房间应有充足的阳光。

【提示】

1. 目前诊断主要依据是胸部 X 线检查,痰结核菌阳性有助于确诊,这两项也是治疗期间复查的主要项目。

2. 本病应在专科医生指导下正规抗结核治疗,勿随意停药,用药期间定期检查肝功能。

第 17 节 气 胸

气胸,可分为自发性气胸、外伤性气胸、医源性气胸。本节重点介绍自发性气胸。自发性气胸是指在无外伤或人为因素下,由于肺脏本身的疾病使肺实质和脏层胸膜自发破裂,气流进入胸膜腔形成的胸腔积气。多见于 40 岁以上者。主要临床表现为患侧胸痛、呼吸困难、胸闷、胸部紧缩感。

【临床表现】

1. 症状 多突然发生程度不等的患侧胸痛,继之出现明显呼吸困难、胸闷、胸部紧缩感,常大汗淋漓,面色苍白,往往有恐惧感,部分患者出现休克症状。少数轻症患者可无明显症状。

2. 体征 局限性小量气胸可无明显体征,积气多时气管、心脏向健侧移位,患侧肋间隙增宽,呼吸动度减弱,叩诊呈鼓音,呼吸音减弱或消失。

3. 其他检查 X 线胸部检查可见气胸部位透亮度增高,无肺纹理,肺向肺门萎缩呈球形阴影,健侧有代偿性肺气肿表现。

【鉴别诊断】

1. 急性心肌梗死 突然胸闷、胸骨后疼、伴心悸、气喘等,可有心率快、心律不齐等,心电图异常改变。

2. 肺大泡 多发生在肺气肿的基础上,肺泡直径大于 1cm,最大可达 10cm 以上,X 线透视或摄片大泡内无肺纹理,如继发感染可出现液平面。

3. 急性心肌梗死 突然胸痛、胸闷、呼吸困难,原有高血压、动脉硬化性心脏病史。心电图、血清酶学检查有助于诊断。

4. 肺血栓栓塞症 突然起病,呼吸困难、胸痛、烦躁不安,惊恐或濒死感。

胸部 X 线检查有助于诊断。

【治疗】

1. 一般治疗　卧床休息，一般取半卧位或斜坡卧位。

2. 排气减压　肺压缩 < 20% 无明显症状者，经一般治疗气体可在 2~4 周内自行吸收。肺压缩 > 20% 者每日或隔日抽气 1 次，每次抽气 600~1000ml，直到肺大部分复张。经 1 周治疗后肺不能复张者应考虑手术。张力性气胸时，需紧急排气减压，可用 50~100ml 注射器于患侧锁骨中线第二肋间穿刺排气减压。必要时行胸腔闭式引流排气或连续负压吸引排气。

3. 对症处理　胸闷、气喘者给予氧气吸入。咳嗽较剧时给予镇咳药，常用枸橼酸喷托维林（咳必清）每次 25mg，3~4 次 / 天，口服；或右美沙芬每次 10~30mg，3 次 / 天，口服。便秘者酌情给予导泻剂，防止排便时胸腔内压力增高，影响肺破损处愈合，常用酚酞（果导片）每次 0.05~0.1g，睡前口服；或液体石蜡 15~30ml/ 次，睡前口服。

4. 胸膜粘连　用于复发性气胸，胸膜人工粘连防止气胸复发。常用多西环素、滑石粉等，溶解后加生理盐水 60~100ml 稀释注入胸腔，为了减轻疼痛先注入 2% 利多卡因 10ml，充分转换体位使药物均匀分布于胸膜上。术后 5 天内可出现发热、胸痛等，系药物反应所致。

5. 外科手术　适于反复发作的自发性气胸，或张力性气胸经引流排气无效者。

【健康指导】

1. 本病有反复发作倾向，应积极预防感冒，避免上呼吸道感染，防止复发。

2. 经常保持室内卫生、清洁，空气清新。

3. 彻底戒烟，尽量减少呼吸道黏膜刺激。

第 18 节　原发性支气管肺癌

原发性支气管肺癌，简称肺癌，是最常见的肺部原发性恶性肿瘤，90%~95% 来源于各级支气管上皮，少数起源于支气管腺体或肺泡上皮。根据组织病理学分为非小细胞肺癌（鳞癌、腺癌、大细胞癌）和小细胞肺癌两大类；根据解剖部位分为中心型肺癌和周围型肺癌。中、老年人多发，男女之比约为 3~5∶1。病因和发病机制尚未完全清楚，一般认为与吸烟、大气污染、环境污染、职业致癌因子等有关。主要临床表现为干咳、咯血、胸痛。

【临床表现】

1. 症状　周围型肺癌早期一般无症状，或仅有轻微咳嗽。中心型肺癌常见早期症状为刺激性干咳，或有少量白色泡沫痰，继之出现间断或持续性痰中带血。晚期肿瘤侵及较大血管出现咯血。病变侵及胸膜时出现胸痛，逐渐加重，晚期为顽固性胸痛,产生胸水后胸痛仍不缓解。肿瘤增大阻塞气道则出现胸闷、呼吸困难。可伴有发热、食欲缺乏、乏力、消瘦等全身症状。

2. **体征** 早期一般无阳性体征,引起支气管狭窄时肺部可闻及哮鸣音,阻塞部位以下可闻及湿啰音,支气管完全阻塞时出现肺不张体征。侵及胸膜时出现胸腔积液体征。压迫喉返神经、上腔静脉、颈交感神经,分别出现声嘶、上腔静脉综合征及霍纳综合征。有的可出现肺外体征,如杵状指、增生性关节炎、男性乳房发育等。

3. **其他检查** 血沉增快,后期血色素降低。痰液、胸水细胞学检查可发现癌细胞。X 线胸部检查对确定病变范围、部位有极大帮助。胸部 CT 检查不能代替胸片,但对密度低、部位隐蔽的肺癌有确诊作用。纤维支气管镜检查能观察到 4~5 级支气管,可进行活检或细胞刷检查,对确定肺癌组织学类型、化疗有指导作用。

【鉴别诊断】

1. **肺结核** 结核全身中毒症状如低热、食欲缺乏、乏力、盗汗等。一般有咳嗽,咳痰,1/3 患者痰中带血。胸部 X 线检查可有结核病的多种病灶混合征象。痰涂片找到结核菌是诊断本病的主要依据。

2. **肺脓肿** 起病急、高热、畏寒、咳大量脓性臭痰,往往有吸入性病史或肺炎病史,X 线胸部摄片有助于诊断。

3. **结核性胸膜炎** 肺癌侵及胸膜时可有癌性胸腔积液,需与结核性渗出性胸膜炎胸腔积液鉴别,渗出性胸膜炎初期胸痛,随液量增多胸痛逐渐减弱或消失,气短随之加重,一般无咳痰带血。多有结核中毒症状如发热、盗汗、乏力、食欲缺乏等。X 线胸部检查可有相应改变。胸腔穿刺抽液检查可找到病原菌。

【治疗】

应根据肿瘤大小、范围、病理类型、有无转移,结合患者体质进行有计划的综合治疗。目前治疗早期肺癌,国内外仍以手术切除为主,术后辅以放疗、化疗、中医中药治疗。

1. **药物化疗** 小细胞肺癌对化学药物敏感,效果尚佳;非小细胞肺癌对化学药物敏感性差,治疗效果也差。

2. **放射治疗** 对不宜手术而病变范围局限、无远处转移者可采用放射治疗。手术前后进行放疗可提高手术效果。姑息性放疗可缓解临床症状,减轻患者痛苦,延长生命。

3. **手术治疗** 早期肺癌无远处转移、患者一般情况较好、可以耐受手术者,一般应积极进行外科手术治疗。

【健康指导】

1. 保持室内空气新鲜,远离烟雾粉尘的环境,去除不良嗜好,戒烟忌酒。

2. 保持心情愉快,适当体育锻炼,增强体质,提高机体免疫力,预防感冒。

3. 注意饮食营养平衡,化疗、放疗、手术后应以补养为主,少食生蒜、生葱及过咸食品,避免辛辣饮食。

【提示】

1. 左侧肺癌放疗时射野常包括部分心脏,故需注意心脏保护,尤其有心脏疾患者更需特别注意,酌情及时调整放射野和放射剂量。

2. 非小细胞肺癌治疗结束后头两年每 3 个月复查一次,以后每半年复查一次。小细胞肺癌头两年 1~2 个月复查一次。复查内容为 血常规、肝肾功能、X 线胸片、腹部 B 超。必要时纤维支气管镜、胸部 CT 及放射性核素骨扫描。

第 19 节 胸 腔 积 液

胸腔积液,是指任何原因使胸膜腔液体形成过快或吸收过慢导致的胸膜腔内液体过多,简称"胸水"。肺、胸膜和肺外疾病均可引起胸腔积液,常见原因:①炎性疾病及胸膜通透性增加(结核性胸膜炎、脓胸、肺炎、风湿性疾病、系统性红斑狼疮、胸膜间皮瘤、胸膜转移瘤、隔下炎症等);②胸膜毛细血管内静水压增高(充血性心力衰竭、缩窄性心包炎、上腔静脉受阻等);③胸膜毛细血管内胶体渗透压降低(低蛋白血症、肝硬化、急性肾小球肾炎、黏液性水肿等);④壁层胸膜淋巴引流障碍(癌症淋巴管阻塞、先天性淋巴管异常等);损伤(主动脉瘤破裂、胸导管破裂、食道破裂等);⑤医源性(药物、放射治疗、支气管动脉栓塞、冠脉搭桥等)。主要临床表现为胸痛、咳嗽、呼吸困难。

【临床表现】

1. 症状 呼吸困难是各种原因胸腔积液最常见症状,常感胸闷、憋气、心悸。其他症状病因不同表现各异,如①结核性胸膜炎,多见于青少年,常继发于肺结核,胸痛、咳嗽、盗汗、乏力等;②恶性胸腔积液,多见于中年以上,可有消瘦和原发疾病症状,胸腔穿刺多为血性液体;③心力衰竭所致,可有心悸、气短等心功能不全症状;④低蛋白血症,肝硬化、慢性肾病者可有相应慢性肝肾疾病症状;⑤急性脓胸者,可有发热、胸痛、咳嗽、咳痰等;⑥肝脓所致,可有肝区疼痛、发热等。

2. 体征 与积液量多少有关,少量无明显体征,大量积液时患侧胸廓饱满、语颤增强、局部叩诊呈浊音,呼吸音减弱或消失,可有气管、纵隔向健侧移位。

3. 其他检查 胸腔穿刺抽出液体进行实验室检查,对明确病因及性质较为重要,主要注意外观、性状、气味、细胞、蛋白质、有无细菌、免疫学检查、肿瘤标志物等。炎症性疾病血化验白细胞计数增高。B 超检查可显示积液部位及深度。X 线胸部检查、CT 检查或 PET~CT 检查有助于病因诊断。对不能确诊者可行胸腔镜检查。

【治疗】

临床上常见的胸腔积液有结核性胸膜炎、脓胸、恶性胸腔积液,介绍如下。

1. 结核性胸膜炎治疗　主要包括如下方面:①一般治疗:适当休息,加强营养,给高热量、高蛋白、高维生素饮食。②抗结核治疗:一般开始三联用药,常用异烟肼 0.3g/d、利福平 0.45g/d、乙胺丁醇 0.75g/d,口服,2 个月后改为二联,共用药 1~1.5 年。也可应用链霉素每次 0.75~1g,肌内注射,胸腔积液完全吸收后,改为间歇用药,一般可用 3 个月。治疗中注意药物毒副作用,常见的毒副作用为肝损害、听神经损害及视力障碍等。③肾上腺皮质激素:适于中毒症状严重、胸腔积液量大者,抗结核治疗同时加用肾上腺皮质激素,促进胸水吸收,减少胸膜粘连,一般给予泼尼松 15~30mg/d,分 3 次口服,症状好转后逐渐减量至停用,疗程 1 个月左右。注意不良反应或结核扩散,慎重掌握适应证。④胸腔穿刺抽液:为减轻压迫症状及减少胸膜粘连,大量积液时可每周穿刺抽液 2~3 次,每次抽液 500~1000ml,直到液体减少不易抽出为止。抽液时速度不宜过快,抽液量不宜过多,以防发生意外。首次抽液量不要超过 700ml,边抽边观察患者面色、脉搏、呼吸等变化。⑤对症处理:胸痛较剧时给镇痛药如对乙酰氨基酚每次 0.5g,疼时口服;或可待因每次 15~30mg,痛时口服。咳嗽较重时酌情选用镇咳剂如枸橼酸喷托维林(咳必清)每次 25mg,3~4 次/天,口服;或右美沙芬每次 10~30mg,3 次/天,口服。

2. 脓胸的治疗　详见外科疾病有关章节。

3. 恶性胸腔积液的治疗　主要包括如下方面:①一般治疗:适当休息,加强营养,高热量、高蛋白、高维生素饮食;②胸腔抽液:酌情适当抽液可缓解压迫症状,但应注意防止反复抽液大量丢失蛋白;③化学性胸膜固定术:在抽吸胸水或胸腔插管引流后,胸腔内注入博来霉素、顺铂、丝裂霉素等抗肿瘤药物或胸膜粘连剂,如滑石粉等,可延缓胸水出现;④插管引流:顽固性胸腔积液患者可进行胸腔内插管,持续引流,一般应选用较细引流管。

一般来说,恶性胸腔积液,虽经各种治疗,但预后不良。

【健康指导】

1. 注意休息,保证睡眠充足。

2. 增加营养,饮食宜清淡。

3. 患者室内要经常通风换气,房间应有充足的阳光。

【提示】

1. 胸腔积液患者病情复杂,需寻找发病原因,明确诊断,积极治疗原发疾病。

2. 大量胸腔积液,酌情抽液,可减轻症状。

3. 抽液前需进行适当准备,防止意外情况发生。

第 20 节 肺 转 移 瘤

肺转移瘤,临床较多见,因为肺脏淋巴、血流丰富,其他部位恶性肿瘤时最容易发生肺部转移。一般说来原发恶性肿瘤出现后 2 年半左右可发生肺部转移,短者数月,长者达 10 年。少数患者在原发肿瘤出现前已发生肺转移。主要临床表现有原发肿瘤症状、咳嗽、咳痰、咳血痰、气短。

【临床表现】

1. 症状 一般可有原发疾病症状。最常出现肺转移的原发恶性肿瘤顺序为:①女性生殖系统肿瘤,如子宫绒毛膜癌、葡萄胎、卵巢癌、乳腺癌等;②消化系统肿瘤,如食道癌、胃肠癌、肝癌、胰腺癌等;③骨关节及软组织肿瘤,如各种肉瘤等;④其他肿瘤,如甲状腺癌、肾癌、膀胱癌、睾丸肿瘤等。肺部转移瘤早期一般无临床表现,或轻度非特异性呼吸道症状,如咳嗽、少量咳痰,有的咳血痰,或出现胸痛、气急等。晚期患者因肺部转移病变广泛,可出现咳嗽加重、咳痰增多、呼吸困难加重,逐渐出现恶病质状态。

2. 体征 一般肺部体征并不明显,往往以原发病征为主。如晚期发生胸腔积液,则出现相应的体征。

3. 其他检查 X 线胸部摄片是主要的诊断方法。CT 检查较胸部平片易于发现位于胸骨后、心脏后、肋膈角等部位肺转移瘤,并可鉴别纵隔淋巴结有无癌转移。

【治疗】

1. 可根据原发肿瘤组织类型,酌情选用适当化疗方案,或酌情进行放射治疗。

2. 一般恶性肿瘤一旦发生肺转移,预后不良。

第 21 节 肺炎性假瘤

肺炎性假瘤,为某些非特异性炎症所导致的肺内肿瘤样病变。病理组织学特点是由多种细胞成分组成的慢性炎症性肉芽肿,主要细胞成分有浆细胞、淋巴细胞、黄色瘤细胞(泡沫细胞)、组织细胞、成纤维细胞,肺实质内的球形瘤样肿块,分界清楚,但无真正的包膜。本病为良性疾患,个别病例有恶变可能。主要临床表现为体检时 X 线检查发现肺部阴影。

【临床表现】

1. 症状体征 患者大多数无症状,仅在体检时 X 线检查发现肺部阴影。部分患者曾有上呼吸道感染、胸痛、咳嗽、咯血、发热等病史。

2. 其他检查 X 线胸部检查可见圆形或椭圆形阴影,边界清楚,一般为单发,有时可多发。

【治疗】

有些病例术前难与肺癌鉴别,如有缓慢增大趋势或可疑恶性病变时者,应及时手术切除病灶。恶性变者,术后应酌情辅以化疗或放疗。一般说来,手术治疗效果良好。

第22节　肺血栓栓塞症(肺栓塞)

肺血栓栓塞症,是指肺动脉及其分支由栓子阻塞的病理过程。血栓多数是在体循环静脉系统或心腔内产生的,随血流到达肺动脉而导致肺栓塞,肺血流受阻而发生肺组织坏死时,称为肺梗死,严重者常突然发生猝死。本病临床并不少见,容易误诊或漏诊,我国曾认为本病少见,但随着认识和诊断技术的提高,这种观念已经彻底改变,国内有资料统计,本病1997年占住院患者0.26%,而2008年上升到1.54%。主要临床表现为呼吸困难、胸痛、咯血,即所谓"三联征"。

【临床表现】

1. 症状　一般有导致血栓形成的原发病史,例如下肢静脉曲张、慢性病长期卧床、恶性肿瘤、心脏瓣膜病、心力衰竭等。小的栓塞可无明显症状,较大的栓塞时患者可突然出现呼吸困难、憋气、胸痛、咳嗽、咯血,重者可有晕厥、昏迷等症状。有时晕厥可能为本病的唯一或首发症状。约有20%患者出现呼吸困难、胸痛、咯血,即所谓"三联征"。

2. 体征　检查呼吸急促、心率增快,重者可有发绀,肺内可有干性啰音或湿性啰音,血压降低,可见右心室抬举性搏动,肺动脉第二音增强,右心室奔马律。可有胸膜摩擦音或胸腔积液体征。少数患者以休克为主要临床表现。亦可有心率失常,如心房纤颤、心房扑动、阵发性心动过速等。

3. 其他检查　血化验白细胞计数轻度增高,血沉增速,血中纤维蛋白降解产物、可溶性纤维蛋白复合物增高。心电图检查多有非特异性ST-T改变,或可有肺性P波,电轴右偏,顺时针向转位,右心室肥厚,右束支传导阻滞等。X线胸部检查出现浸润阴影,单发或多发,典型改变为楔形阴影,尖端指向肺门,有的呈片状、圆形或椭圆形阴影,亦可见肺不张,病变侧横膈升高、肺纹理减少,肺动脉增粗。动脉血气分析,常表现为低氧血症、低碳酸血症,部分患者血气结果可正常。螺旋CT是诊断本病的一线确诊手段。肺动脉造影对诊断肺栓塞较为可靠,可显示栓塞部位、大小,特别是对未完全堵塞血管的肺栓塞,仍可显示有充盈缺损,但为有创性检查可发生致命性并发症或严重并发症,应严格掌握。

【鉴别诊断】

1. 急性心肌梗死　可有心绞痛史,具有急性心急梗死的心电图改变,心肌酶升高及其演变规律,可以鉴别。

2. 肺炎 多有发烧、咳嗽、咳痰,检查可有肺实变体征、肺部湿性啰音,血化验白细胞计数明显升高,X 线胸部检查可见浸润或实变阴影,抗菌药物治疗有效。

3. 其他疾病 晕厥表现为主时,需与脑血管疾病、心律失常、迷走神经反射性疾病进行鉴别。

【治疗】

1. 一般治疗 支持疗法、氧气吸入等,疼痛剧烈者可酌情给哌替啶等止痛治疗。

2. 溶栓疗法 早期具有血流动力学障碍者应予溶栓治疗,常用药物有链激酶和尿激酶等。溶栓疗法的主要并发症是出血,特别是颅内出血,应注意观察。

3. 抗凝治疗 轻、中度肺栓塞可进行抗凝治疗,常用药物为肝素,一般应间歇给药。

4. 外科治疗 栓子摘除术,对巨大栓塞伴有休克者,可考虑手术治疗。但手术死亡率高,应持审慎态度。

【提示】

本病临床并不少见,容易误诊或漏诊。本病诊断的关键是增强意识,遇有患者出现呼吸困难、胸痛、咯血,即所谓"三联征"时,高度警惕,按疑诊、确诊、求因步骤进行。

第 23 节 慢性肺源性心脏病

慢性肺源性心脏病,简称慢性"肺心病",是由于慢性肺、支气管等病变引起的心脏疾病。病理改变为肺循环阻力增加,继而引起右心室肥厚、扩大,逐渐发展为右心衰竭,最后可发展至全心衰竭。多继发于慢性支气管炎、支气管哮喘等病。患病年龄多在 40 岁以上,冬、春季节易急性发作,呼吸道感染常为急性发作的诱因。主要表现为咳嗽、咳痰、心悸、活动时气短、发绀、呼吸困难等。右心功能不全的体征,如颈静脉怒张、肝大、双下肢水肿等。

详见第十二章心血管系统疾病相关章节。

第 24 节 放射性肺炎

放射性肺炎,是由于肺癌、食道癌、乳腺癌或纵隔、胸壁的恶性肿瘤经放射治疗后,肺组织受到损伤引起的肺部炎症反应。肺部损伤的严重程度与放射剂量、照射面积以及照射速度密切相关,放射野越大、照射速度越快越易产生肺损伤。另外,每个人对放射性的耐受性差,肺部原有肺炎、慢性支气管炎、肺气肿等病变者以及再次放射性治疗等均易促使本病发生。病理改变可分为急性放射性肺炎和慢性期的纤维化,急性期的病理改变为肺毛细血管、小动脉充血、扩张、栓塞;慢性期的病理变化为广泛的肺泡纤维化、肺泡间隔增厚、肺泡萎陷、血管内壁增厚、玻璃样变及硬化,管腔狭窄或阻塞等。主要临床表现为放射治疗史、干咳、气急、心悸。

【临床表现】

1. 症状　轻者一般无症状,严重者可有逐渐加重的气短、发绀或呼吸衰竭。多数患者于放射治疗后 2~3 个月出现症状,少数患者于停止放疗半年后出现干咳、气急和心悸。不伴感染者,无发热,少数可有低热,可有胸痛。常可合并放射性食道炎,出现吞咽困难等。

2. 体征　轻者体征不明显,重者可呈端坐呼吸、呼吸音减低。继发感染时肺部可闻及干湿性啰音,偶有胸膜摩擦音。

3. 其他检查　X 线胸部检查急性期在照射肺野内出现片状或融合成大片、致密的模糊阴影,或隐约可见的网状阴影。慢性期出现网状、条索状或团块状阴影。由于肺纤维化收缩,气管、心脏移向患侧,同侧横膈抬高,正常肺组织出现代偿性肺气肿。晚期可出现肺动脉高压和肺心病征象,可有胸腔积液征。

【治疗】

1. 停止放疗　在放射治疗过程中及治疗后,密切注意呼吸道症状,一旦出现放射性肺炎表现,应立即停止放疗。

2. 急性期治疗　可用泼尼松 30~40mg/ 天,分 3 次口服,使症状迅速缓解,待症状消失后渐减量,3~6 周为一疗程。

3. 对症处理　呼吸困难者酌情氧气吸入。如合并一般性感染,应用抗生素治疗。

【提示】

病情较轻者,治疗后肺内炎症可消失。严重肺纤维化者,治疗效果较差,预后不良,晚期多死于呼吸衰竭和心力衰竭。

第 25 节　睡眠呼吸暂停综合证

睡眠呼吸暂停综合证,是指多种原因导致的睡眠状态下反复出现低通气和(或)呼吸中断,引起间歇性低氧血症伴高碳酸血症及睡眠紊乱。有资料显示国内发病率 3.5%~4.8%。常见原因为肥胖超重、软腭下垂松弛、腭垂过大过粗、舌体肥大、舌根后坠、下颌后缩、鼻息肉、变应性鼻炎、扁桃体腺样体肥大等。主要临床表现为睡眠打鼾、鼾声响亮、间歇性呼吸暂停、日间嗜睡、乏力。

【临床表现】

1. 症状　所有患者出现睡眠打鼾,鼾声响亮,不规律,间歇性呼吸暂停,气流中断数十秒,个别长达 2 分钟。患者往往憋气,或突然做起,睡眠不安,频繁翻身,可有磨牙、呓语。夜间或晨起发现口唇干燥是自我发现打鼾的主要征象。白天患者感嗜睡、乏力、瞌睡,注意力不集中。性格变化,出现烦躁、易怒、焦虑、抑郁等。

2. 体征　多数患者肥胖,颈部短粗,有的可见鼻息肉、鼻甲肥大、口咽部阻塞、软腭肥大下垂、扁桃体和腺样体肥大等。

3. 其他检查　病程长,低氧血症严重者,血化验红细胞和血红蛋白增加。X线胸部检查可有肺动脉高压、心影增大等异常。

【鉴别诊断】

1. 单纯鼾症　睡眠时打鼾,规律而均匀,睡眠低氧血症不明显。

2. 发作性睡病　是白天犯困的第二大病因,白天过度嗜睡,睡眠瘫痪,典型睡眠猝倒症状。

【治疗】

1. 一般治疗　控制饮食,减肥治疗。

2. 侧位睡眠　改变睡眠体位。

3. 手术治疗　针对病因,可采取手术治疗。

【提示】

本病病情较轻者,应积极治疗。较重者更应引起高度重视,以免突然发生意外。

第 26 节　急性呼吸窘迫综合征

急性呼吸窘迫综合征(ARDS),是指原心肺功能正常,由于严重感染、创伤、休克等肺内外疾病,而继发进行性呼吸困难和难以纠正的低氧血症,是急性呼吸衰竭的一个类型。病理特点为肺微血管壁通透性增加、肺间质水肿、肺泡表面活性物质缺失、肺泡群萎陷。本病发病急骤、预后差,病死率达 50%~70%。主要临床表现为原有其他疾病,突然出现进行性呼吸困难。

【临床表现】

1. 症状　患者原有其他疾病,在救治过程中原有疾病趋于稳定,但数小时或数天后,往往不超过 72 小时,患者突然出现进行性呼吸困难,呼吸频率 > 28 次 / 分,特点是呼吸深快,费力,胸部紧迫感,常规供氧疗法不能使临床症状获得改善。

2. 体征　早期无异常,或仅可听到吸气时细小湿啰音,后期可闻及两肺广泛湿啰音或支气管呼吸音。

3. 其他检查　胸部X线检查显示早期肺野清晰或仅有肺纹理增多、模糊,后期可见两肺广泛大片致密阴影。血气分析是诊断本病的一种重要手段。

【鉴别诊断】

1. 心源性休克　原有心脏病史,患者心悸、气短、呼吸困难,心率快、心律不齐,心电图有异常改变。

2. **严重肺部感染**　多见于肺炎症导致中毒性休克,患者可有肺部感染症状,检查可有休克体征。

【治疗】

1. **纠正缺氧**　尽早使动脉血氧分压保持在 8kPa 以上。①氧疗,早期可用鼻导管或面罩给氧,亦可气管插管正压给氧;②呼吸机通气,使用普通氧疗无效时,应及时采用呼吸机通气,注意应保持氧的湿度、温度,以利排痰。

2. **液体疗法**　维持适宜的血容量,纠正酸、碱和电解质紊乱,保持血压稳定的同时使入量少于出量。为减轻肺水肿,可酌情应用利尿剂。胶体液与晶体液比例一般为 1 : 3。避免输入库存血,以免引起微血栓形成损害肺毛细血管。并经常监测有关指标,维持水电解质平衡。

3. **肾上腺皮质激素**　目前对其使用尚有不同意见,一般认为可短期应用3~5 天,合并严重感染者禁用。

4. **治疗原发病**　积极采取有效措施治疗原发疾病。

5. **防治感染**　适当应用有效抗生素,防治感染。

第 27 节　慢性呼吸衰竭

慢性呼吸衰竭,常指在原有肺部疾病的基础上,呼吸功能障碍逐渐加重,PaO_2 逐渐降低,$PaCO_2$ 逐渐升高,从而引起一系列机体病理生理改变的临床综合征。常见引起慢性呼吸衰竭的疾病包括慢阻肺、严重肺结核、肺间质纤维化等。主要临床表现为气短、呼吸困难、发绀。

【临床表现】

1. **症状和体征**　①有原发疾病,起病缓慢;②呼吸困难是最早出现的症状,可逐渐加重,直至呼吸窘迫、窒息;③口唇、甲床发绀明显,当血红蛋白低于 50g/L 时可无发绀;④精神症状,表现为烦躁不安、神志恍惚甚至昏迷;⑤循环系统症状,轻者心动过速,重者血压下降,心律失常;⑥亦可引起肝、肾损害及消化道出血。

2. **其他检查**　血气分析对诊断和治疗最有价值。PaO_2 正常值为 80~100mmHg,$PaCO_2$ 正常值为 35~48mmHg。单纯 $PaO_2 < 60$mmHg(8.0kPa)为 Ⅰ 型呼吸衰竭;若伴有 $PaCO_2 > 50$mmHg(6.67kPa),则为 Ⅱ 型呼吸衰竭。pH 在代偿期可正常或接近正常范围,pH 增加提示碱中毒,pH 减少说明酸中毒,但不能说明引起酸碱失衡的性质。血清电解质及二氧化碳结合力检查对酸碱失衡性质的诊断可有帮助。

【治疗】

1. **氧气疗法**　一般采用低流量吸氧,避免吸入高浓度氧引起呼吸抑制。常用鼻导管给氧,氧流量开始为 1L/min,随 PaO_2 升高,$PaCO_2$ 下降,1~2 天后增至

1.5~2L/min，最大流量不超过 3L/min。

2. 机械通气　保持呼吸道通畅，神志恍惚、昏迷者可进行气管插管或气管切开，以保持呼吸道通畅，缓解呼吸肌疲劳。

3. 呼吸兴奋剂　酌情应用都可喜每次 50~100mmg，2 次 / 天，口服，该药通过刺激颈动脉体和主动脉体的化学感受器兴奋呼吸中枢。也可用尼可刹米（可拉明）1.5~2g，溶于 5% 葡萄糖液 500ml，静脉滴注，总量不超过每次 5g。

4. 控制感染　慢性呼吸衰竭多数长期应用抗感染药物，最好根据痰培养、药敏结果指导用药，无条件时可根据病情及痰液性状选用抗生素，使用 3 天无效者应更换抗生素。

5. 纠正水、电解质紊乱和酸碱失衡　一般不应过分限制水分，以防痰液黏稠不易排出，当 pH < 7.20 伴代谢性酸中毒者，可给适量碳酸氢钠或乳酸钠，注意不宜过多输入。代谢性碱中毒时可根据血清电解质情况输入一定量氯化钾，应在监护下进行。呼吸性碱中毒少见，对有抽搐症状的呼吸性碱中毒患者，可给予 10% 葡萄糖酸钙 10ml/ 次，静脉注射。

第 28 节　呼吸支持技术

呼吸支持技术，是指通过增加吸入氧浓度来纠正患者缺氧状态的治疗方法，即氧气疗法，简称氧疗。合理氧疗使机体内可用氧明显增加，减少呼吸做功，降低缺氧性肺动脉高压。

【适应证】

1. 氧疗依据　一般而言，当 PaO_2 低于正常时即可进行氧疗。但临床实际应用时往往采取更严格的标准。对于成年患者，特别是慢性呼吸衰竭者，$PaO_2 <$ 60mmHg 是比较公认的氧疗指征。而对于急性呼吸衰竭，氧疗指证适当放宽。

2. 不伴 CO_2 潴留的低氧血症　此时患者的主要问题是氧合功能障碍，通气功能基本正常，可用较高浓度吸氧（35%），使 PaO_2 提高到 60mmHg 以上。

3. 伴明显 CO_2 潴留的低氧血症　可用较低浓度持续吸氧（< 35%），使 PaO_2 提高到 60mmHg 以上。

【吸氧装置】

1. 鼻导管或鼻塞　优点为简单、方便，不影响患者咳痰、进食；缺点为氧浓度不恒定，易受患者呼吸影响。高流量时对局部鼻黏膜有刺激，氧流量不能大于 7L/min。

2. 面罩　包括简单面罩、储气囊无重复呼吸面罩和文丘里面罩。优点为吸氧浓度相对稳定，可调节，对鼻黏膜刺激较小；缺点为一定程度影响患者咳痰、进食。

3. 其他　机械通气、高压氧疗、气管内给氧等。

【人工气道建立与管理】

1. 目的 解除呼吸道梗阻,及时清除呼吸道分泌物,防止误吸,正压通气治疗。

2. 方法 经口或鼻气管插管、环甲膜穿刺、气管切开。

3. 管理 良好固定,防止脱落,详细记录插管日期、时间、型号、外露长度、气囊最佳充气量,注意有无漏气,每日定时口腔护理。

【机械通气】

是指患者自然通气或氧合功能障碍时,运用器械(主要是呼吸机)使患者恢复有效通气改善。

【提示】

避免长时间高浓度给氧,防止氧气中毒,注意吸入气体的适当温度和湿度,吸氧装置需定期消毒,注意防火。

第 29 节 烟 草 病

烟草病学,是研究吸烟对人体健康影响的一门医学科学。烟草病,是当今世界上最严重的公共卫生与医疗保健问题之一。吸烟者将烟雾向空中播散,形成二手烟。

【烟草依赖】

吸烟可以成瘾,称为烟草依赖,是造成吸烟者难以戒烟的重要原因。烟草中导致成瘾的物质是尼古丁,其药理学和行为学过程与其他成瘾物质(海洛因、可卡因)类似。烟草依赖是一种慢性高复发性疾病(国际疾病分类,编码为F17.2),烟草依赖者停止达一定时间后,可出现吸烟渴求、焦虑、抑郁、头痛等戒断症状。

【吸烟危害】

1. 吸烟与恶性肿瘤 烟雾中已知有 69 种致癌物质,先引发体内关键基因突变,正常生长控制机制失调,最终导致细胞癌变,肿瘤发生。研究证明,可导致肺癌、口腔癌、鼻咽癌、喉癌、食管癌、胃癌、肝癌、胰腺癌、肾癌、膀胱癌和宫颈癌。还有证据表明可导致结直肠癌、乳腺癌、急性白血病。

2. 吸烟与呼吸系统疾病 吸烟对呼吸道免疫功能、肺结构、肺功能产生影响,可导致慢性阻塞性肺疾病、青少年哮喘。

3. 吸烟与心脑血管疾病 吸烟损伤血管内皮细胞,可导致冠心病、脑血管意外。

4. 吸烟与生殖发育 吸烟损伤遗传物质,充分证据说明,可降低女性受孕率,导致异位妊娠、自然流产、前置胎盘、胎盘早剥、胎儿生长受阻、新生儿出生低体重。可以导致男性勃起功能障碍。

5. 吸烟与糖尿病　有证据表明吸烟可导致 2 型糖尿病,增加糖尿病血管并发症的风险。

6. 吸烟与其他疾病　可引起牙周炎、白内障、皮肤老化、幽门螺旋杆菌感染。

【戒烟及烟草依赖治疗】

1. 提高患者认识,产生戒烟意愿。

2. 给予戒烟建议、咨询、劝诫。

3. 一线戒烟药物,包括尼古丁替代剂、安非他酮、法尼克兰。

第十二章　心血管系统疾病

第1节　心血管系统常用检查

心血管系统由心脏及全身动脉血管、静脉血管组成。心血管疾病包括心脏及主要血管的病变。随着诊疗技术不断提高，根据循证医学理念，医生需要掌握或了解常用检查。同时注意具有危险性、有创性、费用昂贵的心血管系统检查，施行前做到患方知情同意。

【实验室检查】

1. 常规检查　血常规、尿常规、多种血生化等，了解机体的基本状况。

2. 生化检查　血肌钙蛋白、肌红蛋白、心肌酶测定等，有助于心肌梗死的诊断。

3. 血液体液培养　用于感染性心脏病，有助于诊断及病原体的确定。

4. 抗链球菌溶血素 O 试验、红细胞沉降率　提供风湿性心脏病诊断依据。

【非侵入性检查】

1. 血压测定　包括诊所血压、家庭自测血压、动态血压，用于诊断和指导用药。

2. 心电图检查　包括常规心电图、24 小时动态心电图、心电图运动负荷试验、遥测心电图等。用于检查各种心律失常、心肌缺血、心肌梗死、房室肥大、电解质紊乱等。

3. 心脏超声检查　包括 M 型超声、二维超声、多普勒超声、食道超声、实时三维超声，有助于了解心脏活动、心脏大小、解剖结构、瓣膜功能等。

4. X 线胸片　显示心脏大血管粗细、形态、位置、轮廓、径线测量等。

5. 心脏 CT　观察心脏、心肌、心包、大血管结构，并可进行冠状动脉 CT 造影，是检查和诊断冠心病的重要手段。

6. 心脏 MRI　观察心脏、心肌、心包、大血管结构，识别心肌瘢痕、存活心肌等。

7. 心脏核医学　定量分析心肌灌注、心肌存活、心脏功能等。

【侵入性检查】

1. 右心导管检查　了解血流动力学改变,用于诊断先心病,判断手术适应证和评估心脏功能。

2. 左心导管检查　了解左心室功能、室壁运动、心腔大小、主动脉瓣和二尖瓣功能,发现主动脉、颈动脉、锁骨下动脉、肾动脉血管病变。选择性冠状动脉造影是目前诊断冠心病的金标准。

3. 心脏电生理检查　对窦房结、房室结功能评价、预激综合征旁路定位、室上性心动过速及室性心动过速机制研究、选用药物具有重要意义。

4. 腔内成像技术　显示心脏结构图像,对瓣膜疾病诊断有较大帮助。

5. 心包穿刺　用于引流心包积液、积液检验、心包内注药。

第 2 节　动脉粥样硬化

动脉粥样硬化,是动脉硬化疾病中最常见、最重要的一种。病因尚未完全确定,研究表明与年龄、性别、血脂异常、高血压、吸烟、糖尿病、肥胖、家族因素有关。主要病理改变为血管内壁脂质和复合糖类积聚,纤维组织增生,钙质沉着,粥样硬化斑块形成,并有动脉中层逐渐退变、动脉壁增厚、变硬、失去弹性、管腔变窄等。多见于 40 岁以上中老年人,常有脂质代谢异常和原发性高血压。主要临床表现为病变部位不同可有不同表现,或多部位同时受累症状体征。

【临床表现】

1. 症状体征　受累动脉部位不同可有不同表现,需加以注意。

(1)主动脉粥样硬化:多数无特异症状,广泛硬化时可有主动脉弹性减低表现,如收缩压增高、脉压增宽。X 线检查主动脉向左上方突出,可见片状或弧形钙质沉着影。最危险的后果是形成主动脉瘤,发生在肾动脉开口下的腹主动脉为多见,其次主动脉弓和降主动脉。

(2)脑动脉粥样硬化:主要累及颈内动脉、基底动脉和椎动脉。可引起头痛、头晕、晕厥等,重者脑血栓形成出现相应的症状体征。长期发展脑萎缩,记忆力减退、痴呆、精神变态、行为失常、性格改变等。脑 CT 检查、脑血流图检查有助于诊断。

(3)肾动脉硬化:引起顽固性高血压,肾动脉血栓形成可出现肾区疼痛,长期肾缺血可导致肾脏萎缩、肾衰竭。

(4)肠系膜动脉硬化:可有消化不良、便秘、腹痛等,血栓形成时引起剧烈腹痛、腹胀、发热、肠坏死、便血等。

(5)四肢动脉硬化:下肢多见,肢体麻木、发凉、间歇性跛行,患侧足背动脉搏动减弱或消失,如管腔完全闭塞可引起肢体远端坏死。

(6)冠状动脉硬化:详见本章第 3 节。

2. 实验室和其他检查 以上各种动脉粥样硬化患者常有脂代谢异常,血总胆固醇增高、低密度脂蛋白胆固醇增高、甘油三酯增高等。酌情选择 X 线检查、超声、磁共振、动脉造影有助于诊断。

【实验室及其他检查】

1. 本病缺乏敏感而特异性的早期实验室诊断方法,部分患者有脂质代谢异常。

2. X 线检查可有相应的病理性改变。

3. 多普勒超声检查有利于判断动脉血流情况和血管病变。

【鉴别诊断】

1. 主动脉硬化 需与梅毒性主动脉炎、纵隔肿瘤进行鉴别。

2. 脑动脉粥样硬化 需与脑血管意外鉴别。

3. 肾动脉硬化 肾动脉硬化引起的高血压,需与其他原因引起的高血压进行鉴别。

4. 肠系膜动脉硬化 需与功能性消化不良等疾病进行鉴别。

5. 四肢动脉硬化 需与其他原因引起的肢体改变鉴别。

【治疗】

1. 一般治疗 低脂饮食、适当劳动锻炼、生活规律,保持心情舒畅、情绪乐观,避免过劳和情绪激动,充足睡眠,戒烟限酒。

2. 调节血脂药物 ①降低血胆固醇和降低甘油三酯的药物,洛伐他汀每次 20~40mg,1~2 次 / 天,口服;或普伐他汀每次 10~40mg,1 次 / 天,口服。用量从小剂量开始,睡前或晚餐时口服。②降低血甘油三酯也降低胆固醇的药物,常用的有贝特类,如非诺贝特每次 100mg,3 次 / 天,口服;或苯扎贝特每次 200mg,2~3 次 / 天,口服。③抗血小板药物,常用肠溶阿司匹林每次 0.1~0.3g,1 次 / 天,口服。

【健康指导】

1. 人体中的脂类大部分从食物中来,饮食应有节制,粗细搭配,副食以鱼类、瘦肉、豆制品、新鲜蔬菜、水果为主。少食精制食品、甜食、奶油、巧克力等。

2. 海带、紫菜、木耳、金针菇、大蒜、洋葱等有利于降低血脂和防治动脉粥样硬化。饮牛奶不宜加糖,蛋类原则上尽量少吃,烹调时少用油炒。

3. 胆固醇过高者应少食蛋黄、动物内脏、鸡皮、虾皮等含胆固醇量高的食物。

4. 积极参加体育锻炼,坚持不懈,利于脂肪的消耗。

【提示】

1. 应用调节血脂药物期间,注意药物副作用,一旦出现肌溶解、肝损害等,需酌情处理。

2. 以上各条健康饮食疗法,应持之以恒。

第3节　冠　心　病

冠心病,是冠状动脉粥样硬化性心脏病的简称,指冠状动脉粥样硬化和功能改变(如痉挛)导致心肌缺血而产生的一组临床症候群,也称缺血性心脏病。多发生在40岁以上成人,男性多于女性,脑力劳动者多见,近年发病呈年轻化趋势。常见因素为高脂血症、高血压、吸烟、糖尿病、肥胖等。主要病理改变为冠状动脉管腔内膜损伤、粥样沉着、狭窄、闭塞,导致心肌缺血缺氧或坏死。分为无症状型、心绞痛型、心肌梗死型、缺血性心肌病、猝死型冠心病。本节介绍心绞痛型和急性心肌梗死型。

一、心绞痛型

心绞痛,是指冠状动脉供血不足,心肌急剧短暂缺血、缺氧引发胸痛或不适为主要表现的临床综合征。主要临床表现为胸前区剧烈疼痛、胸闷、压迫感。

【临床表现】

1. 症状　劳累、饱食、寒冷或情绪激动时易诱发,心前区或胸骨后突然疼痛,可放射至左肩、左上肢内侧达无名指与小指。疼痛为压榨性、紧缩或压迫感,也可为烧灼感。一般疼痛时间较短,持续3~5分钟,很少超过20分钟。舌下含化硝酸甘油0.3~0.6mg,1~3分钟内迅速缓解。如此发作,可数天一次,也可数星期一次,或一天内多次发作。

2. 体征　发作时心率增快、血压升高、面色苍白、出冷汗、情绪焦虑等。

3. 实验室和其他检查　心电图检查简便可靠,疼痛间期可有非特异性的ST段和T波异常,约半数患者在正常范围;心绞痛发作时出现暂时性心肌缺血的ST段压低0.1mV以上,可出现T波倒置。动态心电图检查,可发现ST-T的改变和各种心律失常与症状的关系、持续时间以及变化范围。

【鉴别诊断】

1. 急性心肌梗死　疼痛诱因多不明显,疼痛更剧烈,持续时间长,可达数小时或更久,休息或含服硝酸甘油片也不能缓解。常出冷汗,有濒死感。心电图特异改变。

2. 心脏神经官能症　胸痛为短暂性,不是疲劳时发生,含服硝酸甘油无效。常伴有心悸、失眠等其他神经衰弱症状。心电图检查无异常或非特异性T波改变。

3. 肋间神经痛　疼痛局限于肋间,伴局部压痛,通常为针刺样,有的出现皮疹。心电图检查无异常。

【治疗】

原则是改善冠状动脉的血供、减轻心肌耗氧、降低血压、治疗动脉粥样硬化、防止血栓形成。

1. 一般治疗　低脂饮食、适当劳动锻炼、生活规律、精神愉快、情绪乐观、避免过劳和情绪激动，保证充足睡眠、戒烟限酒。

2. 发作期　立即休息，含服硝酸甘油片每次 0.3~0.6mg；或异山梨酯片（消心痛）每次 10mg；也可用亚硝酸异戊酯 0.2ml，包裹于手帕内压碎后吸入，10 秒见效。但注意用药时取坐位，以免血压骤降摔倒。

3. 缓解期　避免各种诱发因素，防止复发。控制血脂、血压等危险因素。常用药物　①硝酸盐制剂，异山梨酯每次 5~10mg，3 次 / 天，口服；或硝酸异山梨酯（欣康）每次 20mg，2 次 / 天，口服；②β 受体阻滞剂，如普萘洛尔每次 10~20mg，3~4 次 / 天，口服；或美托洛尔（倍他乐克）每次 25~50mg，2 次 / 天，口服。注意从小剂量开始；③钙通道阻滞剂，地尔硫䓬（恬尔心）每次 30mg，3 次 / 天，口服；或硝苯地平每次 10mg，3 次 / 天，口服；④抗血小板药物，常用肠溶阿司匹林每次 0.1g，1 次 / 天，长期口服；⑤他汀类药物，洛伐他汀每次 20~40mg，1~2 次 / 天；或普伐他汀每次 10~40mg，1 次 / 天。睡前或晚餐时口服。

4. 不稳定性心绞痛的治疗　初发心绞痛 1 个月内者、原有心绞痛近期反复发作或反复时间延长，或原来药物治疗无效，常提示病情不稳定，有较高心肌梗死、心源性休克发生率，称为不稳定性心绞痛。此时需住院治疗并尽早使用抗凝药物，有条件者介入或手术疗法。

5. 中成药　速效救心丸 4~6 粒 / 次，3 次 / 天，急性发作时可增至 10~15 粒 / 次，口服。

6. 介入治疗　主要是冠状动脉成形术（PTCA）与支架植入术，目前已成为治疗冠心病的重要手段。

7. 手术治疗　适于病情严重患者，主要方法为冠状动脉搭桥术。

【提示】

1. 心绞痛常见部位是心前区、胸骨后，但也可以是反射性的其他部位如肩部、上肢、背部、牙痛等。

2. 口服硝酸甘油效果不明显或无效提示有心肌梗死的可能。

二、急性心肌梗死型（AMI）

急性心肌梗死，是指冠状动脉急性持续性缺血缺氧引起心肌的坏死。主要临床表现为持续而持久的胸前区或胸骨后疼痛，硝酸甘油不能缓解。

【临床表现】

1. 症状　疼痛为最先出现的症状，疼痛性质、部位与心绞痛相同，但程度重、时间长，休息或含服硝酸甘油不能缓解，常伴有出汗、恐惧或濒死感。可有发热，一般在 38℃左右，或恶心、呕吐等。重者烦躁不安、皮肤湿冷、脉搏细弱、神志淡漠、血压下降等休克症状。75%~90% 患者有心律失常，室性早搏最常见。

严重者出现端坐呼吸、口唇发绀等左心衰竭症状。部分患者疼痛位于上腹部,容易误诊为急腹症。还可发生左心衰竭,出现呼吸困难、发绀等症状。

2. **体征** 可有心率增快,心动过速,少数可有心率减慢,心尖区第一心音减弱,可闻及各种心律失常。极少数早期血压升高外,几乎所有患者血压降低。发生左心衰竭者,可有呼吸困难、发绀等相应体征。

3. **实验室和其他检查** 血化验白细胞计数增多,中性粒细胞比例增加。心电图检查在相应的导联上出现宽而深的病理性 Q 波,ST 段呈弓背向上型抬高,T 波低平、倒置,心电图有特殊性动态改变,可有各种心律失常。血清酶学检查,肌酸激酶 6~8 小时升高,12~16 小时达高峰,3~4 天降至正常;谷草转氨酶 6~12 小时升高,24~28 小时达高峰,3~6 天恢复正常;乳酸脱氢酶起病 8~10 小时升高,2~3 天达高峰,持续 1~2 周恢复正常。

【鉴别诊断】

1. **心绞痛** 有诱发因素,胸部疼痛可放射至左肩、左上肢内侧,持续 3~5 分钟,舌下含化硝酸甘油可在 1~3 分钟内迅速缓解。发作间期有非特异性的 ST 段和 T 波异常,心绞痛发作时出现暂时性心肌缺血的 ST 段压低 0.1mV 以上。

2. **急性肺血栓栓塞症** 有原发病史,突然出现呼吸困难、憋气、胸痛、咳嗽、咯血,重者有晕厥、昏迷等,肺内闻及干性啰音或湿性啰音。

3. **急性心包炎** 较剧烈的心前区疼痛,但与发热同时出现,心肌梗死则先疼痛后发热。其心电图 ST 段呈弓背向下型抬高,无坏死性 Q 波。

4. **急腹症** 急性胰腺炎、消化道溃疡穿孔、急性胆囊炎、胆石症等均可有上腹疼痛,需与有上腹痛的心肌梗死患者鉴别。

【治疗】

1. **一般治疗** 一旦怀疑本病,应让患者就地卧床休息,消除紧张情绪,保持环境安静,急送至适当部门治疗,或联系急救中心转到就近具备条件的医院治疗。急性期 12 小时卧床休息,减少探视。

2. **氧疗法** 持续吸氧。

3. **缓解疼痛** 常选用下列药物尽快缓解疼痛,哌替啶(度冷丁)每次 50~100mg,肌内注射;或吗啡每次 2~4mg,静脉注射,必要时 5~10 分钟后重复一次。

4. **硝酸酯类药物** 多数急性心肌梗死有应用硝酸酯类药物的指征,而下壁梗死、可疑右心室壁梗死或明显低血压者(收缩压 < 90mmHg),不适合使用。

5. **β受体拮抗剂** 可减少心肌耗氧量,改善缺血区氧供需失衡,缩小梗死面积,减少复发及其他恶性心律失常,对降低急性期死亡率有肯定疗效。尽早发病 24 小时内常规口服,但需无下列情况者 心力衰竭、低心输出量状态、心源性休克危险性增加、其他使用 β受体拮抗剂禁忌证。一般首选阿替洛尔、美托洛尔、比索洛尔。从小剂量开始(相当于目标剂量 1/4),逐渐递增,使静息心率至 55~60 次 / 分。

6. 抗血小板治疗　常用肠溶阿司匹林每次 0.1g，1 次 / 天，长期口服。

7. 抗凝疗法　急性期应用视临床情况而定，一般可用肝素 70IU/kg，静脉推注，然后静脉滴注 15IU/（kg·h）维持，每 4~6 小时检测 APTT 值，使 APTT 为对照组的 1.5~2 倍。一般 48~72 小时后改为皮下注射 7500IU，每 12 小时一次，注射 2~3 天。控制在 50~70 秒为宜。

8. 保护心肌　①复方丹参注射液 12~20ml，加入低分子右旋糖酐 500ml 中，静脉滴注；或硝酸甘油 5mg，静脉滴注；或异山梨酯 10mg，加入 5% 葡萄糖液 500ml，静脉滴注；②促进心肌代谢，用极化液疗法，氯化钾 1.5g，普通胰岛素 8~10U，加入 10% 葡萄糖液 500ml，静脉滴注，7~10 天为一疗程。

9. 再灌注心肌治疗　包括紧急进行支架植入、溶解血栓。

10. 其他治疗　针对休克、心律失常、心力衰竭等情况，进行相应处理。

【健康指导】

1. 少食动物脂肪及含胆固醇高的食物，如肥肉、动物内脏等。少吃甜食，多吃蔬菜、果、烟、少饮酒、少喝咖啡或浓茶。

2. 避免精神过度紧张、情绪激动，保持心理平衡。

3. 避免剧烈活动，适当体育锻炼和体力劳动，对老年人提倡散步、做保健体操，打太极拳。

4. 夜间不宜独居一室，起床前作到"三个半"　醒后静卧半分钟，床上坐起半分钟，双腿下垂在床边坐半分钟，然后再起床活动，避免因体位突变导致意外。

5. 保持大便畅通，避免用力排便。

6. 急救药品要备全，随身携带，心绞痛发作时及时舌下含化硝酸甘油。

【提示】

1. 心绞痛和急性心肌梗死属于危重病症，应强调及早发现，及时处理。急性心肌梗死型应及早住院，加强院前就地处理措施，紧急送有能力的医院救治，可减低死亡率。

2. 血管开通越早越有利于及时治疗，挽救患者心肌越多，生存率越高。

3. 有的心肌梗死表现类似急腹症，需与之鉴别，防止误诊。

4. 心前区或胸骨后疼痛，口服硝酸甘油效果不明显或无效提示有心肌梗死可能。

第 4 节　心　肌　炎

心肌炎，是指心肌本身的炎症性病变。发病原因有细菌或病毒感染、变态反应、化学物理因素作用等。常见于大龄儿童和青年人，多发生于气候多变和寒冷季节。病理改变心肌局灶性或弥漫性炎症，心肌间质增生、水肿、充血。主要临床表现为发热、心悸、胸闷、脉速、呼吸困难。

【临床表现】

1. 病史　半数患者发病前 1~3 周有上呼吸道感染史,如发热、咽痛、乏力或腹泻肠道感染史。

2. 症状　最先出现的症状为中度发热、多汗、胸闷、乏力、头晕、虚弱,心前区不适,进而胸闷、呼吸困难、面色苍白等。

3. 体征　轻者仅表现心动过速,重者出现呼吸困难或端坐呼吸,肝大、颈静脉怒张、下肢水肿等心力衰竭表现。可有心浊音界扩大、心尖冲动减弱、弥散、第一心音低钝,与体温不相称的心动过速,心率 100~140 次 / 分,心尖区可有 3/6 级全收缩期吹风样杂音,向左腋下及左肩胛下传导。有时可闻及肺部啰音,重症可出现心源性休克体征。

4. 实验室和其他检查　血化验血沉增快,血清肌酸激酶同工酶(CK~MB)增高,心电图可有 P-R 间期延长,ST-T 改变和各型心律失常,超声心动图和 X 线检查常显示心脏扩大。

【治疗】

1. 一般治疗　包括卧床休息,增加营养,补充 B 族维生素和维生素 C。

2. 抗生素治疗　一般青霉素 80 万~120 万 U/次,3~4 次 / 天,肌内注射,一般连用 2 周,也可根据情况酌情延长用药时间。

3. 纠正心力衰竭　按心力衰竭处理(详见本章心力衰竭)。

4. 抗心律失常　根据心律失常类型选用相应药物。心功能正常者常用普罗帕酮(心律平)每次 100~150mg,3 次 / 天,口服。

【健康指导】

1. 急性期应安静卧床休息,恢复期可参加适当活动,不宜过度劳累。

2. 补充营养,调节饮食,多进富含蛋白质(如鱼、瘦肉、牛奶等)及维生素的食物。

3. 注意保暖,气温变化较大或寒冷季节应随时令酌情增减衣物,防止受凉感冒。

4. 应在医生指导下应用药,不随意进食"补药"。

【提示】

伴有心律失常的患者,应严格规范用药。

第 5 节　原发性高血压

原发性高血压是以血压升高为主要表现的综合征,通常简称为高血压。发病原因与遗传、环境、饮食、精神等因素有关。病理改变为长期高血压引起小动脉中层平滑肌细胞增殖和纤维化,管壁增厚、管腔狭窄,导致重要靶器官心、脑、肾缺血。高血压的诊断标准为　收缩压 ≥ 140mmHg,或舒张压 ≥ 90mmHg。主要临床表现为头痛、头晕及靶器官不同程度的损害。

【临床表现】

1. 症状 大多数患者早期无自觉症状,仅在情绪激动、精神紧张或劳累后出现头痛、头晕、头胀、耳鸣、心悸等,随着病情发展血压逐步升高而持久,症状出现频繁。随病情进展心、脑、肾缺血,分别出现不同的相应症状。

2. 体征 血压升高,情绪激动时血压升高明显,夜间较低,早晨起床活动后升高较快,形成清晨血压高峰。主动脉区第二心音亢进,可有收缩期杂音。

3. 实验室和其他检查 尿常规、血糖、血胆固醇、血甘油三酯、心电图以及眼底检查等检查,了解相关危险因素和靶器官损害。

【并发症】

1. 高血压危象 情绪激动、疲劳、突然停服降压药等诱因,小动脉强烈痉挛,血压急骤升高,引起脏器缺血影响功能,产生危急症状如剧烈头痛、烦躁、眩晕、恶心、呕吐、视力模糊等。

2. 高血压脑病 血压过高突破了自动调节范围出现脑水肿,表现为严重头痛、呕吐、意识障碍、精神错乱、昏迷、局部或全身抽搐。

3. 脑血管意外 脑出血、脑血栓形成、腔隙性脑梗死、短暂性脑缺血发作(TIA)等相应症状体征。

【治疗】

1. 一般治疗 早发现、早治疗、规律监测血压,减轻体重、避免高脂饮食、限制钠盐摄入、戒烟酒。

2. 降压药物种类 以下5类药物为一线治疗高血压药物,可酌情选用。利尿剂类(双氢克尿噻、螺内酯等)、β受体阻滞剂类(普萘洛尔、美托洛尔等)、钙通道阻滞剂类(硝苯地平、尼卡地平等)、血管紧张素转化酶抑制剂类(卡托普利、贝那普利等)、血管紧张素Ⅱ受体阻滞剂类(氯沙坦、伊贝沙坦等)。

3. 降压治疗原则 无并发症者可单独应用,也可联合应用;治疗应从小剂量开始,逐步递增;有并发症者酌情制定个体化方案。坚持长期降压治疗,不要随意停止或频繁改变方案。血压平稳控制1~2年后,可适当减少品种和剂量。

4. 药物治疗方案 ①利尿剂,主要用于轻中度高血压,尤其适于老年和并发心力衰竭者,但糖尿病和高脂血症患者慎用。常用双氢克尿噻每次12.5~25mg,1次/天,口服;或氯塞酮每次25~50mg,1次/天,口服。②β受体阻滞剂,主要用于轻中度高血压,尤其适于合并快速心室率的中青年患者。常用普萘洛尔每次10~20mg,2~3次/天,口服;或美托洛尔每次25~50mg,2次/天,口服。有哮喘、慢性阻塞性肺病者可慎用高选择性的β受体阻滞剂(康可,每次2.5~5mg,1次/天,口服),有高度传导阻滞者禁用。注意需从小剂量开始逐渐增加。③钙拮抗剂,用于各种程度高血压,尤其适于老年高血压合并变异性心绞痛者。常用硝苯地平缓释片每次10~20mg,2次/天,口服;或尼群地平每次10mg,2次/天,口服。④血管紧张素转化酶抑制剂,主要用于高血压合并糖尿病或并发心功能不全、肾功损害蛋白尿者,但妊娠、肾动脉狭窄、严重肾衰竭者禁用。常用卡托普利每次 12.5~50mg, 2~3 次 / 天,口服;或贝那普利每次 10~20mg, 1 次 / 天,口服。使用时从小剂量始,根据血压逐渐增量。⑤血管紧张素Ⅱ受体阻滞剂,适应证及禁忌证与血管紧张素转化酶抑制剂相同,优点为不引起刺激性干咳。常用氯沙坦每次 50~100mg, 1 次 / 天,口服;或缬沙坦每次 80~160mg, 1 次 / 天,口服。⑥联合用药,目前推荐的组合方案有血管紧张素转化酶抑制剂与利尿剂;钙拮抗剂与 β 阻滞剂;血管紧张素转化酶抑制剂与钙拮抗剂;利尿剂与 β 受体阻滞剂。

5. 高血压危象的治疗 迅速降压,静脉给药为宜,常用硝普钠、硝酸甘油、尼卡地平等。

【健康指导】

1. 高血压与体内脂类增多有一定关系,往往合并高脂血症,可进行健康饮食疗法,参阅动脉粥样硬化健康指导。

2. 保持心情舒畅,劳逸结合,避免过度劳累、情绪激动,防止出现高血压危象。

3. 饮食宜低盐(每天 5~10g)、低脂(少吃动物脂肪与内脏),忌烟限酒。

4. 定期测量血压,每天一次,血压平稳后 3 天一次。

5. 治疗无效时及时复诊,请医生调整治疗方案。

【提示】

1. 服用 β 受体阻滞剂类药物切记不能突然停药,否则引起药物反弹,如需停药应缓慢减量。

2. 坚持服药,血压正常后减量维持,避免过量服用或突然停药。

第 6 节 继发性高血压

继发性高血压,是指某些已有疾病引起的血压升高。常继发于肾脏疾病、醛固酮增多症、嗜铬细胞瘤等。多见于中青年人。临床遇有年轻或病情进展较快高血压者,应进行筛选检查。主要临床表现为血压升高和原发病症状。

【临床表现】

1. 肾实质性高血压 原发疾病为急慢性肾小球肾炎、慢性肾盂肾炎、多囊肾等。分别表现为高血压症状和原发病症状,相应的辅助检查有助于诊断。

2. 肾血管性高血压 原发疾病为肾血管狭窄,常见于多发性大动脉炎、肾动脉纤维肌性发育不良、肾动脉粥样硬化等。临床表现原发病不典型或隐匿,主要依靠肾动脉造影、多普勒超声等检查确诊。

3. 原发性醛固酮增多症 为肾上腺皮质增生或肿瘤分泌过多醛固酮,长期高血压伴低血钾为其特征。临床表现为肌无力、周期性瘫痪、烦渴、多尿等。辅助检查有低血钾、高血钠、醛固酮增多等。

4. 嗜铬细胞瘤 为肾上腺髓质的肿瘤，释放过多肾上腺素、去甲肾上腺素。表现为阵发性血压升高、心动过速、头痛、出汗、面色苍白等。发作期间血或尿儿茶酚胺增高，超声波检查或 CT 检查有助于诊断。

【治疗】

一般应先明确诊断，根据原发疾病酌情进行药物或手术治疗。

第7节 高血压性心脏病

高血压性心脏病，是指由于长期血压升高而导致的心脏病。因为心脏是高血压的主要靶器官之一，由于心脏负荷过重引起左心室肥厚，导致心脏功能和心脏结构改变，继之发生心力衰竭或心律失常。主要临床表现有血压高、心悸、胸闷、呼吸困难。

【临床表现】

1. 病史 常有较长时期的高血压病史。

2. 症状 早期高血压病表现，如头晕、头痛等，随病情加重逐渐出现心功能不全症状，如心悸、胸闷、呼吸困难，劳累时症状加重，夜间可出现阵发性呼吸困难、端坐呼吸、咳粉红色泡沫痰等急性肺水肿征象。

3. 体征 心尖冲动增强，并向左下方移位，心界向左下方扩大，心尖区可有2~3级收缩期杂音，可出现心律不齐。

4. 实验室和其他检查 心电图表现左心室肥厚、劳损。X 线检查显示主动脉增宽、延长或扭曲，心影呈主动脉型改变。超声心动图检查表现左心室向心性肥厚等。

【治疗】

1. 一般治疗 早发现、早治疗，逐渐减轻或控制体重，避免高脂饮食、限制钠盐摄入、戒烟酒。

2. 降压治疗 原则同原发性高血压。

3. 心力衰竭的治疗 出现心功能不全应给予相应的纠正心衰治疗（参考本章心力衰竭）。

【健康指导】

1. 一般原则为早期发现、早期治疗、减轻体重、避免高脂饮食、限制钠盐摄入、戒烟酒，劳逸结合，减少心脏负荷。

2. 高血压性心脏病重在预防，防止血压长期升高，争取将血压维持在理想水平。

第8节 心脏瓣膜病

心脏瓣膜病,是指由于炎症、退行性病变等引起的心脏瓣膜结构异常及心功能障碍。好发于青中年人,女性多于男性。常见原因为风湿热过程中出现瓣膜损害,导致瓣膜口狭窄和/或关闭不全,发生血流动力学改变,最终出现心力衰竭。临床通常所说的风湿性心脏病,一般是指风湿热后遗留下来心脏瓣膜病变,简称"风心病"。心脏瓣膜病以二尖瓣病变或二尖瓣病变合并主动脉瓣病变最为常见。

一、二尖瓣狭窄

二尖瓣狭窄,是慢性风心病最常见类型。早期瓣膜交界处及基底水肿,炎症赘生物形成,后期纤维变性、粘连、硬化、活动受限,限制开放。正常人二尖瓣口面积 $4.0\sim6.0cm^2$,轻度狭窄二尖瓣口面积 $1.5\sim2.0cm^2$,中度狭窄二尖瓣口面积 $1.0\sim1.5cm^2$,重度狭窄二尖瓣口面积 $<1.0cm^2$ 合并主动脉瓣病变最为常见。主要临床表现为胸闷、呼吸困难、咯血。

【临床表现】

1. 症状 最常见的早期症状为胸闷、呼吸困难,劳累后加重,或端坐呼吸,可出现夜间阵发性呼吸困难,甚至急性肺水肿症状。严重者咯大量鲜血,也可为咯血性痰或痰中带血丝。常有干咳,俯卧位时减轻,平卧位时增剧。

2. 体征 双颊部紫红色,称为"二尖瓣面容",心脏触诊可有心尖区舒张期震颤、抬举性搏动,心浊音区向左扩大,听诊闻及第一心音亢进和开瓣音(有开瓣音多提示瓣膜功能尚可),心尖区有舒张期隆隆样杂音。但重度二尖瓣狭窄杂音反而减轻或消失。

3. 实验室和其他检查 X线检查示左心房增大,后前位右心缘有双心房影、心腰消失、肺动脉段突出。心电图示P波增宽呈双峰形,即二尖瓣型P波。超声心动图示前叶E~A峰呈城垛型,前后叶呈同向运动。

【鉴别诊断】

左心房黏液瘤:心尖区出现舒张期隆隆样杂音,但杂音常随体位改变而改变。

【治疗】

1. 一般治疗 保持和改善心脏代偿功能,限制体力活动,防治链球菌感染和风湿热复发。有心力衰竭者限盐饮食,避免诱发心衰因素如上呼吸道感染、贫血等。

2. 对症处理 出现心力衰竭或心律失常,与一般心功能不全和心律失常治疗方法相同(详见有关心功能不全及心律失常的章节)。

3. 介入治疗 经皮二尖瓣球囊成形术为缓解梗阻的首选方法,适应证为瓣叶活动好、无明显钙化、无左心房血栓。

4. 手术治疗 手术直视分离,适用于瓣叶严重钙化、左心房内有血栓或再狭窄者。必要时进行人工瓣膜置换。

二、二尖瓣关闭不全

二尖瓣关闭不全,常见于慢性风心病,约50%合并二尖瓣狭窄,也可见于冠心病、左心室扩大、先天性畸形等。正常二尖瓣关闭功能取决于瓣叶、瓣环、腱索、乳头肌、左心室5部分完好,任何一个环节结构功能异常即可引起二尖瓣关闭不全。主要临床表现为劳累时呼吸困难。

【临床表现】

1. 症状 主要为劳累时出现呼吸困难,有的可出现左心衰竭或肺水肿症状。

2. 体征 心尖区听到响亮、粗糙、高音调、全收缩期吹风样杂音,向左腋下传导,或伴有收缩期震颤。

3. 实验室和其他检查 X线可示左心房左心室增大。心电图可有左心室肥大伴劳损。超声心动图可见二尖瓣叶增厚、钙化、脱垂等。

【鉴别诊断】

1. 三尖瓣关闭不全 全收缩期杂音,在胸骨左缘第4.5肋间最明显,不向腋下传导,吸气时增强。

2. 室间隔缺损 全收缩期杂音,在胸骨左缘第4.5肋间明显,不向腋下传导,常伴有胸骨旁收缩期震颤。

【治疗】

1. 一般治疗 保持和改善心脏代偿功能,限制体力活动,防治链球菌感染和风湿热复发。

2. 手术治疗 在发生不可逆左心室功能不全之前外科手术治疗,可进行二尖瓣整复或人工瓣膜置换术。

三、主动脉瓣关闭不全

主动脉瓣关闭不全,可见于慢性风心病,也可见于退行性钙化等。主动脉瓣关闭不全导致收缩期向主动脉排血,舒张期血液倒流左心室。主要临床表现有乏力、心前区不适、劳累后呼吸困难。

【临床表现】

1. 症状 病变较轻者无症状。中度者可出现乏力、心前区不适。重度者除上述症状外可有头颈部搏动感,并可逐渐出现劳累后呼吸困难,少数可有心绞痛。

2. 体征 心尖区有抬举性搏动,主动脉瓣区有舒张早期高调、递减型哈气样杂音。心尖部有局限性舒张期隆隆样杂音。周围血管可有水冲脉、枪击音等。

3. 实验室和其他检查　心电图示电轴左偏、左心室肥厚伴劳损。X 线检查示左心室增大呈靴形心。超声心动图示主动脉内径增宽。

【治疗】

1. 一般治疗　同二尖瓣狭窄。

2. 手术治疗　主动脉瓣成形及主动脉瓣置换术。

四、主动脉瓣狭窄

主动脉瓣狭窄，主要见于慢性风心病、老年性主动脉瓣钙化、先天性发育异常等。由于主动脉瓣狭窄，可造成血流阻塞。主要临床表现有眩晕、晕厥、疲劳、劳累时呼吸困难。

【临床表现】

1. 症状　可有头昏、眩晕、疲劳，狭窄严重时可出现劳累时呼吸困难，并可有心绞痛、晕厥或左心衰竭症状。

2. 体征　胸骨右缘第 2 肋间可闻及收缩期喷射样、粗糙的杂音，向颈部传导，常伴有震颤，心尖冲动向左下方移位，且呈抬举性，脉压小，脉搏细弱。

3. 实验室和其他检查　心电图示左心室肥厚伴劳损。X 线检查示左心室扩大伴主动脉狭窄后扩张。超声心动图示主动脉瓣膜增厚，反光增强等。

【治疗】

1. 一般治疗　同二尖瓣狭窄。

2. 手术治疗　主动脉瓣成形及主动脉瓣置换术。

【健康指导】

1. 注意休息，劳逸结合，避免重度体力劳动，心功能允许情况下可适量活动或轻体力工作。

2. 预防感冒，及时去除扁桃体炎、牙周炎等慢性感染灶。发生感染灶应及时选用青霉素治疗，青霉素过敏者可应用红霉素或林可霉素。

3. 心功能不全者应控制水分进入量，限制钠盐每天以 6g 以下为宜。

4. 服用利尿剂者多吃水果，如香蕉、橘子等。

5. 伴有房颤的患者切忌突然或剧烈活动，定期门诊随访。

【提示】

严重瓣膜形态改变或心功能不全者，应心血管外科医师会诊、评估，考虑手术治疗。

第 9 节　感染性心内膜炎

感染性心内膜炎，是指心脏内膜表面微生物感染。病原体多为金黄色葡萄球菌、肺炎球菌、淋球菌等。病理改变为感染后心脏内膜表面形成大小不等的赘生物,影响瓣膜功能。可有急性、亚急性感染性心内膜炎,后者多见。本节重点介绍亚急性感染性心内膜炎。主要临床表现有发热、心脏杂音、脾大、贫血。

【临床表现】

1. 病史　近期常有上呼吸道感染史。

2. 症状　起病缓慢,可有发热,热型不规则,多在 37.5~39℃之间,伴畏寒、乏力、盗汗、食欲缺乏、关节肌肉酸痛等。如出现充血性心力衰竭和心律失常则有相应的症状。后期可脑、肾、脾、肺、冠状动脉、肠系膜动脉的栓塞,出现相应的症状。也有部分以栓塞症状就诊者。

3. 体征　大多数患者有心脏杂音,性质常有改变。可有皮肤、黏膜出现瘀点或出血点。部分患者出现脾大、贫血、杵状指(趾)等。

4. 实验室和其他检查　血化验白细胞计数增多,核左移,血沉增快。尿常规检查血尿和蛋白尿。血细菌培养阳性为确定诊断的重要标准,且能指导治疗。超声心动图可发现瓣膜赘生物,对诊断有极大帮助。

【治疗】

1. 一般治疗　卧床休息,增加营养,补充 B 族维生素和维生素 C。

2. 抗生素治疗　使用原则用药早、剂量足、疗程长。首选青霉素 1000 万~1800 万单位 / 天,分次静脉滴注,应用 3 天疗效不佳可加大用量。一般同时联合应用庆大霉素每次 1mg/kg,3 次 / 天,静脉滴注,4 周为一疗程。血培养结果阳性根据致病微生物种类及药敏选用抗生素。

3. 对症处理　出现心力衰竭及心律失常,应及时对症处理。

【健康指导】

1. 急性期安静卧床休息,不宜过度劳累。

2. 补充营养,调节饮食,多进富含蛋白质(如鱼、瘦肉、牛奶等)及维生素的食物。

3. 注意保暖,随时令酌情增减衣物,防止受凉感冒。

4. 伴有心律失常的患者,应严格遵照医生嘱咐服药。

【提示】

正规抗感染治疗,坚持全程用药,勿中途随便停药。

第 10 节　急性心包炎

心包炎,是指心包壁层和脏层的急性炎症。多由细菌、病毒、自身免疫等因素引起。病理改变为心包壁层与脏层之间产生纤维蛋白、白细胞及少许内皮细胞组成的渗出物。液体较少时为纤维蛋白性心包炎,渗液明显增多时称为渗液性心包炎。主要临床表现为发热、胸痛、胸闷、心包摩擦音。

【临床表现】

1. 症状 心前区疼痛,程度和性质不一,部位在心前区和胸骨后,可放射至左肩、颈部、左臂等,吸气或咳嗽时加重。呼吸困难是渗液性心包炎的突出症状,呼吸表浅而快,伴有发绀。可有发热、出汗、干咳、声音嘶哑等症状。

2. 体征 纤维蛋白性心包炎体征,心包摩擦音为其特异征象,在胸骨左缘第3、4肋间可闻及抓刮样、粗糙的高频音,较心音为长,在前俯坐位时听得较清楚。渗液性心包炎时心浊音界向两侧扩大,心尖冲动减弱,心音低钝而遥远,可有颈静脉怒张、肝大、下肢水肿等。

3. 实验室和其他检查 血化验白细胞计数升高,血沉增快。X线检查显示心脏阴影普遍性向两侧扩大,心脏搏动减弱或消失。心电图检查显示除 aVR 导联外,其余导联 ST 段呈弓背向下抬高,数天后 ST 段回到基线而出现 T 波平坦甚至倒置,可持续数周至数月,心包渗液时 QRS 波群低电压。超声心动图心包渗液时在心前壁之前和心后壁之后均见液性暗区。

【治疗】

1. 一般治疗 适当休息、吸氧、支持疗法等。

2. 心包渗液的处理 出现急性心包填塞情况或经内科治疗 2 周后渗液无减少者,可做心包穿刺。

3. 病因治疗 化脓性心包炎给予大剂量有效抗生素,并隔日心包穿刺,排出积液,心包腔内注入抗生素。结核性心包炎时给予抗结核治疗。非特异性心包炎可应用肾上腺皮质激素治疗。

4. 外科治疗 对复发性心包炎药物治疗无效者,可以考虑外科心包切除术。

【健康指导】

1. 卧床休息,不宜过度劳累,尽量减少心脏负荷。

2. 补充营养,调节饮食,多进富含蛋白质及维生素的食物。

3. 注意保暖,气温变化较大或寒冷季节随时令酌情增减衣物,防止受凉感冒。

【提示】

正规抗感染治疗,必要时酌情进行心包穿刺抽液,坚持全程治疗,勿中途随便停止。

第 11 节 慢性肺源性心脏病

慢性肺源性心脏病,简称慢性肺心病,是由慢性肺、支气管等病变引起的心脏疾病。病理改变为肺循环阻力增加,继而引起右心室肥厚、扩大,逐渐发展为右心衰竭,最后可进展至全心衰竭。多继发于慢性支气管炎、支气管哮喘等。患病年龄多在 40 岁以上,冬、春季节易急性发作,呼吸道感染常为急性发作的诱因。主要临床表现为咳嗽、咳痰、心悸、气短、发绀。

【临床表现】

1. 病史　慢性支气管炎、支气管哮喘等病史。

2. 症状　心肺功能代偿期为肺原发疾病症状,活动耐量减退、咳嗽、咳痰、心悸、活动时气短等。心肺功能失代偿期表现为发绀、呼吸困难,严重者出现记忆力减退、嗜睡、恍惚、意识模糊、抽搐,甚至昏迷等肺性脑病症状。可出现右心衰竭症状如气急、发绀加重等。

3. 体征　慢性肺气肿的体征,如双肺叩诊过清音、桶状胸,肺部偶有干湿性啰音等。肺动脉高压和右心室增大的体征,如肺动脉瓣区第2心音亢进、剑突下收缩期搏动,三尖瓣区收缩期杂音。右心功能不全的体征,如颈静脉怒张、肝大、双下肢水肿等。

4. 实验室和其他检查　血化验血红蛋白及红细胞增多,感染时白细胞计数及中性粒细胞比例增高。X线检查显示右下肺动脉干扩张,肺动脉段突出,右心室增大。心电图检查显示电轴右偏。

【治疗】

1. 急性发作期治疗　保持呼吸道通畅,积极控制感染,应用敏感抗生素。纠正缺氧和二氧化碳潴留(参阅本篇慢性呼吸衰竭)。控制心功能不全,改善心功能(参阅本章心力衰竭)。

2. 缓解期治疗　原则是增强患者免疫功能,去除诱发因素,逐渐使心肺功能得到部分恢复。

【健康指导】

1. 戒烟忌酒,避免烟雾、粉尘等对呼吸道刺激。

2. 高热量、高蛋白、易消化、无刺激性的食物,有右心衰竭时应低盐饮食。

3. 避免受凉,注意保暖,预防呼吸道感染,保持口腔卫生。

4. 劳逸结合,避免过度劳累,心肺功能衰竭者绝对卧床休息,注意老年人长期卧床易形成下肢血栓。

5. 多饮水稀化痰液,鼓励咳嗽排痰,身体虚弱者应协助其翻身、拍背,促进痰液排出,保持呼吸道畅通。

【提示】

1. 缓解期指导使用增强机体免疫力药物。

2. 出现发热、水肿、发绀、神志恍惚时,应及时收入院治疗。

第12节　甲状腺功能亢进性心脏病

甲状腺功能亢进性心脏病,是指由于甲状腺功能亢进而引起的心脏疾病,简称甲亢性心脏病,约占甲状腺功能亢进的10%~22%,为甲状腺素直接或间接对心脏作用的结果,随年龄增长而增加,多见于老年人。主要临床表现为心悸、气短和原甲状腺功能亢进症状体征。

【临床表现】

1. 病史　有明确的甲状腺功能亢进病史。

2. 症状　有甲状腺功能亢进症状,逐渐出现心悸、胸闷、乏力、发绀、呼吸困难等,也可出现心绞痛。甲状腺功能亢进控制后,上述心脏病症状明显好转或消失。

3. 体征　心律失常较常见,可出现房性或室性期前收缩、心房颤动等。检查可有相应体征,如心脏浊音界扩大,第一心音亢进,脉压增大,甚者可发生心力衰竭体征。

4. 实验室和其他检查　血化验血清 FT_3、FT_4 增高,TSH 降低。

【治疗】

1. 原发病治疗　积极控制甲状腺功能亢进(参阅甲状腺功能亢进症)。

2. 对症处理　心房颤动可应用 β 受体阻滞剂,常用普萘洛尔每次 10mg,3 次 / 天、口服;或美托洛尔每次 25~50mg,2 次 / 天、口服,宜从小剂量开始逐渐增加。有心力衰竭者酌情应用地高辛(对控制静息时心室率效果较好)和利尿剂等。

【健康指导】

1. 加强精神卫生指导,切忌急躁、激动和精神紧张,消除发病诱因。

2. 注意休息,病情较重者适当卧床休息。有心力衰竭可按心力衰竭常规处理。

3. 甲状腺功能亢进症患者禁忌含碘食物,如海带、紫菜等。含碘药物也不宜服用。

【提示】

积极控制甲状腺功能亢进是治疗本病的根本,因而应积极药物或手术治疗原发性甲状腺功能亢进。

第 13 节　心脏性猝死

心脏性猝死,是指急性症状起始后 1 小时内发生的以意识突然丧失为特征的心脏性死亡。绝大多数发生在器质性心脏病的基础上,其中一半以上为冠心病引起,多数有心肌梗死病史。病理改变是在冠状动脉粥样硬化基础上,发生冠状动脉痉挛或栓塞,导致心肌急性缺血,造成局部电生理紊乱,引起严重心律失常所致。其他,如冠状动脉先天性异常、Q-T 间期延长综合征等也与心脏性猝死有关。主要临床表现为心搏骤停突然死亡。

【临床表现】

1. 病史　多有冠心病史。

2. 症状体征 寒冷季节好发本病,多见于中老年人,可在家、工作或公共场所中突然发病,主要表现为心搏骤停而突然死亡,有的死于夜间睡眠中。发病前多无症状,有些患者可有胸痛、气短、心悸等,可不典型。当患者突然发生意识丧失时,应首先判断是否为心脏骤停,是否呼吸运动消失、大动脉搏动消失、心脏听诊无心音等。

【治疗】

由于猝死随时随地发生,因此应大力普及心脏复苏抢救知识,一旦发现心脏性猝死,就地抢救,对挽救生命有重大意义。主要措施为立即进行循环和呼吸复苏(参见循环、呼吸复苏有关章节)。在不延缓心肺复苏的同时,设法呼救或打电话通知急救系统。

第14节 心 律 失 常

心律失常,是指心脏电活动频率、节律、起源部位、传导路与激动次序的异常。多为器质性心脏病引起,也可为功能性改变。心律失常的类型在临床表现较为复杂。现将临床常见的几种类型简单介绍如下。

一、窦性心动过缓

窦性心率低于 60 次 / 分,称为窦性心动过缓。可见于健康成人,尤其运动员、老年人和睡眠时。颅压增高、血钾过高,洋地黄、利血平等药物作用也可引起。器质性心脏病也可出现窦性心动过缓。主要临床表现为头晕、心悸、乏力。

【临床表现】

1. 症状体征 窦性心率 50~60 次 / 分,多为正常变异,40~50 次 / 分可能为病理状态,40 次 / 分以下多为病理性的。患者可有头晕、心悸、乏力等症状。

2. 实验室和其他检查 心电图检查可有相应改变。

【治疗】

1. 一般治疗 无症状者可注意观察。主要为病因治疗,去除病因,加强体格锻炼。

2. 药物治疗 可试用阿托品每次 0.3~0.6mg,3~4 次 / 天,口服。

【提示】

在一些运动员或体格健壮人中,心率偏低可为正常情况。

二、期前收缩

期前收缩,为心律失常中最常见者,可分为房性、交界性和室性。健康人有时也可能出现,一般为功能性。病理性期前收缩可见于各种心脏病患者或药物使用不当引起。主要临床表现为心悸、胸闷、暂时性眩晕。

【临床表现】

1. 病史 有的可有心脏病史。

2. 症状体征 大多无症状,部分初发患者有背后突然捶击感,可有心悸、胸闷、暂时性眩晕等;心脏听诊期前收缩时第一心音多增强,第二心音减弱或消失,其后有一较长间歇。

3. 实验室和其他检查 心电图检查可确诊,并可鉴别期前收缩系房性、交界性或室性。

【治疗】

1. 房性或交界性期前收缩的治疗 避免刺激性饮料(如浓茶、酒)及吸烟。适当选用地西泮等镇静剂,症状明显者可用普萘洛尔、维拉帕米、普罗帕酮、胺碘酮等药物。

2. 室性期前收缩的治疗 了解室性期前收缩类型、原因及原有心脏病变,酌情选择治疗方法,包括去除病因,如洋地黄中毒者立即停用。无器质性心脏病者如无明显症状一般不用治疗;症状明显者以消除症状为目的,去除诱发因素如吸烟、饮酒等。可选用心得安、美托洛尔等。急性心肌缺血者用抗心律失常药,首选利多卡因,先静脉注射每次 50~100mg,5~10 分钟无效,再予每次 50mg,静脉注射,直到期前收缩明显减少或消失(累积量不超过每次 350mg),然后每分钟每次 1~2mg,静脉滴注维持。无效时改用普鲁卡因胺 0.5~1g,加入 5% 葡萄糖 100ml,1 小时内滴完。慢性心脏病在治疗病因的同时选用抗心律失常药物,如 β 受体阻滞剂和胺碘酮。

【提示】

胺碘酮对抑制室性期前收缩效果明显,但应注意可引发扭转型室性心动过速。

三、室性心动过速

室性心动过速,是指成人由窦房结控制的心率超过 100 次 / 分。生理状态因运动、焦虑、情绪激动可引起,肾上腺素等药物作用可诱发,发热、贫血、甲状腺功能亢进、低氧血症、休克、心衰等都可发生。主要临床表现为低血压、少尿、晕厥、气促。

【临床表现】

1. 病史 有的可有发热、甲亢、低氧血症、休克、心衰等。

2. 症状和体征 症状轻重因发作时心率、持续时间、原有心脏病等各有不同。可有低血压、少尿、晕厥、气促、心绞痛等。听诊心率 100~250 次 / 分,轻度心律不规则。

3. 实验室和其他检查 心电图显示 3 个或以上室性期前收缩连续出现,QRS 波群形态畸形,时限 > 0.12 秒,ST-T 波方向与 QRS 波群主波方向相反,心室率通常 100~250 次 / 分，P 波与 QRS 波无固定关系形成房室分离等。

【治疗】

1. 消除病因　积极治疗原发病。生理和心外因素者，大多无需治疗。

2. 终止发作　血流动力学不稳定或出现晕厥，应马上电复律。可选用利多卡因，先静脉注射每次 50~100mg，5~10 分钟无效，再于每次 50mg，静脉注射，直到室性早搏明显减少或消失（静脉注射累积量不宜超过每次 350mg），然后，再每分钟每次 1~2mg，静脉滴注维持。

3. 预防复发　努力找出并积极治疗诱发室性心动过速的各种可逆性病变，如缺血、低血压、低血钾等。可选用普罗帕酮或胺碘酮预防，应注意不良反应。比较安全的方法是抗心律失常药和埋藏起搏器合用。

【提示】

选用普罗帕酮或胺碘酮预防，长期服用易发生严重不良反应。

四、阵发性室上性心动过速

阵发性室上性心动过速，是一种阵发性快速而规律的异位心律，特点是突然发作突然停止。病因与过度劳累、情绪激动、饮酒等有关。主要临床表现为心动过速突然发作与终止。

【临床表现】

1. 症状体征　心动过速突然发作与终止，持续时间长短不一，患者感觉心要跳出来，可有心悸、焦虑、眩晕、心绞痛，甚至可发生心力衰竭与休克。检查心率增快，常在 150~250 次 / 分，心尖区第一心音强度恒定，心律规则。

2. 实验室和其他检查　心电图 QRS 波群形态与时限均，正常，心率150~250 次 / 分，心律规则，P 波为逆行型，常埋藏于 QRS 波群内，或在其终末部分，也可在 QRS 波群之后。

【治疗】

1. 急性发作期　刺激迷走神经如诱导恶心、颈动脉窦按摩等，使其终止或心率减慢。首选药物为腺苷每次 6~12mg，快速静脉注射，起效迅速，药物半衰期短，较安全。如无效可改为普罗帕酮（心律平）每次 1mg/kg，稀释后缓慢静脉注射，20 分钟后可以重复一次，以后每分钟 0.5~1mg 滴入维持。升压药可酌情选用去氧肾上腺素（苯福林）或间羟胺。合并心力衰竭者应用洋地黄类药，如毛花苷 C 每次 0.2~0.4mg，稀释后缓慢静脉注射。

2. 预防复发　近年来开展的射频消融技术安全、快速、有效。

【提示】

老年人应用普罗帕酮（心律平）后可能血压下降，需慎用或禁用，用药后注意观察。

五、病态窦房结综合征

病态窦房结综合征,简称病窦综合征,是由窦房结及周围组织病变引起的传导功能障碍,出现多种心律失常。多见于心肌病、冠心病等。通常 40 岁以上出现症状,60~70 岁最多见。主要临床表现为头晕、头痛、心悸、气短、记忆力减退、反复昏厥心率持久低于 40 次 / 分。

【临床表现】

1. 病史　可有心肌病、冠心病史。

2. 症状体征　轻者头晕、眼花,可有心悸、气短、记忆力减退、反复昏厥发作等。检查心率持久低于 40 次 / 分。在运动或发热时可有不相称的心率缓慢。可发生阿 - 斯综合征,突然出现生命危险。

3. 实验室和其他检查　心电图表现窦房传导阻滞,窦性静止,长时间的窦性心动过缓,期前收、缩后的代偿间歇时间过长,完全性心房静止,房室交界性心律,阿托品激发试验阳性。

【治疗】

1. 病因治疗　找出病因,针对病因治疗,如冠心病、心肌炎、心肌病等。

2. 药物治疗　常用的药物有阿托品、异丙肾上腺素等,可酌情选用。

3. 安置起搏器　病情严重者,可安装心脏起搏器。

【提示】

注意本病隐匿,病程缓慢,可发生阿 - 斯综合征,甚至突然死亡。

六、房室传导阻滞

房室传导阻滞,是指发生在心房和心室之间传到异常。导致心律失常,心脏不能正常收缩和泵血。多见于心肌炎、器质性心脏病、药物不良反应、高血钾、尿毒症等。主要临床表现为头晕、心悸、乏力、气短、晕厥。

【临床表现】

1. 病史　可有心脏病史。

2. 症状和体征　除少数可由临床症状诊断外,主要靠心电图检查。Ⅰ度房室传导阻滞一般无自觉症状。Ⅱ度房室传导阻滞可有心悸、乏力、头晕、气短等;检查可有第一心音强弱不等,或每隔 1 次或数次正常心跳后有 1 次脱漏。Ⅲ度房室传导阻滞常有心悸、气短、胸闷、头晕、乏力,易致晕厥;检查心律慢而规则,第一心音强弱不等,有大炮音。

3. 实验室和其他检查　心电图Ⅰ度房室传导阻滞为每个心房冲动都能传至心室,但 PR 间期超过 0.20 秒。Ⅱ度房室传导阻滞分为两型:Ⅰ型表现为 PR 间期进行性延长,直至一个 P 波不能下传,相邻 RR 间期进行性缩短;Ⅱ型为心房冲动突然阻滞,但 PR 间期恒定不变;Ⅲ度房室传导阻滞为 P 波与 QRS 波互不相关,心房率快于心室率。

【治疗】

1. 病因治疗　针对不同的引起房室传导阻滞的病因进行治疗。

2. 药物治疗　心室率在 40 次 / 分以下或症状明显者,应用阿托品每次 0.5~2mg,静脉注射;或异丙肾上腺素每次 1~2mg,加入 5% 葡萄糖溶液 500ml,静脉滴注。

3. 安装起搏器　症状明显、心室率缓慢者,应及早安装心脏起搏器。

【健康指导】

安装心脏起搏器者,日常生活中应注意防止磁、电等干扰。

【提示】

心律失常多为器质性心脏病引起,也可为功能性改变。临床类型、表现复杂,变化多端,因而临床用药应慎重考虑。

第 15 节　心　力　衰　竭

心力衰竭,系指在有适量静脉血回流的情况下,由于心脏功能障碍出现心排血量减少,不能满足组织代谢需要的一种病理状态。见于各种器质性心血管疾病如冠心病、高血压、风心病等,由于收缩力减弱,或心室舒张功能障碍,导致心排血量不足、组织血液灌注减少、肺循环和体循环静脉系统瘀血。也可为感染、心律失常、妊娠、水电解质失衡、体力活动、输血输液过快等诱发。通常分为左侧心力衰竭、右侧心力衰竭和全心衰竭。

一、左侧心力衰竭

左侧心力衰竭,多见于高血压、冠心病、瓣膜疾病等。感染、心律失常、大手术后等可诱发。病理改变为肺循环瘀血。主要临床表现为劳力性呼吸困难、端坐呼吸,咳粉红色泡沫样痰。

【临床表现】

1. 病史　常有高血压、冠心病、瓣膜疾病史。

2. 症状　最常见症状为呼吸困难,开始仅在重体力劳动时出现,休息后即可缓解。随着病情进展,轻体力活动即可出现呼吸困难,有的于夜间熟睡中突然胸闷、气急,被迫坐起,称为夜间阵发性呼吸困难。病情继续发展即使平卧休息时也感呼吸困难,常取半卧位或坐位,称端坐呼吸。患者疲劳乏力也是左侧心衰的早期症状。急性肺水肿时突然出现极度呼吸困难,被迫端坐呼吸、发绀、大汗淋漓、窒息感,咳粉红色泡沫样痰。长期肾血流量减少可出现少尿症状及肾功能损害症状。

3. 体征　左心增大,心率增快,心尖区第一心音减弱,肺动脉区第二心音增强,可闻及舒张期奔马律,肺底部可闻及湿啰音。

4. 实验室和其他检查 X线检查可见心脏外形大,肺门瘀血、肺纹理模糊不清。心电图可见左心室肥厚、劳损表现。

【治疗】

1. 一般治疗 适当休息、限盐、进易消化食物、防止大便秘结。

2. 病因治疗 去除病因或诱因如控制高血压、抗感染、纠正心律失常、恢复水电解质平衡等,有严重的瓣膜性损害时应考虑外科手术治疗。

3. 强心药 洋地黄类,常用地高辛每次 0.125~0.25mg,1 次/天,70 岁以上老年人或肾功能不全者每次 0.125mg,1 次/天或隔天一次;或毛花苷 C 每次 0.2~0.4mg,稀释后缓慢静脉注射。非洋地黄类药常用多巴胺每次 40~80mg,加入 5% 葡萄糖 250ml,静脉滴注,滴速应酌情调整;或多巴酚丁胺,其用药剂量同多巴胺。

4. 利尿药 为治疗心衰的常用药,通过排钠排水减轻心脏负担、解除瘀血、减轻水肿效果显著。常用双氢克尿噻,轻度心衰每次 25mg,1 次/天,口服;较重心衰每次 25mg,3 次/天,口服,同时补充钾盐。也可用呋塞米,轻度心衰每次 20mg,2~3 次/天,口服;重度心衰可增至每次 40~100mg,2 次/天,效果仍不佳时,可用每次 100mg,2 次/天,静脉注射。常用保钾利尿剂为螺内酯(安体舒通),多与双氢克尿噻或呋塞米合用,每次 20mg,3 次/天,口服;也可用氨苯喋啶每次 50~100mg,3 次/天,口服。

5. 血管扩张剂 肺瘀血症状明显者适当应用扩张剂,常用药物为硝酸盐制剂。

6. 氨茶碱 可酌情应用,解除支气管痉挛,并有一定的扩张血管、利尿作用。

7. 氧气吸入 鼻导管高流量给氧,病情较重者可面罩呼吸机持续加压给氧,使肺泡内压增高,增加气体交换。

二、右侧心力衰竭

右侧心力衰竭,多见于肺源性心脏病、二尖瓣狭窄,或继发于左心衰竭。病理改变为体静脉瘀血。主要临床表现为呼吸困难、水肿。

【临床表现】

1. 病史 多有肺源性心脏病、二尖瓣狭窄等病史。

2. 症状 劳累时胸闷、呼吸困难、发绀,尿量减少而夜尿增多,胃肠道及肝脏瘀血出现食欲缺乏、恶心、呕吐、腹胀、腹泻等,常出现下肢水肿、体重增加等。

3. 体征 心脏增大,以右心增大为主。颈静脉充盈或怒张,肝颈静脉回流征阳性。肝脏肿大、压痛。身体下垂部位水肿,严重者可全身水肿,并可有胸水、腹水。

4. 实验室和其他检查　X 线检查可见心脏外形扩大,心电图示右心室肥厚、劳损。

【治疗】

参阅左侧心力衰竭的治疗。

三、全心衰竭

全心衰竭,一般为右侧心力衰竭继发于左侧心力衰竭,继之形成全心衰竭,当右心衰出现后右心排血量减少,肺瘀血减少,呼吸困难症状反而减轻。

【临床表现】

临床表现为左、右侧心力衰竭的症状与体征。在某时期可表现以右心衰竭为主,或以左心衰竭为主。

【治疗】

参阅本节左、右侧心力衰竭。

附：急性肺水肿的治疗

急性肺水肿,见于广泛心肌梗死、心脏负荷过重、输血输液过多过快等。主要症状为胸闷、咳嗽、呼吸困难。

1. 积极治疗原发病,去除诱发因素。

2. 患者坐位或半卧位,两腿下垂,以减少静脉回流。

3. 鼻导管吸氧,氧气通过 70% 乙醇,氧浓度为 40%~60%,流量为 4~6L/min。

4. 如无禁忌证应早期使用吗啡每次 10mg 或派替啶每次 50mg,皮下或肌内注射。

5. 近期内未使用洋地黄类药物者,毛花苷 C 每次 0.2~0.4mg 稀释后,缓慢静脉注射。

6. 使用血管扩张剂,可酌情选用硝普钠、苄胺唑啉、硝酸甘油等。

7. 呋塞米（速尿）每次 20mg、氨茶碱 0.125g,加入 50% 葡萄糖 20ml,缓慢静脉注射。

8. 必要时地塞米松每次 10~20mg,静脉注射。

第 16 节　扩张型心肌病

扩张型心肌病,是一种原因未明的原发性心肌病。资料显示与病毒性心肌炎有一定关系。特征为左侧心室或右侧心室,或双侧心室扩大,伴心室收缩功能减退。病情进行性加重,死亡可发生于任何阶段。主要临床表现为活动或劳累气短、呼吸困难。

【临床表现】

1. 症状 中年人居多,起病缓慢,有的可达10年以上。主要症状为气短,大量活动或劳累后气短更明显,日久后轻度活动也感气短、呼吸困难,或夜间出现阵发性呼吸困难,常感全身乏力。

2. 体征 心率快,心尖冲动向左下移位,可有抬举性搏动,心浊音界向左扩大,由于心室腔扩大相对二尖瓣或三尖瓣关闭不全出现收缩期杂音,心衰时两肺有啰音。

3. 实验室和其他检查 X线检查心脏扩大为主要表现,左心室扩大为主,右心室也可扩大。心电图可有不同程度的房室传导阻滞。超声心动图左心室明显扩大,左心室流出道扩张。

【治疗】

1. 一般治疗 强调休息,避免劳累,心功能不全者需长期休息,以免病情恶化。

2. 药物治疗 心功能不全者,酌情应用强心药、利尿药。

3. 氧气吸入 心力衰竭时酌情氧疗。

4. 外科治疗 长期内科治疗无效,反复顽固性心力衰竭,随时危及生命者,可考虑心脏移植。

【提示】

扩张型心肌病是一个排除性诊断,即排除其他特异性原因造成的心脏扩大心功能不全,根据临床表现、辅助检查做出诊断。

第17节 先天性心脏病

先天性心脏病,是指出生即存在的心血管结构或功能异常。畸形不同可有多种类型,最常见的是室间隔缺损,次为房间隔缺损和动脉导管未闭。有些患儿出生后通过自我调节或代偿一直到中青年甚至老年时期才发现。成人发病率约为0.24%~0.28%,以房间隔缺损最多。主要临床表现为发育差、心悸、气急、易疲劳。

【临床表现】

1. 症状 临床表现轻重与病变所引起的血流动力学改变及严重程度密切相关。轻者可无症状,仅在查体时发现,重者幼年即可出现症状,常有发育差、心悸、气急、易疲劳、乏力、头昏,经常容易发生呼吸道感染等。

2. 体征 皮肤黏膜青紫、杵状指等,或有心前区隆起、胸廓畸形,心前区可听到3级或以上杂音,具体部位、性质在不同的先天性心脏病中不同。可有周围血管征,如脉压增宽、水冲脉、毛细血管搏动等。

3. 实验室和其他检查 胸部X线检查、心电图、超声心动图检查有助于诊断,特别超声心动图检查对于畸形类型、缺损部位和大小具有重要意义。必要时可作心导管检查或心血管造影检查。

【治疗】

1. 内科治疗　重点在于防治心力衰竭、感染性心内膜炎、肺部感染等。

2. 外科治疗　手术纠正畸形,宜在学龄前儿童期进行。

【健康指导】

1. 先天性心脏病影响儿童发育及循环功能,一般需进行手术治疗。根据畸形情况不同选用不同的手术方法。

2. 手术年龄,原则上应有专科手术医师根据患儿情况决定。一般说来宜早不宜晚。

第18节　心血管神经官能症

心血管神经官能症,是自主神经功能紊乱的一种类型,多见于青年或中年人,20~50岁者居多,女性多于男性,常在精神紧张、焦虑、情绪激动等多种精神因素作用下诱发,心脏血管检查无器质性病理改变。主要临床表现为心悸、心前区不适、失眠、焦虑。

【临床表现】

1. 症状　表现多种多样,心悸、心前区不适,轻度活动即引起心率不相称的增快,心前区刺痛或刀割样疼痛。有的感呼吸困难伴胸闷,经叹气样呼吸后便感到舒适。可有乏力、出汗、头昏、失眠、焦虑、易激动等一般神经功能紊乱症状。

2. 体征　较少,且多为非特异性的,如心率增快、两手震颤、腱反射活跃等。

3. 实验室和其他检查　X线心脏检查、超声心动图检查均无异常。

【治疗】

1. 一般治疗　向患者仔细解释本病的性质,解除不必要的顾虑。适当调整生活方式,合理安排体力活动。

2. 药物治疗　焦虑症状明显者可给予地西泮每次2.5mg,3次/天,口服。必要时给β受体阻滞剂,如普萘洛尔(心得安)每次10mg,3~4次/天,口服。绝经期妇女可短阶段雌激素替代治疗,每月口服尼尔雌醇每次2~5mg。

3. 存在焦虑或抑郁状态者,建议到相关科室就诊。

第19节　闭塞性周围动脉粥样硬化

闭塞性周围动脉粥样硬化,主要指四肢动脉硬化,是全身动脉粥样硬化的一部分。病理改变为肢体动脉血管内壁脂质积聚,钙质沉着,动脉壁增厚、变硬、失去弹性、管腔变狭窄,血流障碍,肢体缺血性改变。多在60岁后发病,男性多于女性。主要临床表现为疼痛、麻木、皮温降低、肌肉无力。

【临床表现】

1. 症状　运动后诱发疼痛、麻木、肌肉无力,休息后症状即可缓解,重复运动后症状再出现,休息后又可缓解。病情进一步发展,肢体静息状态下也可发生疼痛,称为静息痛。若将肢体下垂,可使疼痛减轻。最典型症状为间歇性跛行。

2. 体征　主要体征为肢体远端动脉搏动减弱或消失,血管狭窄部位可闻及杂音,皮肤变白、变薄、皮温降低、趾甲变厚。缺血性神经炎致肢体麻木和腱反射减弱,晚期可出现趾端坏死、溃疡。

【治疗】

1. 一般治疗　加强护理,保持清洁,避免患侧肢体损伤,调节饮食,控制高脂血症,戒烟。

2. 药物治疗　尚无特效药物,阿司匹林对减轻动脉闭塞进展有效。

3. 手术治疗　可考虑采取介入治疗,经导管引入激光光纤,切除粥样斑块,或植入支架。也可采用血管旁路移植手术治疗。

第20节　雷　诺　病

雷诺病,又称为雷诺综合征,是指受凉或紧张刺激后手指(趾)皮肤突然苍白、随后变紫、变红伴局部发冷、感觉异常和疼痛等短暂的临床表现。病因尚不明,可能血管内皮细胞功能异常是本病的基础。多见于20~40岁成人,女性多于男性。病理改变早期无明显异常,病程长者血管内皮增厚、中层肥厚。主要临床表现为皮肤苍白、麻木、充血、疼痛。

【临床表现】

起病缓慢,偶尔在冬季开始短暂、轻度发作,此后不断发作,逐渐加重。典型发作表现分三期。①缺血期,皮肤苍白、冷感、出汗、麻木、疼痛;②缺氧期,瘀血、皮肤变紫、皮温低、疼痛;③充血期,血管痉挛解除、动脉充血、皮温恢复。一般全过程为10多分钟,有的可持续1小时以上。有的患者症状未必如此典型,有的仅表现为皮肤苍白、发绀等。

【治疗】

1. 一般治疗　保暖、戒烟。停止引起血管收缩的药物,如β受体阻断药。

2. 药物治疗　适当应用硝苯地平、利血平等有所帮助。

第十三章　消化系统疾病

第1节　消化系统常用检查

消化系统由消化道和消化腺两部分组成。消化道部分包括口腔、咽、食管、胃、十二指肠、空肠、回肠、结肠、直肠、肛门;其中口腔、咽、食管、胃、十二指肠称为上消化道;空肠、回肠、结肠、直肠称为下消化道。消化腺部分包括肝、胆囊、胆管、胰腺。这些器官疾病繁多,相互关联。随着诊疗技术的不断提高,根据循证医学理念,医生需要掌握或了解常用检查。同时注意具有危险性、有创性、费用昂贵的心血管系统检查,进行前做到患方知情同意。

【实验室检查】

1. 乙肝病毒检查(HBV)　五项血清免疫标志物 HBsAg、HBsAb、HBeAg、HBsAb、HBcAb,了解是否感染了乙肝病毒及复制状态。

2. 幽门螺旋杆菌测定(Hp)　对胃癌前病变、消化性溃疡有重要价值。

3. 肝功能检查　人血白蛋白测定,肝功能受损明显降低。血浆凝血因子测定,肝功能受损凝血酶原降低。转氨酶测定,肝细胞受损丙氨酸氨基转移酶和天冬氨酸氨基转移酶明显升高。胆红素测定,可以检出肉眼看不到的黄疸。

4. 血糖测定(GLU)　糖尿病诊断和治疗的必要手段。

5. 粪便检验　在于了解消化道功能状态、有无炎症、出血,并可了解通向肠道的肝、胆、胰腺等器官有无感染、出血、寄生虫等情况。粪便潜血可提示有无消化道出血。

【影像诊断】

1. 超声(US)　探查实质脏器及胆道、腹腔内病变,但结果受操作者技能、经验影响较大。

2. 计算机扫描(CT)　对小病灶、血管异常检查非常有价值。

3. 磁共振(MRI)　显示组织血供状态,用于微小病变定性,特别对肝门、胆道、胰腺疾病诊断具有重要意义。

【内镜检查】

1. 胃肠镜　既可直视检查,又可止血、电凝、圈套、取异物。胃镜用于胃、十二指肠疾病,结肠镜用于肛门、结肠、直肠疾病。

2. 腹腔镜检查　用于腹部、盆腔肿块的诊断,也可用于胆囊切除、阑尾切除、组织活检、粘连分解等治疗。

3. 结肠镜检查　用于原因不明的便血、慢性腹泻、长期便秘、慢性腹痛、腹部肿物,怀疑有结肠病变、直肠术后复查等,也可进行结肠镜下息肉切除。

4. 胶囊胃镜　由胶囊、信号接收系统、工作站组成,吞下微型照相机,随胃肠蠕动拍摄,清晰显示小肠盲区病变。

5. 推进式小肠镜　用于发现小肠病变,切取活检,但痛苦较大。

6. 超声内镜　微型高频超声探头装在内镜顶端,直接观察病变,可取活检、肿瘤介入、囊肿引流、神经丛阻断等。

【提示】

1. 严格来说,消化系统由消化道和消化腺两部分组成。消化腺又有大消化腺和小消化腺之分。大消化腺包括肝脏、胰腺、腮腺、颌下腺、舌下腺;小消化腺分布在消化道各部管壁内。

2. 有些疾病需要通过实验室或其他检查,提供资料,确定诊断。但是也并非检查越多越好,需酌情选择。

第 2 节　反流性食管炎

反流性食管炎,是指胃或十二指肠内容物反流至食管引起的食管黏膜炎症。病因为多种因素造成消化道动力障碍、抗反流机制减弱、食管清除作用下降等。病理改变反流物长期刺激食管黏膜使局部充血、水肿,上皮细胞增生,后期并发食管溃疡、狭窄等。主要临床表现为胸骨后烧灼感、疼痛。

【临床表现】

1. 症状　典型症状为胸骨后烧灼感,发病初期可有吞咽不适、疼痛或咽下困难,继之出现间歇性咽下困难,后期由于炎症、痉挛、狭窄出现持续性咽下困难。亦可因食管糜烂或溃疡引起上消化道出血症状。

2. 其他检查　X线食管透视一般无明显异常,严重者可有轻度改变,但可以排除食管癌或其他病变。食管滴酸试验阳性,即滴酸过程中出现胸骨后疼痛或胃灼热。食管镜检查是最准确的方法,早期显示黏膜充血、水肿、糜烂和浅表溃疡,后期管腔狭窄,结合病理检查可除外食管癌及其他病变。

【鉴别诊断】

1. 心绞痛　劳累后诱发胸骨后疼痛,较剧烈,常伴有胸闷、呼吸困难、濒死感等。心电图有异常改变。

2. 食管癌　进行性吞咽困难,进较硬食物时尤为明显。X线食管透视有相应改变。

3. 贲门失弛缓症　反酸、胃灼热、反食、嗳气，无痛性咽下困难。X 线食管透视有典型的改变。

【治疗】

1. 一般治疗　改善生活方式，少量多餐，禁用刺激性食物，避免睡前 2 小时进食，白天进食后不要立即卧床休息。

2. 胃动力药　首选西沙必利每次 5~15mg，3~4 次 / 天，餐前半小时口服，睡前加服 1 次，一疗程 8~12 周。也可用多潘立酮每次 10mg，3 次 / 天，餐前半小时口服；或甲氧氯普胺每次 l0mg，3 次 / 天，餐前半小时口服。

3. 降低胃酸　H_2 受体拮抗剂，如西咪替丁每次 200mg，3 次 / 天，口服；或雷尼替丁每次 0.15g，2 次 / 天，口服；或法莫替丁每次 20mg，2 次 / 天，口服。质子泵抑制剂，效果优于 H_2 受体拮抗剂，用于症状较重者，如奥美拉唑 20mg/d，口服，一疗程 4~8 周。症状轻微间歇发作者，可用抗酸剂临时缓解症状，如氢氧化铝凝胶 10~15ml/ 次，3 次 / 天，口服；还可用氧化镁、盖胃平等。

4. 手术治疗　适于长期内科治疗无效、反复发作的食管狭窄，以及由反流引起的严重呼吸道疾病患者。

【提示】

甲氧氯普胺可导致椎体外症状，应用期间应予以观察，老年人应慎用。

第 3 节　贲门失弛缓症

贲门失弛缓症，又称贲门痉挛，是由食管神经肌肉功能障碍所致的一种疾病。可发生于任何年龄，20~40 岁多见，男女发病率大致相等。病理改变为食管壁肌层神经节变性和数目减少，食管蠕动减弱或消失，贲门不能松弛致食物淤积，食管扩张肥厚，严重者食管黏膜充血、糜烂或有溃疡。主要临床表现为吞咽困难、反酸、嗳气。

【临床表现】

1. 症状体征　起病缓慢，无痛性咽下困难是本病最早出现的症状，可因情绪激动或进刺激性食物诱发，还可表现为反酸、胃灼热、反食、嗳气，有的出现胸痛。少数因食管极度扩张压迫胸腔器官引起干咳、声嘶，甚至发绀。随病程延长体重减轻及营养不良。

2. 其他检查　X 线食管透视是诊断本病最好方法，可见钡剂储留于食管下端，显示 1~3cm 对称黏膜正常的漏斗形，上段食管扩张无蠕动。胃镜检查可见食管贲门处狭窄，黏膜皱襞聚集，黏膜充血、水肿、糜烂，取活检病理检查可与癌性狭窄鉴别。

【鉴别诊断】

1. 食管癌　进行性吞咽困难，进食较硬食物尤为明显，X 线食管透视有相应改变。

2. 反流性食管炎　胸骨后烧灼感,吞咽疼痛或咽下困难,后期由于炎症、痉挛、狭窄出现持续性咽下困难,X 线食管检查无明显异常。

【治疗】

1. 一般疗法　生活规律,少量多餐,避免精神紧张。

2. 内科治疗　发作时可试用硝苯地平每次 10~20mg,餐前舌下含服。

3. 扩张疗法　可酌情选用内镜扩张、内镜下气囊扩张、扩张器扩张等。

4. 手术疗法　效果良好,适用于长期贲门失弛缓症、症状严重的患者(参阅外科篇)。

第4节　急性胃炎

急性胃炎,是指某种原因引起的胃黏膜急性炎症。常见病因包括饮食不洁、急性应激反应如严重创伤、大手术、大面积烧伤等;药物因素如阿司匹林、吲哚美辛等;酒精因素如大量饮酒等;细菌感染,如沙门菌、大肠杆菌、葡萄球菌感染等。主要病理改变是黏膜固有层炎症细胞浸润、黏膜糜烂和出血,也称为急性糜烂性出血性胃炎。主要临床表现为突然呕吐、呕血、黑便、上腹痛。

【临床表现】

1. 病史　可有原发病史、服药史或饮酒史。

2. 症状　大多数症状轻微,或仅上腹不适或隐痛,或有消化不良症状,部分患者有呕吐。急性糜烂性胃炎患者可呕咖啡色液体或黑便,大量出血者少见。

3. 体征　上腹部或脐周围轻度压痛。

4. 实验室及其他检查　急诊胃镜检查可见胃黏膜充血、水肿、糜烂、黏膜下或黏膜内血液外渗。

【治疗】

1. 一般治疗　少量多餐,进易消化食物,禁用刺激性食物,停服对胃有刺激的药物。

2. 胃黏膜保护剂　可用硫糖铝每次 1g,3 次 / 天,饭后 1~2 小时口服。也可给氢氧化铝凝胶每次 10~15ml,3 次 / 天,口服。

3. 制酸剂　H_2 受体拮抗剂,如西咪替丁每次 200mg,3 次 / 天,口服;或雷尼替丁 0.15g/d,2 次 / 天,口服。

4. 对症处理　腹痛者给解痉剂,如普鲁苯辛每次 15~30mg,3 次 / 天,口服。呕吐脱水者给补液。出血者应用止血药(见本章上消化道出血)。

5. 病因治疗　针对原发病病因进行相应治疗。

6. 中药治疗　参芪健中丸、三九胃泰、香砂平胃丸等。

【提示】

本病可发展成急性胃肠炎,出现呕吐、腹痛、腹泻等症状。

第 5 节 急性胃肠炎

急性胃肠炎,是一种较常见消化道疾病。多发生于夏、秋季节。常因饮食不洁引起,多为感染细菌、病毒,也可暴饮暴食、大量饮酒后发病。病理改变为胃肠黏膜充血、水肿、分泌增多。主要临床表现为呕吐、腹痛、腹泻。

【临床表现】

1. 病史 有进食不洁、暴饮暴食、大量饮酒史。

2. 症状 起病急,腹痛、腹泻、呕吐,可有发热、畏寒。呕吐频繁者可有黄色水样物吐出。有的以呕吐为主,有的以腹泻为主,或二者并重。呕吐腹泻频繁者可有脱水症状。

3. 体征 腹部压痛,肠鸣音亢进。严重者可有脱水征,如皮肤弹性降低、眼窝凹陷、血压下降、脉搏加快等。

4. 实验室及其他检查 血化验可正常,或有血浓缩现象。

【鉴别诊断】

1. 急性阑尾炎 转移性右下腹痛,右下腹压痛明显。血化验白细胞计数增多,中性粒细胞比例增加。

2. 急性胆道感染 右上腹痛,发热、黄疸。B 型超声波检查可有异常改变,血化验白细胞计数增高。

3. 急性胰腺炎 腹痛剧烈,压痛明显,可有休克症状体征。血、尿胰淀粉酶测定增高。

【治疗】

1. 一般治疗 流质饮食,多喝盐开水,呕吐剧烈者适当禁食、补液。

2. 抗生素治疗 细菌感染可用小檗碱每次 0.2g,3 次 / 天,口服;或诺氟沙星每次 0.2g,3 次 / 天,口服。不能口服者可静脉滴注抗生素。

3. 护胃药 常用抑酸药如西咪替丁每次 200mg,3 次 / 天,口服;或雷尼替丁每次 0.15g,2 次 / 天,口服。保护胃黏膜药,如硫糖铝每次 1g,3 次 / 天,饭后 2~3 小时口服。

4. 解痉止痛药 颠茄酊每次 10ml,3 次 / 天;或阿托品 0.5mg,皮下注射;腹泻严重者可用复方樟脑酊每次 2~4ml,3 次 / 天,口服。

5. 对症处理 脱水者给予补液;休克者抗休克治疗;酸中毒者给予纠酸治疗。

6. 中药治疗 藿香正气软胶囊、调脾止泻丸等。

【健康指导】

1. 多饮水,适当进食易消化、高热量食物。

2. 在医生指导下用药。

3. 平时饮食卫生,生吃瓜果要洗净,不吃腐败变质食物,不暴饮暴食,饭前便后洗手,不要饮生水。

【提示】

1. 如系细菌感染,应进行适当隔离治疗和消毒处理排泄物。

2. 不宜过早止吐、止泻,因为呕吐、腹泻是一种自我保护功能。

第6节 慢性胃炎

慢性胃炎,是各种病因引起的慢性胃黏膜炎症。病理改变为炎症从浅表逐渐向深层发展,使腺体破坏、减少,直至萎缩失去分泌能力。病因有感染、药物、自身免疫等因素,近年来研究证实与幽门螺杆菌感染关系密切。按解剖部位可分为胃窦炎和胃体炎,按病理变化分为慢性浅表性胃炎和慢性萎缩性胃炎。主要临床表现为上腹痛、嗳气、食欲缺乏、贫血。

【临床表现】

1. **症状** 由幽门螺杆菌感染者,多数无症状。患者感上腹饱胀、嗳气、食欲缺乏、胃灼热、隐痛等慢性消化不良症状。自身免疫性胃炎可有贫血症状。

2. **体征** 大多数患者无阳性体征,或仅有上腹部轻度压痛,有的可有面色苍白等贫血体征。

3. **其他检查** 胃镜是诊断该病的可靠方法,慢性浅表性胃炎可见黏膜红白相间,以红为主,有的轻度糜烂和散在出血点,病理可见嗜中性白细胞浸润;慢性萎缩性胃炎黏膜较薄,黏膜血管显露,重度萎缩时黏膜呈灰白色。X线钡餐检查一般来说无重要意义。胃液分析显示胃窦炎有胃酸缺乏;胃体炎胃酸正常,有时可增多。

【鉴别诊断】

1. **消化性溃疡** 多为典型的节律性、周期性上腹痛,进食或服用抗酸剂后疼痛能缓解。胃镜及X线检查有助于诊断。

2. **胃癌** 常为持续性上腹痛,缺乏规律性和节律性,且不断加剧,体质明显消瘦。胃镜及X线检查有助于诊断。

3. **慢性胆囊炎** 常反复发作,上腹疼痛,进食油腻后诱发。B型超声波检查有助于诊断。

【治疗】

1. **一般治疗** 改善进食习惯,规律性进食,给予易消化、富含营养的食物,避免对胃有刺激的食物及药物。

2. 对症治疗　有贫血时给予维生素 B_{12}，肌内注射。腹胀、反酸、有胆汁反流者可加用胃动力药，如多潘立酮、西沙必利等。胃部疼痛者酌情给予解痉剂或其他止痛药物。

3. 中药治疗　香砂六君丸、三九胃泰、香砂平胃丸等。

【健康指导】

1. 保持生活规律，心情乐观，戒烟忌酒。

2. 少食多餐，勿暴饮暴食或饥饱不均，避免难消化和刺激性食物，少进咖啡、油炸、辛辣等食物。

3. 慢性萎缩性胃炎患者中，极少数人可转变为胃癌，因此每年应进行一次胃镜复查。

【提示】

幽门螺杆菌感染在我国较普遍，且多无症状，对其是否引发胃癌尚无定论，故不主张进行常规处理。

第 7 节　消化性溃疡

消化性溃疡，主要是指发生于胃和十二指肠的慢性溃疡。因溃疡的形成与胃酸和胃蛋白酶的作用有关，故称为消化性溃疡。少数患者胃、十二指肠溃疡同时发生，称为复合溃疡。近年来资料表明，该病与幽门螺杆菌的感染密切相关。病理改变为溃疡浅者侵及黏膜肌层，深者侵及浆膜层，一般为单个溃疡，也可多个。易并发穿孔、出血、幽门瘢痕狭窄、癌变等。本病较常见，任何年龄均可发生，胃溃疡多发生在中年以上，十二指肠溃疡青年人为多，男性多于女性。

【临床表现】

1. 症状　反复发作的季节性、规律性上腹部痛、灼痛，常伴反酸、嗳气。腹痛特点为　胃溃疡呈进食—疼痛—缓解的规律；十二指肠溃疡呈疼痛—进食—缓解的规律，常伴夜间痛。穿透性溃疡或溃疡慢性穿孔疼痛可放射至背部。

2. 体征　发作时有固定压痛点，十二指肠溃疡在剑下偏右，胃溃疡在剑下偏左，无腹肌紧张。

3. 其他检查　X 线钡餐检查可发现龛影为诊断溃疡的重要依据。胃镜检查是诊断本病的重要方法，可清楚地观察溃疡的部位、大小、形态及数目，结合活检病理可判定良、恶性溃疡。

【并发症】

1. 上消化道出血　溃疡侵蚀周围血管引起，表现为呕血，占上消化道出血的 50% 左右。

2. 溃疡穿孔　突然上腹部疼痛，波及全身，腹部压痛、反跳痛、腹肌紧张。

3. 幽门瘢痕梗阻　上腹饱胀、恶心呕吐、吐后症状缓解。

4. 胃溃疡癌变 胃溃疡可癌变,约 1% 以下,年龄偏大,疼痛规律改变,疼痛加重。

【鉴别诊断】

1. 慢性胃炎 上腹饱胀、嗳气、食欲缺乏、胃灼热、上腹隐痛等慢性消化不良症状。胃镜检查见黏膜红白相间,以红为主,有的轻度糜烂和散在出血点,慢性萎缩性胃炎黏膜较薄,黏膜血管显露,重度萎缩时黏膜呈灰白色。X 线钡餐检查无明显异常。

2. 胆囊炎 上腹疼痛剧烈、发热、黄疸。B 型超声波检查异常改变。

【治疗】

1. 一般治疗 生活规律、注意休息,避免精神紧张,戒烟酒,免进对胃有刺激的食物和药物。

2. 药物治疗 主要有二类 ①抗酸类,常用的有 H_2 受体拮抗剂,如西咪替丁每次 400mg, 2 次 / 天,口服;或雷尼替丁每次 150mg, 2 次 / 天,口服;或法莫替丁每次 20mg, 2 次 / 天,口服。还有质子泵抑制剂,可用于难治性溃疡,作用较强,促进溃疡愈合更快,如奥美拉唑 20mg/d,口服;或兰索拉唑 40mg/d,口服。此类药物十二指肠溃疡用药 4~6 周,胃溃疡用药 6~8 周。②保护胃黏膜类:硫糖铝每次 1g, 3 次 / 天,口服;或枸橼酸铋钾每次 120mg, 3 次 / 天,口服。此类药物用药 4~8 周,溃疡愈合率与 H_2 拮抗剂相仿。

3. 促进胃肠动力药 多潘立酮 10mg/d, 3 次 / 天,饭前半小时口服;或西沙必利 5mg/d, 3 次 / 天,饭前半小时口服。

4. 清除幽门螺杆菌感染 阿莫西林 2000mg/d 或克拉霉素 1000mg/d,另加甲硝唑 800mg/d,上述药每天剂量分二次服用,连用 7 天。

5. 手术治疗 用于溃疡急性穿孔、幽门瘢痕梗阻、溃疡癌变、大出血内科治疗无效、溃疡内科正规治疗无效者。

6. 中药治疗 乌贝散、逍遥丸、左金丸等。

【健康指导】

1. 劳逸结合,避免过度精神紧张和情绪激动。生活规律,保持足够睡眠。

2. 消除病因,戒除烟酒习惯,忌服阿司匹林、红霉素、肾上腺皮质激素等对胃有刺激的药物。

3. 饮食应注意细软、易消化,避免粗糙、过冷、过热和辛辣刺激性食物,定时进餐,不要暴食暴饮。

4. 避免受凉,特别注意腹部保暖。

【提示】

十二指肠溃疡一般不会癌变,而少数难治的胃溃疡有可能癌变,因此胃溃疡应定期胃镜复查,必要时手术治疗。

第8节　胃　　癌

胃癌,是消化道最常见的恶性肿瘤,为消化道肿瘤死亡原因的第一位。最常见于胃窦区(占58%),依次为贲门区(占20%)、胃体部(占15%)、全胃(占7%)。发生原因与环境、饮食、幽门螺杆菌感染、遗传、癌前病变等有关。发生率男女之比约为2∶1,多见于40~60岁。病理形态分为早期胃癌和进展期胃癌,组织学上分为4型,即腺癌、未分化癌、黏液癌与特殊类型癌。主要临床表现为上腹痛、食欲缺乏、消瘦、贫血。

【临床表现】

1. 症状　早期症状不明显,随病情进展出现腹痛,或原有腹痛节律改变,抗酸、解痉治疗无效。可有食欲缺乏、恶心、呕吐,或呕咖啡色液体,渐感乏力、消瘦,晚期出现恶病质。

2. 体征　早期可无任何阳性体征,进展期胃癌上腹压痛,面色苍白,明显消瘦,晚期可扪及上腹部包块,左锁骨上淋巴结肿大。

3. 其他检查　血化验显示贫血、血沉加快,大便潜血持续阳性。胃镜检查是诊断胃癌最可靠方法,有经验的医师确诊率达95%,对早期胃癌的诊断价值更大,镜下可见局部黏膜粗糙、轻度隆起或凹陷、僵硬等,取活检要求第一块标本的准确性,一般取5~7块,以提高阳性率。X线钡餐检查显示黏膜皱壁不规则、中断、变形、消失,局部胃壁僵硬、充盈缺损、腔内龛影、幽门梗阻等。

【鉴别诊断】

1. 胃溃疡　腹痛特点为进食-疼痛-缓解的规律。X线钡餐检查可发现龛影,胃镜检查是诊断本病的重要方法。

2. 慢性胃炎　上腹饱胀、嗳气、食欲缺乏、胃灼热、上腹隐痛。胃镜检查见黏膜红白相间,以红为主,有的轻度糜烂和散在出血点,慢性萎缩性胃炎黏膜较薄,黏膜血管显露,重度萎缩时黏膜呈灰白色。X线钡餐检查无明显异常。

【治疗】

1. 手术治疗　是治疗胃癌的主要手段,力争及早手术切除。

2. 化学治疗　可用于术前、术后辅助治疗,早期胃癌术后一般不进行化疗,进展期术后必须化疗。

3. 放射治疗　效果不佳。

4. 内镜治疗　近几年随着内镜技术的进展,目前已可在内镜下通过局部注射药物、电灼、激光等清除病变,对早期胃癌可达到根治目的。

【健康指导】

1. 胃癌患者往往消化、吸收功能较差,普遍表现为消化不良症状,较快出现消瘦,易发生感冒,因此应注重饮食调节,加强营养。

2. 由于胃肠功能下降,应少量多餐,每日宜进四五餐。进食易于消化,富含高蛋白、高营养食物,宜食新鲜瓜果蔬菜。建议戒除饮酒、吸烟等不良习惯。

3. 胃癌术后患者应经常检查大便潜血,阳性常表示肿瘤复发有消化道出血情况。

【提示】

1. 胃癌是我国最常见的恶性肿瘤,男性多于女性。原有胃溃疡、慢性萎缩性胃炎、胃息肉患者,需注意观察是否发生恶变。

2. 胃癌早期一般无特征性症状,仅有上腹部不适,常被误认为胃炎或溃疡病。因此中老年患者如经一段时间治疗不见好转,或短期内病情进行性加重者,即应进一步检查,以免误诊。

附:健康饮食防癌

1. 少吃脂肪、肉类和易使身体发胖的食物,将体重控制在正常范围内。

2. 多吃含维生素 A 和 B 族食物,如肝、蛋、奶及胡萝卜等,可减少肺癌的发生。

3. 不吃霉变食物如发霉的大米、玉米、花生等,因里面含有大量黄曲霉素,可预防肝癌、胃癌。

4. 减少食物中脂肪与动物蛋白的摄入,多吃蔬菜、水果,如菠菜、油菜、白菜、芹菜、各种水果等,可减少肠癌的发生。

5. 少吃盐腌制、熏制食品及泡菜等,减少消化道肿瘤的发生。

6. 少喝烈性酒,少用辛辣调味品,如肉桂、茴香、花椒等。

7. 提倡吃天然食品,少吃含较多添加剂的食品。

8. 不吃或少吃熏烤、煎炸食物,不吃烤焦食物,不用反复煎炸过的油,因其中含有多种致癌物质。

9. 饮食有节,不偏食、不暴食、不快食和不食用过烫的食物,减少对消化道黏膜的刺激。

第 9 节   急性胃扩张

急性胃扩张,是指短时间内由于大量气体或液体积聚,而引起胃和十二指肠上段高度扩张的一种综合征。常发生于暴饮暴食、外科手术后、严重感染、应激反应及某些慢性疾病。儿童及成年人均可发生。主要临床表现为腹痛、腹胀、呕吐。

【临床表现】

1. 症状   腹痛、腹胀为最常见的早期症状,继之呕吐,往往呕吐频繁,呕吐后腹胀痛并无明显减轻,后期可出现脱水、碱中毒、休克症状。有的可发生消化道穿孔,随之出现全腹剧烈疼痛等腹膜炎症状。

2. 体征　上腹膨隆,局部压痛,常有振水声,听诊肠鸣音减弱或消失,有消化道穿孔时则出现急性腹膜炎体征。

3. 其他检查　X线检查于左上腹见巨大充满液、气体的胃影,血化验显示血液浓缩、低钾、低氯、碱中毒。

【鉴别诊断】

1. 肠梗阻　主要表现为腹痛、腹胀、呕吐、停止排便排气。X线腹部透视可有多个液平面。

2. 消化性溃疡　起病缓慢,有典型的节律性、周期性上腹痛,进食或服用抗酸剂后疼痛能缓解。胃镜及X线检查有助于诊断。

【治疗】

1. 一般治疗　禁食,持续胃肠减压,直到吸出正常胃液。

2. 补液　纠正水、电解质紊乱。

3. 外科治疗　适用于合并胃穿孔者。

第10节　胃　石　症

胃石症,是指在胃内形成的结石样异物。因吞服毛发而在胃内形成的结石,称为毛发性胃石;吃大量柿子在胃内形成结石,称为胃柿石。后者在产柿地区较多见。亦有吃大量黑枣而发生胃石者。胃石可引起胃炎、胃溃疡而发生出血,也可压迫胃壁引起胃壁坏死或穿孔。主要临床表现为上腹不适、疼痛、胀满、沉坠感。

【临床表现】

1. 病史　有吞服毛发、吃大量柿子或吃大量黑枣的病史。

2. 症状体征　患者感上腹不适、胀满、疼痛、沉坠感,或食欲缺乏、反酸、胃灼热、恶心、呕吐等消化系统症状。呕吐量一般不大,可能为胃石阻塞引起,吐物为黏性液体,若有碎柿块很有诊断意义。有的可呕吐咖啡样物,大量出血少见。若发生胃穿孔,可出现急性腹膜炎的症状。如胃石进入小肠,可引起肠梗阻的症状。检查部分患者触到上腹部圆形肿块,可移动,对胃石诊断较有帮助。

3. 其他检查　胃石不能透过X线,在腹部平片可发现高密度胃石影。钡剂造影检查可发现移动的圆形充盈缺损。胃镜检查不仅可发现结石,且可确定其大小及性质。

【鉴别诊断】

由于胃石对胃黏膜的刺激,可引起胃炎、胃溃疡,需作X线钡剂造影或胃镜检查,才能确定胃石是否引起胃炎或者胃溃疡。

【治疗】

1. 促使胃石排出 以 5% 苏打水洗胃，可将胃石上的黏液逐渐溶解，胃石因而缩小，以便与幽门排出。

2. 胃镜取石 通过胃镜用活检钳将胃石钳碎后取出。

3. 手术治疗 若胃石过大，上述方法治疗无效或发生胃穿孔、肠梗阻时，应及时手术治疗。

第 11 节 胃 肠 痉 挛

胃肠痉挛，是一种短暂的功能性疾病。任何年龄均可发生，儿童及中青年人较多见。主要原因为寒冷刺激、精神紧张、进食过快、情绪激动、肠蛔虫症等所引起一过性自主神经功能紊乱，致胃肠过度收缩、痉挛，产生疼痛，持续一段时间后可自然消失。主要临床表现为突然痉挛性腹痛，可自然消失。

【临床表现】

1. 病史 常有腹部寒冷刺激、高度精神紧张、情绪激动、生气大怒等。

2. 症状体征 主要症状为突然腹痛，腹痛为痉挛性，可持续 10 多分钟或数小时，能自行缓解。有的可伴大便次数增多，频繁如厕，但每次仅能排出少量粪便，或伴有排尿频繁。检查腹部并无明显异常，适当按压局部，疼痛反而可以减轻。

【治疗】

1. 一般治疗 解除精神紧张，平衡心态。

2. 腹部热敷 热水袋或热水瓶于腹部适当热敷，注意防止烫伤。

3. 药物治疗 腹痛剧烈者给予颠茄合剂 10~15ml/ 次，口服。也可应用阿托品每次 0.3~0.5mg，肌内注射。

4. 病因治疗 在儿童往往为肠蛔虫引起，可进行驱蛔虫治疗。

第 12 节 顽 固 性 呃 逆

顽固性呃逆，是指因膈肌异常收缩痉挛，吸气时声门突然闭合而产生的一种呃声。多是由于迷走神经和膈神经受到某种刺激所引起。正常人进食中或者进食后，尤其进食过急或暴食后可产生呃逆，但发作较轻且时间短暂，而顽固性呃逆则长时间不自主地、频繁地"打嗝"，有的持续数日。一般可将呃逆分为功能性和继发性两种类型。主要临床表现为突然频繁长时间不能自主呃逆。

【临床表现】

功能性呃逆一般无原因可寻及，突然出现频繁呃逆，打嗝声音较高，不能自主，重者夜间不能入眠。由于频繁打嗝可感胸部肌肉收缩疼痛，表情非常痛苦。

继发性呃逆多为某些疾病的一种临床表现,可为中枢性疾病或周围性疾病所致,前者常见于脑炎、脑肿瘤、颅内压增高、尿毒症等;后者见胃肠胀气、贲门癌、胃癌、心包炎、纵隔炎等激惹或侵犯膈神经而产生。另外,胸腔或上腹部手术后有时亦可出现原因不明的呃逆。

【治疗】

1. 一般治疗　设法转移患者注意力,如饮冷开水或重复呼吸等均有可能制止呃逆。用纸袋掩住口鼻反复呼吸,增加体内二氧化碳含量;或长时间屏气等,均有可能使打嗝停止。

2. 镇静剂　必要时适当应用镇静剂,如地西泮(安定)每次 0.2~0.4g,2~3 次 / 天,口服;或氯丙嗪每次 25~50mg,2~3 次 / 天,口服。

3. 中药或针灸治疗有时可取得较好效果。

第 13 节　上消化道出血

上消化道出血,是指十二指肠悬韧带(又称屈氏韧带)以上部位的消化道出血,包括食管、胃、十二指肠、胆道、胰腺,还包括胃空肠吻合术后的上段空肠病变引起的出血。最常见原因为消化性溃疡、食管静脉曲张破裂、急性胃黏膜病变、胃肿瘤等,亦可见于全身性疾病及急性传染病。主要临床表现为呕血、黑便、心悸、乏力、贫血。

【临床表现】

1. 病史　常有慢性消化性溃疡病、慢性肝病等病史,或近期消化不良、创伤、烧伤、手术、服药史。

2. 症状体征　呕血和黑便是上消化道出血的典型表现。长期规律性上腹痛,出血后腹痛减轻,考虑为消化性溃疡;有肝病史,大量呕血则以肝硬化食管下段静脉曲张破裂出血可能性大;如有口服消炎药或肾上腺皮质激素、严重创伤、烧伤、大手术等史,急性胃黏膜病变的可能性大。随出血量增加出现头晕、心慌、乏力、发热,直至周围循环衰竭。

3. 其他检查　血化验血红蛋白下降。胃镜检查应在出血后 24~48 小时内进行,称急性胃镜检查,可确定出血部位和病因,且能在胃镜下进行止血治疗。X 线钡餐检查目前多被胃镜取代,主要用于不宜或不愿进行胃镜检查的患者,一般应在出血停止数天病情稳定后进行,可有相应的改变。

【鉴别诊断】

肺部疾病咯血:常有肺病史,咯血前常有咳嗽,血液随咳嗽咯出,色鲜红,常混以痰液,大量出血时可引起窒息。

【治疗】

1. 一般治疗　卧床休息,保持安静,避免呕血时吸入气道引起窒息,对活动性出血者应禁饮食。

2. 补液　静脉输液、补血,维持有效循环血量,抢救休克,保持水、电解质平衡。

3. 止血措施　止血药如酚磺乙胺、氨甲苯酸、巴曲酶等可静脉给药。通过胃镜向出血部位喷洒止血药,或行微波凝固、高频电凝止血等。

4. 非静脉曲张破裂出血的治疗　胃内降温,置入胃管以 10~14℃冷盐水反复洗胃;亦可冷盐水中加入去甲肾上腺素口服。抑制胃酸保护胃黏膜,常用静脉途径给药,如西咪替丁每次 200~400mg,1 次 /6 小时;或法莫替丁每次 20mg,1 次 /12 小时;或奥美拉唑每次 40mg,1 次 /12 小时,静脉注射或滴注。

5. 食管胃底静脉曲张破裂出血的治疗　常用药物为血管加压素 0.2U/min,持续静脉滴注,根据治疗效果逐渐增至 0.4U/min。副作用为腹痛、血压升高、心律失常、心绞痛。冠心病患者禁用。药物不能控制者,可用三腔二囊管压迫止血。内镜下对食管静脉曲张破裂部位行硬化治疗和套扎术,既可控制出血,又有治疗静脉曲张作用,国内已广泛开展。

6. 手术治疗　根据病因不同,采取不同的手术方法。

【健康指导】

1. 一旦发生上消化道出血,须卧床休息,在医生密切观察下,进行有效治疗。

2. 如保守治疗无效,应考虑手术。

3. 发生上消化道出血后患者应保持安静,以免焦虑、烦躁,加重病情。

【提示】

避免服用阿司匹林、吲哚美辛(消炎痛)、肾上腺皮质激素等药物。

第 14 节　下消化道出血

下消化道出血,是指屈氏韧带以下的肠道出血。粪便混有血液或大便前后滴血,可由局部或全身多种疾病引起。病因诊断较上消化道出血难,有时大量出血时难以制定急救措施。主要临床表现为出血部位不同表现各异。

【临床表现】

1. 症状　询问病史及观察粪便颜色性状,推断出血来自何处。少量鲜血便或附着粪便表面出血多在左半结肠、直肠;便后滴血多为痔;便后出血伴肛门痛多为肛裂;血与大便相混可为结肠癌或结肠炎;脓血便、黏液便考虑痢疾或溃疡性结肠炎;血液在小肠内存在时间较长可棕色或柏油样便,如伴其他出血倾向可为出血性疾病。少量出血可无症状,慢性失血可引起失血性贫血,出血量多时可引起周围循环衰竭症状。

2. 体征　出血性疾病可有皮肤出血点、出血斑等,腹部肿瘤可扪及肿块、压痛等。直肠指诊是早期发现直肠病变的有效检查。痔出血者肛门镜检查可见直肠下端齿线上下痔块;肛裂出血时可有肛管皮肤裂开。

3. 其他检查　大便常规及潜血检查有较大帮助。结肠镜检查可在直视下观察末段回肠及全部结肠、直肠,结合活检可决定病变性质,是诊断大肠及回肠末端病变的首选方法。X 线钡灌肠可显示结肠、回盲部情况。

【鉴别诊断】

应与上消化道出血鉴别。

【治疗】

1. 一般治疗　卧床休息、保持安静、禁食,减少胃肠道刺激。

2. 止血措施　应用止血药,如酚磺乙胺、氨甲苯酸、巴曲酶等,静脉滴注。也可给凝血酶保留灌肠,或三七粉、云南白药、酚磺乙胺等,口服。

3. 补液治疗　酌情补液,有周围循环衰竭时,应立即补液、输血、扩充血容量,维持水电解质平衡。

4. 手术治疗　根据不同的出血病因,决定不同的手术方法。

【健康指导】

1. 痔及慢性肛裂往往源于便秘,应多吃蔬菜、水果等多纤维食物,多食蜂蜜、核桃、芝麻等润肠物质。每天清晨早饭前喝一杯温开水。每天定时解便一次。

2. 在医师指导下适当口服胃肠动力药,不可滥用导泻药,以免造成药物依赖性便秘。

【提示】

棕色便、黑便或柏油样便提示肠道较高位置病变出血,应进一步检查,明确诊断,进行相应的治疗。

第 15 节　酒精性肝病

酒精性肝病,是长期大量饮酒导致的肝损害。病理改变为酒精性脂肪肝,即肝细胞脂肪变性;酒精性肝炎,即肝细胞坏死、中性粒细胞浸润;酒精性肝硬化,即小叶中央静脉周围纤维化形成。本病在西方国家多见,近年我国也呈上升趋势。主要临床表现为乏力、食欲缺乏、肝区痛、恶心呕吐。

【临床表现】

1. 症状体征　病变类型不同可有不同的表现。①酒精性脂肪肝,常无症状,或仅有轻微症状,如乏力、食欲缺乏、肝区疼痛等。检查可有中等或明显肝大。患者有长期饮酒史;②酒精性肝炎,常在近期内大量饮酒后发生,出现食欲缺乏、恶心呕吐、发热、黄疸等,肝大有触痛,严重者可发展为急性肝功能衰竭;③酒精性肝硬化,多发生于长期大量饮酒者,临床表现与其他原因引起的肝硬化相似。可伴有慢性酒精中毒的其他表现。

2. 其他检查　肝功能化验可有异常。酒精性肝硬化时与其他肝硬化相似,

B 型超声波检查可提示脂肪肝或肝硬化。

【治疗】

1. 一般疗法 戒酒,高蛋白、高热量、高维生素饮食。注意适当休息。

2. 药物治疗 对重症酒精性肝炎,甲泼尼龙可暂时缓解症状和血生化指针。

3. 肝移植 为治疗终末期酒精性肝病的方法。

第 16 节 肝 硬 化

肝硬化,是一种或多种致病因素反复作用于肝脏,引起肝组织弥漫性纤维化。病理改变为早期肝脏肿大,弥漫性结缔组织增生,肝细胞变性、坏死、假小叶形成;晚期肝脏变小,质地硬。在我国病毒性肝炎所致的肝硬化最为常见,发病年龄以 20~50 岁最多,男性多于女性。主要临床表现为食欲缺乏、乏力、腹胀、脾大、腹水。

【临床表现】

1. 病史 多数有病毒性肝炎、饮酒、服用肝毒药物史。

2. 症状体征 肝功能代偿期食欲缺乏、腹胀、乏力、上腹隐痛等。肝脏轻度肿大、质地变硬,脾脏轻度肿大并可见蜘蛛痣、肝掌。肝功能失代偿期除上述症状加重外,可出现消瘦、乏力、精神不振、黄疸、牙龈及鼻出血等出血倾向,还可出现腹壁静脉曲张、肝脏缩小、脾脏明显肿大、腹水等门静脉高压体征。

3. 其他检查 血化验失代偿期血红蛋白、白细胞及血小板减少。尿常规化验失代偿期黄疸时尿胆红素增多,肝功能检查代偿期多数正常或轻度异常,失代偿期白蛋白下降,球蛋白升高,白、球比例下降或倒置。腹水检查符合漏出液特点。B 型超声波检查代偿期肝大,内回声增强,失代偿期肝小、脾大、门静脉增宽,并能确定是否有腹水。胃镜、X 线钡餐检查可确定食管、胃底静脉有否曲张;CT、核磁共振、腹腔镜、肝活检对诊断和鉴别诊断均有帮助。

【并发症】

1. 上消化道出血 突然大量呕血、恶心,可迅速出现休克症状体征。

2. 肝性脑病 神志恍惚、思维混乱、逐渐昏迷。

3. 肝肾综合征 精神差、尿少或无尿,肾功明显异常。

4. 原发性肝癌 消化不良,进食量少、肝区疼痛、腹水等。B 型超声波检查可有病理改变(详见有关章节)。

【治疗】

1. 一般治疗 适当休息,给高热量、高蛋白、高维生素、无渣饮食,肝性脑病时限制蛋白入量,腹水时限盐,必须戒酒。

2. 保肝药物 可适当应用维生素类药物和消化酶等。

3. 腹水的治疗 限制水、钠摄入,一般进水量每天限制在 1000ml,钠限制在每天 1~2g/d。促进水钠排出,合理应用利尿剂,一般应保钾与排钾利尿剂同时应用,或按血钾监测结果选用,利尿速度每周减轻体重不超过 2kg 为宜,以免因利尿而诱发肝昏迷,同时间断输新鲜血、血浆、白蛋白,以提高血浆胶体渗透压,促进腹水消退。腹穿放液,一般不采用此方法治疗腹水,仅用于大量腹水影响心肺功能或为了减轻腹水对肾静脉的压力,恢复利尿效果。近年开展的介入疗法在肝内门静脉与肝静脉间建立分流术,能有效降低门静脉压,对难治性腹水有一定效果。

4. 肝移植术　晚期肝硬化患者可提高存活率。

【健康指导】

1. 宜进稀软、易消化食物。避免油炸硬食及刺激性食物如辛、辣、冷、酸、胀气食物。禁饮酒。

2. 避免受凉及劳累。

3. 勿服用对肝脏有损害和加重肝脏负担的药物。

4. 如出现肝功能减退和门脉高压症表现者,应及时就医诊治。

第 17 节　原发性肝癌

原发性肝癌,是指肝细胞或肝内胆管发生的癌,为我国常见恶性肿瘤之一。病理分型,根据形态分为巨块型、结节型、弥漫型、小癌型;细胞分型分为肝细胞型、胆管细胞型、混合型。其发生常与病毒性肝炎、肝硬化等疾病有关。本病可发生于任何年龄,40~49 岁最多,男性多于女性。主要临床表现为患者常有食欲缺乏、腹胀、肝区疼痛。

【临床表现】

1. 症状　患者常有食欲缺乏、腹胀等,肝区疼痛也是常见症状。通常伴有乏力、倦怠、腹泻。随时间延长逐渐出现黄疸、消瘦、恶病质等。

2. 体征　肝脏进行性肿大,质地较硬,表面不平,有大小不等结节,肿大的肝脏压痛。后期可有腹水、脾大、皮肤蜘蛛痣等。

3. 其他检查　肿瘤标记物甲胎蛋白(AFP)检测阳性率 70%~80%;目前也常用放射免疫法(RIA)快速测 AFP,该法灵敏、准确、便捷,适用于普查。B 型超声波检查和 CT 检查显示肿瘤大小。核磁共振检查无须造影可三维成像,优于 CT 检查。肝穿刺活组织检查可获病理诊断。

【并发症】

1. 上消化道出血　肝癌常有肝硬化、门静脉高压,可出现食管静脉曲张破裂出血。

2. 肝癌结节破裂出血　肝癌破裂出血,可出现休克症状体征,引起腹膜炎,出现腹膜刺激征。

【鉴别诊断】

1. 继发性肝癌 有原发癌灶症状体征,甲胎蛋白一般为阴性。

2. 肝脓肿 发热、肝大、肝脏触痛。血化验白细胞计数及中性粒细胞比例增高。B 型超声波检查可见液性暗区。

3. 非癌性病变 肝血管瘤、肝囊肿、包虫病等均可有相应表现。

【治疗】

1. 手术治疗 如为早期肝癌,目前仍为最好的治疗方法。

2. 肝动脉化疗栓塞 已成为肝癌非手术疗法中的首选,效果较好。

3. 放射治疗 原发性肝癌对此不敏感。

4. 全身化疗 适用于肝外转移者。

5. 中医治疗 治则为活血化瘀、软坚散结、清热解毒、扶正健脾,可改善症状,调节免疫。

【健康指导】

1. 对慢性肝炎、肝硬化患者,加强监测,定期体检,早期发现,早期治疗。

2. 肝癌患者应避免用手垂压或挤压肝区,防止肝脏破裂引起肝脏出血。

3. 进食富含蛋白质的食物要适量,过多食入会诱发肝昏迷。

4. 晚期肝癌患者禁食粗糙食物,防止刺破曲张的食管静脉,引起吐血、呕血。

5. 肝癌患者常伴凝血机制障碍,需观察有无皮下瘀斑、瘀点,是否出现牙龈出血、鼻出血等,一旦出现应及时使用止血药物。

第 18 节 急性胰腺炎

急性胰腺炎,是胰腺的一种自溶性急性炎症。病理改变为胰酶在胰腺内被激活,胰腺自体组织溶解、渗出、水肿、出血甚至坏死的炎性反应。分为急性水肿型和急性坏死型胰腺炎。常见原因为胆石症、胆道感染、大量饮酒、暴饮暴食、胰管阻塞等。主要临床表现为急性上腹剧痛、恶心、呕吐、发热、血胰淀粉酶增高。

【临床表现】

1. 症状 常在饱餐、脂餐、饮酒、暴饮暴食后发病,突然腹痛为首发症状,绞痛、刀割样痛,持续性疼痛,阵发性加剧。常有恶心、呕吐,吐出物为食物或胆汁,可有腹胀,也常出现肠麻痹症状。往往有中等程度的发热,持续 3~5 天,如发热超过一周,即有可能继发感染。

2. 体征 上腹或全腹压痛,肌紧张、反跳痛、肠鸣音减弱等。可有移动性浊音,腹腔穿刺抽出血性液体。坏死组织出血外渗沿间隙渗到腹壁下,致两肋腹部皮肤灰蓝色,称格雷·特纳征;脐周皮肤灰蓝色称卡伦征。

3. 其他检查 血化验白细胞计数和中性粒细胞比例增高。血清淀粉酶病后 6~12 小时开始增高,48 小时开始下降,持续 3~5 天,血清淀粉酶超过 3 倍可确诊。腹部 B 型超声波检查可见胰腺肿大。CT 检查对胰腺炎诊断具有重要价值,增强 CT 检查是诊断胰腺坏死的最佳方法。

【鉴别诊断】

1. 消化性溃疡穿孔　有溃疡病史,突然腹痛,波及全腹,X 线检查膈下游离气体。

2. 胆石症　常有胆绞痛史,疼痛位于右上腹,B 型超声波及 X 线胆道造影有相应改变。

3. 急性肠梗阻　腹痛、腹胀、呕吐、肠鸣音亢进、有气过水声,肛门无排气排便。

4. 心肌梗死　有冠心病史,突然胸后或上腹疼痛,往往有胸闷、窒息感,心肌酶升高,心电图异常改变。

【治疗】

1. 一般治疗　休息、禁食。如有条件,可进重症监护病房(ICU),注意血压、脉搏、尿量变化。

2. 输液疗法　维持水、电解质、酸碱平衡。

3. 营养支持　早期一般采用全胃肠外营养(TPN),逐渐过渡到肠内营养(EN)。

4. 防治感染　常用喹诺酮类和甲硝唑等药物。

5. 减少胰液分泌　生长抑素有抑止胰液分泌作用,还能减轻疼痛,首剂 100μg,静脉注射,以后酌情静脉维持滴注,一般用药 5~7 天。

6. 抑制胰酶活性　抑肽酶 20 万~50 万 U/ 天,分 2 次溶于葡萄糖液静脉滴注;或氟尿嘧啶 500mg/d,加入 5% 葡萄糖 500ml,静脉滴注。

7. 外科治疗　适用于诊断不明或疑有消化道穿孔者,或重症经内科治疗无效者。

第 19 节　慢性胰腺炎

慢性胰腺炎,是指各种原因引起的胰腺慢性进展性炎症。多见于男性,30~60 岁居多,男多于女,约为 2.6∶1。病因与胆道疾病、慢性酒精中毒有关。病理改变胰腺泡萎缩,弥漫性纤维化或钙化,胰管多发狭窄或扩张,局灶水肿、炎症、坏死,可形成假囊肿。典型患者出现五联征,即腹痛、胰腺钙化、假囊肿、脂肪泻、糖尿病。主要临床表现为反复发作或持续性腹痛、腹泻、消瘦、黄疸、腹部包块和糖尿病。

【临床表现】

1. 症状　绝大多数有腹痛,初为间歇性,后为持续性,可为隐痛、钝痛、钻痛或剧痛,躺下或进食后加重。后期,出现吸收不良综合征和糖尿病表现,腹胀、食欲缺乏、恶心、厌油腻、乏力、消瘦、腹泻或脂肪泻。可伴有维生素缺乏症状,如夜盲、皮肤粗糙。约半数有糖尿病。

2. 体征 腹部轻度压痛,并发假性胰腺囊肿时可扪及光滑的肿块。

3. 其他检查 吸收功能试验,即粪便脂肪检查显示脂肪、肌纤维和含氮量增高。X线腹部摄片于第1~3腰椎左侧胰腺区钙化或结石有诊断意义。B型超声波检查及CT检查可见胰腺增大或缩小、边缘不整、密度异常,钙化或结石。核磁共振有相应改变,优于其他检查。

【治疗】

1. 一般治疗 去除病因、戒酒、积极治疗胆道疾病,宜进高蛋白、低脂肪饮食,避免过度饱餐。

2. 对症处理 腹痛时给予胰酶制剂,有一定的止痛作用。合并糖尿病者给予胰岛素治疗。营养不良者注意补充营养。

3. 外科治疗 合并胰腺囊肿或内科治疗不能缓解疼痛者考虑手术治疗。

【健康指导】

1. 病程迁延,患者应树立信心,积极配合治疗,定期到医院检查。

2. 伴糖尿病者应根据医嘱控制饮食,并在医生指导下应用降糖药物。

3. 有腹泻者应采用高糖、高蛋白、低脂肪饮食,加用胰酶片等,不要滥用抗菌药物。

4. 必须戒除烟酒,避免过食、饱餐,以免进一步损伤胰腺功能。

【提示】

1. 如遇急性发作,要及时到医院就诊,并按急性胰腺炎处理。

2. 有胆道疾病者应积极进行治疗,必要时外科手术,以利慢性胰腺炎康复。

第 20 节 胆道蛔虫症

胆道蛔虫症,是指蛔虫经十二指肠乳头钻入胆道引起的急腹症,既可引起胆道括约肌强烈痉挛,又可因蛔虫将细菌带入胆道而引起继发感染。主要表现为钻顶样腹痛、呕吐、发热等。本症儿童和青年多,女性多于男性,农村高于城市。

【临床表现】

1. 症状 腹痛急性发作,钻顶样上腹痛,可突然缓解,常伴呕吐,呕出物可有蛔虫。部分患者因继发感染而引起发热,还可出现轻度黄疸。

2. 体征 本症上腹痛重,而体征少为其特点。缓解期可无任何阳性体征,于发作期剑下偏右压痛,一般无肌紧张和反跳痛。

3. 其他检查 合并感染时白细胞计数和中性粒细胞比例增高。B型超声波检查可显示胆管内的虫体影像,准确率达95%左右。

【治疗】

1. 解痉止痛　阿托品每次 0.5mg，肌内注射；维生素 K3 每次 8mg，肌内注射；或维生素 K3 16mg，加入 5% 葡萄糖 500ml，静脉滴注。

2. 驱虫疗法　腹痛缓解后给哌嗪（驱蛔灵）、阿苯达唑（肠虫清）口服。

3. 抗生素治疗　蛔虫进入胆道往往合并感染，可适当应用抗生素治疗。

4. 手术治疗　适用于并发急性化脓性胆管炎或经内科治疗无效者。

第 21 节　急性坏死性出血性肠炎

急性出血坏死性肠炎，以小肠广泛出血及坏死为特征的急性炎症。主要临床表现为腹泻、便血、腹痛。全年四季均有发病，尤以夏秋季多发。病因至今尚未完全明确，一般认为与营养不良、饮食不当、变态反应及肠道病原体感染有关。病变主要在空肠及回肠，也可波及其他肠段。病理改变主要是肠壁小动脉内类纤维蛋白沉着、栓塞而引起出血及坏死，甚至引起肠穿孔发热及中毒症状。

【临床表现】

1. 症状体征　起病急，发病前有不洁饮食史。主要表现在腹痛，疼痛部位为脐周围或上腹部，一般呈持续性钝痛，有时也可剧痛，阵发性加重。同时伴有腹泻，每天约 2~10 次或更多，粪质少而具恶臭味，多伴有血便。通常有发热、恶心、呕吐，呕吐物为咖啡样。重症者常有腹胀，或出现麻痹性肠梗阻，腹泻次数减少。伴肠坏死或肠穿孔者可出现腹膜刺激征及血性或脓血性腹水。

2. 其他检查　血化验中性粒细胞增高、血沉增快。腹腔镜检查有助于诊断，常可发现坏死的肠段。X 线腹不透视可见小肠扩张积气或见液平。

【鉴别诊断】

1. 溃疡性结肠炎　主要症状为腹泻、黏液便或脓血便，同时伴有左下腹痛或下腹痛，腹痛有一定规律，即腹痛—便意—便后腹痛缓解的规律。X 线检查气钡双重造影黏膜紊乱，肠壁边缘呈锯齿状，提示有溃疡形成。

2. 绞窄性肠梗阻　持续性腹痛、腹胀、呕吐、肛门停止排便排气。检查腹部可扪及胀大的肠襻或肿块，听诊肠鸣音亢进。

3. 急性胰腺炎　突然腹痛，刀割样痛、绞痛，持续性痛，阵发性加剧。常有恶心、呕吐，吐出物为食物或胆汁，可有腹胀，也常出现肠麻痹症状。上腹或全腹压痛，并有肌紧张、反跳痛、肠鸣音减弱等，可有移动性浊音，腹腔穿刺可抽出血性液体。血清淀粉酶增高，腹部 B 型超声波检查胰腺肿大。CT 检查对胰腺炎诊断具有重要价值。

【治疗】

1. 一般治疗　禁食、胃肠减压。

2. 静脉输液　维持水、电解质平衡，一般每天应给予 5% 葡萄糖 1500ml，生理盐水1000ml,适当加用维生素C、氯化钾等。

3. 控制感染 一般可用青霉素400万U/次,2次/天,静脉滴注;同时配合甲硝唑等药物治疗。

4. 防止休克 积极液体疗法,维持充足循环血量,防止休克发生。

5. 肾上腺皮质激素治疗 酌情应用肾上腺皮质激素,以减轻中毒症状、抗休克及抑制过敏反应。

6. 手术治疗 用于合并肠穿孔、严重肠坏死及大量出血者。

第22节 溃疡性结肠炎

溃疡性结肠炎,是结肠黏膜的炎症性疾病。病变多累及直肠、乙状结肠,也可侵犯全结肠,主要为黏膜弥漫性炎症,大量炎症细胞浸润,充血、水肿、糜烂、形成溃疡。虽原因未明,但随着免疫学研究的深入,目前认为该病是一种自身免疫性疾病,另外还与感染、遗传及精神因素有关。临床表现为腹泻、腹痛、消瘦等症状。本病可发生于任何年龄,20~40岁多见,男女发病率无明显差异。

【临床表现】

1. 症状 主要症状为腹泻,轻者每天5~6次,重者每天达10次以上,呈黏液便或脓血便。同时伴有腹痛,多为左下腹痛或下腹痛,腹痛有一定规律,即腹痛—便意—便后腹痛缓解的规律。病变位于直肠者有里急后重感。可有发热,轻者低热,重者高热,可出现水电解质紊乱等全身症状。

2. 体征 一般有左下腹或下腹部压痛。由于长期腹泻,患者可有消瘦、贫血等体征。

3. 其他检查 大便常规检查,可有脓血。血化验显示贫血、血沉增快、人血白蛋白降低。结肠镜检查是最重要的方法,早期可见结肠黏膜弥漫性充血、水肿、糜烂或有多发的浅表溃疡,晚期可形成炎症性息肉,取黏膜病理检查可帮助确诊。X线检查气钡双重造影示,早期黏膜紊乱,肠壁边缘呈锯齿状,提示有溃疡形成,后期结肠袋消失,肠腔呈管状,炎性息肉形成则表现为充盈缺损。

【鉴别诊断】

1. 慢性细菌性痢疾 有急性菌痢史,粪便检查可有痢疾杆菌,抗生素治疗有效。

2. 阿米巴痢疾 腹泻次数较少,粪便内可找到溶组织阿米巴滋养体或包囊。抗阿米巴治疗有效。

3. 结肠癌 多见于中年以上患者,结肠镜或X线钡灌肠检查有助于诊断。

4. 肠易激综合征 粪便有黏液,但无脓血,粪便镜检正常,结肠镜检查无器质性病变。

【治疗】

1. 一般治疗 适当休息,减少精神刺激,加强营养。根据不同情况适当补液、输血浆、白蛋白等,保持水电解质平衡。

2. 药物治疗　常用柳氮磺吡啶,发作期每次 1g,4 次/天,口服,3~4 周病情缓解后改为每次 1g,2 次/天,维持 1~2 年。

3. 肾上腺皮质激素　适用于急性期,可用氢化可的松 200~300mg/d,静脉滴注,连用 10~14 天;或地塞米松 10mg/d,10~14 天后症状缓解改用泼尼松 30~40mg/d,分次口服,逐渐减量,疗程维持 6 个月以上。维持期间同时给柳氮磺吡啶治疗,以防复发。急性期同时酌情选用广谱抗生素,静脉滴注。

4. 局部用药　病变局限在左半结肠、乙状结肠、直肠者,可用激素加抗生素每晚睡前保留灌肠。病情重、病变广泛者采用口服、静脉及直肠联合用药,可收到较好效果。

5. 手术治疗　内科药物治疗无效或有严重并发症时可采用手术治疗。

【健康指导】

1. 注意生活规律,保持心情乐观,克服紧张焦虑情绪,积极配合医师治疗。

2. 避免不良饮食刺激. 如过冷、过硬、过分粗糙的食物。

3. 少食富含粗纤维蛋白和易产气的食物,以免加重腹泻腹胀。

4. 以稀水便为主的腹泻,可试用止泻药物;以脓血便为主的腹泻,可应用抗生素。

5. 慢性腹泻久治不愈、反复出现脓血、腹胀腹痛加剧,或出现发热、进行性贫血、消瘦等症状,应进一步检查,尤其是作纤维结肠镜检查,排除恶性病变。

第 23 节　功能性消化不良

功能性消化不良,是指由于非器质性疾病所导致的消化不良。曾经称为胃肠功能紊乱。发病原因为神经功能紊乱,导致胃肠功能减弱。主要临床表现为上腹痛、腹胀、早饱、嗳气、食欲缺乏、恶心、呕吐。

【临床表现】

1. 症状体征　起病缓慢,无特征性症状,表现为上腹不适、疼痛、腹胀、食欲缺乏、嗳气、恶心、呕吐,常以一个症状为主持续较长时间或反复发作。还可有早饱症状,早饱是指有饥饿感但进食不多即有饱感。常伴有失眠、焦虑、抑郁、头昏、头痛等其他功能性症状。检查少数患者可有轻度上腹胀,无明显其他异常。

2. 其他检查　X 线钡餐透视、纤维胃镜检查无器质性病变发现。

【治疗】

1. 一般治疗　建立良好的生活习惯,避免烟酒。失眠、焦虑者适当应用镇静药物。

2. 胃动力药　首选西沙必利每次 5~10mg,3 次/天,餐前半小时口服,疗程 2~8 周。也可用多潘立酮每次 10mg,3 次/天;或甲氧氯普胺每次 10mg,3 次/

天,均为餐前半小时口服,疗程 2~8 周。

3. 降低胃酸 一般用于上腹痛为主要症状患者,常用 H_2 受体拮抗剂,如西咪替丁每次 200mg,3 次 / 天,口服;或雷尼替丁每次 0.15g,2 次 / 天,口服;或法莫替丁每次 20mg,2 次 / 天,口服,连用 1~3 周。质子泵抑制剂,效果优于 H_2 受体拮抗剂,用于症状较重者,如奥美拉唑 20mg/d,口服,服用 1~3 周。

4. 其他 可适当应用谷维素每次 20mg,3 次 / 天,口服。同时给予维生素类药物如维生素 B_1 维生素 C 等。

5. 中药治疗 可酌情应用香砂六君子汤加减。也选用中成药如香砂养胃丸、香砂平胃丸、香砂六君丸等。

第 24 节　肠易激综合证

肠易激综合征,是一种功能性疾病,有的习惯称为肠功能紊乱。发病原因不明,认为与胃肠动力学异常、感染、精神因素有关。综合检查无器质性病变。中年人发病居多,女性多于男性,约为 2∶1。主要临床表现为腹痛、腹部不适、排便习惯改变。

【临床表现】

1. 症状体征 起病隐匿,腹痛,疼痛部位不定,一般位于下腹或左下腹,排便或排气后缓解;可有腹泻,每天 3~5 次,大便呈稀糊状,多带黏液,可交替出现便秘,有的感排便不净。部分患者伴失眠、焦虑、抑郁、头痛、头昏等。检查无明显病理体征,有的可有不固定腹部压痛。

2. 其他检查 消化道透视或纤维结肠镜检查无明显异常发现。

【治疗】

1. 一般治疗 首先心理疏导,告诉患者并无器质性病变,解除思想顾虑,增强自信心。建立良好的生活习惯,避免进食产气食物如乳制品、大豆等。

2. 解痉药 腹痛较重者可适当口服解痉药,效果较好药物为匹维溴胺每次 50mg,3 次 / 天,口服。也可服用颠茄合剂、普鲁苯辛等。

3. 止泻药 腹泻者予以止泻药,轻者可用活性炭每次 1~3g,3 次 / 天;重者可用洛哌丁胺、地芬诺酯等,但不宜长期应用。

4. 导泻药 便秘者酌情给予作用缓和的导泻药,如芦荟胶囊、甲基纤维等,宜短期应用。

5. 镇静药 精神过度紧张者可适当应用镇静剂,如阿米替林、帕罗西汀等,从小剂量开始,注意不良反应。

【提示】

孕妇忌用匹维溴胺,哺乳期不建议使用。解痉药、止泻药均不宜长期应用。

第十四章 泌尿生殖系统疾病

第1节 泌尿生殖系统常用检查

泌尿生殖系统,由肾脏、输尿管、膀胱、尿道、前列腺、阴茎、睾丸等组成。随着诊疗技术的不断提高,医生需要掌握或了解常用泌尿生殖系统检查。同时注意进行具有危险性、有创性、费用昂贵的检查方法,检查前需经患方知情同意。

【实验室检查】

1. 尿液检查 尿常规是医学检验的"三大常规"之一,具有重要临床参考价值,可以为泌尿系统疾病和许多其他系统疾病提供有价值的诊断依据。对于泌尿系统疾病或其他疾病如炎症、结石、肿瘤、酸中毒、电解质紊乱、肾病综合征等是不可缺少的检查。

2. 血常规检查 了解机体的基本状况,有无感染、贫血、红细胞浓缩等。

3. 肾功能检查 了解血尿素氮、肌酐、尿酸、血浆蛋白、肾排泄功能等情况。

【影像检查】

1. X线检查 主要包括腹部平片、静脉肾盂造影,用于炎症、结石、肿瘤、囊肿、结核、异物等诊断,可显示内脏轮廓、尿路形态、发育畸形等。

2. CT检查 用于炎症、结石、肿瘤、囊肿、结核、异物等诊断,也可用于前列腺、输尿管、肾上腺、发育畸形等诊断。

3. 静脉肾盂造影 用于结石、肿瘤、结核、异物、畸形等诊断。

【超声检查】

1. B型超声 用于检查肾脏、肾上腺、输尿管、膀胱、前列腺、阴茎、阴囊、残余尿测定等,还可在其引导下进行穿刺、引流、活检等。

2. 彩色多普勒 可确定血管走向、血管结构、血供状态等。

【膀胱镜检查】

用于肿瘤、结石、异物、活组织检查,确定血尿原因、出血部位等,也可用于电灼、止血、取物、治疗等。

【静脉肾盂造影】

显示尿路形态,了解肾脏、输尿管位置,肾脏排泄功能。用于结核、膀胱、肿瘤、结石、不明原因血尿诊断。

第2节　尿　路　感　染

尿路感染,简称尿感,是指病原微生物侵入尿路而引起的炎症。通常分为下尿路感染(主要是膀胱炎)和上尿路感染(主要是肾盂肾炎)。感染途径为上行或直接感染。生育期已婚女性发病率约为 5%,多见于新婚、尿路梗阻、妊娠、产后。未婚女性 2%;男性较少发病,50 岁后因前列腺肥大致尿路梗阻感染可达 10%,多为无症状菌尿。

一、急性膀胱炎

急性膀胱炎,是非特异性细菌感染引起的膀胱壁急性炎症。致病菌多为大肠杆菌。特点为发病急,典型膀胱刺激症状。病理改变为黏膜充血、水肿、潮红等。主要临床表现为尿痛、尿急、尿频,耻骨上不适。

【临床表现】

1. 症状体征　占尿路感染 60%,主要症状有尿痛、尿急、尿频,耻骨上不适,全身症状轻微或缺如。检查耻骨上压痛,30% 有镜下血尿,偶有肉眼血尿。

2. 其他检查　尿常规检验可见脓细胞或白细胞管型。中段尿菌培养阳性,注意收集标本时应特别强调不能污染,膀胱穿刺抽取尿液作细菌培养,是诊断尿路感染的金标准。

【鉴别诊断】

尿道综合征　可有尿痛、尿急、尿频等尿路刺激征,但尿常规正常,尿培养阴性。

【治疗】

1. 一般治疗　适当休息,多饮水,保持外阴部清洁,禁止性生活。

2. 抗菌治疗　甲氧苄啶(TMP)每次 0.1g,2 次 / 天,口服;或复方新诺明 2 片 / 次,2 次 / 天,口服;或氧氟沙星每次 0.2g,2 次 / 天,口服,连用 3 天,90% 患者可以治愈。停药 7 天后复诊,如尿痛、尿急、尿频消失,中段尿菌培养阴性,说明急性膀胱炎诊断正确,已治愈;如仍有尿痛、尿急、尿频,中段尿菌培养阳性,则为尿路感染复发,可更正诊断为症状性肾盂肾炎,再用 14 天抗菌治疗后,中段尿菌培养仍未能转阴,必须根据药敏结果,使用允许范围内的最大剂量,再服药 6 周。

二、急性肾盂肾炎

急性肾盂肾炎,是感染细菌引起的急性肾盂肾盏炎症。致病菌多为大肠杆菌。病理改变为肾盂肾盏黏膜充血、水肿、脓性分泌物,黏膜下小脓肿等。主要临床表现为腰痛、发热、寒战、尿痛、尿频、尿急。

【临床表现】

1. 症状体征 起病较急,常有腰痛、发热、寒战、乏力、恶心、呕吐等,伴有尿痛、尿频、尿急刺激症状,有的可能没有典型的刺激症状。检查可有肋腰点压痛或双肾区叩击痛。

2. 其他检查 尿常规检验尿沉渣白细胞显著增加,发现白细胞管型有助于本病诊断。中段尿菌培养阳性。血化验白细胞计数和中性粒细胞比例增高。

【鉴别诊断】

肾结核:发热、尿痛、尿急、尿频、血尿。尿沉渣涂片可找到抗酸杆菌。普通尿培养阴性。肾盂造影可见肾实质虫蚀样破坏缺损。

【治疗】

1. 一般治疗 适当休息,多饮水,保持外阴部清洁,禁止性生活。有恶心呕吐者可静脉补充葡萄糖、蛋白质、维生素等。

2. 抗菌治疗 根据尿液细菌培养和药敏选择抗菌药,但一经确诊不必等待结果即开始应用。

(1)轻型急性肾盂肾炎治疗方案:用于临床症状轻微者,一般可给氧氟沙星每次 0.2g,2 次 / 天,口服,连用 3 天,如有效再继续用药 11 天;如无效根据药敏更换药物连用 14 天。

(2)较重急性肾盂肾炎治疗方案:用于体温超过 38℃,全身中毒症状明显者,可用环丙沙星每次 0.25g,2 次 / 天,静脉滴注;或氧氟沙星每次 0.2g,2 次 / 天,静脉滴注;或庆大霉素每次 1mg/kg,3 次 / 天,静脉滴注。必要时改用或加用头孢噻肟每次 2g,3 次 / 天,静脉滴注。获得药敏结果后调整抗菌药。静脉用药至体温正常 72 小时后,改口服有效抗菌药,连用两周。

(3)重症急性肾盂肾炎治疗方案:适于有寒战、高热、全身中毒症状严重者,在未获得药敏结果前可选用半合成青霉素如呱拉西林每次 3g,4 次 / 天,静脉滴注;或氨基糖苷类如庆大霉素每次 1mg/kg,3 次 / 天,静脉滴注;或第三代头孢菌素类如头孢曲松钠每次 1g,2 次 / 天,静脉滴注。通常使用一种氨基糖苷类,再加用一种半合成青霉素或第三代头孢菌素类。后二者和氨基糖苷类联用有协同作用。患者体温正常 72 小时后,改服有效抗菌药,完成 14 天疗程。

3. 对症处理 发热者给予物理降温或解热药物。尿痛明显者可适当应用解痉剂如普鲁苯辛、阿托品等。酌情应用碱性药物,降低酸性尿对膀胱的刺激。

【健康指导】

1. 酌情卧床休息,多饮水,勤排尿,以冲洗泌尿道,减轻炎症。

2. 注意个人卫生,保持外阴部清洁,每天晚上清洗外阴一次,尤其大便后最好清洗外阴一次。妇女月经期间、妊娠期及产褥期更应注意阴部清洁。

3. 注意性生活卫生,预防性交后引起的女性尿路感染,建议性交后立刻排尿。

4. 预防诱发尿路感染的因案,避免不必要的导尿及尿路器械检查。

5. 在医生的指导下规范用药。

第 3 节　急性肾小球肾炎

急性肾小球肾炎,又称急性肾炎。多于链球菌感染后 2~4 周发病,其他细菌、病毒和寄生虫感染后也可引起。病理改变为肾小球炎性细胞浸润、增生,水肿。临床表现为血尿、蛋白尿、水肿和高血压,并可有一过性氮质血症。本节介绍链球菌感染后急性肾小球肾炎。主要临床表现为血尿、眼睑水肿、高血压。

【临床表现】

1. 症状　起病急,几乎所有患者均有血尿,约 30% 患者为肉眼血尿,其余为镜下血尿。大部分患者少尿,80% 患者可有眼睑水肿,晨起时明显,也可双下肢凹陷性水肿。多数患者出现轻、中度高血压,少数出现严重高血压,甚至出现高血压脑病或心力衰竭的相应症状。

2. 体征　晨起眼睑水肿,也可有双下肢水肿,少数患者全身水肿。

3. 其他检查　病初血清补体 C_3 及总补体下降,对诊断本病意义较大。尿常规检验可见红细胞、蛋白、颗粒管型或红、白细胞管型。少尿时出现一过性尿素氮、肌酐升高等改变。多数患者抗"O"升高。B 型超声波检查可有双肾增大。

【鉴别诊断】

1. IgA 肾病　好发于青少年,常有上呼吸道感染史,多在感染后 1~5 天突然出现肉眼血尿,持续 1~5 天,反复发作。但无水肿、高血压和肾功能减退。血清 C_3 一般正常,部分患者血清免疫球蛋白 IgA 升高。

2. 急进性肾小球肾炎　起病过程与肾小球肾炎相似,早期出现少尿、无尿,肾功能急剧恶化。

3. 慢性肾小球肾炎急性发作　有慢性肾小球肾炎史,多在感染后 3~5 天发病,常有不同程度的贫血,因长期高血压可有心脏和眼底改变,尿比重下降,有不同程度的肾功能损害。B 型超声检查可见双肾缩小。

【治疗】

1. 一般治疗　卧床休息,直至肉眼血尿消失、水肿消退、血压和肾功能恢复正常。高维生素、清淡饮食,每天进食盐不超过 3g,氮质血症时给含必需氨基酸的优质低蛋白饮食。明显少尿者,限制入水量,一般进液量为前日尿量再加 500ml。

2. 治疗感染灶　首选青霉素,成人一般剂量为青霉素 80 万 U/次,3~4 次/天,肌内注射;青霉素 400 万 U,加入生理盐水 100ml,2 次/天,静脉滴注,每次应在 1 小时内滴完；青霉素过敏者可用红霉素每次 1~2g，加入 5% 葡萄糖内，1 次 / 天，静脉滴注。疗程 10~14 天。

3. 对症治疗　①应用利尿药，常用双氢克尿噻每次 25mg，3 次 / 天，口服；或呋塞米（速尿）20~60mg/d，注射或分次口服；②应用降压药，β 受体阻滞剂普萘洛尔每次 10mg，3 次 / 天，口服；或硝苯地平每次 10mg，3 次 / 天，口服；③控制心力衰竭，有心力衰竭者应及时控制；④透析治疗，发生急性肾功能衰竭伴高血钾者可做透析治疗。

【健康指导】

1. 急性期卧床休息 3 周，待血压正常、其他症状消失后，方可逐渐增加活动；3 个月后可上学；6 个月内避免重体力活动。

2. 急性期若有水肿、少尿、血压高者应适当限制盐、水与蛋白质的摄入，水肿消退可以由低盐饮食逐渐过渡到普通饮食，多食用含维生素 A、C、D、B 的食物。

3. 预防呼吸道感染与皮肤感染。

【提示】

1. 积极治疗急性扁桃体炎、猩红热及脓疱疮等疾病。

2. 反复发作的扁桃体炎，待病情稳定后应做扁桃体摘除，去除慢性感染病灶，术后注射青霉素治疗 2 周。

3. 避免使用肾毒性药物。

第 4 节　急进性肾小球肾炎

急进性肾小球肾炎，是一组以血尿、蛋白尿及进行性肾功能减退临床综合征。是肾小球肾炎最严重的类型。多发生于青年人或中老年男性。起病急，进展迅速，若未及时治疗，90% 于 6 个月内死亡，或仅能依靠透析维持生命。病因与多种因素如感染、过敏性紫癜有关。主要临床表现为少尿、无尿、肾功能急剧恶化。

【临床表现】

1. 病史　病前多有呼吸道感染或发热史。

2. 症状体征　起病急，病情进展快，早期即出现少尿、血尿、蛋白尿，进行性肾功能恶化，出现水肿、高血压、无尿，进而发展成尿毒症。全身症状较重，表现为疲乏无力，精神萎靡，中度贫血，体重下降等。

3. 其他检查　免疫学检查异常改变，血清补体 C_3 降低。B 型超声波检查显示双肾增大。

【鉴别诊断】

1. 急性肾小管坏死　可有尿少、无尿症状，但常有休克、脱水等肾缺血病史或使用肾毒药物史,临床表现肾小管损害为主,如尿钠增加、低渗尿、低比重尿。

2. 梗阻性肾病 突然出现少尿或无尿,但无肾炎综合征表现,B 型超声波检查或膀胱镜检查有所帮助。

【治疗】

1. 强化疗法 适于病情危重时,有条件医院方可进行,包括强化血浆置换、甲泼尼龙冲击治疗。

2. 基础治疗 强化治疗同时,需同时服用常规剂量激素及细胞毒药物,抑制免疫及炎症反应。

3. 替代疗法 强化疗法无效者,应用透析治疗,进入不可逆阶段则需长期透析维持。

第 5 节 慢性肾小球肾炎

慢性肾小球肾炎,简称慢性肾炎。发病原因、机制、病理类型各不相同。多发生于中青年人,男性较多。最终可发展为慢性肾功能衰竭。主要临床表现为蛋白尿、血尿、水肿、高血压。

【临床表现】

1. 症状体征 起病缓慢,表现多样,一般有蛋白尿、血尿、水肿、高血压等基本表现。患者可有乏力、食欲缺乏、贫血、腰部疼痛等,病情进展较缓慢,时轻时重,随时间延长逐渐出现慢性肾功能不全症状体征。

2. 其他检查 尿常规检验可有尿蛋白、尿沉渣红细胞增多,可见管型。血化验肌酐清除率下降或氮质血症。

【治疗】

1. 一般治疗 适当休息,限盐饮食($< 3g/d$)。

2. 控制高血压 高血压、尿蛋白病情重者($\geqslant 1g/d$)血压应控制在 125/75mmHg 以下,病情轻者放宽至 130/80mmHg 以下,并注意选择有肾保护作用的药物。常用药物氢氯噻嗪(双氢克尿噻)每次 12.5~25mg,1~2 次 / 天,口服;或贝那普利(洛汀新)每次 10~20mg,1 次 / 天,口服;或氯沙坦每次 50~100mg,1 次 / 天,口服;或氨氯地平每次 5~10mg,1 次 / 天,口服。常需两种以上药物联合使用。

3. 限制蛋白入量 肾功能不全者应适当限制食物蛋白质摄入。

4. 避免肾损害 预防感染、避免劳累,禁止应用氨基糖苷类等肾毒性药物。

【健康指导】

1. 注意休息,避免劳累,防止受凉感冒及上呼吸道感染。

2. 注意个人卫生,尽量避免口腔炎、皮肤感染及尿路感染等发生。

3. 水肿、高血压者应低钠(每天摄盐少于 5g)饮食。

【提示】

1. 禁用肾毒性药物,如氨基比林、庆大霉素、卡那霉素等。

2. 注意低蛋白 [每天 0.5~0.8g/（kg·d）]、高质量蛋白（富含必需氨基酸）及低磷饮食,以减轻肾负担,避免肾小球硬化。

第 6 节　肾病综合征

肾病综合征,是由多种肾小球疾病引起一种综合征。基本病理改变是肾小球基底膜毛细血管通透性增加。本病分为原发性和继发性两大类。临床特点为大量蛋白尿、水肿、高脂血症和低蛋白血症。本节介绍原发性肾病综合征。主要临床表现为食欲缺乏、全身水肿,乏力头晕、体质虚弱。

【临床表现】

1. 症状　患者食欲缺乏、恶心、呕吐、腹胀、腹泻、浮肿、乏力,可有头晕、心悸、胸闷等慢性贫血症状。患者体质虚弱,容易感冒、发热等。

2. 体征　全身水肿,以面部和阴囊部位明显,严重者可有胸腔积液、腹腔积液和心包腔积液,出现相应的临床体征,皮肤黏膜苍白等贫血体征。

3. 其他检查　尿常规检验可见蛋白尿,常超过 3.5g/d,也可见透明管型或颗粒管型,有时可见红细胞。血生化检查提示高脂血症、低蛋白血症,血浆白蛋白< 30g/L。血沉增快,血色素降低。

【鉴别诊断】

1. 过敏性紫癜性肾炎　多见于少年,常有皮疹,可伴关节疼、腹痛和黑便。皮疹出现后 1~4 周出现肾损害,部分病例出现肾病综合征表现。

2. 系统性红斑狼疮性肾炎　多见于中青年女性,面部蝶形红斑及光过敏,常有口腔溃疡、关节疼和多系统损害。血清 IgG 增高,补体 C_3 降低,可出现多种自身抗体。

3. 糖尿病肾小球硬化症　多见于中老年人,往往有较长时间糖尿病史。出现肾病后病情进展较快,最终出现肾功能衰竭。

4. 肾淀粉样变性　常发生于中老年人,病变侵犯心脏、肾脏、消化道、皮肤与神经。多继发于化脓感染、恶性肿瘤等,确诊需根据肾组织活检。

【治疗】

1. 一般治疗　适当休息,每天少于 3g 的低盐、高质量蛋白质饮食,为减缓高脂血症,应食用植物油。

2. 对症处理　①利尿消肿,常用氢氯噻嗪（双氢克尿噻）每次 25mg, 3 次 /天,口服,加用氨苯蝶啶每次 50mg, 3 次 / 天,口服。如效果不佳,可用呋塞米（速尿）加用保钾利尿剂;也可通过提高血浆渗透压,促进水分回吸收,滴注低分子右旋糖酐,起到利尿消肿作用;②提高血浆渗透压,酌情静脉输注血浆、白蛋

白;③减少尿蛋白,可用卡托普利,初始每次 6.25mg 逐渐增至每次 25mg,3 次 /
天,口服,以降低肾小球内高压;④促蛋白质合成药物,常用苯丙酸诺龙每次
50mg,1~2 次 / 周,肌内注射。

3. 抑制免疫 ①肾上腺皮质激素,多主张起始足量,每天泼尼松 1mg/
(kg·d),疗程 8~12 周;足量治疗 1~2 周后,逐渐减量,每 1~2 周减原用量的
1/10,当减至每天 20mg 时要慎重,防止症状复发;长期维持治疗,最后以最小有
效剂量 10~15mg/d 维持,再服半年至 1 年或更久。当泼尼松不敏感时可换用泼
尼松龙或地塞米松;②细胞毒药物,常用环磷酰胺 100mg/d,分 2 次口服;或每次
200mg,隔日静脉注射一次,累积量达 6~8g 停药;③联合疗法,对难治性肾病综
合征酌情联合应用肾上腺皮质激素、环磷酰胺、肝素或双嘧达莫。

4. 中药治疗 雷公藤每次 20mg,3 次 / 天,口服,有降尿蛋白作用,并有抑
止免疫作用。

【健康指导】

1. 酌情休息,避免劳累,防止受凉感冒及上呼吸道感染。

2. 注意个人卫生,避免皮肤及尿路感染。

3. 低蛋白(每天 0.5~0.8g/kg)、高质量蛋白(富含必需氨基酸)及低磷饮食,
以减轻肾脏负担,避免肾小球硬化。

4. 有水肿、高血压者低钠(每天摄盐少于 5 克)饮食。

【提示】

1. 禁用肾毒性药物,如氨基比林、庆大霉素、卡那霉素等。

2. 低蛋白饮食,0.5~0.8g/(kg·d),同时高质量蛋白(富含必需氨基酸)及
低磷饮食,以减轻肾负担,避免肾小球硬化。

第 7 节 急性肾功能衰竭

急性肾功能衰竭,是指肾功能短时间内出现进行性减退的临床综合征。各
种原因如烧伤、感染、外伤、脱水、失血、药物等均可引起急性肾功能衰竭。可分
为肾前性、肾性、肾后性三大类。主要临床表现:少尿、无尿、氮质血症及水、电
解质紊乱和酸碱平衡失调。

【临床表现】

1. 症状 临床上分为少尿期和多尿期。①少尿期,每天尿量少于 400ml 或
无尿(每天尿量少于 100ml)。出现尿毒症表现,如厌食、恶心、呕吐、腹泻、头痛、
烦躁、呼吸深快,出血倾向,有的出现抽搐,甚至昏迷;②多尿期,进入此期尿量
逐日增多,最多者每天尿量可达数千毫升,尿毒症症状逐渐减轻。

2. 体征 少尿期可出现全身水肿、心律失常。多尿期处理不当可有脱水
体征。

3. 其他检查　血化验有贫血征象,肌酐和尿素氮进行性升高,血清钾升高,血清钠正常或偏低。尿液检验有尿蛋白,尿沉渣有上皮细胞管型或颗粒细胞管型,尿比重低且固定。B 型超声波检查对致病原因如尿路梗阻有鉴别意义。肾组织活检对肾性肾功能衰竭诊断有重要意义。

【分类】

1. 肾前性肾功能衰竭　实际为肾前性少尿,多源于血容量不足如大面积烧伤、脱水、失血等引起,也可见于心力衰竭,补充血容量或纠正心力衰竭后好转。血化验氮质血症不严重,尿常规改变不明显,尿比重常在 1.020 以上。

2. 肾性肾功能衰竭　肾性肾功能衰竭为肾实质性病变,多见于重症急性肾小球肾炎和急进性肾小球肾炎,可有水肿、高血压、大量蛋白尿、镜下或肉眼血尿及各种管型,进而出现少尿或无尿。

3. 肾后性肾功能衰竭　由于尿路梗阻引起,见于泌尿系统结石、盆腔肿瘤压迫等所致,可有肾绞痛和肾区叩击痛。尿常规无明显改变。B 型超声波和 X 线检查有助于诊断。

【治疗】

1. 治疗原发病　寻找导致肾功衰竭的原因,积极治疗原发疾病。

2. 少尿期治疗　①一般治疗,卧床休息,高热量低蛋白饮食;②维持体液平衡,一般为前日排出量 +500ml。对肾前性因素者应补充血容量或纠正心衰;③纠正高血钾,应用 10% 葡萄糖酸钙 10ml / 次,1~2 次 / 天,静脉注射,以对抗钾对心肌的作用;5% 碳酸氢钠 100~200ml,静脉滴入,以纠正代谢性酸中毒,促使钾从细胞外进入细胞内;25% 葡萄糖 250ml+ 胰岛素 16U,静脉滴注;重症高血钾时可进行透析治疗;④控制感染,根据药敏试验选择对肾脏无毒性抗生素;⑤透析治疗,早期进行可迅速清除代谢产物、维持水、电解质和酸碱平衡,防治各种并发症。透析指征为急性肺水肿、高钾血症＞ 6.5mmol/L 以上、无尿 2 天或少尿 4 天、二氧化碳结合力 13mmol/L 以下、血尿素氮 21.4~28.6mmol/L 或肌酐 442mmol/L 以上。

3. 多尿期治疗　多尿期开始仍应维持水、电解质和酸碱平衡、控制氮质血症。若出现低钾血症时应及时纠正。如尿量过多可适当补充葡萄糖和林格氏液,一般为尿量的 1/3~2/3。尿素氮降至 17.9mmol/L,肌酐降至 354mmol/L 以下,临床症状改善可暂停透析治疗。

4. 恢复期治疗　仍需注意休息,加强营养,注意检测肾功能,避免使用对肾脏有损害的药物。

【提示】

注意区分急性肾功能衰竭属于肾前性、肾性、肾后性,以便制定恰当合理的治疗方案。

第8节 慢性肾功能衰竭

慢性肾功能衰竭,简称"慢性肾衰",是各种肾脏疾病后期的严重阶段。本病发生在各种慢性肾实质性疾病的基础上,逐渐出现肾功能减退至肾功能衰竭。引起慢性肾功能衰竭的常见肾实质性疾病如慢性肾炎、梗阻性肾病、糖尿病性肾病等。主要临床表现为食欲缺乏、乏力、尿少、贫血及原发病症状。

【临床表现】

1. 病史 有慢性肾脏疾病史,如慢性肾小球肾炎、慢性梗阻性肾病、糖尿病性肾病等。

2. 症状 患者多有食欲缺乏、恶心、呕吐、腹胀、头晕、乏力、失眠、抑郁,随病情进展可出现谵妄、谵语、抽搐、昏迷、呼吸深大、逐渐少尿或无尿、皮肤瘙痒、鼻出血等。

3. 体征 贫血貌、皮下出血、皮肤可见尿素霜、眼睑或全身水肿,如有心衰则可有心率增快,也可有胸腔积液、血压高等。

4. 其他检查 尿常规检验可有血尿、蛋白尿、管型或脓细胞,尿比重低。血化验有贫血改变,血生化可有高血钾、低血钙、二氧化碳结合力降低、尿素氮和肌酐升高。B 型超声波检查可发现双肾缩小、多囊肾、尿路结石、肾积水等异常。

【鉴别诊断】

急性肾功能衰竭:起病较急,多有急性脱水、失液、感染等急性病史,并有原发疾病的临床表现,较快出现少尿和无尿。

【治疗】

1. 一般治疗 注意休息,防止感冒。低蛋白饮食,蛋白质 0.6g/(kg·d)即可满足机体基本需要,但应给高热量饮食;高血压、水肿者低盐饮食。

2. 降低肾小球内高压 可适当应用依那普利、阿替洛尔或氯沙坦等。

3. 纠正水电解质及酸碱平衡失调 水肿、少尿或无尿时进液量为前一天排出量再加 500ml。若水肿较重,可用呋塞米(速尿)每次 20mg,3 次 / 天,静脉滴入。酸中毒适当应用 5% 碳酸氢钠纠正。

4. 并发症处理 有心衰者积极纠正心衰;贫血者适当输入鲜血,并给予硫酸亚铁治疗。

5. 防治感染 可酌情选用青霉素、氨苄西林、红霉素类药物,忌用链霉素、卡那霉素、庆大霉素、四环素等。

6. 对症处理 恶心呕吐者可给多潘立酮每次 10mg,3 次 / 天,口服。谵妄、烦躁、抽搐者给予地西泮(安定)每次 10~20mg,肌内注射。

7. 透析治疗 有明显尿毒症者,可进行血液透析或腹膜透析,快速纠正水肿、高血钾、酸中毒。

【健康指导】

1. 慢性肾功能衰竭,一般说来较难治愈,但是要做好患者心理工作,树立生活信心,保持心态平和,只要坚持治疗,必要时进行透析便能长期生存。

2. 生活规律,调节饮食,增强体质,预防感冒。

3. 不使用对肾脏有损害的药物,忌用链霉素、卡那霉素、庆大霉素、四环素等,具有重要意义。

第十五章 神经系统和精神疾病

第 1 节 常用神经系统检查

神经系统,分为中枢神经系统和周围神经系统两大部分。中枢神经系统包括脑和脊髓,周围系统包括脑神经和脊神经。随着诊疗技术的不断提高,医生需要掌握或了解常用神经系统检查手段。同时注意危险性、有创性、费用昂贵的检查前,需经患方知情同意。

【实验室检查】

1. 血常规检查 了解机体的基本状况,有无感染、贫血、红细胞浓缩等。

2. 尿液检查 尿常规是医学检验的"三大常规"之一,具有重要临床参考价值,可以为许多系统疾病提供有价值的诊断依据。

3. 脑脊液检验 酌情用于中枢感染、脑外伤、脑出血、蛛网膜下腔出血、脑血管疾病、某些原因的抽搐、脑膜炎、脊髓肿瘤等。脑脊液涂片检查发现致病菌,对临床诊断价值较大。

4. 血脂测定 测定血清中游离胆固醇和胆固醇的总量,以了解各种有关成分含量。用于高血压、动脉粥样硬化、冠心病、脑血管等疾病诊断。

【影像检查】

1. 脑 CT 检查 用于脑血管病变、脑萎缩、脑外伤、脑肿瘤、脑发育畸形等疾病诊断。

2. 磁共振检查 用于脑血管病变、脑萎缩、脑外伤、脑肿瘤、脑发育畸形及其他疾病。

【肌电图检查】

为局部肌肉麻痹、多处肌肉麻痹、肢体瘫痪、肢体麻木、肌肉萎缩等情况提供诊断依据。可用于脊髓疾病、周围神经疾病、神经根压迫症、神经肌肉接头疾病、肌原性疾病的诊断。

【脑电图检查】

适于不明原因癫痫样发作、头痛、头晕、局灶性瘫痪等检查,用于意识障碍性疾病、癫痫、脑出血、脑血栓、病毒性脑炎、脑挫伤等疾病的诊断。

第2节 三叉神经痛

三叉神经痛,是指三叉神经分布区内短暂而反复发作的剧烈疼痛,又称原发性三叉神经痛。本病原因未明。多见于中老年人,女性多于男性。主要临床表现为突然发作的、短暂的、剧烈的一侧面部疼痛。

【临床表现】

1. 症状体征 突然面部疼痛,限于三叉神经分布区的一支或两支,以第二、三支多见,多为单侧发病,剧烈疼痛,刀割样或电击样,发作时间短暂,每次数秒或1~2分钟,洗脸、刷牙、说话容易诱发。每次发作数日、数周或数月,病程为周期性,缓解期数日或数月至数年。

2. 其他检查 一般无须进行实验室和辅助检查。

【鉴别诊断】

1. 牙源性疼痛 疼痛局限于牙周围,进食冷热食物易诱发疼痛,牙科检查局部叩击痛或有其他异常发现。

2. 鼻窦炎 面部疼痛,持续性钝疼,局部有压痛,伴流脓涕,鼻腔检查或鼻窦CT检查有助于诊断。

【治疗】

1. 药物治疗 首选卡马西平,每次0.1g,2次/天,口服,以后每天增加0.1g,至疼痛停止后逐渐减量,找出最小有效维持量;或苯妥英钠,每次0.1g,3次/天,口服。

2. 封闭注射 药物治疗无效时可对周围神经支进行纯乙醇封闭注射。

3. 物理疗法 疼痛位于第一、三支或多支者,可采用射频热凝疗法。

4. 手术治疗 久治不愈者可考虑微血管减压术或三叉神经感觉根切断术。

【健康指导】

1. 避免精神紧张,勿情绪急躁,保持心态平静。

2. 避免受凉,患侧妥善保护,天气寒冷时外出戴口罩。

【提示】

服药期间注意药物副作用。

第3节 特发性面神经麻痹

特发性面神经麻痹,亦称面神经炎,简称"面神经麻痹"。为茎乳孔内面神经非特异性炎症所致的周围性面瘫,任何年龄均可发病,男性略多。病因尚未明了,常与感受风寒、病毒感染有关。病理改变可能为神经缺血、水肿、受压,出现功能障碍。多数可在2~5周恢复,有的数月方能恢复,少数经久不愈。主要临床表现为单侧面瘫、额纹消失、口角歪向一侧。

【临床表现】

1. 症状 起病突然,患者可有耳疼、颜面不适,常因口角歪斜、说话不便、进食不适等发现面部异常。也常被他人发现不能皱眉、皱额、鼓腮等动作。食物常残留于患侧齿、颊之间。症状于数小时或 1~2 天内达高峰。

2. 体征 检查见患侧额纹消失、眼裂扩大、鼻唇沟变浅、口角下垂,部分患者患侧舌前 2/3 味觉障碍,有的患侧听觉过敏,少数患者外耳道或鼓膜起疱疹。

3. 其他检查 肌电图检查面神经传导速度异常。

【鉴别诊断】

1. 中枢性面瘫 病变对侧鼻唇沟变浅、口角下垂,而皱额、闭目动作不受影响,常有伸舌偏向面瘫侧及面瘫侧肢体瘫痪体征。

2. 邻近疾病 各种耳源性疾患、腮腺炎、肿瘤等均能引起面神经麻痹,但有原发病的相应症状及体征。

3. 吉兰 - 巴雷综合征 可出现周围性面瘫,但为双侧性,同时有对称性肢体瘫痪及脑脊液异常改变。

【治疗】

1. 一般治疗 适当休息,避免寒冷,使用眼罩、眼膏等保护眼睛。

2. 激素疗法 多主张尽早应用肾上腺皮质激素治疗,常用地塞米松每次 10~15mg,口服或静脉用药,连用 7~10 天。也可给予泼尼松 1mg/(kg·d),分二次口服,连用 5 天,以后 7~10 天内逐渐减量。

3. 维生素 B 族 常用维生素 B_{12} 每次 500μg,1 次 / 天,肌内注射;维生素 B_1 每次 100mg,1 次 / 天,肌内注射。

4. 物理疗法 急性期面部热敷、红外线照射、超短波透热疗法等有助于改善局部血液循环,消除水肿等。恢复期可做碘离子透入针灸治疗。

5. 康复治疗 尽早自我功能训练,皱眉、抬额、鼓腮、闭眼、吹口哨等。

6. 手术治疗 久治不愈(2 年以上)、面部歪斜明显影响容貌美观者,可考虑外科整形手术治疗。

【健康指导】

1. 避免精神刺激、情绪急躁,保持乐观心态,有利于疾病恢复。

2. 防止受凉感冒,以免加重病情;患侧妥善保暖,出外戴帽子、口罩、围巾。

3. 在医师指导下服用中、西药物。可在家中自行施行热敷、红外线照射或按摩。

4. 预防再次复发,加强防护,乘坐火车、汽车时,不要将头靠在敞开的窗户旁,以免受风引起发病。

【提示】

注意保护患侧角膜,每晚睡觉前涂抹眼膏,白天配戴眼罩等,预防暴露性结膜炎。

第 4 节 偏侧面肌痉挛

偏侧面肌痉挛,为阵发性、不规则的一侧面部肌肉不自主抽搐。发病原因不明,中年女性多见。主要临床表现为一侧面肌不定时、不自主痉挛性抽搐。

【临床表现】

1. 症状体征 女性多见,中年以后发病,病初多为一侧眼轮匝肌轻度抽动,逐渐出现一侧面部肌肉不定时、不自主的痉挛性抽搐,口角部肌肉最易受累,严重者可累及颈阔肌。常于精神紧张、疲劳时加重,入睡后症状消失。检查无神经系统其他阳性体征。

2. 其他检查 一般无需进行实验室和其他辅助检查。

【鉴别诊断】

1. 功能性痉挛 老年女性多见,常为双侧性,无下半面肌痉挛。

2. 习惯性抽动症 多见于儿童及青年人,有较明显的肌肉收缩,与精神因素有关。

【治疗】

1. A 型肉毒毒素治疗 目前最安全、有效、简单的首选方法,为近年来神经领域治疗的重要进展。在痉挛肌肉处注射药液使肌肉痉挛减弱或消失。多数用后症状明显改善,但疗效仅能维持 3 个月左右,复发后重复注射仍有效。

2. 抗癫痫药 可试用卡马西平每次 0.1g,2 次 / 天,口服,剂量逐渐增加到 0.6g/d;或苯妥英钠每次 0.1~0.2g,3 次 / 天,口服。

3. 阻滞注射 重症可试用 50% 酒精 1ml,皮下神经分支阻滞注射,使神经变性失去作用。

【健康指导】

1. 避免精神紧张,勿情绪急躁,保持心态平静。

2. 防止受凉感冒,以免加重病情,患侧妥善保暖。

【提示】

1. 久病者影响患侧眼睑闭合,注意保护患侧角膜。

2. A 型肉毒毒素治疗需注意注射部位准确,否则可能出现眼睑下垂等短暂麻痹症状。

第5节　单发性神经病及神经痛

单发神经病,是指单一神经的病损产生与该神经分布一致的症状;神经痛,是受损神经分布区域内的疼痛。单发神经病多由创伤、缺血、压迫、肿瘤浸润等引起。主要临床表现为病损区运动、感觉功能障碍。

【临床表现】

1. 桡神经麻痹　①运动障碍,典型表现为垂腕,高位损伤可见上肢各伸肌麻痹,肘、腕、掌指关节不能伸直,手握力减退,伸指肌和伸拇肌麻痹;肱骨中段麻痹时肱三头肌功能完好;近腕关节处麻痹时因各支已发出,可不产生麻痹症状;②感觉障碍,因邻近神经重叠感觉障碍仅限于手背和一、二掌骨间小范围。桡神经有良好的再生能力,治疗后功能可恢复,预后良好。

2. 正中神经麻痹　①运动障碍,上臂受损时表现为前臂旋前不能,屈腕力弱,拇、食、中指屈曲不能,握拳无力;拇、示指不能过伸,拇指不能对掌和外展,大鱼际肌萎缩状如猿手,持物困难。损伤位于前臂中 1/3 或下 1/3 时,旋前圆肌、腕屈肌、指屈肌功能仍存在,运动障碍仅限于拇指外展、屈曲和对掌;②感觉障碍,手指及手掌大部分感觉丧失(图 15-1)。

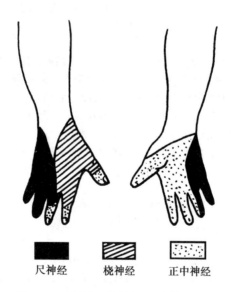

| 尺神经 | 桡神经 | 正中神经 |

图 15-1　尺神经、桡神经、正中神经分布

腕管综合征：压迫正中神经，表现为桡侧三指麻木、疼痛和鱼际萎缩，女性多见，右侧易发，劳动后加剧，休息后缓解。

3. 尺神经麻痹　①运动障碍，表现为手向桡侧偏斜，拇指处于外展状态，手指基底节过伸，末节屈曲，小鱼际平坦，骨间肌萎缩凹陷，手指分开，并拢受限；小指动作丧失呈外展位；各指精细动作丧失；4、5指不能伸直呈屈曲位，状如爪形。前臂中1/3或下1/3受损时仅见手部小肌肉麻痹；②感觉障碍，位于手背尺侧一半、小鱼际、小指和无名指尺侧一半。

肘管综合征：较常见，仅次于腕管综合征，为尺神经麻痹的表现。

4. 腓总神经麻痹　①运动障碍，表现为足和足趾不能背屈，足下垂，步行时举足高，足尖先落地，呈跨阈步态；不能用足跟行走；②感觉障碍，小腿前外侧和足背皮肤麻木，痛觉消失。

5. 臂丛神经痛　多为继发性，常见于颈椎病、胸廓出口综合征、锁骨骨折等。表现为肩部、上肢不同程度的疼痛，夜间及活动肢体时疼痛明显。

6. 肋间神经痛　多为继发性，常见于胸膜炎、肺炎、肋骨肿瘤、带状疱疹等。表现为一个肋间或几个肋间疼痛，咳嗽或深呼吸时可加重。

7. 股外侧皮神经病　又称股外侧皮神经炎，主要原因为外伤、受压，或原因不明。表现为一侧股外侧皮肤感觉异常，如蚁走感、烧灼感或麻木感，也可感觉过敏或痛觉消失。

8. 坐骨神经痛　多为继发性，常见于腰椎间盘突出、肥大性脊椎炎、脊椎结核等。主要表现为沿坐骨神经分布区域有放射性疼痛，疼痛起于下背部、臀部，向下放射至股后侧、小腿后外侧、足外侧，直腿抬高试验阳性，CT或磁共振检查有助于病因诊断。

除以上临床表现外，可酌情进行肌电图检查，协助临床诊断。

【治疗】

针对不同病因给予相应处理，如原发性者可给予消炎止痛、维生素B族等药物治疗；继发性者一般应先治疗原发疾病，同时给予对症处理，必要时进行手术治疗。

【健康指导】

1. 防止受凉感冒，患侧或局部妥善保护。

2. 患处感觉减弱或麻痹，生活或治疗中注意防止烫伤、灼伤等意外伤害。

第6节　多发性神经病

多发性神经病，又称为多发性神经炎。常见病因包括营养缺乏、代谢障碍、药物中毒、自身免疫障碍等。病理改变为轴突变性及阶段性脱髓鞘，周围神经远端最明显。主要临床表现为肢体远端对称性感觉、运动和自主神经障碍。

【临床表现】

1. 症状 可发生于任何年龄,感觉障碍表现为肢体远端对称性感觉缺失,呈手套、袜子形分布,也可有感觉异常、感觉过敏、麻木、疼痛等。

2. 体征 运动障碍,肌肉无力、萎缩,远端重于近端。下肢以胫前肌、腓骨肌为主,上肢以骨间肌、蚓状肌、大小鱼际肌为主,可有手足下垂、腱反射减弱或消失。肢体远端皮肤发凉、多汗或无汗、皮肤菲薄、指甲变脆等。

3. 其他检查 肌电图检查感觉、运动神经传导速度减慢。

【病因分析】

1. 药物中毒 多见于呋喃类、异烟肼等药物中毒。

2. 工业中毒 工厂群体发病,多为重金属中毒,尿、头发、指甲测定有助于诊断。

3. 糖尿病性 有糖尿病史及相应表现。

4. 营养缺乏 慢性酒精中毒、慢性胃肠病等。

5. 感染性 有感染病史,如吉兰 - 巴雷综合征等。

【治疗】

1. 一般治疗 酌情卧床休息,冬季应保暖,疼痛者酌情应用止痛剂。

2. 病因治疗 尽可能寻找病因,解除或予以相应处理。

3. 药物治疗 ①肾上腺皮质激素治疗,可酌情选用地塞米松或泼尼松,多在急性期应用;②辅助药物,常用维生素 B_1 每次 100mg,1 次 / 天,肌内注射;维生素 B_{12} 每次 250~500μg,1 次 / 天,肌内注射。还可酌情配合应用硝酸一叶萩碱、加兰他敏、复方丹参、地巴唑等。

4. 物理治疗 酌情选用红外线、热敷、针灸等。

【提示】

1. 注意加强护理,维持肢体功能位,有手足下垂者应用夹板固定,防止畸形。

2. 病因诊断较为重要,根据病史、病程、特殊症状、实验室检查,进行分析判断。

第 7 节　吉兰 - 巴雷综合征

吉兰 - 巴雷综合征(Guillain-Barré syndrome),又称急性炎症性脱髓鞘性多发性神经病,是常见的脊神经和周围神经脱髓鞘疾病。病因尚未完全明了,病前多有非特异性病毒感染。病理改变为周围神经、神经根的脱髓鞘和小血管周围淋巴细胞、巨噬细胞的炎症反应。主要临床表现为进行性四肢无力、麻木、瘫痪。

【临床表现】

1. 病史 病前 1~4 周可有感染史,如上呼吸道感染、胃肠道感染腹泻等。

2. 症状　急性或亚急性起病,首发症状为进行性或突发性四肢无力,双侧对称,部分患者1~2天内即可出现四肢瘫痪或呼吸肌麻痹,也可先出现下肢瘫痪,然后上肢瘫痪,可有肢体感觉异常,以麻木多见,也可有疼痛等。

3. 体征　检查四肢可有手套、袜子形感觉减退,腱反射减弱或消失。自主神经功能障碍可有手足出汗、皮肤潮红等。

4. 其他检查　脑脊液检查蛋白细胞分离,即蛋白含量高而细胞数正常,出现在病后2~3周,但第1周正常。肌电图神经感觉传导速度和运动传导速度减慢。

【鉴别诊断】

1. 急性脊髓灰质炎　多有发热,肢体瘫痪不对称,无感觉障碍。脑脊液检查细胞~蛋白分离或均增高。神经传导速度测定正常,但波幅降低。肌电图可有失神经支配现象。

2. 低钾性周期性麻痹　多数以双下肢为主,少数累及四肢,有引起低钾血症原发病表现,化验血清钾降低,心电图有助于诊断。

3. 多发性神经病　手套袜子形感觉缺失,感觉异常、感觉过度、疼痛等;运动障碍表现为肌肉无力、肌肉萎缩、手足下垂、腱反射减弱或消失;自主神经障碍表现为肢体远端皮肤发凉、多汗或无汗、皮肤菲薄、指甲变脆等。

4. 重症肌无力　表现为眼外肌、咀嚼肌、吞咽肌或呼吸肌无力,休息后减轻,活动后加重,受累骨骼肌范围不能按神经分布解释。甲基硫酸新斯的明每次0.5~1mg,肌内注射,20分钟后症状明显缓解,支持本病。

【治疗】

1. 一般疗法　加强护理,定时翻身、拍背、吸痰,维持循环功能,防止并发症,加强支持疗法。

2. 药物治疗　①免疫球蛋白,剂量0.4g/(kg·d),连用5天;②适当应用抗生素,防治感染;③选用维生素 B_1、维生素 B_{12}、ATP、辅酶A、加兰他敏、硝酸一叶萩碱等。

3. 对症处理　呼吸肌麻痹者及时进行气管切开置管,使用人工呼吸机;舌咽、迷走神经障碍者及早鼻饲插管。

4. 恢复期治疗　急性期过后及早进行主动、被动活动,配合针灸、理疗、按摩等措施,促进肢体功能恢复。

【提示】

本病不分年龄、性别、季节,一般预后较好,即使重症患者,如能度过危重期常可治愈,少有遗留严重后遗症。

第8节　急性脊髓炎

急性脊髓炎,是指脊髓的横贯性病变,常累及数个节段,好发于胸髓,其次为颈髓。病理改变为脊髓白质脱髓鞘或坏死,肉眼观察脊髓肿胀、质地变软,软脊膜充血或有渗出物等。病因不清,多数发病前 1~4 周有上呼吸道感染、发热、腹泻病史。主要临床表现为病变平面以下运动、感觉、自主神经功能障碍。

【临床表现】

1. 病史 多数发病前 1~4 周有上呼吸道感染、发热、腹泻病史。

2. 症状 青壮年多见,性别无差异,急性发病,首发症状多为双下肢麻木、疼痛、活动无力等,病变相应部位可有背痛、束带感,继之下肢体瘫痪、感觉缺失、括约肌障碍。

3. 体征 ①运动障碍,以截瘫多见,早期肌张力低、腱反射消失、病理征阴性;后逐渐转为肌张力高、腱反射亢进、病理征阳性,并出现失用性肌肉萎缩;②感觉障碍,表现为病变水平以下感觉缺失,在感觉障碍的上端,有感觉过敏带;③自主神经障碍,表现为早期尿潴留,后期尿失禁,病变平面以下出汗、皮肤干燥、脱屑、指甲变脆等。

4. 其他检查 血化验显示急性期白细胞计数正常或稍高。脑脊液检查压力不高,白细胞正常或增高,以淋巴细胞为主,蛋白轻度升高,糖与氯化物正常。电生理检测视觉诱发电位正常,下肢诱发电位阴性或明显减低,运动诱发电位异常;肌电图呈失神经改变。

【鉴别诊断】

1. 吉兰-巴雷综合征 见本章第 7 节。

2. 急性硬脊膜外脓肿 也可出现脊髓横贯性损害,但病前常有其他部位的脓性感染病灶,有原发病表现。

3. 脊椎结核和转移瘤 椎体骨质破坏、塌陷、压迫脊髓引起横贯性损伤,棘突突起或成角畸形,脊椎结核有低热、食欲缺乏、消瘦、乏力等中毒症状,转移瘤患者有原发肿瘤可寻。

【治疗】

1. 一般疗法 加强护理,定时翻身、拍背、吸痰,防止并发症,加强支持疗法。

2. 急性期 ①肾上腺皮质激素治疗,可用大剂量甲基泼尼松龙短程冲击疗法,剂量为每次 500~1000mg,静脉滴注,连用 3~5 天;也可用地塞米松每次 10~20mg,静脉滴注,10 天为一疗程,病情稳定后改为泼尼松 40~60mg/d,分次口服,病情好转 1~2 个月后逐渐减量并停用;②抗生素治疗,适当选用抗生素防止感染;③辅助药物治疗,酌情选用维生素 B_1、维生素 B_{12}、维生素 C 和 ATP、辅酶 A、复方丹参、加兰他敏、硝酸一叶萩碱等。

3. 恢复期 急性期过后立即行康复治疗,加强功能锻炼,促进肌力恢复,防止足下垂,关节挛缩,也可配合针灸、理疗等。

【健康指导】

急性期过后及早进行主动、被动活动,配合针灸、理疗、按摩等措施,促进肢体功能恢复。

【提示】

注意防止并发症,保持呼吸道通畅,定时翻身拍背,避免肺部感染,保持皮肤清洁,防止受压,预防压疮等。

第9节 脊髓压迫症

脊髓压迫症,是由于椎管内占位性病变引起的脊髓受压而出现的病症。常见原因为肿瘤、炎症、外伤、椎间盘突出等。主要临床表现为不同程度的脊髓横贯性损害和椎管阻塞症状体征。

【临床表现】

1. 症状体征 ①神经根症状,神经后根分布区域自发性疼痛,用力、咳嗽、排便时加重;②感觉障碍,病变平面以下痛、温觉消失,晚期出现脊髓横贯性损害,病变水平以下各种感觉消失;③运动障碍,病变平面以下同侧或双侧肢体痉挛性瘫痪,表现为肌张力增高、腱反射亢进、病理征阳性;④自主神经症状,可出现尿潴留、便秘,还可出现少汗、无汗、皮肤干燥或脱屑等。

2. 其他检查 脑脊液检查有较大诊断价值,完全阻塞时病变以上压力明显增高,病变以下压力低或无压力测出。脑脊液蛋白 - 细胞分离,阻塞越完全、时间越长、蛋白含量越高。压颈试验有助于估计有无椎管梗阻,但试验正常不能排除椎管阻塞。X线摄片、CT检查、磁共振检查有助于外伤、骨折、关节脱位、肿瘤、结核等疾病的诊断。脊髓造影可显示阻塞部位。

【鉴别诊断】

急性脊髓炎:病前有发热、全身不适等前驱症状,进而出现横贯性脊髓损害症状体征。

【治疗】

1. 手术治疗 尽快解除压迫原因,针对不同病因采取不同的手术方法。

2. 康复治疗 肢体瘫痪者,积极进行康复治疗及功能锻炼。

【健康指导】

1. 预防并发症,加强护理,尤其预防压疮、泌尿系感染。

2. 冬季适当保暖,但应防止烫伤。

第10节 短暂性脑缺血发作

短暂性脑缺血发作,是指历时短暂并经常反复发作的脑局部供血障碍。发病原因与脑动脉硬化、小血管微栓塞、脑血管痉挛、血液成分改变等因素有关。主要临床表现为供血区神经功能短暂缺失。

【临床表现】

1. 病史　患者多数有高血压、动脉硬化、高脂血症或冠心病史。

2. 症状体征　好发于中老年人,50~70岁多见,男多于女,发病突然,迅速出现局限性神经功能障碍或视网膜功能障碍,多于5分钟内症状达高峰,24小时内消失,每次出现相同症状、体征,但可逐渐加重。①颈内动脉系统缺血,表现为偏瘫或单侧肢体瘫痪,左侧半球时可伴失语,或有偏身感觉障碍、对侧视觉障碍、偏盲;②椎基底动脉系统缺血,表现为眩晕、恶心、呕吐,可出现视力障碍、眼球震颤、共济失调、吞咽困难、语音障碍,少数患者可出现四肢瘫或摔倒等。

3. 其他检查　颅脑CT检查或磁共振检查多无阳性发现,部分显示小梗死灶或缺血灶。彩色经颅多普勒超声检查可显示颅内外动脉血管狭窄、动脉硬化斑及其血流速度减慢。颈椎X线摄片显示颈椎间盘病变、椎管狭窄、椎间孔狭窄,为椎基底动脉供血不足提供依据。

【鉴别诊断】

1. 局限性癫痫　多为肢体抽搐或感觉异常,持续时间短暂,仅数秒至几分钟,脑电图异常,颅脑CT检查可发现原发病灶。

2. 梅尼埃病　多于青中年时期起病,表现为眩晕、恶心、呕吐等,与椎基底动脉系统缺血相似,但发作时间长,伴有耳鸣或耳聋,除眼震外无其他神经系统阳性体征。

【治疗】

1. 病因治疗　高血压者控制血压,使血压低于140/90mmHg;血脂高者降血脂药物治疗;糖尿病者控制糖尿病;动脉硬化性心脏病者治疗心脏疾患。

2. 常规治疗　①抗血小板聚集药物,常用阿司匹林每次50~300mg,1次/天,长期服用;②血管扩张剂或扩容剂,如盐酸倍他啶或低分子右旋糖酐500ml,静脉滴注,每天1次,7~10天为一疗程;③脑细胞保护剂,如每次桂利嗪25mg,3次/天,口服;或尼莫地平每次30mg,3次/天,口服;氟桂利嗪每次5~10mg,每晚1次,口服。

3. 特殊治疗　对频繁发作的颈内动脉系统缺血可应用抗凝剂,效果较好,常用肝素每次100mg,加入5%葡萄糖500ml,静脉滴注,速度为每分钟10~20滴;或低分子肝素钙5000U/次,2次/天。皮下注射。抗凝治疗须严格选择患者,按要求用药。

【健康指导】

1. 不吸烟,少饮酒,坚持低盐低脂肪饮食,保持心情愉快,适当体育锻炼。

2. 中老年人注意自我监测,一旦发现一过性单眼盲、语言障碍、一侧肢体麻木、无力、眩晕和步态不稳等症状,应及时就诊。

3. 定期复查血压和心电图,如有异常及时治疗。

【提示】

本病也可给予中药治疗,原则为活血化瘀,常用成品药物有复方丹参、川穹嗪、脉络宁等,酌情选择应用。

第 11 节 脑血栓形成

脑血栓形成,是缺血性脑血管病中最常见类型。常见原因为脑动脉粥样硬化、高血压、糖尿病、高脂血症及血液成分改变,还可由各种炎症、外伤、中毒、变态反应等引起。常见病理改变为脑动脉主干或皮质支动脉粥样硬化血管壁增厚、管腔狭窄和血栓形成,脑组织局部血流减少或供血中断,导致脑组织缺血缺氧,软化坏死,出现局灶性神经系统症状。主要临床表现为肢体瘫痪、语言障碍。

【临床表现】

1. 病史 患者多数原有高血压、动脉硬化、糖尿病等病史。

2. 症状体征 多见于 50~60 岁以上老年人,男女均易发病。常为安静状态下发生,部分患者病前肢体麻木、无力、眩晕等,继之出现瘫痪,数小时或 1~2 天内达高峰。一般意识清楚,或仅有轻度意识障碍,生命体征平稳。①颈内动脉血栓形成时,常有不同程度的意识障碍,病灶对侧偏瘫、偏身感觉障碍、病灶同侧可有一过性视觉障碍,可出现 Horner 征,左半球病变时可有失语;②大脑中动脉血栓形成时,病灶对侧偏瘫,上肢重于下肢,可有偏身感觉障碍、左半球病变时可有失语;③大脑前动脉血栓形成时,病灶对侧偏瘫、下肢重于上肢,可有偏身感觉障碍,或伴有精神症状、尿失禁等;④椎基底动脉血栓形成时,可出现眩晕、眼震、复视,饮水呛咳、吞咽困难、语音障碍,交叉瘫痪等,严重者四肢瘫痪、深昏迷,常危及生命;⑤小脑后下动脉血栓形成时,表现为眩晕、呕吐、眼球震颤,病变同侧霍纳征、面部痛觉减退、上下肢共济失调,对侧肢体痛、温觉减退、锥体束征阳性。

3. 其他检查 颅脑 CT 检查早期正常,48~72 小时后可见低密度病灶。颅脑磁共振检查:早期即可见病灶区异常信号。脑脊液检查多正常,大面积脑梗死可出现压力增高。

【鉴别诊断】

1. 脑出血 详见本章第 13 节脑出血。

2. 慢性硬膜下血肿 患者往往对头部外伤无记忆或无头部外伤史,临床表现酷似脑血栓形成的症状,脑 CT 检查或磁共振检查有助于诊断。

【治疗】

1. 一般处理 卧床休息、勤翻身,防止压疮等并发症,低脂饮食,维持水电解质平衡。

2. 调整血压 一般不用或少用降血压药物,使其保持在病前日常水平或稍高即可。

3. 防治脑水肿 梗死面积较大者应及时脱水治疗,常用 20% 甘露醇 125~250ml,静脉快速滴注,每天 2~4 次,连用 5~10 天。

4. 溶栓治疗 适于早期治疗,即在 6 小时内进行。目前我国常选用药物为尿激酶 25 万~100 万单位,溶于 5% 葡萄糖 100ml 中,静脉滴注,30 分钟 ~2 小时内滴完。须严格选择患者,按要求用药。

5. 抗凝治疗 常用低分子肝素 5000U/ 次,1~2 次 / 天,皮下注射,连用 5~7 天。

6. 血管扩张剂 脑水肿消退后酌情应用,常用盐酸倍他啶或低分子右旋糖酐 500ml,再加入曲克芦丁,或脉络宁,或丹参注射液,静脉点滴,7~14 天为一疗程。

7. 促进脑代谢药物 酌情选用胞磷胆碱、ATP、辅酶 A、吡拉西坦(脑复康)等。

8. 恢复期治疗 一旦病情稳定应积极康复治疗,加强语言训练,肢体按摩及被动运动,配合针灸、理疗,同时继续服用血管扩张剂、钙离子拮抗剂(如尼莫地平)、抗血小板聚集剂等,以防复发。

【健康指导】

1. 再次发病者立即送医院诊治,尽早溶栓治疗(6 小时内)。

2. 注意早期对瘫痪肢体进行功能训练,包括主动和被动运动。冬季肢体保暖时注意勿将瘫痪侧肢体烫伤。

3. 注意血压变化,定期进行血脂、血糖检查,在医生指导下坚持药物治疗。

4. 低盐、低脂饮食,不吸烟、不饮酒。积极配合治疗,坚定康复信心,保持乐观情绪。

【提示】

溶栓治疗应在发病 6 小时内进行,但须颅脑 CT 证实无出血灶方可应用。

第 12 节 腔隙性脑梗死

腔隙性脑梗死,是指发生在大脑半球深部白质及脑干的缺血性微梗死。病理改变为脑组织梗死灶约 2~15mm,缺血、坏死、液化,并由吞噬细胞移走而形成腔隙,约占脑梗死的 20%。主要临床表现为肢体无力、麻木、共济失调、吞咽困难。

【临床表现】

1. 症状体征 有多种类型,症状多样性,常有以下综合征。①纯运动性轻偏瘫,较多见,一侧面部和上下肢体无力,多在 2 周内开始恢复;②纯感觉性卒中,较常见,出现对侧偏身感觉障碍,如麻木、沉重、僵硬等;③共济失调性轻偏瘫,下肢沉重,足、踝部尤为明显,上肢轻、面部最轻,指鼻试验、轮替动作阳性;④构音障碍,有严重构音障碍,吞咽困难,精细动作笨拙,指鼻动作不准。

2. 其他检查 脑 CT 检查可见单个或多个直径 2~15mm 病灶,圆形或椭圆形。磁共振可清晰显示病灶。

【治疗】

目前尚无特效治疗方法,主要为预防疾病复发,可酌情采取以下措施。

1. 控制血压 有效控制高血压,预防脑动脉硬化。

2. 抗凝药物 常用阿司匹林、噻氯匹定等。

3. 钙离子拮抗剂 常用尼莫地平、氟桂利嗪等。

4. 活血化瘀药 常用丹参、红花等制剂。

【健康指导】

1. 低盐、低脂饮食,不吸烟、不饮酒。坚定康复信心,保持乐观情绪。

2. 注意血压变化,定期进行血脂、血糖检查,在医生指导下酌情用药。

第 13 节 脑 出 血

脑出血,又称脑溢血,俗称“中风”,是指脑实质非外伤性出血。常见原因有高血压、动脉硬化等。高血压是最常见原因,血压骤升引起血管破裂出血;其他病因如先天性脑血管畸形、动脉瘤、外伤、血液病等也可引发本病。主要临床表现为突然昏迷、瘫痪、大小便失禁。

【临床表现】

1. 病史 既往有高血压、动脉粥样硬化史。

2. 症状体征 多见于 40~60 岁中老年人,男性多于女性,易在情绪激动或活动时发病。初期头痛、眩晕、呕吐,继之意识障碍、大小便失禁及局灶体征,出血部位不同表现各异 ①内囊出血,典型三偏征,即病灶对侧偏瘫、偏身感觉障碍、偏盲,左侧半球出血时失语;②丘脑出血,病灶对侧深、浅感觉障碍,若内囊受累则对侧偏瘫,若内侧膝状体受累对侧同向偏盲,波及中脑时双眼垂直运动障碍或上视不能、瞳孔变化等;③脑室出血,表现突然昏迷,迅速出现四肢瘫、双侧病理征阳性,去脑强直或强直性痉挛、中枢性高热、瞳孔改变;④脑桥出血,表现为病灶同侧周围性面瘫,对侧舌下神经及肢体中枢性瘫痪,交叉性感觉障碍或病灶同侧霍纳征,如双侧脑桥出血表现为深昏迷、针尖样瞳孔、四肢瘫痪,多短期内死亡;⑤小脑出血,表现为突然眩晕、呕吐、后枕部疼痛、眼球震颤、共济失调,脑膜刺激征阳性。

3. 其他检查 颅脑 CT 检查早期即可见颅内高密度影,可显示血肿的部位、大小、水肿带,有无脑组织移位、是否破入脑室。脑脊液检查压力增高或为血性。

【鉴别诊断】

1. 脑血栓形成 脑出血需与脑血栓形成进行鉴别,详见本章第 11 节。

2. 蛛网膜下腔出血 详见本章第 14 节。

【治疗】

1. 一般治疗　绝对卧床,保持安静,注意呼吸道通畅,加强支持疗法,维持营养及水电解质平衡。

2. 脱水治疗　控制脑水肿、降低颅内压,常用 20% 甘露醇 125~250ml/ 次,快速静脉滴注,2~4 次 / 天,重者可酌情加用呋塞米(速尿)每次 20~40mg,静脉注射。

3. 控制血压　血压过高者可适当应用降压药,一般控制在 150~160/90~100mmHg 为宜。

4. 防治消化道出血　可酌情应用 6- 氨基己酸、西咪替丁、巴曲酶等。

5. 预防并发症　加强护理,勤翻身拍背,预防压疮、肺炎、泌尿系感染等。

6. 手术治疗　出血较多颅压明显增高有可能形成脑疝者,可考虑手术治疗。

【健康指导】

1. 病情稳定后早期即行康复治疗,先由别人帮助推拿、按摩,进行患侧肢体功能锻炼,以后逐步恢复自主活动,争取生活自理。理疗、针灸也可同时进行。

2. 积极治疗高血压、糖尿病,防止再次发作。

3. 在专科医师指导下正规治疗,除了紧急情况血压不宜骤降,多数高血压患者需长期服药。

4. 增强自信心,相信经过努力,后遗症减小到最低程度。

【提示】

根据症状体征或其他检查已诊断明确者,不必常规进行脑脊液检查。

第 14 节　蛛网膜下腔出血

蛛网膜下腔出血,一般是指脑底部、脑表面或脊髓表面血管破裂,血液直接流入蛛网膜下隙。最常见原因为颅内动脉瘤,约占 75% 以上,其次为高血压、动脉硬化、脑血管畸形等,原因不明者占 10%。主要临床表现为突然剧烈头痛、呕吐、脑膜刺激征阳性。

【临床表现】

1. 病史　常见诱因为情绪激动、剧烈活动、用力排便、性交等。

2. 症状　可发生在不同年龄,好发于 30~60 岁中老年人。通常剧烈活动后起病,突然剧烈头痛,向颈背部放射,可伴呕吐,或有短暂意识障碍。少数患者可有精神症状,如欣快、谵妄、幻觉等。

3. 体征　检查可见脑膜刺激征阳性,颈项强直明显。眼底检查可见视网膜出血,视盘水肿,约 25% 患者可见玻璃体下片状出血。

4. 其他检查　颅脑 CT 检查多数可见脑沟、脑池、外侧裂中有高密度影。脑脊液检查见压力增高,脑脊液为均匀一致的血性。

【鉴别诊断】

1. 各种脑膜脑炎　均有头痛、呕吐、脑膜刺激征阳性等,但发病相对缓慢,病初常伴有发热,腰穿查脑脊液可资鉴别。

2. 脑出血　可有意识障碍和瘫痪,有局灶体征。颅脑 CT 可有助于鉴别。

【治疗】

1. 一般治疗　绝对卧床 4~6 周,避免一切可能引起血压或颅内压增高的原因,如用力排便、情绪激动等。加强支持疗法,维持水电解质平衡,对症处理。

2. 止血药物　常用 6- 氨基己酸、氨甲苯酸等药物,酌情选择应用。

3. 脱水治疗　控制脑水肿,降低颅内压,常用 20% 甘露醇 125~250ml/ 次,2~4 次 / 天,快速静脉滴注。

4. 防治脑血管痉挛　尼莫地平每次 40mg,3 次 / 天,口服。如需手术,当天停药,以后继续服用。

5. 手术治疗　对动脉瘤或脑血管畸形者,可考虑外科手术治疗,目的在于避免再次出血。

【提示】

愈后注意观察随诊,动脉瘤或脑血管畸形者有可能再次发病。

第 15 节　脑　栓　塞

脑栓塞,是指各种栓子随血流进入颅内动脉系统,使血管急性闭塞引起相应脑组织缺血、坏死及脑功能障碍。该病多由心脏瓣膜病赘生物脱落或动脉粥样硬化斑块脱落随血循环进入血管形成脑栓塞,其他如气体、脂肪、癌细胞等也可造成栓塞。主要临床表现为突然头痛、偏瘫、失语。

【临床表现】

1. 病史　往往有原发病史,如心脏病史、手术史、创伤史或肿瘤病史等。

2. 症状体征　任何年龄均可发病,但以青壮年发病较多,突然发病,可有头痛、偏瘫、失语、偏盲、偏身感觉障碍、局灶性癫痫等。特点为症状在数秒内至数分钟达高峰。神经系统症状与栓子多少有关,单个栓子症状轻,有局灶定位体征;多发栓子则症状重、体征弥散。根据栓塞部位不同表现不同的症状体征(参见本章第 11 节脑血栓形成)。

3. 其他检查　颅脑 CT 检查 48~72 小时后可见低密度灶,并可确定栓塞部位、范围、单发、多发。胸部 X 线摄片了解心脏情况及肺部有无感染、癌肿。心电图检查了解是否存在心律失常(如心房颤动)、心脏扩大等。心脏彩色超声波检查可了解心腔及瓣膜情况,明确风湿性心脏病、心脏赘生物形成等。必要时脑脊液检查。

【鉴别诊断】

注意与脑出血、脑血栓形成相鉴别。

【治疗】

1. 治疗原则 脑部病变治疗与脑血栓形成相同。
2. 病因治疗 积极治疗引起脑栓塞的原发病。

第 16 节 血管性痴呆

血管性痴呆,是指因脑血管疾病所致的智能及认知功能障碍。病理改变为脑血管疾病基础上大脑实质缺血或出血,但以缺血为主,多发性腔隙性病变或大面积梗死灶,脑组织病变为弥漫性或多灶性,脑萎缩及双侧脑室扩大。主要临床表现为记忆减退、智能降低、能力下降。

【临床表现】

1. 病史 患者多有脑动脉粥样硬化、高血压、糖尿病史。
2. 症状体征 多见于老年男性,典型症状为记忆力减退、表浅淡漠、焦虑、少语、对生活失去信心,无原因抑郁或欣快。逐渐不能胜任以往熟悉的工作及进行正常交往等,严重时常有外出迷路、不能定向、不认家门、穿错衣服,最终生活不能自理等。
3. 其他检查 脑 CT 检查显示脑白质低密度区。磁共振显示病灶周围局限性脑萎缩。

【治疗】

1. 治疗高血压 控制高血压,维持血压在适当水平,可改善认知功能。
2. 改善脑循环 增加脑血流量,提高氧利用度,常用药物为双麦角碱每次 0.5~1mg, 3 次 / 天, 口服。还可酌情选用尼莫地平、氟桂利嗪、烟酸、血栓通、川芎嗪等。
3. 脑保护药 自由基清除剂,如维生素 C 或维生素 E、银杏叶制剂等。
4. 康复治疗 适当进行日常生活能力训练,多与外界接触参加社交活动,回归社会。

【健康指导】

1. 注意老年人精神卫生,加强修养,引导患者排除自卑、焦虑、抑郁等情绪,保持积极、向上、乐观的健康心理。
2. 积极参加体育活动和社会活动。
3. 合理饮食,多吃富含卵磷脂食品(如蛋黄、鱼、豆制品、芝麻、海带、牛奶)和新鲜水果蔬菜。
4. 积极开展功能康复训练,合理防范意外发生。

【提示】

对患有血管性痴呆者,加强监护措施,外出时随身佩带基本信息,如住址、家人联系方式等。

第 17 节　高血压脑病

高血压脑病，是指血压骤然急剧升高致暂时性脑功能全面障碍综合征。任何原因导致血压过度增高均可形成高血压脑病。病理改变为脑水肿、脑重量增加，可超过正常 20%~30%。主要临床表现为突发头痛、恶心、呕吐、血压升高。

【临床表现】

1. 病史　多数有高血压史，部分有急性肾炎史，或女性妊娠高血压史或子痫史。

2. 症状体征　起病急骤，病情发展迅速，数小时即可出现典型症状，短者数分钟症状达高峰。主要表现为头痛、恶心、呕吐、黑蒙、嗜睡、意识模糊和癫痫样发作，及时降压治疗症状可很快缓解；否则可导致严重损害，迅速出现死亡。检查血压明显升高，舒张压常在 140mmHg 以上。眼底镜检查可有视盘水肿、视网膜出血。

3. 其他检查　脑 CT 检查可见因脑实质水肿致白质密度减低，脑室变小。也可进行磁共振检查，有人认为如显示顶枕叶水肿是高血压脑病的特征。

【鉴别诊断】

本病应与脑出血、蛛网膜下腔出血等进行鉴别诊断，详见相应章节。

【治疗】

1. 降低血压　立即进行降压处理，争取在数分钟或 1 小时内降低血压，原有高血压者将舒张压降至 110mmHg 以下，原血压正常者将舒张压降至 80mmHg 以下，并维持 1~2 周。常用药物硝普钠每次 50mg，加入 5% 葡萄糖 500ml 内，静脉滴注；或硝酸甘油每次 20mg，加入 5% 葡萄糖 500ml 内，静脉滴注，根据血压调节滴速；或利舍平 1~2mg，1~2 次 / 天，肌内注射；或硝苯地平每次 10~20mg，3 次 / 天，含化。

2. 减轻脑水肿　降低颅内压，常用 20% 甘露醇 250ml/ 次，3~4 次 / 天，快速静脉滴注；或呋塞米（速尿）每次 40mg，静脉滴注。地塞米松每次 10~20mg，1~2 次 / 天，静脉滴注。

3. 控制抽搐　严重抽搐者首选地西泮（安定）每次 10~20mg，缓慢静脉注射；或苯巴比妥每次 0.2~0.3g，肌内注射，以后每 6~8 小时可重复应用。

【健康指导】

1. 注意保持心态平衡，避免精神紧张、情绪激动。

2. 合理饮食，少吃油腻食物，多吃新鲜水果、蔬菜。

3. 平素注意血压检测，适当控制血压。

第 18 节　结核性脑膜炎

结核性脑膜炎,是由结核杆菌引起的脑膜和脊髓膜的非化脓性炎症,为最常见的神经系统结核病。主要临床表现为发热、头痛、呕吐、精神萎靡、肢体瘫痪。

【临床表现】

1. 症状体征　①急性起病或亚急性起病,常有发热、头痛、出汗等结核中毒症状;②颅内压增高,表现为头痛、恶心、呕吐、视盘水肿,严重时去脑强直发作;③脑实质损害,表现为精神萎靡、表情淡漠、谵妄谵语、癫痫发作、肢体瘫痪、嗜睡、昏迷等。

2. 其他检查　脑脊液检查压力增高,外观黄色,静止后可有薄膜,淋巴细胞明显增多,蛋白中度升高,糖及氯化物下降;结核杆菌培养是诊断结核性感染的金标准,但阳性率较低。

【治疗】

本病治疗原则为早期给药、合理选药、联合用药、系统治疗;常用一线药物为异烟肼、利福平、吡嗪酰胺、链霉素。

1. 抗结核治疗　常用异烟肼 600mg/d,静脉滴注或口服,用药时间 1~2 年;利福平 600mg/d,口服,用药时间 6~12 个月;吡嗪酰胺每次 1500mg,3 次 / 天,口服,用药时间 2~3 个月;链霉素 750mg/d,肌内注射,用药时间 3~6 个月。

2. 脱水治疗　如有颅内压增高可选用渗透性利尿剂,酌情应用 20% 甘露醇、甘油果糖等。

【提示】

世界卫生组织建议至少选择三种药物联合用药,常用异烟肼、利福平、吡嗪酰胺。一般轻症治疗 3 个月可停用吡嗪酰胺,再继续用异烟肼、利福平治疗 7 个月,若为耐药菌株引起,则延长用药时间。

第 19 节　重症肌无力

重症肌无力,是一种神经 - 肌肉接头传递障碍的自身免疫性疾病。病理改变多为胸腺不退化、淋巴细胞增殖导致的一系列临床改变。主要临床表现为咀嚼肌、吞咽肌、呼吸肌无力。

【临床表现】

1. 症状　慢性或亚急性起病,常见的首发症状为眼外肌无力,逐渐累及其他肌群,表现为眼外肌、咀嚼肌、吞咽肌或呼吸肌无力,少数患者累及肢带肌。休息后肌无力减轻,活动后加重,常有朝轻暮重规律。妊娠、感染、精神刺激等可使肌无力加重。

2. 体征　受累骨骼肌范围不能按神经分布解释，除肌无力外不伴神经系统症状体征。疲劳试验阳性，即让患者用受累肌肉反复重复一种动作，症状明显加重，动作停止后，肌无力症状渐恢复。新斯的明试验阳性，即给予甲基硫酸新斯的明每次 0.5~1mg，肌内注射，20 分钟后症状明显缓解为阳性。

3. 其他检查　血、尿、脑积液检查均正常。胸部 CT 检查可发现胸腺瘤。电生理检测可出现特征性异常。

【治疗】

1. 抗胆碱酯酶药物　常用溴吡斯的明，开始剂量每次 60mg，6 小时 1 次，口服，以后根据临床表现增加剂量。若有饮食困难可于进食前 30 分钟口服。

2. 肾上腺皮质激素治疗　①大剂量泼尼松每次 60~80mg，每天 1 次，好转后逐渐减至维持量每次 5~15mg，隔日 1 次，持续数年以上；②甲基泼尼松龙冲击疗法，反复发生危象或大剂量泼尼松不能缓解的病例可试用，1g/d，连用 3~5 天。如一个疗程不能取得满意疗效，隔两周可再重复一个疗程，治疗 2~3 个疗程。应注意肾上腺皮质激素副作用。

3. 免疫抑制剂　可酌情选用硫唑嘌呤或环磷酰胺。

4. 胸腺摘除　对胸腺增生者效果较好。

5. 放射疗法　对老年患者或其他原因不宜进行胸腺摘除者，可行深部放射治疗。

6. 血浆置换疗法　可使症状迅速缓解，每周进行 2~3 次，连续数周，但价格昂贵。

第 20 节　进行性肌营养不良

进行性肌营养不良，是一种遗传性、缓慢进展的肌肉变性疾病。属于遗传性疾病。病理改变为肌纤维坏死和再生，肥大肌细胞横纹消失。主要临床表现为骨骼肌对称性无力、萎缩。

【临床表现】

1. 症状体征　临床可有不同类型。①假肥大型，多见于男孩，3~5 岁起病，患儿坐立、行走较晚，四肢近端肌肉萎缩，伴腓肠肌或三角肌假性肥大，行走摇摆如鸭步，下蹲后起立时须双手扶足、扶膝等方能站立，举臂无力，出现翼状肩胛。可有心肌损害；②面肩肱肌型，多在青春期发病，首先影响面部表情肌，出现额纹消失、闭目无力、口唇增厚，进而影响肩胛部及上臂肌群，肌病面容、翼状肩胛。本病预后好，不影响寿命；③肢带型，青年多见，首先影响肩胛带或骨盆带肌群，出现鸭步、翼状肩胛等，可伴有腓肠肌假性肥大；④眼咽肌型，中年发病，进行性双睑下垂和双眼球运动障碍，渐出现面肌、咬肌无力、萎缩及吞咽困难、发音不清；⑤其他类型，眼肌型表现为双眼外肌无力萎缩；远程型则肌病变自肌体远程肌肉萎缩逐渐向近端发展。

2. 其他检查 血清肌酶升高；肌电图显示肌源性损害；肌肉活检各型有其组织形态特点。

【鉴别诊断】

1. 少年近端型脊髓性肌萎缩症 少年起病，进行性四肢近端肌肉萎缩，分布对称，但本病有肌束震颤，肌电图为神经源性损害，肌肉病理为群组性萎缩，符合失神经支配。

2. 慢性多发性肌炎 本病无遗传史，常有肌痛，肌肉病理改变符合肌炎的表现，皮质类固醇治疗效果较好。

3. 周期性瘫痪 反复发作的突发性骨骼肌弛缓性瘫痪，20~40岁多见，有家族遗传史，发作时血清钾浓度改变。

【治疗】

1. 一般治疗 目前尚无特效方法，以支持疗法为主，鼓励患者尽可能参加日常活动，避免过劳，防止继发感染。

2. 药物治疗 常用辅助药物为三磷腺苷、辅酶 A、肌苷、维生素 E、维生素 B_6、维生素 B_1 等。

第 21 节 周期性瘫痪

周期性瘫痪，也称周期性麻痹，是指反复发作的以突发性骨骼肌弛缓性瘫痪为特征的一组疾病，分为原发性和继发性。原发性原因不明，部分有家族遗传史。继发性则是继发于其他病，如甲状腺功能亢进症、原发性醛固酮增多症等引起血清钾浓度改变。临床分为三种类型：低血钾型、高血钾型、正常血钾型。本节介绍低血钾型周期性瘫痪。主要临床表现为肌肉无力、肌张力低、腱反射减弱。

【临床表现】

1. 症状 男性多见，饱餐、激烈运动、寒冷刺激等可诱发，常于晨醒或睡眠中发病，开始双下肢无力，渐波及两上肢，双侧对称，近端较重，脑神经支配的肌肉一般不受影响，一般发作持续 6~24 小时，发作频率不等。

2. 体征 检查可见四肢肌力 0~ Ⅳ级不等，双侧对称，肌张力低、腱反射减弱，无病理反射，少数可累及呼吸肌或出现心律失常。合并甲状腺功能亢进者，发作与甲状腺功能亢进的程度无关。

3. 其他检查 发作时血清钾低于 3.5mmol/L 以下，最低可到 1~2mmol/L。心电图呈低钾性改变，出现 U 波，P~R 间期，Q~T 间期延长，S~T 段下降等。

【鉴别诊断】

1. 进行性肌营养不良 是一种遗传性、缓慢进展的肌肉变性病，主要临床表现骨骼肌对称性无力、萎缩。

2. 急性感染性多发性神经炎 详见有关章节。

【治疗】

1. 一般治疗 低碳水化合物、低盐、高钾饮食。

2. 钾剂治疗 发作时给予钾盐治疗,一般首次口服 10% 氯化钾 30~40ml,以后每 3 小时,10~20ml,口服至肌力恢复后减量。重者可予静脉补充氯化钾。

3. 其他 有原发性疾病者应积极治疗原发性疾病。

【提示】

为预防发作可进食肉、青菜、水果(如香蕉)、豆类等含钾高的食物;或 10% 氯化钾 10ml/次,3 次/天,口服;或螺内酯每次 20~40mg,3 次/天,口服。为减少胃肠道反应,宜将 10% 氯化钾稀释于果汁或牛奶中餐后服。

第 22 节 帕金森病

帕金森病,又称震颤麻痹,是一种常见的老年人神经系统变性疾病。主要病变在黑质,病因尚不明,近年来认为与感染、遗传及环境因素有关。主要临床表现为静止性震颤、运动迟缓、肌肉强直和姿势步态异常。

【临床表现】

1. 症状 大部分 60 岁以上发病,男女无明显差异。起病缓慢,主要症状为肢体震颤,多从一侧上肢开始,逐渐波及同侧下肢及对侧肢体,也可从头部开始。震颤早期为静止性,精神紧张时加重,睡眠时消失。

2. 体征 检查肌张力增高,腱反射亢进,运动减少,动作迟缓,尤其始动困难。面部无表情,双眼凝视,瞬目减少,呈僵化的"面具脸",行走时躯体前倾,类似"慌张步态",同时伴流涎、言语含混,手部呈搓丸样动作等。可有自主神经功能紊乱现象。但无瘫痪,无感觉障碍,无深浅反射及共济运动异常。

3. 其他检查 颅脑 CT 或磁共振检查一般无特征性异常,有时可见大脑皮质萎缩。其他辅助检查一般无异常。

【鉴别诊断】

1. 本病需与感染、药物中毒、外伤、动脉硬化等原因所致的帕金森综合征鉴别,详细询问病史、认真查体,了解有无上述原发病及症状体征有助于鉴别。

2. 抑郁症 可伴有表情贫乏、言语单调、随意运动减少,但不具有肌肉强直和震颤,抗抑郁治疗有效。

【治疗】

1. 抗胆碱能药物 对震颤和强直有一定效果,但对运动迟缓疗效较差,适于震颤较重年龄较轻者。常用苯海索每次 1~2mg,3 次/天,口服;或甲磺酸苯扎托品每次 1~2mg,3 次/天,口服。

2. 金刚烷胺 对少动、强直、震颤有轻度改善，早期可单独或与苯海索合用，起始剂量每次50mg，2~3次/天，一周后每次100mg，2~3次/天，老年人剂量每天不宜超过200mg。

3. 左旋多巴及复方左旋多巴 为治疗震颤麻痹的最基本、最有效的药物，对震颤、强直、运动迟缓均有较好疗效，剂量为每次125mg，2次/天，逐渐增至每天2~4g，分4次服用，禁服维生素B；或美多巴1/4片，2~3次/天，缓慢增至1/2片，2~3次/天，最大不超过1片，3~4次/天为宜。

第23节 癫 痫

癫痫，是由于大脑神经元异常放电所致的暂时性中枢神经系统功能失常。按病因分为原发性与继发性两类，原发性与遗传有关；继发性则见于先天性脑发育障碍、高热惊厥、外伤、感染、中毒、代谢障碍、颅内肿瘤、脑血管病、脑寄生虫病等。主要临床表现为发作性意识障碍、肢体抽搐、感觉异常或自主神经功能紊乱。

【临床表现】

1. 症状体征 可有不同类型。①部分运动癫痫，发作从局部开始，如一侧口角开始抽搐，逐渐累及同侧上肢或下肢，也可停留在口角、手指、足趾等某个部位；②腹型癫痫，以周期性腹痛或周期性呕吐为主要表现；③头痛性癫痫，突发头痛，持续几分钟，反复发作；④自动症，在意识蒙眬下出现某些动作，如咀嚼、吞咽、舔舌、搓手、脱衣、叫喊、游走、自动言语等；⑤失神发作（小发作），突然起病，中断正在进行的工作如走路、吃饭时发作，表现为表情呆滞、注视前方、呼之不应，一般不会跌倒，数秒后恢复原有动作，可每天发作数次；⑥强直阵挛发作（大发作），常有先兆，继而意识丧失，部分患者尖叫一声，继而头颈后仰，双眼上翻，瞳孔散大，呼吸暂停，面色青紫，常可咬破舌尖或口唇，约数十秒后出现全身肌肉节律性抽搐，之后逐渐停止，进入昏睡，也可出现一过性瘫痪；⑦癫痫持续状态，指频繁而持续的发作，呈强直阵挛状态或部分抽搐连续状态。继发性癫痫可有原发病的临床体征。

2. 其他检查 脑电图可有异常改变，如棘波、尖波、棘慢复合波及爆发活动等，原发性癫痫多为双侧同步对称性，继发性癫痫常为限局性或一侧性。脑脊液检查原发性癫痫可正常，继发性癫痫则因原发病不同而有相应改变。颅脑CT检查和磁共振检查有助于发现继发性癫痫的病因。

【鉴别诊断】

1. 晕厥 有明显诱因，如精神紧张、恐惧、久站、见血等，常先有头晕、恶心、面色苍白、出汗、眼前发黑等，继之晕倒，意识丧失，不省人事，平卧位后很快恢复。

2. 低血糖症 发作时类似癫痫发作，既往有类似病史，发作时血糖测定低于正常水平。

3. 短暂性脑缺血发作　详见有关章节。

4. 低钙性抽搐　发作时意识清楚,表现为间歇性、双侧强直性痉挛,累及下肢时足趾强直并拢,双下肢伸直,严重者可有面部痉挛,面神经叩击试验阳性,血清钙低于正常。

【治疗】

1. 药物治疗　常用药物苯妥英钠、苯巴比妥、卡马西平、奥沙西泮、氟硝西泮、丙戊酸钠等,根据不同类型酌情选择应用。必须坚持长期用药、规则服药,用药期间定期检查肝功能、血常规。完全控制发作后再服药 3~5 年,方可考虑是否停药。

2. 癫痫状态治疗　①迅速将患者置于平卧位,头部偏向一侧,解开衣扣,防止咬伤唇舌,保持呼吸道通畅,并给予氧气吸入;②地西泮(安定)每次 10~20mg,缓慢静脉注射;或同时给予苯巴比妥钠每次 0.1~0.2g,肌内注射;或 10% 水合氯醛 20~30ml,保留灌肠;也可用地西泮每次 20~40mg,加入 500ml 液体中,静脉滴注。

3. 对症处理　防止脑水肿,保持水电解质和酸碱平衡,预防继发感染等。

4. 治疗原发病　继发性癫痫,应及早查明原因,积极治疗原发疾病。

【健康指导】

加强癫痫患者的监护,不从事潜在危险性工作,不开车、不操作机器。生活中注意防止发作时烫伤、摔伤。

第 24 节　偏　头　痛

偏头痛,是反复发作的一侧搏动性头痛。病因未明,可能与遗传、内分泌紊乱、精神紧张、情绪变化、头部外伤等因素有关。多在青春期发病,女性多于男性。主要临床表现为头痛、恶心、视觉障碍。

【临床表现】

1. 症状体征　患者头痛,发作前常有先兆症状如视觉障碍、眩晕、耳鸣、感觉异常、遗忘等。发作时一侧或双侧搏动性剧烈头痛,伴恶心、呕吐,持续 2~3 小时后减轻或缓解,也可持续数小时,睡眠后症状缓解。可有以下五型,①先兆型,发作前先有视物障碍如视光、黑蒙、视野缺损等,数十分钟症状消失,随即出现一侧眶后或额部搏动性头痛;②无先兆型,最常见,约占 80%,发作前无任何先兆或轻度视物模糊,头痛时间长,持续 1~3 天;③眼肌麻痹型,头痛中或头痛后出现眼肌麻痹,持续数小时或数周,反复发作可长期不愈;④偏瘫型,头痛前先有轻度偏瘫或偏侧感觉障碍,头痛消失后逐渐恢复;⑤基底动脉型,双侧视觉障碍如闪光、暗点、黑蒙等,或眩晕、恶心、呕吐、耳鸣、共济失调等,然后头痛持续数小时至 1 天,睡眠后缓解。发作时检查,不同类型可有各自不同的病理性体征。

2. 其他检查　脑电图检查少数人于发作时头痛侧可有限局性棘波或慢波。多普勒超声波检查,头痛时可见颅内动脉扩张。

【鉴别诊断】

1. 非偏头痛性头痛　多见于高血压、低血压、脑动脉粥样硬化等,但无典型偏头痛发作过程,检查可有相应的症状体征。

2. 丛集性头痛　是一种少见的伴有一侧眼眶周围严重疼痛的头痛,男性多见,常于夜间发病,来势迅猛,头痛限于一侧,常始于眼眶部再发展至额部、颞部,伴流泪、流涕、唾液分泌过多、结合膜充血等,持续时间较短。

3. 三叉神经痛　详见有关章节。

4. 颅内占位性病变　早期发作性头痛,晨起较重;后期为持续性,凡引起颅内压增高的动作,如咳嗽、用力排便等均可加重。检查可见眼底水肿及神经系统局灶性体征或内分泌障碍,颅脑 CT、磁共振检查有助于诊断。

5. 其他　急性鼻窦炎、眼部急性炎症、青光眼、口腔疾病等均可引起头痛,但可有原发疾病症状、体征,较易鉴别。

【治疗】

1. 去除病因　尽量查明和去除与发病有关的器质性病变或精神紧张因素。

2. 发作期治疗　轻度偏头痛宜在较暗的房间内安静休息,可口服阿司匹林、萘普生、布洛芬等;中度偏头痛用酒石酸二氢麦角胺每次 0.25~1mg,肌内或静脉注射;严重偏头痛用酒石酸二氢麦角胺每次 1mg,肌内或静脉注射;或哌替啶(杜冷丁)每次 50~100mg,肌内注射。

3. 预防发作　可酌情选择应用普萘洛尔、硝苯地平、卡马西平等。

【健康指导】

1. 适当参加体育锻炼和体力劳动。

2. 调整工作节奏,注意劳逸结合。改善不良的睡眠习惯。

3. 在医生指导下进行药物治疗。

4. 避免进食刺激性食物,低脂饮食,忌烟酒。

第 25 节　紧张性头痛

紧张性头痛,也称肌收缩性头痛,是慢性头痛中最常见的一种。病因未明,可能与肌肉、筋膜收缩、缺血、情绪变化、心理紧张等多种因素有关,约占头痛患者的 40% 左右,多在 20 岁左右开始发病,女性多于男性。主要临床表现为双侧枕颈部或全头部紧缩性或压缩性头痛。

【临床表现】

1. 症状体征　多于青年时期开始发病,表现为头部胀痛、压迫感或紧迫感,疼痛位于双侧枕颈部、额颞部或全头部,持续性疼痛,病程数日、数月或数年,疼痛处肌肉可有触痛或压痛点,头颈部或肩背部肌肉僵硬感,捏压该部肌肉有轻松或舒服感。多数患者伴有头昏、失眠、焦虑或抑郁症状,部分患者可有血管搏动性头痛。几乎每日均有发作,故又称为慢性每日性头痛。

2. 其他检查　脑电图、颅脑 CT 检查虽无异常发现,但可排除其他疾病。

【治疗】

1. 调节神经　谷维素每次 20mg,3 次 / 天,口服;维生素 B_1 每次 20mg,3 次 / 天,口服;地巴唑每次 10mg,3 次 / 天,口服。

2. 对症处理　头痛明显者酌情选用阿司匹林、索米痛片、对乙酰氨基酚等药物;有焦虑或抑郁症状者酌情给予阿米替林、百忧解、美舒郁等;失眠者给予地西泮每次 2.5~5mg,临睡前口服。

3. 中成药治疗　酌情选用杞菊地黄丸、龙胆泻肝丸、归脾丸等。

4. 其他治疗　针灸、物理理疗、推拿按摩等。

【健康指导】

1. 查明和去除与发病有关的精神紧张因素。

2. 参加适当的体育锻炼和体力劳动。

3. 调整、放缓工作节奏,注意劳逸结合,改善不良睡眠习惯,提倡早睡早起。

4. 在医生的指导下药物治疗。

第 26 节　低颅压性头痛

低颅压性疼痛,是指脑脊液压力减低引起的头痛。脑脊液压力低于 $70mmH_2O$ 时即可出现头痛。分为原发性和继发性两种,原发性病因不明,可能与血管舒缩功能障碍有关;继发性多见于腰椎穿刺、头部外伤、脑室分流术后,也可因脱水利尿治疗、糖尿病酸中毒、严重全身感染引起。主要临床表现为枕额部搏动性疼痛、恶心、呕吐、眩晕、耳鸣、视物模糊。

【临床表现】

1. 症状体征　本病可发生于任何年龄,头部钝痛或搏动性疼痛,枕额部多见,缓慢加重。头痛与体位变化有明显关系,立位时头痛加重,平卧位时疼痛减轻或消失,头痛变化多在体位变化后 15 分钟内出现。可伴有恶心、呕吐、眩晕、耳鸣、视物模糊等症状。体格检查原发性头痛一般无阳性体征,继发性头痛可有原发病体征。

2. 其他检查　脑电图、CT 检查,一般无明显异常。腰穿脑脊液压力低于 $70mmH_2O$ 可确诊。

【治疗】

1. 一般治疗　卧床休息,可穿紧身裤和束腰带。

2. 病因治疗　根据引起头痛的原因,积极进行原发疾病治疗,去除病因。原发性者可适当给予调节神经药物,如谷维素、维生素 B_1、地巴唑等药物。

3. 对症处理　适当补充输液,一般可给 2000~3000ml/次,静脉滴注;酌情选用阿司匹林、索米痛片、对乙酰氨基酚等口服药物。

第 27 节　神经源性体位性低血压

神经源性体位性低血压,又称特发性体位性低血压。病因不明,可能与自主神经功能异常有关。主要临床表现为站立头昏、眩晕、视物模糊。

【临床表现】

1. 症状体征　起病隐袭,病程进展缓慢,直立体位时出现头昏、眩晕、晕厥、视物模糊、全身乏力、共济失调,平卧位时症状好转或消失。测血压卧位时正常,直立位时血压下降 40mmHg,并出现临床症状。体格检查无器质性病变。

2. 其他检查　血常规化验、脑电图检查一般无异常。

【鉴别诊断】

本病需与晕厥、低血糖、安眠药物作用、降压药物作用引起的疾病或症状鉴别。

【治疗】

1. 一般治疗　卧床休息,可穿紧身裤和束腰带。

2. 药物治疗　盐酸米多君可增加外周动脉和静脉阻力,剂量为每次 2.5mg,早晚各 1 次,口服。

3. 食盐疗法　普通饮食另加食盐每次 2~4g,3 次/天,可提高直立血压 10~20mmHg。

第 28 节　神 经 衰 弱

神经衰弱,是指大脑由于长期情绪紧张和精神压力,而产生精神活动能力减弱,属于功能性疾病。脑力劳动者较多见,体力劳动者发病率较低。主要临床表现为精神抑制、脑力疲劳、体驱不适、失眠头痛。

【临床表现】

1. 症状体征　①抑制过程减弱,表现为头痛、烦躁、易激动、手抖、心慌、多汗、怕光、失眠、多梦等;②兴奋过程减弱,表现为头晕头痛、四肢乏力、少言寡语、食欲不佳、精神不振、记忆力减退、昏昏欲睡,或心悸气短、面色发黄、脱发或斑秃等;③性功能障碍,表现为阳痿、早泄、遗精、月经不调等。检查一般无内科和神经系统阳性体征,少数可有心率增快等。

2. 其他检查　血、尿、粪便等检查一般无异常发现。

【治疗】

1. 心理治疗　帮助患者树立信心,锻炼身体,多参加集体活动,分清功能性疾病与器质性疾病的区别,去除过重的心理负担。

2. 药物治疗　谷维素每次 20mg,3 次 / 天,口服;维生素 B_1 每次 20mg,3 次 / 天,口服;睡眠不佳者临睡前口服地西泮(安定)每次 5mg。

3. 中成药治疗　补心丹、五味子糖浆、健脑补肾丸、柏子养心丸、六味地黄丸等,酌情选用。

4. 其他治疗　针灸、推拿、按摩、理疗等。

【健康指导】

1. 正确心理辅导,解除思想顾虑,去除与发病有关的精神紧张因素。

2. 积极鼓励参加社会活动,适当体育锻炼,鼓励参加一定的体力劳动。

3. 调整、放缓工作节奏,劳逸结合,改善不良睡眠习惯,提倡早睡早起,提高睡眠质量。

4. 在医生的指导下进行适当的药物治疗。

第 29 节　抑　郁　症

抑郁症,又称为抑郁障碍。确切病因不明,但与社会、心理、生物等因素有明显关系。一般起病缓慢,发病前常有失眠、乏力、食欲缺乏、工作能力下降等。主要临床表现为持续心境低落、沮丧压抑、自卑抑郁、运动迟缓,严重者有轻生念头。

【临床表现】

1. 症状体征　显著持久的情感低落,抑郁悲观,度日如年,生不如死,无助感,无用感,自责自罪。常诉心情不畅、苦闷、沮丧,看事物周围一片黯淡,对工作无兴趣、无热情、无信心,悲观失望,常感精力不足。思维迟缓,少言寡语,语速减缓、声音低沉。行为被动、懒散,不想做事、不愿与人交往,整日卧床,闭门独居,疏远亲友。躯体症状睡眠障碍、早醒、乏力、食欲缺乏、体重下降等。有些患者有轻生念头。病程较长,常超过一年以上,患者多能主动求治。患者工作、学习、生活无明显异常,仍与周围环境保持良好接触,一般人们不会认为是抑郁症。

2. 其他检查　血、尿、粪便等检查一般无异常发现。

【鉴别诊断】

1. 神经衰弱　有抑郁症状,但以易兴奋、易疲劳为特征,同时,抑郁症状不是其主要和首发症状;而抑郁症则以持久情绪低落为特征。

2. 焦虑症　常有抑郁症状,有时鉴别困难,故有人称为焦虑 - 抑郁综合征,焦虑症以焦虑症状为主。

3. 精神分裂症　有思维障碍、幻觉、幻视,尽管有抑郁症状,仍不难鉴别。

【治疗】

1. 心理治疗　用医学原理向患者解释本病,树立战胜疾病的信心,做好亲属工作,配合患者治疗。

2. 药物治疗　酌情应用抗抑郁药物,常用丙咪嗪每次 50~100mg,1 次 / 天,口服;或阿米替林每次 50~100mg,1 次 / 天,口服。尚可配合镇静安眠药,如多塞平每次 50mg,每晚临睡前,口服;或地西泮每次 5mg,每晚临睡前,口服;或舒乐地西泮每次 2mg,每晚临睡前,口服。

【健康指导】

1. 教育患者正确认识本病,积极就医,心理疏导。

2. 多做力所能及的事如家务劳动,或听听音乐,有利于情绪的改善。

3. 按医嘱服药,定期复查。

【提示】

1. 有轻生念头者家人应加强监护,及时了解患者心理状态,防止触电、割腕、服毒、自缢等自杀行为。

2. 家人应把药品和危险物品保管好,以免发生意外。

3. 注意抑郁状态与抑郁症的鉴别,二者勿混淆,以免加重患者精神心理负担。

4. 抑郁症宜在精神科医师指导下规范用药。

第 30 节　焦 虑 症

焦虑症,是指以焦虑、紧张、恐惧、不愉快为主要症状的情绪障碍。发病原因一般认为与社会、心理、遗传、内分泌等因素有关。主要临床表现为精神紧张不安、情绪烦躁、手抖出汗、自责恐惧。

【临床表现】

1. 症状体征　表现为心理、躯体、运动等症状。①心理症状,自尊心和自信心受挫感,或有失败感或内疚感,尚有易激惹、对声音过敏,注意力不集中,记忆力减退等;②躯体症状,口干、恶心、腹胀、心悸、胸痛、四肢发麻、面色潮红等;③运动症状,常有运动不安、来回踱步、不能静坐等,可出现紧张性头痛、顶枕部紧压感、不易入睡、眠后易醒,常诉有噩梦、夜惊、醒后恐惧等。

2. 其他检查　血、尿、粪便等检查一般无异常发现。

【鉴别诊断】

1. 本病有躯体症状,需与甲状腺功能亢进症等进行鉴别。

2. 患者有心理、精神症状,需与神经衰弱、癔症、抑郁症、精神分裂症鉴别。

【治疗】

1. 精神疗法　使患者正确认识本病为功能性非器质性,可以治愈。家庭、朋友提供帮助,在精神上、心理上给予关爱、照顾、谅解等。

2. 药物治疗　①抗焦虑药,常用地西泮（安定）每次 5mg,2 次 / 天,睡眠不佳者可用硝基地西泮每次 5~10mg,临睡前口服;或舒乐地西泮每次 1~2mg,临睡前口服;②抗抑郁药,常用阿米替林每次 25~50mg,3 次 / 天,口服;或多塞平每次 25~50mg,3 次 / 天,口服。

3. 松弛疗法　酌情选用自我催眠、松弛训练、气功运动等方法。

【健康指导】

1. 加强心理卫生教育,使患者认识到本病非器质性病变,焦虑反应消退后不会留下任何严重后果。

2. 对患者进行放松训练,提倡参加文体活动,听轻松音乐、打球、跳舞等,以缓解焦虑症状。

3. 提高心理应激能力,面对现实,增强自信。

4. 在医师指导下适当应用抗焦虑药物。

第 31 节　老年期精神障碍

随着老年期的到来,人体器官和机能逐渐衰退,社会适应能力下降,精神、心理开始变化。在某些不良因素刺激下如遇经济拮据、配偶病丧、子女冷淡、离退休过渡、社会地位更迭、社会角色改变或某些慢性病缠身等,均可促使老年人精神退化或诱发精神障碍。主要临床表现为头痛、失眠、精神萎靡、易烦易怒、自责自卑、焦虑不安,生活不能自理,记忆智能下降。

【临床表现】

1. 症状体征　多见于 50~60 岁的老年男性,起病隐匿,躯体不适,头痛、失眠、早醒、食欲下降等,继之情绪低落,精神萎靡,易烦易怒,注意力不集中,决断能力下降,自信心减退。回忆往事自责自卑,消极厌世、悲观失望。有的无故怀疑有人议论诽谤,或担心自己得了某种疾病。有的不愿见人,兴趣索然,食欲全无、体重下降,有度日如年之感,甚至出现自杀意念和行动。有的表现焦虑不安,唉声叹气,搓手顿足,严重时出现撞头、咬手等自伤行为;有的呆滞少动,生活不能自理,记忆智能明显下降。

2. 其他检查　血、尿、粪便等检查一般无异常发现。

【治疗】

1. 心理治疗　正确认识本病为功能性,可以治愈。家庭朋友提供帮助,在精神上心理上多给予关爱、谅解。

2. 药物治疗　一般可应用抗抑郁药物治疗,但要注意剂量不宜过大,选用副反应较少的品种。可用丙咪嗪每次 50mg,口服;或阿米替林每次 50mg,口服。尚可配合镇静安眠药如地西泮每次 5mg,每晚临睡前,口服;或舒乐地西泮每次

2mg,酌情每晚临睡前,口服。

【健康指导】

1. 老年人培养不同兴趣和爱好,酌情参加兴趣学习班,或坚持劳动,多用脑筋。

2. 积极参与社交活动,保持良好的人际关系。正确对待生活事件,保持情绪稳定。生活规律,起居节制。

3. 定期体格检查,积极防治各种躯体疾病。

4. 在医生指导下,合理使用镇静、催眠、抗焦虑、抗抑郁药物。

第 32 节 癔 症

癔症,又称歇斯底里,属于神经官能症的一种类型。临床表现复杂多样,查体及辅助检查无器质性病变。暗示治疗或安慰剂治疗有效。主要临床表现为不能医学解释的意识障碍、感觉和行为异常。

【临床表现】

1. 症状体征 多见于青中年女性,多由精神刺激诱发,突然意识障碍,可有肢体瘫痪、感觉障碍、失明、失听、失语、胸闷、抽搐等。检查呼吸正常,不时叹气,瞳孔反射正常,无昏迷体征;瘫痪、失明、失听、失语等无法用医学原理解释;感觉障碍不符合神经分布特点;抽搐时四肢乱动、双目紧闭,发作时间长等。

2. 其他检查 血、尿、粪便检查无异常发现。若根据症状体征已诊断明确,一般不必进行辅助检查。

【治疗】

1. 暗示治疗 10% 葡萄糖酸钙 10ml,适当快速静脉注射,告诉患者若有发热感即可去除疾病,并配合其他言语常可立即见效。对知识层次低者给予维生素 C 含化,告知如有酸味则会病除,也往往奏效。

2. 镇静药物 严重呃逆、频繁痉挛发作等患者,可用地西泮每次 10~20mg,静脉注射,使之入睡,醒后症状消失。

3. 其他治疗 针灸、理疗及其他药物对症处理。

4. 安慰剂治疗 部分患者也可适当给予安慰剂治疗。

【提示】

安慰剂,是指由无药理作用的物质,即无药效、无副作用的中性物质制成的外形似药的制剂,如葡萄糖和淀粉制成的药片。临床上常将注射用水作为安慰剂使用。临床研究发现,约有 1/3 的患者对安慰剂治疗有效。

第十六章　内分泌及代谢性疾病

第1节　亚急性甲状腺炎

亚急性甲状腺炎,又称肉芽肿性甲状腺炎、巨细胞性甲状腺炎。约占甲状腺疾病的 5%,多见于 40~50 岁女性。发病原因一般认为与病毒感染有关。病理改变为甲状腺轻度或中度肿大、水肿,甲状腺滤泡结构破坏,组织内存在许多巨噬细胞。病程长短不一,一般为 2~3 个月,也可 1~2 年。本病为自限性疾病,不遗留甲状腺功能减退,预后良好。主要临床表现为甲状腺肿大、疼痛、发热、全身不适。

【临床表现】

1. 病史　起病前 1~3 周常有病毒性感染,如上呼吸道感染、咽炎、麻疹等。

2. 症状体征　病初甲状腺区明显疼痛,可放射至耳部,吞咽时疼痛加重。可有全身不适、食欲缺乏、肌肉疼痛、发热、心动过速、出汗等。检查双侧甲状腺轻度至中等肿大,有的单侧明显,质地较硬,明显触痛,少数患者可有颈部淋巴结肿大。

3. 其他检查　I^{131} 摄取率和血清 T_3、T_4 呈"分离曲线",即病情初期 I^{131} 摄取率低,血清 T_3、T_4(血清甲状腺激素)浓度增高,然后则 I^{131} 摄取回升,而 T_3、T_4 水平下降。血沉明显增快。

【治疗】

1. 一般治疗　适当休息,避免受凉,加强营养。

2. 药物治疗　轻者可适当应用非甾体抗炎药,如阿司匹林、布洛芬、吲哚美辛(消炎痛)等;中、重型患者可应用泼尼松 40~60mg/d,分 3 次口服,8~10 天后逐渐减量,维持 4 周。

第2节　慢性淋巴细胞性甲状腺炎

慢性淋巴细胞性甲状腺炎,是一种自身免疫性疾病,常和其他自身免疫疾病并存。病理改变为甲状腺轻度或中度肿大,淋巴细胞、浆细胞浸润,质地较硬,出现结节。多见于中年女性,病初时甲状腺功能正常或并发甲状腺功能亢进,后期则常表现为甲状腺功能减退。主要临床表现为甲状腺弥漫性结节性肿大,黏液性水肿。

【临床表现】

1. 症状 早期常无症状,不易察觉,重者可有气管、食管压迫症状,并发甲状腺功能亢进时常心慌、多汗。晚期可有甲状腺功能减退症状,如怕冷、乏力、食欲缺乏、贫血水肿等。

2. 体征 甲状腺弥漫性或结节性肿大,质韧硬,触疼可有可无。晚期可出现黏液性水肿体征。

3. 其他检查 甲状腺球蛋白抗体,过氧化物酶抗体强阳性。部分患者血清 T_3、T_4 降低。甲状腺穿刺细胞学检查可见大量淋巴细胞浸润。

【鉴别诊断】

1. 单纯性甲状腺肿 双侧甲状腺弥漫性肿大,往往双侧对称,后期可出现结节,但无甲状腺功能异常。血清甲状腺激素 T_3、T_4 正常,甲状腺摄碘率正常或增高,但无高峰前移。

2. 甲状腺癌 孤立的甲状腺结节,质硬与周围组织粘连,穿刺细胞学检查有助于诊断。

【治疗】

1. 甲状腺素治疗 仅有甲状腺肿者一般无需治疗,如有甲状腺功能减退症状适当给予甲状腺素治疗。

2. 手术治疗 如有明显压迫症状、药物治疗不能缓解者可考虑手术治疗。

第 3 节 单纯性甲状腺肿

单纯性甲状腺肿,是指非炎症和非肿瘤性甲状腺肿大且无甲状腺功能异常。单纯性甲状腺肿约占人群 5%,女性是男性的 3~5 倍。如果一个地区儿童中单纯性甲状腺肿发生率超过 10%,则称为地方性甲状腺肿。病理改变为甲状腺弥漫性或结节性肿大,切面可见结节、出血、纤维化、钙化。主要临床表现为甲状腺肿大及周围压迫症状。

【临床表现】

1. 症状体征 轻者无症状,重者因肿块压迫气管可有咳嗽、呼吸困难;压迫食管可有吞咽困难;压迫喉返神经或上腔静脉可引起声嘶或面部及上肢水肿。检查双侧甲状腺弥漫性肿大,往往双侧对称,后期可出现结节。

2. 其他检查 血清甲状腺激素 T_3、T_4 正常,垂体激素 TSH 正常。甲状腺摄碘率正常或增高,但无高峰前移。B 超是确定甲状腺肿大主要方法。

【鉴别诊断】

1. 甲状腺功能亢进症　多食、消瘦、怕热、多汗、心悸、兴奋、失眠等,甲状腺肿大,可听到血管杂音,部分患者突眼,眼裂增宽,皮肤潮湿等。

2. 慢性淋巴细胞性甲状腺炎　甲状腺轻中度肿大、质韧,晚期可有甲状腺功能减退症状,如怕冷、乏力、食欲缺乏、贫血、水肿等。

3. 亚急性甲状腺炎　甲状腺肿大,可有发热、甲状腺疼痛,血沉增快。

4. 甲状腺瘤　多为单个腺瘤,表面光滑,边界清楚,随吞咽移动。

5. 甲状腺癌　常为单个结节、质硬、不活动、无压痛、与周围组织粘连,穿刺细胞学检查有助于诊断。

【治疗】

1. 病因治疗　一般说来,单纯性甲状腺肿本身不需治疗。地方性甲状腺肿,轻者可补充碘剂,常用碘化钾每次 10~30mg,口服;或复方碘液 3~5 滴 / 次,口服。

2. 手术治疗　重度甲状腺肿有压迫症状,或怀疑有癌变者可进行手术治疗。

【提示】

甲状腺肿大通常分为三度　Ⅰ度肿大,外观不肿大,触诊能及;Ⅱ度肿大,既能看到,又能触及,肿大不超过胸锁乳头肌外缘;Ⅲ度肿大,肿大超过胸锁乳头肌外缘。

第 4 节　甲状腺结节

甲状腺结节,是临床常见疾病。一般人群中通过触诊检查出率为 3%~7%,而借助 B 超检出率可高达 20%~67%,女性和老年人群更为多见。5%~15% 的甲状腺结节为甲状腺癌。

【临床表现】

1. 症状体征　一般说来,甲状腺结节无临床症状,多数患者在健康查体时发现甲状腺结节。检查少数患者可触及甲状腺结节。

2. 其他检查　B 型超声检查是甲状腺结节的首选,可确定甲状腺结节大小、数量、位置、质地(实性或囊性)、形状、边界、包膜、钙化、血供、与周围组织关系。甲状腺核素扫描有一定参考价值。甲状腺细针抽吸细胞学检查有重要价值。

【治疗】

1. 良性结节　良性结节需定时随访,必要时重复甲状腺细针抽吸细胞学检查。

2. 恶性结节　恶性结节或高度怀疑恶性甲状腺结节,需手术治疗。

【治疗】

根据甲状腺结节摄取核素的多少划分为"热结节""温结节""冷结节"。良性结节和甲状腺癌均可表现为冷结节,故扫描对结节良恶性鉴别意义不大,仅对甲状腺自主高功能腺瘤(热结节)有诊断价值。

第5节 甲状腺功能亢进症

甲状腺功能亢进症,简称"甲亢",系指多种原因导致甲状腺激素分泌过多所致的临床综合征。多发生于20~40岁,女性多于男性。病理改变为甲状腺滤泡上皮增生,不同程度的弥漫性肿大,淋巴细胞和浆细胞浸润,导致神经、循环、消化等系统兴奋性增高和代谢亢进。主要临床表现为多食、消瘦、突眼、心率增快、甲状腺肿大。

【临床表现】

1. 症状 食欲亢进、消瘦、怕热、多汗、心悸、双手颤抖、低热、兴奋、失眠、大便次数增多,月经失调等。

2. 体征 双侧甲状腺弥漫性肿大,局部可听到血管杂音,部分患者突眼、眼裂增宽、皮肤潮湿、心音有力、心动过速、心脏可闻及杂音。

3. 其他检查 血清甲状腺素 T_3、T_4 升高,I^{131} 摄取率升高,高峰前移。TSH(促甲状腺激素)< 0.1Mv/L。

【鉴别诊断】

1. 单纯性甲状腺肿 双侧甲状腺弥漫性肿大,往往左右对称,后期可出现结节,血清甲状腺素 T_3、T_4 正常。

2. 慢性淋巴细胞性甲状腺炎 甲状腺轻度或中度肿大、质韧,晚期可有甲状腺功能减退症状,如怕冷、乏力、食欲缺乏、贫血、水肿等。

【治疗】

1. 一般治疗 适当休息,高热量、高维生素饮食,避免含碘多的食物,防止精神刺激,失眠者酌情给予地西泮(安定)等镇静剂。

2. 抗甲状腺药物 多数患者可应用抗甲状腺素药物治疗,尤其适于年轻、轻中度患者。①甲巯咪唑每次 10~20mg,1 次 / 天,口服,一般用药 1~3 个月临床症状好转,血清甲状腺素 T_3、T_4 正常逐渐减量至每次 5~10mg 或者更少。如病情反复可再增加剂量。用药时每 1~2 周检查白细胞一次,白细胞减少时加用利血生等升白细胞药物,当白细胞降至 $3.0 \times 10^9/L$ 以下或中性粒细胞低于 $1.5 \times 10^9/L$ 时应停药;②β受体阻滞剂,如普萘洛尔每次 10mg,3 次 / 天,口服,可减慢心室率。

3. 放射性 I^{131} 治疗 年龄 30 岁以上、中度甲亢患者或长期药物治疗效果不佳时,合并心肝肾疾病不能手术者可考虑放射性 I^{131} 治疗,但孕妇及哺乳期妇女、白细胞低于 $3.0 \times 10^9/L$ 时或重度突眼患者忌用。

4. 手术治疗 甲状腺明显肿大,长期用药无效或停药后复发者,或有压迫症状,或结节性甲状腺肿疑有恶性变者可手术治疗。术前应用抗甲状腺药物至甲亢症状控制,以防发生甲亢危象。术前二周服用复方碘液以减少术中出血。

【健康指导】

1. 避免情绪急躁、激动和精神紧张,给予必要的心理疏导。

2. 注意休息,病情较重者尤应适当休息。

3. 适当调节饮食质量,补充过多的消耗。禁忌含碘食物如海带、紫菜等。

【提示】

1. 甲状腺功能亢进症的诊断标准　①高代谢症状体征;②甲状腺肿大;③血清 T_3、T_4 升高,TSH 减低。

2. 甲巯咪唑可致胎儿皮肤发育不良,故孕妇早期甲亢宜选择丙硫氧嘧啶。

3. 药物治疗要持之以恒,定期复查清甲状腺素 T_3、T_4,调整药物剂量,不要擅自停用与改变剂量。症状好转后尚需坚持一段规律治疗,以防复发。服药过程中定期复查血白细胞。

第 6 节　甲状腺功能减退症

甲状腺功能减退症,简称“甲减”,是甲状腺激素合成分泌减少和生理效应不足引起的临床综合征。病理改变为黏多糖在组织和皮肤堆积,黏液水肿,全身代谢减慢,基础代谢率降低而引起各系统功能受累。主要临床表现为乏力、食欲缺乏、全身水肿。

【临床表现】

1. 症状　食欲缺乏、腹胀、便秘、怕冷、发音粗、四肢乏力、反应迟钝、嗜睡、记忆力减退、体重增加。重者可出现抑郁、痴呆或幻觉,精神失常。女性可有月经紊乱、月经过多、不孕。

2. 体征　贫血貌、皮肤粗糙、口唇增厚、舌体肥大、全身水肿(非凹陷性)、心音低钝、心动过缓,严重者出现胸腔积液和腹腔积液。

3. 其他检查　血甲状腺激素 T_3、T_4 下降,原发性甲减 TSH(促甲状腺激素)升高,下丘脑垂体性甲减 TSH 正常或低。原发性甲减可有明显的高血脂。心电图可有 QRS 低电压、窦性心动过缓、PR 间期延长、T 波低平和房室传导阻滞。

【鉴别诊断】

1. 特发性水肿　多见于女性,劳累和体力活动后水肿加剧,休息或平卧后减轻,尿常规正常。

2. 心包积液　需与其他原因的心包积液相鉴别。

3. 贫血　需与其他原因贫血相鉴别。

【治疗】

1. 一般治疗　注意休息,生活规律,适当保暖。

2. 替代治疗 酌情应用左甲状腺素,一般从小剂量开始,逐渐增加。老年人慎用。

【提示】

治疗目标是将血清 TSH 和甲状腺激素水平恢复到正常范围,通常需要终生服药。

第 7 节　呆小病（小儿甲状腺功能减退）

呆小病,起源于胎儿或新生儿,为小儿甲状腺功能低下导致的疾病。本病多因孕妇患有单纯性甲状腺肿致胎儿甲状腺发育不全,少数由于先天性无甲状腺所致。主要表现 患儿发育矮小、智力障碍。

【临床表现】

1. 症状体征 患儿发育矮小,体形肥胖,智力低下或痴呆,有听力和语言障碍,面色黄肿,皮肤粗糙,鼻梁塌陷,口唇厚,舌体大,蛙状腹,常有脐疝。

2. 其他检查 血清甲状腺素 T_3、T_4 减低,TSH(促甲状腺素)增高。

【治疗】

酌情应用左甲状腺素,需终生服药。

第 8 节　甲状旁腺功能亢进症

甲状旁腺功能亢进症,简称"甲旁亢"。是由于甲状旁腺本身病变如肿瘤、增生而引起的甲状旁腺素合成和分泌过多,导致高钙血症和低磷血症。多见于20~50 岁,女性多于男性。可分为原发性、继发性,原发性占大多数。本节介绍原发性甲旁亢。主要临床表现为记忆力减退、性格改变、抑郁、嗜睡、幻觉、狂躁、四肢痛。

【临床表现】

1. 症状体征 ①神经系统表现,记忆力减退、情绪不稳定、个性改变、抑郁、嗜睡;②消化系统表现,食欲缺乏、腹胀、消化不良,有的顽固性消化性溃疡;③骨骼系统表现,早期骨痛、腰背痛、髋部痛、肋骨痛、四肢痛等,后期表现为纤维囊性骨炎、病理性骨折、身材矮小、行走困难,部分出现骨囊肿局部隆起;④泌尿系统表现,多尿、夜尿、口渴,肾结石和肾实质钙化,反复发作肾绞痛和血尿。

2. 其他检查 血清总钙超过 2.75mmol/L 或血清游离钙超过 1.28mmol/L。清血磷低于正常。尿钙增加,长期高尿钙影响肾浓缩功能出现多尿和等渗尿。X 线摄片弥漫性骨质脱钙和颅骨斑点状脱钙,此有较大诊断价值,肾结石多为双侧性。为确定诊断需作甲状旁腺素(PTH)测定,血清甲状旁腺素增高,同时伴高血钙症是重要诊断依据,此检查有一定难度,需有条件医院方能进行。

【治疗】

1. 手术治疗　是唯一效果较好的治疗方法。

2. 甲状旁腺危象处理　甲状旁腺危象时可危及生命,主要措施为大量输入生理盐水,酌情应用二磷酸盐、呋塞米、降钙素、肾上腺素等。

第 9 节　甲状旁腺功能减退症

甲状旁腺功能减退症,简称"甲旁减"。是指由甲状旁腺素分泌过少和效应不足引起的一组综合征。病理改变为甲状旁腺功能减退导致低血钙和高血磷。主要临床表现为手足抽搐、癫痫样发作。

【临床表现】

1. 症状体征　口周麻木,指端刺痛,手足抽搐、面部肌肉痉挛,双足强直性伸展,面神经叩击征阳性,儿童患者可出现癫痫样发作,全身抽搐。久病者皮肤干燥、脱屑、毛发脱落。

2. 其他检查　血清钙 < 2.2mmol/L,多数患者血清磷增高。

【鉴别诊断】

1. 低镁血　严重低镁血症时,也可出现手足抽搐,纠正后立即恢复。

2. 癫痫　小儿患者癫痫样发作时,需与癫痫鉴别。

【治疗】

1. 急性低血钙发作处理　10% 葡萄糖酸钙 10~20ml,缓慢静脉注射,必要时 4~6 小时重复,每天酌情 1~3 次。

2. 间歇期处理　长期补充钙剂,以口服碳酸钙为主,每天服用 1~1.5 克,维持血清钙接近正常水平为宜。

第 10 节　糖　尿　病

糖尿病,是由多种原因引起的一组以慢性高血糖为特征的代谢性疾病。可分为原发性和继发性,前者多见。原发性糖尿病又分 1 型和 2 型,2 型占 95% 以上。本病可导致糖、蛋白质、脂肪、水电解质一系列代谢紊乱,久病引起心、脑、肾、眼、神经多器官损害,严重者引起酮症酸中毒。各年龄均可发病,中年以上发病者较多。主要临床表现为三多一少,即多饮、多尿、多食与体重下降。

【临床表现】

1. 症状体征　主要表现三多一少,即多饮、多尿、多食与体重下降。血糖升高引起渗透性利尿,出现多尿;血糖虽然升高但不能充分利用,从而引起饥饿感;糖代谢障碍、蛋白质、脂肪分解增加,日渐消瘦、体重减轻。常有乏力、失眠、视力减退。皮肤瘙痒,尤其外阴瘙痒。女性月经不调,男性性欲减退等。有的患者无任何临床症状,只是健康查体或因其他疾病化验检查时发现血糖升高。

2. 其他检查 尿糖测定阳性是诊断糖尿病的重要线索,但阴性并不能排除糖尿病可能。空腹血糖测定大于 7.0mmol/L,或随机血糖大于 11.1mmol/L。可有不同程度的高胆固醇血症。

【并发症】

1. 糖尿病酮症酸中毒 详见有关章节。

2. 大血管病变 主要容易侵犯主动脉、冠状动脉、脑动脉、肾动脉、肢体动脉等,动脉粥样硬化发病率高,可引起相应改变。

3. 糖尿病足 由于下肢远端神经异常和周围血管疾病易导致足部感染、溃疡、坏死。

4. 微血管病变 易引起肾小球硬化、视网膜病变、糖尿病心肌炎等。

5. 神经病变 主要为微血管病变及山梨醇旁路代谢增强山梨醇增多,周围神经多见,下肢较上肢严重,临床出现对称性肢端麻木、灼热、针刺感等,后期可有肌肉萎缩和瘫痪。

【鉴别诊断】

1. 甲状腺功能亢进症 可有多饮、多尿、多食、体重减轻,但血清甲状腺素 T_3、T_4 升高,甲状腺摄碘率升高,高峰前移。

2. 尿崩症 烦渴、多饮、多尿,一昼夜尿量可达 5~10 升,体重减轻、身体虚弱、睡眠不佳。由颅内肿瘤引起者可有头痛、视力减退。尿比重常在 1.005~1.010 之间。

【治疗】

治疗原则 早治疗、长期治疗、综合治疗、治疗方案个体化。国际糖尿病联盟提出糖尿病现代治疗的 5 个要点 糖尿病教育、饮食疗法、运动疗法、药物治疗、血糖监测。

1. 糖尿病教育 目前糖尿病虽不能根治,但如长期坚持正确治疗方法,可使病情得到控制,不发生并发症,像正常人一样生活工作。注意保持生活规律、戒烟戒酒、积极预防各种感染。

2. 饮食疗法 饮食疗法利于肥胖或超重者减轻体重,改善脂代谢紊乱。制定总热量,成人每天每公斤体重休息时 25~30kcal,轻度体力劳动约 30~35kcal,中度体力劳动 35~40kcal,重度体力劳动 40kcal 以上。算出总热量后其中碳水化合物占 50%~60%,蛋白质每天每公斤体重 0.8~1.2g,其余为脂肪,约占 30%。以上成分确定后分三餐 早餐占 1/5,中餐占 2/5,晚餐占 2/5。此外多食含维生素高的食品,提倡食用绿叶蔬菜、豆类、粗粮、含糖低的水果。

3. 运动疗法 根据年龄、体力及病情选择适合自己的运动如散步、骑自行车、快走等,但要避免过度疲劳。

4. 药物治疗 ①口服降糖药,适于 2 型糖尿病,如甲苯磺丁脲(D860)每次 0.5~1.0g,3 次 / 天,口服;格列齐特(格列齐特)每次 80mg,1~2 次 / 天,口服;格列吡嗪每次 2.5~5mg,1~2 次 / 天,口服。病情轻者可选格列齐特,病情重者可选美吡达。还可用双胍类药物如盐酸二甲双胍每次 0.25~0.5mg,3 次 / 天,口服; ②胰岛素应用,适于 2 型糖尿病降糖药治疗无效或各种应激情况,常用普通胰岛素(短效)、中性鱼精蛋白锌胰岛素(中效),鱼精蛋白锌胰岛素(长效)。短效胰岛素每餐前 30 分钟皮下注射,根据血糖从小剂量开始;或短效与中效胰岛素联合应用,早晚餐前皮下注射,用量早＞晚;或短效与长效胰岛素以 2：1 联合应用,早晚各 1 次皮下注射; ③胰岛素和降糖药联合,适于 2 型糖尿病口服药物效果欠佳,在此基础上睡前皮下注射少量长效或中效胰岛素。

5. 血糖监测 不论口服降糖药还是胰岛素治疗,一般摸索用药 3~4 天后根据血糖情况逐渐调整剂量,故要常测空腹或餐后 2 小时血糖,争取 2 周使血糖达标,控制在满意水平。

【健康指导】

1. 保持心情平静,性格开朗,避免精神紧张和急躁情绪。

2. 养成健康的生活方式,适当参加运动,活动量不宜过大,生活规律,忌烟禁酒。

3. 限制主粮摄入,适当增加蛋白质和脂肪以维持体力活动需要。多食蔬菜,增加副食品,严格控制含糖食物和含糖饮料。

4. 坚持专科医师指导下治疗,切忌乱投医,更不能以养生代替治疗。

5. 学会正确血糖、尿糖的自我监测,坚持定期复查。

【提示】

1. 我国糖尿病患病率呈上升趋势,已达 9.7%,糖尿病前期比例 15.5%,更为严重的是 60% 糖尿病未被诊断,已经接受治疗的患者控制情况也不够理想。

2. 一般说来,有糖尿病家族史者 45 岁后应定期检查血糖、尿糖,以了解自身有无糖尿病。

第 11 节 糖尿病酮症酸中毒

糖尿病酮症酸中毒,是糖尿病一种常见急性并发症,也是内科常见急症之一。病理改变为体内胰岛素缺乏引起高血糖、脂肪动员和分解加速,使酮体生成增多,导致水电解质和酸碱平衡紊乱。多因饮食不当、酗酒、感染、胰岛素治疗中断或不适当减量而发生。主要临床表现为口渴、多饮、多尿、乏力、嗜睡、意识障碍、血压下降。

【临床表现】

1. 病史 有糖尿病史。

2. 症状 患者口渴、多饮、多尿,常有食欲缺乏、恶心呕吐、腹痛等消化道症状。可有乏力、嗜睡,重者出现意识障碍,甚至昏迷。呼吸深快、呼气有烂苹果气味。由于血糖升高渗透性利尿、呕吐等可致细胞外失水,细胞内水向细胞外转移,出现周围循环衰竭、血压下降、休克症状。

3. 体征 皮肤干燥、眼球下陷、脉搏细速、血压下降、反射迟钝、心律失常等。

4. 其他检查 血化验白细胞计数升高。血糖多数在 16.7~33.3mmol/L,$CO_2CP < 15mmol/L$,血酮体升高多在 4.8mmol/L 以上,血尿素氮和肌酐偏高,血钠血氯低,血钾正常或低。尿糖强阳性,尿酮体阳性,可有蛋白尿和管型尿。

【鉴别诊断】

1. 高渗性非酮症糖尿病昏迷 多发生在老年人,起病隐匿,常有局限性神经体征。血糖显著升高 > 33.3mmol/L,尿酮体阴性或(+)。

2. 低血糖昏迷 有反复发作史,或有应用胰岛素和口服降糖药物史,表现多汗、呼吸浅表、心动过速。血糖 < 2.8mmol/L。

3. 脑血管意外 可有高血压、动脉硬化史,突然发病、头痛、头晕、意识障碍,常有偏侧神经体征。脑 CT 检查有助于诊断。

【治疗】

1. 一般治疗 良好的护理是抢救糖尿病酮症酸中毒的重要环节,按时清洁口腔、皮肤,预防压疮和感染。

2. 补液 合理补液是治疗的关键,基本补液原则"先快后慢,先盐后糖",掌握输液量和速度非常重要。最初 1~2 小时内先输入生理盐水 1000~2000ml,前 4 小时计算量的 1/3,第 1 个 24 小时可输 4000~5000ml,严重脱水可输 6000~8000ml,老年人及心脏病患者适当减少输液量,并注意减慢滴注速度。2 小时监测血糖降至 13.9mmol/L 左右时,可滴注 5% 葡萄糖液。休克者输液后不能有效升压时,可输胶体液,并加用升压药物。

3. 小剂量胰岛素 开始给速效胰岛素 10~20U,静脉注射,以后每小时每公斤体重 0.1U,静脉滴注,2 小时监测血糖如不下降可将胰岛素量加倍。当血糖降至 13.9mmol/L 时,可静脉滴注 5% 葡萄糖(每 4g 糖用 1U 胰岛素),原来胰岛素减半,注意血糖下降速度不宜过快,能进食后改为每 4~6 小时一次,皮下注射。

4. 纠正电解质和酸碱紊乱 轻症患者经补液和注射胰岛素后,酸中毒即可纠正,不必补碱。补碱易引起脑细胞酸中毒,加重昏迷,故要慎重,如血 pH 降至 7.1,或 $CO_2~CP$ 在 4.5~6.7mmol/L,可用 5% 碳酸氢钠 84ml,注射用水稀释成 1.25%,静脉滴注。若治疗前血钾正常,每小时尿量 40ml 以上,可在静脉补液和应用胰岛素的同时,即开始补钾,因应用胰岛素和纠正酸中毒后钾离子从细胞外进入细胞内易致低血钾。若尿少可暂缓补钾。

5. 控制感染 酌情应用抗生素。

6. 对症处理 纠正休克、心衰、脑水肿和急性肾衰竭等。

【提示】

1. 进行糖尿病教育,坚持科学饮食疗法,重视预防。

2. 避免酗酒,预防感染,防止胰岛素治疗中断或不适当减量。糖尿病患者一旦出现乏力、嗜睡、精神意识障碍要想到本病可能,及时发现,及时治疗。

第12节 高渗高血糖综合证

高渗高血糖综合征,是糖尿病急性代谢紊乱的另一类型,以严重高血糖、高渗透脱水为特点。主要见于老年2型糖尿病患者。引起血糖升高的常见诱因包括感染、外伤、手术等应急状态。主要临床表现为多尿、多饮、反应迟钝、烦躁或淡漠,嗜睡或昏迷、尿少或尿闭。

【临床表现】

1. 病史 有糖尿病史。

2. 症状体征 可有应急因素,起病缓慢,最初可有多尿、多饮,但多食不明显,反而食欲缺乏,渐渐出现脱水和精神症状,如反应迟钝、烦躁或淡漠、嗜睡,逐渐进入昏迷,可抽搐,尿量减少或尿闭。

3. 其他检查 血糖达到或超过33.3mmol/L,有效血浆渗透压达到或超过320mosm/L,即可诊断本病。血钠正常或增高。尿酮体阴性或弱阳性。一般无明显酸中毒,借此与糖尿病酮症酸中毒鉴别。

【鉴别诊断】

1. 本病需与糖尿病酮症酸中毒鉴别。

2. 尚需与其他原因导致的脱水病症鉴别。

【治疗】

治疗原则同糖尿病酮症酸中毒。失水比糖尿病酮症酸中毒更为严重,输液要更为积极慎重,24小时内补液量可达6000~10000ml。休克患者应另用血浆或全血。酌情给予胃肠道补液。当血糖下降至16.7mmol/L时,开始输入5%葡萄糖液,并按2~4克葡萄糖加1U胰岛素。

【提示】

1. 预防本病发生,进行糖尿病教育,坚持科学饮食疗法,避免外伤,防止感染性疾病。

2. 本病病情危重,死亡率高,应早期诊断,早期治疗。

第13节 低血糖症

低血糖症,是指血糖低于2.8mmol/L以下。病理改变为血糖过低导致脑细胞缺糖而出现一系列综合征状。可由多种原因引起,临床上分为空腹低血糖和餐后反应性低血糖。胰岛素瘤是空腹低血糖的一个常见原因。主要临床表现为心悸、饥饿感、出汗、头晕。

【临床表现】

1. 症状　突然心慌、饥饿感，紧张、焦虑，双手发抖、出汗、头晕、精力不集中、幻觉，严重者意识障碍，甚至昏迷。①特发性低血糖症，多发生在情绪不稳定的中年妇女，餐后 2~4 小时发作，无昏迷、可自行恢复；②胰岛素瘤所致，为自发性空腹低血糖，饥饿和运动可诱发，发作时症状明显，可出现抽搐，甚至昏迷；③药源性低血糖症，口服降糖药不合理或应用胰岛素剂量过大所致。

2. 体征　面色苍白、心动过速、肌张力降低，有的神志不清或昏迷。

3. 其他检查　血糖＜ 2.8mmol/L。

【治疗】

1. 紧急处理　低血糖发作时轻者进食糖水，重者静脉注射 50% 葡萄糖 60~100ml，然后以 5%~10% 葡萄糖液静脉滴注，直至患者能进饮食。

2. 正确用药　药物引起者及时调整药物剂量，预防低血糖再次发作。

3. 手术治疗　适于胰岛素瘤所致低血糖，切除肿瘤后效果较好。

【提示】

本病确定诊断　①低血糖症状；②发作时血糖低于 2.8mmol/L；③供糖后低血糖症状迅速缓解。

第 14 节　尿　崩　症

尿崩症，是由于某种原因导致抗利尿激素缺乏或肾小管对抗利尿激素不敏感，造成肾小管重吸收水功能障碍。可发生于任何年龄，青少年多见，男性多于女性。50% 患者为下丘脑神经垂体及附近部位肿瘤引起。主要临床表现为烦渴、多尿、低比重尿。

【临床表现】

1. 症状　可有烦渴、多饮、喜冷饮，多尿，一昼夜尿量可达 5~10L。同时出现体重减轻、体格虚弱、失眠。由颅内肿瘤引起者可有头痛、视力减退、视野缺损，食欲、睡眠、体温异常。

2. 体征　皮肤黏膜干燥，血压偏低，如有并发症则出现相应体征。

3. 其他检查　尿比重常在 1.005 以下。必要时脑 CT 或磁共振检查，以排除垂体或附近肿瘤。

【鉴别诊断】

精神性烦渴　患者烦渴、多饮、多尿、低比重尿，主要由精神因素引起，其症状随情绪波动变化，常伴有神经官能症的症状。

【治疗】

1. 激素替代疗法　首选去氨加压素,鼻腔喷雾,每次 10~20μg,作用维持 8~20 小时,每天 2 次;或醋酸去氨加压素片每次 0.1~0.4mg,2~3 次 / 天,口服。具体剂量因人而异,用药必须个体化,严防水中毒。

2. 抗利尿药　氢氯噻嗪 25m/ 次,3 次 / 天,口服。也可给卡马西平每次 0.2g,2~3 次 / 天,口服,可刺激抗利尿激素分泌。

3. 病因治疗　积极治疗原发疾病;下丘脑神经垂体及附近部位肿瘤引起者,则采取相应措施。

第 15 节　嗜铬细胞瘤

嗜铬细胞瘤,是指起源于肾上腺髓质、交感神经节或其他部位嗜铬组织的肿瘤。多见于 20~50 岁,男女发病率无明显差别。肿瘤位于肾上腺者约占 80%~90%,可为单发也可多发,多为一侧。大多数患者及早诊断,可以治愈;少数病情凶险,变化多端。病理改变为肿瘤持续或间断分泌儿茶酚胺使血压持续性或间歇性升高,引起多器官功能障碍和代谢紊乱。主要临床表现为头痛、心悸、大汗淋漓、血压升高。

【临床表现】

1. 症状　血压高为本病最主要症状,有阵发性和持续性两型。①阵发性型,平时血压不高,发作时血压骤升,收缩压可达 200~300mmHg,舒张压 130~180mmHg,往往头晕、头痛、心慌、出汗、焦虑、面色苍白、大汗淋漓,严重者出现肺水肿、脑出血、休克甚至猝死;②持续性型,由阵发性转变而来,或开始即为持续性,常多年被误诊为原发性高血压。临床症状与阵发性型相似。

2. 体征　发作时面色苍白,或面色潮红、出汗淋漓、心动过速、双手颤抖。有时腹部可扪及包块。

3. 其他检查　高血压发作时进行酚妥拉明试验,血尿儿茶酚胺增高。基础代谢率、血糖可以增高。肾上腺 B 超检查、CT 检查可进行定位诊断。

【鉴别诊断】

1. 原发性高血压　可有头痛、头晕、头胀、耳鸣、心悸等症状,随着病情发展,血压逐步升高而持久,情绪激动时血压升高更明显。血胆固醇、血甘油三酯检查往往有异常。

2. 甲状腺功能亢进症　可有多食、消瘦、心悸、失眠、月经失调等。双侧甲状腺弥漫性肿大,局部可听到血管杂音,有的患者突眼、眼裂增宽、皮肤潮湿、心音有力、心动过速。血清甲状腺素 T_3、T_4 升高,甲状腺摄碘率升高。

【治疗】

1. 药物治疗　发作期包括:①绝对卧床休息,保持安静;②酚妥拉明每次

1~5mg,直接静脉注射,密切观察血压变化,必要时 5~10 分钟重复治疗。当血压降至 160/100mmHg 时即可停止推注,可持续小剂量静脉滴注,用 10~15mg 溶于 5% 葡萄糖生理盐水 500ml,缓慢静脉滴注;③为控制心动过速和心律失常,可酌情应用 α 受体阻滞剂,降压后应用普萘洛尔每次 1~2mg,静脉注射,5~10 分钟重复;④病情稳定后口服药物维持,酚妥拉明每次 10mg,2 次 / 天;普萘洛尔每次 10mg,3 次 / 天,口服。

2. 手术治疗　良性肿瘤可治愈,恶性肿瘤争取手术切除,已有转移者可化疗或放疗,术后症状不缓解者可口服上述药物。

【提示】

1. 进行酚妥拉明试验时,试验前应备好升压药物,以防血压骤降时应用。

2. 手术切除嗜铬细胞瘤有一定危险性,需在有经验的外科医师和麻醉师主持下进行。

3. 遇有以下情况要考虑嗜铬细胞瘤的可能　常用降压效果不好但对 α 受体阻断药、钙拮抗剂、硝普钠有效,伴交感神经过度兴奋、直立性高血压或血压波动大者,特别是青年人更要想到本病可能

第 16 节　肥　胖　症

肥胖症,是指当体内脂肪堆积过多,体重增加,超过理想体重的 20% 时称为肥胖症。无明显原因可寻者称单纯性肥胖症,有明确病因如皮质醇增多症、糖尿病、甲状腺功能减退症等为继发性肥胖症。单纯性肥胖可能与遗传、内分泌紊乱和多食等因素有关。主要临床表现为躯干脂肪堆积,嗜睡、乏力、气短、睡眠打鼾。

【临床表现】

1. 症状体征　任何年龄均可发病,患者嗜睡、乏力,稍活动即感气短,睡眠打鼾,有的血压升高,有的男性阳痿、女性闭经或月经稀少。头颈、躯干、腹部等处脂肪堆积,皮肤皱褶处易发生皮炎。

2. 其他检查　血检验可有高血脂、高血糖、高胰岛素血症。

【鉴别诊断】

1. 与继发性肥胖相鉴别　有原发性疾病,如皮质醇增多症有满月脸、水牛背、高血脂面容,并有向心性肥胖、皮肤紫纹等。

2. 甲状腺功能减退症　可有黏液性水肿、贫血、皮肤干燥等,辅助检查 T3、T4、TSH 即可做出诊断。

【治疗】

1. 控制饮食　限制总热量,每天总热量在 1200kcal 以下,其比例为糖：蛋白质：脂肪为 50：20：30。多食蔬菜,少吃甜食,避免进食油煎食品、方便食品、

快餐、巧克力、零食等。增加纤维素食品。

2. 药物治疗　酌情应用奥利司他,推荐剂量每次 120mg,3 次 / 天,餐前口服。或酌情选用苯丁胺、氟西丁等。

3. 体育锻炼　因人而异,长期坚持。

4. 手术治疗　局部重度肥胖者可选择吸脂、切脂;全身重度肥胖可选择减少食物吸收的手术,如空回肠分流术。

【提示】

1. 预防肥胖症,做好宣传教育,采取健康生活方式,对小儿从儿童开始进行预防。

2. 减肥药物有一定副作用,临床应用注意安全。

第 17 节　高 脂 血 症

高脂血症,是由于脂肪代谢或运转异常致血浆中一种或多种脂质高于正常。脂质是以脂蛋白的形式存在,并在血循环中运转,因此高脂血症常为高脂蛋白血症的反映。主要临床表现为心脑血管硬化和周围血管硬化性疾病表现。

【临床表现】

1. 症状体征　在相当时间内可能无何症状,主要表现在两方面　较早发生冠状动脉粥样硬化,引发冠心病,或心肌梗死年龄提前,也可引起脑血管硬化性疾病和周围血管硬化性疾病。

2. 其他检查　血生化检查血脂增高。

【治疗】

1. 饮食疗法　饮食干预是治疗高脂血症的基本措施,减少总热量,限制糖和脂肪入量;加强体育锻炼;限制饮酒。

2. 药物治疗　常用调酯药物,①他汀类药物,主要用于降低以胆固醇升高为主的高脂血症,如洛伐他汀每次 20mg,或辛伐他汀每次 20mg,晚上一次服用;②贝特类药物,主要用于降低以甘油三酯升高为主的高脂血症,如非诺贝特 0.1/次,3 次 / 天,口服。③烟酸类药物,可以降低胆固醇、甘油三酯,同时升高高密度脂蛋白胆固醇,一般烟酸每次 0.2g,3 次 / 天,口服,渐增至每次 1~2g。

3. 血液净化法　又称血浆置换,用于治疗难治性高胆固醇血症。

【健康指导】

1. 人体中脂类大部分来自食物,所以应节制饮食,主食粗细搭配,副食以鱼类、瘦肉、豆制品、各种新鲜蔬菜、水果为主。少食精制食品、甜食、奶油、巧克力等。

2. 常吃海带、紫菜、木耳、金针菇、香菇、大蒜、洋葱等有利于降低血脂和防治动脉粥样硬化。饮牛奶宜去奶油,不要加糖。蛋类原则上尽量少吃,烹调时避免油炒,食物用素油,少吃油煎食物。少吃花生,因其中含油甚多,但可以食用核桃仁、瓜子仁等。

3. 胆固醇过高者应少食蛋黄、动物内脏、鸡皮、虾皮、鱼子、脑等含胆固醇量高的食物。甘油三酯过高者要忌糖、忌甜食,并应限制总的进食量。

4. 饮食疗法应持之以恒。

5. 积极参加体育锻炼,坚持不懈,以利于脂肪的消耗。

【提示】

降脂药物应在医师指导下适当正确服用。

第 18 节　骨质疏松症

骨质疏松症,是指各种原因引起的普遍性骨量减少、骨脆性增加的一组代谢性骨病综合征。分原发性和继发性。原发性骨质疏松是指不伴有引起本病的其他疾患,多为雌激素缺乏、老年骨质疏松等。继发性骨质疏松症则是由全身性或内分泌代谢性疾病引起,常见于性功能减退症、甲亢、甲旁亢、糖尿病等;不良生活方式也可导致,如吸烟、制动、酗酒、体力活动减少、摄入不足等。本节介绍原发性骨质疏松症。主要临床表现为腰背酸痛、脊柱骨盆疼痛、易发生骨折。

【临床表现】

1. 症状体征　早期可有疲乏、腰背酸痛,脊柱和骨盆疼痛,无固定部位,检查无压痛,常于劳累或活动后加重。易发生骨折,轻微活动即诱发骨折,如有骨折则活动时疼痛明显,可有畸形。严重患者出现驼背、四肢变形、身长缩短等。

2. 其他检查　因性激素缺乏者,血、磷、碱性磷酸酶均正常。X线检查腰椎横突与腰椎脊突骨密度降低,椎间盘明显,典型者呈双凹形,股骨上端,大转子上部骨小梁消失。骨密度测量骨量减少达 10% 以上。

【鉴别诊断】

1. 转移性骨肿瘤　多见于肺癌、前列腺癌、胃肠癌转移,可有原发病表现。

2. 其他疾病　骨质疏松症仅仅是一种病理生理状态,而非一种孤立疾病,因此在确立骨质疏松症后,应积极寻找病因。首先应排除继发性疾病,如甲亢、甲旁亢、糖尿病、类风湿性关节炎,多发性骨髓瘤等,然后再考虑原发性骨质疏松如雌激素缺乏、老年骨质疏松等。

【治疗】

1. 一般治疗　适当运动,加强户外活动和体育锻炼,以保持应有骨量。戒烟忌酒、限制饮茶,多饮牛奶,多吃绿叶蔬菜。

2. 补充钙剂　无论何种骨质疏松,均应适当补充钙剂,常用的钙剂有碳酸钙、葡萄糖酸钙、枸橼酸钙等,剂量每次 1~1.2g,以碳酸钙和枸橼酸钙为宜。

3. 补充维生素 D　可用骨化三醇每次 0.25μg,口服。应用期间定时测定血钙、血磷变化,防止发生高血钙、高血磷。

4. 性激素治疗 雌激素能降低骨对 PTH(甲状旁腺激素)的敏感性,抑制破骨细胞的活性,对卵巢切除或绝经期妇女能防止骨丢失,常用尼尔雌醇每次 1~2mg,每周 1 次。男性患者可酌情选用苯丙酸诺龙或司坦唑醇。

5. 对症处理 疼痛者给予止痛剂,如吲哚美辛每次 25~50mg,3 次 / 天。有骨折时按骨折处理。

第 19 节 痛 风

痛风,是指由于嘌呤代谢紊乱和尿酸排泄障碍导致的疾病。属于代谢性风湿病范围(高尿酸血症)。血中尿酸含量增高,当尿酸在关节间隙沉积并形成结晶体时,结晶体刺激四周组织发生炎症性改变,产生疼痛。有的聚集在肾脏内,造成肾损害。主要临床表现为急性关节剧烈疼痛、痛风石、肾功受损症状。

【临床表现】

1. 症状体征 早期可无症状,仅有尿酸增高,随病情进展可表现如下。①急性关节炎期,表现为下肢远端单一关节红、肿、热、痛,最常见拇趾及跖趾关节,次为踝、膝、腕、指、肘关节等,午夜发病,常痛醒。全身可有发热、不适等。初次发作为自限性,2~3 天或数周缓解,此期过后多数一年内再发作;②痛风石慢性关节炎期,痛风石存在于任何关节、肌腱和关节周围软组织,表现为痛风石处皮肤肿胀、发亮、变薄,可破溃,有豆渣样物流出,关节疼痛、肿胀、僵硬、畸形;③肾病变,痛风特征性改变之一,肾浓缩功能受损夜尿增多,间歇性蛋白尿,逐渐变为持续性蛋白尿,晚期水肿、高血压、血尿素氮增高等肾功衰竭,部分患者可有泌尿系结石。

2. 其他检查 血尿酸测定,男性超过 420μmol/L、女性超过 350μmol/L,可确定为高尿酸血症,由于有波动性,应反复测定。限制嘌呤饮食 5 天后,尿酸测定增高,每天排出量可超过 3.57mmol/L(每次 600mg)。滑囊液或痛风石镜检有尿酸盐结晶。X 线关节摄片检查有凿孔、虫蚀样改变。CT 扫描受累部位可见不均匀的高密度痛风石影。

【鉴别诊断】

1. 类风湿性关节炎 青中年多见,四肢小关节受累,多关节损害,对称性,有晨僵。血尿酸不高,类风湿因子阳性。

2. 假性痛风 系关节软骨钙化所致,多见于老年人,膝关节最常受累。血尿酸水平正常。

3. 其他 应与化脓性关节炎、创伤性关节炎鉴别。

【治疗】

1. 一般治疗 调节饮食、控制总热量,限制高嘌呤食物(动物心、肝、肾、脑、肉类及海蟹、豆制品)、严禁饮酒、适当运动,防止肥胖、多饮水增加尿酸排泄。

2. 关节炎期治疗 ①绝对卧床休息,抬高患肢。秋水仙碱首次量每次1mg,口服,以后每1~2小时每次0.5mg,24小时总量不超过6mg,若症状无明显改善,应及时停药;②吲哚美辛每次25~50mg,3次/天,口服;或布洛芬0.3~0.6/次,2次/天,口服;或双氯芬酸每次50mg,2~3次/天,口服。禁止两种药物合用,一旦症状缓解应减量,5~7天后停药。

3. 肾上腺皮质激素 上述治疗无效或不能使用秋水仙碱者,可酌情考虑应用肾上腺皮质激素。

4. 间歇期治疗 应用排尿酸药,可酌情应用苯溴马隆每次25~50mg,1次/天,口服。

【健康指导】

1. 改变饮食习惯,忌食高嘌呤食物如动物内脏、沙丁鱼等。每天大量饮水,并减少饮酒量。预防痛风并发症。

2. 在医生指导下用药,除了医生处方的镇痛剂之外,不要滥用其他镇痛药物。

【提示】

1. 痛风是一种终生疾病,经有效治疗可维持正常工作生活,关节痛有较大痛苦,肾功能损害者预后较差。

2. 秋水仙碱是治疗痛风关节炎的特效药,但胃肠道反应较多,也可引起骨髓抑制、肾损害,注意观察。

第20节 脚 气 病

脚气病,又称维生素 B_1 缺乏病。维生素 B_1,即硫胺,是糖代谢过程中的重要成分,对神经传导也有直接作用。维生素 B_1 依靠外源供应,如摄入量不足、损失过多、需求量增加,均可引起维生素 B_1 缺乏。摄入不足见于长期吃精粮、烹调高温加热时间过长等;损失过多见于胃肠疾病、长期大量饮酒、长期用利尿药等;需要过多见于孕妇、生长发育期、甲亢、糖尿病等。主要临床表现为双侧对称性感觉异常,肌肉酸痛、肌力下降、肌肉萎缩、垂足、垂腕、心动过速。

【临床表现】

1. 症状体征 早期胃食欲缺乏、腹部不适、便秘、易激动、烦躁、易疲劳、记忆力减退、体重减轻。以后可逐渐出现,①多发性周围神经炎,表现为双侧对称性感觉异常、感觉过敏,随后出现感觉迟钝、肌肉酸痛、肌力下降、行走困难,晚期可有肌肉萎缩、垂足、垂腕;②脚气性心脏病,表现为心悸、气短、心动过速、脉压增大,可出现胸腔积液、心包积液,甚至可出现心力衰竭体征。

2. 其他检查 一般不需要进行辅助检查。

【治疗】

1. 一般治疗　加强饮食调整,多食新鲜水果,改善生活习惯,食物来源多样化。

2. 药物治疗　维生素 B$_1$ 每次 20mg,3 次 / 天,口服。重症患者维生素 B$_1$ 每次 100mg,1 次 / 天,肌内注射,连续 7~10 天。同时配合口服酵母片和其他维生素 B 族。

第 21 节　糙　皮　病

糙皮病,又称烟酸缺乏病。烟酸,是一种水溶性维生素,由饮食供给。原发性烟酸缺乏病多发生于以玉米为主食的地区,尤其多见于儿童。主要临床表现为皮肤粗糙、记忆减退、精神错乱、口腔溃疡。

【临床表现】

1. 症状体征　早期疲乏、食欲缺乏、情绪不稳、身体消瘦,这些症状无特异性。典型表现为皮炎、精神神经综合征、消化系统综合征。①皮炎表现,双侧暴露部位如面部、颈部、手部、足背部皮肤小疱、擦烂、继发感染,皮肤粗糙、增厚、裂纹、脱屑、角化过度、色素加深;②精神神经综合征表现,记忆力减退、定向障碍、精神错乱、昏睡、神志不清、多发性周围神经炎等;③消化系统综合征表现,猩红色舌炎、舌体光滑、口腔炎是急性烟酸缺乏的特征,随病情发展出现口腔溃疡、流涎增多、舌水肿等。

2. 其他检查　一般不需要进行。

【治疗】

1. 一般治疗　改善饮食结构,多食肝、瘦肉、花生等含烟酸丰富的食物。

2. 药物治疗　常用烟酰胺每次 50~100mg,3 次 / 天,口服。重症患者每次 100mg,2~3 次 / 天,肌内注射。有脑病综合征者烟酰胺 1000mg/d,分次口服,精神症状可很快好转。

第 22 节　水代谢紊乱

水代谢紊乱,包括失水和水过多。失水通常为水和钠同时不足;水过多是在病理或人为因素作用下,体内潴留过多水分,重者细胞内水分也多,引起水中毒。

一、高渗性失水

高渗性失水,是指水摄入不足或丢失过多,造成失水多于失电解质,细胞外液呈高渗状态,血浆渗透压＞310mmol/L。见于进水减少如昏迷、拒食、沙漠无水等；丢失过多见于高热、大汗、剧烈运动、环境高温等。主要临床表现为口渴、少尿、皮肤干燥、幻觉谵妄、甚至昏迷、血压下降。

【临床表现】

1. 症状体征　轻度失水口渴、少尿；中度失水严重口渴、咽下困难、声音嘶哑、心率加快、皮肤干燥；重度失水精神烦躁、躁狂、幻觉、谵妄、定向力失常，甚至昏迷、血压下降等。

2. 其他检查　血化验血红蛋白、血清钠、尿素氮增高。血浆渗透压＞310mmol/L。尿比重增高。

【治疗】

1. 一般疗法　积极治疗原发疾病，鼓励患者多饮水。

2. 补液　首先补充 5% 葡萄糖液，根据血清钠、血清钾情况酌情补充生理盐水和氯化钾。一般根据失水程度计算补液量，轻度失水约需 1000~1500ml，中度失水约需 1500~3000ml，重度失水约需 3000ml 以上，再加上生理需要量。

二、等渗性失水

等渗性失水，是指水电解质成比例丢失，血浆渗透压在正常范围。常发生于大量呕吐、腹泻、大面积烧伤等。主要临床表现为口渴、少尿、心率快、脉搏细弱、血压下降、皮肤弹性降低。

【临床表现】

1. 症状体征　常有口渴、少尿、皮肤弹性降低、眼窝凹陷等，严重者可有心率快、脉搏细弱、血压下降等休克症状体征。

2. 其他检查　血化验血清钠正常，血红蛋白增高，血浆渗透压正常范围。

【治疗】

1. 治疗原发病　针对原发病进行相应处理。

2. 补液　一般补充 5% 葡萄糖和葡萄糖生理盐水，二者比例可均等补充。有代谢性酸中毒时适当补充 5% 碳酸氢钠。

三、低渗性失水

低渗性失水，是指电解质丢失过多，丢失水分较少，细胞外液呈低渗状态，血浆渗透压 ＜ 280mmol/L。常发生于大量呕吐、利尿剂应用不当等。主要临床表现为尿少，无口渴、四肢无力、皮肤弹性极差，脉搏细弱、血压下降，神志障碍。

【临床表现】

1. 症状体征　尿少，但无口渴，因低渗可有恶心、呕吐、四肢无力、皮肤弹性极差，脉搏细弱、血压下降、神志淡漠、甚至昏迷。

2. 其他检查　血清钠 ＜ 130mmol/L，血浆渗透压 ＜ 280mmol，尿钠减少。

【治疗】

1. 治疗原发病 积极治疗原发疾病。

2. 补液 一般补充 10% 葡萄糖溶液和生理盐水,必要时酌情补充 3% 高渗盐水,补充高渗液时速度不能过快,一般以血钠每小时升高 0.5mmol/L 的速度为宜。

四、急性水中毒

急性水中毒,是指体内水分超过正常体液量,细胞外液增多、血清钠降低,过多的水分从细胞外进入细胞内。多见于右心衰竭全身静脉压升高、补液不当等。主要临床表现为疲倦乏力、表情淡漠、食欲缺乏、恶心呕吐,重者昏迷、皮肤苍白、皮下水肿、腱反射减弱或消失。

【临床表现】

1. 症状体征 患者疲倦乏力、表情淡漠、食欲缺乏、恶心、呕吐,重者昏迷、皮肤苍白、皮下水肿、腱反射减弱或消失。

2. 其他检查 血化验有血液稀释,血清钠、血清钾降低。

【治疗】

1. 一般疗法 限制入水量。

2. 脱水治疗 首选呋塞米(速尿)每次 20~60mg,3 次 / 天,静脉注射;较重者每次 20~80mg,6 小时一次,静脉注射。脑水肿精神烦躁、昏迷者可用 20% 甘露醇每次 1~2g/kg,快速静脉滴注,尽快使水分排出。

第 23 节 电解质紊乱

一、低钠血症

血清钠 < 135mmol/L 时,称为低钠血症。可分为缺钠性低钠血症,由于呕吐、腹泻、不适当使用利尿剂引起;稀释性低钠血症,见于水过多,水中毒;消耗性低钠血症,见于慢性疾病如肝硬化、营养不良等。主要临床表现为尿少,无口渴,可有恶心呕吐、四肢无力、血压下降、神志淡漠或昏迷。

【临床表现】

1. 症状体征 与低渗性失水和水中毒相似,尿少,无口渴,可有恶心、呕吐,四肢无力、脉搏细弱、血压下降、神志淡漠、甚至昏迷。

2. 其他检查 血清钠 < 135mmol/L。

【治疗】

1. 缺钠性低钠血症的治疗 参阅低渗性失水的治疗。

2. 稀释性低钠血症的治疗　参阅水中毒的治疗。

3. 消耗性低钠血症的治疗　积极治疗原发疾病,改善全身状况。

二、高钠血症

血清钠 > 148mmol/L 时,称为高钠血症。可因高渗性失水、慢性疾病、内分泌紊乱等,致钠过多体内潴留,输入过多的高渗盐水也可致高钠血症。主要临床表现为与高渗性失水相似,口渴、少尿,精神烦躁、血压下降。

【临床表现】

1. 症状体征　与高渗性失水相似,口渴、少尿,心率加快、精神烦躁、幻觉、血压下降等。

2. 其他检查　血钠 > 148mmol/L,血浆渗透压升高,脱水者可有血液浓缩现象。

【治疗】

1. 病因治疗　积极治疗原发疾病。

2. 失水引起者　参阅高渗性失水的治疗。

3. 输入高渗盐水引起者　可应用利尿剂。

三、低钾血症

血钾低于 3.5mmol/L 时,称为低钾血症。见于摄入减少、排出增多或钾在体内分布异常(如应用胰岛素或周期性瘫痪)。主要临床表现为疲乏无力、食欲缺乏、恶心呕吐、肌力下降。

【临床表现】

1. 症状体征　疲乏、无力、食欲缺乏、恶心呕吐、腹胀、精神不振、嗜睡,甚至昏迷。检查有心动过速、肠鸣音减弱或消失、腱反射迟钝或消失、肌力下降,重者可出现呼吸肌麻痹。

2. 其他检查　血钾 < 3.5mmol/L。心电图 QT 间期延长,u 波明显,ST~T 改变。

【治疗】

1. 一般治疗　积极治疗原发病,给富含钾的食物,如肉类、蔬菜、水果、鲜桔汁等。

2. 补钾　轻者给予 10% 氯化钾 10~20ml/ 次,3 次 / 天,口服。重者静脉补钾,一般每天 3~6g,加入 5% 葡萄糖,静脉滴注(钾浓度为 0.3%),滴速宜慢,切不可静脉推注。难治性低钾血症可同时补镁,有低钙者补钙。

四、高钾血症

血清钾高于 5.5mmol/L 时,称为高钾血症。最常见原因为肾排出减少,或钾摄取过多。主要临床表现为全身无力、肌肉酸痛、少尿或无尿、神志模糊、四肢感觉异常。

【临床表现】

1. 症状体征 患者感全身无力、肌肉酸痛、少尿或无尿、嗜睡或神志模糊、腹泻、四肢感觉异常。检查面色苍白、四肢湿冷、心音低弱、心律失常、血压降低等。

2. 其他检查 血钾 > 5.5mmol/L。心电图标 T 波高尖,PR 间期延长,P 波、R 波降低,QRS 波群增宽。

【治疗】

1. 一般治疗 去除病因,停服高钾饮食,纠正酸中毒。

2. 药物治疗 ①应用 11.2% 乳酸钠 60~100ml 或 5% 碳酸氢钠 100~200ml,快速静脉滴注,拮抗钾对心肌的作用,并纠正酸中毒,使钾离子进入细胞内;② 10% 葡萄糖酸钙 10~20ml,加入 25% 葡萄糖 20m 内,静脉注射,已用洋地黄患者不能用钙剂;③ 25%~50% 葡萄糖 200ml 或 10% 葡萄糖 100ml,加胰岛素静脉滴注(每 4g 葡萄糖加 1U 胰岛素);④应用排钾利尿药物,如呋塞米每次 20~40mg,静脉滴注等。如血钾 > 6.5mmol/L,上述方法无效可进行透析治疗。

五、高钙血症

血清钙高于 2.75mmol/L 时,称高钙血症。常见于应用大量维生素 D、多发性骨髓瘤、甲状旁腺功能亢进症等。主要临床表现为疲乏无力、食欲缺乏、恶心呕吐、头昏失眠、记忆力减退。

【临床表现】

1. 症状体征 患者无原因感疲乏无力、食欲缺乏、恶心呕吐、腰背痛、头昏、失眠、记忆力减退、嗜睡、抽搐或昏迷。检查肌张力降低、腱反射减退或消失。身高变矮,或出现病理性骨折。常并发胰腺炎或肾结石。

2. 其他检查 血清钙 > 2.75mmol/L,血清钾、镁亦低,尿钙尿磷增加。心电图标 ST 段缩短,T 波低平或倒置,可有传导阻滞和心律失常。X 线可发现肾结石或钙沉积、骨质疏松等。

【治疗】

1. 一般治疗 调整饮食结构,低钙饮食。

2. 病因治疗 寻找高血钙病因,积极治疗原发疾病。

3. 药物治疗 静脉输入生理盐水,增加钙排泄,同时适当补钾、补镁。依地酸二钠可与钙结合不被肾小管重吸收,剂量 20~50m/kg,静脉滴注。适当应用利尿剂如呋塞米(速尿)每次 20~40mg,1 次 / 天,肌内注射。肾上腺皮质激素可减少肠道对钙的吸收,除甲旁亢外其他原因所致的高钙血症均有效,常用氢化可的松每次 200~400mg,溶于 5% 葡萄糖液中,静脉滴注。

六、低钙血症

血清钙低于 1.75mmol/L 时,称低钙血症。见于维生素 D 缺乏、钙吸收障碍、慢性肾功能不全,以及甲状旁腺功能低下和低蛋白血症等。主要临床表现为烦躁、抑郁、呼吸困难、定向障碍、手足抽搐、感觉异常,或癫痫样发作。

【临床表现】

1. 症状体征 患者感胸闷、烦躁、抑郁、心悸、呼吸和吞咽困难、定向力障碍、手足抽搐、感觉异常,或有癫痫样发作。检查可有心率增快、心律失常、手足抽搐等。

2. 其他检查 血清钙 < 1.75mmol/L,血磷升高、尿钙降低。心电图标心律不齐、QT 间期延长、ST 段延长、T 波低平或倒置。

【治疗】

1. 病因治疗 寻找导致低钙血症的原因,积极治疗原发疾病。

2. 补充钙剂 葡萄糖酸钙每次 2~3g,3 次 / 天,口服。手足抽搐者可用 10% 葡萄糖酸钙 10ml,加入 50% 葡萄糖 20ml 内,缓慢静脉注射。

3. 维生素 D 的应用 维生素 D 15000~50000U/ 次,3 次 / 天,口服。

4. 丙磺舒的应用 有抑制肾小管对磷的重吸收作用,丙磺舒每次 0.25g,3 次 / 天,口服。

第 24 节 酸碱平衡失调

一、代谢性酸中毒

代谢性酸中毒,是指由于体内蛋白质、脂肪、糖不完全氧化,酸性产物产生过多、排出障碍或体内失碱过多,使血浆中 H^+ 增加、pH 降低。见于腹泻、肠瘘、肾功不全、糖尿病酮症酸中毒等。主要临床表现为恶心呕吐、神志异常、呼吸深快、血压下降。

【临床表现】

1. 症状体征 早期可有疲倦乏力,病情重者恶心呕吐、烦躁、神志恍惚、嗜睡、昏迷,糖尿病酮症酸中毒时呼气有烂苹果味,尿毒症者有尿味。检查呼吸加深加快,失水者皮肤黏膜干燥、血压下降等。

2. 其他检查 血 pH 下降、CO_2-CP 降低、Cl^- 增高。

【治疗】

1. 病因治疗 积极治疗原发疾病。

2. 纠正酸中毒 轻者碳酸氢钠每次 1~2g,3 次 / 天,口服。重者可静脉补充 5% 碳酸氢钠,按每公斤体重 2~2.5ml 提高二氧化碳结合力 4.5mmol/L 计算,先补 1/3 或 1/2 量,然后再根据具体情况补充。

3. 其他　如有脱水或其他电解质紊乱,也应及时纠正。

二、代谢性碱中毒

代谢性碱中毒,常因呕吐胃酸、钾丢失过多或过多输入碱性药物引起,多种原因的低血钾也可造成代谢性碱中毒。主要临床表现为头晕、口周麻木、手足麻木、呼吸浅慢、精神异常、手足抽搐、四肢软瘫。

【临床表现】

1. 症状体征　患者头晕、口周及手足麻木、腹胀、呼吸浅慢,严重者可发生呼吸暂停、烦躁、谵妄等精神症状。检查面部及四肢肌肉抽动、手足抽搐、四肢软瘫等。

2. 其他检查　血浆 pH 升高,尿呈碱性,或有低血钾,低钾碱中毒时尿呈酸性。

【治疗】

1. 去除病因　积极治疗原发疾病。

2. 纠正碱中毒　低氯性碱中毒时应静脉补充生理盐水 1000~1500ml,使血中 Cl^- 增多,加速 HCO_3^- 排出,低血钾时补充氯化钾。若血 Cl^- 低而钾不低时可补精氨酸以补充 Cl^-。

三、呼吸性酸中毒

呼吸性酸中毒,是指由于肺通气障碍、呼吸肌麻痹或呼吸中枢抑制,造成二氧化碳分压增高,血中 H_2CO_8 浓度升高、pH 下降、H^+ 浓度上升。主要临床表现为头痛、倦怠、烦躁、失眠、皮肤发绀、肌肉震颤、四肢抽搐。

【临床表现】

1. 症状体征　患者头痛、倦怠,嗜睡或兴奋、烦躁不安、失眠、重者昏迷。检查皮肤黏膜发绀、肌肉震颤、四肢抽搐、视盘水肿、瘫痪等。

2. 其他检查　血浆 pH 下降,二氧化碳分压 > 6kPa(45mmHg),CO_2-CP 升高。

【治疗】

1. 一般治疗　保持呼吸通畅,吸氧、吸痰,必要时气管插管或气管切开,应用人工呼吸机。

2. 病因治疗　积极治疗原发病。

3. 呼吸兴奋剂　呼吸中枢抑制时应用呼吸兴奋剂,如尼可刹米、洛贝林等。

4. 慢性呼吸性酸中毒　按慢性呼吸衰竭处理。

四、呼吸性碱中毒

呼吸性碱中毒,是指由于通气过度,CO_2 排出过多、PCO_2 下降。常见于癔症性换气过度、呼吸中枢和肝功能异常等疾病。主要临床表现为口唇、四肢麻木、呼吸急促、浅快,视力模糊、肌肉颤动。

【临床表现】

1. 症状体征　患者感口唇和四肢麻木、刺痛、头部轻浮感、呼吸急促、快而浅、视力模糊。检查肌肉颤动,重者可有抽搐等。

2. 其他检查　血浆 pH 增高, PCO_2 降低 ($<35mmHg$), CO_2-CP 降低 (除外代谢性酸中毒)。

【治疗】

1. 病因治疗　积极治疗原发疾病,去除病因。

2. 其他　重者吸入含 $5\%CO_2$ 的氧气。

第十七章 风湿性疾病和结缔组织病

第1节 风 湿 热

风湿热,是感染溶血性链球菌后发生的一种自身免疫性疾病。常见于学龄儿童,好发年龄为6~15岁,一年四季均可发病,春、冬季节多见,可反复发作。病理改变为血管、结缔组织慢性炎症,可累及多个系统或部位,包括循环系统、关节、肌肉、神经、泌尿等。主要临床表现为发热、心悸、环形红斑、舞蹈症、关节游走痛。

【临床表现】

1. 病史　起病前1~6周常有上呼吸道感染史,或有上呼吸道感染症状体征。

2. 症状体征　患者发热、头痛、头晕、乏力、四肢酸软、食欲缺乏、出汗等。个体不同分别出现关节炎、心肌炎、皮肤或神经系统等不同表现。①关节炎,多见于膝、踝、肘、腕大关节游走性痛,关节红肿、功能障碍;②心肌炎,可有心悸、气短、心前区不适、心脏扩大、心脏杂音等;③皮肤改变,见环形红斑,其周围红晕、中央苍白圈,有痒感,可扪及皮下结节;④舞蹈症,为神经系统症状,情绪不稳,四肢、面部不自主或不协调活动,或怪异表情等。

3. 其他检查　咽拭子培养可发现溶血性链球菌,抗"O"升高,血化验白细胞计数和中性粒细胞比例增高,血沉增快。

【鉴别诊断】

1. 类风湿性关节炎　对称性指关节等小关节损害,有晨僵,关节畸形,抗"O"不高。

2. 系统性红斑狼疮　发热、关节炎、心肌炎、面部红斑、光敏现象,肾和血液损害。

3. 感染性心内膜炎　贫血、脾大、皮肤瘀点等,可有栓塞症状体征。

【治疗】

治疗原则包括　去除病因,消灭感染灶,抗风湿治疗,处理并发症。

1. 一般治疗　卧床休息,注意保暖,避免寒冷和潮湿,高热量、高维生素饮食。

2. 抗感染 目前青霉素仍为最有效药物,常用剂量 80 万单位/次,2~4 次/天,肌内注射,连用 10~14 天;以后可改用长效青霉素如苄星青霉素 120 万单位/次,1 次/1~2 周,肌内注射。对青霉素过敏者可酌情应用红霉素族。

3. 抗风湿治疗 首选非甾体抗炎药,常用阿司匹林每次 0.6~0.9g,3 次/天,口服。也可酌情选用萘普生、吲哚美辛等。小儿用量酌减。

4. 其他 有心肌炎时可适当应用肾上腺皮质激素,常用泼尼松;舞蹈症时适当应用苯巴比妥或其他镇静剂。

【健康指导】

1. 日常生活中注意保暖避风,防止受凉感冒。

2. 急性期卧床休息,待症状消失及血沉恢复正常 2 周后逐步增加活动。

3. 病愈后防止疾病再发,可预防性使用长效青霉素 160 万单位,每月肌注一次,可降低风湿热的复发率。

【提示】

1. 如有扁桃体炎、龋齿等慢性病灶,可考虑手术摘除,预防本病发生。

2. 急性期心脏受累,如不及时治疗,可导致心脏瓣膜病变,故应强调彻底治疗风湿性心脏炎症。

第 2 节 类风湿性关节炎

类风湿性关节炎,是累及多个小关节的自身免疫性疾病。可见于任何年龄,30~50 岁最多见。病理改变为慢性关节滑膜炎,局部渗出、细胞浸润,形成绒毛,导致关节破坏,血管也有浸润。主要临床表现为关节疼痛、肿胀、功能障碍,反复发作。

【临床表现】

1. 症状体征 ①关节疼痛,为最早最常见症状,常为手指、足趾疼痛,也可见于膝、踝、肩等关节,对称性、持续性疼痛,时轻时重;②晨僵,95% 患者出现关节晨僵,日间静止不动时也可出现;③关节肿胀,关节腔积液或周围炎症;④关节畸形,半脱位、歪扭、活动不便、功能障碍。

2. 其他检查 轻度贫血,活动期血小板计数增多,白细胞计数及分类正常,血沉增快。类风湿因子阳性(RF)(系统性硬化病、慢性肺结核等也可阳性)。相应关节 X 线摄片可有改变,CT 检查对早期诊断有帮助。

【鉴别诊断】

1. 强直性脊椎炎 多见于青壮年男性,下肢大关节为主,很少累及手关节。X 线摄片骶髂关节具有典型的改变。

2. 银屑病性关节炎 有数年银屑病史,一般累及远端指关节。

3. 骨性关节炎 50 岁后多见,运动后关节疼痛,休息后好转为特点,手指远端指关节出现骨性增生和结节为特点,类风湿因子阴性。

4. 系统性红斑狼疮　伴有蝶形红斑、脱发、蛋白尿等,常有多脏器受损表现。

5. 风湿性关节炎　发热、关节游走疼痛、皮下结节、环形红斑、抗"O"增高等。

【治疗】

目前虽不能根治,但早期诊断,早期治疗至关重要。

1. 一般治疗　适当休息,急性期关节制动,恢复期关节锻炼、物理疗法。

2. 药物治疗　①抗炎类药物,布洛芬每次 0.3~0.6g,3 次 / 天,口服;或萘普生每次 0.25~0.5g,2 次 / 天,口服;或双氯芬酸每次 25mg,3 次 / 天,口服。以上药物选一种,不能同时服二种,连服 2 周无效可改换另一种;②抗风湿药物,可改善症状,主要有甲氨蝶呤、柳氮磺吡啶、雷公藤等,酌情选用;③肾上腺皮质激素,有强大抗炎作用,迅速缓解症状,改善关节功能,但有依赖性,可酌情选用泼尼松等。

3. 外科治疗　包括关节置换和滑膜切除术。

【健康指导】

1. 急性期卧床休息,有助于炎症消退、关节功能恢复。

2. 患者调整心态乐观,心情舒畅,不要焦虑、抑郁、情绪低落。

3. 症状基本控制后适当锻炼,如做家务、写字、画画,常晒太阳并进行理疗。

4. 起居衣着注意保暖,防止寒冷和潮湿。

5. 关节锻炼以每天上午、下午各一次为宜,寒冷时可在室内活动。

6. 已发生畸形的关节应经常保持功能位,夹板矫正关节畸形,不可操之过急。

【提示】

1. 遵医嘱服药,消炎镇痛药应在饭后服用,服药期间注意药物不良反应。

2. 类风湿性关节炎患者晨起时症状明显,每天早上洗热水澡对放松肌肉缓解疼痛大有帮助。

第 3 节　系统性红斑狼疮

系统性红斑狼疮,是一种慢性多系统损害的自身免疫性疾病。病理改变为组织器官炎症反应和血管异常。我国发病率为 1/1000,高于国外 1/2000,以 20~40 岁女性多见。主要临床表现为发热、蝶形红斑、盘状红斑、肌肉骨骼疼痛。

【临床表现】

1. 症状体征　①全身性改变,低中度发热、疲乏、体重降低;②皮肤黏膜浆膜改变,面颊部蝶形红斑、盘状红斑、皮肤丘疹、口腔黏膜溃疡,可有浆膜腔积液如胸膜腔积液、心包积液;③肌肉骨骼改变,肌肉或关节疼痛;④肾脏变化,可有蛋白尿、血尿、管型、肾性高血压、肾功不全(狼疮肾);⑤心血管系统改变,心悸、气短、心律失常、心包积液等;⑥神经系统改变,头痛、癫痫、意识障碍、幻觉等;

⑦消化系统改变,食欲缺乏、腹痛、呕吐、腹泻、腹水等;⑧血液系统改变,可有贫血、白细胞、淋巴细胞减少或血小板减少。

2. 其他检查 血尿化验提示血液系统和肾损害,血中可查到多种自身抗体。

【治疗】

目前本病不能根治,但合理治疗可以缓解症状,尤其早期诊断,早期治疗,效果较好。

1. 一般治疗 急性期卧床休息,勿过度劳累,多数患者较大心理负担,需进行必要的心理疏导。

2. 肾上腺皮质激素 常用泼尼松、泼尼松龙或甲泼尼松等。

3. 免疫抑制剂 酌情选用环磷酰胺、硫唑嘌呤、环孢素、雷公藤等。

4. 丙种球蛋白 作为辅助治疗,可酌情注射应用。

【健康指导】

1. 及时就医,定期复查,在医生指导下规则治疗,不能自行增加或减少肾上腺皮质激素用量。

2. 注意皮肤保护,避免日光直接照射皮肤,预防皮肤外伤感染。

3. 加强体质锻炼,避免过度劳累、避免受凉、感冒。

4. 加强营养,调节饮食,高蛋白、高维生素、低盐饮食。

第4节 强直性脊柱炎

强直性脊柱炎,又称脊柱关节病,以中轴关节慢性炎症为主,也可累及内脏及其他组织。发病年龄多见于 10~40 岁,20~30 岁为高峰,男性多于女性。病理改变为关节滑膜炎、软骨变性和破坏,或软骨下骨板破坏、炎细胞浸润,后期纤维骨化致骶髂关节封闭。主要临床表现为腰骶疼痛、骶髂关节明显破坏,脊柱"竹节样"改变。

【临床表现】

1. 症状 早期症状为腰骶部疼痛,在静止和休息时疼痛加重,活动后反而缓解,严重者夜间痛醒。逐渐出现腰背疼痛、晨僵、腰椎各方向活动受限,早期脊柱前突,后期脊柱强直、驼背畸形。晚期伴严重骨质疏松,易发生骨折。

2. 体征 骶髂关节压痛,骶髂关节"4"试验疼痛,脊椎前屈、后伸、侧弯疼痛,可有驼背畸形。

3. 其他检查 血化验类风湿因子阴性。后期 X 线摄片脊柱有"竹节"样改变,骶髂关节异常;CT 检查有利于早期诊断;磁共振检查可发现软骨异常改变,比 CT 更早发现轻微病变。

【鉴别诊断】

其他疾病 某些疾病如类风湿性关节炎、骨性关节炎也可有慢性疼痛,需根据不同疾病、不同特点进行仔细鉴别。

【治疗】

1. 一般治疗　注意休息、功能锻炼，宜睡硬板床、低枕，避免过度负重和剧烈运动。

2. 抗炎药　一般可用布洛芬每次 0.3~0.6g，3 次 / 天，口服；或萘普生每次 0.25~0.5g，2 次 / 天，口服。以上药物选一种，不能同时服二种，连服 2 周无效者需更换另一种。

3. 肾上腺皮质激素　用于疼痛明显者，有抗炎作用，可缓解症状，一般用泼尼松每次 10mg，3 次 / 天，口服，症状缓解后递减。

【提示】

本病目前尚无理想治疗方法，但不危及生命，少数可致残，影响正常工作生活。

第 5 节　骨性关节炎

骨性关节炎，又称退行性关节病、骨质增生、骨关节病，好发于中老年人。病理改变为关节软骨及软骨下骨板受损，或骨赘形成、脱落，进入关节腔形成"关节鼠"。主要临床表现为关节疼痛、僵硬、关节骨性肥大、功能障碍。

【临床表现】

1. 症状　多见于膝、髋、踝、足关节，局部疼痛，多发生于活动后，适当休息缓解，严重者休息时也疼痛。逐渐出现关节晨僵，感觉开始活动时如"粘着"一样，适当活动后可缓解。可有骨赘形成，如脱落进入关节腔，即成为"关节鼠"。

2. 体征　关节肿胀、局部压痛，活动时可有弹响，关节功能受限。

3. 其他检查　相应关节 X 线摄片显示受累关节间隙狭窄，关节边缘骨赘形成。CT 检查有助于早期诊断。

【鉴别诊断】

本病需与类风湿性关节炎、股骨头无菌性坏死进行鉴别。

【治疗】

1. 一般治疗　适当休息，酌情运动，减少致残。

2. 药物治疗　疼痛明显者适当应用抗炎止痛药，如阿司匹林、布洛芬、吲哚美辛等。

3. 物理治疗　可适当应用物理疗法，如局部热敷、红外线照射等，以减轻症状、恢复功能。

【健康指导】

1. 饮食疗法，控制体重在标准范围之内，减少关节负重劳损。

2. 注意休息，睡床要用硬板床。保暖防寒，有助于缓解疼痛。

3. 经常运动关节四周的肌肉，增强肌力，减轻症状。

第 6 节 纤维肌痛综合征

纤维肌痛综合征,是一种以全身性弥漫性疼痛、发僵为主要特征的疾病。患病年龄平均 49 岁,89% 为女性。病因不明,目前认为与睡眠障碍、神经内分泌紊乱、免疫紊乱、心理因素有关。主要临床表现为慢性广泛性肌肉痛。

【临床表现】

1. 症状体征　核心症状是慢性肌肉痛,多数伴有皮肤触痛,时轻时重。13% 广泛性肌肉痛,43% 局限性疼痛,如颈、胸、下背、肩胛部、骨盆部、臀部、腿部等,有压痛点,女性压痛点多于男性。睡眠不足、寒冷、精神压抑可引起疼痛发作。常伴有头痛、胸痛、感觉异常、抑郁、焦虑等。

2. 其他检查　常规检查一般无异常发现。

【治疗】

此病病因不明,无特异治疗方法。可考虑综合治疗,如运动疗法,减轻精神压力,对症处理。

第 7 节 痛　　风

痛风,是指由于嘌呤代谢紊乱和尿酸排泄障碍导致的疾病。属于代谢性风湿病范围(高尿酸血症)。血中尿酸含量增高,当尿酸在关节间隙沉积并形成结晶体时,刺激四周组织产生炎症、疼痛。有的聚集在肾脏内,造成肾损害。主要临床表现为急性关节剧烈疼痛、痛风石、肾脏病变症状。

详见内分泌及代谢性疾病。

第 8 节 骨质疏松症

骨质疏松症,是指各种原因引起的普遍性骨量减少、骨脆性增加的一组代谢性骨病综合征。分原发性和继发性,原发性骨质疏松症是指不伴引起本病的其他疾患,多为雌激素缺乏、老年骨质疏松等;继发性骨质疏松症则是由全身性疾病引起,常见于性功能减退症、甲亢、甲旁亢、糖尿病等;不良生活方式也可导致,如吸烟、制动、酗酒、体力活动减少、摄入不足,长期应用也可引起。主要临床表现为腰背酸痛、脊柱痛、骨盆疼痛,易骨折。

详见内分泌及代谢性疾病。

第十八章 血液系统疾病

第 1 节 缺铁性贫血

缺铁性贫血,又称小细胞性贫血,是最常见的一种贫血性疾病。由于体内铁缺乏影响血红蛋白合成而引起,慢性失血过多、妊娠期、哺乳期、婴幼儿发育期、胃大部切除术后、胃酸缺乏、长期腹泻、慢性肝炎等是常见病因。主要临床表现为全身乏力、头晕、心悸、面色苍白。

【临床表现】

1. 病史 常有明确慢性失血史如月经过多、消化性溃疡出血、痔出血等,或有引起贫血的其他疾病。

2. 症状 患者可有全身乏力、头晕、头痛、眼花、耳鸣、心悸、气短、食欲缺乏。小儿患者可有异食癖现象。还可神经精神方面的表现,如精神烦躁、易怒、注意力不集中等。

3. 体征 面色苍白,唇黏膜发白,心率增快,头发干枯脱落,皮肤干燥皱缩,指甲变薄、糠脆、扁平或反甲。

4. 其他检查 血化验显示小细胞低色素性贫血,血红蛋白降低比红细胞更明显,红细胞体积较小。血清铁 < 8.95μmol/L,血清铁总结合力 > 64.44μmol/L。骨髓象增生活跃,以红系增生为主,有血红蛋白形成不良。

【鉴别诊断】

1. 巨幼细胞贫血 面部皮肤苍白,舌质绛红,舌乳头萎缩,舌面光滑,俗称"牛肉舌"。骨髓象有助于确诊。

2. 慢性病性贫血 各种慢性炎症、慢性感染、恶性肿瘤等可引起铁代谢异常,导致贫血。结合慢性病史,可以诊断。

【治疗】

1. 去除病因 积极寻找和去除贫血原因,治疗原发疾病。

2. 补充铁剂 硫酸亚铁每次 0.3g, 3 次 / 天, 口服;或右旋糖酐铁每次 50mg, 2~3 次 / 天,饭后口服可减少胃肠道反应,多食新鲜瓜果蔬菜可促进铁剂的吸收。贫血纠正后，即血红蛋白恢复正常后继续治疗 4~6 个月以补充贮存铁。不能耐受口服铁剂或胃肠道疾病、铁吸收障碍时，可酌情应用右旋糖酐铁注射剂。

【健康指导】

1. 如有贫血症状体征应到医院及时就诊，明确病因，针对病因治疗。

2. 口服铁剂治疗的同时可多进食含铁高的食物，如海带、紫菜、木耳、香菇、动物肝、血，菠菜等。

3. 口服铁剂时不要同时食用谷类、乳类、茶叶、咖啡、蛋类等，这类食物不利于铁的吸收。

4. 为了防止复发，必须补足体内的贮备铁，即经治疗血红蛋白恢复正常后，再适当延长服用铁剂。

【提示】

青少年、生育年龄的妇女应定期检查。长期月经过多、妊娠期和哺乳期妇女，应在医生指导下补充铁剂。农民（尤其是菜农）首先预防钩虫感染，定期检查粪便，及时驱虫，这是防治钩虫病所致的缺铁性贫血的重要措施。

第 2 节　巨幼细胞贫血

巨幼细胞贫血，又称大细胞性贫血，是指叶酸、维生素 B_{12} 缺乏引起的贫血。常见原因为摄入减少、需量增加、吸收不良，如长期偏食、妊娠期妇女、婴幼儿期等。主要临床表现为面色苍白、心悸、口腔黏膜萎缩、舌乳头萎缩。

【临床表现】

1. **症状**　普遍症状可有疲乏无力、耐力降低、气短、心悸等。消化道症状有舌痛、食欲缺乏、腹胀、腹泻。神经系统症状有手足麻木，感觉障碍、共济失调、腱反射异常，小儿和老年患者可出现健忘、兴奋、抑郁、精神失常等。

2. **体征**　面部皮肤苍白，口唇黏膜苍白，舌质绛红，舌乳头萎缩，舌面光滑，俗称"牛肉舌"，可有肝脾轻度肿大，腱反射异常。

3. **其他检查**　血化验显示大细胞性贫血，白细胞和血小板可轻度减少，中性粒细胞核分叶过多（5 叶以上粒细胞＞3%）。骨髓检查显示增生明显活跃，巨幼红细胞＞10%，粒系和巨核系也可有巨形变。

【鉴别诊断】

1. **缺铁性贫血**　有明确慢性失血病史，如月经过多、消化性溃疡出血、痔出血等，或有原发疾病的表现，尚可有组织缺血表现，如精神烦躁、易怒、注意力不集中等。血化验显示小细胞性贫血。

2. **其他疾病**　各种慢性炎症、肿瘤等可引起铁代谢异常致贫血，血化验显示为小细胞性贫血，结合慢性病史，可以确立诊断。

【治疗】

1. 消除病因　积极治疗原发疾病,改善饮食结构,增加营养。

2. 药物治疗　叶酸每次 5~10mg,3 次 / 天,口服。维生素 B_{12} 每次 250~500μg,1 次 / 天,肌内注射,2 周后改为每周 2 次,连续 4 周,再改为每月 1 次。若合并缺铁应适当补充铁剂,并可同时补充维生素 C 和维生素 B。

【健康指导】

1. 在医生指导下根据不同的病因进行相应的治疗,切忌自行乱服"补血药"。

2. 加强营养,调节饮食,改善饮食结构,积极预防营养不良性贫血。

【提示】

婴幼儿、青少年、孕妇如出现面色苍白、乏力、头晕等,即应想到本病可能,进行相应的检查,明确诊断,及时治疗。

第 3 节　再生障碍性贫血

再生障碍性贫血,简称再障,是由多种因素引起的骨髓造血功能衰竭。发病原因与病毒感染、化学、物理等因素有关。青壮年多发,男性多于女性。病理改变为骨髓造血功能低下,外周全血细胞减少。主要临床表现为贫血、出血、感染。

【临床表现】

1. 症状　临床通常分为二型。①重型再障,起病急,进展快,病情重,进行性贫血,头痛、头晕、心悸等;常有出血症状,如牙龈出血、鼻出血、皮肤黏膜出血、月经过多等;通常出现感染症状,高热、上呼吸道感染、肺炎等;②非重型再障,起病隐袭,进展慢,病情较轻,贫血为慢性过程,全身乏力、头晕等;感染症状较轻,一般为低度或中等发热,少有高热;出血倾向也较轻,较易控制。

2. 体征　面色苍白,口唇黏膜苍白,一般无其他明显体征,肝脾及淋巴结一般不肿大。

3. 其他检查　重型再障血化验全血细胞减少,网织红细胞绝对值 < 15 × 10^9/L,白细胞计数 < 2 × 10^9/L,中性粒细胞 < 0.5 × 10^9/L 和血小板 < 20 × 10^9/L,淋巴细胞比例明显增高;非重型再障也呈全血细胞减少,但达不到重型再障的程度。骨髓象重型再障多处增生明显减低,粒、红系及巨核细胞明显减少但形态正常,淋巴细胞及非造血细胞比例明显增高;非重型再障多处增生减低,粒、红系及巨细胞减少,淋巴细胞、网状细胞浆细胞比例增高,多数骨髓小粒空虚。

【鉴别诊断】

1. 急性白血病　早期肝脾及淋巴结不肿大,后期可肿大,外周血及骨髓检验原始粒、单或原(幼)淋巴细胞明显增多。

2. 骨髓增生异常综合征　血化验外周全血细胞减少,可见有核红细胞;骨髓检验增生活跃,显示一系、两系或三系病态造血。

3. 阵发性睡眠性血红蛋白尿 典型者可有发作性血红蛋白尿,有的可有黄疸及脾大。

【治疗】

1. 一般疗法 保持个人及环境卫生,预防感染,防止出血。

2. 免疫抑制治疗 ①环孢素,适于所有再障治疗,一般 3~5mg/(kg·d),疗程至少 1 年;②抗胸腺细胞球蛋白,皮试阴性后 10~15mg/kg·d,静脉点滴,4~5 天一疗程。同时给予泼尼松每次 40mg,分次口服,2 周后逐渐减量。

3. 对症处理 血红蛋白低于 60/L,且患者对贫血耐性较差时,可适当输血;有感染时酌情选用抗生素;皮肤黏膜、口鼻出血时给止血药如酚磺乙胺(止血敏)、卡巴克洛(安络血)等,若血小板 < 10 × 10^9/L,伴有严重内脏出血最好输注血小板。

【健康指导】

1. 患者不宜做重体力劳动及活动,为防止感染不宜到公共场所接触大量人群,不宜接待患病亲友,防止交叉感染。

2. 注意皮肤黏膜完好,避免损伤,不进食有刺及带骨食物,以免损伤消化道引起出血。

3. 禁止接触含苯物品、放射性物品及有放射性污染的环境。

【提示】

1. 慎用影响血小板功能的阿司匹林类药物,防止诱发或加重出血。

2. 防止滥用对造血系统有害的药物,如氯霉素等。

第 4 节 白细胞减少症和粒细胞缺乏症

白细胞减少症,是指周围血白细胞 < 4.0 × 10^9/L;粒细胞缺乏症,是指周围血中性粒细胞 < 0.5 × 10^9/L。常见原因为药物作用、放射线影响、严重感染、叶酸缺乏、维生素 B_{12} 缺乏等。主要临床表现为头痛、头晕、乏力、低热、易感染。

【临床表现】

1. 症状体征 患者头痛、头晕、乏力、四肢酸软,常有低热,容易感冒及其他呼吸道感染。如无感染一般无阳性体征,感染时分别有相应症状体征。

2. 其他检查 血化验白细胞计数 < 4.0 × 10^9/L,或中性粒细胞 < 0.5 × 10^9/L,红细胞、血红蛋白、血小板正常。骨髓检验显示粒细胞增生及成熟受阻。

【鉴别诊断】

再生障碍性贫血 骨髓造血功能低下,外周全血细胞减少,贫血、出血、感染。

【治疗】

1. 去除病因 积极治疗原发病及去除病因,如为化疗或放疗所致应暂缓。

2. 白细胞减少症治疗 对原因不明的慢性患者可暂不用药,注意观察随访。白细胞数较低而有症状者,可选用下列药物中的1~2种 利血生每次10mg,3次/天,口服;鲨肝醇每次50mg,3次/天,口服;维生素B_4每次10mg,3次/天,口服。

3. 粒细胞缺乏症治疗 碳酸锂有刺激骨髓生成粒细胞的作用,常用量0.6~0.9g/d,分次口服。造血生长因子,如重组人粒-单系集落刺激因子、重组人粒系集落刺激因子等,疗效明确,可酌情选用。

4. 对症处理 如有感染酌情应用抗生素治疗;贫血者适当应用抗贫血药物。

【提示】

临床常用的解热镇痛类药物可引起本病,用药期间需予以注意,定期检查血象。

第5节 过敏性紫癜

过敏性紫癜,是机体对某些物质发生的变态反应,如细菌感染、食物、药物、花粉、尘埃、虫咬、寒冷等,均可引起本病。病理改变为毛细血管通透性和脆性增加,导致血液渗出和水肿。临床分为单纯型、腹型、关节型、肾性与混合型五种类型。主要临床表现为皮肤紫癜,或腹痛、关节痛、头痛、血尿。

【临床表现】

1. 症状 皮肤发青、紫癜,分批出现。患者可无不适感,部分患者可出现腹痛、关节痛、头痛、血尿等症状。

2. 体征 可见大小不等皮肤紫癜,双下肢及臀部多见,呈片状,有的为多形性,略高于皮肤表面,或出现皮肤荨麻疹、水肿。并可有水肿、高血压等。

3. 其他检查 血小板计数正常,出凝血时间正常,束臂试验(+),肾型或混合型可有血尿、蛋白尿、管型等。

【鉴别诊断】

1. 急性阑尾炎 腹型因有腹痛,应与急性阑尾炎鉴别。

2. 风湿性关节炎 关节型可有关节疼痛,需与风湿性关节炎鉴别。

3. 急性肾炎 肾型可出现类似急性肾炎的表现,应与之鉴别。

【治疗】

1. 去除病因 积极寻找、避免发病原因。

2. 抗组胺药 常用苯海拉明(可他敏)每次25mg,3次/天,口服;或氯苯那敏每次4mg,3次/天,口服;也可给予阿司咪唑(息斯敏)每次10mg,1次/天,口服,同时应用10%葡萄糖酸钙每次10ml,1次/天,静脉注射。

3. 降低血管通透性 维生素C每次0.1g,3次/天,口服;或芦丁每次20mg,

3 次 / 天,口服。

4. 肾上腺皮质激素 泼尼松每次 30mg,1 次 / 天,口服。重者可用氢化可的松每次 100~200mg,静脉滴注;或地塞米松每次 5~15mg,静脉滴注。

5. 免疫抑制剂 以上疗法不佳者,可酌情选用硫唑嘌呤、环磷酰胺等。

【提示】

本病因某种因素过敏发病,需仔细寻找过敏源,预防再次发病。

第 6 节 特发性血小板减少性紫癜

特发性血小板减少性紫癜,是一种复杂的多种机制参与的获得性自身免疫性疾病。原因未明,可能与体液免疫、血小板过度破坏或血小板生成不足有关。主要临床表现为皮肤或黏膜出血、瘀斑。

【临床表现】

1. 症状 皮肤黏膜出血,出现瘀点、瘀斑,外伤后不易止血,也常出现鼻出血、牙龈出血、月经过多。部分患者可有乏力、不适感。多数患者症状轻微而局限,但易反复发作。

2. 体征 可见大小不等皮肤瘀点、瘀斑。

3. 其他检查 血小板计数减少,血小板平均体积偏大,出血时间延长。骨髓象巨核细胞数量正常或增加,巨核细胞发育成熟障碍。

【鉴别诊断】

1. 过敏性紫癜 有过敏源接触史,皮肤发青、紫癜,双下肢及臀部多见,分批出现。血小板计数正常,出凝血时间正常。

2. 单纯性紫癜 多见于青年女性,无原因出现皮肤紫癜,常于月经期加重,反复发作,可自愈。

【治疗】

1. 一般治疗 出血严重者需要休息,适当卧床,防止外伤。

2. 止血药物 必要时酌情应用止血药物。

3. 肾上腺皮质激素 一般可应用泼尼松 1mg/(kg·d),分次口服,待血小板升至正常或接近正常,1 个月内减至维持量每次 5~10mg。

第 7 节 单纯性紫癜

单纯性紫癜,是一种原因不明的血管性出血性疾病。多见于青年女性,预后良好。主要临床表现为四肢、臀部皮肤紫癜。

【临床表现】

1. 症状 多见于青年女性,无原因出现皮肤紫癜,病变部位多见于四肢,双下肢及臀部更为常见,反复发作,并可自愈,常于月经期加重。

2. 体征 皮肤紫癜,大小不等,多见于四肢,主要为双下肢及臀部。

3. 其他检查 血化验血小板、凝血功能均正常。

【治疗】

本病一般无须治疗。为了减轻症状及发病频度,必要时给予维生素 C 每次 0.1g,3 次 / 天,口服;或芦丁每次 20mg,3 次 / 天,口服。

第 8 节 急性白血病

急性白血病,是血液系统一种常见恶性肿瘤,俗称"血癌"。病理改变为白细胞增殖失控、分化障碍、凋亡受阻,抑制正常造血,骨髓及外周血中异常原始细胞、幼稚细胞恶性增生,浸润全身各组织脏器。发病原因不明,可能与免疫功能异常、物理因素、化学因素等有关。主要临床表现为贫血、出血、感染症状体征。

【临床表现】

症状 起病急缓不一,可突然发热,达 39~40℃,伴寒战,类似"感冒"。易发生感染如口腔炎、牙龈炎、咽峡炎等。部分患者有出血倾向,如皮肤瘀点、瘀斑、鼻出血、牙龈出血、月经过多等。少数患者白细胞正常或减低。骨髓检验是确诊急性白血病最重要的依据,如原始细胞＞30%,则诊断成立。

【鉴别诊断】

1. 增生异常综合征 骨髓中原始细胞＜30%。

2. 类白血病反应 虽外周血白细胞升高,并有幼稚细胞,但骨髓中各系细胞形态、比值无明显异常

【治疗】

1. 支持疗法 支持治疗是保证急性白血病化疗缓解的基础,保护性隔离,保持口腔、会阴、皮肤清洁。补充营养,维持水电解质平衡。

2. 抗白血病治疗 ①诱导缓解方案,通常选用 VP 方案 长春新碱、泼尼松;或 VDP 方案 长春新碱、柔红霉素、泼尼松;②巩固强化治疗,经上述方案获得完全缓解后,应用原方案 2~3 个疗程,亦可换用其他方案巩固治疗。完全缓解后每月强化治疗 1 次,持续 1~2 年后,以后再每 2~3 个月巩固强化治疗 1 次,至少维持 3~5 年。

3. 抗感染治疗 对发热者积极查找原因,先选用广谱抗生素,以后根据药敏更换抗生素。

4. 对症处理 血小板减低、出血严重时,可输注浓缩血小板;贫血严重者输注浓缩红细胞。

5. 骨髓移植 完全缓解后,有条件者可进行骨髓移植,以求根治。

【健康指导】

1. 患者保持乐观情绪,提高药物治疗效果。

2. 不宜做较重体力劳动及活动,不宜到公共场所接触大量人群,防止交叉感染。

3. 注意皮肤黏膜完好,避免损伤感染,不要进食有刺及带骨的食物,以免损伤消化道引起出血。

【提示】

1. 慎用影响血小板功能的阿司匹林类降热镇痛药,以防诱发或加重出血。

2. 白血病临床治疗缓解者,可积极争取条件进行干细胞移植,提高生存期及生活质量。

3. 防止滥用对造血系统有害的药物,加强药品和毒物管理。

第 9 节 慢性粒细胞白血病

慢性粒细胞白血病,简称慢粒,是一种发生在早期多能造血干细胞上的恶性骨髓增生性疾病。主要临床表现为贫血、骨痛、无原因发热、外周血粒细胞增多,脾大。

【临床表现】

1. 症状 早期可无任何症状,或仅有低热、盗汗、消瘦、心慌、无力等。逐渐出现贫血、骨痛、无原因发热等。急变期症状与急性白血病相似,可有严重贫血、感染、出血等。

2. 体征 脾脏大是最突出的体征,多数患者初诊时脾已平脐,晚期可达盆腔,脾脏坚硬无压痛;常有肝大,但不如脾大显著;多数患者胸骨压痛;急变期可有贫血、出血体征。

3. 其他检查 血化验显示白细胞升高,多在 $200\sim400\times10^9$/L,最高可达 1000×10^9/L,周围血涂片可见各阶段粒细胞;血红蛋白早期正常,随后明显下降;血小板计数正常、增多或减少。骨髓象显示增生活跃,以中晚幼粒细胞为主。

【鉴别诊断】

1. 类白血病反应 虽白细胞升高,外周血有幼稚粒细胞,但该病多与严重感染、急性溶血等病同时存在,白细胞计数多 $<50\times10^9$/L,嗜酸嗜碱粒细胞不增多,NAP 反应强阳性,骨髓各系细胞形态比值无明显异常。Ph 染色阴性。

2. 骨髓纤维化 消瘦、多汗、脾大、白细胞升高,外周血可见中晚幼粒细胞,易与慢粒混淆。但该病白细胞计数多 $<30\times10^9$/L,幼稚细胞比值低,红细胞异形较明显,泪滴形红细胞多见。骨髓穿刺呈"干抽"现象,骨髓活检示纤维组织增生。

【治疗】

1. 化学治疗　常用药物包括白消安、羟基脲等。联合化疗 DOAP 方案　柔红霉素、长春新碱、阿糖胞苷、泼尼松。

2. 生物治疗　可用干扰素。

3. 骨髓移植　目前是治愈慢性粒细胞白血病唯一途径,如有合适供者,可行骨髓移植。

【健康指导】

1. 患者坚定康复信念,积极配合治疗,保持乐观情绪,提高治疗效果。

2. 注意饮食调节,高蛋白、高维生素饮食,提高机体免疫力。

3. 不宜到公共场所接触人群,防止交叉感染。

4. 注意皮肤黏膜完好,避免损伤,预防感染。

【提示】

慎用阿司匹林类降热镇痛药,以防诱发或加重出血。

第 10 节　慢性淋巴细胞白血病

慢性淋巴细胞白血病,是一种近似成熟的小淋巴细胞呈克隆性增生、细胞凋亡受阻、存活时间延长而大量积聚骨髓、血液、淋巴结及其他器官的恶性疾病。该病常伴免疫调节障碍,老年人多发,男多于女。主要临床表现为低热、淋巴结肿大、出血。

【临床表现】

1. 症状　早期可无任何症状,随病情进展可有全身疲乏、体力下降、消瘦、低热、盗汗等,后期可有皮肤黏膜苍白、头晕等贫血症状,或鼻出血、牙龈出血等出血症状。

2. 体征　全身性淋巴结肿大,浅表淋巴结肿大明显,患者常以颈部、锁骨上、腋窝、腹股沟淋巴结肿大就诊,一般伴有肝脾大。

3. 其他检查　血化验显示白细胞持续 $> 10 \times 10^9/L$,淋巴细胞比值 $> 50\%$,绝对值 $\geq 5 \times 10^9/L$,形态以小淋巴细胞为主,可见少数幼稚淋巴细胞或不典型淋巴细胞,早期血红蛋白、血小板正常,晚期出现贫血和血小板减少。骨髓检验显示有核细胞增生活跃或明显活跃,淋巴细胞 $\geq 40\%$,以成熟淋巴细胞为主。

【鉴别诊断】

1. 淋巴瘤　常伴发热,淋巴结活检找到淋巴瘤细胞,血象、骨髓象成熟淋巴细胞增多不明显。

2. 淋巴结核　淋巴结肿大,较局限,彼此融合,与周围组织粘连,抗结核治疗有效。

3. 病毒感染　一般有感染史,随原发病好转,淋巴细胞很快下降。

【治疗】

1. 一般治疗　加强饮食调节,高蛋白、高维生素饮食,提高机体免疫力。

2. 化学治疗　可酌情应用苯丁酸氮芥、喷司他丁、烷化剂环磷酰胺等。

3. 免疫治疗　常用阿来组单抗,输注前给予甲泼尼龙。

4. 丙种球蛋白　对反复感染或严重感染者,在应用抗生素的基础上酌情应用。

【健康指导】

1. 患者应积极配合治疗,坚定康复信念,提高药物治疗效果。

2. 不到公共场所接触人群,预防交叉感染。

3. 注意保持皮肤黏膜完好,避免损伤,预防伤口感染。

【提示】

慎用阿司匹林类降热镇痛药,以防诱发或加重出血。

第 11 节　淋 巴 瘤

淋巴瘤,是一组起源于淋巴结或其他淋巴组织的恶性肿瘤。其发生与免疫应答过程中淋巴细胞增殖分化产生的某种免疫细胞恶变有关。分为霍奇金淋巴瘤和非霍奇金淋巴瘤。主要临床表现为多发性淋巴结肿大、受累组织器官相应症状体征。

【临床表现】

1. 霍奇金淋巴瘤　多见于青年,儿童少见。首发症状常为无痛性颈部或锁骨上淋巴结进行性肿大,其次为腋窝淋巴结肿大,可活动,或有粘连。压迫神经出现疼痛;纵隔淋巴结肿大时有咳嗽、胸闷、气短等。腹膜后淋巴结肿大压迫输尿管,出现肾盂积水症状。侵犯各器官可出现相应症状体征,如肺实变、胸腔积液、肝大、黄疸、脾大、骨痛等。约 1/3~2/5 患者原因不明的持续性发热,或周期性发热。

2. 非霍奇金淋巴瘤　相对霍奇金淋巴瘤男性多于女性,原发于淋巴结以外者多见,以颈部、锁骨上淋巴结肿大为首发症状者较霍奇金淋巴瘤少,有远处扩散倾向,各淋巴结发展迅速,可有高热。原发病变可见于淋巴结,也可见于淋巴结以外的组织器官,如咽部、鼻腔、鼻窦、肺门、纵隔、胃肠、骨骼等处。

3. 其他检查　淋巴结活检有相应病理改变,骨髓象多无特异性,有骨髓播散时可见淋巴瘤细胞。X 线胸部摄片、腹部 B 超检查、CT 检查可确定有无纵隔及腹腔内、腹膜后肿大淋巴结。

【鉴别诊断】

1. 淋巴结核　慢性结核中毒症状,如低热、盗汗、食欲缺乏等,淋巴结肿大,但较局限。

2. 慢性白血病　患者表现为低热、淋巴结肿大、出血等症状,周围血化验及骨髓检验可明确诊断。

3. 淋巴结转移癌　有原发病灶,淋巴结肿大,质地硬,与周围组织粘连。

【治疗】

1. 放射治疗　酌情应用放射治疗,方式有局部照射、不全淋巴结照射、全淋巴结照射。

2. 化学治疗　①霍奇金淋巴瘤化疗方案,可酌情选用 MOPP 方案　氮芥、长春新碱、丙卡巴肼、泼尼松;或 COPP 方案　即把 MOPP 方案中的氮芥改为环磷酰胺;或 ABVD 方案　阿霉素、博莱霉素、长春碱、达卡巴嗪;②非霍奇金淋巴瘤化疗方案,可酌情选用 COP 方案　环磷酰胺、长春新碱、泼尼松;或 CHOP 方案　环磷酰胺、阿霉素、长春新碱、泼尼松。

3. 生物治疗　药物有单克隆抗体、干扰素等,根据不同情况酌情选用。

4. 手术治疗　合并脾功能亢进者,如有指征可进行脾切除术。

【健康指导】

1. 患者应积极配合治疗,定期检查,加强营养,坚定康复信念。

2. 不吸烟,不饮酒,注意饮食调节,高蛋白、高维生素饮食,提高机体免疫力。

【提示】

临床上对慢性进行性、无痛性淋巴结肿大者,要考虑本病可能,可进行淋巴结活检以明确诊断。

第 12 节　脾功能亢进

脾功能亢进,简称脾亢。脾大对红细胞、白细胞和血小板的阻留作用增大,使红细胞寿命缩短,白细胞、血小板作用发挥缓慢。主要临床表现为脾大、疲乏无力、贫血症状体征。

【临床表现】

1. 症状体征　常在查体时发现脾脏大,一般无明显症状,有的感疲乏、无力、头痛、头晕等贫血症状,或感腹部不适、胃纳减少,或向一侧卧位时不适等。

2. 体征　检查可扪及程度不等的脾大,一般无触痛。

3. 其他检查　血化验红细胞、白细胞、血小板减少。骨髓检查为增生象。B 超检查脾大。

【治疗】

1. 治疗原发病　积极治疗原发疾病。

2. 手术治疗　脾大显著、有压迫症状、血小板明显减少或出血者,可酌情进行脾切除术。

【提示】

脾切除术后可引起继发性血小板增多症,长期卧床或老年患者有血栓形成的危险,应予以注意。

第13节 弥散性血管内凝血(DIC)

弥散性血管内凝血(DIC),是许多疾病发展过程中的一种病理状态和出血综合征。病理改变为毛细血管内弥漫性微小血栓形成,消耗凝血因子及血小板减少,微循环障碍、脏器组织缺血,继发性纤维蛋白溶解亢进。凡能释放组织因子的疾病如胎盘早剥、前置胎盘、羊水栓塞、严重创伤、广泛手术、急性白血病、肝坏死、毒蛇咬伤等均可引起。有血管内皮损伤的疾病如脓毒血症、低血压、休克、缺氧等,也可激活内源性和外源性凝血系统引起DIC。主要临床表现为多发出血倾向、低血压、休克。

【临床表现】

1. 症状体征 诊断标准:①有引起DIC的基础疾病;②以下两项以上表现,即不易用原发病解释的多发性出血倾向;不明原因的低血压或休克;多发性微血管栓塞症状体征;原发病不易解释的进行性贫血或黄疸;肝素或其他抗凝治疗有效。

2. 其他检查 下列三项以上异常,即血小板数 $< 100 \times 10^9/L$ 或进行性下降;凝血酶原时间较正常对照延长3秒以上或呈动态变化;纤维蛋白 $< 1.5g/L$ 或进行性下降;3P试验(鱼精蛋白副凝试验)阳性或血清FDP $> 20\mu g/ml$;血片中破碎红细胞 $> 2\%$。

【诊断鉴别】

1. 肝病凝血功能障碍 明确的肝病史,血小板计数多正常,Ⅷ因子正常,无继发性纤溶表现,肝素治疗无效。

2. 原发性纤维蛋白原溶解症 血小板计数正常,Ⅷ因子正常,3P试验阴性,D二聚体不增加,肝素治疗无效,而用纤维蛋白原治疗有效。

【治疗】

1. 去除病因 若原发病能及时清除,则DIC会迅速控制。

2. 抗凝治疗 主要使用肝素治疗,适于DIC高凝期。

3. 血小板聚集抑制剂 一般在高凝期与肝素合用,也常单独用于诊断尚未完全肯定或病情较轻病例。常选用双嘧达莫每次200~400mg,分次口服或静脉滴注;或低分子右旋糖酐每次500mg,静脉滴注。

4. 补充凝血因子和血小板 适于消耗性低凝期和继发纤溶亢进期,高凝血期禁用。

5. 抗纤溶药物 可选用6-氨基己酸每次4~6g,静脉滴注;或对羧基苄胺每次 400~600mg,静脉滴注。

6. 其他治疗　DIC 时常有微血管痉挛,可给 654-2 每次 10mg,每天 2~3 次,静脉滴注。

【提示】

本病关键是早期诊断,临床疑有 DIC 而实验室证据不足时,动态改变往往更有诊断价值。

第14节　血　友　病

血友病,是一组遗传性凝血因子缺乏引起的出血性疾病。男女均可发病。主要临床表现为不易自行停止、难以控制的出血。

【临床表现】

1. 病史　自幼有自发性出血倾向,或轻度外伤后、术后长时间出血病史。

2. 症状体征　多为皮下、肌肉及关节反复出血。重者自幼发病,反复关节积血,常累及负荷重、活动多的大关节。急性关节出血时局部红、肿、热、痛,活动受限,反复发生造成局部炎症,关节变形,丧失功能。常见深部组织血肿,产生相应压迫症状。也可有鼻出血、呕血、黑便、血尿等。外伤或手术者伤口极易出血不止。轻者于青年或壮年才发病,出血较轻。

3. 其他检查　凝血时间延长,出血时间、血块退缩、血小板计数、凝血酶原时间均正常。激活的部分凝血活酶时间(APTT)延长。

【鉴别诊断】

血管性血友病　以皮肤、黏膜出血为主,如鼻出血、牙龈出血、瘀斑等,出血时间延长,血小板粘附性降低。

【治疗】

1. 局部止血　可在出血局部加压、冷敷或绷带压迫包扎。

2. 替代疗法　是血友病治疗的主要方法,即补充缺失的凝血因子,可用新鲜血、血浆,最好用凝血因子冷沉淀物。

3. 其他　可酌情应用达那唑、肾上腺糖皮质激、6- 氨基己酸等。

【健康指导】

一旦明确为血友病,即应引起高度注意,平时生活、工作倍加注意安全保护意识,避免皮肤、黏膜损伤,以免导致出血不止。

【提示】

1. 血友病甲、乙通过性染色体隐性遗传,男性发病,女性传递;血友病丙通过常染色体不全隐性遗传,男女均可发病。要求生育者对有关问题向遗传专家咨询,避免缺陷儿出生。

2. 任何手术前均应进行凝血功能检查,以免术中出现不可控制的出血。

第 15 节 输血和输血反应

输血,是一种重要治疗方法,广泛用于临床医疗,对改善病情、挽救生命具有重要意义。输血包括自体输血,即输入自己预先储存的或失血回收的血液;异体输血,即输入与患者相同血型的他人血液或血液成分。成分输血,是指单纯输入红细胞、血小板、血浆、白蛋白、球蛋白、纤维蛋白原等,针对性强、效率高、节约血源。

【输血程序】

1. 申请输血 主管医师开写"临床输血申请单"。

2. 供血 地方血站或血液中心提供血液。

3. 核血 医院输血科接受供血后,核对血液质、量、包装、血袋封闭、标签填写、储存时间、运送方式等是否符合国家规定,是否符合"临床输血申请单"要求,进行供、受者血型鉴定,交叉配血等。确信各项指标正常,方可向临床科室发血。

4. 输血 临床科室人员去输血科领血时,与输血科人员共同核查、签字。到临床科室后 2 名医护人员再次核查各项,治疗护士到床头再次核对受血者姓名、年龄、性别、血型、疾病诊断、科室床号、住院号等,各项无误后开始输入。输入过程中观察患者神志、体温、呼吸、脉搏、血压等变化,如有异常立即停输,查明原因并处理,保存余血,记录异常情况,并报输血科及医务科。

5. 输血后评价 护士填写有关情况,防止延迟发生的不良反应。

【输血适应证】

1. 替代治疗 各种失血、贫血、低蛋白血症、血小板缺乏等。

2. 免疫治疗 某些疾病静脉输入人血丙种球蛋白。

3. 置换治疗 某些血中成分过多或出现异常,可采用边去除、边输入的输血方法。

4. 移植治疗 造血干细胞移植,即特定的成分输血。

【输血不良反应】

1. 溶血反应 ①急性溶血反应,原因为血型不合、保存不当等。输血中或输血后数分钟或数小时内发生溶血,出现高热:寒战、心悸、气短、腰背疼痛、血红蛋白尿或尿闭、急性肾衰或 DIC 形成。处理:立即停止输血,给予碱化尿液、利尿剂、纠正低血压、防止急性肾衰竭和 DIC 形成等治疗,必要时透析疗法或换血疗法;②慢性溶血反应,原因为稀有血型不合,输血后数日出现黄疸、网织红细胞增多等。处理基本同急性溶血反应。

2. 非溶血不良反应 ①发热,原因为血中有致热源,或受血者多次受血后产生同种白细胞和血小板抗体,表现体温升高、头痛等。处理:暂停输血,给解热等治疗；②过敏反应，血液含有过敏源或患者为高敏体质，出现荨麻疹、血管神经性水肿、喉头水肿、气管痉挛等。处理：停止输血，抗过敏治疗；③传播疾病，导致肝炎、艾滋病等。处理：重在预防，酌情处理；④其他，心衰、肺瘀血等，一旦发生，及时对症处理。

第十九章 中毒、理化因素性疾病

第1节 有机磷农药中毒

有机磷农药中毒,是指接触或口服有机磷杀虫剂后,引起胆碱酯酶活性下降,乙酰胆碱蓄积过多,临床出现以毒蕈碱样、烟碱样和中枢神经系统症状为主要表现的一组病症。此类农药包括对硫磷(1605)、内吸磷(1059)、甲拌磷、敌敌畏、敌百虫、乐果等,其中对硫磷毒性最强。主要临床表现为恶心、呕吐、腹痛、腹泻、多汗、流涎,严重者出现肺水肿、脑水肿、昏迷和呼吸衰竭症状体征。

【临床表现】

1. 症状体征 有接触或口服有机磷农药史。毒蕈碱样症状有恶心、呕吐、腹痛、腹泻、多汗、流涎、瞳孔缩小、呼吸困难、血压降低等;烟碱样症状有肌肉震颤、抽搐、肌麻痹等;中枢神经系统症状有头痛、头晕、意识不清、抽搐或昏迷等。中毒程度不同表现也有不同 ①轻度中毒,出现恶心、呕吐、腹痛、腹泻、流涎、多汗、头痛、头晕、视物不清等;②中度中毒,除上述症状外,尚有肌肉震颤、瞳孔缩小、呼吸困难、神志恍惚、呼吸道分泌物增多等;③重度中毒,上述症状明显加重,瞳孔极度缩小、口唇发绀、呼吸衰竭、大小便失禁、抽搐、昏迷、血压下降。

2. 其他检查 轻度中毒胆碱酯酶活性下降到正常值的 70% 左右,中度中毒胆碱酯酶活性下降到正常值的 50% 左右,重度中毒胆碱酯酶活性下降到正常值的 30% 以下。呕吐物中可检出有机磷,尿中可检出有机磷分解物。

【治疗】

1. 去除毒物 ①接触中毒者 立即脱去毒物污染的衣物,清水反复冲洗污染部位;②吞服中毒者 用清水或生理盐水洗胃,反复洗至无有机磷气味为止。洗胃后注入 33% 硫酸镁 60ml 导泻,对昏迷患者可用硫酸钠代替。

2. 拮抗剂 常用药物为阿托品,可阻断乙酰胆碱的兴奋作用,用量和间隔时间根据病情而定,明确诊断后应掌握早期、足量、联合使用原则,争取 4~6 小时达到阿托品化。阿托品化的标准 瞳孔散大、唾液分泌减少、皮肤干燥、颜面潮红、心率加快、肺部啰音减少或消失、意识障碍减轻。

3. 胆碱酯酶复能剂　常用解磷定、氯解磷定，可重新恢复被抑制的胆碱酯酶活性，解除肌肉震颤、抽搐等烟碱样症状，与阿托品合用有协同作用。

4. 阿托品与解磷定联合用药的具体用法如下

（1）轻度中毒　阿托品每次 1mg，肌内注射，必要时 1~2 小时重复给药；解磷定 0.5g，稀释于 20~40ml 葡萄糖液内，缓慢静脉注射，10 分钟左右注射完毕，必要时 2~4 小时重复给药。

（2）中度中毒　阿托品每次 2~5mg，静脉注射，以后每次 1~2mg，静脉注射，每 30 分钟重复一次，直到阿托品化、病情好转后酌情减量；解磷定首剂 1g，加滴管内滴注，以后每 1~2 小时给药 0.5g，待肌肉震颤、抽搐缓解后酌情减量。

（3）重度中毒　阿托品每次 5~10mg，静脉注射，以后每次 2~5mg，静脉注射，每 15~30 重复一次，直到阿托品化、病情好转后酌情减量；解磷定首剂 1g，加滴管内滴注，以后每半小时给药 0.5g，待病情好转后酌情减量。

5. 对症处理　①保持呼吸道通畅，及时清除呼吸道分泌物；②酌情氧气吸入，呼吸减弱或停止时需作气管插管或气管切开，人工呼吸机正压给氧；③维持循环功能，出现休克者应及时给升压药，并补充血容量；④防治肺水肿、脑水肿，早期可应用，必要时应用利尿剂及脱水剂；⑤维持体液、电解质与酸碱平衡。

【提示】

早期洗胃不彻底，或阿托品和复能剂停药过早、减量过快，病情可出现反复。一旦出现病情反复，应再按急性中毒抢救处理。

第 2 节　氨基甲酸酯类农药中毒

氨基甲酸酯类农药包括速灭威、灭杀威、灭害威、西维因等。可通过呼吸道、皮肤进入体内，主要中毒原理为使乙酰胆碱酯酶失去水解乙酰胆碱的功能，使乙酰胆碱体内积聚过多。主要临床表现为头痛、头晕、恶心、呕吐、出汗、流涎、视力模糊。

【临床表现】

1. 症状体征　患者有该类农药接触史，表现类似有机磷农药中毒的症状。轻者头痛、头晕、恶心、呕吐、出汗、流涎、视力模糊、瞳孔缩小等；重者出现肌肉震颤、惊厥、意识障碍、昏迷，也可出现呼吸抑制、肺水肿、脑水肿等症状体征。

2. 其他检查　血化验胆碱酯酶活性降低，尿中可测得氨基甲酸酯类农药代谢产物。

【治疗】

氨基甲酸酯类农药中毒与有机磷农药中毒治疗方法基本相似，可参照处理。

第 3 节 拟除虫菊酯类农药中毒

拟除虫菊酯类农药的有效成分为除虫菊素,可通过呼吸道、消化道、皮肤进入体内。中毒原理为影响神经细胞膜对离子的转运功能。此类药物包括溴氢菊酯(敌杀死)、杀灭菊酯、甲氢菊酯等。主要临床表现为头痛、头晕、恶心、呕吐、出汗、流涎、视力模糊、呼吸困难。

【临床表现】

1. 症状体征 患者有该类农药接触史,轻者表现为头痛、头晕、恶心呕吐、出汗、流涎、视力模糊等;重者出现肌肉震颤、惊厥、角弓反张、烦躁、意识障碍、昏迷等,也可出现呼吸困难、发绀、肺水肿、血压下降。

2. 其他检查 尿中可测得该类农药代谢产物二溴酸及拟菊酯。

【治疗】

1. 一般治疗 根据中毒途径不同,可采取相应的消除毒物的有关措施。

2. 对症处理 尚无特异的解毒药物,一般可对症处理,精神烦躁者酌情应用镇静剂;出现肺水肿、脑水肿症状者应用利尿脱水药治疗;适当给予维生素 C、ATP、辅酶 A 等药物。

第 4 节 杀虫剂中毒

杀虫剂为有机氮农药,可通过呼吸道、消化道、皮肤进入体内。中毒原理可能与抑制单胺氧化酶有关,对三磷酸酰苷酶的氧化磷酸化有抑制作用。杀虫剂中毒时可使中枢神经、心肌受累。主要临床表现为口干、头痛、恶心、呕吐、发绀、血尿、低血压、意识障碍。

【临床表现】

1. 症状体征 有该类农药接触史,轻者口干、头痛、头晕、恶心、呕吐、步态不稳、嗜睡、发绀、尿急、尿痛、血尿等;重者可有意识障碍或明显发绀、瞳孔改变、心肌受累出现低血压、心率缓慢等。

2. 其他检查 尿中可测得杀虫剂及其代谢产物。

【治疗】

1. 一般治疗 根据中毒途径不同,立即采取相应的消除毒物的有关措施。

2. 对症处理 精神烦躁者酌情应用镇静剂;有肝及心肌损害、脑水肿者进行相应治疗;适当给予维生素 C、ATP、辅酶 A 等药物。

3. 美兰治疗 发绀者可用美兰治疗,本品为氧化还原剂,剂量每次 1~2mg/kg,以 5% 葡萄糖液稀释成 1% 浓度,缓慢静脉注射,15 分钟注射完毕。一般给药 5~60 分钟大部分变性血红蛋白转变为血红蛋白。

第 5 节　有机氯农药中毒

有机氯农药包括滴滴涕（DDT）、六六六（六氯化苯）、毒杀芬（氯化次烯）、氯丹（1068）等。可通过皮肤、呼吸道、消化道中毒，主要损害神经系统，并可损害心、肝、肾等器官。虽然此类农药的使用逐渐减少，但仍有不断出现此类农药中毒情况。主要临床表现为头痛头晕、恶心呕吐、腹痛、出汗、视力模糊、肌肉震颤。

【临床表现】

1. 症状体征　患者有该药口服或皮肤接触史。轻者表现为头痛、头晕、恶心、呕吐、腹痛、无力、出汗、视力模糊；重者除上述症状加重外可有心律不齐、四肢酸痛、呼吸困难、肌肉震颤、抽搐，严重时可有痉挛发作、昏迷。病情发展可出现呼吸衰竭、脑水肿等症状体征。

2. 其他检查　尿化验可出现蛋白及细胞；六六六中毒时血糖升高，血钙降低。

【治疗】

1. 接触中毒　脱离现场，尽快脱去污染毒物的衣物。

2. 口服中毒　立即以 1% 硫酸钠或 2% 碳酸氢钠洗胃，33% 硫酸镁导泻。

3. 静脉输液　酌情静脉输液，加速毒物排泄，保护肝、肾功能。

4. 对症处理　呼吸困难者给予氧气吸入；血钙降低时给予 10% 葡萄糖酸钙，抽搐时给予镇静类药物。

第 6 节　除草剂中毒

目前常用的除草剂为百草枯，剂型为 20% 水溶液，口服致死量约 10ml。可经皮肤、呼吸道、消化道吸收中毒。急性中毒后迅速引起以肺水肿、肺出血、肺纤维化和肝、肾损害，严重者死于难治性低氧血症和肝肾功能衰竭，死亡率极高。主要临床表现为皮肤红斑、水泡、鼻出血、胸痛、黄疸。

【临床表现】

1. 症状体征　皮肤接触者局部出现溃疡；呼吸道吸入者出现咳嗽、胸痛；口服中毒者，口腔、咽部、食管及胃黏膜糜烂、穿孔、溃疡。全身症状早期为头痛、呕吐、腹痛、腹泻；中期为肝、肾、心脏功能受损，出现少尿、中毒性心肌炎；晚期为间质性肺水肿、肺纤维化及呼吸衰竭。肺纤维化开始于中毒后的第 5~9 天，2~3 周达高峰，造成早期顽固低氧血症及晚期合并高碳酸血症。

2. 其他检查　血化验顽固性低氧血症，胸部 X 线片提示早期弥漫性磨砂玻璃样改变，后期肺间质纤维化表现。

【治疗】

1. 一般治疗 根据中毒途径不同,可采取相应的消除毒物的有关措施。

2. 阻止吸收 皮肤接触者用碱性液清洗皮肤。食入者早期用清水、生理盐水洗胃,每次注入量小于 350ml 为宜,下胃管时动作要轻,避免出血或穿孔,反复多次彻底洗胃。应用吸附剂活性炭 60g,鼻饲管注入,6 小时一次,持续一周。口服 33% 硫酸镁导泻。

3. 加速排泄 静脉补液和利尿,利尿对排出血液中的除草剂无意义,但可减少其在肾小管中的浓度,有助于防治肾功能衰竭。

4. 血液灌流 血液灌流效果更佳,特别是伴急性肾功能不全者应早期使用,中毒后 24 小时内进行,持续 1 周左右。

5. 对症处理 酌情对症处理,加强营养支持疗法。

【提示】

高浓度给氧可加速患者死亡,所以一般不需氧气吸入。

第 7 节 砷 中 毒

砷,又称砒霜或信石。砷中毒常因误食或接触引起,砷与细胞内含巯基的酶结合,特别是与丙酮酸氧化酶的巯基结合,使其失去活性,致细胞代谢障碍,神经、循环及泌尿系统受损。主要临床表现为呕吐、恶心、头痛、腹痛、腹泻,口腔金属味。

【临床表现】

1. 症状体征 误食后 1 小时即出现呕吐、恶心、流涎,口腔有金属味,腹痛、腹泻,腹泻为大量水样便,很快导致脱水、酸中毒及休克。可有头痛、烦躁、意识模糊、昏迷等中枢神经系统症状,重者中枢神经麻痹迅速死亡。或发生急性血管内溶血及急性肾功能不全症状体征。

2. 其他检查 呕吐物及大小便中含砷,大量口服者腹部 X 线检查可发现不透光物质,血检验肾功能异常。

【治疗】

1. 清除毒物 立即用大量温水洗胃,一般可用 10~20L,每升加炭粉 10~20g。氧化镁 20g 加入 200ml 牛奶中,洗胃后自胃管注入。

2. 解毒剂 可用 10% 二巯丙醇(BAL)每次 3~5mg/kg,肌内注射,每 4 小时 1 次,1~2 天后改为 6 小时 1 次,从第 4 天起,每天 2 次,10 天为一疗程。

3. 对症处理 纠正水电解质紊乱;休克时抗休克治疗;其他对症、支持治疗。

第 8 节 磷化锌中毒

磷化锌,是目前常用灭鼠药,属高毒类。口服后在胃内遇酸迅速产生磷化氢及氯化锌。磷化锌对人的致死量约为每次 40mg/kg。多因儿童误食或成人自杀吞服中毒。主要临床表现为恶心呕吐、腹痛腹泻、口腔蒜臭味、呼吸困难、意识障碍。

【临床表现】

1. 症状体征　患者有磷化锌接触史，或口服磷化锌史。表现为有恶心、反复呕吐、腹痛、腹泻、咽部烧灼感、口腔蒜臭味、烦躁不安、全身麻木、四肢不灵活等。重者呼吸困难、意识障碍、抽搐、呼吸衰竭，有的可伴有肝脏和心肌损害。

2. 其他检查　血化验血清磷升高。

【治疗】

1. 清除毒物　先用 0.5% 硫酸铜溶液洗胃，直至洗出液无蒜臭味为止，再以 3% 过氧化氢溶液（每 10ml 加水 100ml）或 1∶5000 高锰酸钾溶液洗胃，然后注入体液体石蜡 20~100ml。

2. 对症处理　纠正水电解质紊乱；烦躁、抽搐者酌情应用镇静剂；肺水肿者适当应用脱水药；营养支持治疗；适当应用保护肝脏、心肌药物。

【提示】

禁用硫酸镁或蓖麻油导泻，也不宜口服蛋清、牛奶、动植物油类。

第 9 节　安妥中毒

安妥，是一种较安全的毒鼠剂，对人体毒性相对较小，但大量吞服可引起肺、肝、肾脏损害。主要临床表现为口腔灼热，恶心、呕吐、呼吸困难。

【临床表现】

1. 症状体征　患者有口服安妥史，主要表现为口腔灼热，恶心、呕吐、口渴、头晕。重者可出现呼吸困难、烦躁、抽搐、昏迷、肺水肿及休克等症状体征。

2. 其他检查　血化验肝功能可异常。

【治疗】

1. 清除毒物　可用 1∶5000 高锰酸钾溶液洗胃，并口服硫酸镁 20g 导泻。

2. 对症处理　纠正水、电解质紊乱；酌情应用维生素 C；烦躁、抽搐者酌情镇静药物。

【提示】

禁食含有脂肪的食物，以减少毒物吸收。

第 10 节　急性铅中毒

急性铅中毒，可由误服含铅物质或吸入含铅蒸汽引起。中毒原理为抑制细胞内酶活性，使人体生理功能发生障碍。中毒后主要影响消化系统、神经系统、造血系统。主要临床表现为恶心呕吐、腹痛、头痛头晕、谵语、昏迷。

【临床表现】

1. 症状体征　患者有口服或吸入含铅蒸汽史。消化系统症状为恶心、呕吐，呕吐物可为白色奶块样物，便秘、脐周剧烈腹痛，严重者出现虚脱；神经系统症状有头痛、头晕、癫痫样发作、谵语、昏迷等；造血系统症状有贫血、溶血，或黄疸。

2. 其他检查　尿铅定量超出正常范围。

【治疗】

1. 清除毒物　立即用1%硫酸钠洗胃，使之与铅化合为硫酸铅，阻止其吸收。

2. 减轻中毒症状　可用10%葡萄糖酸钙10ml，静脉注射，2~3次/天，连用2~3天，其作用为使铅沉着于骨骼，以减轻急性中毒症状，以后乳酸钙每次1g，3次/天，口服。

3. 对症处理　纠正水电解质紊乱；酌情应用维生素C；腹痛者可应用阿托品；烦躁、抽搐者酌情镇静药物。

4. 驱铅治疗　急性症状减轻后进行驱铅处理，可用依地酸钙钠1g，溶于5%葡萄糖40ml中，静脉注射，5分钟注射完毕，每天一次，3天一疗程，休息3天后再用，一般应用4~5疗程。

第11节　急性汞中毒

急性汞中毒，多由吸入含汞的蒸汽或粉尘引起，也可由食入汞的无机盐引起。中毒原理为汞与细胞内酶蛋白的巯基结合，抑制酶活性，使人体代谢功能发生障碍。汞蒸汽中毒后主要损害神经系统，食入汞的盐类主要损害肾脏。主要临床表现为口腔黏膜糜烂、金属味、恶心、呕吐、腹痛、腹泻、血便。

【临床表现】

1. 症状体征　患者有口服或吸入史。消化系统症状为口腔黏膜糜烂，口腔金属味，恶心、呕吐、持续腹痛、腹泻、血便，严重者出现胃肠穿孔，腹部压痛，可有肝大。神经症状有头痛、头晕、嗜睡、肌肉震颤、瘫痪，或出现痉挛、昏迷等。严重者可导致急性肾功能衰竭，常为患者死亡的原因。

2. 其他检查　尿汞含量增高，尿常规检查有蛋白、管型，可有肾功能损害。

【治疗】

1. 口服中毒　立即用2%碳酸氢钠或温水洗胃，忌用生理盐水洗胃，并注入牛奶、豆浆或蛋清，以保护胃黏膜。

2. 解毒剂　二巯丙醇每次3~5mg/kg，4小时一次，肌内注射，1~2天后改为6小时一次，第4天起改为每天二次，10天为一疗程；或二巯丁二钠首次2g，溶于注射用水20ml内，缓慢静脉注射，以后每次1g，每天2~3次，共3~5天。

3. 血液透析　肾功不全者可进行血液透析。

【提示】

洗胃操作时,动作要轻柔,避免腐蚀性胃穿孔。

第 12 节　镇静安眠类药物中毒

镇静安眠类药物,是临床上广泛应用的一类药物,主要包括苯巴比妥、巴比妥、戊巴比妥、地西泮、司可巴比妥(速可眠)、苯妥英钠、10% 水合氯醛等。小剂量镇静安眠类药物可使人镇静安眠,大剂量应用可抑制呼吸中枢和血管运动中枢,引起中毒甚至死亡。

1. 主要临床现　头痛头晕、乏力、嗜睡、大小便失禁、呼吸浅慢。

2. 其他检查　胃内容物、尿样药物定性或定量检查有助于诊断。

【临床表现】

1. 症状体征　有超剂量服药史,轻度中毒可出现头痛、头晕、乏力、动作不协调、语言不清、神志恍惚、嗜睡、皮肤湿冷有汗等。重度中毒可出现昏迷、瞳孔缩小、大小便失禁、血压下降、呼吸浅慢,甚至呼吸骤停。某些药物中毒可出现特殊表现,如地西泮中毒可出现锥体束征、震颤,巴比妥类中毒出现肝脏损害,苯妥英钠中毒可有眼球震颤、抽搐,10% 水合氯醛中毒可有恶心、呕吐、胃出血等。

2. 其他检查　胃内容物、尿样药物定性或定量检查有助于诊断。

【治疗】

1. 清除毒物　酌情催吐、洗胃、导泻,清醒患者可用催吐法洗胃,昏迷患者插胃管用 1:5000 高锰酸钾溶液或温水反复洗胃,此后口服 33% 硫酸镁 60ml 导泻。

2. 氧气吸入　酌情氧气吸入,必要时作气管插管或人工控制呼吸。

3. 静脉输液　输液可稀释血液中毒物,促使排泄和供给营养,如尿量过多应补钾,适当应用 5% 碳酸氢钠碱化尿液,促使毒物排出。

4. 中枢兴奋剂　有呼吸抑制时酌情应用贝美格(美解眠)每次 50~150mg,加入 5% 葡萄糖 250ml 内,静脉滴注,至呼吸恢复正常时减量;或尼可刹米(尼可刹米)、洛贝林,每 1~4 小时交替肌内注射。

5. 腹膜透析　重症患者可做腹膜透析或血液灌洗。

【提示】

神志恍惚者不能应用口服洗胃,以免导致误吸。

第 13 节　氯丙嗪类药物中毒

氯丙嗪类药物,主要包括氯丙嗪(冬眠灵)、奋乃静、异丙嗪、乙酰丙嗪等,是家庭常用抗精神失常药物。这类药物对中枢神经系统有抑制作用,服用过量抑制血管运动中枢,一次量大于 50mg/kg 可致死。主要临床表现为嗜睡昏睡、恶心呕吐、呼吸困难。

【临床表现】

1. 症状体征　有超剂量服药史,表现为嗜睡、昏睡以致昏迷,可有恶心、呕吐、呼吸困难、流涎、血压下降、心动过速、黄疸、肝大等,有的可出现肌肉震颤、强直、惊厥、呼吸变浅或微弱等。

2. 其他检查　尿中氯丙嗪检测阳性,血化验可有肝功能异常,白细胞减少。

【治疗】

1. 清除毒物　酌情进行催吐、洗胃,清醒者可用催吐法洗胃;昏迷者插入胃管洗胃,用 1∶5000 高锰酸钾溶液或温水反复洗胃。

2. 氧气吸入　酌情氧气吸入,必要时气管插管或人工控制呼吸。

3. 静脉输液　输液可稀释血液中毒物浓度,促使排泄,供给营养,如尿量过多应补钾,适当应用 5% 碳酸氢钠碱化尿液,促使毒物排出。

4. 对症处理　血压下降者可用间羟胺、多巴胺等,加入液体内,静脉滴注。昏迷者可用乙胺硫脲 1g,加入 10% 葡萄糖内,静脉滴注。如有肝功能损害可酌情应用葡醛内酯(肝泰乐)、复合维生素等,直至观察肝功能正常后停药。

【提示】

一般应尽量少搬动头部,以防体位性低血压。

第 14 节　洋地黄类药物中毒

洋地黄是一类选择性地作用于心脏并能加强心肌收缩力的药物,临床上主要用于治疗急慢性心力衰竭。洋地黄的治疗安全范围较小,一般治疗量已接近中毒量,故较易发生洋地黄中毒。洋地黄类药物制剂包括洋地黄毒苷、地高辛、毛花苷 C、毒毛旋花子苷 K 等。主要临床表现为恶心、呕吐、腹泻、心律失常。

【临床表现】

1. 症状体征　有临床用药史,出现恶心、呕吐、腹泻等胃肠道症状,常伴有头痛、失眠、谵妄、眩晕等中枢神经系统症状,并出现眼花、黄视等视觉障碍。心律失常是洋地黄中毒的危险症状,如心动过速、心动过缓、期前收缩、二联律、三联律等。

2. 其他检查　心电图检查可出现各种心律失常。

【治疗】

1. 立即停药　出现中毒症状者立即停药,一般即可恢复,不必其他处理。

2. 补钾　洋地黄中毒时,无论血钾低或正常都要补钾,一般可用 10% 氯化钾 10~15ml,加入 5% 葡萄糖 500ml 内,于 2~3 小时内,静脉滴注;或根据病情、血钾浓度、心电图改变调整剂量。

3. 补镁　可快速扭转心律失常，一般用 25% 硫酸镁 10ml，加入 5% 葡萄糖 500ml 内，静脉滴入。

【提示】

如一次性大量口服，可立即给以洗胃，也可酌情应用活性炭、导泻药治疗。

第 15 节　阿托品中毒

阿托品是从颠茄等植物中提取的一种生物碱。阿托品中毒开始可产生中枢神经兴奋，进而转为抑制；对副交感神经有抑制作用。主要临床表现为口干、瞳孔散大、皮肤干燥、心跳快、躁动不安、谵妄。

【临床表现】

1. 症状体征　一般为口服中毒，早期表现为口干、灼热、瞳孔散大、皮肤干燥、发红、心跳快、便秘、尿潴留，可有言语障碍、躁动不安、幻视、谵妄等精神症状；继之出现高热，体温 40℃ 以上，脉速而弱、心律失常、血压下降，或烦躁转入昏迷，四肢强直、阵发痉挛，甚至出现呼吸衰竭。

2. 其他检查　胃液、尿液中可测出颠茄碱。

【治疗】

1. 清除毒物　立即温开水洗胃，继之口服 33% 硫酸镁 60ml，用以导泻。

2. 拮抗剂　毛果芸香碱每次 2~4mg，每 15 分钟一次，皮下注射，至瞳孔缩小、口腔黏膜湿润为止。新斯的明每次 0.5~1mg，每 4~6 小时一次，肌内注射，至中毒症状消失。

3. 对症处理　酌情输液；氧气吸入；酌情应用镇静剂；呼吸衰竭者应用呼吸兴奋药，或气管插管呼吸机正压通气。

第 16 节　减肥药中毒

常用减肥药有苯丙胺类食欲抑制剂，其治疗量对中枢神经作用很小，并有较大的地西泮作用，可使血压下降，增加周围组织对葡萄糖的利用而降低血糖，还有降低血脂的作用。口服吸收较好，2~4 小时血药浓度达高峰，半衰期 18~20 小时，大部分以代谢物形式从尿中缓慢排泄。久用可导致成瘾。过量服用可引起类似苯丙胺中毒的中枢神经及心血管系统症状。致死量成人为 1.6g。主要临床表现为情绪激动、面红多汗、发热、胸闷、呼吸困难、肌肉震颤。

【临床表现】

1. 症状体征　中枢神经系统主要表现为情绪激动、不安、面红、多汗、发热、肌肉震颤、瞳孔扩大、眼球震颤、惊厥、昏迷等；心血管系统表现为胸闷、心慌、呼吸困难、血压升高、心动过速、心律失常等,重症者于 4 小时内死于心室颤动或心室停搏。

2. 其他检查　血化验血药浓度测定 > 0.3mg/L,可有低血钾、低血糖、代谢性酸中毒等。

【治疗】

1. 清除药物　大剂量吞服者应及时催吐,并可用 1∶5000 高锰酸钾溶液洗胃,然后用 33% 硫酸镁导泻。

2. 对症处理　酌情应用镇静、止痉、抗心律失常等药物治疗。

【提示】

惊厥昏迷者不能应用口服洗胃,以免导致误吸。

第 17 节　急性毒品中毒

毒品,是具有依赖性、危害性和非法性的药物。毒品是一个相对概念,用作治疗即为药品,滥用即为毒品。短时间内滥用、误用、故意使用毒品超过耐受量产生相应临床表现称为急性毒品中毒。吸食的毒品主要有二大类,即麻醉药类(阿片、吗啡、海洛因、哌替啶等)和精神药类(苯丙胺、冰毒、摇头丸等)。毒品中毒多见于吸毒者。主要临床表现为昏迷、呼吸抑制、瞳孔缩小三联征。

【临床表现】

1. 症状体征　有麻醉用药、毒品吸食史。麻醉药类毒品中毒典型的表现为昏迷、呼吸抑制、瞳孔缩小三联征,并伴发绀、脉搏细弱、血压降低。海洛因可出现肺水肿表现,哌替啶中毒可出现抽搐、惊厥、谵妄、心动过速、瞳孔扩大。急性阿片中毒多于 12 小时内死于呼吸衰竭。精神药类毒品中毒表现为兴奋、焦虑、幻觉、出汗、瞳孔扩大、惊厥、昏迷等。

2. 试验室及其他检查　尿液毒物检测、血液毒物检测异常发现。血液动脉血气分析表现低氧血症和呼吸性酸中毒。

【鉴别诊断】

氯丙嗪类药物中毒　超剂量氯丙嗪类药物使用史,出现头晕、嗜睡、语言不清、皮肤湿冷,重者昏迷、瞳孔缩小、血压下降等。

【治疗】

1. 复苏治疗　出现呼吸循环衰竭时进行复苏,主要包括呼吸支持,必要时气管内插管、氧气吸入、酌情应用兴奋剂、静脉输液。

2. 清除毒物　酌情催吐洗胃,或插胃管洗胃,然后活性炭吸附。

3. 解毒药　可酌情选用纳洛酮、纳曲酮、纳美芬等。

4. 对症处理　惊厥、抽搐者可酌情选用地西泮、硫喷妥钠。营养不良者营养支持治疗。

【提示】

1. 清醒患者可催吐洗胃，昏迷或嗜睡患者勿催吐洗胃。

2. 加强麻醉、精神药品管理，防止误用、滥用。

第 18 节 急性酒精中毒

急性酒精中毒，又称急性乙醇中毒，俗称"醉酒"，是指由于大量饮入酒精或酒类饮料引起的中枢神经系统紊乱的状态。主要表现对胃的刺激性症状和中枢神经系统先兴奋后抑制症状。主要临床表现为欣快、语言增多、面色潮红、眼结膜充血、步态不稳、语无伦次。

【临床表现】

1. 症状体征 有过量饮酒史，中毒表现因人而异，一般可有三个阶段：①兴奋期，表现为欣快、语言增多、面色潮红或苍白、眼球结膜充血，可有呕吐并有酒精气味；②共济失调期，表现为步态不稳，反应迟钝，语无伦次，神志慌乱等；③昏睡昏迷期，表现为皮肤湿冷、面色潮红或苍白加重、呼吸缓慢，可有大小便失禁、抽搐、昏迷，严重者可死于呼吸循环衰竭。

2. 试验室及其他检查 动脉血气分析可有轻度代谢行酸中毒；血化验可有低血钾、低血镁、低血钙、低血糖。

【治疗】

1. 一般治疗 轻者一般无须治疗，让其安静入睡、自然清醒即可。冬季注意保暖，防止意外，多饮水，可饮浓茶。

2. 镇静治疗 对兴奋躁动者给予必要的约束，耐心劝说让其入睡。躁动难控制者，可用地西泮每次 10mg，肌内注射，注意这些药能与酒精协同对中枢神经系统产生抑制作用，切忌过量使用。

3. 静脉输液 病情较重者给予 10% 葡萄糖液，每 4g 糖加入 1 单位胰岛素，静脉滴注。并给予维生素 B_1 每次 100mg，肌内注射，可加速乙醇在体内的氧化。

4. 兴奋剂 呼吸抑制者酌情选用尼可刹米（尼可刹米）、洛贝林（山梗菜碱）。

5. 纳洛酮 近年来用于治疗酒精、地西泮等药物中毒，可酌情应用。

6. 对症处理 脑水肿者可给予脱水剂、利尿剂；呼吸衰竭者进行人工呼吸；极危重患者经上述治疗无效时，可进行血液净化疗法；清醒后胃部不适者，口服氢氧化铝凝胶；头痛者可口服索米痛片等。

第 19 节 一氧化碳中毒

一氧化碳（CO）中毒，又称煤气中毒。多因煤炉、煤气、石油气燃烧不完全、通风又不良引起。由于一氧化碳经肺进入血液后，与血红蛋白结合成为较稳定的碳氧血红蛋白,使血红蛋白失去携氧能力,引起体内组织器官缺氧,出现以中枢神经系统症状为主的病症。主要临床表现为恶心、呕吐、头痛、周身无力、意识模糊等。

【临床表现】

1. 症状体征 有煤气接触史或同室人煤气中毒史。轻度中毒可有恶心、呕吐、头痛、头晕、眼花、耳鸣、周身无力、意识模糊,脱离现场后数小时可恢复。中度中毒面色潮红,口唇及指甲呈樱红色,烦躁不安、出汗、血压下降、神志不清。重度中毒可出现昏迷或惊厥、大小便失禁、呼吸浅快,甚至呼吸、心跳停止而死亡。睡眠时一氧化碳中毒可直接进入昏迷,而死于呼吸及心血管运动中枢麻痹。

2. 其他检查 血化验COHb异常改变。简易方法定性分析 取患者血液1~2滴,加蒸馏水3~4ml,再加10%氢氧化钠1~2滴,混匀,正常时血色变为绿色,一氧化碳中毒仍保持原来红色。

【鉴别诊断】

需与脑血管意外、糖尿病酮症酸中毒鉴别。

【治疗】

1. 脱离现场 立即将患者移离现场,置于空气新鲜处,保持呼吸道通畅,注意保暖。

2. 氧疗法 给高流量氧气吸入。有条件者可高压氧治疗,疗效最好,并可预防和治疗迟发性脑病。

3. 呼吸兴奋剂 如有呼吸衰竭可酌情选用尼可刹米(尼可刹米)每次0.25~0.5g,肌肉或静脉注射;或洛贝林(山梗菜碱)每次3~10mg,肌内注射。二者也可交替肌内注射,每1~4小时一次。

4. 人工呼吸 若呼吸已停止,应立即人工呼吸,实行口对口人工呼吸效果较好,有条件立即气管插管机械通气。

5. 防治脑水肿 一般用甘露醇、呋塞米、地塞米松等以缓解脑水肿;促进脑细胞功能恢复常用ATP每次20~40mg、辅酶A100U、细胞色素C每次30mg,加入10%葡萄糖500~1000ml内,静脉滴注。酌情补充维生素C、维生素B等。

6. 对症治疗 注意保暖,纠正水、电解质和酸碱平衡紊乱,纠正心律失常,有惊厥时给予地西泮、10%水合氯醛等治疗。

7. 预防并发症 防止压疮、肺炎。

【提示】

加强预防宣传教育,普及安全取暖和安全生产常识。

第20节 硫化氢中毒

硫化氢为一种类似强烈臭鸡蛋气味的气体,吸收后影响细胞氧化过程,造成组织缺氧。由于中枢神经对缺氧最敏感,因而首先受到损害。采矿、冶炼、甜菜制糖、皮革、硫化染料、颜料、动物胶等工业中都有硫化氢产生;有机物腐败场所如沼泽地、阴沟、化粪池、污物沉淀池等处均可有大量硫化氢逸出;自然界也有天然状态的硫化氢存在,主要积存在洞穴、深井中,在部分油气田开发中,最初喷发的气体含硫化氢可达22%,这样浓度的硫化氢可立即致接触者死亡。主要临床表现为流泪、流涕、眼刺痛、咳嗽、胸闷、视物模糊。

【临床表现】

1. 症状体征　①轻度中毒,主要是刺激症状,流泪、眼刺痛、流涕、咽喉部灼热感,或伴有头痛、头晕、乏力、恶心、眼结膜充血、肺部可有啰音;②中度中毒时,黏膜刺激症状加重,出现咳嗽、胸闷、视物模糊、眼结膜水肿及角膜溃疡,明显头痛、头晕等,轻度意识障碍,肺部闻及干性或湿性啰音,可发生肺水肿、支气管炎及肺炎;③重度中毒时,可出现昏迷、肺水肿、呼吸循环衰竭,吸入极高浓度时,可出现"闪电型死亡"。严重中毒者可留有神经、精神后遗症状。

2. 其他检查　血化验硫化物含量增高。

【治疗】

1. 亚硝酸钠　因其与硫离子结合形成硫化高铁血红蛋白复合物,可酌情使用。

2. 对症处理　酌情吸氧、呼吸兴奋剂治疗。维护重要脏器功能。对有肺水肿、脑水肿、循环功能障碍、肺部感染者给予相应治疗。

【提示】

在闻到带有臭鸡蛋气味时,说明有硫化氢气体存在,要尽量躲避,向上风向或侧上风向转移,不要在特别避免在低洼处停留,并应切断电源,尽量避免接触火种,以防发生爆炸和火灾。

第21节　氨　中　毒

氨易溶于水,形成氢氧化氨。氨中毒是指吸入氨蒸气,引起肺水肿、肝、肾损害和中枢神经系统麻痹的病症。多发生于盛氨的容器破裂或管道漏气使人吸入中毒。主要临床表现为流泪、流涕、咳嗽、头晕、休克、昏迷。

【临床表现】

1. 症状体征　轻度中毒流泪、流涕、咳嗽、头晕等,结膜、口腔、咽部充血。重度中毒可致喉头水肿;损伤支气管出现黄痰和坏死组织咳出,严重者可出现肺水肿、休克和昏迷。皮肤接触可致烧伤,溅入眼内可造成角膜损伤、溃疡。吸入高浓度氨气时出现电击式死亡。

2. 其他检查　血白细胞增高,肝功能异常。心电图检查有心肌损害。

【治疗】

1. 一般治疗　清水冲洗皮肤,氨水溅入眼内时,立即清水或2% 硼酸水冲洗 15 分钟以上,然后滴入氯霉素眼药水。保持呼吸道通畅,氧气吸入,尽量用高浓度氧。

2. 中毒性肺水肿　酌情应用肾上腺激素,原则是短期大剂量使用,一般可用地塞米松 40~80mg/d,分次静脉滴注,5~7 天后减量。

3. 对症处理　有休克者积极抗休克治疗,纠正水电解质平衡紊乱,支气管痉挛者予以解痉药。

【提示】

患者处于氨中毒现场时,立即移至通风良好的环境,脱去污染衣服,并用清水进行皮肤清洗。

第 22 节　强　酸　中　毒

强酸包括硫酸、盐酸、硝酸,为强烈的腐蚀剂。工业生产人员或日常工作生活中常可发生强酸中毒。主要临床表现为进入途径不同产生不同临床表现,与皮肤黏膜接触发生烧伤;吸入蒸汽出现呼吸道刺激症状或肺水肿,经消化道进入可引起胃肠道穿孔。

【临床表现】

1. 症状体征　①与皮肤黏膜接触时,立即引起局部烧伤,一般为深Ⅱ度或Ⅲ度;②吸入强酸蒸气时,可引起呛咳、胸闷等呼吸道刺激症状,严重者呼吸困难、咳泡沫痰等肺水肿表现;③口服后引起消化道烧伤,出现呕吐大量咖啡样物,严重者可发生食管、胃肠穿孔,引起纵隔或腹膜炎。强酸吸收入血后,发生代谢性酸中毒,可出现休克、血红蛋白尿、急性肾衰竭等。

2. 其他检查　口服者呕吐物可检出强酸。尿化验可出现血红蛋白尿等。

【治疗】

1. 局部处理　皮肤接触者立即脱去衣服,以大量清水冲洗 60 分钟以上,溅入眼内时,用生理盐水大量冲洗 30 分钟后,用可的松眼药水和抗生素眼药水交替滴眼,0.5% 丁卡因滴眼可止痛。

2. 吞服者治疗　①用氢氧化铝 60ml 或氧化镁 30g,加水 120ml 口服,禁用碳酸氢钠,以防在胃肠中产气而穿孔;②禁忌洗胃及催吐;③口服牛奶、豆浆、鸡蛋清等以保护食管及胃黏膜;④纠正休克及酸中毒;⑤应用抗生素控制感染;⑥发生胃肠穿孔者,在进行胃肠减压等保守治疗无效时考虑手术。

3. 吸入者治疗　吸入者发生肺水肿时可应用高压吸氧,保持呼吸道通畅,应用利尿剂、激素,静脉输入 10% 葡萄糖。

4. 皮肤黏膜接触损伤治疗　皮肤黏膜损伤者按外科烧伤处理。

5. 对症处理　如有休克或低血压时,及时进行抗休克治疗,注意补液及纠正水电解质紊乱。

第 23 节 强 碱 中 毒

强碱主要包括氢氧化钠、氢氧化钾、氧化钠、氧化钾等。强碱中毒多见于误服或皮肤黏膜接触后产生刺激和腐蚀作用,机体吸收可引起代谢性碱中毒。主要临床表现为皮肤接触引起皮肤充血、水肿、糜烂;吞服时致消化道损伤;溅入眼内发生结膜角膜炎症溃疡或失明;进入体内发生代谢性碱中毒。

【临床表现】

1. 症状体征 ①皮肤接触时,可引起皮肤充血、水肿、糜烂;②吞服时,可致消化道损伤,出现恶心、呕吐、腹痛、腹泻、血便,甚至食管及胃肠道穿孔;③溅入眼内时,可发生结膜炎、结膜及角膜溃疡、坏死,严重者致失明;④进入体内可发生代谢性碱中毒,出现手足抽搐、昏迷等。

2. 其他检查 呕吐物化验呈碱性反应。尿内可出现蛋白、血尿等。

【治疗】

1. 局部处理 皮肤接触者立即脱去衣服,大量清水冲洗。溅到眼内时用生理盐水酌情反复冲洗,抗生素眼药水滴眼。

2. 吞服者治疗 口服豆浆、牛奶、柠檬汁。

3. 保持呼吸道通畅 吸入性氨中毒如发生肺水肿,应及早气管切开,以保持呼吸道通畅,防止假膜脱落窒息。

4. 接触损伤治疗 皮肤黏膜接触损伤,按外科常规处理。

【提示】

口服中毒者禁忌洗胃、催吐,以免胃肠损伤穿孔。

第 24 节 汽 油 中 毒

汽油可通过呼吸道吸入,也可经口服吸收,进入血液循环后分布于各组织器官。汽油在体内有去脂作用,引起中枢神经系统细胞内类脂质平衡障碍,使中枢神经系统功能受损,大脑皮质功能失常。主要临床表现为口渴、腹疼、呕吐、排尿疼痛等。

【临床表现】

1. 症状体征 有大量口服和吸入汽油病史。①口服中毒者,出现口渴、咽及胃部烧灼感、腹疼、呕吐、排尿疼痛等。如大量吸收出现嗜睡、皮肤黏膜青紫、呼吸浅快、脉搏细弱,尿内出现蛋白等;②吸入中毒者,轻者出现面红、兴奋、头痛、恶心、呕吐、幻觉、幻听、神志恍惚、肢体震颤、共济失调等,重者谵妄、狂躁、阵挛性或强直性惊厥、昏迷等,呼吸浅表频数、脉快弱、血压下降,体温调节障碍,先下降后高热。吸入本品及肺部分泌物淤积致吸入性肺炎,可有寒战、发热、剧烈咳嗽、胸痛、咳血痰、青紫、呼吸增快、肺部啰音。

2. 其他检查 X线检查下肺野可出现斑片状阴影,或肺水肿征象。

【治疗】

1. 吸入中毒 迅速将患者移至新鲜空气处,除去污染衣物,必要时吸氧、对症治疗。

2. 去除中毒 一般不用催吐或洗胃,以防将本品吸入肺内。如大量口服且时间较短者,可令患者侧卧,先胃内注入液体石蜡200ml,使之溶解,然后将油吸出,再用温水洗胃至无汽油味为止。口服活性炭,再用33%硫酸镁导泻。

3. 静脉输液 维持体内水电解质平衡。

4. 抗生素 并发肺炎时,酌情应用抗生素。

5. 对症处理 心衰时用强心药物。呼吸抑制者酌情应用兴奋剂。补充维生素B族、维生素C。

第 25 节 急性苯中毒

苯为工业上的一种溶剂和原料,为芳香族碳氢化合物。急性中毒多因短期内吸入大量高浓度苯蒸气所致,中毒后主要影响中枢神经系统。慢性苯中毒则以造血系统损害为主要表现。主要临床表现为恶心呕吐、手足麻木、胸部压迫感、步态不稳、抽搐。

【临床表现】

1. 症状体征 患者有苯蒸气吸入史,表现为兴奋、恶心呕吐,或有幻觉幻视、手足麻木、胸部压迫感、面部潮红、步态不稳、流泪、结膜充血,有的可出现意识障碍、抽搐等。重度中毒者可突然出现神志丧失、昏迷、脉细弱、血压降低、呼吸麻痹,有的可出现全身紫斑等。

2. 其他检查 尿苯定量测定超出正常范围。

【治疗】

1. 一般治疗 立即将患者移到空气新鲜处,脱去被苯污染的衣服,清洗皮肤。

2. 清除毒物 误服者用1%碳酸氢钠溶液洗胃,继而给予导泻剂。

3. 解毒剂 葡醛内酯与苯结合解毒,可用每次100~200mg,2~3次/天,肌内注射。

4. 对症处理 呼吸不佳者及时吸氧,酌情应用呼吸兴奋剂,必要时气管插管。抽搐时酌情应用地西泮等。出现肺水肿、脑水肿、休克时及时酌情处理。

【提示】

急性苯中毒时禁用肾上腺素,以免引起心室颤动,出现休克者除外。

第 26 节 酚 类 中 毒

酚类药物主要包括石炭酸（酚）、来苏儿（煤酚皂溶液）及煤酚（甲酚）等。可经消化道或皮肤吸收而中毒，因挥发性小，故呼吸道中毒者少见。酚为细胞原浆毒，能使细胞蛋白质发生变性和沉淀。中毒时主要损害中枢神经系统、心肌和肾脏。主要临床表现为口渴、恶心、呕吐、呕吐物有酚味，抽搐甚至昏迷等。

【临床表现】

1. 症状体征 口服中毒者有口腔、咽部、食道黏膜烧灼感，口渴、恶心呕吐、呕吐物为棕黑色，有酚味。并可出现短暂头痛、头晕、耳鸣、兴奋，继之抽搐甚至昏迷等。重者表现为四肢冰冷、青紫、脉快而弱、血压下降、体温不升，最终可致呼吸、循环衰竭死亡。

2. 其他检查 尿呈棕黑色，即"酚尿"，可有蛋白及细胞等。血化验肝功能可出现异常。

【治疗】

1. 一般治疗 口服中毒者及时洗胃，清除毒物，因酚在胃中吸收较慢，虽内服毒物时间较长，也应进行洗胃处理。一般可用温水洗胃，若腐蚀较重则用较细胃管插入进行。充分洗净后放置植物油 60~90ml，以防残余酚吸收，但不能用液体石蜡，继之 33% 硫酸镁导泻。

2. 清洗局部 皮肤接触中毒者清水冲洗，再用肥皂水清洗。

3. 对症处理 恶心呕吐明显者输液，酌加保肝药物；昏迷者给氧气吸入，加强护理；血压低者适当输入胶体溶液，必要时输血浆；有呼吸衰竭者气管插管或气管切开。毒物经肾排出可引起膀胱痉挛、尿道炎等，适当给予解痉药和碱性药物。

第 27 节 细菌性食物中毒

急性细菌性食物中毒，是指健康人进食含有致病菌食物而引起的急性感染和中毒。主要临床表现为胃肠型表现为恶心呕吐、腹痛腹泻；神经型表现为头晕头痛、视力模糊、吞咽困难、四肢无力。

【临床表现】

1. 胃肠型食物中毒 多发生于夏秋季节，潜伏期短，进食后数小时发病，患者腹部不适腹痛、呕吐腹泻，呕吐物为所进食物，腹泻轻重不一，每天数次至数十次。可出现脱水症状，如口干、舌燥、皮肤弹性降低等。重者可出现感染中毒症状，如发热、寒战等。检查腹部可有压痛，肠鸣音亢进。

2. 神经型食物中毒（肉毒中毒） 有进食含有肉毒杆菌外毒素的食物如火腿肠、腊肠、罐头等病史。进食后短者 2 小时发病，长者可达 10 天发病，潜伏期越短病情越重。患者头晕头痛、视力模糊、复视、眼球震颤、眼睑下垂、吞咽费力、或有呼吸困难、四肢及肌肉软弱无力、全身疲劳等。但神志清楚,胃肠道症状较轻,体温一般正常,腹部无明显异常体征,可有中下腹部压痛。病重者若抢救不当可在 2~3 天内死亡。

【治疗】

1. 胃肠型食物中毒　①病情轻者一般不用抗生素;病情较重、有高热者可适当选用喹诺酮类抗生素,如吡哌酸 1~2g/d,分 2~4 次,口服;或诺氟沙星(氟哌酸)每次 0.1~0.2g,3~4 次/天,口服;②对症处理,呕吐腹痛明显者,阿托品每次 0.5mg,皮下注射;高热者酌情降温;静脉输液维持水电解质和酸碱平衡。

2. 神经型食物中毒　①清除毒物,进食 4 小时内者应用 5% 碳酸氢钠或 1:5000 高锰酸钾溶液洗胃,并口服导泻剂;②对症处理,吞咽困难者鼻饲饮食或静脉输液,补充营养和水分,维持水电解质和酸碱平衡;呼吸困难者给予氧气吸入;必要时气管插管或气管切开置管,加强监护;③抗毒素治疗,早期应用多价抗毒血清治疗有效,发病 24 小时或瘫痪出现前应用更好。

第 28 节　含亚硝酸盐类植物中毒

含亚硝酸盐类植物主要包括小白菜、韭菜、菠菜等,如果大量食用腐败变质或腌渍不妥的蔬菜,肠内细菌可将硝酸盐还原成亚硝酸盐,吸收后将正常血红蛋白氧化成高铁血红蛋白,失去携氧能力,出现缺氧和发绀,故又称为肠源性发绀。主要临床表现为头晕头痛、腹痛腹泻、皮肤发绀。

【临床表现】

1. 症状体征　患者食后 1~3 小时发病,同食者群发病。开始出现精神萎靡、头晕头痛、反应迟钝、腹痛腹泻,逐渐出现呼吸困难、心悸等。检查口唇、指端或全身皮肤发绀。

2. 其他检查　取血 5ml,滴入 1% 氰化钾 3 滴,血液立即变为鲜红色。

【治疗】

1. 一般治疗　卧床休息,保持室内空气新鲜,注意保暖。

2. 清除毒物　可用 1:5000 的高锰酸钾洗胃,并酌情应用 33% 硫酸镁导泻。

3. 解毒剂　1% 亚甲蓝 0.1~0.2ml/kg 体重,用 25% 葡萄糖稀释后,缓慢静脉注射,15 分钟注射完毕,2 小时后症状不缓解可重复应用。维生素 C 2~3g,加入葡萄糖液内,静脉滴注。

4. 氧气吸入　呼吸功能不佳者酌情氧气吸入,必要时给予呼吸兴奋药。

5. 对症处理　头痛者可用索米痛片;腹痛腹泻者可应用腹部热敷或口服颠茄合剂等。

第 29 节　毒蕈中毒

毒蕈,又称毒蘑菇,毒蕈外观与香蕈相似,因其含毒素不同,中毒后病理改变和症状各异。主要临床表现为副交感神经、肝肾脏功能、神经精神症状。

【临床表现】

有进食蘑菇史,一般餐后 1~2 小时发病,出现恶心、呕吐、腹疼、腹泻等;有的可出现黄疸、肝大、出血倾向等肝脏损害症状。精神症状为幻觉、谵妄、抽搐、昏迷等。有的流涎、多汗、瞳孔缩小、心率缓慢、呼吸急促等毒蕈碱样症状。也可出现肺水肿,呼吸衰竭表现。严重者出现水电解质紊乱、休克、尿少、昏迷、血红蛋白尿、急性肾功能衰竭。

【治疗】

1. 排除毒物　可用 1∶5000 高锰酸钾洗胃,洗胃后灌入活性炭 20g,并用 33% 硫酸镁导泻。

2. 输液　纠正水、电解质紊乱,保持营养。

3. 阿托品治疗　出现毒蕈碱氧症状可酌情应用阿托品治疗,一般每次 0.5~1mg,肌内注射,必要时可重复给药。

4. 对症处理　保肝药物治疗;烦躁、抽搐者适当应用镇静剂;急性溶血时酌情应用肾上腺皮质激素;呼吸衰竭者应用呼吸兴奋剂;有肾功能损害时应用 5% 碳酸氢钠碱化尿液。

【提示】

宣传教育,不食用野生蘑菇。

第 30 节　扁豆角中毒

扁豆角,又称芸豆、架豆、四季豆、豆角等。扁豆角中毒是指进食烧煮不熟扁豆角后出现的以消化道症状为主的中毒反应。扁豆角含有豆素和皂素两种毒素,前者具有凝血作用,后者对黏膜具有强烈刺激。主要临床表现为恶心呕吐、腹痛腹泻。

【临床表现】

有进食烧煮不熟扁豆角史,餐后 1~2 小时发病,表现为恶心呕吐、腹痛腹泻等消化道症状,可伴有头痛头晕、畏寒发热、出冷汗、心悸、四肢麻木等全身症状。

【治疗】

1. 去除毒物　设法催吐,一般可刺激咽后壁引起呕吐反应。必要时可用 1∶5000 高锰酸钾洗胃,并口服 33%% 硫酸镁 40~60ml 导泻。

2. 静脉输液　维持水电解质平衡,加用维生素 C,维持营养。

3. 对症处理　腹痛、呕吐者,酌情应用阿托品。

【提示】

本病发病较急,但预后良好。

第 31 节　发芽马铃薯中毒

马铃薯,又称土豆。在马铃薯的芽中含有马铃薯毒素及龙葵素。龙葵素对胃肠道黏膜有刺激作用,并能抑制中枢神经系统,尤其可抑制呼吸中枢。主要临床表现为恶心呕吐、腹痛腹泻、抽搐。

【临床表现】

1. 症状体征　患者有进食马铃薯史。餐后半小时至一小时发病,出现恶心呕吐、腹痛腹泻,严重者可引起脱水电解质紊乱等症状体征。有的可出现体温升高、抽搐、昏迷、呼吸困难等。

2. 其他检查　将未食用的马铃薯切开于芽的附近加浓硫酸或浓硝酸,可呈玫瑰红色,即为有龙葵素存在。

【治疗】

1. 去除毒物　酌情催吐,必要时可用 1∶5000 高锰酸钾洗胃,并口服 33% 硫酸镁 40~60ml 导泻。

2. 静脉输液　维持水电解质平衡,应用维生素 C。

3. 对症处理　腹痛、呕吐者酌情应用阿托品;惊厥、抽搐者适当应用镇静药。

第 32 节　白果中毒

白果,又称银杏、灵眼等。其果肉鲜嫩可口,肉、种、皮中含有白果酸,种子、核仁中含有白果二酚及白果酸等毒素,毒素作用于神经系统并损害末梢神经,白果酸有溶血作用。小儿连续服用 10 粒可中毒,甚至造成死亡。主要临床表现为头痛、呕吐、腹痛、腹泻。

【临床表现】

1. 症状体征　患者多为小儿,有大量炒食或煮食白果史。多在食后 3~4 小时发病,严重者可于 1~2 天死于心力衰竭或呼吸衰竭。开始表现为头痛头晕、呕吐、腹痛腹泻等;继之出现抽搐、口吐白沫、昏迷、瞳孔散大或缩小、对光反射消失等神经系统症状;少数患者出现下肢弛缓性瘫痪、感觉消失等。有的可出现面色及口唇青紫、脉搏细弱等循环系统症状。

2. 其他检查　血化验血细胞计数及中性粒细胞升高,脑脊液细胞增多,脑脊液压力增高。

【治疗】

1. 清除毒物 进食后不久发病者,可用 1∶5000 高锰酸钾溶液洗胃,并用 33% 硫酸镁导泻。进食 6 小时后洗胃无效。

2. 静脉输液 酌情输液,保持水电解质平衡;应用利尿剂,促进毒素排泄。

3. 对症处理 呼吸循环衰竭者积极进行相应处理;保持室内安静,避免声、光刺激而引发剧烈抽搐发作,如有烦躁、抽搐,适当给予镇静剂。

第 33 节 鱼胆中毒

鱼胆的有毒成分为胆毒素、组胺类物质、胆盐等。中毒后主要出现消化系统症状及泌尿、神经系统症状体征。主要临床表现为恶心、呕吐、腹痛、腹泻、腰痛、血尿等。

【临床表现】

1. 症状体征 有进食鱼胆史,多在食后 2~7 小时发病,表现为恶心、呕吐、腹痛、腹泻等消化道症状。重者可出现腰痛、血尿、少尿、水肿等泌尿系统症状,有的出现心慌、心律不齐、心力衰竭等循环系统症状。部分患者可出现神志不清、谵语、抽搐、昏迷等。

2. 其他检查 尿化验蛋白阳性,可有红细胞及颗粒管型。血化验肝肾功能异常。心电图示窦性心动过缓、心动过速等。

【治疗】

1. 清除毒物 可用 1∶5000 高锰酸钾溶液洗胃,并用 33% 硫酸镁导泻。

2. 激素治疗 酌情应用肾上腺皮质激素,可减轻中毒症状。

3. 对症处理 及时治疗肝、肾衰竭;防治感染;如有休克症状,积极抗休克治疗。

第 34 节 氰化物中毒

氰化物中毒,是指氰化物通过皮肤、呼吸道或消化道进入体内所致一种病症。氰化物进入体内可迅速分解出游离氰,与细胞内呼吸酶中的铁、铜等金属离子结合,导致该酶失活,氧不能被细胞利用产生细胞内窒息。职业性中毒主要是由于接触氰化氢气体或氰化物盐类粉尘所致;生活性中毒多由于误食苦杏仁、木薯等。主要临床表现为恶心呕吐、胸闷、烦躁抽搐、昏迷、"闪电式"死亡。

【临床表现】

1. 症状体征 大量吸入高浓度的氰化氢或口服较大剂量氰化钠、氰化钾后,可在 2～3 分钟内呼吸、心跳停止死亡。中毒前驱症状为眼、咽、上呼吸道刺激症状,或口腔麻木、灼热感、流涎、恶心呕吐等,同时伴有头晕头痛、乏力、胸闷、耳鸣、大便急迫感,有的出现惊厥、大小便失禁。进一步出现呼吸困难。检查呼吸浅表、呼出气中带有杏仁味,血压升高、心律失常、意识障碍、皮肤黏膜呈鲜红色、肌肉松弛,感觉和反射消失,最后呼吸、心跳停止。

2. 其他检查 血检验 CN^- 浓度明显升高,动静脉氧分压减小。

【治疗】

1. 一般治疗 脱离中毒环境,呼吸、心跳停止者立即进行心肺复苏。

2. 解毒治疗 首选药物为亚硝酸异戊酯 1~2 支,压碎后放纱布内,置患者鼻前吸入,每次 15~30 分钟,可连续吸入 5~6 支。在吸入上药的同时,用 3% 亚硝酸钠 10~20ml,加入 50% 葡萄糖 40~60ml 内,静脉缓慢注射,20 分钟注射完毕,注射过程中应停止吸入亚硝酸异戊酯。再用 25% 硫代硫酸钠 10g,溶于 5% 葡萄糖 1000ml 内,静脉滴注。

3. 高压氧治疗 有条件时进行高压氧治疗。

4. 洗胃 口服中毒解毒治疗后,立即用温水洗胃,洗胃后再服硫酸亚铁溶液,每 15 分钟一汤匙,使氰化物变为无毒亚铁氰化物。

5. 促进脑功能恢复 应用细胞色素 C、胞磷胆碱、ATP 以改善脑细胞代谢。

6. 肾上腺皮质激素 酌情应用地塞米松,提高机体应激能力,早期防止肺水肿。

7. 对症治疗 维持水电解质平衡,保护各脏器功能,预防感染。

8. 皮肤接触中毒者处理 以 1∶5000 高锰酸钾液冲洗皮肤。

第 35 节 毒蛇咬伤中毒

蛇咬伤,一般在我国南方地区多见,被蛇咬伤后一时难以区分是毒蛇还是无毒蛇,因此均宜按毒蛇咬伤处理。毒蛇口内有毒腺,分泌蛇毒,蛇毒作用于人体,麻痹感觉神经末梢,引起麻木,阻断运动神经和肌肉之间的神经冲动引起瘫痪。伤口组织水肿引起水肿、炎症、疼痛。主要临床表现为神经毒损害、凝血障碍毒损害、肌肉毒损害症状体征。

【临床表现】

症状体征 根据毒性作用可分为:①神经毒损害,麻木、疼痛、感觉消失,四肢无力、呼吸困难、呼吸浅快、眼睑下垂、视力模糊、语言不清等,重者可出现呼吸衰竭;②凝血障碍毒损害,局部肿胀、疼痛、水泡,全身广泛出血,③肌肉毒损害,肌肉疼痛、僵硬、无力、眼睑下垂、牙关紧闭,等。检查局部可有蛇咬伤口,一般出血较少。

【治疗】

1. 绑扎阻断带 被毒蛇咬伤后,立即于伤口上方绑扎阻断带,减少毒液吸收和扩散,松紧度以阻断静脉血液回流为度,每隔 20~30 分钟放松阻断带一分钟,直到伤口清创完毕后,再解除绑扎阻断带。

2. 清创排毒　将肢体放在低位,先用清水或冷开水反复冲洗伤口。

3. 局部封闭　糜胰蛋白酶 4000U,以 2% 利多卡因 5ml 溶解,不足时用生理盐水稀释至 10ml,在伤口周围皮下浸润注射,注射后严密观察,以防过敏。

4. 切开排毒　详见外科疾病篇有关章节。

5. 解蛇毒药　一般以中药解毒药为主,常用的有广东蛇药、上海蛇药、云南蛇药。

6. 抗蛇毒血清　如有条件,可适当应用抗蛇毒血清。

7. 对症处理　毒蛇咬伤后如出现休克者,则需按休克进行积极治疗。

【提示】

1. 注射抗蛇毒血清分为抗眼镜蛇毒血清、抗银环蛇毒血清、抗蚨蛇毒血清、抗五步蛇毒血清需根据蛇种类型选用。

2. 注射抗蛇毒血清前需做皮肤过敏试验,阴性时方能注射,阳性者按常规脱敏注射。

第 36 节　中　暑

中暑,是指长时间在高温和热辐射作用下引起机体体温调节障碍,水电解质代谢紊乱及神经系统功能障碍的一组病症。主要临床表现为口渴、无力、头晕、眼花、胸闷、高热、痉挛、昏迷。

【临床表现】

1. 症状体征　有高温环境下劳动或活动史。先兆中暑为大汗、口渴、无力、头晕、眼花、耳鸣、胸闷等,体温可达 37.5℃。轻度中暑除上述表现外,可有面色潮红或苍白、皮肤湿冷、大汗、脉搏弱或、呼吸快而浅、血压下降等,体温可在 38℃以上;重度中暑除上述表现外,可有高热、晕厥、痉挛、昏迷,出现脑水肿表现为剧烈头痛、恶心、呕吐、意识障碍、昏迷等。

2. 其他检查　血化验血清钠降低,转氨酶升高,尿素氮升高。尿化验可有蛋白和管型。

【治疗】

1. 一般治疗　适于先兆和轻度中暑,将患者移至阴凉通风处;多饮淡盐水,或酌情静脉滴注生理盐水;体温升高者可用凉水擦身。

2. 物理降温　重度中暑需进行物理降温,可在患者头部、颈部、腋下、腹股沟等大血管处放置冰袋,或用冷水,也可酒精擦浴,每 10~15 分钟测肛温,当肛温降至 38℃时,停止降温,密切观察。

3. 药物冬眠　高热、烦躁、抽搐者可配合药物冬眠,但要密切观察血压、心率、呼吸变化。

4. 对症处理　酸中毒者酌情应用碳酸氢钠；循环衰竭者积极改善微循环，适量应用升压药物；纠正低钠血症，轻者口服食盐饮料，重者应用 5% 葡萄糖生理盐水 1000~3000ml，静脉滴注；抽搐较重者给予 10%10% 水合氯醛 10~20ml 灌肠；有脑水肿时应用脱水剂；疑有急性肾功能衰竭时尽早应用甘露醇及呋塞米。

第 37 节　电　击　伤

电击伤，是指一定量的电流通过人体所产生的损伤或功能障碍。电击伤包括触电和雷击。主要临床表现为轻者头晕、心悸、面色苍白、四肢无力；重者抽搐、青紫、休克、心跳停止。

【临床表现】

1. 症状体征　有触电或雷击病史。全身症状轻者头晕、心悸、面色苍白、四肢无力；重者出现抽搐、青紫、休克、四肢厥冷，脉搏微弱、昏迷、心律失常，甚至心跳停止。局部表现为皮肤或深层组织烧伤，呈灰色或淡黄色，组织坏死、焦化或炭化，严重电击伤可深达肌肉组织及骨骼，伤口有入口和出口，入口损伤较重，出口损伤较轻，一般皮肤创口很小，而皮下深层组织损伤却很广泛。

2. 其他检查　心电图检查可有心律失常、心肌损伤及缺血表现。动脉血气分析、血清酶学检查可有异常改变。

【治疗】

1. 切断电源　如在现场低压电源时可用干燥木棍移去电线，高压电源时需拉断电源开关，切断电源，或用特殊绝缘物移去电线。

2. 一般处理　轻度电击后如无局部烧伤，一般无须特殊处理，适当休息即可。

3. 人工呼吸　呼吸微弱或呼吸停止者，立即进行人工呼吸，如方便给予氧气吸入，必要时尽早进行气管插管，加压辅助呼吸。

4. 心脏按压　心脏停搏者按心搏骤停处理。

5. 中枢兴奋剂　呼吸循环衰竭者可酌情给予尼可刹米、洛贝林等中枢兴奋药。

6. 对症处理　出现休克、脑水肿、肾功能不全、水电解质失衡等，进行相应处理。预防感染及破伤风。通过外科技术处理电击烧伤创面等。

第 38 节　溺　　水

溺水，是指人淹没于水中，发生反射性痉挛引起窒息或缺氧，严重者呼吸、心跳停止而致死亡。淡水淹溺时因肺内进入的为低渗水，可迅速自肺泡内渗入血中，使血容量增加，张力减低，电解质稀释；海水淹溺吸入高渗水，水分从血管内移至肺泡,导致肺水肿,并产生血液浓缩,血电解质浓度增加。主要临床表现为神志模糊、昏迷、发绀。

【临床表现】

有明确溺水史,轻度溺水吸入少量水分,患者神志清楚、血压稳定、心率增加;中度溺水神志模糊、呼吸浅而不规则、血压下降、心律减慢、反射消失;重度溺水出现昏迷、发绀、呼吸道充满血性泡沫、淤泥或呕吐物,呼吸浅而不规则,双肺布满弥漫性啰音,心音弱,心律失常,胃内充满积水致腹部膨胀。重者因低氧血症及酸中毒而诱发心室颤动、呼吸及心跳停止。

【治疗】

1. 清理呼吸道 将舌拉出,心跳、呼吸未停者,迅速将肺及胃内水倒出。如心跳、呼吸已停止者须立即心肺复苏,不能因倒水而延误抢救时间。倒水时抱住患者双腿,将患者俯卧并使头下垂位,腹部垫高或将其腹部放在急救者膝盖上,拍击背部使气管、肺及胃内水迅速倒出。

2. 静脉输液 纠正酸中毒及水电解质紊乱,淡水淹溺可静脉滴注 3% 氯化钠溶液、血浆及白蛋白。海水淹溺可用 5% 葡萄糖或低分子右旋糖酐。酸中毒者可静脉注射 5% 碳酸氢钠溶液。

3. 对症处理 昏迷者静脉应用 ATP、辅酶 A、细胞色素 C 等有助于脑细胞功能恢复。如有脑水肿者,酌情应用甘露醇、呋塞米(速尿)、地塞米松等。出现高热时头部冰帽降温,有条件者高压氧治疗。必要时气管插管或气管切开。

第 39 节 冻 僵

冻僵,是因寒冷引起的以神经系统和心血管系统损害为主要表现的全身性疾病。通常暴露在寒冷环境 −5℃以下 6 小时发病。主要临床表现为疲乏、健忘、肌肉震颤、精神错乱、昏睡。

【临床表现】

轻度冻僵表现为疲乏、健忘、肌肉震颤、心率和呼吸加快、血压升高、多尿;中度冻僵表情淡漠、精神错乱、语言障碍、行为异常、运动失调、昏睡。体温在 30℃时神志丧失、瞳孔扩大、心动过缓、呼吸减慢、少尿、瞳孔对光反应消失;体温 24℃时僵死样面容;体温 20℃时皮肤苍白或青紫、心脏停搏和呼吸停止、瞳孔固定散大、四肢肌肉和关节僵硬。

【治疗】

现场处理 迅速将患者移至温暖环境,搬动时避免发生骨折,脱去潮湿衣服,用毛毯或棉被包裹身体,积极进行复温抢救,在未获得有确切的死亡证据前,必须积极抢救。

第 40 节 晕 动 病

晕动病,是晕车、晕船、晕飞机等的总称。因各种摇摆、颠簸、旋转、加速运动等所引起,本病颇为常见,主要临床表现为头晕不适、恶心呕吐。

【临床表现】

本病常在乘车、航海、飞行和其他运行数分钟至数小时后发生。初时感觉头晕、上腹不适,继有恶心、面色苍白、出冷汗,旋即有眩晕、精神抑郁、唾液分泌增多、呕吐。可有血压下降、呼吸深而慢、眼球震颤、四肢无力。严重呕吐可引起失水和电解质紊乱。一般在停止运行或减速后症状逐渐减轻或消失,亦有持续数天后才逐渐恢复正常者。重复运行或加速运动后,症状又可再度出现。经多次发病后,症状可减轻甚至不再发生。

【治疗】

1. 一般治疗 发病时患者宜闭目仰卧,坐位时头部紧靠在椅背或物体上,避免较大幅度的摇摆;环境要安静,通风要良好。

2. 药物治疗 可选用抗组胺和抗胆碱类药物,常用茶苯海明(茶苯海明、乘晕宁)每次 50mg,口服;或东莨菪碱每次 0.2~0.6mg,口服。

3. 预防 易患本病患者,应提前预防,在旅行前 0.5~1 小时前先服用上述药物一次剂量,可减轻症状或避免发病。

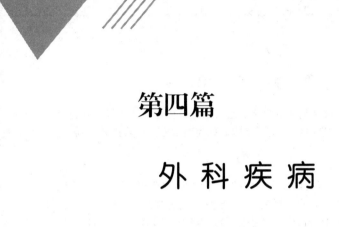

第四篇

外 科 疾 病

第二十章 软组织感染

第1节 毛囊炎

毛囊炎,顾名思义是毛囊的炎症。通常由金黄色葡萄球菌侵入毛囊,引起毛囊本身的急性化脓性感染。主要临床表现为毛发根部皮肤红肿、突起、白色脓头。

【临床表现】

1. 症状体征　毛囊炎好发头部,也常见于面部、颈部、背部、腋窝和会阴部,手足掌因无毛囊因而不发生毛囊炎。初起时围绕毛囊形成一个米粒大小的红色小肿物,高出皮肤表面少许,中央有毛发穿过,周围组织充血,随后炎性小肿物逐渐扩大,形成黄白色脓头,可自行破溃,流出少量脓液,局部逐渐干燥结痂、愈合。患者感局部疼痛,一般无全身症状,少数患者可有所属区域淋巴结肿大。

2. 其他检查　临床诊断容易,一般不需进行辅助检查。

【鉴别诊断】

1. 疖　是皮脂腺或毛囊及其周围蜂窝组织的急性化脓性感染,通常较毛囊炎病变范围广泛、位置深在,常累及皮下浅层组织。初期皮肤红、肿、疼痛,逐渐形成肿块、变软,最终形成脓肿、破溃,流出脓液,疼痛症状随之减轻。

2. 痤疮　为皮脂腺分泌旺盛、皮脂腺开口阻塞致皮脂潴留,发生于青春期,多位于面部,两颊较集中,位置表浅,也可出现于背部、胸前。

【治疗】

1. 局部治疗　初期可将毛发拔除,然后涂抹 1% 碘酒,每天 2~3 次。有脓头形成时,可用 0.1% 氯己定液或 0.5% 碘伏皮肤消毒,然后用消毒针头挑破脓头,棉签适当挤压,沾除脓液,再覆盖小块无菌纱布包扎保护即可。一般说来,次日再清洁换药一次即可痊愈。

2. 抗生素治疗　一般无需全身应用抗生素,如局部皮肤红肿明显,炎症有向周围扩散趋势者,可应用青霉素 V 每次 0.25~0.5g,3~4 次 / 天,口服;或红霉素每次 0.25g,3~4 次 / 天,口服。

【鉴别诊断】

痤疮感染　常发生于青春期,分泌旺盛的皮脂腺开口阻塞皮脂潴留,为多发性红色或白色小点,高出皮肤。合并感染时局部疼痛,可形出现脓头,挑破有脓液流出,但量较少。

【健康指导】

保持皮肤清洁卫生,可预防毛囊炎发生。

【提示】

鼻部及上唇为面部危险三角区,该区域内的毛囊炎严禁挤压,以免经血行引起扩散,导致颅内感染。

第2节　疖 及 疖 病

疖,又称疖肿,是单个皮脂腺或毛囊及其周围蜂窝组织的急性化脓性感染;疖病是多个疖同时和反复发生。致病菌大多数为金黄色葡萄球菌和表皮葡萄球菌。病理改变为炎症累及皮下浅层脂肪组织,致局部组织炎性反应、液化、坏死、化脓。主要临床表现为皮肤局部红肿、疼痛、脓肿形成。

【临床表现】

1. 症状体征　疖,常发生于皮脂腺和毛囊分布丰富的部位,如头面部、颈部、背部、腋窝和会阴部等。初期局部皮肤出现红、肿、疼痛硬结或硬块,继续发展肿块逐渐增大,疼痛加重,最终肿块中央变软,形成脓肿,可破溃,流出黄白色脓液,疼痛症状随之减轻。单发疖肿一般无全身症状,少数患者可有发热、所属区域淋巴结肿大等。

疖病,患者常有慢性病史如慢性营养不良、糖尿病、贫血等。表现为不同部位同时出现多个疖肿,交替出现,反复发生。常有发热、乏力、精神不振、食欲减少等全身症状。

2. 其他检查　通常无需进行辅助检查即可明确诊断。如炎症较重、全身症状明显者,血化验白细胞计数增多,中性粒细胞比例增加。

【鉴别诊断】

1. 毛囊炎　围绕毛囊形成米粒大小的红色小肿物,高出皮肤少许,中央有毛发穿过,周边充血,随后小肿物逐渐扩大,形成黄白色脓头,压之轻度疼痛。

2. 痤疮感染　痤疮通常发生于青春期,为皮脂腺分泌旺盛、开口阻塞所致的皮脂潴留,多发性红色或白色小点,高出皮肤,一般无疼痛。如痤疮合并感染,局部疼痛,可形成肿物、脓头,挑破有脓液流出,但量较少。

【治疗】

1. 局部治疗　①早期硬结时,给予局部湿热敷或其他理疗;②肿块较大、中央液化形成脓肿时,应及早切开引流术,手术步骤为　局部浸润麻醉,于脓肿低垂部位切口,注意切口不宜太小,切开皮肤至脓腔,引流出脓液,冲洗脓腔,填入凡士林纱布条引流(图20-1)。以后酌情清洁换药,直至创口愈合。

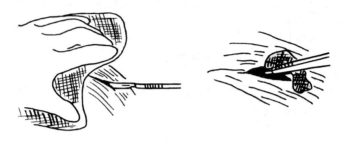

图 20-1 疖切开引流

2. 抗生素治疗 一般给予青霉素 V 每次 0.25~0.5g, 3~4 次 / 天, 口服; 或阿莫西林每次 0.5~1g, 3~4 次 / 天, 口服; 或头孢氨苄每次 0.25~0.5g, 3~4 次 / 天, 口服。青霉素过敏者可用红霉素每次 0.25g~0.5g, 3~4 次 / 天, 口服; 或罗红霉素每次 0.15g, 2 次 / 天, 口服。如症状严重者可注射给药, 酌情选用青霉素、红霉素、庆大霉素等。

3. 中药治疗 适于早期局部硬结、未形成脓肿者,可于患处外敷玉露膏或金黄膏等中成药。

4. 治疗原发病 疖病患者应积极治疗原发疾病,改善全身营养状况,增强机体抵抗力。

【健康指导】

1. 注意皮肤卫生,保持局部清洁。

2. 形成脓肿应积极进行切开引流术,试图抗生素治疗消除脓肿是不可取的,只能延长病程。

【提示】

鼻部及上唇为面部危险三角区,对未成熟的疖肿切忌挤压,以免炎症播散引起颅内感染。

第 3 节 痈

痈,是指多个相邻的皮脂腺、毛囊或汗腺的急性化脓性感染。致病菌多为金黄色葡萄球菌。常见于有糖尿病或其他慢性疾病的中老年人,因糖尿病患者白细胞功能不良、游动迟缓的缘故。病理改变为感染从一个皮脂腺、毛囊或汗腺底部开始,逐渐侵及皮下组织,并沿深筋膜向四周扩散,累及附近许多脂肪柱,再向上传入毛囊群而形成多个脓头的痈（图 20-2）。主要临床表现为皮肤红肿隆起、多个脓头、破溃流脓。

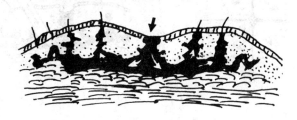

图 20-2 痈的扩散

【临床表现】

1. 病史 多数患者有糖尿病、贫血、慢性肾炎、慢性营养不良等病史。

2. 症状体征 一般好发生于颈后部和背部，发生于颈后部者俗称"对口疮"，发生于背部者俗称"瘩背疮"。初期局部皮肤红肿、隆起，呈紫红色炎性浸润区，界限不清，自觉疼痛。逐渐发展局可出现多个粟粒样脓头，破溃流出黄白色脓液，皮肤腐烂，局部外观呈蜂窝状，继之病变中央逐渐出现组织坏死、溶解、塌陷。进一步发展炎症可继续向周围扩散。患者可有全身不适、发热、乏力、精神不振等全身症状。

3. 其他检查 血化验白细胞计数增多，中性粒细胞比例增加。

【鉴别诊断】

1. 毛囊炎 围绕毛囊形成米粒大小的皮肤红色小肿物，高出皮肤少许，中央有毛发穿过，周边充血，随后小肿物逐渐扩大，形成黄白色脓头，压之轻度疼痛。

2. 痤疮感染 痤疮多位于面部，合并感染时局部疼痛，病变表浅，可形成肿物、脓头，挑破有脓液流出，但量较少。

【治疗】

1. 一般治疗 适当休息，调节饮食，加强全身营养。

2. 局部治疗 ①初期红肿阶段，局部应用 30% 硫酸镁湿热敷；②红肿范围广泛、中央多处组织坏死形成脓肿时，应切开引流术，手术步骤为局部区域阻滞麻醉，"+"或"#"字形切口，注意切口长度应超过炎症区域边缘少许，切开深度应达深筋膜浅层，皮下剥离，形成皮瓣，尽量切除所有坏死组织，伤口内用凡士林纱布填塞止血（图 20-3）。必要时将整个炎症区皮肤、坏死组织切除，清洁换药，待肉芽新鲜后进行邮票植皮。

3. 抗生素治疗 轻者给青霉素 V 每次 0.25~0.5g，3~4 次 / 天，口服；或阿莫西林每次 0.5~1g，3~4 次 / 天，口服；或头孢氨苄每次 0.25~0.5g，3~4 次 / 天，口服。病情较重者注射给药，常用青霉素 80 万单位 / 次，2~4 次 / 天，肌内注射；

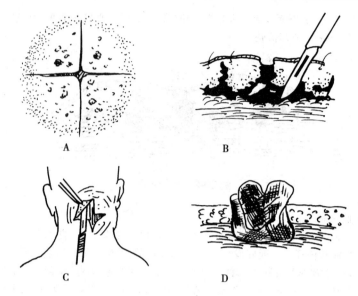

图 20-3 痈的切开引流

A. 切口；B. 切开；C. 皮下剥离；D. 填塞引流物

或青霉素 400 万~600 万单位 / 次，2 次 / 天，静脉滴注。青霉素过敏者可用红霉素每次 0.25g~0.5g，3~4 次 / 天，口服；或罗红霉素每次 0.15g，2 次 / 天，口服；或红霉素每次 0.9~1.2g，加入 5% 葡萄糖液中稀释，静脉滴注。

4. 对症处理 疼痛明显者可给予止痛剂；积极治疗原发疾病；一般情况较差者，应改善全身营养状况，增加抗病能力，可少量多次输入鲜血。

【健康指导】

患者平素应保持皮肤卫生、清洁，防止皮肤损伤感染。

【提示】

1. 一旦出现组织坏死、溶解、塌陷，即应进行广泛切开引流，彻底清除坏死组织。引流后加强换药，增加营养，改善全身状况，是促使创口愈合的基本保证。

2. 局部切开引流时，充分考虑麻醉方式选择，病变范围较小时可用局部区域阻滞麻醉，一般不能应用局部浸润麻醉，注射麻药时勿将麻药注入病变组织。如病变范围较大，则应采用全身麻醉。

3. 如创口较大，积极培养肉芽创面，至创面肉芽红润、密实、健康，即可进行肉芽创面邮票植皮术，以尽快使创面愈合。

4. 静脉应用红霉素时注意浓度适宜，否则容易引起穿刺静脉疼痛。

第4节 脓 肿

脓肿,是指组织或器官感染后发生的局部组织坏死、液化,形成局限性脓液积聚。常继发于蜂窝织炎、急性淋巴结炎、注射感染、外伤后感染、异物存留等。致病菌多为金黄色葡萄球菌,也可见于其他细菌感染。病理改变为组织坏死、液化,形成脓肿,脓肿四周有完整的脓腔壁。主要临床表现为局部肿胀、疼痛、脓肿形成。

【临床表现】

1. 症状体征 浅部脓肿时早期局部隆起,边界不清,皮肤发红、肿胀、疼痛,扪之压痛,形成脓肿时边界有所局限,可扪及波动;深部脓肿时,局部疼痛,皮肤一般无明显红肿,或有局部弥漫性肿胀,可有压痛,无明显波动,形成脓肿时穿刺可抽出脓液。全身症状可有低度或中等发热,重者体温可达38~39℃,或有寒战、头痛、乏力、食欲缺乏等。

2. 其他检查 血化验白细胞计数增多,中性粒细胞比例增加。B超检查可探明脓肿部位和大小。

【鉴别诊断】

结核性脓肿 病程较长,进展缓慢,局部肿块一般无充血、热痛等急性炎症表现,故又称为寒性脓肿。有全身中毒症状,如低热、盗汗、乏力、消瘦、食欲缺乏等。血化验白细胞计数正常,淋巴细胞比例增加,血沉加快,骨关节结核时X线摄片可有异常发现。

【治疗】

1. 一般治疗 适当卧床休息,注意调节饮食,加强全身营养。

2. 局部治疗 ①浅表脓肿初期红肿阶段,可应用湿热敷,或局部外敷玉露膏或金黄膏;②脓肿形成时,即应切开引流术;深部脓肿试行穿刺抽出脓液应切开引流。手术步骤为局部浸润麻醉,切开皮肤,注意切口长度应与脓肿直径相当,显露脓肿并切开脓肿,放出脓液,必要时手指伸入脓腔,分开纤维隔(图20-4),冲洗脓腔,放入凡士林纱布引流。术后换药时注意方法正确,填塞引流物应使创口处较紧、创口底部较松。

3. 抗生素治疗 轻者给予青霉素V每次0.25~0.5g,3~4次/天,口服;或阿莫西林片每次0.5~1g,3~4次/天,口服。病情较重者青霉素80万单位/次,2~4次/天,肌内注射;或400万~600万单位/次,2次/天,静脉滴注。青霉素过敏者可用红霉素0.9~1.2g/d,加入5%葡萄糖液中稀释,静脉滴注。

4. 对症处理 疼痛明显者给予止痛剂;发热者适当应用解热药。

【引流技巧】

脓肿切开引流时,切口应达到彻底敞开的程度,既有利于引流通畅,换药时可以较容易的放入引流物,减轻患者疼痛。

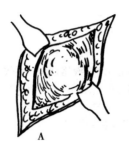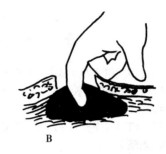

A B

图 20-4 脓肿切开引流

【提示】

1. 脓肿一旦形成,即应尽早切开引流,因为一切抗生素治疗都应看作是从属性治疗,只有切开引流才是最佳治疗方法。试图大量应用抗生素治疗使脓肿消退一般是徒劳的。

2. 红霉素静脉滴注时注意浓度适宜,以免引起穿刺静脉疼痛或炎症。

第 5 节 急性蜂窝织炎

急性蜂窝织炎,是指皮下、筋膜下或肌间隙内疏松结缔组织的急性化脓性感染。致病菌为溶血性链球菌、金黄色葡萄球菌,也可为厌氧菌等,常因局部化脓性病灶直接扩散或经淋巴、血行感染而来,也可由软组织损伤感染引起。病理改变为早期组织弥漫性炎症,不易局限,扩散迅速,与正常组织无明显分界,后期多可形成脓肿。主要临床表现为局部弥漫性红肿、疼痛、压痛、发热。

【临床表现】

1. 症状体征 浅表部位急性蜂窝织炎时,局部红、肿、疼痛,向四周迅速扩散,局部压痛明显,界限不清。深部组织发生急性蜂窝织炎时,局部无明显红肿,一般可有深在部位的疼痛、压痛。口底、颈部蜂窝织炎,可引起喉部水肿和颈部高度肿胀,压迫气管出现呼吸困难。发生于会阴部多为厌氧菌感染,局部扪诊可有捻发音,常伴有广泛组织坏死,脓液恶臭味。患者全身可出现不同程度的中毒症状,如发热、乏力、出汗、食欲下降等。

2. 其他检查 血化验白细胞计数增高,中性粒细胞比例增加。B超检查局部组织可有异常声像图改变。

【治疗】

1. 一般治疗 卧床休息,调节饮食,加强全身营养。

2. 局部治疗 ①初期红肿阶段,局部应用湿热敷;也可局部外敷玉露膏或金黄膏;②脓肿形成时,尽快切开引流术;口底或颈部蜂窝织炎时,更应及早进行切开引流术,以免组织肿胀压迫气管引起呼吸困难或窒息。

3. 抗生素治疗　一般常用青霉素 80 万单位/次,2~4 次/天,肌内注射;或青霉素 400 万~600 万单位/次,2~3 次/天,静脉滴注。如青霉素过敏可用红霉素 0.9~1.2g/d,加入 5% 葡萄糖液体内,静脉滴注。用药疗程根据体温、是否切开引流、伤口换药愈合情况酌情而定。

【提示】

1. 蜂窝织炎时,密切观察病情变化,颌颈部蜂窝织炎更应如此。

2. 病变区如张力过大,尽管无脓液抽出,必要时也应进行切开减压,组织内炎性物释放流出,利于炎症消退。

3. 红霉素静脉滴注时注意浓度适宜,以免引起穿刺静脉疼痛或炎症。

第 6 节　急性淋巴管炎

急性淋巴管炎,中医称为“红丝疔”,是指致病菌经皮肤或黏膜进入淋巴管,引起淋巴管的急性炎症。常发生于四肢,下肢更为多见,多因手、足部皮肤破损感染所致,也可由化脓性病灶扩散引起。致病菌常为金黄色葡萄球菌和溶血性链球菌。主要临床表现为肢体皮肤出现一条或多条“红线”。

【临床表现】

1. 症状体征　多见于四肢,往往有手、足部皮肤或其他软组织破损或原发感染灶。肢体皮肤可见一条“红线”,也可见多条“红线”,边界模糊不清,或隐约可见。先从手、足创口或感染病灶处开始,逐渐向近心端延伸,延及肘窝、腋窝或腘窝、腹股沟处,压之“红线”处可有轻度疼痛,红色可暂时退去,松开后红线重新出现。由于原炎症反应,加上淋巴管炎症,患者可有发热、不适、食欲缺乏等全身症状。

2. 其他检查　血化验白细胞计数正常或增高。

【治疗】

1. 一般治疗　适当休息,抬高患肢。

2. 局部治疗　一般不必进行特殊处理,红肿明显疼痛者,可适当进行局部冷敷;也可局部外敷玉露膏或金黄膏。

3. 抗生素治疗　一般给予青霉素 V 每次 0.25~0.5g,3~4 次/天,口服;或阿莫西林 0.5~1g/次,3~4 次/天,口服。青霉素过敏者给予红霉素每次 0.25~0.5g,3~4 次/天,口服。

4. 治疗原发病　积极治疗原发病灶,控制感染。

5. 中成药　银黄口服液 10ml/次,3 次/天;或六神丸 10 粒/次,2~3 次/天,口服;或牛黄消炎丸 10 粒/次,3 次/天,口服。

【健康指导】

急性淋巴管炎时,民间常用一根红棉线或红丝线在红线近端将肢体予以结扎或捆绑,以此阻止病变进展,是毫无道理的。

【提示】

因淋巴管炎很少引起化脓,因而病变早期局部适当冷敷有利于炎症局限,而局部热敷将有可能导致炎症扩散。局部冷敷时可用毛巾浸入冷水,拧干后敷于患处,每次 5~10 分钟,2 次 / 天。

第 7 节 急性淋巴结炎

急性淋巴结炎,俗称"火疙瘩",是指致病菌经皮肤或黏膜进入淋巴系统,引起所属区域内淋巴结的急性炎症。多见于皮肤或软组织感染,也常见于外伤或术后感染。致病菌多为金黄色葡萄球菌和溶血性链球菌等,也可为癣菌。主要临床表现为局部淋巴结肿大、疼痛。

【临床表现】

1. 症状体征　往往有原发感染灶,多见于颌下、颈部、腋窝及腹股沟处淋巴结肿大。①颌颈部淋巴结肿大时,可有口腔、咽喉部感染灶,如龋齿、牙周炎、扁桃体炎或头面部手术等;②腋窝淋巴结肿大时,可有手部或乳房处感染灶;③腹股沟淋巴结肿大时,多有足部原发感染灶,如足外伤、足癣合并感染等。区域淋巴结肿大、压痛,一般很少引起化脓,但如不及时治疗少数患者肿大的淋巴结粘连成团,也可化脓形成脓肿,出现波动。小儿颈部、颌下急性淋巴结炎时容易发生化脓,形成脓肿。炎症反应明显时,可有发热、不适、食欲缺乏等全身症状。

2. 其他检查　血化验白细胞计数增高,中性粒细胞比例增加。

【治疗】

1. 一般治疗　适当休息,勿挤压患处。

2. 局部治疗　①局部一般不必进行特殊处理,红肿明显者可外敷玉露膏或金黄膏;②形成脓肿者,应及早切开引流。

3. 抗生素治疗　轻者给予青霉素 V 每次 0.25~0.5g,3~4 次 / 天,口服;或阿莫西林片每次 0.5~1g,3~4 次 / 天,口服。病情较重者可用青霉素 80 万单位/次,2~4 次 / 天,肌内注射;或氨苄西林每次 1~2g,3~4 次 / 天,静脉滴注。青霉素过敏者可给予红霉素每次 0.25~0.5g,3~4 次 / 天,口服;或红霉素 0.9~1.2g/d,加入 5% 葡萄糖液体内,静脉滴注,注意浓度适宜,以免引起穿刺静脉疼痛。

4. 治疗原发病　积极治疗原发病灶,控制感染。

5. 中成药治疗　银黄口服液 10ml/次,3 次 / 天,口服;或西黄丸每次 3g,3 次 / 天,口服;或牛黄消炎丸 10 粒 / 次,3 次 / 天,口服。

【健康指导】

急性淋巴结炎较为常见,往往由原发感染灶扩散引起,因此应积极寻找、治疗原发病变。

第8节　丹　毒

丹毒,又称网状淋巴管炎,是皮肤网状淋巴管的急性炎症。一般是由于皮肤破损,感染溶血性链球菌所致。炎症蔓延较快,但一般不引起化脓或组织坏死。好发于小腿部,中医称为"流火";也好发于颜面部,中医称为"抱头火丹"。主要临床表现为皮肤鲜红、灼热、疼痛。

【临床表现】

1. 症状体征　好发于下肢、面部、耳部,起病急,局部灼热、疼痛。全身可有发热、不适、食欲缺乏等。初起时患处皮肤片状发红,中间较淡,边缘清楚,略高起皮肤,手指轻压红色消退,解除压力后局部重新充血,向四周扩散时中央红色消退、脱屑。一般不化脓,可有所属区域淋巴结肿大。

2. 其他检查　血化验白细胞计数可轻度增高。

【治疗】

1. 一般治疗　适当休息,抬高患处。

2. 局部治疗　局部可外敷玉露膏或金黄膏,使用方法为　冷开水调成糊状,涂患处,随干随涂。也可用鲜紫花地丁、蒲公英、马齿苋等,任取一样,洗净捣烂,敷患处,2 次 / 天。

3. 抗生素治疗　轻者给予青霉素 V 每次 0.25~0.5g,3~4 次 / 天,口服;或阿莫西林片每次 0.5~1g,3~4 次 / 天,口服。病情较重者青霉素 80 万单位 / 次,2~4 次 / 天,肌内注射;或青霉素 400 万单位 / 次,2 次 / 天,静脉滴注。青霉素过敏者红霉素每次 0.25~0.5g,3~4 次 / 天,口服;或红霉素 0.6~1.2g/d,加入 5% 葡萄糖液体内,静脉滴注。

4. 中成药治疗　银黄口服液 10ml/ 次,3 次 / 天,口服;或牛黄消炎丸 10 粒 / 次,3 次 / 天,口服。

【健康指导】

1. 丹毒早期局部适当冷湿敷,可减轻不适、疼痛,有利于炎症局限,可防止扩散。

2. 如下肢丹毒肿胀炎症,可用中医验方治疗,即皮肤消毒后用梅花针敲刺局部病损区,渗出湿水,以利消肿。

第 9 节　急性坏死性筋膜炎

急性坏死性筋膜炎,是一种少见的严重软组织感染。常发生于皮肤损伤、咬伤,或阑尾、结肠术后,多为需氧菌及厌氧菌协同感染,常见致病菌为溶血性链球菌、金黄色葡萄球菌、肠道细菌等,如不及时诊断治疗往往死于脓毒血症。病理改变为皮肤、皮下组织、深筋膜迅速进行性坏死,但一般无肌肉组织坏死。主要临床表现为发热、皮肤红肿、水泡或血泡、坏死、流脓。

【临床表现】

1. 病史 患者往往有局部外伤或手术史,如轻度皮肤损伤、不洁注射、肛门会阴部手术等。

2. 症状体征 起病急骤,发冷发热、寒战,体温高达39℃~40℃,可逐渐出现神志淡漠、反应迟钝等中毒症状。检查早期局部皮肤弥漫红肿,逐渐出现皮肤苍白、散在性水泡或血泡,或皮肤青紫坏死区,水泡或血泡破损后露出紫黑色真皮层。伤口周围往往有潜在坏死组织、流脓、腐败臭味,由于组织坏死广泛疼痛并不明显。

3. 其他检查 血化验白细胞计数增高,中性粒细胞比例增加。脓液涂片可见球菌和杆菌,培养可有需氧菌及厌氧菌。

【治疗】

1. 一般治疗 卧床休息,调节饮食,加强全身营养。

2. 局部治疗 及早清创,清除坏死皮肤、筋膜、皮下组织,充分敞开引流。因感染可能继续发展,因此可能需进行多次清创手术。术后加强创口换药,尽快使创口清洁、肉芽组织红润、健康,皮肤缺损较多时,可进行邮票植皮术。

3. 抗生素治疗 应根据感染细菌种类或细菌培养结果酌情选用,常用青霉素、林可霉素、氯霉素、庆大霉素、甲硝唑、头孢菌素等。接诊初期可酌情使用青霉素类、头孢菌素类或大环内酯类药物,待细菌培养和药敏结果出现后酌情调整抗生素。

4. 支持疗法 由于本病消耗较大,应注意加强全身营养,必要时给予静脉高能营养,注意保持水电解质与酸碱平衡。

【提示】

1. 本病进展较快,可迅速恶化,一般应由有经验的外科医师积极处理。

2. 由于切开引流后创面大,渗液较多,因而消耗也较大,应注意营养补充,进食高蛋白、高维生素饮食。

第10节 新生儿皮下坏疽

新生儿皮下坏疽,是新生儿的一种急性蜂窝织炎,为金黄色葡萄球菌感染所致。发病较急,可引起皮下组织广泛坏死。常发生于腰骶部、背部、臀部等,为皮肤受压、受潮、擦伤后所致。主要临床表现为发热、皮肤红肿、坏死、流脓。

【临床表现】

1. 症状 常于出生后6~10天发病,首先患儿表现为发热、哭闹不安、不吮乳,或吮乳后吐乳,有的患儿主要表现为昏睡。

2. 体征　局部皮肤开始发红、肿胀、硬感,边界不清,进一步病变迅速扩展,红肿加重,皮下组织坏死、液化,中央呈暗红色,触诊皮下有空虚感或漂浮感或出现波动感,继而皮肤紫黑色坏死。后期可出现脓毒血症或肺炎症状体征。

【治疗】

1. 一般疗法　加强护理,保持局部干燥,经常转换新生儿体位。

2. 局部治疗　一旦确诊即应多处切开引流,切口应达坏死边缘处,坏死组织应剪除。术前应备血。术后酌情清洁换药,如皮肤缺损较多,肉芽新鲜后可植皮修复。

3. 抗生素治疗　可用青霉素 2.5 万~5 万单位/(kg·d),分 2~4 次,肌内注射;或哌拉西林 100~200mg/(kg·d),分 3~4 次,静脉滴注。

4. 支持疗法　全身支持治疗,酌情输血及新鲜血浆。

【提示】

本病进展较快,建议请有经验的整形烧伤外科医师处理或协助处理。

第 11 节　破　伤　风

破伤风,是由破伤风杆菌侵入人体伤口生长繁殖,所引起的急性特异性感染。破伤风杆菌属于厌氧菌,产生二种外毒素,即痉挛毒素和溶血毒素,前者对神经有特殊亲和力,能引起肌肉痉挛。主要临床表现为全身或局部肌肉阵发性痉挛。

【临床表现】

1. 病史　近期内多有外伤、拔牙、生产史等。潜伏期平均 6~10 天,短者 24 小时内,长者 20~30 天,甚至数月。

2. 症状体征　初期可有乏力、头痛、头晕等,逐渐感张口困难,颈项部肌肉、背腹肌、四肢肌紧张,随病情进展出现牙关紧闭。面肌痉挛面容呈"苦笑"貌;四肢肌肉紧张出现抽搐;颈项部肌肉强直、背腹肌痉挛出现"角弓反张"。抽搐发作时大汗淋漓、面部发绀、呼吸急促、口吐白沫、头频频后仰、四肢抽搐,一般持续数秒至数分钟。发作呈阵发性,声光刺激易诱发。一般无高热,多数患者神志清晰。如有高热可能提示并发肺炎。

3. 其他检查　血化验一般无明显异常改变。

【鉴别诊断】

1. 化脓性脑膜炎　患者有原发感染病灶,抽搐、颈项强直,但无阵发性痉挛。脑脊液压力增高,白细胞计数增多。

2. 狂犬病　有狗咬伤史,以吞咽肌痉挛表现为主,如呛咳、喝水下咽困难,听到水声或见水后咽肌痉挛立即发生。

【治疗】

1. 一般治疗　隔离患者于安静、黑暗的房间,避免声、光刺激,尽可能静脉给药,减少肌内注射疼痛刺激。

2. 消除毒素来源　彻底清创,清除坏死组织及异物,伤口敞开引流,用3%过氧化氢溶液冲洗伤口或湿敷。伤口已愈合者一般不再进行清创。

3. 中和游离毒素　可用破伤风抗毒素2万~5万单位,加入5%葡萄糖液500~1000ml内,静脉滴注,以后每天1万~2万单位,共3~5天。

4. 控制和解除痉挛　常用地西泮(安定)每次10mg,3~4次/天,静脉滴注;或10%10%水合氯醛每次30ml,灌肠,每4~6小时一次。痉挛严重者应用氯丙嗪每次50~100mg,加入5%葡萄糖液250ml,缓慢静脉滴注,每天4次。

5. 支持疗法　加强营养,保持水电解质平衡。

6. 抗生素治疗　适当应用抗生素,防治感染。

7. 对症处理　发热者适当应用解热药,必要时给予肾上腺皮质激素类药物;并发肺炎给予相应治疗。保持呼吸道通畅,必要时行气管切开。

第12节　淋巴结核

淋巴结核,是指浅表淋巴结感染结核分枝杆菌而发生的结核病变。多见于颈部淋巴结核,俗称"老鼠疮",儿童及青年人易发,感染途径常为结核杆菌经龋齿或扁桃体侵入颈部淋巴结,少数继发于肺部结核经血行感染。主要临床表现为颈部淋巴结无痛性肿大、脓肿、破溃,经久不愈。

详见本篇有关章节。

第13节　皮肤结核

皮肤结核,是指皮肤感染结核分枝杆菌引起的一种皮肤疾病。有资料显示,大约500个皮肤科门诊患者中有1人为皮肤结核。多数在肺结核的基础上发生,有人统计大概200名肺结核或其他器官结核患者出现1例皮肤结核。感染途径包括经皮肤(黏膜)和经血液感染。主要临床表现为皮肤疣状肿物、小结、破溃。详见第十篇有关章节。

第14节　注射感染

注射感染,是指肌内注射、封闭注射或静脉注射后引起的局部组织化脓性感染。多数因注射器具消毒不严、无菌技术操作欠佳所引起,少数由于注射药液刺激性大、难以吸收所致,也可由于输液局部外渗引起。主要临床表现为注射区红肿、疼痛。

【临床表现】

1. 病史 有肌内注射、封闭注射或静脉注射史。

2. 症状体征 ①肌内注射感染时，注射区疼痛、肿胀、压痛，臀部注射感染可有行走时疼痛加重，三角肌注射感染可有上肢活动不便，形成脓肿者穿刺可抽出脓液；②局部封闭注射感染时，局部疼痛、肿胀、压痛，边界不清；③静脉注射感染时，可见该条静脉分布区域红肿、压痛、轻者扪及条索状物，系该静脉本身的炎性反应，重者可沿静脉走行区呈弥漫性充血带，系炎症波及静脉周围组织所致，少数还可形成化脓性静脉炎，所属区域可扪及肿大淋巴结；由于药液外渗者可引起局部组织肿胀、坏死。

3. 其他检查 感染严重者血化验白细胞计数增高。注射区有脓肿形成时，B超检查可有相应改变。

【治疗】

1. 一般治疗 局部休息，抬高患处。

2. 局部冷疗 注射感染早期局部宜用局部冷敷，以减少充血、水肿，减轻炎症反应和疼痛。如局部红、肿、疼痛阶段应用热敷，往往加重局部充血，使炎症扩散。

3. 切开引流 如有脓肿形成即应切开引流术，切口应足够大，确保引流通畅。

4. 抗生素治疗 一般可用青霉素 V 每次 0.25~0.5g，3~4 次 / 天，口服；或阿莫西林片每次 0.5~1g，3~4 次 / 天，口服。青霉素过敏者给予红霉素每次 0.2~0.5g，3~4 次 / 天，口服。

【提示】

1. 注射感染往往为不洁注射引起，因此应加强注射部位皮肤消毒，选用注射器具合乎无菌要求。

2. 注射感染早期千篇一律热敷是不妥的，需区别对待。如果注射感染局部炎症反应轻微可适当应用温热毛巾热敷；如局部炎症红肿明显，张力较大，则不宜进行局部热敷，以免毛细血管扩张，静脉回流受阻，局部乏氧代谢，进一步加重炎症反应。

第 15 节 外科感染和全身性外科感染

一、外科感染

外科感染，一般是指发生在组织损伤、空腔脏器梗阻和手术后的感染。包括两大类，非特异性感染和特异性感染。非特异性感染，又称化脓性感染或一般性感染,如疖、痈、乳腺炎等,临床表现最终结局以组织坏死、化脓为主;特异性感染,是病原体引起的一类独特的病变,如结核病、破伤风、念珠菌病等,临床表现因致病菌不同分别出现相应的特殊征象。全身性外科感染,往往是在局部感染的基础上,致病菌侵入血循环并在血中生长繁殖,产生毒素而导致的全身性疾病。

【病程分类】

按病程长短分类　①病程在 3 周之内的称为急性感染;②病程超过 2 个月的称为慢性感染;③病程介于二者之间的称为亚急性感染。

【条件分类】

按致病条件分类　①机会性感染,又称为条件性感染;②二重感染,又称菌群交替性感染;③医院内感染,即在医院内发生的感染。

【治疗原则】

处理感染灶、畅通引流、合理使用抗生素是治疗外科感染的最基本原则,任何抗生素都不能取代外科干预,抗生素在治疗外科感染中只能起到辅助作用。

二、全身性外科感染

全身性外科感染,往往在致病菌数量多、毒力强、机体抵抗力降低的情况下发生。常继发于严重创伤感染,如开放性骨折感染、多发软组织损伤感染;也可见于各种化脓性感染,如大面积烧伤创面感染、急性梗阻性化脓性胆管炎等。近些年由于静脉导管技术广泛应用,如中心静脉置管护理不当或留置时间过长引起感染者也不少见。

【类型】

1. 脓毒症　又称为脓毒血症,是指感染引起的一组全身炎症反应综合征(SIRS)。致病菌侵入血循环并在血中生长繁殖,产生毒素,从而导致全身性机体功能障碍,体温、循环、呼吸、神志等均有明显改变。主要临床表现为:①寒战、高热,体温可达 40℃ ~41℃,或低体温,起病急,病情重,进展迅速;②头痛、头晕、恶心、呕吐、腹胀、面色苍白、全身冷汗、神志淡漠或精神烦躁、谵妄或昏迷;③脉搏细弱、心率加快、呼吸急促;④肝脾大、皮肤黄疸、皮下瘀点瘀斑;⑤进一步发展出现休克、多器官功能不全或衰竭症状体征;⑥血化验白细胞计数可达(20~30)× 10^9/L,或白细胞计数降低、核左移、中毒颗粒;酸中毒、氮质血症、肾功受损;尿蛋白、尿血细胞、尿酮体;菌培养易有细菌生长。

2. 菌血症　即血液中培养出致病菌,目前不再仅仅限于以往一过性菌血症的概念,多指有明显感染症状的菌血症。

【常见致病菌】

1. 革兰阴性杆菌　包括大肠埃希菌、变形杆菌、克雷伯菌、大肠杆菌、鲍曼不动杆菌等。病情严重,出现"三低"(低温、低白细胞、低血压),多出现休克。

2. 革兰阳性球菌　金黄色葡萄球菌、表皮葡萄球菌、肠球菌。易形成转移性脓肿,有的可出现休克。

3. 厌氧菌　多为无芽孢厌氧菌,普通细菌培养基不能培养出来。约 2/3 患者伴有需氧菌感染,脓液为粪臭味,易出现休克。

4. 真菌　属于条件致病菌,多见于持续应用广谱抗生素、长期应用免疫抑制剂、静脉置管留置时间过长者,常见为白色念珠菌、曲霉菌、毛霉菌等感染。

【治疗措施】

1. 处理原发灶　明确原发灶所在,及时清除坏死组织、异物,脓肿引流,解除血流障碍、梗阻,不能寻及明显病灶时应考虑静脉导管感染。疑为肠源性感染者应及时纠正休克,尽快恢复肠黏膜血液灌流,早期肠道营养加速肠黏膜修复,口服肠道生态制剂,维护肠道正常菌群。

2. 应用抗生素　全身性感染是静脉应用抗生素的最佳适应证,原则有二。①尽早适当:重症感染往往不能及时获得菌培养结果,而病情又不允许等待,要根据经验医学、结合当地微生态状况选用广谱抗生素,至菌培养药敏结果出来后酌情调整。对真菌性脓毒症尽量停用广谱抗生素,并全身应用抗真菌药物;②联合用药:病情危重者两种抗生素联合应用,但一般不必三联或四联,开始剂量应充足,分次静脉点滴,疗程宜长,一般 3 周以上,或体温正常、症状消失后再继续用药数天。

【支持疗法】

1. 适当输液　保持充足体液,酌情补液,维持水电解质酸碱平衡。

2. 保持营养　积极补充血容量,纠正贫血或低蛋白血症。

【对症处理】

1. 控制高热,防治抽搐,预防压疮。

2. 肺功能不佳者,酌情氧气吸入。

3. 存在休克、中毒性心肌炎者,给予升压、强心药物。

4. 针对原发病及原有疾病进行相应处理。

附:外科使用抗生素基本知识

抗生素,也有人称为抗菌素。事实上它不仅能杀灭细菌,而且对支原体、衣原体、螺旋体、立克次氏体等其他病原体也有良好的抑制和杀灭作用。目前临床常用抗生素达数百种,过去数十年抗生素曾达到滥用程度,目前我国滥用抗生素情况仍较普遍,应当引起注意。磺胺药、抗生素的发明应用在医学史上具有划时代意义,对防治感染起了不可磨灭的作用。然而应用不当则会引起毒性反应、变态反应、二重感染、细菌耐药等不良反应。外科使用抗生素除遵循一般抗生素应用基本原则外(参阅附录五　抗生素使用基本知识),根据专业特点还有其他需要特别的注意事项。

一、外科使用抗生素原则

处理感染灶、畅通引流、合理使用抗生素是治疗外科感染的最基本原则，任何抗生素都不能取代外科干预，抗生素在治疗外科感染中只能起到辅助作用。

1. 确定病原体 及时从感染灶、血液、痰液等取样培养病原体，并进行抗生素药敏试验。危重患者未获知病原体或药敏结果前，可在临床诊断基础上预测最有可能的病原体，结合当地病原体耐药情况临时选用抗生素，待培养和药敏结果出来后再酌情选用。

2. 个性化方案 根据临床诊断、细菌学检查、药代动力学（吸收、分布、代谢、排除）疗效高低、毒性大小、年龄特点等因素综合考虑。

3. 正确给药剂量 按治疗剂量范围给药，重症感染、抗生素不易到达的部位应用剂量范围最高限，单纯下尿路感染应用剂量范围最低限。

4. 合理给药途径 轻症感染口服，重症感染静脉；局部感染口服，全身感染静脉；感染基本控制酌情改口服，病情好转酌情改口服；一般病情可酌情选择肌注。

5. 避免局部应用 皮肤黏膜局部应用很少吸收，反而易引起过敏反应或耐药菌产生，局部应用仅限于全身给药局部难于到达的少数情况。

6. 给药次数 根据药代动力学、药效学原则确定给药次数。如青霉素、头孢菌素、B 内酰胺类、红霉素、克林霉素半衰期短，应一天多次；喹诺酮类、氨基糖苷类可一天一次。

7. 给药疗程 一般感染宜用至体温正常、症状消退后 72~96 小时。脓毒血症、感染性心内膜炎、化脓性脑膜炎、骨髓炎、结核等需较长疗程。

8. 联合用药 病因未明的严重感染；单一药物不能控制的感染；需长程治疗且病原体易产生耐药性的疾病如结核、深部真菌病；选择有相加、协同作用的药物，以减低药物毒性。

二、围术期预防用药原则

围术期预防用药目的在于防止术后切口感染，预防清洁污染或污染手术后局部感染及可能发生的全身性感染。

1. 清洁手术 术野无污染通常不使用抗生素，仅在下列情况考虑 手术范围大、时间长、污染机会增加；涉及重要脏器一旦发生感染后果严重如头颅、心脏、眼内手术等；异物植入手术；高龄或免疫缺陷者。

2. 清洁 - 污染手术 指上下呼吸道、上下消化道、泌尿生殖道手术，或经以上器官的手术，由于手术部位存在大量寄生菌，可能污染术野造成感染，因此需预防应用抗生素。

3. 污染手术　指由于胃肠道、尿路、胆道体液大量溢出或开放性创伤未经扩创等已造成术野严重污染,需预防应用抗生素。

三、抗生素在特殊人群中的应用

患者病理、生理及免疫状况可影响药物的作用,特别是对特殊人群,用药需遵循个体化原则。

1. 肾功能减退者　尽量避免使用肾毒性抗生素,确有应用指征时适当调整给药剂量及方法;根据感染严重程度、病原体种类及药敏试验结果等选用低肾毒性或无肾毒性的抗生素。

2. 肝功能减退者　抗生素主要由肝脏清除,肝功能减退时清除明显减少,用药过程中需严密监测肝功能,必要时减量。肝功能严重减退时可导致毒性反应,应避免使用此类药物。

3. 老年患者　老年患者肾功能生理性减退,给药时应按轻度肾功能减退情况减量,即可用正常治疗量的 2/3~1/2。且宜选用毒性低、具杀菌作用的抗生素,如必须用肾毒性大的药物,同时应行血药浓度监测,并及时调整剂量。

4. 新生儿　新生儿避免应用毒性大的抗生素,确有应用指征须同时进行血药浓度监测,酌情调整剂量,避免应用或禁用可能发生严重不良反应的药物。主要经肾代谢的药物需减量应用。抗菌药物应按日龄调整给药方案。

5. 小儿患者　尽量避免应用有耳、肾毒性抗生素如氨基糖苷类、万古霉素等,临床如有明确用药指征需在使用过程中严密观察不良反应。四环素类可致牙齿黄染及牙釉质发育不良,不可用于 8 岁以下小儿;喹诺酮类对骨骼发育可能产生不良影响,避免用于 18 岁以下未成年人。

6. 妊娠期和哺乳期患者　妊娠期避免应用对母体和胎儿均有毒性的药物。确有应用指征时须进行血药浓度监测,可选用青霉素类、头孢菌素类等药物毒性低、对母体和胎儿均无明显影响且无致畸形作用的药物。哺乳期患者使用抗生素不论乳汁中药物浓度如何,均对乳儿产生潜在影响,因此哺乳期应用任何抗菌药物均宜暂停哺乳。

第二十一章　体表损伤、异物存留

第1节　皮肤擦伤

皮肤擦伤，是指外来力量与体表近乎平行的方向作用于人体表面，使体表皮肤受到浅表损伤。人体表面与物体近乎平行的方向运动，也可造成皮肤擦伤。

【临床表现】

受伤局部皮肤疼痛，表面可见线状或片状擦伤痕迹，新鲜损伤常有少量鲜血点状渗出，时间稍长，局部组织可出现轻度肿胀、触痛，创面渗出物可逐渐干燥，形成结痂。

【治疗】

1. 新鲜擦伤处理　新鲜皮肤擦伤时，周围皮肤消毒后，可用生理盐水将创面冲洗干净，无菌干纱布拭干，然后覆盖凡士林纱布，敷料妥善包扎即可，此后酌情更换敷料。也可局部涂擦少许甲紫药水，让其自然干燥结痂，待痂下愈合。

2. 干燥结痂处理　局部已干燥结痂者，一般不必再做其他处理，必要时可适当应用纱布敷料包扎保护。

3. 抗生素治疗　一般不必应用抗生素；如有感染或痂下积液感染者，可适当口服抗生素治疗。

第2节　刺　伤

刺伤，是指由于尖锐器物刺伤人体所致的损伤。常见的尖锐器物有锥、尖刀、剪刀、钉子、木刺、铁丝等。损伤特点为伤口较小，但往往损伤较深，由于引流不畅，易发生感染或感染破伤风。

【临床表现】

有尖锐器物刺伤史，局部疼痛，一般说来伤口较小，出血不多，用血管钳轻轻伸入伤口内探查，往往发现损伤较深，少数可形成伤道内血肿。如伤及胸膜可有呼吸困难、心悸等液气胸症状体征；如伤及腹膜可出现腹部压痛、反跳痛、腹肌紧张等腹膜炎症状体征。

【治疗】

1. 局部处理　仔细探查伤道走行方向及深度,伤口较浅较小时,仅予以局部消毒,用注射器抽吸生理盐水反复进行伤口内冲洗,必要时血管钳伸入伤口内夹取干净异物、血块等,再次进行盐水冲洗伤道,不必进行伤口缝合,覆盖无菌敷料包扎即可。如伤口较小而损伤较深,则应适当扩大切开伤口,去除异物或伤道内挫伤组织,生理盐水冲洗后逐层缝合,必要时伤口内放置负压引流管引流。

2. 抗生素治疗　酌情应用抗生素预防伤口感染,一般可用青霉素 V 每次 0.25~0.5g,3~4 次 / 天,口服;或阿莫西林片每次 0.5~1g,3~4 次 / 天,口服。青霉素过敏者可用红霉素每次 0.25g,3~4 次 / 天,口服。

3. 预防破伤风　给予破伤风抗毒素 1500U,肌内注射。

第 3 节　切　割　伤

切割伤,一般是由锐性器物,如刀、剪、玻璃、竹片等所致的机械性损伤。伤口多为条状或裂口状,伤口可深可浅,边缘较整齐,易伤及血管、神经、肌腱等重要组织。

【临床表现】

有机械性损伤史,伤后刀口呈条状或裂口状,一般有局部出血。伤及较大血管时出血较多,可伴有休克症状,如面色苍白、脉搏细弱、脉率快速、血压下降等。伤及重要神经时可有所属区域感觉或活动功能障碍。伤及肌腱则有相应的肢体(指、趾等)活动功能障碍。伤及尿道者有排尿异常。伤及肺或气管时可有气体自伤口内出入,并可形成血气胸。有的还可伤及内脏,出现相应的内脏损伤症状体征。

【治疗】

1. 局部处理　单纯软组织损伤可行一般清创缝合术。伤及重要组织时,需酌情进行相应组织的修复处理,如重要血管损伤应及时进行修补或断端吻合,缺损较多时可行血管移植;重要神经损伤时尽量进行神经一期吻合;重要肌腱损伤时应缝合修复,注意缝合后肌腱断端需用脂肪组织覆盖,以免术后发生肌腱粘连;关节囊开放损伤时应缝合修复关节囊。手部外伤时更应仔细进行高质量的清创缝合术(详见有关章节)。

2. 抗生素治疗　酌情应用抗生素预防伤口感染,一般可用青霉素 V 每次 0.25~0.5g,3~4 次 / 天,口服;或阿莫西林片每次 0.5~1g,3~4 次 / 天,口服。损伤较重者常用青霉素 80 万单位 / 次,2~4 次 / 天,肌内注射;或青霉素 400 万~600 万单位 / 次,2 次 / 天,静脉滴注。青霉素过敏者给予红霉素每次 0.25~0.5g,3~4 次 / 天,口服;或红霉素每次 0.6~1.2g,加入 5% 葡萄糖液内,静脉滴注。

3. 预防破伤风　给予破伤风抗毒素 1500U,肌内注射。

4. 其他处理 肢体损伤时术后伤侧肢体给以必要的固定,适当抬高患处。伤口愈合后酌情进行功能锻炼,防止肌腱粘连。

第 4 节 皮肤撕脱伤

皮肤撕脱伤,是指由于暴力作用使皮肤大面积撕脱。多数自皮下层撕裂、分离。常见损伤部位为头皮、四肢等处。

【临床表现】

局部外伤后疼痛,根据作用大小、损伤范围可有不同的表现。一般患处出血较多,被撕脱的皮肤游离部颜色灰暗或紫暗,或为苍白色,皮肤温度较低。创面基底可有较大神经、血管、肌腱损伤或裸露。出血较多时常有休克症状,如面色苍白、脉搏细弱、脉率快速、血压下降等。手部皮肤撕脱时,可为大面积皮肤撕脱,也可为套状撕脱,称为脱套伤。

【治疗】

1. 局部处理 ①一般部位皮肤撕脱,彻底清创,去除失活受损组织,清除异物,妥善止血,然后修复缝合。撕脱皮肤与本体相连较多者如无血运障碍,可原位缝合;如估计可能发生远侧撕脱皮肤坏死时,可将撕脱皮肤修剪成适当厚度的皮片,移植于皮肤缺损区,周围边缘缝合固定,保留缝线,打包加压包扎;②头部皮肤撕脱伤一般自帽状腱膜下撕脱,因头皮血运丰富,尽管撕脱范围广泛,但原位缝合后仍可成活(详见有关章节);③手部皮肤撕脱时,如手背或手指小范围皮肤撕脱,清创后可直接原位缝合;较大范围皮肤撕脱或手指脱套伤应根据不同情况进行适当处理(详见有关章节)。

2. 抗生素治疗 酌情应用抗生素预防伤口感染,损伤范围较小者给予青霉素 V 钾片每次 0.25~0.5g,3~4 次/天,口服;或阿莫西林片每次 0.5~1g,3~4 次/天,口服。损伤范围较大者青霉素 80 万单位/次,2~4 次/天,肌内注射;或青霉素 400 万~600 万单位/次,2 次/天,静脉滴注。青霉素过敏者给予红霉素每次 0.25~0.5g,3~4 次/天,口服;或红霉素每次 0.6~1.2g,加入 5% 葡萄糖液内,静脉滴注。

3. 清洁换药 清创缝合术后酌情局部清洁换药,观察撕裂皮肤成活情况。如有组织坏死应及早剪除,保持局部清洁,肉芽组织新鲜后,再进行创面植皮。

4. 其他处理 清创术后伤侧肢体给以必要的固定,并适当抬高患处,以利静脉回流,减轻水肿。

5. 预防破伤风 破伤风抗毒素1500U,肌内注射。

第 5 节 动物或人咬伤

咬伤,是指被动物或人咬伤所致的损伤,以狗咬伤多见。咬伤所致伤口一般不规则,深浅不一,边缘不齐。若为疯狗咬伤,尚有发生狂犬病的可能。

【临床表现】

狗咬伤多见于下肢,一般为多处损伤;人咬伤多见于鼻部、耳郭、面部、上肢等,一般为单处损伤。轻者仅有齿痕,重者可见软组织程度不等的撕裂出血,伤口边缘参差不齐,也可为多数深浅不一的小洞状伤口,有的伴有较大面积的皮肤缺损。

【治疗】

1. 局部处理 如伤口仅为齿痕伤,局部涂少许 1% 碘酒即可,每天 1~2 次,任其干燥结痂愈合。伤口较深时,生理盐水反复冲洗伤口,然后按常规进行伤口清创缝合术,若组织撕裂严重,不必勉强缝合,可敞开引流。若为犬咬伤或疑狂犬咬伤时,伤口清创后不做一期缝合,直接敞开引流,以后酌情清洁换药。

2. 抗生素治疗 酌情应用抗生素预防感染,一般给予青霉素 80 万单位 / 次,2~4 次 / 天,肌内注射;损伤严重者青霉素 400 万单位 / 次,2 次 / 天,静脉滴注。青霉素过敏者给予红霉素每次 0.6~1.2g,加入 5% 葡萄糖液内,静脉滴注。

3. 预防破伤风 常规应用破伤风抗毒素 1500U,肌内注射。

4. 狂犬疫苗应用 若为狗咬伤,应按规定预防注射狂犬疫苗。如确定为狂犬咬伤,及时注射狂犬病免疫血清。

【健康指导】

1. 鼻部、耳郭等重要部位咬伤时,最好请整形外科医师处理,以便进行必要的组织修复。

2. 鼻部损伤愈合后,如遗留鼻翼缺损,可于伤后半年或一年后进行缺损修复,常用的修复方法为耳郭复合组织瓣移植或鼻唇沟皮瓣移植。鼻翼缺损的修复治疗一般应由有经验的整形外科医师进行。

第 6 节 蛇 咬 伤

蛇咬伤,我国南方地区多见,被蛇咬伤后一时难以区分是毒蛇还是无毒蛇,因此均宜按毒蛇咬伤处理。

【临床表现】

蛇咬伤后局部轻度疼痛、肿胀,若为毒蛇咬伤,可有局部麻木感,麻木范围迅速扩大,短时间内可出现全身症状,如头昏、嗜睡、眼睑下垂、视力模糊等,也可出现声音嘶哑、语言不清等症状。检查局部可有蛇咬伤的伤口,一般出血较少。

【治疗】

1. 绑扎阻断带 被毒蛇咬伤后,立即绑扎阻断带,可减少毒液吸收和扩散,松紧度以阻断静脉血液回流为度,每隔 20~30 分钟放松阻断带一分钟,直到伤口清创完毕后,再解除绑扎阻断带。

2. 清创排毒 先用清水或冷开水反复冲洗伤口,局部常规皮肤消毒,浸润麻醉,以牙痕为中心"+"形切开皮肤,同时由伤口周围向中心部位反复挤压15~20分钟,使毒液排出。

3. 解蛇毒药治疗 一般以中药解毒药为主。

4. 抗蛇毒血清治疗 如有条件,可适当应用抗蛇毒血清。

5. 对症处理 毒蛇咬伤后如出现休克者,则需按休克进行积极治疗。

第7节 蜇 伤

蜇伤,是指被黄蜂、蜜蜂、蜈蚣、毛虫、蝎、蛭等蜇伤。主要临床表现为局部红肿、疼痛、流血或休克。

【临床表现】

1. 黄蜂蜇伤 局部皮肤明显红肿、疼痛,随着毒液被吸收可逐渐出现头痛、头晕、恶心呕吐等症状,严重者可出现喉头水肿或过敏性休克症状体征。

2. 蜜蜂蜇伤 一般表现为局部皮肤红肿、疼痛,数小时消退。如被群蜂多部位蜇伤,伤后全身症状与黄蜂蜇伤相似。

3. 蜈蚣蜇伤 局部皮肤红肿、疼痛,蜇伤处渗血,严重者可出现头痛、恶心、呕吐等,偶尔也可引起过敏性休克。

4. 毛虫蜇伤 毛虫体表的毛接触人体或刺入皮肤后,可引起局部皮肤刺痒或灼痛,也可引起皮疹。

5. 蝎蜇伤 蝎尾有尖锐的钩和毒腺,蜇人时蝎尾毒液注入人体,毒液含神经毒素和溶血素,蜇伤后局部皮肤疼痛、红肿、起水泡、出血、麻木等,剧毒蝎蜇伤后疼痛可漫及整个肢体,全身症状可有头痛、头晕、畏光、流泪、恶心、呕吐,严重者可出现肺、胃肠道出血、抽搐等。

6. 蛭咬伤 蛭的前吸盘有口,叮人吸血时可分泌有抗凝作用的蛭素,蛭咬伤后局部疼痛,伤口出血较多。

【治疗】

1. 黄蜂蜇伤的治疗 毒刺存留于体内时,首先用镊子将其取出。因黄蜂毒液为碱性,局部皮肤可用酸性液洗敷,就地取材可选用食醋,也可用新鲜马齿苋挤汁涂敷。出现过敏性休克时按过敏性休克处理,如适当应用肾上腺素、地塞米松等药物注射。

2. 蜜蜂蜇伤的治疗 处理原则与黄蜂蜇伤基本相同。但是因蜜蜂的毒液呈酸性,局部皮肤可用肥皂水清洗,也可用 5% 的碳酸氢钠液清洗。

3. 蜈蚣蜇伤 局部皮肤可用肥皂水或 5% 碳酸氢钠液洗敷,出现全身症状者对症处理。

4. 毛虫蜇伤 先用胶布粘去遗留在体表的毛,然后局部皮肤可用肥皂水或

5% 碳酸氢钠液洗敷,如有全身症状则对症处理。

5. 蝎蜇伤　迅速将遗留在人体的毒刺拔除,蜇伤近心端环扎止血带或其他代用品,以阻断静脉回流,减少毒素吸收,每隔 20 分钟放松阻断带一分钟。局部皮肤用清水反复冲洗,然后用生理盐水和 0.1% 氯己定液冲洗。用小刀以蜇痕为中心"+"形切开皮肤,尽量使毒液流出,并用 5% 碳酸氢钠清洗伤口。也可用拔罐法吸除毒液。出现其他严重症状时对症处理。术后适当应用抗生素,预防切口感染。

6. 蛭咬伤　发现蛭叮咬皮肤后,不能用力拉扯,以免蛭的前吸盘残留体内造成皮肤溃疡,可用醋或酒精点滴蛭体,使其自行退出。伤口流血不止者,皮肤消毒后,敷料加压包扎即可。

第 8 节　异 物 存 留

工作生活中经常发生异物进入体内,可进入与外界相通的体腔,如阴道、直肠、尿道、膀胱或胃肠道,也可进入组织内。进入组织内的异物往往需用手术的方法将其取出,以免异物进一步游走损伤其他组织或发生感染。

【临床表现】

一般均有外伤史,患者自己多能自述有异物进入,如铁钉、缝针、砂石、气枪子弹、铁屑等。金属异物时 X 线透视或摄片检查有助于观察异物位置、大小、形状。

【治疗】

微小异物无特殊不适或感染征象者可适当观察。较大异物一般需手术取出,主要步骤为:常规皮肤消毒,局部浸润麻醉,手指或足趾可用神经阻滞麻醉,根据异物入口、X 线透视或 X 线摄片,于异物所在部位切开皮肤、皮下组织、筋膜或肌肉,显露异物并取出。生理盐水反复冲洗术区,缝合切口。术后适当应用抗生素预防感染,并注射破伤风抗毒素 1500U。

不可扪及的深部较大块状异物可采用针戳定位法,即术者右手持一注射针头于异物可能所处皮肤表面刺入,通过反复提插针头,改变进针方向,有阻挡感或与异物碰触感时,即将针头位置固定,沿针体切入直达异物处,解剖分离异物并取出。

鱼钩或鱼钩状倒刺金属异物时,另一端往往留在体外,可在局部浸润麻醉或神经阻滞麻醉下徒手取出,持针器夹住异物外露部,扭转异物使体内部分尖端朝向皮肤表面,顺异物自然弧度用力,使尖端穿出皮肤表面,然后用钳将异物尖端倒刺剪除,再顺异物自然弯曲方向徐徐拔出。

位于四肢的异物,可用橡皮驱血带自肢端逐一缠绕驱血超过异物存留处,然后解除异物处远端橡皮驱血带,保留近端橡皮驱血带,于入口处切开皮肤,因此时组织处于"无血"状态,寻异物进入组织损伤的隧道,跟踪切开,直至寻及异物并取出。

【提示】

1. 异物取出有时较为困难,应有充分思想准备,不可轻视,尤其缝针、注射针头折断进入体内后,随着体位改变或肢体活动往往游走他处,定位困难。若术前定位不准确,切开组织后必显被动。因此,术前正确定位非常重要,切不可贸然行事。

2. 异物取出术后应适当应用抗生素预防感染,并肌内注射破伤风抗毒1500U。

第二十二章 烧伤、电伤、冷伤、压疮

第1节 一般烧伤

一般烧伤,是指热力作用于人体所致的损伤,又称为热力损伤,包括火焰烧伤和各种热液烫伤。病理改变为烧伤后局部组织变性、水肿、坏死、脱落,大面积烧伤时由于毛细血管通透性增加,组织渗出增多,创面形成众多水泡,可造成血容量不足,导致休克。继之全身可出现中毒症状,或创面感染引起各种组织、器官损害或脓毒血症,也可导致多器官功能衰竭等严重并发症。

【烧伤深度的估计】

一般采用三度四分法,即Ⅰ度、浅Ⅱ度、深Ⅱ度和Ⅲ度(图 22-1)。

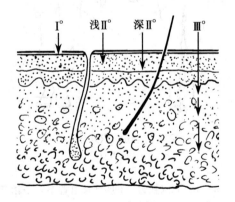

图 22-1 烧伤深度示意图

Ⅰ度:伤及皮肤角质层、透明层。表现为局部皮肤干燥、皮肤红斑、肿胀、疼痛明显。一般 3~5 天痊愈。

Ⅱ度(浅):伤及皮肤生发层或真皮乳头层。表现为局部疼痛、皮肤起大水泡,肿胀明显。如无感染一般 2 周愈合。

Ⅱ度(深):伤及真皮层,尚残留皮肤附件。表现为局部疼痛,皮肤起中、小水泡、皮肤颜色红白相间。如无严重感染,一般约需3~4周愈合。

Ⅲ度:伤及皮肤全层或皮下组织、肌肉、骨骼。表现为皮肤焦痂或蜡白样改变,无明显肿胀,无水泡,无疼痛。一般需切痂植皮愈合,或坏死组织自然脱落后创面植皮愈合。

【烧伤面积的计算】

1. 九分法 用于大面积烧伤,将体表面积分为若干个9%,即头颈面部9%×1=9%,双上肢9%×2=18%,躯干前后加外阴9%×3=27%,双下肢9%×5+1=46%(图22-2)。

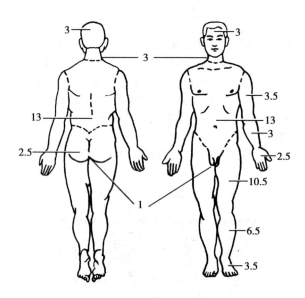

图 22-2 烧伤面积九分法计算

(数字为所占百分比)

2. 手掌法 一般用于部位较分散的烧伤,患者本人手指并拢,每一手掌所占的面积相当于体表面积的1%(图22-3)。

3. 小儿烧伤面积的计算 因头颈部比例较大,可按以下公式计算 头颈部面积为9+(12-年龄)(%);双下肢面积为46-(12-年龄)(%)。

【烧伤严重性分度】

1. 轻度烧伤 总面积在10%以下的Ⅱ度烧伤。

2. 中度烧伤 总面积在11%~30%之间,或Ⅲ度烧伤面积在10%以下。

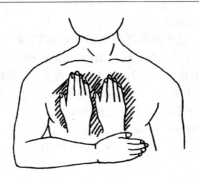

图 22-3　烧伤面积手掌法计算

3. 重度烧伤　总面积在 31%~50%，或Ⅲ度烧伤面积在 11%~20% 之间；或烧伤面积不足 30%，但全身情况较重，或有休克存在，或有其他较严重复合伤者；或中、重度吸入性损伤者。

4. 特重度烧伤　总面积 50% 以上，或Ⅲ度烧伤 20% 以上。

【烧伤病程分期】

1. 休克期　大面积烧伤后 48 小时内大量血浆样液体渗出血管外，丢失在组织间隙，血容量迅速减少，如不及时救治，可出现休克。

2. 感染期　大面积烧伤后 3 天开始，细菌在创面繁殖，引起感染，侵入血流则可引起脓毒血症。伤后 5~7 天水肿吸收，毒素随之吸收出现高热、烦躁，有的可出现谵妄，称为"回吸收中毒"，此时可发生感染性休克。

3. 修复期　烧伤后 5~8 天开始直至创面愈合，如无感染浅Ⅱ度创面一般 2 周愈合，不留瘢痕；深Ⅱ度创面 3~4 周愈合，留瘢痕，Ⅲ度创面 2~4 周开始溶痂，基底肉芽组织逐渐生长，常需植皮方能闭合创面。

【治疗】

1. 局部治疗　①小面积烧伤时，生理盐水冲洗创面，剪除破溃的水泡，然后根据情况采取包扎或外用药暴露疗法。包扎时先覆盖一层凡士林纱布，再覆盖 2~3cm 厚度的纱布敷料，适当加压包扎，1~2 天换药 1 次，注意抬高患肢，适当制动。如采用外用药暴露疗法，可于创面处涂磺胺嘧啶银混悬剂，然后用红外线烤灯照射，促使创面水分蒸发、干燥、成痂，并保持房间适宜温度；②大面积烧伤时，如为Ⅱ度烧伤，创面一般采用暴露疗法，简单清创后置患者于清洁病室内，室温保持在 28~30℃，如室温达不到此标准，可用红外线或烤灯装置，或安装空调。将患者安放于铺有无菌单和纱布垫的床上，直接暴露在温暖、干燥、清洁的空气中，创面处涂磺胺嘧啶银混悬剂，待干燥结痂，减少细菌繁殖，力争痂下愈合；如为Ⅲ度烧伤，病情稳定后应尽早分期切痂植皮，注意每次切痂面积不宜超过 10%，术前做好输血准备。

2. 抗生素治疗 ①小面积烧伤时，酌情应用抗生素预防感染，一般给予青霉素 V 每次 0.25~0.5g，3~4 次 / 天，口服；或阿莫西林每次 0.5~1g，3~4 次 / 天，口服；或青霉素 80 万单位 / 次，2~4 次 / 天，肌内注射。青霉素过敏者给予红霉素每次 0.25~0.5g，3~4 次 / 天，口服；或红霉素 0.9~1.2g/d，加入 5% 葡萄糖液体内，静脉滴注；②大面积烧伤者静脉给药预防感染，成人剂量青霉素 400 万单位 / 次，加入生理盐水 100ml，2~3 次 / 天，静脉滴注，注意每次给药应在 1 小时内滴完，以便产生有效血浓度。青霉素过敏者可用红霉素 0.9~1.5g/d，加入 5% 葡萄糖液体内，静脉滴注，注意浓度适宜，以免浓度过高引起穿刺静脉疼痛。

3. 补液 主要用于超过 20% 的大面积烧伤，补液是防治休克的主要方法。

补液总量：包括丢失量的补充，成人可按每 1% 烧伤面积每公斤体重每天 1.5ml，儿童每公斤体重为 1.8ml，婴儿每公斤体重为 2ml；另外再加每天需水量成人 2000ml，儿童每公斤体重 60~80ml，婴儿每公斤体重 100ml，以 5% 葡萄糖补之。

补液成分：可按丢失量分配，晶、胶体液比例为 2：1，晶体液以平衡盐液为主，酌情给予 5% 碳酸氢钠；胶体液以血浆为主，酌情给予代血浆制品；每天需水量以 5% 葡萄糖补充。

补液速度：第一个 8 小时输入全天量的 1/2，第二、三个 8 小时分别输入全天量的 1/4。补液速度一般根据患者精神、血压、脉搏、尿量进行调节，尿量多少和脉搏快慢是决定补液速度的重要指标，一般成人应保持每小时尿量 60~70ml，脉搏每分钟 100 次以下为宜。

4. 止痛剂 酌情应用镇静、止痛剂，以防止因剧烈疼痛刺激加重或引起休克。成人通常给予哌替啶（度冷丁）每次 50~100mg，肌内注射。儿童可适当应用镇静剂。

5. 预防破伤风 大面积烧伤时给予破伤风抗毒素 1500~3000U，肌内注射。

6. 其他治疗 肢体或躯干环周烧伤，往往影响循环，进一步加重损伤，可进行局部切开减压，手指烧伤时也应于指侧面切开减压。出现休克者，积极抗休克治疗，酌情应用激素、氧气吸入等；合并其他复合伤者进行相应处理；吸入性损伤应及早进行气管切开，加强护理，保持呼吸道通畅；积极预防并发症发生。

【健康指导】

1. 一旦烫伤现场尽快脱去或剪开被热液浸湿的衣服。不管何种原因立即用自来水冲洗 10~20 分钟。

2. 出现水泡现场不要挑破，以免发生感染；如水泡已经擦破，也不要将破皮撕去，尽快去医院处理。

3. 不要用"土方""偏方"如酱油、牙膏、麻油外涂，以防污染创面引起感染，同时也避免为去医院后的清创增添麻烦。

第 2 节　化学性烧伤

化学性烧伤，是指人体接触某些化学性物质如强酸、强碱或磷等所致的组织损伤。多数化学物质可使组织脱水和蛋白变性，有的产生高热烧灼组织，有的化学物质可从伤处组织细胞吸收水分，并与蛋白质结合。化学烧伤病理生理、病程经过与热力烧伤基本相似。

【临床表现】

1. 酸烧伤　硫酸烧伤时，皮肤颜色较深，逐渐转为棕褐色或黑色焦痂，扪之较硬；石炭酸烧伤时，创面开始时呈白色，以后逐渐转成灰黄色或青灰色；氟氢酸烧伤时，创面开始时呈现红斑或水泡，以后逐渐伤处组织坏死，继续扩展加深，疼痛较剧，可形成溃疡。

2. 碱烧伤　高浓度强碱如氢氧化钠、氢氧化钾等，可使组织细胞脱水，与组织蛋白结合，形成可溶性碱性蛋白盐，并可使脂肪皂化，伤后创面黏滑，有的有小水泡，坏死组织脱落后，创底较深、边缘潜凿，疼痛剧烈。生石灰和电石烧伤，有碱性和热力两种致伤因素。

3. 磷烧伤　磷颗粒在体表自燃造成烧伤，燃烧时可起白烟，并有蓝绿色光焰。伤处灼痛剧烈，迅速成焦痂。

【治疗】

1. 急救处理　①硫酸烧伤立即用大量清水冲洗患处，至少 20 分钟以上；石炭酸烧伤用水冲洗后，需再用酒精消除残存的石炭酸，以减少其吸收；氟氢酸烧伤后先用大量清水冲洗，随即用含钙或镁的制剂，使与残存的氟氢酸化合成氟化钙或氟化镁，减少组织损伤；②碱烧伤急救用大量清水冲洗或浸浴较长时间，尽量洗出侵入组织的碱，然后使创面干燥；生石灰和电石烧伤时，首先掸去伤处颗粒、粉末，随即大量清水浸浴或流水冲洗，以减轻热力损伤程度；③磷烧伤时，急救用水浸浴或持续冲洗，随后用 1% 硫酸铜冲洗和湿敷，使与磷化合成黑色磷化铜和磷酸铜，再用水冲去。

2. 其他治疗　因化学烧伤病理生理、病程经过与热力烧伤基本相同，故治疗方法可参阅热力烧伤。

【健康指导】

化学烧伤多见于工业烧伤，酸碱烧伤最多见，往往组织损伤较重。现场急救对减轻组织损伤尤为重要。最有效的办法为立即用清水持续冲洗患处，持续 20 分钟以上。

【提示】

酸烧伤不要利用碱性溶液中和，碱烧伤也不要用酸性溶液中和。

第3节 食道腐蚀伤

食道腐蚀伤,是指误吞或有意吞服腐蚀剂导致食管黏膜损伤。常见腐蚀剂为强酸类或强碱类。强酸类包括硫酸、盐酸、硝酸等,强碱类包括氢氧化钠、氢氧化钾、碳酸氢钠等。酸性腐蚀剂使局部组织干性坏死、蛋白质溶解;碱性腐蚀剂使组织脂肪皂化、蛋白质溶解。分为三度:一度损伤病变局限于黏膜层;二度损伤病变深达食管肌层;三度损伤病变达食管全层。主要临床表现为早期口咽、胸骨后疼痛,后期吞咽困难。

【临床表现】

症状体征 ①急性期,疼痛出现在口咽、胸骨后或背部,同时出现吞咽困难,伴唾液外溢、恶心等,喉水肿时出现声嘶、呼吸困难;②缓解期,为发病1~2周后全身症状好转,创面逐渐愈合,疼痛及吞咽困难逐渐缓解;③狭窄期,为发病3~4周后或更长时间,食管瘢痕形成,吞咽困难加重,营养不良。

【治疗】

1. 急性期治疗 半小时内碱性腐蚀剂可服用食醋、橘子汁中和,酸性腐蚀剂用氢氧化铝凝胶。然后口服牛奶、蛋清植物油。

2. 抗生素治疗 酌情应用足量抗生素,预防感染。

3. 治疗 减少创伤反应,抗休克、消除水肿,减少瘢痕形成。

4. 全身用药 酌情应用止痛、镇静、抗休克药物。

5. 气管切开 呼吸困难,喉梗阻者,可考虑气管切开置管,保证呼吸道通畅。

6. 缓解期治疗 酌情使用抗生素,调节饮食,保证营养。

7. 瘢痕期治疗 适当选用探条扩张,但效果一般不佳。必要时手术治疗,酌情采取狭窄段切除食管胃结肠代食道术。

第4节 电 击 伤

电击伤,又称为电损伤。临床上有两类,一类是全身性损伤,电流传遍全身,主要损害心脏,引起血流动力学改变,出现心悸、眩晕、意识障碍、休克,甚至当场心跳呼吸骤停,但局部皮肤损伤轻微;另一类是局部损伤,电流在其传导受阻的组织处产生热力,造成局部组织蛋白凝固、炭化、血栓形成等,此类习惯称为电烧伤。本节叙述电烧伤的临床诊治。主要临床表现为入、出口组织坏死。

【临床表现】

1. 症状体征 触电部位称为"入口",传出部位称为"出口"。入口处皮肤常为焦黄或炭化,有的形成裂口或渗穴,损伤可深达肌肉、肌腱或骨骼。出口处损伤程度稍轻或不明显。深部损伤范围远远超过皮肤入口处,早期难以确定,伤后 24 小时入口处周围开始肿胀发红,范围逐渐扩大,局部皮肤或肢端坏死。伤后 1~2 周组织坏死范围基本确定。电烧伤后容易并发感染,出现湿性坏疽、脓毒血症等。坏死组织脱落后,深部血管外露,可发生严重出血。

2. 其他检查 血化验常有转氨酶增高,心电图异常改变等。

【治疗】

1. 一般治疗 卧床休息,抬高患肢,心理疏导,去除患者恐慌心理。

2. 早期治疗 伤处一般采用暴露疗法,保持伤肢清洁干燥,每天消毒皮肤 2~3 次。伤后 3~5 天,可行第一次手术,切除表面坏死组织或焦痂,探查其深部组织,如无明显感染,可较彻底地切除失活组织,然后纱布包扎。隔 2~3 天再次手术探查,进一步清除坏死组织,直至可以缝合伤口或植皮。肢体肌肉广泛坏死时往往需行高位截肢,肌肉坏死多以肌束为范围,不以肢体横断面为界。

3. 切开减压 伤后发生严重肢体肿胀、阻碍局部血循环者,应切开皮肤、筋膜减压。

4. 充分引流 已感染的伤口应充分引流,可予以湿敷,逐日剪除坏死组织和焦痂,直至伤口愈合或肉芽组织新鲜后植皮修复。

5. 抗生素治疗 酌情应用抗生素防治感染,轻者青霉素 V 每次 0.25~0.5g,3~4 次 / 天,口服。重者青霉素 80 万单位 / 次,2~4 次 / 天,肌内注射;或青霉素 400 万单位 / 次,2 次 / 天,静脉滴注。青霉素过敏者可给予红霉素每次 0.25~0.5g,3~4 次 / 天,口服;或红霉素每次 0.9~1.2g,加入 5% 葡萄糖液体内,静脉滴注。

【提示】

电烧伤有局部出血危险,应在床边准备止血带和手术包,以备出血时使用。一旦出血,立即缝合结扎出血处血管。

第 5 节 冷 伤

冷伤,是指低温引起人体损伤,称为冷伤。临床分为两类,一类为非冻结性冷伤,由 10℃ 以下至冰点以上的低温条件造成,多为局部冻伤,如冻疮、浸渍足等;另一类为冻结性冷伤,多为全身性冷伤,由冰点以下的低温条件造成。

一、非冻结性冷伤

非冻结性冷伤,最常见者为手足冻疮,一般发生于冬季和早春,我国北方较多见,早期患者往往不自觉,直到手、足等处皮肤出现红肿、疼痛始能察觉。主要临床表现为患处痒感、刺痛、水泡。

【临床表现】

主要表现为获得温暖时,患处明显痒感或刺痛,局部肿胀,较重者局部皮肤可起水泡,水泡去除后创面发红,创面基底有渗液。并发感染时,可出现皮肤糜烂或形成皮肤溃疡,创面愈合后可留有不同程度的色素沉着。次年冻疮容易再发。

【治疗】

1. 一般治疗　每天用温水浸泡伤处数次,并应注意局部适当保暖。

2. 外用药物　有皮肤糜烂或溃疡者,可局部外用含抗菌药的软膏,也可应用冻疮膏。

二、冻结性冷伤

人体接触冰点以下的低温,可致局部冻伤和全身冻伤,大多发生于意外事故,如在野外遇到暴风雪、陷入冰雪中或工作时不慎遭受制冷剂如液氮等损伤。主要临床表现为皮肤苍白、红肿、刺痛。

【临床表现】

1. 局部冻伤　伤处皮肤苍白、温度低、麻木、刺痛。复温后局部创面可有不同表现。①Ⅰ度冻伤,伤及表皮层,局部红肿,有发热、刺痛的感觉,数天后表皮干脱而愈,不留瘢痕;②Ⅱ度冻伤,损伤达真皮层,局部红肿明显,有水泡形成,自觉疼痛,感觉迟钝,若无感染,局部可成痂,2~3周脱痂愈合,少有瘢痕;若并发感染,可形成溃疡,愈合后有瘢痕;③Ⅲ度冻伤,损伤达皮肤全层或深达皮下组织,皮肤颜色苍白,并逐渐变为褐色,知觉消失,周围红肿、疼痛,可出现血性水泡,若无感染,坏死组织干燥成痂,此后逐渐脱痂和形成肉芽创面,愈合甚慢,愈后有瘢痕;④Ⅳ度冻伤,损伤深达肌肉、骨骼等组织,伤处组织坏死,周围炎症反应明显,容易并发感染而出现湿性坏疽,愈后多有功能障碍或残疾。

2. 全身冻伤　开始时有寒战、皮肤苍白,继而皮肤发绀青紫、疲乏无力等,逐渐出现肢体僵硬、幻觉或意识模糊、昏迷等,继续发展可出现心律失常、呼吸抑制、最终心跳呼吸停止。

【治疗】

1. 急救和复温　迅速将患者脱离低温环境,衣服、鞋袜等连同肢体冻结者,不可勉强卸脱,应用40℃左右的温水融化后脱下或剪开。立即施行局部或全身快速复温,但勿用火炉烘烤。用38~42℃温水浸泡伤肢或浸浴全身,水量要足够,温度要稳定,使局部在20分钟、全身在半小时内复温。温水浸泡至肢端转红润、皮温达36℃左右为宜。浸泡过久会增加组织代谢,反而不利于恢复。浸泡时可轻轻按摩未损伤的部分。如患者觉疼痛,可用镇静剂或止痛剂。及时复温能减轻局部冻伤和有利于全身冻伤复苏。对心跳呼吸骤停者可施行心脏按压和人工呼吸。

2. 局部治疗　Ⅰ度冻伤时,保持创面清洁干燥,数天后即可治愈。Ⅱ度冻伤时,经过复温,创面干燥者可加软干纱布包扎;有较大水泡者,可将泡内液体吸出后,用软干纱布包扎,或涂冻伤膏后暴露;创面已感染者先用抗菌药湿纱布,随后再用冻伤膏。Ⅲ或Ⅳ度冻伤时,多用暴露疗法,保持创面清洁干燥,待坏死组织边界清楚时予以切除,若出现感染,则应充分引流,发生湿性坏疽者常需截肢。

3. 全身治疗　防治休克,主要措施为补液、血管活性药应用等,但须考虑到脑水肿和肾功能不全,尚需酌情选用利尿剂。保持呼吸道通畅,给予氧吸入和呼吸兴奋剂,防治肺部感染。其他处理如纠正酸碱失衡和电解质紊乱,维持营养等。

【健康指导】

1. 冷伤重在预防,每年进入冬季,即应进行肢体保温保护,特别是初冬季节,气温容易突然下降,此时机体无适应准备,因而较易冻伤手足部。因此应提前做好预防冻伤的预防工作。

2. 如局部冻伤合并感染,可按感染处理,酌情进行包扎、换药治疗。

第6节　压　　疮

压疮,又称为"褥疮"。是指由于组织长期受压,局部持续缺血、缺氧、营养不良,继之出现溃烂、坏死。大多数压疮后期往往合并局部感染。形成压疮的原因与局部垂直力、摩擦力、剪切力有关。营养不良、肌肉萎缩、皮肤抵抗力降低也极易诱发压疮。多见于瘫痪、昏迷、长期卧床、长时间乘坐轮椅的患者。主要临床表现为局部红肿、疼痛、水泡、感染、坏死、溃疡。

【临床表现】

压疮多发生于无肌肉包裹、肌肉较薄、缺乏脂肪组织保护又经常受压的骨突处。临床上常将压疮分为三期,具体表现如下。

一期　即红润期,局部组织受压后出现血液循环障碍,表现为红、肿、热、痛、麻等炎症反应,持续30分钟不退。

二期　即浸润期,局部炎症向外浸润,表现为紫红、硬结、疼痛、水泡。

三期　即溃疡期,局部皮肤水泡破溃、感染、坏死、溃疡形成,患处有黄色水样渗出物或脓液,进一步发展侵入皮下层和肌肉层,甚至达骨膜或关节腔,呈黑色,有臭味,脓液较多,可出现发热等全身症状,也可引起脓毒症。

【治疗】

1. 一般治疗　经常变换卧位,酌情2小时左右翻身一次,必要时1小时翻身一次,翻身动作轻柔,避免擦破皮肤。改善全身营养状况,增加抗病能力,多食高蛋白、高热能饮食。

2. 局部保护　尽量保持受压部位悬空,骨突部位可垫软棉垫、气圈,防止局部继续受压,可用海绵垫床,如有条件使用气垫床。

3. 换药处理　①局部红肿者,涂复方苯甲酸,干燥后再撒滑石粉,并轻柔按摩;②有水泡者,无菌操作下抽出泡内渗出液,敷盖无菌纱布及棉垫,包扎固定;③已形成溃疡者,应每天清洁换药,生理盐水或 1%~3% 过氧化氢(过氧化氢)清洗,创面贴附一层凡士林纱布,再覆盖厚层敷料,包扎固定。坏死组织较多应予以剪除,直至创面清洁、肉芽红润、周围组织肿胀消退,再酌情施行肉芽创面植皮或局部皮瓣移植修复术;④压疮周围皮肤较好者,可试用创面负压吸引。

4. 手术治疗 各种慢性三期压疮、无手术禁忌者可进行压疮切除、局部皮瓣移植修复。

【提示】

1. 压疮高危人群包括昏迷、瘫痪患者;身体虚弱、长期卧床、长期坐轮椅者;过度肥胖或过度瘦弱、水肿、大小便失禁者;大量使用镇静安眠剂者。

2. 医务人员应做到"六勤" 勤观察、勤翻身、勤按摩、勤擦洗、勤整理、勤更换。

3. 大多数压疮可预防,但一些患者自身条件特殊或某些疾病需限制翻身,出现压疮在所难免,但精心科学护理,可使发生率降到最低程度。

第二十三章 体表囊肿、肿瘤、其他肿块

第1节 皮脂腺囊肿

皮脂腺囊肿,俗称"粉瘤",非真性肿瘤。常见因素有外伤、感染等引起皮脂腺开口阻塞致皮脂潴留形成囊肿。囊内充满逐渐分解的皮脂细胞和皮脂,形成无定形的半流体状物,具有特殊臭味。主要临床表现为皮肤肿物、逐渐增大。

【临床表现】

皮脂腺囊肿可发生于任何年龄,以青中年人居多。凡有皮脂腺的部位都可发生,多见于头、面、颈、背、臀等处。开始为皮肤小肿物,结节状、逐渐长大,一般无疼痛。检查肿物大小不定,界限清楚,部分高出于皮肤,而大部分埋藏于皮内或皮下组织层,肿物顶部中央与皮肤粘连,基底部可推移,在其表面皮肤可见一个针眼样小孔,推动囊肿时可出现小凹,这便是皮脂腺开口所在,依靠此点可与植入性囊肿、先天性皮样囊肿鉴别。如无感染一般无局部压痛。

【治疗】

1. 手术切除 一般采取手术切除,主要手术步骤 局部浸润麻醉,以囊肿为中心梭形切口,适当切除囊肿表面部分皮肤,于囊壁外仔细解剖、剥离,注意勿分破囊肿壁,将囊肿完整摘除(图23-1)。

2. 美容法手术切除 位于面、颈部等裸露部位的皮脂腺囊肿,为了美观作者善用小切口摘除术,主要手术步骤 局部浸润麻醉,于肿物顶部中央小凹处做3~4mm 小切口,切开皮肤及囊肿前壁,适当挤压将囊内容物排出,小血管钳尖端伸入囊腔内试夹住底部囊壁,缓慢向外牵拉、翻转囊肿包膜,直到将囊肿包膜全部牵出(图23-2),切口一般可不缝合,如遗留腔隙较大时,也可酌情缝合 1~2 针以使腔隙闭合,并可于腔隙内放橡皮条引流。

【健康指导】

皮脂腺囊肿一旦形成,避免挤压,以免合并感染。

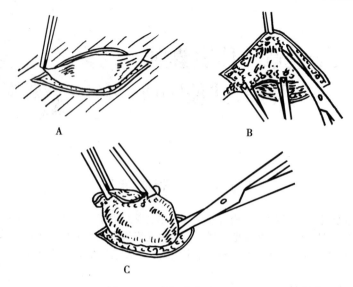

图 23-1 皮脂腺囊肿切除术

A. 棱形切口；B. 分离肿物；C. 切除肿物

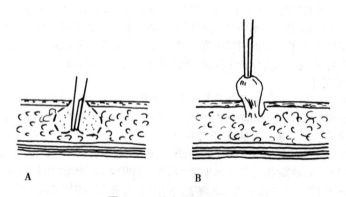

图 23-2 美容法囊肿切除

A. 夹住囊肿壁底部；B. 翻转牵拉囊肿壁

【提示】

1. 位于面、颈部的肿物，一般需尽早手术切除，以免肿物生长过大，手术治疗遗留较大瘢痕，影响美观。

2. 注意与植入性囊肿、先天性皮样囊肿进行鉴别，病因不同治疗有异。

第2节　皮脂腺囊肿合并感染

皮脂腺囊肿合并感染,是指在皮脂腺囊肿的基础上,继发细菌感染。人体皮脂腺内通常有细菌存在,皮脂腺囊肿时由于挤压、摩擦或其他因素作用可发生感染或形成脓肿。常见致病菌为金黄色葡萄球菌和表皮葡萄球菌。主要临床表现为原皮肤肿物突然疼痛、增大。

【临床表现】

患者原有皮脂腺囊肿病史,肿物往往突然疼痛、增大。检查肿物弥漫性增大,边缘不清,表面皮肤及周围皮肤红肿、皮温增高、肿物压痛,如有脓肿形成,肿物可扪及波动。

【治疗】

1. 感染初期　为红肿阶段尚无脓肿形成,全身应用抗生素控制感染,炎症消退后再进行手术切除。

2. 切开引流　形成脓肿者应行切开引流,排出脓液及皮脂状物。在以后的换药过程中,随时将可见的囊壁用镊子揪出,愈合后部分患者有可能囊肿不再复发。如以后囊肿又出现者,应在无感染的情况下手术,将囊肿完整切除。

【提示】

1. 皮脂腺囊肿合并感染,应尽早切开引流,以便及早结束病程。如切开引流愈合后又出现囊肿说明遗留部分囊壁,应在无感染的情况下将囊肿完整切除。

2. 本病注意与疖鉴别。

第3节　先天性皮样囊肿

先天性皮样囊肿,是由于胚胎发育过程中遗留在周围组织内的外胚层所形成的先天性囊肿,实际为一种囊性畸胎瘤。囊壁由皮肤及其附属器如汗腺、皮脂腺、毛囊等组成,囊内为脱落的上皮细胞、毛发、皮脂等,皮脂呈粥样或液化牛油状。主要临床表现为皮下组织内肿物。

【临床表现】

本病最常发生于眉梢外侧,单侧发病,也可见于鼻根、鼻周围、耳后、耳下、枕部等处。出生时即有,往往不被家长注意,多数无意中发现,随着年龄增长肿物逐渐变大,常有长时间的静止期,以后再增大。肿物位于皮下深层,一般约1~2cm大小,与皮肤无粘连,但基底部与深层组织、筋膜或骨粘连甚紧,扪之基底部宽而不能推动,无压痛。X线摄片颅骨因囊肿压迫,可有小凹陷。

【治疗】

手术治疗,将整个囊壁完全切除,位于眼角、眉梢外侧的皮样囊肿,有可能与硬脑膜相连,术中注意避免损伤,否则导致脑脊液漏。手术切口设计时尽量考虑面部美观。

【提示】

1. 手术治疗应将整个囊壁完全彻底切除,否则遗留部分囊壁,必然导致复发。作者处理多例因切除不彻底而复发的病例,值得经验不足的医师注意。

2. 本病注意与植入性囊肿、皮脂腺囊肿鉴别。

第 4 节 植入性囊肿

植入性囊肿,又称表皮囊肿。是由于外伤时将含有生发层的小块表皮组织随外力或异物植入皮内或皮下组织中,被植入的组织仍按原来的发生发展规律增殖和角化,并被纤维结缔组织包裹形成囊肿。囊壁为复层鳞状上皮,囊内为不断角化、脱落、堆积而形成的角蛋白。临床上许多植入性囊肿易被误诊为皮脂腺囊肿,应注意区别。主要临床表现为皮肤或皮下肿物。

【临床表现】

常见于手工操作的人员,多数有明确外伤史如刺伤、扎伤,好发于手指、手掌及足底面,尤以手指末端多见。表现为局部皮肤或皮下肿物,位于皮内或皮下组织,可向皮肤表面突起,位于着力点处可有疼痛,肿物大小不等,一般如花生米至杏核大小,圆形或椭圆形,光滑、活动,基底有或无粘连,可有轻微压痛。仔细检查肿物表面皮肤可寻及细小瘢痕。

【治疗】

唯一治疗方法进行手术切除。

【提示】

有人报告手术切除后复发率为26%,主要原因为囊肿切除不彻底,遗留部分囊壁。因此手术切除时应避免损伤囊壁,力争完整切除。

第 5 节 脂 肪 瘤

脂肪瘤,是指来源于人体脂肪组织的肿瘤,由成熟的脂肪细胞组成。为体表最常见的良性肿瘤,好发于四肢、躯干的皮下组织,也可发生于肌肉间隙疏松组织内。主要临床表现为皮下或深层组织内柔软、无痛性肿物。

【临床表现】

脂肪瘤可发生在人体任何有脂肪组织存在的部位,大多数肿块位于皮下组织内,常见于前臂、上臂、腹部、肩部、大腿等处,通常无自觉症状,有的可有轻度挤压痛。检查局限性肿块,单发或多发,多发者大小不一,呈圆形、椭圆形或不规则形,有的纤维组织形成间隔,使肿瘤呈分叶状,触诊柔软,边界清楚,与基底组织不粘连,可有轻度压痛。肿瘤表面皮肤正常。

【治疗】

1. 单发脂肪瘤的治疗 一般可手术切除,多数脂肪瘤有包膜,主要手术步骤为 局部浸润麻醉,切开皮肤、皮下组织,解剖分离肿瘤,血管钳或手指包膜外钝性分离,将肿瘤完整摘除(图 23-3)。少数脂肪瘤无包膜,肉眼所见瘤组织与脂肪组织相似,故切除时应仔细辨认,将全部肿瘤组织彻底切除干净,以免术后复发。

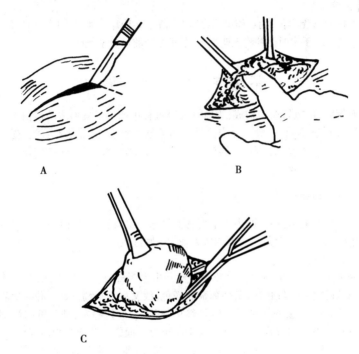

图 23-3 脂肪瘤切除术
A. 皮肤切口;B. 手指钝性分离;C. 切除肿瘤

2. 多发脂肪瘤的治疗 脂肪瘤数目较多一般不必一一切除,可选择性将有疼痛症状者手术切除。

第 6 节 脂 肪 垫

脂肪垫,是由于局部长期遭受挤压或摩擦而产生的皮下脂肪组织增生,形成皮下肿物。显微镜下观察,肿物为脂肪组织及纤维组织增生。主要临床表现为边缘不清的、局部弥漫性肿物。

【临床表现】

多见于青壮年人,多发于肩部、项背部。绝大多数为从事肩挑、肩扛等体力劳动者,局部常为受压处或最大着力处。主要症状为局部肿物,边界不清,大小不等,质地柔韧,有弹性,无压痛,表面皮肤正常或因受压、摩擦而变粗糙。因肿物与皮肤连于一体,因而界限不清,但与深筋膜无粘连。

【治疗】

本病通常无痛苦,无功能障碍,所以一般不必治疗。如因美观方面的原因,可手术切除。手术时因肿物无明显界限,可酌情将肿物适当切除。

第 7 节 血 管 瘤

血管瘤,由血管组织构成,为血管发育过程中畸形发展形成的错构瘤。按其结构和形态不同,一般可分为三类 即毛细血管瘤、海绵状血管瘤、蔓状血管瘤。三种血管瘤临床表现、病程经过、治疗方法和预后各有不同,分别简述如下。

一、毛细血管瘤

毛细血管瘤,是指皮肤内毛细血管的肿瘤。最常见于婴儿面颈部,也可见于其他部位,多数为女性。主要临床表现为皮肤红斑。

【临床表现】

最常见于婴儿面、颈部,多数为女性。出生时即有皮肤红点或红斑,不高出皮面,逐渐长大,红色加深,似葡萄酒颜色,故又称为葡萄酒斑。肿瘤境界清楚,压之可褪色,去除压迫后又恢复红色,成年后保持稳定,肿瘤可向深部发展。另有一种毛细血管瘤,通常为较小而突出皮面的结节样肿物,颜色鲜红或暗红,表面皮肤增厚,并有皱褶,呈微细分叶状,形如草莓,故称为草莓状毛细血管瘤。

【治疗】

1. 激光治疗 一般作为首选治疗方法,但应使用性能优良的激光器。

2. 手术治疗 瘤体较小可手术切除直接缝合;范围较大者可采取病变皮肤分次切除缝合。成年人大面积毛细血管瘤切除皮肤缺损可用局部皮瓣移植修复或全厚皮片移植修复。近年来皮肤扩张技术,能提供"多余皮肤",用于修复切除病变后的皮肤缺损,使本病治疗有了新的方法,效果较为理想。

3. 其他治疗 尚有冷冻治疗,但治疗后遗留较大瘢痕,患者术后仍有不满意。小儿较大肿瘤可酌情试用泼尼松,有可能限制肿瘤扩展。

二、海绵状血管瘤

海绵状血管瘤,是指生长在真皮深层和皮下组织或肌肉层的血管瘤。主要临床表现为皮肤或皮下青紫色、柔软肿块。

【临床表现】

多数生长在皮肤真皮深层和皮下组织内,也可长在肌肉层。以面颈部多见,也可见于胸部和腰部等。开始局部可为不明显的突起肿物,逐渐增大。少数肿物可自行缩小或消失。检查肿物位于皮下,表面皮肤正常,也可见毛细血管扩张或呈青紫色,扪之肿块柔软,境界不清,有压缩性,触之如海绵状,有的肿块内可扪及钙化的结节状硬物。B超检查可探及肿物大小、范围。必要时 X 线血管造影,可充分估计病变范围。

【治疗】

1. 注射治疗　用于年幼不能耐受手术者,也可用于手术前的预备治疗,以减少术中出血。注射治疗原理为血管瘤内注射硬化剂,诱发血管内膜炎、血栓形成、管腔闭塞。常用药物为 5% 鱼肝油酸钠或 40% 尿素等。注射时不可过浅,以免皮肤坏死,药物用量应酌情而定,一般为每次 0.5~5ml,每隔 1~2 周一次。注射后可于瘤体周围进行环形压迫,以保留药液存留时间。

2. 手术治疗　一般说来,海绵状血管瘤应及早进行手术切除,以免肿物生长过大术后影响功能。手术前应有充分估计,尤其小儿患者应做好输血准备。术中尽量控制出血,于血管瘤周围仔细解剖、分离,逐一结扎出入肿瘤的血管,彻底切除血管瘤组织。

三、蔓状血管瘤

蔓状血管瘤,是指含有新生小动脉、小静脉或动静脉瘘的血管瘤。主要临床表现为皮下搏动性肿块。

【临床表现】

多发生于头面部或颈部动脉分支附近。患者自感搏动或自闻杂音。检查局部肿块,皮肤膨隆,边界不清,皮下可见搏动的动脉血管和扩张迂曲的静脉血管,局部皮肤温度高,肿块有搏动和压缩性,听诊有杂音。瘤组织可向纵深发展,侵犯骨骼,表现为发育过度。

【治疗】

主要治疗方法为手术切除。①肿瘤较小者切除缝合,将通向瘤体的动、静脉结扎,否则易于复发;②为了减少术中出血,可采用"包抄式"切除方法,即先将通向肿瘤的周围所有血管切断、结扎,再切除肿瘤;③头面部较大肿瘤可先行颈外动脉结扎,四肢肿瘤应在止血带止血情况下进行;④还可于肿瘤周围预先将可见的输入血管逐一结扎,最后切除肿瘤;⑤较大蔓状血管瘤,术前做好充分输血准备;为减少出血,手术时可采用控制性低血压麻醉。

【提示】

1. 血管瘤为一组较难处理的疾病,应根据患者情况、肿瘤类型、医疗条件酌情采用适当的治疗方案。

2. 蔓状血管瘤,含有新生的小动脉、小静脉或动静脉瘘,手术时出血较多,术前应有充分准备。本病应由有经验的医师进行手术。

第8节 血管球瘤

血管球瘤,又名血管肌肉神经瘤,是指发生于动、静脉血管球部的良性肿瘤。为血管的增生或错构,好发于指端,更易发生于甲床,也可发生于其他部位皮内或皮下组织。本病临床上并不少见,由于对其缺乏足够认识,故经常延误诊断和治疗。主要临床表现为皮肤或甲下剧痛性小肿物。

【临床表现】

一般多发生于手指末端,常因局部剧烈疼痛就诊。患者主要症状为手指末节疼痛,尤其触碰到某一点时疼痛发作,遇寒冷刺激时也易引起疼痛。检查外观并无明显肿物,位于甲床者透过甲板隐约可见紫蓝色或紫红色肿物,大小约2~3mm,用硬物触碰可诱发剧烈疼痛,灼痛或触电样痛,沿肢体放射。位于其他部位肿瘤需仔细检查,触压局部随之引起疼痛。

【治疗】

本病一经确诊,即应进行手术切除治疗。以甲床血管球瘤切除为例,先于肿瘤表面切除较大范围的指甲,显露甲床及肿瘤,距肿瘤边缘1~2mm处扩大切除肿物。如肿瘤较大可先将指甲拔除,然后切除肿瘤。注意切除肿瘤时需自甲床处刮除干净,否则术后复发。其他部位的肿瘤也应进行适当扩大切除,以免术后复发。

【提示】

血管球瘤并不少见,由于对其缺乏足够认识,故经常延误诊治。主要为局部固定、剧痛小肿物,一般不易被发现。因此如遇局部固定性疼痛触压肿物引起剧烈疼痛,即应考虑到血管球瘤的可能。

第9节 神经纤维瘤

神经纤维瘤,是指发生在神经干的肿瘤,包括神经鞘瘤和神经纤维瘤,任何部位均可发生,但多发生于四肢,尤其多见于上肢神经干分布部位。主要临床表现为皮下肿物、自发疼痛、麻木。

【临床表现】

主要为皮下肿物,开始为皮下硬结,逐渐增大,有的可有自发性疼痛、麻木,或有触痛、感觉过敏、迟钝等。检查一般为单发,也可数个瘤体沿神经干生长,瘤体光滑,与皮肤不粘连,质地较硬,与神经干交叉方向可推动。

【治疗】

一般应手术治疗。肿瘤位于神经干外围者仔细解剖,分离肿瘤,保留神经干,完整切除肿瘤。如神经纤维穿行于肿瘤内不能单独分离出者,可先切断神经干再连同肿瘤一并切除,然后行神经吻合术。

第 10 节　神经纤维瘤病

神经纤维瘤病,是一种有家族遗传倾向的疾病,肿瘤多发,起源于神经纤维末梢。好发部位为面部、腰部、骶尾部、四肢。通常自幼发病,终生不断生长,小者数厘米,大者可达数十斤。部分患者智力发育障碍。主要临床表现为多发性皮肤肿物。

【临床表现】

多数自幼发病,好发部位为面部、腰部、骶尾部、四肢等处皮肤,常为多个大小不等的皮肤肿物,面部、躯干部为多,突出于皮面,也可深及皮下组织。肿物数目不定,十数个至数百不等,肿瘤数目众多为本病特征。肿瘤从米粒至拳头大小,也可如儿头或更大,有的切下后重达数十斤。大者肿物下垂或有蒂,扪之柔软,无压痛,皮肤常有不同程度的色素沉着。部分患者伴智力发育迟钝、语言障碍等;有的出现骨骼发育异常,表现为脊柱侧弯、弓形腿、面部畸形等。

【治疗】

目前对本病缺乏有效治疗方法。如肿瘤巨大,影响美观或生活、工作者,可选择性手术切除。手术时注意严密止血,并注意术后外形的修复。

第 11 节　淋 巴 管 瘤

淋巴管瘤,是指由扩张的淋巴管及增生的淋巴管内皮细胞、结缔组织等组成肿瘤,为一种先天性良性肿瘤。好发于颈部、腋窝、四肢等处。按照瘤组织淋巴管腔和形态大小不同,分为囊状淋巴瘤、毛细淋巴瘤、海绵状淋巴瘤 3 个类型。

一、囊状淋巴管瘤

囊状淋巴管瘤,又称囊状水瘤、淋巴囊肿。肿瘤由高度扩张的淋巴管组成,可为多房性。多发生于小儿。主要临床表现为皮下无痛性囊性肿块。

【临床表现】

囊状淋巴管瘤起病缓慢,颈部多发,早期往往不被发现,或未引起家长注意。多数出生时即存在弥漫性肿物,表面皮肤正常,肿物柔软。检查可见肿块位于颈部一侧,弥漫性隆起,囊状感(图23-4);也可见于腋窝、腹股沟等处。可有波动感,一般不能压缩,与基底及四周正常组织关系紧密,不能推移。穿刺抽出草绿色或淡黄色澄清液体。

【治疗】

囊状淋巴瘤一旦确诊,原则上应尽早手术切除。由于肿瘤多位于颈部,此处血管、神经分布丰富,手术操作时力求解剖层次清晰,避免损伤重要血管、神经。

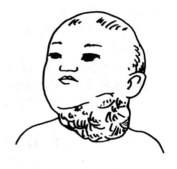

图23-4　颈部淋巴管瘤

二、毛细淋巴管瘤

毛细淋巴管瘤,由扩张的微小淋巴管构成,多发生在皮肤深层或皮下组织内。常见于股部、上臂和腹部,也可见于面颈部。主要临床表现为疣状或小结节状肿物。

【临床表现】

发病开始为疣状或小结节状肿物,表面平滑或不平滑,逐渐增大。检查肿物柔软,稍有压缩性,病变表浅者为淡黄色透明的小水泡,边界不清。

【治疗】

毛细淋巴管瘤生长缓慢,如果肿物较小、表浅,一般无须治疗。肿物较大或影响容貌时,可选择激光或电灼治疗。

三、海绵状淋巴管瘤

海绵状淋巴管瘤,由明显扩张的淋巴管、结缔组织、弹力纤维、平滑肌等组织构成,其中淋巴管扩张、屈曲成为小囊腔结构。因肿瘤组织与海绵相似,故名海绵状淋巴管瘤。主要临床表现为位置较深、表面皮肤正常、边界不清的肿物。

【临床表现】

肿物多位于颈部、面颊部、口唇、舌,也可见于四肢。检查肿物生长位置较深,边界不清,瘤体表面皮肤正常,偶见毛细血管扩张,触之稍韧,具一定压缩性。穿刺时可抽出黄色液体。局部组织明显肥大,如生长在口唇部可形成巨唇症;生长在舌部者称为巨舌症;肢体发病称为巨肢、巨手等。

【治疗】

尽早完全手术切除,如瘤体较大、病变部位特殊,不能完全切除时,可部分切除,残余部分进行缝扎处理。

第 12 节　皮肤乳头状瘤

皮肤乳头状瘤,为皮肤一种常见的良性肿瘤。病理改变为鳞状上皮细胞增生在皮肤表面形成乳头状突起,单发或多发,肿瘤内含有多少不等的结缔组织,其间有血管通过。多发生于皮肤松软的部位。本病有恶变可能,发生于阴茎处的乳头状瘤可恶变为乳头状鳞状细胞癌。主要临床表现为皮肤乳头状突起的肿物。

【临床表现】

可发生于任何年龄,各处均可发生,多见于躯干、四肢及会阴部。主要症状为皮肤乳头状突起的肿物,大小不等,自数毫米至 10 余厘米大小,基底活动,有时为一细长的蒂状肿物,颜色为褐色或棕色,一般无痛、无不适症状。

【治疗】

由于本病有恶变可能,需采取手术扩大切除治疗。

第 13 节　皮　　赘

皮赘,又称皮肤软纤维瘤,俗称"肉瘊",是由正常皮肤覆盖的体表赘生物。病理改变为赘生物中心为疏松结缔组织和脂肪组织。主要临床表现为柔软、肤色肿物。

【临床表现】

皮赘好发于面部、颈部、腋窝、背部等处,任何年龄均可发生。主要为突出于体表的肿物,柔软,根部多为蒂状,数目、大小不定,自米粒至花生米大或更大,表面颜色与正常皮肤相同。

【治疗】

有蒂较细者可于蒂根部电灼。皮赘根部较广者,行手术切除。

第 14 节　皮　　角

皮角,是老年角化病的一种,类似于兽角,故名皮角。可发生于正常皮肤,也可来源于其他皮肤病。皮角为癌前病变之一,有的可转变为低度恶性的鳞状细胞癌。主要临床表现为覆盖鳞屑的皮肤圆锥或圆柱形肿物。

【临床表现】

多发于 40 岁以上的人,可单发或多发,常见于头面部,也可见于四肢、躯干及其他部位。主要症状为皮肤肿物,形状为圆锥形或圆柱形,小者如黄豆大,大者似羊角,表面粗糙或为干燥的鳞屑覆盖,基底部往往潮红。皮角可自行脱落,脱落后基底部继续生长,一般无不适感。

【治疗】

局部切除,切除后常规送病理检查。怀疑有恶性变时,再行局部扩大切除术。

第 15 节 疣

疣,是皮肤表层感染病毒出现的过度增生和角化,皮肤表面形成突起或肿物。依其不同的形态,冠以不同名称,即寻常疣、指状疣、传染性软疣、扁平疣、丝状疣、尖锐湿疣等。主要临床表现为皮肤疣状突起或肿物。

【临床表现】

1. 寻常疣 通常见于手背、前臂等处,常单发,初为针头样扁平隆起,以后逐渐增大,一般为 0.5~1cm 圆形或椭圆形突起,表面粗糙,状如多数小刺,灰白色或污褐色,无不适感。

2. 扁平疣 多发生于年轻人面部及手背,表面光滑,米粒至绿豆粒大小的灰白色或淡褐色小肿物,数目较多,无不适感。

3. 传染性软疣 多见于青中年人,好发于颈部、胸部等处。初起时肿物与肤色相似,针头大的小丘疹,之后迅速长大和增多,数目不定,有蜡样光泽,境界明显,中央有一脐凹,其内可见半固体乳酪状的白色小栓。

4. 丝状疣 数目较多,疣体细长、突起、丝状,根部较细,顶端角化,好发于颈部、前胸上部、眼睑等处。

5. 指状疣 疣体为簇状参差不齐的指状突起,数目不等,尖端为角质样数棘刺,常见于面部、头皮、趾间等。

6. 尖锐湿疣 通常发生在黏膜与皮肤交界处,多见于外生殖器、肛门处。开始肿物为柔软、水肿的小突起,逐渐长大,有的类似鸡冠状,表面凸凹不平,灰白色、淡红色或暗红色。女患者因受分泌物刺激可迅速长大,表面易糜烂,常继发感染,并因分泌物积聚而有恶臭。

【治疗】

1. 寻常疣 可冷冻、激光治疗;也可采取手术切除。

2. 扁平疣 局部外用红霉素软膏;也可用 0.1% 氯己定液涂抹,一天二次。

3. 传染性软疣 75% 酒精消毒,用 9 号针头将其中心脐凹内白色小栓挑出,然后再用 2% 碘酒涂抹,最后涂上红霉素软膏即可。

4. 丝状疣 可用冷冻、激光治疗;也可用剪刀直接剪除,棉签压迫止血后 2% 碘酒涂抹。

5. 指状疣 可用冷冻、激光治疗;也可采取手术切除。

6. 尖锐湿疣 保持局部清洁,可用激光、电灼或冷冻治疗;范围较大者分期手术切除(参阅皮肤科疾病有关章节)。

第16节　色　素　痣

色素痣,又称皮肤色痣、黑痣、斑痣。是含有色素的痣细胞所构成的最常见的皮肤良性肿瘤。主要临床表现为褐色或灰色皮肤肿物。

【临床表现】

色痣多发生在面部、颈部等部位,有的为后天出现,通常为米粒大小的褐色或灰色皮肤肿物,常多发,长期稳定无生长。有的出生时即有,逐渐增大,面积广泛者,称为巨痣,影响容貌美观。有的长有毛发,称为毛痣或黑毛痣。色痣除发生于皮肤外,还可见于口唇、小阴唇、阴道、睑结膜等黏膜处。

【治疗】

1. 非手术治疗　适于面积较小、表浅的小点状色痣,可酌情冷冻、电灼、激光等治疗。

2. 手术治疗　不论色痣面积大小均可手术治疗。①切除缝合法,适于小面积色痣,顺皮纹或皱褶梭形切除,适当游离创缘后缝合,注意无创技术操作;②分次切除缝合法,适于色痣面积稍大者,分次手术切除,最终完全切除,虽需时日较长,但化整为零,术后外形恢复较好;③切除植皮法,适于色痣面积较大者,将色痣一次全部切除,再切取中厚皮片修复皮肤缺损;④皮肤扩张法,利用皮肤扩张技术,提供"多余皮肤",用于修复切除病变后的皮肤缺损,效果较为理想。切除的色痣应常规送病理检查。

【健康指导】

色痣可见于任何正常人,有人统计,经细心进行周身检查,有的正常个体色痣可达50多颗,一般平均15~20颗,面积较小,呈点状或米粒大小,一般不必治疗。

【提示】

如发现色痣短时间内增大迅速、色素加深、周围红润、浸润性扩张、局部瘙痒、疼痛等,应视为恶变征兆,需扩大切除术,扩大切除范围视具体情况而定。切除的肿物须常规病理检查。

第17节　黑 色 素 瘤

黑色素瘤,来源于色素细胞的恶性肿瘤。本病恶性程度极高,转移较早而广泛,可发生于身体任何部位,多见于皮肤组织。慢性机械刺激、化学刺激、外伤,抓挖等是黑色素瘤形成的诱因。主要临床表现为颜色深浅不均、境界不清、破溃、出血的肿物。

【临床表现】

多见于中、老年人,开始发病处先有黑痣,继之迅速增长为黑色结节,颜色渐加深、深浅不均、境界不清,常有破溃、出血、结痂等,有时可见周围有一圈红晕的炎性现象,有痒感而不痛。病变进一步发展附近皮肤有深黑色斑点或小结节,即卫星结节,可有区域淋巴结转移肿大。远处可转移到肝、骨、脑。晚期发生急剧大量坏死时,黑色素进入血液,经肾脏排出,即可出现黑色素尿。

【治疗】

目前黑色素瘤治疗以手术切除为主,须尽早广泛切除。由于肿瘤向皮下周围及深部浸润大于表面病变范围,手术时皮肤切口距离肿瘤边 1.0~4cm,深层应达深筋膜,并应连同区域淋巴结广泛切除。

【提示】

1. 如疑为黑色素瘤,禁作活检。

2. 手术时禁忌挤压和碰触肿瘤,以免增加扩散和转移机会。

第18节 皮 肤 癌

皮肤癌,是皮肤最常见的恶性肿瘤。主要有两种类型,即基底细胞癌和鳞状细胞癌。前者来源于皮肤或皮肤附件的基底细胞,后者来源于表皮棘细胞层。皮肤癌具有发展慢、恶性程度低、治愈率高的特点。主要临床表现为皮肤菜花状或溃疡肿物。

【临床表现】

1. 基底细胞癌 以局部形成溃疡为特征,又称侵蚀性溃疡。多见于老年人,好发于颜面及颈部如眼部、鼻部、面颊、前额、耳周等处。病初为针头或黄豆大小的蜡样结节,以后逐渐变大,其旁又出现新结节,互相融合为盘状斑块,中央复以痂皮,揭痂后易出血。经过一定时期发展,即形成溃疡,溃疡一般不深,边缘不整齐如鼠啮状,有臭味,易出血,有时可侵及骨质。

2. 鳞状细胞癌 主要症状为感染征象的局部肿物,多数为男性,半数以上发生在头颈、面颊、前额等处,也可发生于阴茎、四肢裸露部位,如手背、足背等。早期局部为隆起或下陷发硬的浸润斑块,逐渐长大、隆起,形成菜花状肿块,常合并感染有恶臭味。可有区域淋巴结转移。

【治疗】

1. 基底细胞癌治疗 手术切除,切除范围应距肿瘤边缘 3cm 以上,切除后直接拉拢缝合或邻位皮瓣移植修复皮肤缺损创面。因对放射治疗敏感,可适当配合放射治疗。

2. 鳞状细胞癌治疗 尽早手术治疗,切除时包括肿瘤外 2cm 以上的正常组织,并须切除足够的深度。有淋巴结转移时,同时应进行区域内淋巴结清除。

【提示】

1. 皮肤癌初期往往为皮肤实质性小肿物,年龄偏大位于面颊部者应行肿物扩大切除,切除后病理组织学检查,明确诊断。不宜进行局部切除小块组织活检,以免引起肿瘤播散。

2. 面部实质性肿物切忌抠摸、挤压、搔刮刺激,以免发生恶性变。如发现肿物突然增大、破溃、流血等,应引起高度重视,进一步检查是否已发生恶性变。

第二十四章　瘢痕、瘢痕 疙瘩、马乔林溃疡

第 1 节　增生性瘢痕

瘢痕,是各种组织损伤愈合后的必然结果。瘢痕组织主要是由胶原纤维组成,将被损伤或切断的组织牢固地粘连在一起,即为组织愈合。增生性瘢痕十分常见,形成原因与损伤部位、皮肤张力、切口方向、损伤程度、年龄、感染等有关。严重创口感染、皮肤张力大、中青年人易发生瘢痕过度增生。一般说来,增生性瘢痕随时间延长,会逐渐萎缩、变平。主要临床表现为瘢痕充血、增生、高起。

【临床表现】

增生性瘢痕多见于深Ⅱ度和Ⅲ度烧伤,也常见于各种手术后,皮肤移植切取后的供区创面也易发生。表现为损伤愈合后即开始出现瘢痕,逐渐增大,表面充血、潮红或紫色,可有刺痒、疼痛,随时间延长瘢痕逐渐增大、增宽,扪之较硬。由于活动、牵拉,瘢痕可出现起水泡、破溃、出血等。此阶段一般可持续 6 个月至 1~2 年,少数人可能持续时间更长,此后瘢痕充血逐渐减少、变软直至变得较平坦。

【治疗】

1. 一般治疗　尽量减少刺激,避免局部摩擦,防止损伤、撕裂、感染。

2. 加压疗法　佩戴专用弹力套施压于局部瘢痕,使局部缺血,减少营养,限制瘢痕增生。根据不同部位选择不同的形式、型号,一般分为面部、手部、上肢、躯干、下肢等。也可根据瘢痕部位自行设计、制作。佩戴时需每天 24 小时持续佩戴,不能间歇,否则反应性充血,效果不佳。

3. 对症处理　瘢痕瘙痒可适当应用止痒剂,或用冰袋冷敷;如有破损、感染,酌情清洁包扎、换药、保护。

【健康指导】

1. 任何组织损伤或手术后,均会遗留不同程度的瘢痕,这是事物发展的必然规律。换言之,没有瘢痕,就没有组织愈合。从某种意义上来说,瘢痕对组织愈合提供了巨大帮助。因而说组织愈合后无疤的说法并不科学。

2. 组织损伤或手术后如何使之产生最小瘢痕,这是外科医师值得深入研究的问题。手术中注意无创技术操作、无张力缝合、防止伤口或切口感染、术后局部加压等是减少瘢痕增生的有力措施。

第 2 节　挛缩性瘢痕

挛缩性瘢痕,是指组织损伤愈合后瘢痕组织挛缩,牵拉组织器官,造成移位、畸形,容易发生不同程度的功能障碍。主要临床表现为蹼状、条索状瘢痕挛缩。

【临床表现】

多见于关节部位损伤愈合后,如手掌、手指虎口、手指屈侧、肘关节屈侧、腋窝前后缘、面部、颈前部、会阴、腘窝、足背等处。由于瘢痕挛缩使关节活动受限、功能障碍,如为小儿可影响骨骼发育,出现肢体短缩畸形。位于面部的瘢痕牵拉容易造成口角移位、睑外翻、口唇外翻等。挛缩性瘢痕可有不同的形态,如片状瘢痕、蹼状瘢痕、条索状瘢痕挛缩等。

【治疗】

瘢痕挛缩一般手术治疗,根据具体情况酌情决定手术方法。常用的方法有　①瘢痕松解植皮术,适于片状瘢痕挛缩;②邻位皮瓣转移修复术,适于瘢痕挛缩周围皮肤松弛、移动性较大者;③"Z"成形术,适于条索状瘢痕挛缩,首先设计"Z"形切口,将条状挛缩的瘢痕切除,然后于切口两端分别解剖、形成两个三角形皮瓣,互换位置缝合即可(图24-1),术后可增加原长度36%左右,而更大的意义在于解除了直线瘢痕,为以后皮肤延伸锻炼提供有利条件。必要时也可应用连续"Z"改型术(图24-2)或"五瓣"成形术(图24-3),均能明显改善局部皮肤张力,增加原组织长度。

【提示】

1. 手指或肢体关节部位瘢痕挛缩应尽早手术,尤其儿童患者更应及早手术整形,以免影响骨骼、肌腱发育。

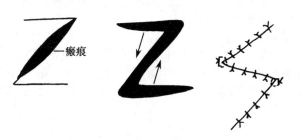

图 24-1　"Z"成形术

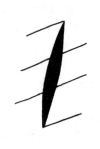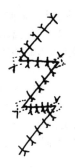

图 24-2 连续 "Z" 成形术

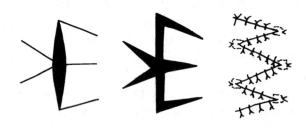

图 24-3 五瓣成形术

2. 手术方法应选择得当、手术设计应准确无误。瘢痕挛缩畸形修复最好由整形外科专业医师完成。

第 3 节 瘢 痕 溃 疡

瘢痕组织主要是由胶原纤维组成,缺乏弹性,不耐摩擦和挤压,容易破溃,加之其内血管较少,破溃后易发生感染,经久不愈而形成慢性溃疡。主要临床表现为瘢痕撕裂、出血、糜烂、溃疡。

【临床表现】

患者原有瘢痕,由于摩擦、挤压等外力作用,使瘢痕处撕裂、出血、糜烂,如合并感染,局部可有脓性分泌物积聚,逐渐形成长期不愈的溃疡。有些刚愈合的伤口瘢痕由于活动过度或下肢瘢痕过早下地行走,极易出现水泡,水泡破溃后也可形成瘢痕溃疡。

【治疗】

1. 一般治疗 适当休息,下肢瘢痕溃疡需卧床休息,局部妥善保护,避免摩擦、挤压。

2. 清洁换药　酌情清洁换药,促进溃疡愈合。

3. 病灶切除　有些瘢痕溃疡长期不愈,可行局部瘢痕扩大切除、创面植皮修复。

第4节　瘢痕疙瘩

瘢痕疙瘩,又称"蟹足肿",因其外形颇似蟹足而得名。瘢痕疙瘩为结缔组织形成的肿块,形态不一,边缘明显突出,类似蟹足。好发于胸骨正中、肩部、上臂外侧。原因不明,普遍认为与体质有关,即所谓瘢痕体质,临床观察有家族遗传因素。病理改变为瘢痕内大量成熟胶原组织增生,其间夹杂血管,弹力纤维较少,有的在其上有一层正常的结缔组织将其与表皮分开。主要临床表现为瘢痕无休止增生、疼痛、发痒。

【临床表现】

瘢痕疙瘩多见于青年人,好发于胸前胸骨正中、上臂外侧、肩部、背部、颈部,轻微损伤后局部出现小肿物,生长缓慢,形状不规则,呈圆形、卵圆形、条状或蝶形,有不同程度的疼痛、发痒或灼热感,长期缓慢、持续增长,位于女性胸前者可将两乳房牵拉靠拢。检查局部瘢痕隆起,边缘有不规则的浸润性生长,类似蟹足,表面光滑,红润发亮,硬如软骨,可有压痛。

【治疗】

1. 封闭注射　肾上腺皮质激素局部封闭治疗有一定效果,但易复发,需酌情间断注射。

2. 手术治疗　目前尚无理想的手术治疗方法,单纯手术切除缝合复发率极高,故应视为禁忌。如有明显疼痛、痛苦较大,或牵拉周围器官移位致功能障碍,可切除后皮片移植闭合创面,术后必须进行浅层放射治疗,否则术后瘢痕增生更为明显。

3. 其他治疗　可试用局部加压疗法。

【提示】

1. 平素注意避免皮肤损伤,尽量避免手术治疗,防止损伤愈合后出现瘢痕疙瘩。

2. 据作者观察,冷冻、激光治疗瘢痕疙瘩一般无效,或可使病情加重,因而不宜提倡。

第5节　马乔林溃疡

马乔林溃疡,是指发生于瘢痕基础上的恶性病变。患者多为烧伤后遗留瘢痕,由于长期摩擦、挤压、破溃、增生、反复感染逐渐癌变。主要临床表现为瘢痕破溃、流脓、增生。

【临床表现】

原瘢痕处破溃、糜烂、感染,局部流脓,创面长期不愈,并有肿物生长。检查瘢痕肿物,边缘高起、外形不规整,呈结节状生长,有的为溃疡状或菜花状,因感染组织坏死常有腐败臭味,晚期可有区域淋巴结肿大。

【治疗】

本病唯一治疗方法为手术扩大切除,切除范围一般应距离肿块边缘 2~3cm,然后切取中厚皮片移植修复皮肤缺损。

第二十五章　头部疾病

第 1 节　头皮裂伤

头皮裂伤,是指由锐器、钝器或其他暴力所致头皮组织裂开。一般说来,锐器伤裂口边缘整齐,钝器伤裂口边缘不规则。

【临床表现】

患者外伤史,一般无明显疼痛。检查可见头皮裂口,因头皮血运丰富,尽管裂口较小,往往也有较多出血。裂口较大者流血多,面色苍白、头晕、心悸,甚至出现脉搏细弱、血压降低等休克症状。帽状腱膜未裂开时往往出血较多,如帽状腱膜与头皮同时裂开,出血相对较少。有时可伴有颅骨骨折和脑损伤,出现相应症状体征。

【治疗】

1. 清创缝合　如无休克或其他严重情况,立即进行清创缝合术。清创缝合时注意将伤口内异物清理干净,头皮组织含有毛发,为了减少毛发损伤也应尽量保护头皮。

2. 抗生素治疗　酌情应用抗生素预防伤口感染,一般给予青霉素 V 每次 0.25~0.5g, 3~4 次 / 天,口服;或阿莫西林片每次 0.5~1g, 3~4 次 / 天,口服。损伤范围较大者可用青霉素 80 万单位 / 次, 2~4 次 / 天,肌内注射。青霉素过敏者给予红霉素每次 0.25~0.5g, 3~4 次 / 天,口服。

3. 对症处理　伴有失血性休克者积极抗休克治疗;考虑有脑组织损伤时,应请神经外科医师协助诊治。

4. 预防破伤风　破伤风抗毒素 1500U,肌内注射。

第 2 节　头皮撕脱伤

头皮撕脱伤,为头皮的严重损伤。致伤原因多为旋转的机器将头发缠绕使头皮大面积撕脱,因而受伤者几乎均为操作机器的女工。因头皮血运丰富,伤后出血较多,常有不同程度的休克症状体征。

【临床表现】

患者多为操作机器的女工,因保护不当头发被旋转的机器缠绕,带动头皮而致头皮撕脱。撕脱面积一般较广,可为部分头皮,也可为全部头皮。撕脱层次一般为帽状腱膜下疏松结缔组织层,也可为骨膜下层,出血较多,可有头晕、心悸、面色苍白、血压下降等不同程度的休克症状体征。

【治疗】

1. 防治休克　积极输液或输血。

2. 局部处理　适当麻醉,局部皮肤清洗,去除泥土、污物等异物。①如部分头皮与本体相连可原位缝合,因为头皮血运丰富,缝合后头皮仍可全部或大部成活;②撕脱头皮完全离体,有吻合血管的条件可行血管吻合;如无条件则可将头皮修剪成中厚皮片,然后回植于头皮缺损区,周围预留缝线,打包加压包扎;③撕脱头皮毁损,可于其他部位切取中厚皮片移植修复。

3. 抗生素治疗　全身酌情应用抗生素,预防感染。

4. 术后处理　术后酌情清洁换药,观察伤口愈合情况,如有部分撕脱头皮坏死,应尽早去除,清洁换药至肉芽组织健康、新鲜后创面邮票植皮修复。

第3节　头皮血肿

头皮血肿,多由于头部摔伤所致,也可见于钝器直接击伤头部。常常见于儿童,分为皮内血肿、帽状腱膜下血肿、骨膜下血肿三类。主要临床表现为外伤后头部肿块,轻度胀痛。

【临床表现】

1. 病史　多数有头部外伤史,部分患儿自行摔伤,家长不一定明确外伤史的具体情况。同时了解有无伤后昏迷史,以排除颅内损伤。

2. 症状体征　①皮内血肿,较多见,表现为头皮肿块,俗称“头皮鼓包”,扪之肿块较硬,轻度压痛,周围肿胀,有时中央可扪及波动,易误诊为凹陷性骨折;②帽状腱膜下血肿,较多见,出血量较大,血肿往往波及较大范围,扪之肿块软而有波动,穿刺可抽出血液;③颅骨骨膜下血肿,血肿局限某块颅骨骨缝的范围内,一般肿块较小,较固定,有时伴颅骨骨折。

3. 其他检查　如怀疑颅骨骨折可行颅脑 CT 检查。

【治疗】

1. 一般治疗　头皮内血肿,一般不必进行特殊处理,任其自行吸收即可。帽状腱膜下血肿和骨膜下血肿较大或逐渐扩大者,严格皮肤消毒后试用粗针头抽除积血,然后适当加压包扎,抽吸后不见缩小或重新出现者可切开引流。

2. 切开引流　局部浸润麻醉,切开头皮 0.5~1cm,清除血凝块,活动性出血妥善处理,腔隙内放入引流管缝合切口,连接负压引流装置,使血肿腔隙始终处于闭锁状态,3~4天后血肿腔隙闭合,拔除引流管。

3. 预防感染 较大血肿切开引流术后适当应用抗生素,防止感染,可给予青霉素、红霉素等。

第4节 脑 震 荡

脑震荡,为一种较轻的闭合性脑损伤。病理改变可有轻微脑干网络结构受损,脑组织轻度充血、水肿等。主要临床表现为头部外伤后即刻出现短暂意识障碍。

【临床表现】

1. 病史 有明显头部外伤史。

2. 症状体征 伤后立即出现短暂的昏迷,一般不超过30分钟。清醒后常有头痛、头昏、恶心、呕吐等,并常有逆行性遗忘,即对受伤经过及伤前不久的事情失去记忆。有的患者表现为疲倦、恐惧、失眠或自主神经功能紊乱症状。体格检查一般无异常体征。

3. 其他检查 脑CT、磁共振及脑积液检查无异常。

【鉴别诊断】

1. 脑挫裂伤 伤后立即出现昏迷,持续时间较长,清醒后剧烈头痛、恶心呕吐。脑CT及磁共振检查往往有异常改变。

2. 颅内血肿 伤后昏迷,清醒后剧烈头痛、频繁呕吐,往往再次出现昏迷,呈典型的昏迷→清醒→再昏迷过程。血肿侧瞳孔轻度缩小,光反应迟钝,进而扩大,光反应消失。CT及磁共振检查可明确诊断。

【治疗】

1. 一般治疗 适当卧床休息,保证睡眠充足,进行必要的心理治疗和心理安慰。注意观察病情变化,一旦出现再次昏迷,即应考虑更为严重的颅内损伤可能。

2. 神经调节治疗 谷维素每次20mg,3次/天,口服;维生素 B_1 每次20mg,3次/天,口服。

3. 对症处理 头痛者适当应用止痛剂,如索米痛片、阿司匹林等。睡眠不佳者适当应用地西泮、阿普唑仑等镇静安眠药。

【健康指导】

1. 少数患者可有较长时间的头痛、头昏、失眠、记忆力减退等现象,称为"脑外伤后综合征",不可称之为"脑震荡后遗症",以免加重患者思想负担。

2. 脑外伤后综合征患者应综合治疗,以尽快使症状消失。

第5节　颅　内　血　肿

颅内血肿,是由于头部损伤后致颅内血管破裂出血而形成。一般分为硬膜外血肿、硬膜下血肿、脑内血肿和脑室内血肿四个类型。根据血肿形成时间,分为急性颅内血肿(1~3天)、亚急性颅内血肿(3~21天)、慢性颅内血肿(21天以上)。主要临床表现为昏迷→清醒→再昏迷。

【临床表现】

1. 病史　一般均有明显头部外伤史,有时儿童玩耍时自行摔倒,外伤史并不明确,需注意分析。

2. 症状体征　伤后昏迷,清醒后剧烈头痛、恶心、呕吐,随着血肿的形成,可再次出现昏迷,呈典型的昏迷→清醒→再昏迷。若脑损伤重或出血速度快,可无中间清醒期。亦有伤后清醒逐渐出现昏迷者。检查血肿较大时出现压迫体征,如对侧偏瘫或锥体束征;血肿侧瞳孔轻度缩小,光反应迟钝,进而扩大,光反应消失,最后双侧瞳孔散大固定;脉搏减慢,呼吸深慢,病情重者渐至呼吸浅而不规则,血压下降,脉搏速弱,如不及时进行抢救,最终呼吸心跳停止。

3. 其他检查　脑CT及磁共振检查可了解颅内血肿的类型、大小、颅骨情况,了解有无脑挫裂伤。随时复查可及时诊断迟发性颅内血肿。

【鉴别诊断】

脑挫裂伤　伤后立即出现昏迷,持续时间较长,清醒后剧烈头痛、恶心呕吐。脑CT及磁共振检查可有异常改变。

【治疗】

1. 一般治疗　卧床休息,尽量少搬动患者。颅内血肿为严重的颅脑损伤,应严密观察患者血压、脉搏、呼吸、意识、瞳孔和肢体运动的变化。

2. 保持呼吸道通畅　昏迷患者最好进行气管切开,及时抽吸呼吸道分泌物,防止呼吸道阻塞。

3. 防治脑水肿　常用药物为20%甘露醇每次0.5~1g/kg,3~4次/天,静脉滴注,15~30分钟内滴完;联合应用呋塞米增加脱水疗效,一般可用每次20~60mg,加入液体内,静脉滴注,8~12小时一次。必要时适当应用地塞米松每次5~10mg,肌内注射,6小时一次;或地塞米松每次20~40mg,1次/天,加入液体内,静脉滴注,一般用药3天。

4. 低温冬眠疗法　可降低脑组织代谢,阻止脑水肿的发生和发展。

5. 神经营养药物　一般应用三磷酸腺苷每次20mg,1~2次/天,加入葡萄糖液500ml内,静脉滴注;辅酶A每次50U,1~2次/天,加入葡萄糖液500ml内,静脉滴注。

6. 预防感染　酌情应用青霉素、氨苄西林、红霉素等。

7. 手术治疗　出血量多、压迫症状明显、情况危急者尽早手术,可进行颅骨钻孔引流或开颅清除血肿。

第 6 节　凹陷性骨折

凹陷性骨折,常见部位为额骨、顶骨,多由于钝器击伤或摔伤引起。主要临床表现为头痛、颅骨全层凹陷。

【临床表现】

1. 病史　有明显头部外伤史,儿童患者自行摔倒或受伤,外伤史可不甚明确。

2. 症状体征　患者可无任何症状,有的头痛、头晕、恶心、呕吐等。检查多呈全层凹陷,成人凹陷性骨折多为粉碎性骨折,儿童可为"乒乓球样凹陷性骨折"。

3. 其他检查　骨折部位 X 线切线位摄片可显示骨折凹入颅内的深度。CT 检查可了解骨折情况和有无脑损伤。

【治疗】

1. 一般治疗　卧床休息,密切观察患者病情变化。

2. 手术治疗　合并脑损伤、有明显颅内压增高者,尽快进行开颅去骨瓣减压术。

第 7 节　颅 底 骨 折

颅底骨折,为颅骨骨折的一种类型,多为线形骨折。常合并较重的脑损伤。临床上分为颅前窝骨折、颅中窝骨折、颅后窝骨折。主要临床表现为鼻出血、眶周瘀血斑、外耳道出血、脑脊液耳漏。

【临床表现】

1. 病史　有明显头部外伤史。

2. 症状体征　①颅前窝骨折,多累及眶骨和筛骨,可有鼻出血、眶周广泛瘀血斑,称为"熊猫眼征"。可伴伤侧嗅觉丧失,眼睑和球结合膜出血、肿胀,亦可有视力障碍,脑脊液经额窦或筛窦由鼻孔流出;②颅中窝骨折,可累及蝶骨、咽后壁瘀血斑,眼球突出,眼睑肿胀,听觉下降、眩晕,可有外耳道出血和脑脊液耳漏。若累及颞骨岩部,脑膜、骨膜、鼓膜均破裂时,合并脑积液鼻漏;③颅后窝骨折,累及颞骨岩部后外侧时,多在伤后 1~2 天出现乳突部和枕下部皮下瘀血斑。

3. 其他检查　X 线摄片、颅脑 CT、磁共振检查对颅底骨折诊断有一定帮助。

【治疗】

1. 一般治疗　卧床休息,头部适当抬高,保持患者安静。颅底骨折本身一般无特殊治疗,重点在于观察患者血压、神志等变化。

2. 局部处理 脑脊液鼻漏或脑脊液耳漏者,禁止堵塞鼻孔和外耳道,也应禁止冲洗,需保持口腔清洁,禁止摸鼻,以防颅内感染。一般应任其流出,保持局部清洁即可,多于1~3周后脑脊液停止流出。

3. 药物治疗 酌情适当应用抗生素预防感染。必要时应用激素、脱水及神经营养药物。

第8节 脑挫裂伤

脑挫裂伤,是指脑组织发生了肉眼可见的器质性损伤。多发生于大脑皮层,可单发,也可多发,好发于额极、颞极及其底面,小者点状出血,大者紫红色片状。主要临床表现为头痛、恶心、呕吐、意识障碍。

【临床表现】

1. 病史 有明显头部外伤史。

2. 症状体征 伤后立即出现意识障碍,多为昏迷,昏迷时间持续较长,数小时、数周、数月甚至数年。有的患者清醒后出现剧烈头痛、恶心、呕吐。检查血压偏低、脉搏快弱,呼吸深慢,面色苍白,可有体温升高。瞳孔对称性缩小,如针尖状,如一侧瞳孔散大,对光反射逐渐消失,则提示可能发生同侧颅内血肿;双侧瞳孔对称扩大,对光反射消失,则处于濒危状态。

3. 其他检查 颅脑 CT 检查可了解脑组织损伤部位、程度等,为确诊、治疗、复查提供主要依据。

【治疗】

1. 一般治疗 卧床休息,头部适当抬高,保持患者安静。注意观察患者血压、脉搏、呼吸、神志等变化,及时复查颅脑 CT。

2. 防治脑水肿 常用药物20% 甘露醇每次 0.5~1g/kg,3~4 次 / 天,静脉滴注,于 15~30 分钟内滴完;联合应用呋塞米每次 20~60mg,加入液体内,静脉滴注,8~12 小时一次。必要时适当应用地塞米松每次 5~10mg,肌内注射,6 小时一次;或地塞米松 20~40mg/d,加入液体内,静脉滴注。一般用药 3~4 天。

3. 其他药物治疗 酌情应用抗生素预防感染;适当应中枢神经系代谢药物。

4. 保持呼吸道通畅 昏迷患者最好进行气管切开术,以免呼吸道分泌物阻塞。

5. 支持疗法 注意保持水、电解质和酸碱平衡,保证能量供应充足。

6. 手术治疗 病情较严重者可考虑开颅手术,清除糜烂组织并去骨瓣减压。

第9节 开放性颅脑损伤

开发性颅脑损伤,分为火器伤、非火器伤,前者见于战时,后者见于平时。

主要临床表现为伤口哆开、脑组织脱出、昏迷。

【临床表现】

1. 病史　明显头部外伤史。

2. 症状体征　伤口部位与致伤物作用部位一致,伤口哆开,出血较多,往往发生休克,可有脑组织脱出。患者多有当场昏迷,病情复杂严重,死亡率较高。

3. 其他检查　一般不必进行辅助检查即可基本确定诊断。

【治疗】

1. 现场急救　尽快使患者脱离险境,保持呼吸道通畅。如有脑组织脱出,不应纳入颅内,可用无菌容器或较干净碗状器物罩住伤口处(参阅图3~8),简单包扎固定转送专科医院进一步救治。

2. 外科处理　如有条件,可行早期清创术。

3. 其他治疗　同脑挫裂伤。

第 10 节　脑外伤后综合征

脑外伤后综合征,是指颅脑损伤后3个月仍有主观不适、神经功能失调等症状,而临床神经系统检查及 CT、磁共振检查均无异常发现,因此说脑外伤后综合征是一种功能性疾病。主要临床表现为自主神经功能紊乱和神经官能症状。

【临床表现】

1. 病史　头部外伤史。

2. 症状体征　自觉头痛、头晕、头部不适,有的感觉记忆力减退、精神萎靡、睡眠不佳,有时感恶心、胃部不适、食欲缺乏等。检查无阳性体征发现。

3. 其他检查　脑电图,颅脑 CT 及磁共振检查无异常。

【治疗】

1. 一般治疗　向患者如实交代病情,讲清楚器质性病变与功能性病变的区别,打消患者过多的担心和顾虑,规律生活,加强体格锻炼。

2. 药物治疗　酌情给予维生素 B_1、谷维素等药物;并对症处理,如头痛者适当口服止痛类药物,失眠者临睡前口服镇静安眠类药。

3. 中医中药治疗　酌情给予健脑补肾丸、养血安神丸等。

【健康指导】

1. 心理治疗　用科学的道理告诉患者本病并非器质性病变,仅为功能性病变而已,去除思想顾虑,增强生活自信心。

2. 积极参加机体运动,分散患者注意力。

3. 在医师指导下酌情药物治疗。

第 11 节 脑 脓 肿

脑脓肿,是指化脓性细菌侵入脑组织,引起化脓性炎症,并形成局限性脓肿,称为脑脓肿。多为继发病症,常继发于慢性中耳炎、乳突炎,也可见于脓毒血症或其他病灶感染。主要临床表现为发热、头痛、呕吐、颈部强直。

【临床表现】

1. 病史 有原发病史,如慢性中耳炎、慢性乳突炎、脓毒血症等。

2. 症状体征 发热、头痛、全身不适,继而恶心、呕吐,可有肢体活动障碍、瘫痪、运动性失语、癫痫发作等。检查可出现中枢性面瘫或偏盲等定位体征。可有颈项强直,凯尔尼格征(Kernig)阳性。

3. 其他检查 血化验白细胞计数及中性粒细胞比例增高。脑脊液检查压力增高,细胞数轻度增加,蛋白含量高,糖及氯化物正常。脑 CT 及磁共振检查可有异常改变。

【治疗】

1. 一般治疗 卧床休息,保持安静,高能营养。

2. 抗生素治疗 一般选用青霉素、丁氨卡那、红霉素等药物。

3. 脱水治疗 一般选用 20% 甘露醇、呋塞米等。

4. 手术治疗 可行脓肿清除术。

第 12 节 颅 内 肿 瘤

颅内肿瘤,包括脑、脑血管、脑垂体、松果体、脑神经、脑膜等各种组织的肿瘤,还包括脑转移瘤。主要临床表现为头痛、呕吐、瘫痪、癫痫发作。

【临床表现】

1. 症状体征 ①颅内压增高表现,如头痛、呕吐,逐渐加重,经一般治疗症状不能缓解,眼底检查可有视盘水肿,但发生时间和程度上有较大差别;②局灶体征,可有中枢性瘫痪、癫痫发作、幻觉、视力障碍、听力障碍、共济失调等。

2. 其他检查 脑血管造影、脑电图检查可有异常表现。脑 CT 及磁共振检查为主要检查手段,可明确肿瘤部位、大小等。

【治疗】

1. 手术治疗 原发性脑肿瘤主要治疗方法为手术切除。

2. 其他治疗 可酌情选用放射治疗和化学治疗。转移性脑肿瘤酌情化疗或放射治疗。

第 13 节　头皮瘢痕性秃发

头皮瘢痕性秃发,是指各种原因所造成头皮瘢痕处毛发缺失。秃发影响美观,给患者造成较重的心理负担。主要临床表现为头皮瘢痕、秃发、心情抑郁。

【临床表现】

1. 病史　头皮烧伤或外伤史。

2. 症状体征　患者头皮瘢痕,形成瘢痕的原因多为烧伤、烫伤,也可为外伤、手术。秃发面积大小不定,可为均匀一致的秃发区,也可为斑片状秃发区。

【治疗】

1. 瘢痕切除缝合　适于瘢痕秃发面积较小者,将瘢痕秃发区皮肤切除,直接拉拢缝合。如局部切口张力较大,可于切口周围帽状腱膜下适当游离切口皮缘,然后进行拉拢缝合。

2. 瘢痕切除皮瓣修复　适于瘢痕秃发面积稍大者。手术步骤为　局部浸润麻醉,将瘢痕秃发区皮肤切除,于缺损区周围设计、形成局部带蒂皮瓣,移植皮瓣修复头皮缺损区,供瓣区直接拉拢缝合(图 25-1)。

3. 瘢痕切除皮肤扩张　适于大面积瘢痕秃发者,主要手术步骤为　局部麻醉下手术,一期手术先于瘢痕秃发区附近埋植皮肤扩张器,通过定时注水,扩张出“多余”头皮;二期手术进行瘢痕秃发区皮肤切除,取出扩张器,利用扩张出的多余皮肤设计皮瓣,移植修复头皮缺损区(图 25-2),一般可取得较好的美容效果。

4. 自体毛发移植　将枕部及两侧颞部的部分毛囊提取,分别移植于瘢痕处,效果较为理想。

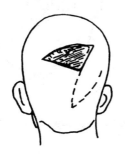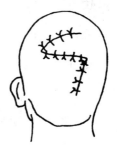

图 25-1　皮瓣修复头皮缺损

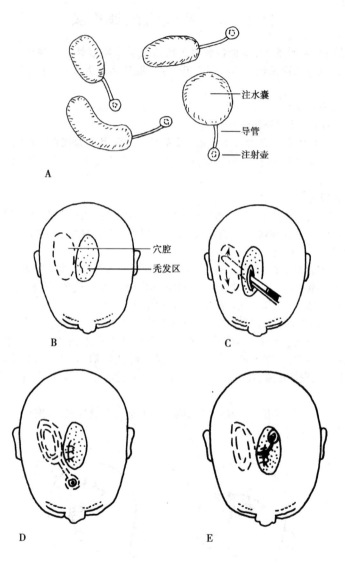

图 25-2 皮肤扩张修复头皮缺损

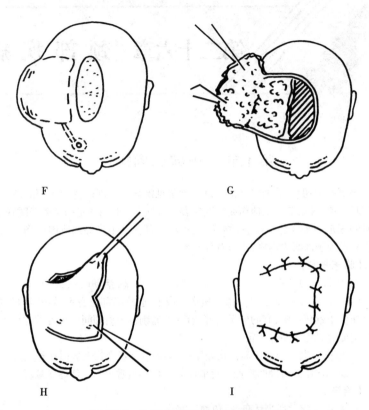

F   G

H   I

图 25-2 皮肤扩张修复头皮缺损（续）

A. 各种形状的扩张器；B. 穴腔设计；C. 分离穴腔；D. 植入扩张器（注射
壶内置）；E. 植入扩张器（注射壶外置）；F. 扩张完毕；G. 取出扩张器，
形成皮瓣切除瘢痕（秃发区）；H. 皮瓣移植修复缺损区；I. 缝合皮肤切口

第二十六章　颈部疾病

第1节　颈部肌肉扭伤

颈部肌肉扭伤,俗称"落枕",是一种常见疾病。病理改变为颈部肌肉或韧带长时间被牵拉,造成扭挫伤或轻度撕裂。多见于长时间固定一个姿势睡眠,或长时间固定一个姿势写字、视物等;也可因颈部活动不当导致肌肉损伤。主要临床表现为颈部肌肉疼痛,或肩背部疼痛。

【临床表现】

1. 症状　患者多于起床后感觉颈部疼痛、不适,活动时加重,为了减轻疼痛,常需采取某个特殊姿势。由于扭伤肌肉不同,疼痛部位也不尽相同,有的患者疼痛位于颈部一侧,有的位于肩部,有的疼痛则位于肩胛间。患者常述位于某个特定姿势时疼痛明显加重。

2. 体征　患者颈部肌肉扭伤处压痛,活动颈部或牵拉上肢时往往引起疼痛加重。局部按压或按摩时反而感疼痛减轻。局部热敷也常可使疼痛减轻。

【治疗】

1. 一般治疗　适当休息,避免遭受寒冷。

2. 局部理疗　酌情选用局部热敷、按摩、红外线烤灯照射等。

3. 外用贴膏　局部适当外贴伤湿止痛膏、消炎止痛膏、东方活血膏等。

4. 止痛剂　疼痛较重者酌情选用止痛剂,如索米痛片1片/次,痛时口服;或吲哚美辛每次25~50mg,一天三次,口服。

第2节　颈部损伤

颈部损伤,多见于切割、勒缢等暴力所致。往往病情危重、凶险,如处理不及时或不当,很快造成患者死亡。主要临床表现为大量出血或窒息。

【临床表现】

1. 切割伤　多为刀、剪等锐器损伤,伤及颈部大血管时可有迅猛出血,或有颈部血肿形成。出血严重者面色苍白、脉快细弱、血压下降,如不及时抢救,可迅速死亡。伤及气管时有气体自伤口内出入,或有血性分泌物自伤口内涌出。伤及食道者一般检查不易发现,可有唾液或呕吐物自伤口内流出,手术探查时可寻及食道裂口部位及大小。

2. 勒缢伤　多见于勒缢自杀,或见于恶性案件勒缢他杀,患者往往有窒息现象,常表现为头颈部皮肤青紫、肿胀,颈部有勒痕等。

【治疗】

1. 手术治疗　颈部切割伤如无重要组织器官损伤,一般清创缝合即可。如有大量出血,则应采取紧急止血措施,首选压迫止血,先控制大量出血,注意压迫得法,勿压迫气管,保持呼吸道通畅,然后用血管钳准确夹闭血管断端,结扎或缝扎止血,注意勿结扎重要神经、血管。出血控制后仔细探查其他损伤情况,如有必要进行血管或神经修复,逐层缝合伤口。

2. 勒缢的处理　根据窒息程度,立即进行呼吸及循环复苏,详见有关章节。

3. 抗生素治疗　颈部切割伤清创缝合手术后,需酌情应用抗生素预防伤口感染,酌情选用青霉素、红霉素等。

第 3 节　急性颈部淋巴结炎

急性颈部淋巴结炎,俗称颈部"火疙瘩"。多由邻近组织、器官的炎症引起,常继发于牙周炎、急性扁桃体炎、口腔溃疡等。主要临床表现为颈部或颌下淋巴结肿大、疼痛。

【临床表现】

1. 症状体征　患者往往先有原发病灶,如龋齿、牙周炎、化脓性扁桃体炎、口腔溃疡等,数天后颈部一侧或颌下部出现淋巴结肿大、疼痛。检查局部淋巴结肿大、压痛、活动。如病情进展或未能及时治疗,淋巴结继续增大形成化脓性淋巴结炎,扪诊可出现波动。可有发热、头痛、乏力等全身症状。

2. 其他检查　血化验白细胞计数及中性粒细胞比例增高。

【治疗】

1. 抗生素治疗　病情轻者给青霉素 V 每次 0.25~0.5g, 3~4 次 / 天,口服;或阿莫西林每次 0.5~1g, 3~4 次 / 天,口服;或红霉素每次 0.25~0.5g, 3~4 次 / 天,口服。重者青霉素 80 万单位 / 次, 2~4 次 / 天,肌内注射;或氨苄西林每次 1~2g, 3~4 次 / 天,静脉滴注。

2. 切开引流　脓肿形成时及时切开引流术。

3. 治疗原发病　积极治疗原发疾病,去除感染源。

第 4 节 颈部淋巴结核

颈部淋巴结核,俗称"老鼠疮",多发生在儿童及青年人,往往因结核杆菌经龋齿或扁桃体侵入人体而发病,少数继发于肺部结核。主要临床表现为无痛性颈部淋巴结肿大、融合、脓肿、破溃,经久不愈。

【临床表现】

1. 症状体征 早期颈部淋巴结肿大,不痛,常位于胸锁乳突肌前后缘,单个或多个结节,大小不等,质地较硬、活动、无触痛。逐渐发展增大、融合成团,变得较为固定。晚期肿块液化、有波动,形成"寒性"脓肿(无一般脓肿的明显充血、压痛),破溃流出豆渣样或米汤样脓液,形成经久不愈窦道或慢性溃疡。可有低热、盗汗、食欲缺乏、消瘦、乏力等结核中毒症状。

2. 其他检查 淋巴结穿刺细胞学检查有助于排除肿瘤。结核菌素试验(TST)对小儿患者有助于诊断。

【鉴别诊断】

1. 慢性淋巴结炎 多有头、面、颈部的慢性炎症病灶,肿大淋巴结常散在于颈侧区或颌下区,中等硬度,光滑、活动,可有轻度压痛。

2. 颈部转移瘤 颈侧区或锁骨上凹出现质地较硬的淋巴结,肿物固定,可有原发病灶被寻及,肿块活组织病理检查可明确诊断。

3. 恶性淋巴瘤 男性青年多见,一侧或两侧颈侧区散在、稍硬、无压痛、活动的淋巴结,生长迅速,可粘连成团,腋窝、腹股沟淋巴结和肝、脾均肿大,并有不规则发热。淋巴结活组织病理检查可确诊。

【治疗】

治疗原则 早治、足量、规则、全程,联合用药。

1. 系统治疗 一线药物包括利福平、异烟肼、吡嗪酰胺、乙胺丁醇;二线药物包括环丝氨酸、乙硫异烟胺、丙硫异烟胺、链霉素、卡那霉素、左氧氟沙星。

2. 局部治疗 已形成脓肿如无继发感染时,可穿刺抽脓,并注入链霉素0.5g,每周1~2次。形成溃疡和窦道者,可行淋巴结及窦道刮除,必要时扩大切开引流,每天用链霉素溶液纱条换药,直至创口愈合。

3. 手术治疗 孤立而活动的颈部淋巴结核,可手术扩大切除。

第 5 节 亚急性甲状腺炎

亚急性甲状腺炎,可能是感染的某种免疫反应。病程一般为 3 个月,愈后甲状腺功能多不减退。主要临床表现为发热、一侧或双侧甲状腺肿大、疼痛。

【临床表现】

1. 病史　本病多见于中年妇女,发病前可有上呼吸道感染或腮腺炎病史,也可无感染史。

2. 症状体征　可有发热、畏寒、全身不适、乏力、食欲缺乏等,一侧或双侧甲状腺疼痛,向耳后或头顶部放射。检查甲状腺肿大、较硬、边界不清,触痛较明显。

3. 其他检查　白细胞计数轻度增高,血沉增快。血清蛋白结合碘增高,I_{131} 甲状腺摄取量下降。

【治疗】

1. 一般治疗　注意适当休息,高维生素饮食,多饮水,避免受凉,预防感冒。

2. 药物治疗　泼尼松每次 5mg,3~4 次 / 天,口服,2 周后减量,全程 1~2 个月;同时可酌情加用少量甲状腺素制剂。经治疗后肿块可很快消退。停药后如果复发,可给予放射治疗。

3. 对症处理　发热者适当予以解热药;疼痛明显者可酌情口服吲哚美辛等药物。

【提示】

本病抗生素治疗无效。

第 6 节　慢性淋巴性甲状腺炎

慢性淋巴性甲状腺炎,又称桥本病或桥本甲状腺肿,为自体免疫性疾病。年长女性多见。病理改变为甲状腺组织被大量淋巴细胞浸润,形成淋巴滤泡。主要临床表现为甲状腺弥漫性增大、对称、较硬。

【临床表现】

1. 症状体征　发病缓慢,甲状腺逐渐肿大,一般无不适,无疼痛。随着甲状腺逐渐肿大,可出现压迫症状如呼吸困难、吞咽不畅等。晚期出现甲状腺功能减退症状,如怕冷、乏力、食欲缺乏、贫血、水肿等。检查甲状腺弥漫性增大、双侧对称、边界不清,表面光滑或呈结节状,质地较硬,一般无压痛。

2. 其他检查　基础代谢率降低;血化验 T_3、T_4 正常或偏低;I_{131} 甲状腺摄取率正常或偏低。肿块穿刺细胞学检查有助于诊断。

【鉴别诊断】

1. 单纯性甲状腺肿　双侧甲状腺弥漫性肿大,双侧对称,后期可出现结节,但无甲状腺功能异常。血清甲状腺激素 T_3、T_4 正常,甲状腺摄碘率正常或增高,但无高峰前移。

2. 甲状腺癌　多为中、青年女性,早期一般无症状,甲状腺肿块增大较快,检查肿块质地较硬、活动度差,晚期可有声音嘶哑、呼吸困难,如有淋巴结转移,局部可扪及淋巴结肿大,穿刺细胞学检查有助于诊断。

【治疗】

1. 药物治疗　可给予甲状腺素片每次 60mg, 3 次 / 天, 口服;同时给泼尼松每次 5mg, 2 次 / 天, 口服。

2. 手术治疗　有压迫症状时可行甲状腺峡部切除,以减轻局部器官受压。

【提示】

慢性淋巴性甲状腺炎,一般不宜采取手术治疗,除非出现局部器官压迫症状。

第 7 节　单纯性甲状腺肿

单纯性甲状腺肿,又称地方性甲状腺肿,甲状腺肿大而无功能异常。病因为饮食中缺碘不能合成足够的甲状腺素,引起甲状腺增生性变化致甲状腺肿大。多山地区如云、贵高原患病率较高,发病率超过 10% 称为地方性甲状腺肿。青春发育期、妊娠等甲状腺素需要量增加相对缺碘,也易引起甲状腺肿大,特殊阶段结束后肿大的甲状腺可自行缩小。主要临床表现为双侧甲状腺弥漫性肿大。

【临床表现】

1. 症状　早期或轻症患者一般无任何不适,多在无意中发现颈前肿物,或被别人发现颈部增粗而就诊。随病情发展,肿物逐渐增大,可出现压迫症状如压迫气管出现咳嗽、呼吸困难;压迫食管出现吞咽不适或吞咽困难;压迫喉返神经引起声音嘶哑等。

2. 体征　双侧甲状腺弥漫性肿大,左右对称,质地稍韧、有弹性,表面光滑,无压痛,后期肿物可为结节状。

3. 其他检查　血清甲状腺激素 T_3、T_4 正常。甲状腺摄碘率正常或增高,但无高峰前移。

【鉴别诊断】

1. 甲状腺功能亢进症　患者多食、消瘦、多汗、心悸、烦躁、失眠等,甲状腺肿大,可听到血管杂音,部分患者有突眼、眼裂增宽等体征。

2. 慢性淋巴性甲状腺炎　甲状腺轻度或中度肿大、质地较韧,晚期可有甲状腺功能减退症状,如怕冷、乏力、食欲缺乏、贫血、水肿等。

3. 甲状腺癌　甲状腺肿块,常为单个结节、质地硬、不活动、无压痛,与周围组织粘连,穿刺细胞学检查有助于诊断。

【治疗】

1. 一般治疗　青春期甲状腺肿或妊娠期甲状腺肿一般不必治疗。可多进食含碘丰富的食品,如海带、紫菜等。

2. 病因治疗 地方性甲状腺肿,轻者酌情应用碘化钾或复方碘溶液。

3. 手术治疗 甲状腺肿大如压迫气管、食管、喉返神经者,或继发功能亢进者,或甲状腺巨大影响生活、工作者,或可疑癌变者,均可考虑甲状腺大部切除术。

【健康指导】

1. 单纯性甲状腺肿并不少见,青春期或妊娠期单纯性甲状腺肿可不给任何药物治疗,进食含碘丰富的海带、紫菜等即可,随着特殊阶段的结束甲状腺肿大逐渐缩小。

2. 流行病地区集体预防,一般可用碘化食盐,每 10~20g 食盐中加入碘化钾或碘化钠 1g,即可满足每天的需碘量。

第 8 节 甲状舌管囊肿和瘘

甲状舌管囊肿,是与甲状腺发育异常有关的先天性畸形。多见于 15 岁以下儿童发病。病理改变为甲状腺舌管退化不全,在颈前区中线形成囊肿。囊肿感染破溃或切开引流可转变为甲状舌管瘘。主要临床表现为颈前肿物或瘘管。

【临床表现】

1. 症状体征 多在儿童和青春期被发现颈前区肿物,一般肿物位于颈前正中部。检查肿物为圆形或半球形,花生米或枣样大小,随吞咽活动上下移动,固定肿块时伸舌受限。如肿物感染,局部红肿、疼痛,形成脓肿后可自行破溃,流出脓液,继而形成甲状舌管瘘,或因切开引流形成甲状舌管瘘,长期不愈。有时瘘暂时闭合经过一定时间后重新破溃、流脓或黏液。

2. 其他检查 一般不必进行辅助检查即可做出诊断。囊肿感染时血化验可有白细胞计数轻度增高。

【治疗】

1. 手术治疗 手术切除囊肿或瘘管是唯一有效的治疗方法。主要手术步骤为 局部浸润麻醉,颈前部横切口,切口皮肤、皮下组织、颈阔肌,解剖剥离显露囊肿及舌骨,将囊肿及部分舌骨一并切除,然后缝合术区及皮肤切口(图 26-1)。

2. 控制感染 囊肿急性感染时应先控制炎症,常用抗生素青霉素、红霉素等。急性炎症消退后方可进行手术治疗。

3. 局部换药 甲状舌管瘘时往往合并轻度感染,局部清洁换药,炎症消退后可进行瘘管手术切除治疗。

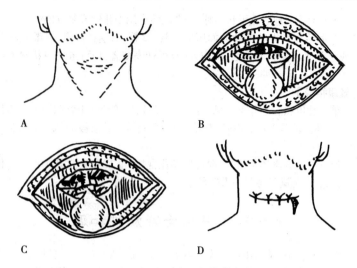

A　　　　　　　　　　B

C　　　　　　　　　　D

图 26-1　甲状舌管囊肿切除术

A. 切口；B. 显露甲状舌管囊肿及舌骨；C. 切除囊肿及一段舌骨；D. 缝合皮肤切口

第 9 节　甲状腺腺瘤

甲状腺腺瘤，为最常见的甲状腺良性肿瘤。多发生于一侧甲状腺内，也可发生于双侧甲状腺内。病理改变为肿瘤有完整的包膜，与周围正常组织分界清楚，腺瘤因血循环障碍可发生囊性变，称甲状腺囊腺瘤或甲状腺囊肿。主要临床表现为颈前部肿块。

【临床表现】

1. 症状体征　多见于 40 岁以下妇女，往往无意中发现颈前肿物，多数发生在甲状腺一侧，也可双侧发生，肿物生长缓慢。常为单发、圆形或椭圆形肿物，质软、光滑、边界清楚、无压痛，随吞咽活动肿物上下移动。形成囊肿者扪之有囊性感，如囊腺瘤内出血，可迅速增大并伴有疼痛。

2. 其他检查　B 超检查和 I^{131} 甲状腺扫描有助于诊断。

【鉴别诊断】

1. 甲状腺癌　多为中青年妇女，肿块增大较快，质地较硬、活动度差，晚期可有声音嘶哑、呼吸困难，如有淋巴结转移，局部可扪及淋巴结肿大，穿刺细胞学检查有助于诊断。

2. 单纯性甲状腺肿　早期双侧甲状腺弥漫性肿大，后期肿物可出现结节，但无甲状腺功能异常。血清甲状腺激素 T_3、T_4 正常，甲状腺摄碘率正常或增高，但无高峰前移。

【治疗】

手术切除是唯一有效治疗方法。因本病有 20% 的患者出现甲亢症状,10% 的患者发生恶变,故应尽早手术切除。主要手术步骤为 颈前肿块处横行切开皮肤、皮下组织、颈阔肌、颈前肌群,解剖、显露甲状腺,分离、切除甲状腺瘤,缝合术区及皮肤切口(图 26-2)。如肿瘤与周围组织粘连,不易解剖分离,或疑有肿瘤恶性变,可连同患侧腺体一并切除,即进行甲状腺侧叶切除术。

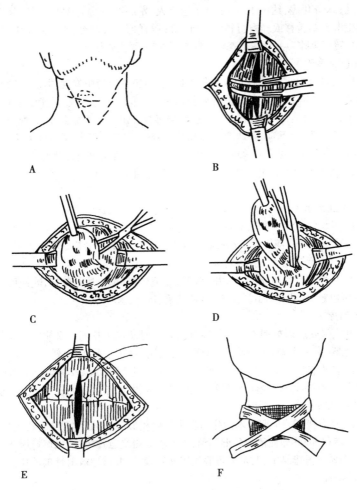

图 26-2 甲状腺瘤切除术

A. 皮肤切口;B. 切断颈前肌群;C. 分离甲状腺瘤;D. 切除甲状腺瘤;

E. 缝合颈前肌群;F. 缝合切口、包扎

第 10 节　甲状腺癌

甲状腺癌,是最常见的甲状腺恶性肿瘤,占全身恶性肿瘤的 1%。病理分为 4 个类型　乳头状癌,约占 60%,多为年轻女性,生长缓慢,属于低度恶性;滤泡状癌,约占 20%,多见于中年人,发展较迅速,属于中度恶性,易经血转移至肺、骨等处;未分化癌,约占 15%,多见于老年人,发展迅速,属于高度恶性,早期即可发生淋巴结转移或经血行转移至肺、骨;髓样癌,约占 5%,恶性程度中等,可经血行转移至肺。主要临床表现为颈前区肿物,增大较快。

【临床表现】

1. 症状体征　多为青年或中年女性,多数患者无意中发现颈前区肿物,随时间延长肿物增大,速度较快。晚期肿物常压迫喉返神经、气管、食管,表现为声音嘶哑、呼吸困难、吞咽困难等。压迫颈交感神经出现霍纳综合征,表现为同侧瞳孔缩小,上眼睑下垂、眼球内陷,同侧头面部无汗等。检查颈前区肿块,质地硬,高低不平,或为结节状,如有淋巴结转移,可扪及邻近淋巴结肿大、固定。

2. 其他检查　B 超检查有助于诊断。肿块穿刺细胞学检查可基本明确诊断。

【鉴别诊断】

1. 甲状腺腺瘤　多见于 40 岁以下妇女,肿物生长缓慢,质地软、表面光滑、边界清楚、无压痛,随吞咽活动肿物上下移动。形成囊肿者扪之有囊性感,如腺瘤内出血,可迅速增大并伴有疼痛。

2. 慢性淋巴性甲状腺炎　甲状腺轻度或中度肿大、质地较韧,晚期可有甲状腺功能减退症状,如怕冷、乏力、食欲缺乏、贫血、水肿等。

【治疗】

甲状腺癌病理类型不同,恶性程度、转移时间也不相同。术前通过穿刺细胞学检查,最好明确病理诊断,根据病理类型制定相应的治疗方案。

1. 乳头状癌　恶性程度低,如无转移,可行患侧甲状腺及峡部切除,5 年治愈率可达 90%;如有颈淋巴结转移,应同时加颈淋巴结清扫术,即甲状腺全切加颈淋巴结清扫。

2. 滤泡状癌　早期手术治疗与乳头状癌相似;如有颈淋巴结转移,多数已有远处转移,因此即使清扫颈淋巴结,也不能获得满意疗效,所以可行甲状腺次全切,不做颈淋巴结清扫,术后可服用甲状腺素片,并试用放射性碘治疗已远处转移的病灶。

3. 未分化癌　恶性程度高,进展迅速,2~3 个月即出现压迫症状,手术治疗难以达到治疗目的,反而可促使肿瘤扩散,因而可进行放疗或化疗。

4. 髓样癌　积极手术切除加颈淋巴结清扫,仍可获得较好疗效。

【健康指导】

甲状腺切除后应长期口服甲状腺素维持治疗,患者应有足够心理准备,坚持服药。

【提示】

甲状腺癌可继发于甲状腺瘤或结节性甲状腺肿,所以一旦发现原发病存在,即应尽早手术治疗,以防恶性变。

第 11 节　颈部淋巴转移瘤

颈部淋巴转移瘤,多数原发病灶位于头颈部,尤以鼻咽癌、甲状腺癌淋巴结转移多见。少数患者原发病灶在胸腔或腹腔。主要临床表现为原发疾病基础上,出现颈部淋巴结肿大。

【临床表现】

患者在原发病表现的基础上,颈侧区、颌下或锁骨上窝等处出现淋巴结肿大,初起可单发,随时间延长出现多个淋巴结肿大。扪之较硬,无压痛,早期可被推移,后期肿物固定。一般来说,乳突下淋巴转移瘤多来自鼻咽癌,颌下淋巴转移瘤多来自上颌窦或口腔癌,胸锁乳突肌附近淋巴转移瘤多来自甲状腺癌,锁骨上窝淋巴转移瘤多来自胸、腹腔内组织器官恶性肿瘤,也可来自乳腺癌(图 26-3)。

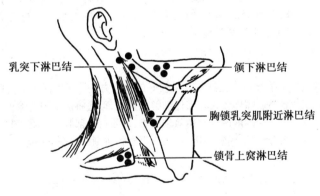

乳突下淋巴结
颌下淋巴结
胸锁乳突肌附近淋巴结
锁骨上窝淋巴结

图 26-3　颈部转移瘤

【治疗】

1. 明确诊断　中老年患者颈部淋巴结无原因肿大时,可行肿块穿刺细胞学检查。如仍不能明确诊断,可行淋巴结切除病理学检查。注意淋巴结切除时,原则上应将整个淋巴结完整切除,淋巴结融合成块、周围粘连紧密者例外。术中忌用血管钳夹捏肿大淋巴结,以免组织被挤压影响病理诊断。位于胸锁乳突肌中部外侧淋巴结切取时注意该区皮下有副神经通过,切勿损伤,以免引起斜方肌萎缩和提肩障碍。位于锁骨上窝的肿大淋巴结,手术切除时注意勿伤及颈内静脉,以免引发大出血。

2. 综合治疗 颈部转移癌的治疗,应与原发病灶的治疗通盘考虑,可酌情选用放射治疗、化疗、中药治疗等。

【提示】

1. 必须注意,不少头颈部恶性肿瘤,如鼻咽癌、甲状腺癌,颈部转移瘤可能是就诊的首发症状,原发肿瘤往往不易被发觉,或患者本人毫无感觉,甚至检查时也难以发现原发病灶。

2. 颈部淋巴结肿大可见于炎症、结核、肿瘤等疾病,一旦发现无原因淋巴结肿大,即应引起高度重视,进一步检查,明确诊断。

第12节 颈部囊状淋巴管瘤

颈部囊状淋巴管瘤,又称颈部囊状水瘤、颈部囊肿。本病是一种先天性疾病,为胚胎发育异常所致,常见于婴幼儿。主要临床表现为颈部缓慢生长的囊性肿块。

【临床表现】

1. 症状体征 患者颈外侧或颌下部、锁骨上凹、胸锁乳突肌外侧可见柔软肿块,边界不清,活动,无压痛,一般位于皮下,有囊状感,肿物可透光。肿块内含淋巴液,穿刺可抽出淡黄色液体。

2. 其他检查 B超检查有助于诊断。

【治疗】

手术治疗 手术切除是唯一效果较好的治疗方法。小而浅表的淋巴管瘤,手术切除较为容易。瘤体较大者需仔细解剖分离,彻底将瘤组织切除干净,否则术后易复发。大而深的淋巴管瘤切除较困难,可先行大部肿瘤切除,剩余的瘤腔内可用碘酒涂擦和缝扎,间隔一定时间后,再次将所剩瘤体全部切除。

第13节 甲状腺功能亢进症

甲状腺功能亢进症,简称甲亢,系指多种病因导致甲状腺激素分泌过多所致的综合征。多发生于20~40岁,女性多于男性。病理改变为甲状腺滤泡增生,弥漫性肿大,淋巴细胞和浆细胞浸润,机体代谢增强。主要临床表现为食欲亢进、消瘦、多汗、心悸、烦躁、失眠、甲状腺弥漫性肿大。

【临床表现】

1. 症状 患者多有食欲亢进、食量增多,但体重减轻、消瘦,常有怕热、多汗、心悸、双手颤抖、低热、烦躁、失眠、月经失调等症状。

2. 体征 双侧甲状腺弥漫性肿大,局部可听到血管杂音,心音有力、心动过速、心脏可闻及杂音,部分患者可有突眼、眼裂增宽、皮肤潮湿等。

3. 其他检查 血清甲状腺素 $T_3 \cdot T_4$ 升高,甲状腺摄碘率升高,高峰前移。

【鉴别诊断】

1. 单纯性甲状腺肿 双侧甲状腺弥漫性肿大,往往左右对称,后期可出现结节,血中甲状腺激素 T_3、T_4 正常。

2. 慢性淋巴细胞性甲状腺炎 甲状腺轻度或中度肿大、质韧,晚期可有甲状腺功能减退症状,如怕冷、乏力、食欲缺乏、贫血、水肿等。

【治疗】

1. 非手术治疗 (详见内科篇有关章节)。

2. 手术治疗 甲状腺明显肿大、长期用药无效或停药后复发者,或甲状腺肿大有压迫症状者,或结节性甲状腺肿疑有恶性变者,均可进行手术治疗,手术治愈率可达 90%~95%。术前做好充分准备,必需应用抗甲状腺药物至甲亢症状控制,以防术后发生甲状腺危象。术前二周服用复方碘溶液,以减少术中出血。主要手术步骤为 一般在气管插管全身麻醉下进行,切开皮肤、皮下组织、颈阔肌、颈前肌群,解剖显露肿大的甲状腺,结扎处理甲状腺上、下血管,切除约80%~90% 甲状腺体,仅保留 10% 甲状腺组织(图 26-4)。

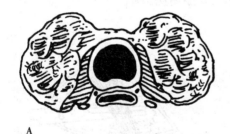 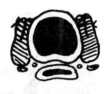

A   B

图 26-4 甲状腺肿大及切除范围

A. 甲状腺肿大;B. 切除后保留的甲状腺

【健康指导】

甲状腺大部切除术后,患者应定期到医院进行复查,并按医师指导进行术后必要的其他治疗。

【提示】

部分患者术后出现声音嘶哑或发音低沉,可能系炎性水肿所致,随着时间延长,可逐渐恢复正常。

第 14 节　先天性肌性斜颈

先天性肌性斜颈,俗称"歪脖子",发病原因可能是由于一侧胸锁乳突肌缺血或发育不良引起,也有人认为系分娩时一侧乳突肌受伤出血、血肿肌化的结果。病理改变为患侧胸锁乳突肌条索状改变,牵拉头部歪向患侧,颜面逐渐出现双侧不对称畸形。主要临床表现为脖颈歪斜。

【临床表现】

小儿出生后可被家人发现头部偏斜,歪向一侧。检查可见患侧胸锁乳突肌短缩、紧张,扪之较硬,或可扪及肿块,脖颈处于歪斜状态。年长儿童可有面部器官发育畸形及颈椎畸形,表现为双侧眼裂高度不对称、面部偏斜,因头部被牵拉左右旋转明显受限。

【治疗】

1. 保守治疗　一岁以内的小儿,可试用局部按摩、理疗等治疗。

2. 手术治疗　一般进行胸锁乳突肌下端切断术,可获得理想效果。主要手术步骤为　年长儿童可于局部浸润麻醉下手术,患侧锁骨上缘横切口 2~4cm,切开皮肤、皮下组织,显露胸锁乳突肌胸骨端及锁骨端,距骨端附着处 1cm 逐一切断肌肉,并仔细解剖分离周围的纤维性粘连,使头面部可以自如活动(图 26-5)。术中注意切勿损伤胸锁乳突肌深面的颈动脉鞘及膈神经。

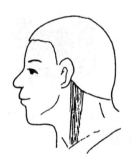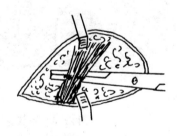

图 26-5　胸锁乳突肌切断术

【提示】

1. 手术切断肌纤维时应特别仔细,防止损伤胸锁乳突肌深面的颈动脉鞘及膈神经,最稳妥的切断肌纤维的方法是　直视下用剪刀一点一点地剪断肌纤维,直至肌纤维全部切断,如发现血管予以结扎处理。

2. 手术分离胸锁乳突肌周围粘连对于保证手术效果相当重要,由于胸锁乳突肌长期挛缩,其周围筋膜发生粘连,限制了颈部活动,如不予以处理术后效果不佳。

第 15 节　颈　椎　病

颈椎病,是指颈椎间盘退变、弹性减低及椎间关节退变等引起的症状体征。病理改变为椎间隙狭窄、关节囊和关节韧带松弛、脊柱活动时稳定性下降,导致骨质增生、韧带变性、钙化,刺激或压迫颈部脊神经、脊髓、椎动脉及交感神经出现功能或结构上的损害。主要临床表现为颈肩疼痛,向上肢放射,颈部活动受限。

【临床表现】

1. 症状体征　临床分为以下类型①神经根型,表现为颈肩疼痛,逐渐加重,并向一侧上肢放射,可有皮肤麻木、过敏等感觉异常;同时可有上肢肌力下降,手指活动不灵活等,当头部或上肢姿势不当时,出现剧烈电击样疼痛。臂丛神经牵拉试验阳性,即检查者一手扶患侧颈部,一手握腕部,向相反方向牵拉,因神经被牵拉而出现放射性痛;压头试验阳性,即患者端坐,头后仰并偏向患侧,检查者用手掌在其头顶加压,出现颈痛并向患手放射;②脊髓型,表现为四肢无力,行走、持物不稳等;③交感神经型,表现为头痛、头晕,转头时加重,可伴有恶心、呕吐、视物模糊、视力下降等;④椎动脉型,表现为眩晕、头痛、视力障碍、猝倒等。

2. 其他检查　颈椎 X 线摄片、CT 或磁共振检查有助于诊断。

【治疗】

详见第三十二章 44 节。

第二十七章 胸部疾病

第 1 节　胸壁肌肉扭挫伤

胸部肌肉扭挫伤,俗称"岔气"。多因用力不当、剧烈运动、打喷嚏、抬扛重物引起,致肋间肌、胸大肌、胸小肌、前锯肌、背部肌肉或筋膜扭挫损伤。病理改变为局部肌肉或筋膜组织扭挫或轻度撕裂。主要临床表现为不同程度胸痛,咳嗽时加重。

【临床表现】

患者多为中青年,常有用力不当或轻度外伤史,如用力咳嗽、打喷嚏、双上肢过度扩展等活动不当引起。主要表现为一侧胸部或背部疼痛,咳嗽及深呼吸气时加重。检查患者局部有压痛,或轻度肿胀,但部分患者按压局部时不但不痛,反而有舒适感。

【治疗】

1. 一般治疗　适当休息,尽量避免用力咳嗽等引起疼痛的动作,轻者可不作特殊治疗,2~3 天后即可自愈。

2. 局部治疗　疼痛处外贴风湿镇痛膏、消炎止痛膏、东方活血膏等,也可给予局部热敷或其他理疗。

3. 药物治疗　可适当口服活血去淤的中成药,如三七伤片等。疼痛明显者适当应用止痛剂,如索米痛片 1 片 / 次,3 次 / 天,饭后口服;或吲哚美辛(消炎痛)每次 25~50mg,3 次 / 天,饭后口服。

第 2 节　肋间神经痛

肋间神经痛,多见于胸部带状疱疹,也常为某些疾病的症状之一,又称为症状性肋间神经痛,多见于胸部带状疱疹、胸壁创伤、胸膜炎、肺炎链球菌性肺炎、自发性气胸等。主要临床表现为胸部一侧针刺或烧灼样疼痛。

【临床表现】

1. 病史　可有原发疾病。

2. 症状体征　胸部一侧针刺或烧灼样疼痛,可放射至肩部或背部,深呼吸或咳嗽时加重。带状疱疹引起的疼痛可有胸部皮肤簇状排列的疱疹,感觉过敏等;继发于其他疾病的胸痛可有原发病症状,如胸部创伤引起者可有局部肿胀、压痛;胸膜炎时可有咳嗽、胸闷;肺炎链球菌性肺炎时则有咳嗽、咳痰带血、发热、呼吸困难;自发性气胸时突然出现呼吸困难等。

3. 其他检查　继发于胸膜炎、肺炎链球菌性肺炎、自发性气胸者,胸部X线透视或摄影有相应的异常表现。

【治疗】

1. 一般治疗　适当休息,局部酌情应用热敷、理疗等。

2. 药物治疗　疼痛明显者给予吲哚美辛(消炎痛)每次 25~50mg,3 次 / 天,饭后口服;或布洛芬每次 200mg,2~3 次 / 天,饭后口服。维生素 B_1 每次 20mg,3 次 / 天,口服。

3. 封闭疗法　某些疾病如胸部带状疱疹,疼痛较为严重,可行肋间神经封闭注射,一般用 0.5% 普鲁卡因,局部神经封闭注射。方法为　皮肤严格消毒后,于肩胛线或腋后线相应的肋间神经分布区域,朝向肋骨进针,抵达肋骨后针尖滑向肋缘下(图 27-1),每处注射药液 2~5ml,注意勿刺入过深,以免损伤胸膜。

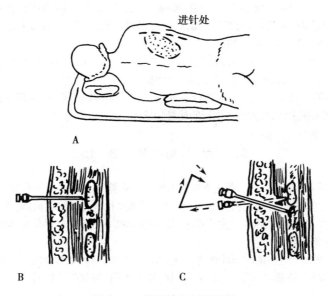

图 27-1　肋间神经封闭注射

A. 封闭注射部位;B. 进针方向;C. 改变方向至肋骨下缘

4. 治疗原发病　继发性肋间神经痛,应针对引起肋间神经痛的原因积极治疗原发病。

【提示】

肋间神经痛为某些疾病的常见症状,并非单独存在的独立疾病,因而应针对肋间神经痛的具体情况,进行相应检查,明确诊断,采取不同的治疗措施。

第3节　肋软骨炎

肋软骨炎,又称 Tietze 综合征。本病原因不明,一般认为与外伤、病毒感染等因素有关。主要临床表现为肋软骨局部肿胀、疼痛和压痛。

【临床表现】

1. 症状体征　多发生于中青年人,常见部位为第 2~4 肋软骨处疼痛,咳嗽或用力时疼痛加重,以第二肋软骨疼痛者居多,常为一侧发病,偶为双侧。检查受累肋软骨局部隆起,有程度不等的压痛。

2. 其他检查　胸部 X 线透视及摄片无异常改变。

【治疗】

1. 一般治疗　适当休息,酌情应用局部热敷、理疗等。

2. 药物治疗　维生素 B_1 每次 20mg, 3 次 / 天,口服。疼痛明显者适当应用止痛剂如吲哚美辛(消炎痛)每次 25mg, 3 次 / 天,饭后口服;或布洛芬每次 200mg, 2~3 次 / 天,饭后口服。

3. 封闭注射　酌情应用泼尼松龙每次 25mg,加入 1% 利多卡因 4~8ml 内,局部封闭注射,7~10 天一次,3 次为一疗程。

4. 手术治疗　一般不宜进行手术治疗。对于疼痛严重、长期保守治疗无效、影响工作生活者,方可考虑行肋软骨切除术。

第4节　肋骨骨折

肋骨骨折,较为常见,可为直接暴力导致肋骨骨折,也可为间接暴力导致(图 27-2)。肋骨骨折可同时损伤胸膜或肺脏,因而往往合并气胸或血胸,严重者可导致呼吸、循环功能障碍。主要临床表现为局部疼痛,咳嗽、转动体位疼痛加重。

【临床表现】

1. 病史　有明确胸部外伤史,一般为直接暴力,着力处肋骨向内弯曲,可刺破肋间血管、胸膜或肺组织;也可为间接暴力损伤,胸部前后挤压,致胸廓的两侧肋骨骨折。

2. 症状体征　患者骨折部疼痛、深呼吸、咳嗽、转动体位时疼痛明显,伤后呼吸道分泌物增多。多发性肋骨骨折可有呼吸困难、发绀,如有肺组织损伤可有咯血或痰中带血。检查局部肿胀、皮下瘀血、骨折处明显压痛点,可扪及骨擦感或骨折端,前后挤压胸壁,骨折处剧痛。多处多根骨折时可见伤处胸壁塌陷及反常呼吸运动(图 27-3),患者呼吸急促、发绀、脉快,血压下降,甚至休克。

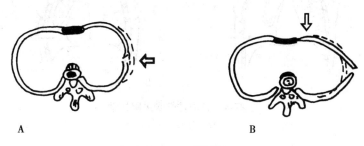

图 27-2 肋骨骨折

A. 直接暴力;B. 间接暴力

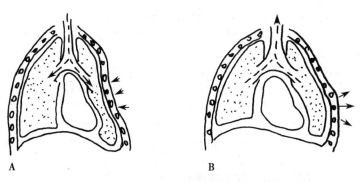

图 27-3 反常呼吸运动

A. 吸气时胸壁凹陷;B. 呼气时胸壁膨突

3. 其他检查 胸部 X 线摄片检查显示肋骨骨折位置、数目、断端错位情况,有无气胸、血胸、肺压缩及纵隔移位等。

【并发症】

1. 闭合性气胸 肋骨骨折损伤胸膜后,空气经伤口进入胸膜腔,而伤道很快闭合,进入胸腔的气体无法排出,肺脏通常被压缩 50% 以上,称为闭合性气胸。患者胸闷、气促,伤侧叩鼓音,皮下气肿或纵隔气肿。

2. 开放性气胸 外伤致肋骨骨折损伤胸膜,使胸膜腔与外界相通,空气随呼吸自由进出,称为开放性气胸,胸腔正常负压消失,出现纵隔摆动,可出现致命的循环衰竭(图 27-4),患者表现为呼吸困难、心悸,随呼吸运动可有气体自伤口处出入。

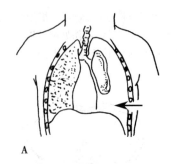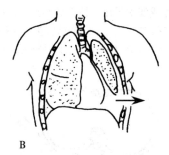

A　　　　　　　　　　　B

图 27-4　开放性气胸纵隔摆动

A. 吸气时；B. 呼气时

3. 血胸　胸膜腔内积血，气管移向健侧，伤侧胸部饱满，叩诊为实音，呼吸音减弱或消失。胸腔穿刺抽得血液可确诊。

【治疗】

1. 单处单根骨折的治疗　肋骨骨折无明显移位时一般不需特殊处理，适当休息即可。如疼痛明显可酌情予以止痛药；必要时 2% 利多卡因 5ml，直接注入血肿内；或加压包扎固定。

2. 单处多根骨折的治疗　单处 2~3 根肋骨骨折伴明显疼痛、不敢深呼吸和咳嗽者，可用半环式胶布固定法，限制伤侧胸廓运动，从而减轻疼痛。方法为患者端坐，脱去上衣，准备宽胶布 3~4 条，每条宽 6~7cm，长度为患者胸廓周径的 2/3。令患者最大程度的呼气，然后屏气，将第一条胶布自健侧肩胛线下部贴起，由后向前，边拉紧边粘贴，至健侧锁骨中线为止，让患者稍休息，同法自上而下依次粘贴其余胶布（图 27-5）。

3. 多处多根骨折的治疗　迅速制止反常呼吸，一般采用简便有效的压迫包扎固定法，即于软化的胸壁处，置厚层敷料垫，外用胸带或绷带加压包扎。必要时应用肋骨持续牵引固定装置（图 27-6）。

4. 并发症治疗　开放性肋骨骨折争取尽早进行清创术，剪除尖锐的骨折端，酌情应用不锈钢丝固定断端，清除胸膜腔内血，闭合伤口，安放胸腔闭式引流（图 27-7）。闭合型气胸可予以胸腔抽气，必要时进行胸腔闭式引流术。酌情使用抗生素预防或控制感染。

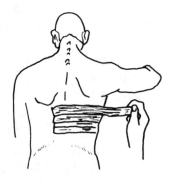

图 27-5　肋骨骨折胶布固定

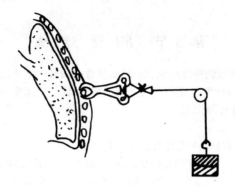

图 27-6 多处多根肋骨骨折持续牵引装置

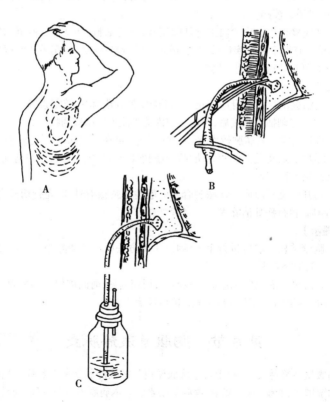

图 27-7 胸腔闭式引流
A. 切口；B. 插入导管；C. 接引流管

第5节 胸壁结核

胸壁结核,是指胸壁软组织、肋骨、肋软骨或胸骨的结核,为感染结核杆菌后发生的一种特异性炎症,往往继发于肺或胸膜结核。主要临床表现为低热、胸壁病灶处肿胀、隆起、无压痛。

【临床表现】

1. 病史 常有肺结核等原发结核病史。

2. 症状体征 一般无明显全身症状,如原发病灶为活动期,则可有低热、乏力、盗汗、消瘦、贫血等症状。胸壁病灶处肿胀、隆起,但通常无疼痛,皮肤不发红,局部皮肤温度不高,无压痛,可扪及波动感,穿刺可抽出黄白色脓液,内含干酪样物质,此脓肿称为"寒性脓肿"。随时间延长,脓肿可破溃流出脓液形成经久不愈的窦道或溃疡。

3. 其他检查 血化验白细胞计数正常,淋巴细胞比例增高,血沉增快。胸部 X 线检查有助于原发疾病的诊断,或可有肋骨破坏征象。窦道或溃疡内肉芽组织活检,可有结核病变组织学特征。

【治疗】

1. 抗结核治疗 全身应用抗结核药物,常用异烟肼、链霉素等。较小的寒性脓肿,也可穿刺抽出脓液后,再向脓腔内适当注入抗结核药物。

2. 病灶清除 若脓肿较大、组织破坏广泛,可在原发病灶比较稳定时,施行胸壁病灶清除术,将受累的肋骨、肋软骨或胸骨及其周围不健康组织清除。术后继续抗结核治疗一年。

3. 切开引流 形成寒性脓肿合并一般性化脓感染时,应先行切开引流,待感染控制后,再行病灶清除术。

【提示】

1. 胸壁结核一般应进行手术治疗,手术方法以病灶清除为主,术后通常可获得理想的治疗效果。

2. 病灶清除后仍应规范抗结核治疗,用药剂量、时间需根据病情而定,或参考结核病专家的意见,酌情制定术后抗结核治疗方案。

第6节 胸腹壁浅静脉炎

胸腹壁浅静脉炎,是指走行于胸腹壁皮下的浅静脉无菌性炎症。病理改变为静脉壁增厚、变硬、管腔变窄,静脉呈条索状。本病原因不明,可能与局部外伤致静脉管壁内膜损伤、血流缓慢有关。主要临床表现为局部疼痛、皮下触及痛性条索状物。

【临床表现】

1. 症状体征 患者通常表现为胸壁外侧或前外侧至上腹壁局限性疼痛,转动躯干或触碰时疼痛明显。检查局部皮肤颜色正常,或可见皮肤略发红,扪诊可触及皮下组织内条索状走行的静脉纵行触痛带,手臂上举时疼痛加重,如将脐周处皮肤向下牵拉,则可能看到一条纵行的凹陷,此为静脉与皮肤粘连所致。

2. 其他检查 无须进行辅助检查即可确诊。

【治疗】

1. 一般治疗 适当休息,或轻工作,一般无须特殊治疗,数周内可自行痊愈。

2. 对症处理 局部疼痛明显者,酌情应用索米痛片 1 片 / 次,2~3 次 / 天,饭后口服;或吲哚美辛(消炎痛)25m/ 次,3 次 / 天,饭后口服。

3. 理疗 配合局部热敷,或红外线照射理疗,可促进吸收痊愈。

第 7 节 急性化脓性乳腺炎

急性化脓性乳腺炎,中医称为“乳痈”,是哺乳期妇女常见疾病,几乎所有患者均为哺乳期妇女,多在产后 3~4 周发病。常因乳汁淤积或婴儿吮奶致乳头破损,导致细菌感染所致。致病菌多为金黄色葡萄球菌。主要临床表现为乳房胀痛、形成脓肿。

【临床表现】

1. 症状体征 多见于初次哺乳期妇女,病初患者患侧乳房胀痛、拒按,局部逐渐增大出现肿块,边界不清,进而表面皮肤发红、水肿、压痛明显,随病情进展,疼痛加重,形成脓肿时可扪及波动,有时伴同侧腋窝淋巴结肿大、压痛。患者可有发热、寒战、食欲下降、四肢乏力等症状。

2. 其他检查 血化验白细胞计数增高,中性粒细胞比例增加。

【治疗】

1. 一般治疗 卧床休息,高能量、高维生素饮食。暂停哺乳,停止哺乳后每天用吸乳器或其他方法将乳汁吸出,防止乳汁淤积。

2. 局部湿热敷 乳腺炎早期可用 20%~30% 硫酸镁,局部湿热敷,一次20 分钟,一天二次。

3. 抗生素治疗 首选青霉素 80 万单位 / 次,3~4 次 / 天,肌内注射;或青霉素 400 万单位 / 次,加入生理盐水 100ml 内,2 次 / 天,静脉滴注。重者青霉素 400 万~600 万单位 / 次,3 次 / 天,静脉滴注,每次应在 1 小时内滴完,以便产生有效血浓度。青霉素过敏者可用红霉素每次 1.2~2g,加入 5% 葡萄糖液体内,1 次 / 天,静脉滴注。注意浓度适宜,浓度过高,可引起穿刺静脉疼痛。

4. 切开引流 脓肿形成后及时切开引流,局部麻醉下围绕乳头做放射状切口,切开皮肤、皮下组织,切入脓腔,手指伸入脓腔内,分离脓腔内纤维隔(图

27-8),放出脓液,生理盐水冲洗脓腔,填塞凡士林纱条引流。此后根据脓液多少及时清洁换药,并继续全身应用抗生素治疗。

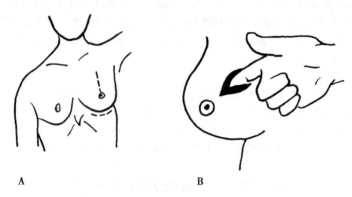

图 27-8 乳房脓肿切开引流

A. 切口;B. 手指脓腔内分离

【健康指导】

1. 炎症早期局部湿热敷,有可能缓解症状、促进炎症吸收。

2. 遵医嘱应用抗生素治疗,脓肿形成后则应及时切开引流,大量输液滴注抗生素不能代替切开引流。

3. 健康哺乳期妇女乳头有破损或皲裂存在时,应暂停哺乳,可用吸乳器吸出乳汁。

4. 哺乳期间应经常保持乳头清洁,每次哺乳时应用温水清洗局部皮肤。

【提示】

一旦脓肿形成,局部麻醉下围绕乳头做放射状切开引流,注意引流口应足够大,以便引流充分,换药时易于引流物置入,减轻疼痛。

第 8 节 浆细胞性乳腺炎

浆细胞性乳腺炎,为乳腺的一种良性疾病,临床并不少见,因对此病普遍缺乏认识,常不能获得正确诊断。病理改变为乳腺导管扩张、管壁增厚、纤维化,可造成乳头下陷回缩,同时扩张的管腔内充满类脂物质及脱落细胞,呈黄色油腻状物。本病原因不明,可能与导管开口不畅或局部炎症有关。主要临床表现为乳房肿胀、疼痛、乳头内陷。

【临床表现】

年龄多为 30~40 岁非哺乳期妇女,急性期突然乳房疼痛,可有发热,乳房皮肤水肿、潮红,乳房触痛,局部可有油腻状物或浆液性物自乳头内溢出,腋窝淋巴结肿大,一般持续数日,此时临床上易误诊为炎性乳腺癌。以后皮肤水肿及急性炎症逐渐消退,乳房内遗留 2~3cm 肿块或硬结,边界不清,质地韧,可与皮肤粘连或有乳头内陷,此时与乳腺癌极为相似。持续 3 周后肿块可缓慢缩小,皮肤粘连消失,需 3 个月或更长时间肿块方能完全消失。

【鉴别诊断】

本病需与乳腺癌进行鉴别,后者往往无意中发现乳房内无痛性肿块,小者如豆粒,大者数厘米或更大,质地较硬,表面不光滑,与周围组织分界不清,早期乳房皮肤无肿胀、潮红等异常。肿块与皮肤粘连时方可出现皮肤凹陷,靠近乳头乳晕的癌肿侵及乳管时,可出现乳头下陷或偏斜,晚期乳房皮肤水肿呈“橘皮样”改变。肿块穿刺细胞学检查,可查到癌细胞。

【治疗】

1. 非手术治疗 本病有自愈可能,如诊断明确一般不需特殊治疗,急性期对症处理即可。因对抗生素治疗无效,一般不使用抗生素治疗。

2. 手术治疗 如不能排除乳腺癌,或肿块长期不消退者,可行乳房区段手术切除,术后标本送病理检查。

【提示】

本病需与乳腺癌仔细鉴别,以免误诊为乳腺癌而施行乳癌根治术。

第 9 节 乳腺囊性增生症

乳腺囊性增生病,又称慢性囊性乳腺病,简称乳腺病。本病是女性乳房最常见的病症,病理改变为乳腺间质良性增生,可有大小不等的囊肿形成或乳管囊性扩张。发病原因与内分泌失调、雌激素过多或黄体素缺乏有关,多见于 25~40 岁妇女,大多数绝经后症状缓解。主要临床表现为乳房胀痛、条索、肿块,

【临床表现】

1. 症状 多为育龄期妇女,单侧或双侧发病。始为乳房胀痛,程度不一,轻者不为患者介意,重者影响工作生活。乳房胀痛特点具有周期性,多发生在或加重于月经前期。疼痛通常受情绪影响,心情不畅时疼痛可加重。

2. 体征 一侧或双侧乳腺肿块,局限于乳腺一部分,也可分布于整个乳房,肿块为结节状、条索状、薄片状,不规则,质韧不硬,边界不清,与皮肤及深部组织无粘连。肿块在月经前增大、月经过后有所缩小。部分患者可伴乳头溢液,流出液体为淡黄色、棕色水样物,少数为血性溢液。

【鉴别诊断】

1. 乳腺癌 一般单侧发病,乳房内无痛性肿块,增长速度较快,质地较硬,表面不光滑,与周围组织分界不清,可有腋窝淋巴结肿大,肿块穿刺细胞学检查

可查到癌细胞。

2. 乳腺纤维腺瘤 乳房内肿块,多数为单发,少数可为多发,一般无疼痛,肿块大小不一,小者如花生米样,大者似杏核或更大,表面光滑、质地韧、边界清楚,活动度大,与皮肤无粘连,乳房 B 超检查显示乳房内有边缘光滑的肿块声像图。

【治疗】

目前对本病尚无有效治疗方法,多数患者发病后数月或 1~2 年后自行缓解,绝经后往往症状消失,因此如诊断明确多不需治疗。

1. 一般治疗 胸罩托起乳房,减轻乳房下垂,调节情绪,避免精神不良刺激。

2. 药物治疗 ①口服 5% 碘化钾 5ml/ 次, 3 次 / 天, 口服;②维生素 E 每次 5mg, 3 次 / 天, 口服。

3. 中成药治疗 逍遥丸每次 10g, 2 次 / 天, 口服;或乌鸡白凤丸每次 10g, 2 次 / 天, 口服;或小金丹每次 1.5g, 2 次 / 天, 口服。

4. 手术治疗 如年龄较大、病变范围广泛、长期保守治疗无效,有乳腺癌家族史,可行乳腺区域切除术。

【健康指导】

1. 轻度乳腺囊性增生一般不需特殊治疗,疼痛明显者在医生指导下适当口服活血化瘀中药,如乳块消、乳康片、逍遥散等,并用乳罩托起乳房。

2. 保持精神乐观、情绪开朗。

3. 加强体育锻炼,适当进行乳房局部保健按摩。

【提示】

乳腺肿块增长明显者,应注意随诊观察,以防癌变。

第 10 节 乳腺纤维腺瘤

乳腺纤维腺瘤,是乳腺最常见的良性肿瘤,多见于青春期及青年妇女,尤其多见于 21~25 岁,多数为单发,约有 15% 的人多发。发病原因一般认为与雌激素分泌过多有关。极少数患者有肿瘤自然消退现象。主要临床表现为乳房肿块,光滑、活动、质韧、边界清。

【临床表现】

1. 症状体征 患者多为无意中发现乳房内肿块就诊,肿块常位于乳房外上象限,多数为单发,少数可为多发,一般无疼痛。检查肿块大小不一,小者如花生米样,大者似杏核或更大,表面光滑、质地韧、边界清楚,活动度大,与皮肤无粘连,腋窝淋巴结不肿大。

2. 其他检查 B 超检查可显示乳房内边缘光滑的肿块声像图。

【鉴别诊断】

1. 早期乳腺癌 乳房肿块,增长速度较快,无疼痛,质地较硬,表面不光滑,与周围组织分界不清,肿块穿刺细胞学检查可查到癌细胞。

2. 乳腺积乳囊肿 多数患者哺乳期或停止哺乳后发病,乳房内肿块,一般无疼痛,较长时间内肿块无增大或缩小,扪之为囊性感,呈圆形或椭圆形,界限清楚,有较大张力,穿刺可抽出黏稠乳汁,B超检查可显示乳房内边缘不光滑的囊性肿块声像图。

【治疗】

乳腺纤维腺瘤虽属良性,但有恶变可能,故一旦发现,应尽早手术切除。手术步骤为 局部浸润麻醉下,以乳头为中心做放射状切口,切开皮肤、皮下组织、显露乳腺,包膜外解剖、剥离、切除乳腺肿瘤;如怀疑有恶变可能者,应行扩大切除(图 27-9)。切除的肿块应常规送病理检查。

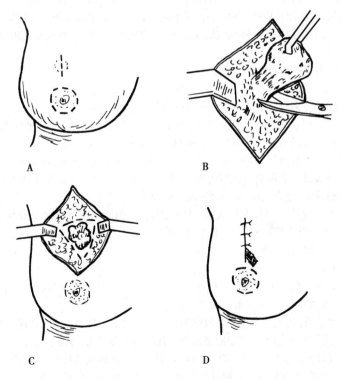

图 27-9 乳腺纤维瘤切除术

A. 切口;B. 分离肿瘤;C. 扩大切除;D. 缝合切口

第11节 乳 腺 癌

乳腺癌,是女性常见癌症之一。病因尚未完全明了,目前认为与内分泌、遗传、病毒感染和免疫因素有关。发病年龄以40~60岁居多,其中40~50岁更为多见。发生在外上象限者占45%~50%,乳头乳晕区者占15%~20%,内上象限者占12%~15%。主要临床表现为乳房不规则肿块。

【临床表现】

1. 症状体征　患者往往无意发现乳房肿块而就诊,一般单侧发病,肿块增长速度较快,有的可最先发现腋窝处肿大淋巴结。一般肿块无疼痛。检查肿块大小不一,小者如豆粒,大者可数厘米或更大,质地较硬,表面不光滑,与周围组织分界不清。肿块与皮肤粘连可出现皮肤凹陷,靠近乳头乳晕的癌肿侵及乳管时,可使乳头下陷或偏斜。晚期乳房皮肤水肿呈“橘皮样”改变,侵及胸壁肌肉时肿块不易被推动,侵及皮肤时肿块破溃可形成溃疡,或出现锁骨上淋巴结转移。

2. 其他检查　肿块穿刺细胞学检查,可查到癌细胞。肿块切除病理检查可明确诊断。

【分期与治疗原则】

Ⅰ期　癌块位于乳腺组织内,直径小于3cm,与皮肤无粘连,无腋窝淋巴结转移。治疗方案以乳癌根治术为主或行简化乳癌根治术。

Ⅱ期　癌块直径小于5cm,与皮肤有一定粘连,尚能活动,同侧腋窝有散在活动的肿大淋巴结。治疗方案以乳癌根治术为主,结合化疗或放疗。

Ⅲ期　癌块直径超过5cm,与皮肤广泛粘连,或基底与筋膜、胸大肌粘连,同侧腋窝或锁骨下有融合成团的淋巴结,但尚能活动。治疗方案为乳房单纯切除或乳癌根治术,结合化疗、中药、内分泌、放疗等。

Ⅳ期　癌块广泛侵及皮肤或与胸肌固定,同侧腋窝淋巴结肿大成块固定,或锁骨上或对侧腋窝淋巴结广泛转移,或有其他远处转移。治疗方案为内分泌疗法、化疗、中药、放疗等综合措施。

【治疗】

要想获得较好的乳腺癌治疗效果,贵在三早　早期发现、早期诊断、早期规范治疗,如做到此三点,一般来说预后良好。

手术治疗,仍是目前治疗乳腺癌的最有效的方法。只要手术方法简介如下

1. 乳腺癌根治术　适于除腋窝外无其他部位转移、能耐受手术者。以肿块为中心设计梭形切口,在皮下组织内向两侧剥离皮瓣,内到胸骨缘,外到背阔肌前缘,上到锁骨,下到肋缘。于锁骨下方切开深筋膜,显露胸大肌,切断胸大肌肱骨止点处,再沿胸大肌胸骨起点处切断;继而显露、切断胸小肌喙突处止点和肋骨起点。切开锁胸筋膜,显露腋静脉,清除其周围脂肪及淋巴组织,将整个乳房、胸大小肌及腋窝脂肪淋巴组织整块切除。缝合皮肤切口,安放负压引流管(图27-10)。

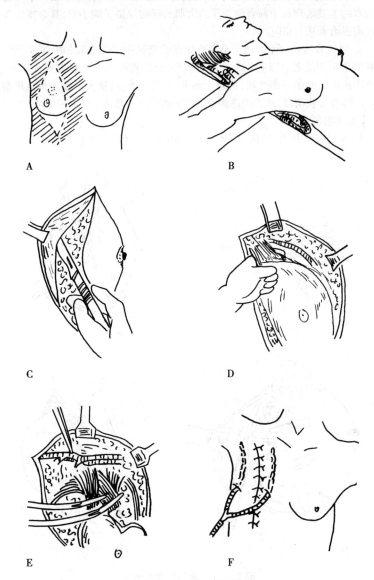

A   B

C   D

E   F

图27-10 乳腺癌根治术

A. 切口及皮瓣剥离范围;B. 手术体位;C. 剥离皮瓣;D. 显露胸大肌止端;

E. 切断胸大肌,清扫腋窝淋巴组织;F. 缝合切口,安放引流管

2. 简化乳腺癌根治术 适于早期乳腺癌患者。简化乳腺癌根治术与乳癌根治术的主要区别在于前者保留了胸大肌或同时保留了胸小肌,其余操作步骤与乳癌根治术基本相同。

3. 单纯乳房切除术 适于早期乳腺癌或晚期乳腺癌局部破溃,或不能耐受乳腺癌根治切除者。以乳头为中心做梭形切口,切缘至少距癌块 5cm 以上,于皮下组织内向两侧分离皮瓣,再自上而下、自内向外,沿胸大肌浅面将乳房整块切除。缝合皮肤切口,放置橡皮条引流或安放橡皮管负压引流(图 27-11)。

【健康指导】

1. 保持性格开朗、乐观,充满战胜疾病的信心,生存率会显著提高。

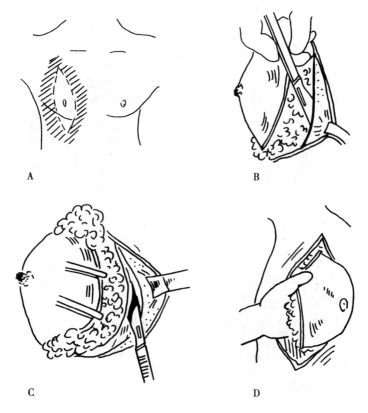

A

B

C

D

图 27-11 单纯乳房切除术

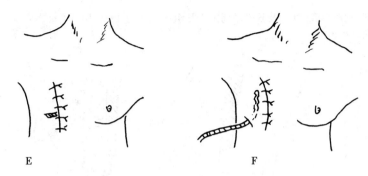

E   F

图 27-11 单纯乳房切除术（续）

A. 切口及皮瓣剥离范围；B. 剥离皮瓣；C. 切除部分胸大肌筋膜；

D. 切除乳房；E. 缝合切口，橡皮条引流；F. 缝合切口，橡皮管引流

2. 术后患侧淋巴管、静脉回流障碍，常致同侧上肢肿胀。日常生活中注意局部保护，不用患侧上肢做过重的体力劳动，经常上举患侧上肢，促进静脉血液回流。输液时尽量避免患侧血管穿刺。

3. 术后患侧上肢活动不便，应尽早开始功能锻炼，以利于上肢功能恢复。

【提示】

1. 乳腺癌早期以手术为主，术后酌情进行规范放疗、化疗及内分泌治疗。

2. 术前高度怀疑乳腺癌时，切除活检应肿块扩大切除，不宜单纯肿块切除。

第 12 节　乳腺导管内乳头状瘤

乳腺导管内乳头状瘤，多见于中年妇女。75% 病例发生于近乳头的大乳管的膨大部分，瘤体一般很小，不易触到，肿瘤带蒂有绒毛，且有很多薄壁血管，故轻压即易出血。主要临床症状　乳头溢液。

【临床表现】

1. 症状体征　主要症状为乳头溢液，通常为棕色水样物，或混有血液，经常污染内衣，但无疼痛感觉。检查挤压乳晕、乳头处，可有棕褐色或血水样物自乳头内溢出。一般不易扪及肿块。腋窝淋巴结不肿大。

2. 其他检查　可进行溢液涂片细胞学检查，对于排除乳腺导管癌有一定帮助。

【治疗】

乳腺导管内乳头状瘤虽属于良性肿瘤，但有恶变可能，一般应及早手术切除。主要步骤为　于溢液的乳管排泄口插入一缝合针尾端，然后于缝合针周围

解剖、剥离,切除肿瘤及其少量周围正常组织(图 27-12)。切下的标本应常规进行病理检查。

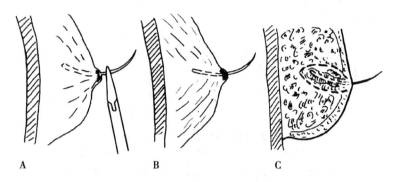

图 27-12　乳腺导管切除术

A. 插入缝合针尾端;B. 至导管深部;C. 扩大切除

第 13 节　乳腺积乳囊肿

乳腺积乳囊肿,是指由于某种原因使乳腺导管堵塞,乳汁排泄受阻,造成乳汁潴留形成囊肿。主要临床表现为哺乳期中或哺乳后乳房肿块,无疼痛。

【临床表现】

1. 症状体征　大多数患者在哺乳期或停止哺乳后发病,病前半数可有乳腺炎、乳房外伤或手术史。主要症状为无意中发现乳房内肿块,无疼痛,较长时间内无明显增大或缩小。检查乳房内可扪及囊性肿块,一般 1~3cm 大小,呈圆形或椭圆形,界限清楚,有较大张力,穿刺可抽出黏稠乳汁。有的因慢性经过,积乳水分被吸收,囊内容物为黏稠乳酪或皮脂样物,故此时穿刺不易抽出囊内容物。

2. 乳房　B 超检查可显示乳房内边缘不光滑的囊性肿块声像图。

【鉴别诊断】

1. 乳腺纤维腺瘤　单发或多发乳房肿块,表面光滑、质韧,边界清楚,活动度大,与皮肤无粘连,腋窝淋巴结不肿大,B 超检查可显示乳房内边缘光滑的肿块声像图。

2. 早期乳腺癌　乳房肿块,增长速度较快,无疼痛,质地较硬,表面不光滑,与周围组织分界不清,肿块穿刺细胞学检查可查到癌细胞。

【治疗】

1. 一般治疗　哺乳期积乳囊肿可用 20%~30% 硫酸镁局部热敷,同时进行按摩,以使乳管扩张积乳排出。

2. 手术治疗 一般可行积乳囊肿切除术。

【提示】

积乳囊肿有时与乳腺纤维瘤、早期乳腺癌较难区别,需仔细进行鉴别。B超检查、肿物穿刺均有较重要意义,可据此与实质性肿瘤鉴别。

第 14 节 青春期男性乳腺发育

青春期男性乳房发育,与体内暂时性雌激素过多有关。好发于 12~17 岁的青少年。主要临床表现为乳房疼痛性肿块。

【临床表现】

大多数患者因乳房疼痛性肿块就诊。检查可见一侧或双侧乳房内肿块,位于乳头乳晕基底,圆形或圆锥形突起,一般 2~3cm 大小,质地较韧,边界清楚,有压痛,可以活动,乳晕颜色加深,乳头稍增大。多数患者于 1~2 年内肿块自行消退,极少数患者肿块生长较大,不能自然消退,逐渐发育类似于青年女性乳腺发育,影响美观。

【治疗】

1. 一般治疗 青春期男性乳腺发育一般不需治疗,随时间延长乳腺发育自行停止,增大的乳腺逐渐缩小、消退。

2. 对症处理 如乳房疼痛明显可给少量止痛剂,如索米痛片、对乙酰氨基酚等。

3. 手术治疗 乳腺肿块生长较大、不能自然消退且影响美观者可行肿块切除整形术。

第 15 节 成人男性乳房发育症

成人男性乳房发育症,多见于内分泌功能紊乱、雌激素增多、肥胖症等患者,或由于慢性肝脏疾患,如肝癌、肝硬化、慢性肝炎等疾病引起。主要临床表现为一侧或双侧乳房增大、胀痛。

【临床表现】

一侧或双侧乳房增大或乳房内肿块,常伴乳房胀痛,触碰时明显,有的患者也可无疼痛。检查乳晕基底可扪及小的圆盘状肿块,一般在 10cm 以内,压痛明显,界限清楚,有弹性,质地韧或软,有的自乳头内挤出少量乳汁样分泌物。有的患者可有其他原发疾病的症状和体征。

【治疗】

1. 一般治疗 积极治疗原发疾病,去除雌激素增多的原因。找不出原发疾病者,如无疼痛一般不必处理,仅注意观察即可。

2. 手术治疗 如因疼痛或出于美容方面的考虑,可做增生乳腺手术切除。主要手术步骤为 局部浸润麻醉,乳晕下方做弧形切口,向上剥离皮下组织瓣,切除增生的乳腺组织,保留乳头,然后进行皮肤原位缝合(图27-13)。

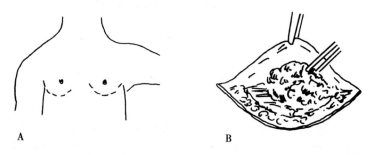

图 27-13　男性乳房腺体切除

A. 切口;B. 切除腺体

第 16 节　乳 头 内 陷

乳头内陷,是一种先天性发育畸形。主要病理改变为乳头平滑肌紧缩,限制了乳头向外伸展,不突出于乳晕平面,或向内凹陷于皮肤平面之下,局部呈火山口样形状。乳头内陷可影响自我美感,严重者影响哺乳或不能哺乳。主要临床表现为乳头不能向外突出。

【临床表现】

患者进入青春期后,随着乳房的发育,一侧或双侧乳头不能向外突出,勉强用手牵拉出来后,又自行缩回,影响乳房美观。内陷严重者婚后不能哺乳,或可致乳液淤积,诱发急性乳腺炎。

【治疗】

1. 非手术治疗 轻度乳头内陷,可用手牵拉乳头,每天1~2次,每次10分钟,长期如此操作,有可能使其外形改善或得以恢复正常状态。对于较重的乳头内陷,可用负压吸引装置吸引治疗,较简便的方法为 将20ml注射器针筒的口端扣在乳晕处,用另一注射器负压吸引,两注射器乳头用一硬质塑料管连接,适当抽出注射器活塞产生负压,即可将乳头吸出,每次10~20分钟,每天1~3次。

2. 手术治疗 严重的乳头内陷可采取整形手术方法矫正,手术方法较多,基本原理为切断紧缩的乳头平滑肌,以便使乳头突出。术后应酌情坚持定时牵引乳头,否则有可能重新出现乳头内陷。

【提示】

负压吸引装置吸引治疗时,应密切观察,抽吸负压切勿过大,以免出现瘀血或血运障碍导致乳头坏死。

第17节 乳房脂肪坏死

乳房脂肪坏死,是指由于某种原因导致乳房小块组织缺血、坏死,形成无菌性炎症肿块。多见于乳房脂肪丰富、乳房下垂的中年妇女,多数患者有乳房外伤史。主要临床表现为乳房肿块。

【临床表现】

1. 患者多数于无意间发现乳房肿块,常以乳房肿块就诊。半数以上患者可回忆有乳房局部外伤、磕碰等病史。检查可扪及乳房肿块、一般0.5~2cm大小,质地较硬,可有轻度压痛,边界不清,有的肿块与皮肤粘连而出现皮肤轻度凹陷。

2. 其他检查 B超检查可显示边界不清肿块声像图。

【鉴别诊断】

1. 乳腺纤维腺瘤 肿块可为单发或多发,表面光滑、质地韧,边界清楚,活动度大,与皮肤无粘连,腋窝淋巴结不肿大,B超检查可显示乳房内边缘光滑的肿块声像图。

2. 早期乳腺癌 乳房内肿块,增长速度较快,无疼痛,质地较硬,表面不光滑,与周围组织分界不清,肿块穿刺细胞学检查可查到癌细胞。

【治疗】

1. 非手术疗法 如诊断明确,可暂时不作处理,任其自然吸收缩小;或局部进行热敷,促进肿块吸收。

2. 手术治疗 如诊断不明,不能排除乳腺肿瘤,可进行肿块扩大切除,术后标本送病理检查。

【提示】

乳房脂肪坏死与乳腺纤维瘤、早期乳腺癌往往容易混淆,需仔细检查方能做出鉴别诊断。如临床诊断困难时,应病理检查明确诊断,不可长期观察以免误诊。

第18节 乳头皲裂

乳头皲裂,多见于哺乳期妇女。病理改变为乳头干燥、乳头小裂隙。发病原因为小儿吮乳致乳头小的损伤。主要临床表现为乳头疼痛、出血。

【临床表现】

大多数患者为哺乳期妇女,常以乳头疼痛、出血就诊。检查乳头干燥、轻度红肿,有裂隙或裂口,触诊时疼痛明显,裂隙或裂口处常有渗血,或有血痂形成。

【治疗】

1. 一般治疗　局部休息,暂停哺乳,经常用吸乳器将乳汁吸出,以免乳液积聚引起感染。

2. 局部治疗　乳头乳晕处外涂红霉素眼药膏,每天 2~3 次,并注意局部保护,防止机械性刺激,促进裂隙愈合。

第 19 节　外伤性气胸

外伤性气胸,常因胸膜、肺、气管的创伤和切割伤引起,多合并血胸,称为血气胸。胸膜腔与外界相通者,称为开放性气胸,不与外界相通者为闭合性气胸。张力性气胸属闭合性气胸,但病理生理改变特殊,临床表现不同于一般闭合性气胸。主要临床表现为胸闷、呼吸困难、发绀、休克症状体征。

【临床表现】

1. 症状体征　相应的外伤史。①闭合性气胸,胸闷、呼吸困难,气肺被压缩30% 以上才出现不同程度的胸闷或呼吸困难。体检伤侧胸部呼吸运动减弱,叩诊反响增强,听诊呼吸音减低或消失,气管偏移;②张力性气胸,呼吸困难明显,逐渐加重,可有休克症状,气管向健侧移位,伤侧胸部饱满,反响增强,呼吸音消失,常有皮下气肿;③开放性气胸时,胸膜腔与外界相通,迅速出现呼吸、循环功能障碍,表现为极度呼吸困难、发绀,或出现休克,体检可见有气体自胸部伤口处出入,气管移位。如不及时救治,患者可于短时间内死亡。

2. 其他检查　胸部 X 线检查可了解肺萎陷情况、有无其他并发症及纵隔移位。

【治疗】

1. 闭合性气胸的治疗　如肺组织被压缩30% 以下,无明显胸闷或呼吸困难者,可不作任何特殊处理;如出现胸闷、呼吸困难,可行胸腔穿刺抽气。适当给抗生素预防感染治疗,同时可给予对症处理。少量的胸腔积气一般 2~3 周即可自行吸收。

2. 张力性气胸的治疗　首先用粗针头在锁骨中线第 2 肋间穿刺排气减压,以缓解胸腔内高压和呼吸困难,然后可行胸腔闭式引流术。胸腔闭式引流后及时观察病情变化,酌情适当处理。术后抗生素预防感染治疗,同时可给予对症治疗。

3. 开放性气胸的治疗　现场立即急救,变开放性气胸为闭合性气胸,可用厚层消毒纱布加压覆盖伤口,阻止气体自伤口自由出入;也可用无菌凡士林纱条填塞伤口处,暂时封闭创口。然后行清创缝合或开胸探查术,并作胸腔闭式引流。术后给予抗生素及破伤风抗毒素治疗。

第 20 节 创伤性窒息

创伤性窒息，又称胸部挤压伤。常因车辆辗轧、塌方、房屋倒塌所致。胸部挤压瞬间声门突然紧闭，气道和肺内空气不能外溢，而胸腔内压力骤升，迫使静脉血流挤回上半身，引起头部、肩部、上胸部组织毛细血管破裂，血液外溢，造成点状出血。患者多伴有肋骨骨折、气胸、血胸等。主要临床表现为呼吸困难，头颈肩部、上胸部瘀血。

【临床表现】

患者伤后呼吸困难，头颈部、肩部、上胸部可有瘀斑和出血点，眼结膜和口腔黏膜也可见出血斑点，可有鼻、耳道出血、鼓膜穿破、耳鸣和暂时性耳聋。有时亦可有视网膜出血，致视力障碍或失明。颅内静脉破裂时可发生昏迷。重伤者甚至可发生窒息，心搏骤停。

【治疗】

1. 一般治疗　通常取半卧位，皮下组织瘀斑和出血点多能自行恢复，无须特殊处理。

2. 氧气吸入　呼吸困难者，及时给予氧气吸入。

3. 脱水治疗　当有颅脑症状脑水肿时，进行脱水降颅内压治疗，可用20%甘露醇125ml/次，1次/6~8小时，静脉快速滴入。

4. 其他治疗　窒息者立即进行心肺复苏。胸部其他损伤予以相应处理。

第 21 节 肺爆震伤

肺爆震伤，是指爆炸时因冲击波所导致的一种肺部特殊损伤。爆炸产生的高压气浪冲击胸部时，可使胸壁撞击肺组织，紧随高压后的负压波亦可使肺碰撞胸壁，致肺挫伤，肺毛细血管出血，小支气管和肺泡破裂，肺组织广泛性渗出而产生肺水肿。严重者可有肺裂伤，有的可引起血胸和气胸。主要临床表现为咳嗽、咯血、气促、心悸。

【临床表现】

患者伤后咳嗽、咯血、吐白色泡沫痰，可有气促、心悸等症状，严重者出现呼吸衰竭。脑气栓者可有神经症状，如抽搐、昏睡，甚至出现昏迷。肺听诊充满湿性啰音。X线肺部检查除肺野显示斑点状或片状阴影等浸润性改变外，还可有气胸、血胸征象。

【治疗】

1. 吸除呼吸道内分泌物，保持气道通畅。

2. 酌情氧气吸入。

3. 适当应用抗生素,预防肺部感染。

4. 合并血胸、气胸者,应酌情予引流等处理。

第 22 节　胸腹联合伤

胸腹联合伤,多因由刀、剪、子弹直接穿入损伤,也可因挤压、坠落、辗轧所致的下胸部开放性或闭合性损伤,同时合并腹腔内脏器损伤,故称之胸腹联合伤。主要临床表现为局部伤口、呼吸困难、腹痛、腹肌紧张。

【临床表现】

1. 病史　有外伤史。

2. 症状体征　可有胸腹部伤口,呼吸困难等。腹部器官右侧多是肝脏,左侧常是脾脏;其次是胃、结肠、小肠等。由于胸部损伤症状体征,腹腔出血或腹膜炎表现初期可不明显,易被忽视。因此处理下胸部闭合损伤或穿刺伤时应高度警惕有无腹腔内器官损伤的可能,尤其对出现腹痛、呕吐、脉搏增快、血压下降等征兆患者须密切观察,凡有腹壁压痛、腹肌紧张或腹部膨胀、肝浊音上界升高、腹部转移性浊音等体征,经腹腔穿刺抽出血液或混浊液者即可明确诊断。

3. 其他检查　X线检查如示膈下积气,可做出腹腔内空腔脏器破裂的诊断;如胸膜腔内显示胃泡或肠腔,则提示合并有膈肌破裂的可能。

【治疗】

治疗胸腹联合伤时,首先封闭胸部伤口,胸膜腔内有积气、积血,尤其是张力性气胸者,需先行胸膜腔引流,以改善呼吸功能;腹部损伤需在输血、补液纠正休克的同时,迅速施行剖腹探查术,切除或修补破裂脏器。如胸膜腔内有大量积血或胸膜腔引流后仍不断有较多血量流出,则需剖胸探查止血,再切开膈肌,探查腹腔作相应处理;如果显露欠佳,可改行胸腹联合切口。

第 23 节　脓　　胸

脓胸,是指化脓性细菌感染引起的胸膜腔积脓。多继发于化脓性肺部感染,也可见于开放性胸部创伤、胸腔手术后感染。主要临床表现为发热、胸痛、咳嗽、咳痰、呼吸困难。

【临床表现】

1. 症状体征　大多数患者有肺部炎症、胸部创伤或胸腔手术史。急性期主要表现有发热、胸痛、呼吸困难、咳嗽、咳痰等。检查胸部叩浊、呼吸音减低或消失。慢性期除有胸闷、呼吸困难外,可有慢性中毒症状如低热、乏力、消瘦、营养不良、贫血、精神不振等,检查有胸部平坦或下陷,呼吸动度减弱,叩诊实音,呼吸音减弱或消失。

2. 其他检查 胸部 X 线检查可见患侧胸腔积液的致密阴影,纵隔向健侧移位;慢性期患者可见胸膜增厚,肋间隙变窄,纵隔移位。急性期血化验白细胞计数增多;慢性期可有白细胞中度增多、贫血等。

【治疗】

1. 急性期脓胸的治疗 ①大量应用抗生素控制感染,一般给予青霉素、红霉素、头孢曲松等;或胸腔穿刺抽脓,根据细菌培养结果及药敏试验选用抗生素;②排除脓液,可行胸腔闭式引流术(图 27-7);③全身支持疗法,包括加强营养、补充能量和蛋白,必要时间断输入新鲜血液;④对症处理,咳嗽咳痰者给予镇咳去痰剂,发热者适当应用解热药,呼吸困难明显者应用解痉药。

2. 慢性期脓胸的治疗 ①胸腔彻底引流,尽早消灭脓腔;②酌情选用有效抗生素控制感染;③加强营养支持疗法,增强机体抗病能力。

【健康指导】

1. 脓胸为严重消耗性疾病,生活中需加强营养,给予高蛋白、高维生素饮食。

2. 本病急性期应在医师指导下规范治疗,尽量避免转化为慢性脓胸。

3. 一旦转化为慢性脓胸,即应转入胸外科进行治疗,可行胸腔彻底引流,尽早消灭脓腔。

第 24 节 肺 脓 肿

肺脓肿,是由多种病原菌感染引起的肺部化脓性炎症。常见厌氧菌和需氧菌混合感染。中年人易发病,男性多于女性。病理改变为肺组织炎症、液化、坏死、空洞形成。多继发于肺炎、支气管扩张症等,也可由鼻窦炎、龋齿、齿槽感染等炎症经血行播散引起。急性肺脓肿超过 3 个月未愈者,称为慢性肺脓肿。主要临床表现为高热、咳嗽、咳大量脓痰。

【临床表现】

1. 病史 常有肺部感染或吸入性病史。

2. 症状 急性肺脓肿常起病较急、高热、寒战、呼吸困难,进而咳大量脓性臭痰,每日咳痰量可达数百毫升。血源性肺脓肿常有肺外感染史,起病较缓,咳嗽较轻,咳痰较少,早期表现为畏寒、发热,有原发病的临床表现。慢性肺脓肿病程迁延,经常咳嗽、咳痰,反复咯血,伴不规则发热。

3. 体征 病变范围较小者可无明显体征;脓腔较大周围炎症广泛浸润时,患处叩浊音或实音,呼吸音减低,可闻及湿啰音或支气管状呼吸音,病变累及胸膜时可闻及胸膜摩擦音。慢性肺脓肿常有杵状指(趾)。

4. 其他检查 血化验白细胞计数增多,中性粒细胞比例增加,慢性肺脓肿尚可有贫血。痰涂片、菌培养及药敏试验有助于诊断和选择抗生素。胸部 X 线检查早期显示大片模糊的致密阴影,后期形成空洞并有液平,内壁光滑;血源性肺脓肿两肺可见多发团状阴影；慢性肺脓肿空洞壁厚，可见液平，周围有条索状阴影。胸部 CT 检查可清楚显示肺脓肿病变位范围及大小。纤维支气管镜检查可了解支气管及黏膜受损情况，并可做分泌物、活组织检查。

【鉴别诊断】

1. 空洞型肺结核　慢性咳嗽、咳痰、咯血，有结核中毒症状，如低热、盗汗、乏力、食欲缺乏等。胸部 X 线检查肺内有一个或多个空洞，洞壁较厚，周围有明显的纤维组织增生和播散病灶。

2. 肺炎链球菌性肺炎　突然起病，寒战、高热，体温可达 39℃，咳铁锈色痰为本病特征，同时伴有明显胸痛，随深呼吸或咳嗽疼痛加重，病变位于肺下叶时可有上腹部放射痛，X 线胸部检查可见肺叶或肺段大片均匀致密的阴影。

3. 支气管扩张症　病程多慢性经过，反复发作呼吸道感染，咳嗽、咳脓痰、咯血为其特征。胸部 X 线摄片显示大小不等的蜂窝状、圆形或卵圆形透亮区。支气管造影、CT 检查对本病诊断有相当特异性。

【治疗】

1. 一般治疗　注意休息，给高热量、高维生素、易消化饮食。

2. 抗生素治疗　急性肺脓肿首选青霉素，一般 400 万~600 万单位 / 次，2~3 次 / 天，静脉滴注；或氨苄西林每次 1~1.5g，4 次 / 天，静脉滴注。青霉素过敏者可用林可霉素 1.2~1.8g/d，静脉滴注。青霉素耐药者可用苯唑西林 6~8g/d，静脉滴注；或红霉素 0.9~1.2g/d，静脉滴注，一般为 4~12 周为一疗程。咳脓痰时加用甲硝唑每次 500mg，2~3 次 / 天，静脉滴注。

3. 其他治疗　采用体位引流促进脓液排出，可使病变处位于高位，15~20 分钟 / 次，2 次 / 天。有条件单位可行纤维支气管镜下吸引排脓，并经鼻导管、纤维支气管镜脓腔内滴入抗生素。

4. 慢性肺脓肿经内科治疗无效者，可行外科手术治疗。

第 25 节　肺　癌

肺癌，又称为支气管肺癌，是最常见的呼吸系统恶性肿瘤。大多数来源于各级支气管上皮，少数起源于支气管腺体或肺泡上皮。通常分为非小细胞肺癌（鳞癌、腺癌、大细胞癌）和小细胞肺癌两大类。主要致病因素包括吸烟、工业接触、室内空气污染等。主要临床表现为刺激性干咳、痰中带血、胸闷气急。

【临床表现】

1. 症状　依据肿瘤发生的部位、大小、类型及有无转移而出现不同症状。周围型肺癌早期一般可无症状，中心型肺癌常见的早期症状为刺激性干咳，或咳少量白色泡沫痰，间断或持续性痰中带血丝。晚期肿瘤侵及较大血管可出现咯血，侵及胸膜时出现顽固性胸痛，产生胸水后胸痛仍不缓解。肿瘤增大阻塞气道则出现胸闷、呼吸困难。可伴有发热、食欲缺乏、乏力、消瘦等全身症状。

2. 体征 早期一般无阳性体征,引起支气管狭窄时可闻及哮鸣音,阻塞部位以下可闻及湿啰音,完全阻塞时可出现肺不张体征。肿瘤侵及胸膜产生胸水时,则出现胸腔积液体征。压迫喉返神经、上腔静脉、颈交感神经,可分别引起声嘶、上腔静脉综合征及霍纳综合征。晚期肺癌转移至脑、肝、骨骼时可出现相应器官受损体征。有的可出现肺外体征,如杵状指、增生性关节炎、男性乳房发育等。

3. 其他检查 血沉快,后期血色素降低。痰脱落细胞检查、胸水细胞学检查可发现癌细胞。X线胸部检查对确诊病变范围、部位有极大帮助。胸部CT检查不能代替胸片,但对密度低、部位隐蔽的肺癌有确诊作用。纤维支气管镜检查能观察到4~5级支气管,通过对病变部位的活检或细胞学检查,可确定肺癌的组织学分型,对化疗有指导作用。

【鉴别诊断】

1. 肺结核 有结核中毒症状,如午后低热、食欲缺乏、乏力、盗汗等。一般有咳嗽,咳痰,1/3患者痰中带血。胸部X线检查可有结核病的多种病灶混合征象。痰涂片找到结核菌是诊断本病的主要依据。

2. 肺脓肿 起病急、高热、畏寒、咳大量脓性臭痰,往往有肺部感染史或吸入性病史,胸部X线摄片有助于诊断。

3. 结核性胸膜炎;肺癌侵及胸膜时可有癌性胸腔积液,需与结核性渗出性胸膜炎胸腔积液鉴别,渗出性胸膜炎初期胸痛,随液量增多胸痛逐渐减弱或消失,呼吸困难随之加重,一般无咳痰带血。多伴有结核中毒症状,如发热、盗汗、乏力、食欲缺乏等。胸部X线检查可有相应改变。胸腔穿刺抽液检查可找到病原菌。

【治疗】

应根据肿瘤大小、范围、病理类型、有无转移,结合患者体质情况制定治疗方案。目前治疗早期肺癌,国内、外仍以手术切除为主,辅以放疗、化疗、中医中药治疗。

1. 手术治疗 对于病变局限、一般情况较好者,应考虑手术治疗,手术方法以肺叶切除为主,并对局部肺门淋巴结进行清扫。对于肺功能良好、病变侵及邻叶或主支气管者可行全肺切除术。

2. 化疗 小细胞肺癌对化学药物敏感,效果尚佳;非小细胞肺癌对化学药物敏感性差,治疗效果也差;晚期肺癌不宜手术者也常采用化疗。常用药物有环磷酰胺、丝裂霉素、阿霉素、长春新碱等。肺癌术前术后也可进行一定的化疗。

3. 放射治疗 对不宜手术、病变范围较局限、无远处转移者可行放射治疗。手术前后进行放疗可提高手术效果。姑息性放疗可缓解临床症状,减轻患者痛苦。

4. 免疫治疗 提高机体免疫功能,增强抵抗力,常用的药物有转移因子、干扰素、胸腺素等。

5. 中医中药 适于不宜手术或晚期肺癌患者,治则为扶正祛邪、清化痰热、活络化痰、养阴润肺,可酌情辨证施治。

【健康指导】

1. 保持心情愉快,进行适当体育锻炼,增强体质,提高机体免疫力。

2. 注意饮食营养平衡,手术后及化疗期间更要注意饮食调节,加强营养,少食生蒜、生葱及过咸食品,避免辛辣刺激性饮食。

3. 非小细胞肺癌治疗结束后,头两年每3个月复查一次,以后每半年复查一次。小细胞肺癌头两年1~2个月复查一次。复查内容为血常规、肝肾功能、X线胸片、腹部B超。必要时做纤维支气管镜、胸部CT、胸CT及放射性核素骨扫描。

【提示】

左肺癌放疗时,放射野常包括部分心脏,故需注意保护。尤其是平素心功能差,心脏疾患者更需特别注意,及时调整放射野和放射剂

第26节 贲门失弛缓症

贲门失弛缓症,又称贲门痉挛或巨食管症。本病原因不明,多数患者食管壁肌层神经节变性,或神经节数目减少,胆碱能功能减退,食管蠕动减弱或消失。肉眼观察食管下端贲门肌层肥厚。主要临床表现为吞咽不畅、呕吐食管内潴留食物。

【临床表现】

1. 症状体征 患者多见于青年人,主要症状为进食后吞咽不畅,胸骨后饱胀不适,吞咽困难时轻时重,重时感下咽食物受阻,往往伴有呕吐,吐出物为潴留于食管内的食物。检查患者可有消瘦、贫血、皮肤弹性降低等营养不良征象。

2. 其他检查 食管X线透视可见食管扩大,并有液平面,食管下端呈鸟嘴样改变,并可出现逆蠕动,如食管高度扩张可呈"S"形改变。

【治疗】

1. 非手术治疗 适于病程短、症状轻者,措施包括服用解痉药、少吃多餐、细嚼慢咽、饭后散步等。

2. 手术治疗 经胸入路,游离食管下段,切开食管肌贲门部肥厚的肌层至黏膜层,使黏膜膨出,术后一般均可获得良好的效果。

第 27 节 食管癌及贲门癌

食管癌及贲门癌,是消化道常见恶性肿瘤,多见于 50~60 岁的老年人,男多于女。病理类型多为鳞状上皮癌,少数为腺癌。半数发生于食管中段,次为下段,上段最少。食管癌的发生与食管黏膜长期慢性刺激损伤有关,长期进烫食、粗食、浓茶、辣椒、烈性酒等可引起食道黏膜损伤,最终发生癌变。主要临床表现为进行性吞咽困难。

【临床表现】

1. **症状体征** 早期症状不明显,多为吞咽食物偶有哽噎感,时轻时重,往往不被患者注意。典型症状是进行性吞咽困难,或伴有胸骨后疼痛,晚期癌肿侵及或压迫邻近组织、器官,可出现声音嘶哑、刺激性干咳、锁骨上淋巴结肿大等,并常出现消瘦、脱水、胸腹水等恶病质。部分患者常吐黏液。贲门癌初期症状常为上腹部不适或隐痛,或嗳气、呃逆,易被误诊为胃炎。

2. **其他检查** 食管癌时 X 线钡餐透视可见食管黏膜中断、紊乱、充盈缺损、管腔狭窄等;贲门癌时 X 线透视检查可见局部黏膜紊乱、破坏、龛影或软组织块影,当累及胃小弯时,胃壁僵硬或内缩成角。食管镜检查可发现早期病变。

【治疗】

1. **手术治疗** 病变局限全身情况较好者,首先考虑外科手术治疗。适应证为早期食管癌及中下段食管病变范围在 5cm 以内、上段在 3cm 以内的无远处转移的食管癌。手术方法包括根治性切除、姑息性切除、转流及其他手术,应根据具体情况而定。原则上应切除食管大部分,例如中、晚期食管癌常浸润至黏膜下,切除范围应距肿瘤 5~8cm,因此食管下段癌切除后,一般应将胃提至胸腔与食管断端吻合,即胃代食管(图 27-14)。

2. **放射治疗** 对中、上段食管癌,术前适当放射治疗,可增加手术切除率,提高生存率。对已有肿瘤外侵或纵隔区域淋巴结转移的手术治疗者,术后也应予以适当放射治疗。对不能耐受手术的晚期患者,可单纯采用放射治疗。

【健康指导】

1. 患者常有吞咽困难、哽噎及食后即吐症状,所以饮食以细、软、温、少量多餐为原则,不食过硬、过粗食物,选用流质、半流质或软食。

2. 食管癌后期常会产生便秘症状,适度按摩腹部,促进胃肠蠕动;饮用果汁及润肠饮品如蜂蜜;香蕉亦有利于通便。必要时在医生指导下应用通便药物,如开塞露、通便灵、液体石蜡等。

3. 食管癌放疗时易出现口干、咽痛,吞咽困难进一步加重等情况,饮食更应以细软流食、半流食为主,多食蔬菜汁、水果汁。

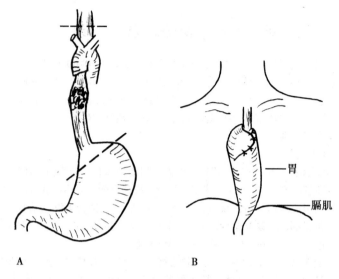

A   B

图 27-14 食管癌切除术

A. 中下段食管癌；B. 胃代食管

【提示】

可疑食管癌者应定期检查身体,特别是食管癌高发区 35 岁以上男性更要定期查体,以便早期发现、早期治疗。

第 28 节 食管化学性损伤

食管化学性损伤,是指由化学性物质所导致的食管损伤。一般是由误服或口服强碱、强酸所引起。强碱使组织产生严重的溶解性坏死,强酸使组织产生蛋白凝固性坏死。主要临床表现为吞服后胸骨后剧烈灼痛。

【临床表现】

1. 症状体征 吞服化学性腐蚀剂后立即出现胸骨后剧烈灼痛,有的为背痛或腹痛,反射性呕吐,口腔、唇或舌均可同时灼伤,吞咽疼痛,咽下困难,或出现声音嘶哑、呼吸困难、哮鸣。时间较久后食管瘢痕形成引起瘢痕性梗阻,进行性加重,甚至涎液也难下咽。检查患者常有消瘦、贫血等营养不良征象。小儿生长发育受到影响。

2. 其他检查 食管瘢痕性梗阻营养不良者血化验常有血红蛋白降低,钡餐 X 线检查能明确狭窄部位与程度。

【治疗】

1. 早期处理 ①立即口服植物油或蛋白水,以保护食管和胃黏膜;②早期使用肾上腺皮质激素及抗生素,可减轻炎症反应及预防感染;③不能进食者,给予静脉补液,能进食时尽早进食。

2. 瘢痕狭窄的治疗 ①食管扩张,适于狭窄段较短的患者,一般应在3~6周瘢痕狭窄形成早期进行;②手术治疗,适于严重的长段狭窄及扩张失败者,在狭窄处上方切断食管,游离胃或肠管(结肠或空肠代食管)与切断的食管上端吻合,而将狭窄段食管旷置或切除。

第 29 节　先天性胸壁畸形

先天性胸壁畸形,为胸骨和肋骨发育不良性疾病,临床以胸骨、肋骨凹陷畸形和外凸畸形较为多见,前者称为漏斗胸,后者称为鸡胸。

一、漏斗胸

漏斗胸是胸骨连同肋骨向内向后凹陷,呈漏斗状或舟状。有人认为此畸形是由于肋骨生长不协调,下部较上部发育迅速,挤压胸骨向后而成;亦有认为是因膈肌纤维前面附着于胸骨体下端和剑突,在膈中心腱过短时将胸骨和剑突向后牵拉所致。主要临床表现为胸廓漏斗状或舟状畸形。

【临床表现】

婴儿期漏斗胸压迫症状较轻者常不被注意,患儿常体形瘦弱,不好动,易患上呼吸道感染,活动能力受到限制,活动时出现心慌、气短等。检查除胸廓畸形外,常有轻度驼背、腹部凸出等特殊体型。心脏X线检查和心电图常有心脏向左移位和顺时针方向旋转。X线侧位胸片可见下段胸骨向后凹陷,与脊柱的距离缩短。CT图像凹陷更为确切清晰。

【治疗】

畸形较轻、症状不明显者,一般不必处理。畸形明显、症状较重者应手术治疗。早期手术效果较好,3~4岁后即可手术矫治。主要手术步骤为 切断膈肌与胸骨、剑突附着部分,充分游离胸骨和肋软骨背面;将所有下陷肋软骨与肋骨、胸骨的连接处切断,过长者楔形切除一小段;在胸骨柄与胸骨体交界处平面横断,抬起下陷部分,矫正整个胸廓畸形,并妥善固定。

二、鸡胸

鸡胸,顾名思义,即指患者的胸部类似鸡的胸部,向前突出。患者除有局部畸形外,一般无自觉症状。主要临床表现为胸骨前凸,两侧肋软骨和肋骨凹陷。

【临床表现】

患儿婴幼儿时期往往有营养不良的情况。患儿一般无自觉症状,但经常易发生呼吸道感染。检查通常体形消瘦,可有方颅畸形。胸骨下端向前凸出,两侧肋软骨和肋骨凹陷,胸廓发育不圆浑,类似鸡的胸部。

【治疗】

由于本病一般无不适或其他症状,因此并不迫切治疗。如有严重畸形可进行手术矫治,方法为将内陷的肋软骨和肋骨行骨膜下切除,再将过长的骨膜作纵形缩短缝合,使之收紧变直。

第二十八章 腹部疾病

第1节 腹壁挫伤

腹壁挫伤，是指腹部受到钝性打击所造成的仅有腹壁软组织的损伤。病理改变为腹壁肌肉挫伤、筋膜撕裂、水肿、组织间出血。主要临床表现为腹壁疼痛、肿胀、肿块。

【临床表现】

1. 症状体征　腹壁外伤史，局部不同程度肿胀、压痛，轻者随着时间推移症状逐渐减轻。重者如有腹部肌肉筋膜严重撕裂或血管破裂，可有明显肿胀；或有血肿形成，局部出现肿块，压痛明显，边界不清，穿刺可抽出血性液体。

2. 其他检查　B超检查可确定血肿大小、损伤层次，并可鉴别有无内脏损伤的情况。

【治疗】

1. 一般治疗　卧床休息、尽量减少腹部活动。

2. 非手术治疗　腹壁小血肿可任其自行吸收；或伤后48~72小时局部适当热敷。酌情应用抗生素预防感染。

3. 手术治疗　如血肿较大、疼痛明显或有继续出血者，可行血肿清除术，结扎出血点。如有感染化脓倾向者，更应及早切开引流，术后应用抗生素，防治感染。

4. 对症处理　疼痛明显者适当给予止痛剂。

第2节 开放性腹部损伤

开放性腹部损伤，多为锐性器物所致。根据腹膜有无破损可分为穿透伤和非穿透伤。前者较为常见，腹膜破损，腹腔与外界相通，且多伴有内脏损伤。主要临床表现为腹部疼痛、压痛、反跳痛。

【临床表现】

1. 病史　患者有锐性器物损伤史。

2. 症状体征　首先明确是穿透伤或非穿透伤，可用金属探子或戴无菌手套直接探查伤口与腹腔是否相通。如伤口较大往往可见腹腔内脏器自伤口脱出，最常见脱出物为大网膜或肠管。穿透性损伤可有腹肌紧张、压痛、反跳痛等腹膜炎体征，腹腔穿刺可抽出血性物。如有血尿提示有泌尿系损伤。如出现低血压或休克症状体征，说明病情危重。非穿透伤表现较轻，无腹膜炎症状体征，一般也无低血压等休克症状体征。

3. 其他检查　内脏大量出血者血化验可有贫血。穿透性损伤者 X 线腹部透视可有膈下游离气体。

【治疗】

1. 非穿透伤的治疗　尽早清创缝合，术后适当应用抗生素预防感染。

2. 穿透伤的治疗　所有穿透伤都应开腹手术，详细探查腹腔各脏器有无损伤，酌情进行相应处理。术后禁食、胃肠减压、静脉输液、抗生素治疗，必要时给予输血或其他相应处理。

【提示】

上腹部穿透伤可伤及胸腔脏器，应特别注意防止漏诊，对暂不能确定的应请有关专科医师会诊或密切观察病情变化。

第 3 节　闭合性腹部损伤

闭合性腹部损伤，多因斗殴、交通意外、生产事故造成，常伴有腹腔脏器损伤或合并其他复合伤。现介绍几种最常见的内脏损伤的临床表现和处理原则。

一、脾破裂

脾是腹腔内最容易受损伤的器官。根据损伤范围，可有中央型破裂、被膜下破裂、真性破裂三种。前两种因被膜完整，出血量受到限制，无明显内出血征象而不易被及时诊断，可形成血肿被吸收。有些血肿特别是被膜下血肿时，在某些微弱外力作用下即可突然转为真性破裂，常发生在伤后 1~2 周，应予警惕。约 85% 为真性破裂，出血量较大，易迅速出现休克。主要临床表现为腹部外伤后腹痛、休克症状体征。

【临床表现】

1. 症状体征　患者有外伤史，如为实质破裂通常有腹部疼痛、恶心、呕吐等，被膜下破裂可能在伤后某时间突然出现腹部剧痛，并波及全腹。可有休克症状如心悸、头晕等。检查面色苍白、脉搏快弱、腹部压痛、反跳痛等腹膜刺激征，腹腔穿刺可抽出血液，可有休克体征。

2. 其他检查　腹部 B 超检查有助于诊断。

【治疗】

脾破裂一经诊断，原则上应紧急手术。因脾组织脆弱破裂后不易止血、缝合或修补,故多采用脾切除术。术中如发现脾裂口大而出血汹涌,可先捏住脾蒂以控制出血,然后快速清理手术野,改善显露,准确钳夹脾蒂,切忌在血泊中盲目钳夹。

二、肝破裂

肝破裂,在腹部损伤中占 15%~20%。肝硬化时发病率较高,右肝破裂较左肝为多。除左、右位置的差别外,肝破裂无论在致伤因素、病理类型和主要临床表现方面都和脾破裂相似,但因有胆汁溢入腹腔,故腹痛和腹膜刺激征常较明显。主要临床表现为腹部外伤后腹痛、休克症状体征。

【临床表现】

1. 症状体征 局部外伤史。肝破裂后常有腹痛、恶心、呕吐,有时血液可能通过胆管进入十二指肠而出现黑粪或呕血,诊断中应予注意。可有休克症状如心悸、头晕等。检查面色苍白、脉搏快弱、腹部压痛、反跳痛等腹膜刺激征,腹腔穿刺可抽出血液,或有休克体征。

2. 其他检查 B 超检查有助于诊断。

【治疗】

基本原则 手术清创、止血、消除胆汁外溢和建立通畅引流。①探明肝破裂伤情,清除裂口内血块及粉碎或失活肝组织,逐一结扎出血点和断裂胆管;②对裂口不深、出血不多、创缘整齐者,清创后直接缝合裂口,缝合前将大网膜、吸收性明胶海绵填入裂口,以提高止血效果并加强缝合线的稳固性;③大块肝组织破损,特别是粉碎性肝破裂或肝组织挫伤严重者,可将损伤肝组织整块切除,结扎切面断裂的血管和胆管;④裂口较深或肝组织已有大块缺损又无条件进行较大手术者,可用大网膜、吸收性明胶海绵填入裂口后,再用长而宽的纱条顺序填入裂口压迫止血,纱条尾端自腹壁切口或另作腹壁戳孔引出作为引流。术后五天起每日抽出纱条一段,7~10 天取完,取出前先向纱条内滴入无菌液体石蜡。

三、肠破裂

小肠和大肠占据着腹腔的大部分空间,故受伤的机会较多。肠破裂后早期即产生明显的腹膜炎,故诊断一般并不困难。主要临床表现为腹部外伤后剧烈腹痛、压痛、反跳痛。

【临床表现】

1. 症状体征 有明显外伤史,肠破裂后患者剧烈腹痛,恶心、呕吐,少数患者可有腹胀。检查腹部压痛、反跳痛。如肠裂口不大或穿破后被食物渣、纤维蛋白素堵塞,可无弥漫性腹膜炎的表现。

2. 其他检查 腹部透视可有膈下游离气体。

【治疗】

肠破裂诊断一旦确定,应立即进行手术治疗。手术方式以简单修补为主,一般可采用间断横向缝合。如裂口较大、裂口边缘组织挫伤严重、肠管多处破裂、肠管大部或全部断裂、肠系膜损伤影响肠壁血运者,可进行部分肠切除术。

四、腹膜后血肿

腹膜后血肿,多系高处坠落、挤压伤等引起腹膜后脏器,如胰、肾、十二指肠和腹膜后血管损伤。可在腹膜后间隙广泛扩散形成巨大血肿,还可渗入肠系膜间。主要临床表现为腰肋部瘀斑、面色苍白、心悸、血压下降。

【临床表现】

1. **症状体征** 腹膜后血肿因出血程度与范围各异,临床表现并不恒定,并常因有合并损伤而被掩盖。一般来说,除部分伤者可有腰肋部瘀血斑外,突出的表现为面色苍白、心悸、血压下降等出血症状,有的可有腰背痛和肠麻痹,伴尿路损伤者则常有血尿,血肿进入盆腔者可有里急后重感,有时因后腹膜破损而使血液流奔腹腔内,故腹腔穿刺或灌洗具有一定诊断价值。

2. **其他检查** B超检查有助于诊断。尿路造影和选择性动脉造影对诊断有一定帮助。

【治疗】

1. **防治休克** 输液、输血,保持有效循环血量。

2. **手术治疗** 多数需行剖腹探查,术中如发现腹膜未破损,应全面探查腹内脏器,并对其损伤作相应处理后再对血肿范围和大小进行估计。如血肿有所扩展,则应切开后腹膜,寻找破损血管,予以结扎或修补;如无扩展可不予切开。血肿主要位于两侧腰大肌外缘者出血可来自腹主动脉、腹腔动脉、下腔静脉、肝静脉、胰腺或腹膜后十二指肠损伤,故不论是否扩展原则上应切开后腹膜探查,以便作必要的处理。剖腹探查时如腹膜已破损,则应探查血肿尽力找到并控制出血点,无法控制时可用纱条填塞,静脉出血常可因此停止。填塞物应在术后3~5天内取出,以免引起感染。

第4节 腹股沟疝

腹股沟疝,是指发生于腹股沟处的各种腹外疝,统称为腹股沟疝。根据疝的解剖部位不同,通常有直疝和斜疝。其中腹股沟斜疝占腹外疝的90%以上,多发生于小儿或青年人;而直疝多发生于老年人。腹股沟疝形成原因与腹壁强度降低(解剖因素、腹白线发育不全、手术切口愈合不良、老年、久病)和腹内压增高(慢性咳嗽、慢性便秘、排尿困难、腹水、妊娠、小儿哭闹)有关。主要临床表现为腹股沟区可复性包块。

【临床表现】

1. 症状体征 ①腹股沟斜疝时,患者可有局部不适、下坠感,腹股沟区出现包块,男性患者可下降至阴囊,女性患者可下降至大阴唇,呈梨形,站立位或腹压增高时易出现,平卧位或用手挤压包块时可消失,压迫腹股沟管内环口可阻止包块出现。发生嵌顿时局部压痛,不能还纳入腹腔,出现腹痛、恶心、呕吐等肠梗阻症状;②腹股沟直疝时,包块自直疝三角突出,呈半球形,压迫腹股沟管内环口不能阻止包块出现。腹股沟直疝一般不易发生嵌顿。

2. 其他检查 腹股沟斜疝发生嵌顿肠梗阻时,X线腹部检查可见腹部胀气或液平面。

【鉴别诊断】

1. 睾丸鞘膜积液 包块圆形或椭圆形,不能还纳入腹腔,透光试验阳性。

2. 隐睾 患侧阴囊不能触及睾丸,腹股沟区大多可触及圆形或椭圆形肿块,但不能还纳入腹腔。

【治疗】

1. 非手术治疗 1岁以内的小儿、年老体弱、伴有其他严重疾病者,可使用疝带(图28-1)或疝卡。

2. 手术治疗 适于大多数腹股沟疝及嵌顿疝。手术方法 疝囊高位结扎术,适于儿童;疝囊高位结扎加疝修补术,适于成年人。

疝囊高位结扎加疝修补术主要步骤 腹股沟韧带中点上2cm处与腹股沟韧带平行至耻骨结节处切开皮肤、皮下组织、腹外斜肌腱膜,组织钳分别夹住腹外斜肌腱膜两侧缘,在其深面钝性分离,外侧至腹股沟韧带,内侧达联合肌腱;切开提睾肌、筋膜、疝囊,左示指伸入腹腔托起疝囊,右示指裹盐水纱布将疝囊

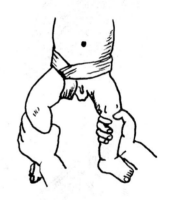

图28-1 疝带的使用

与周围组织钝性分离至疝囊颈部,然后于疝囊颈高位贯穿结扎,距结扎线0.5cm处剪除多余疝囊。将联合腱与腹股沟韧带间断缝合,间断、重叠缝合腹外斜肌腱膜,最后缝合皮肤切口(图28-2)。

【提示】

1. 腹股沟斜疝一般应手术治疗,如发生嵌顿应随时急症手术。

2. 一岁内小儿患者随年龄增长可自愈。非手术疗法时尽量减少增加腹压的动作。

3. 手术操作时解剖层次清楚,缝合组织解剖对位严密。

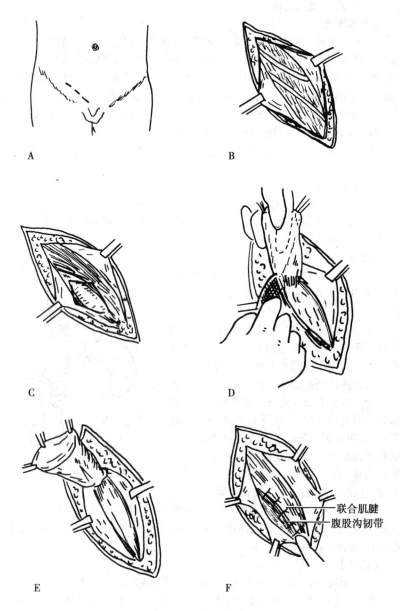

A

B

C

D

E

F

联合肌腱
腹股沟韧带

图 28-2 斜疝修补术

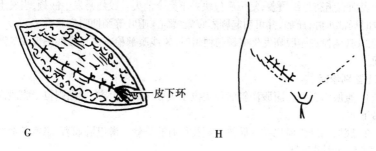

G　　　　　　　　　　　　　H

图 28-2　斜疝修补术（续）

A. 皮肤切口；B. 切开腹外斜肌腱膜；C. 显露疝囊；D. 剥离疝囊；E. 高位结扎疝囊；
F. 联合肌腱缝合于腹股沟韧带上；G. 缝合腹外斜肌腱膜；H. 缝合切口

4. 为了减少剥离疝囊时的出血，可仅剥离疝囊上部，疝囊底部不予以剥离，将其遗留于原处即可。

5. 分离疝囊时勿损伤精索内静脉，结扎疝囊时勿损伤输精管。

6. 联合腱与腹股沟韧带缝合时切勿损伤深面的股静脉血管，以免引起难以控制的大出血。

第5节　股　　疝

股疝，是指经股环、股管、卵圆窝突出的疝，称为股疝（图 28-3）。股疝多见于中年经产妇女，腹压增高是发病因素，常见于右侧。股管是腹股沟韧带下内侧的一个狭长的漏斗状间隙，长 1~1.5cm，内含疏松结缔组织，股管上口称股环，股管前壁为腹股沟韧带，后壁为耻骨梳韧带，外侧为股静脉，内侧为陷窝韧带，股管下方为腹股沟韧带下方的卵圆窝。主要临床表现为腹股沟韧带下方包块，嵌顿时局部水肿、压痛、腹痛。

【临床表现】

1. 症状体征　包块出现于腹股沟韧带下方，于卵圆窝处可扪及半球形包块，站立位或活动后有下坠感，平卧或用手按压时包块可缩小，但是

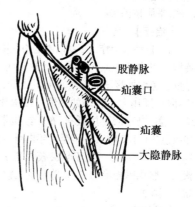

股静脉

疝囊口

疝囊

大隐静脉

图 28-3　股疝的形成及周围解剖关系

由于表面有脂肪组织覆盖,复位后包块并不完全消失。股疝易发生嵌顿,当发生嵌顿时局部水肿,压痛,并可引起剧烈腹痛、恶心、呕吐等肠梗阻症状。

2. 其他检查 股疝发生嵌顿肠梗阻时,X线腹部检查可见腹部胀气或气液平面。

【鉴别诊断】

1. 腹股沟斜疝 腹股沟斜疝包块位于腹股沟韧带上方,股疝则位于腹股沟韧带下方。

2. 腹股沟肿大淋巴结 肢体远端往往有感染灶。淋巴肿瘤者,患者其他部位也可见肿大淋巴结。

【治疗】

由于股疝容易嵌顿,所以股疝一经确诊,即应采取手术治疗。手术原理为将腹股沟韧带、腔隙韧带和耻骨肌筋膜缝合在一起,借以关闭股环。

第6节 脐 疝

脐疝,多由于脐环闭锁不全或脐带瘢痕组织薄弱,加之腹压增高引起。大多数发生于婴儿,少数发生于中年肥胖经产妇女。主要临床表现为可复性脐部肿物。

【临床表现】

患者脐部肿物,突出于腹部皮肤平面,图28-4纱布垫压迫脐坏柔软,按压可进入腹腔,还纳后可扪及缺损的脐环,咳嗽时此处有冲击感。站立位或腹压增大时包块重新出现,平卧位消失。

【治疗】

1. 非手术治疗 2岁以内的小儿随着年龄增长可自行痊愈。为了加速缺损闭合,应尽量避免增加腹压的因素。可用纱布垫压迫疝环口,即用大于脐环的硬纸片或木片外包纱布,盖住脐环,再用胶布、布带或腹带持续加压包扎(图28-4),半年至1年即可自愈。

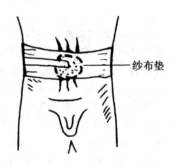

纱布垫

图28-4 纱布垫压迫脐坏

2. 手术治疗 适于年龄较大非手术治疗失败或成年人患者。主要手术步骤为 脐周围梭形切口,切除疝囊,缝合腹膜,重叠或横形缝合腹直肌鞘,以闭合疝环(图28-5)。

【健康指导】

1. 婴儿脐疝较为多见,一般来说,随着年龄的增长均能自愈,但应尽量加强局部保护,防止局部摩擦、受损。

2. 局部给予一定的加压处理,有利于缺损的闭合;尽量减少患儿哭闹,预防上呼吸道感染等;防止腹压增加,可避免病情加重。

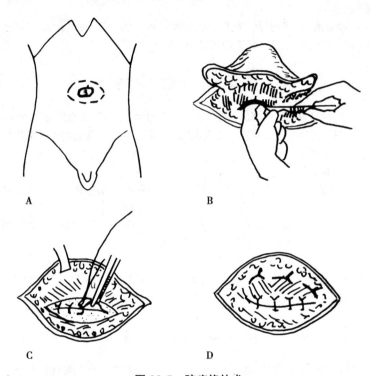

图 28-5 脐疝修补术

A. 切口;B. 切除疝囊;C. 缝合腹膜;D. 重叠缝合腹直肌前鞘

第 7 节 切 口 疝

切口疝,多发生于腹部手术后的切口处,约占腹外疝的第三位。本病多继发于原切口感染、切口裂开、愈合不良的患者。主要临床表现为腹部切口处可复性包块。

【临床表现】

患者腹部手术史,腹部切口处有可复性包块,扪之较软,易复位,并可扪及腹壁缺损。站立、行走或用力时包块增大,平卧位时包块消失。较小的切口疝一般无不适感觉,较大的切口疝可引起腹部不适、局部下坠感,并可伴腹胀或消化不良症状,或可影响工作、生活。

【治疗】

1. 非手术治疗 适于年老体弱或伴有其他严重疾患不能耐受手术者,可用腹带加压包扎。

2. 手术治疗 用于大多数切口疝患者。手术方法有直接缝合术,适于较小的切口疝;疝成形术,适于较大的切口疝。

第 8 节 脐 炎

脐炎,顾名思义即脐部的炎症。多发生于新生儿,因脐带残端感染所致;也可见于年长儿或成人,因局部轻度损伤感染引起。主要临床表现为脐部皮肤红肿、脓性分泌物。

【临床表现】

发生于新生儿者,脐轮与脐周皮肤红肿,有脓性分泌物和臭味。重者脐周明显红肿发硬,还可发展成腹壁蜂窝织炎,或向腹膜扩散而引起腹膜炎。慢性脐炎常形成肉芽肿。年长儿或成人患者常因自行抠挖脐部,致局部皮肤破损而导致感染,表现为脐部流血水样物,可有结痂,或有痒感。

【治疗】

局部可用消毒液适当清洗干净,保持局部清洁干燥,必要时可用无菌纱布敷料包扎保护。

第 9 节 脐 茸

脐茸,多见于婴幼儿,也可见于年长儿童。是新生儿出生后残留在脐部的少量黏膜组织,不断分泌黏液,刺激局部产生炎症,致肉芽组织增生,形成脐茸。主要临床表现为脐部鲜红色息肉样肿物。

【临床表现】

脐部可见鲜红色息肉样肿物,经常分泌黏液,因摩擦刺激常有局部出血,肿物周边高起,中央有小腔,但此腔不与腹腔相通,此红色肉芽肿物长期存在,经一般抗感染治疗不能愈合。由于长期感染分泌物刺激,局部皮肤可有湿疹样变。

【治疗】

一般应进行手术切除。

第 10 节 急性腹膜炎

急性腹膜炎,是指由细菌感染、化学性刺激等所引起的腹膜急性渗出性炎症。分为原发性和继发性腹膜炎,前者少见,常发生于年轻女性;后者多见,常继发于内脏穿孔、破裂、器官炎症、腹部损伤等。主要临床表现为腹痛、腹肌紧张、腹部压痛、反跳痛。

【临床表现】

1. 症状 ①原发性腹膜炎时,多发于年轻女性,常有上呼吸道感染或盆腔感染史,主要症状为持续性下腹痛,可有恶心、呕吐,下腹部压痛、反跳痛,但程度较轻;②继发性腹膜炎时,多有内脏穿孔、破裂、器官炎症或腹部损伤史,内脏穿孔、破裂、腹部损伤患者往往突然腹痛,波及全腹,且为持续性;器官炎症所引起者往往持续性腹痛逐渐加重,常伴恶心、呕吐、发热、腹胀,或出现不同程度的休克症状。

2. 体征 腹式呼吸受限或消失,腹部有明显压痛、反跳痛,并有不同程度的腹肌紧张。胃肠道穿孔或破裂时肝浊音界缩小或消失,腹部移动性浊音阳性,肠鸣音减弱或消失。腹腔穿刺对病因诊断有重要意义,抽出不凝固血提示实质脏器破裂,淡黄色液体提示空腔脏器穿孔或破裂。

3. 其他检查 血化验白细胞计数及中性粒细胞比例增高。血淀粉酶升高提示胰腺炎,血尿提示泌尿系损伤。腹部 X 线检查膈下游离气体提示空腔脏器破裂或穿孔,出现液平面提示肠梗阻。B 超检查对肝脾破裂、急性胰腺炎、化脓性胆管炎等意义较大。

【治疗】

1. 非手术治疗 适于原发性腹膜炎;也适于继发性腹膜炎患者一般情况较好,血压、脉搏平稳,腹部体征较轻,或老年人不能负担手术者。主要措施 禁饮食、胃肠减压、静脉输液、维持水电解质平衡、应用抗生素、纠正全身情况等。非手术治疗期间密切观察病情,如病情加重即应采取手术治疗。这些治疗措施亦可作为术前准备或术后处理。

2. 手术治疗 适于非手术治疗病情无好转;或已确诊内脏穿孔、破裂而腹膜炎明显者;或器官炎症需紧急处理者;或术后继发出血、肠瘘者;或合并复合伤、血气胸有呼吸困难者。手术主要步骤 吸净腹腔内液体、减轻中毒、寻找病灶并做相应处理,酌情放置引流。

第 11 节 急性阑尾炎

急性阑尾炎,是最常见的外科急腹症之一。任何年龄均可发病,多发生于中青年,男性多于女性。病理改变为阑尾组织炎性浸润、肿胀、化脓或坏死。主要临床表现为转移性右下腹疼痛。

【临床表现】

1. 症状 早期症状为腹痛,开始为上腹部或脐周疼痛,呈阵发性,经几小时或十几小时后转移至右下腹,固定不移,变为持续性疼痛。这种转移性腹痛占70%~80%。有些患者腹痛不典型,可为全腹痛,或一开始就表现为右下腹疼痛,无转移性腹痛的过程。恶心、呕吐为较常见的伴随症状。早期可有低热,进而体温逐渐升高。

2. **体征** 右下腹压痛是最常见、最重要的体征,早期右下腹压痛不明显,当疼痛固定于右下腹时,压痛明显。当炎症波及腹膜壁层时可有反跳痛或腹肌紧张。阑尾化脓或穿孔时可伴有局部或全腹肌紧张。形成阑尾周围脓肿时,右下腹可触及肿块。腰大肌试验阳性多为盲肠后位阑尾,为炎症刺激腰大肌所致。早期结肠充气试验可为阳性。

3. **其他检查** 血化验白细胞计数增多,一般为(10~20) × 10^9/L,如超过$20 × 10^9$/L,提示阑尾有坏疽、穿孔的可能,中性粒细胞比例增高。

【鉴别诊断】

1. **呼吸系统疾病** 右下肺炎或胸膜炎时可引起右下腹牵涉性疼痛,甚至腹肌紧张。肺炎、胸膜炎常有寒战、高热,伴咳嗽、胸痛、呼吸困难,听诊肺部有啰音或摩擦音,胸部 X 线检查有助于诊断。

2. **急性胃肠炎** 多有不洁饮食史,一般先呕吐后腹痛,腹痛多为阵发性,腹部压痛不固定,无腹肌紧张。

3. **肠系膜淋巴结炎** 多见于儿童,有呼吸道感染史,一般先发热后腹痛,压痛范围广泛。

4. **右侧输卵管妊娠破裂** 常有月经延期、阴道不规则流血史,腹痛突然发作,且较剧烈,常伴血压下降或休克,腹腔穿刺或后穹隆穿刺阳性。

5. **右侧输尿管结石** 突然腹部疼痛,呈绞痛向会阴部放射,肾区有叩击痛,尿中可查见红细胞,B 超检查可显示肾盂轻度积水、输尿管轻度扩张。

6. **胃十二指肠溃疡穿孔** 多有溃疡病史,穿孔前有溃疡病发作史,突然剧烈腹痛,波及全腹,腹部广泛压痛、反跳痛、腹肌紧张呈板状,腹腔穿刺阳性,腹部 X 线透视膈下可见游离气体。

7. **急性胆囊炎多合并结石** 右上腹绞痛,莫非氏征阳性,B 超检查可探及肿大胆囊或结石声像图。

【治疗】

1. **非手术治疗** 适于单纯性阑尾炎或老年人有其他严重疾患不能负担手术者。措施包括 卧床休息、局部理疗、应用抗生素、静脉输液。也可应用中药,如阑尾化瘀汤等。

2. **手术治疗** 适于大多数阑尾炎患者,因阑尾炎复发率高,一般宜采取阑尾切除手术治疗。主要步骤为 逐层切开腹壁、寻及阑尾、切断结扎阑尾系膜和血管、切除阑尾、荷包包埋阑尾残端(图 28-6)。

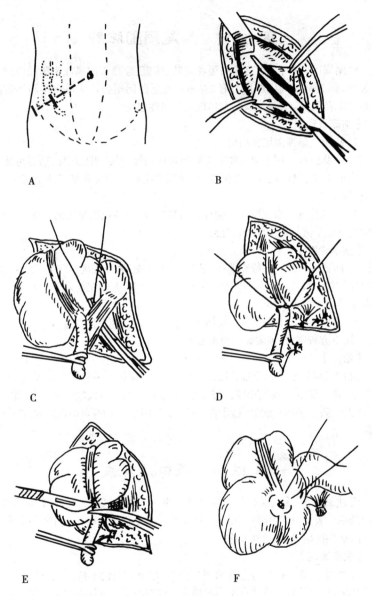

图 28-6 阑尾切除术

A. 切口位置；B. 切开腹膜；C. 处理阑尾系膜和血管；D. 结扎处理阑尾根部；
E. 切断阑尾根部；F. 荷包包埋阑尾残端

第 12 节　阑尾周围脓肿

阑尾周围脓肿,是指急性阑尾炎化脓、坏疽、穿孔大网膜或小肠段包绕,形成包块,称为阑尾周围脓肿。有 2%~6% 的急性阑尾炎可形成阑尾周围脓肿。主要临床表现为急性阑尾炎后期出现腹部痛性包块。

【临床表现】

1. 病史　急性阑尾炎病史。

2. 症状体征　阑尾炎后期右下腹出现疼痛性肿块,明显压痛,边界可清楚,也可模糊不清,包块较韧或有弹性,波动感不明显。包块穿刺可抽出淡黄色脓液,有臭味。

3. 其他检查　血化验白细胞计数明显增多,中性粒细胞比例增高。腹部 B 超检查可显示阑尾周围脓肿声像图。

【鉴别诊断】

1. 回盲部肿瘤　一般有消瘦、乏力、腹泻病史,肿块较硬,压痛不明显,抗感染治疗肿块不缩小,B 型超声波检查显示实性回声,无阑尾炎发作的典型病史,钡灌肠可显示黏膜破坏。

2. 肠套叠　肠套叠往往有腹泻史,持续性腹痛,阵发性加重,右下腹扪及包块,包块下方较空虚,钡灌肠可明确诊断。

【治疗】

急性阑尾炎形成周围脓肿后,治疗方案较难掌握。一般掌握　阑尾周围脓肿较小、体温稳定、一般情况较好者,可用抗感染治疗,多数包块可消失;脓肿较大、体温较高、一般情况恶化趋势者,可行切开引流术,如有可能则同时进行阑尾切除。

第 13 节　慢性阑尾炎

慢性阑尾炎,多由急性阑尾炎迁延而来。当机体抵抗力减弱时,可有急性炎症的临床表现,称为慢性阑尾炎急性发作。主要临床表现为急性阑尾炎史、右下腹间歇性疼痛,反复急性发作。

【临床表现】

1. 症状体征　往往有急性阑尾炎病史,常伴有消化不良,右下腹间歇性疼痛或持续性隐痛,运动或饮食不当时加重。检查右下腹有局限的固定的压痛点。多数患者可有急性阑尾炎发作的临床表现。

2. 其他检查　钡灌肠检查可发现阑尾未充盈,或阑尾充盈缓慢钡剂排出也缓慢,可见阑尾扭曲、粘连、固定等。

【治疗】

慢性阑尾炎一般应进行阑尾切除术。

第14节 急性胆囊炎

急性胆囊炎，是最常见的外科急腹症之一，80%是由胆囊结石所引起。常见于40~60岁，女性多于男性。病理改变为胆囊黏膜充血、水肿、渗出增加，继续发展炎症波及胆囊全层，形成化脓性胆囊炎，或出现胆囊坏死、穿孔。主要临床表现为右上腹剧烈疼痛、发热。

【临床表现】

1. **症状体征** 常于饱餐或进油腻饮食后发病，右上腹或上腹部突然剧烈疼痛，阵发性加重，可向右肩背部放射，可有发热、恶心、呕吐，但少有寒战或黄疸。检查右上腹饱满，腹肌紧张，明显压痛、反跳痛，可扪及肿大的胆囊，墨菲征阳性。胆囊穿孔时可并发胆汁性腹膜炎。

2. **其他检查** 血化验白细胞计数和中性粒细胞比例升高。腹部B超检查可显示胆囊肿大，胆囊壁增厚，或可见胆囊内结石影像。

【鉴别诊断】

1. **胃十二指肠溃疡穿孔** 有溃疡病史，穿孔前多有溃疡病急性发作史，腹部弥漫性压痛、反跳痛，腹肌紧张呈板状腹，肝浊音界缩小或消失，腹腔穿刺阳性。

2. **急性化脓性胆管炎** 有多次胆道疾病发作史，右上腹剧痛，寒战高热，可有黄疸，常伴休克，或有谵妄等精神症状。白细胞计数明显升高。B超检查显示胆总管梗阻，近端扩张。

【治疗】

1. **非手术治疗** 适于病情较轻者，也适于年老体弱不能耐受手术者。措施为 禁饮食、胃肠减压、静脉输液、维持水电解质及酸碱平衡、应用抗生素、维生素K、酌情使用解痉止痛剂等。非手术治疗期间应严密观察病情变化，如有病情加重应急症手术。

2. **手术治疗** 适于病情较重、合并局限性腹膜炎、黄疸明显者。手术方法 胆囊切除术或胆囊造口引流术。术后处理基本同非手术治疗。

【健康指导】

1. 一旦出现右上腹剧烈疼痛应立即就医，明确诊断后进行止痛、抗感染、输液治疗。有手术指征时及时手术。

2. 发作时进食无脂肪的流质饮食，必要时应禁食及胃肠减压。

3. 平时培养良好的饮食习惯，不暴饮暴食，不食太油腻食物。

第 15 节　慢性胆囊炎

慢性胆囊炎,是急性胆囊炎未彻底治愈、反复多次发作的结果,即由急性胆囊炎迁延而来。病理改变为胆囊壁炎性细胞浸润和纤维结缔组织增生,重者可有瘢痕组织形成、胆囊萎缩、解剖结构破坏,并与肝床紧密粘连。约 70% 的患者伴有胆囊结石,女性多于男性。主要临床表现为胆绞痛史,右上腹、肩背部隐痛或沉重感。

【临床表现】

1. 症状体征　临床表现多不典型,大多数患者有胆绞痛病史。通常表现为胆源性消化不良症状,如厌油腻食物、上腹饱胀、嗳气、胃部烧灼感等。常有右上腹部和肩背部隐痛或沉重感。一般无发热、畏寒、黄疸。检查右上腹胆囊区轻度压痛和不适。

2. 其他检查　血化验白细胞计数一般在正常范围。B 超检查可发现胆囊壁增厚、胆囊腔缩小、排空延缓,若发现胆囊结石更有助于诊断。

【治疗】

一般来说,慢性胆囊炎无论有无结石,因已丧失功能均应进行胆囊切除,去除慢性感染病灶。但年老体弱并有其他严重器质性病变者可非手术治疗,措施包括限制脂肪饮食、口服利胆药物、中医中药等。

第 16 节　胆 石 症

胆石症,包括胆囊结石和胆管内结石(图 28-7),胆管内结石又分为肝内胆管结石和肝外胆管结石。B 超检查自然人群胆石症发生率 10% 左右,并有逐年上升趋势,尤以城市人口常见,女性多于男性,中老年居多,可能与饮食结构发生改变有关。临床表现与结石部位、是否发生梗阻直接有关。

一、胆囊结石

胆囊结石开始形成时一般无症状,形成后不发生梗阻时也无特殊不适,常见症状为消化不良。主要临床表现为发热、黄疸、食欲缺乏、上腹疼痛。

【临床表现】

1. 症状体征　可有上腹闷胀、食欲缺乏、消化不良,偶有上腹部隐痛,以饭后明显,故常易误诊为胃病。当结石发生嵌顿梗阻时,可引起剧烈上腹部绞痛,伴恶心、呕吐,疼痛常可向右肩部放射。右上腹压痛,有时可触及胆囊肿大,如并发感染可出现急性胆囊炎的表现,出现发热、黄疸、腹肌紧张等局限性腹膜炎体征。

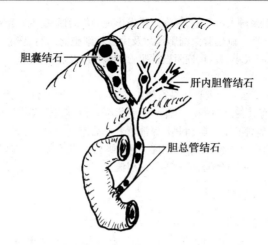

胆囊结石

肝内胆管结石

胆总管结石

图 28-7　胆石的分布

2. 其他检查　血化验白细胞计数一般在正常范围,当胆道梗阻合并感染时白细胞计数明显升高。B超检查可显示结石大小、数目和胆囊的情况。

【治疗】

1. 非手术治疗　适于无症状的胆囊结石,或年老体弱不能耐受手术而结石又无嵌顿者。主要包括结石溶解疗法和体外冲击波碎石疗法。碎石疗法用于胆囊功能良好、直径2cm以下的单发阴性结石。胆囊无功能、多发性结石或合并急性胆囊炎、胆管炎、胆道梗阻、急性胰腺炎,或胆囊与周围组织粘连者均不适宜体外冲击波碎石。

2. 手术治疗　适于非手术治疗无效者、反复胆绞痛、胆管梗阻不能解除、胆囊多发性结石、胆囊萎缩者。手术方法为胆囊切除术。

二、肝外胆管结石

肝外胆管结石,多数位于胆总管下端,可原发于胆管系统,也可为胆囊结石移位至胆总管,往往在胆总管下端引起梗阻继发胆道系统感染,严重者可引起感染性休克,并可发生死亡。有的可造成胆源性胰腺炎。主要临床表现为腹痛、发热、黄疸。

【临床表现】

1. 症状体征　临床表现主要取决有无梗阻和感染。如结石梗阻胆总管并发感染则出现典型的三联征(Charcot征),即腹痛、高热、黄疸。右上腹或剑突下突然出现剧烈疼痛,为刀割样疼痛或绞痛,常向肩背部放射,伴恶心、呕吐;继而发热、寒战、黄疸。严重感染者可出现萎靡、谵妄谵语等精神症状。检查右上腹压痛、有时可触及肿大的胆囊,并发腹膜炎出现局部腹肌紧张、反跳痛。

2. 其他检查　血化验白细胞计数及中性粒细胞比例明显升高。腹部 B 超检查可显示结石大小、数目、梗阻近端胆管扩张程度及胆囊情况。

【治疗】

1. 非手术疗法　主要适于结石较小、感染较轻、胆总管下端无明显狭窄,或年老体弱,或有其他严重疾病不能耐受手术者。急性发作期应卧床休息、禁饮食、静脉输液、解痉止痛、消炎利胆、保证营养等治疗。

2. 手术治疗　一般酌情选用胆囊切除、胆总管切开取石、"T"形管引流术。对复发性结石或泥沙样结石可考虑行内引流。

三、肝内胆管结石

肝内胆管结石,是指左右肝管汇合部以上的结石,可广泛分布于肝内胆管系统,也可分布于某一区域胆管系统。主要临床表现为右上腹疼痛、发热、黄疸。

【临床表现】

1. 症状体征　临床表现不如肝外胆管结石典型,间歇期仅有肝区不适,上腹胀痛,可有右肩背部不适、沉重感。急性发作时则有右上腹剧烈疼痛、发热、寒战,继而出现黄疸,或可出现休克,严重者也可出现谵妄谵语等精神症状。检查可有肝区压痛、叩击痛。

2. 其他检查　血化验白细胞计数及中性粒细胞比例一般正常。腹部 B 超、CT 和磁共振检查均可提供诊断依据。

【治疗】

1. 手术治疗　方法为高位胆管切开取石、胆肠内引流、严重病变肝叶切除等。

2. 溶石治疗　对术中无法取尽的结石,可于"T"管内灌注溶石药物,如甲基叔丁醚、乙基叔丁醚等。

3. 排石治疗　可通过"T"管置入纤维胆道镜、用取石钳、网篮等直接取石。

4. 中医中药　主要用于术后补充治疗,常用的药物有木香、元胡、川楝子、黄芩、栀子、金钱草等。

【健康指导】

1. 胆囊切除手术为治疗本病的根本疗法,70% 的患者可得到良好的远期疗效。

2. 平时宜进食粗纤维食物,保持大便通畅;忌食高脂肪、高胆固醇类食物。

3. 如上腹部发生剧痛或出现黄疸,应立即就医,不要自己随意用药。

第 17 节　胆道蛔虫症

胆道蛔虫症,是指蛔虫经十二指肠乳头钻入胆道引起的急腹症。本病可引起胆道括约肌强烈痉挛,也可因蛔虫将细菌带入胆道而引起继发性胆道感染。主要临床表现为突然上腹钻顶样疼痛。

【临床表现】

多见于儿童和青年人,女性多于男性,农村高于城市。主要表现为突然钻顶样上腹疼痛,伴恶心、呕吐、发热等,而体征较少为其特点。缓解期可无任何阳性体征,于发作期剑下偏右压痛,一般无肌紧张和反跳痛。

【治疗】

一般可采取非手术治疗,详见内科篇有关章节。

第 18 节 急性胰腺炎

急性胰腺炎,是常见急腹症之一。发病原因一般认为与胆汁、胰液逆流有关,多于胆总管阻塞(炎症、结石)、过量饮酒、暴饮暴食、感染等因素作用下发病。好发年龄 20~50 岁。病理改变为某种原因致胰管内压力增高,胰腺腺泡破裂,胰液外溢激活胰酶,引起胰腺自身消化,毛细血管通透性增加,组织充血、水肿、出血、坏死。临床上可分为水肿型胰腺炎和出血型胰腺炎。由于病情复杂、并发症多,因而死亡率较高。主要临床表现为剧烈上腹痛、恶心、呕吐、腹膜炎体征。

【临床表现】

1. 病史 发病前多有暴饮暴食、大量饮酒或胆石症病史。

2. 症状体征 突发上腹部剧痛,刀割样持续性痛,可向腰背部放射,病情严重者全腹疼痛。伴恶心、呕吐,但呕吐后腹痛并不能缓解。严重者常有发热、寒战等症状。检查上腹部压痛、反跳痛、腹肌紧张,尤以左上腹明显;可有移动性浊音、明显腹胀、肠鸣音减弱或消失,此为肠麻痹所致。多数患者有面色苍白、血压降低、脉搏速弱等休克体征。腹腔穿刺可抽出血性液体。

3. 其他检查 血化验白细胞计数升高。血淀粉酶发病后 3~12 小时开始升高,24~48 小时达高峰,2~5 天恢复正常,高于 128 温氏单位(正常 8~64 单位)或高于 300 索氏单位(正常 40~180 单位),即提示为本病;尿淀粉酶发病后 12~24 小时开始升高,且下降缓慢,超过 256 温氏单位或超过 500 索氏单位,也提示为本病。应注意的是,严重的坏死性胰腺炎时淀粉酶反而不高,此与严重的腺泡破坏、淀粉酶生成减少有关。腹部 B 超及 CT 检查显示胰腺弥漫性肿大,密度不均,边界模糊、液性暗区等。

【鉴别诊断】

1. 急性胃肠炎 饮食不洁史,阵发性腹痛,伴恶心、呕吐、腹泻,检查腹肌柔软,肠鸣音亢进。

2. 急性胆道系统疾病 右上腹绞痛、寒战高热、墨菲氏(Murphy)征阳性、胆囊肿大。

3. 消化道穿孔　溃疡病史，上腹突然疼痛，迅速波及全腹，腹部压痛、反跳痛、腹肌紧张，肝浊音界缩小或消失，腹部 X 线透视膈下游离气体。

4. 急性肠梗阻　持续性腹痛，阵发性加重，腹胀、呕吐、停止排便排气，肠鸣音亢进，腹部 X 线透视可见多个液平面。

5. 急性肾绞痛　阵发性腹部或腰部绞痛，向下腹部、腹股沟、会阴部放射，尿检验常有血尿。

【治疗】

1. 非手术治疗　适于急性水肿型胰腺炎和重症胰腺炎初期，或需手术患者的术前准备。①禁饮食、胃肠减压；②静脉输液，保持水、电解质及酸碱平衡，防治休克；③应用抗生素，常用药物为环丙沙星、头孢拉定、头孢噻肟等，同时应用甲硝唑；④ H_2 受体阻滞剂，西咪替丁（甲氰咪胍）每次 400mg，4 次／天，静脉滴注；⑤抑制胰腺分泌，质子泵抑制剂或 H_2 受体阻滞剂，可间接抑制胰腺分泌。多数认为生长抑素及胰蛋白酶抑制剂有抑制胰腺分泌的作用；⑥解痉止痛，酌情给予阿托品、山莨菪碱等；也可应用哌替啶（度冷丁），注意应与阿托品合用。

2. 手术治疗　适于急性水肿型胰腺炎经非手术治疗无效者，或急性出血型胰腺炎伴休克、腹膜炎体征明显者，或有明显黄疸同时伴结石、CT 检查可见胰腺组织大片坏死者，也适于诊断不明而又需手术的其他急腹症。手术原则为　切开胰腺被膜引流，清除坏死组织，必要时行空肠造瘘、胆囊造瘘及胃造瘘。术后处理同非手术疗法。

第 19 节　慢性胰腺炎

慢性胰腺炎，是由多种原因引起的胰腺慢性持续性炎性病变。有的由急性胰腺炎迁延所致，称为复发性胰腺炎。发病年龄多为 30~50 岁之间。病理改变为胰腺纤维化、缩小、变硬、结节状改变，胰腺表面腹膜增厚，与周围组织粘连，有的可形成囊肿。主要临床表现为消化不良、腹泻，反复发作剑下中上腹疼痛，

【临床表现】

1. 症状体征　患者平时常有食欲缺乏、消化不良、腹泻等消化道症状。主要表现为剑下或中上腹疼痛，常因饮酒、劳累、饱餐诱发，疼痛多为持续性，阵发性加重，向腰背部或左肩部放射。常伴有恶心、呕吐、腹胀等。胰腺功能下降时，患者可有排便次数增多、腹泻、大便量多，尤以进食脂肪饮食后明显，粪便中可见油滴，称为脂肪泻。患者常有消瘦、体重减轻。胰头部纤维化时可出现胆总管阻塞，出现黄疸，或可有胆囊肿大。胰腺囊肿时可扪及腹部包块。

2. 其他检查　血化验白细胞计数一般正常，血淀粉酶一般不升高，少数可有血糖升高。腹部 B 超及 CT 检查可见胰腺外形不规则，或可见钙化斑或结石影。

【治疗】

1. 非手术治疗 ①饮食疗法,包括规律饮食、节制饮食、低脂饮食;消化不良者口服胰酶制剂;胃酸高者口服制酸剂;②镇痛治疗,可酌情应用溴丙胺太林、东莨菪碱等;③中医中药,选用疏肝理气、健脾和胃、活血止痛药物;④适当休息,避免疲劳。

2. 手术治疗 主要目的为解除病因,可酌情进行胆总管切开取石术、Oddi括约肌成形术、胆总管空肠吻合术等。

【健康指导】

1. 慢性胰腺炎病程迁延,患者应积极配合治疗,定期到医院检查。

2. 伴糖尿病者应根据医嘱控制饮食,并在医生指导下应用降糖药物。

3. 如有胆道疾病应积极治疗,必要时外科手术,以利胰腺炎康复。

4. 须戒烟酒,避免过食饱餐,以免进一步损伤胰腺功能。

【提示】

1. 如遇急性发作,及时收入院,并按急性胰腺炎处理。

2. 腹泻者应高糖、高蛋白、低脂肪饮食,酌情加用胰酶片等,一般不用抗菌药物。

第 20 节 胰 腺 癌

胰腺癌,是一种较常见的恶性肿瘤。多数发生在胰头,约占 2/3,容易压迫或浸及胆总管出现黄疸。发病原因不明。40~70 岁患者占 80%,男性多于女性。本病恶性程度高,早期不易发现,手术切除率低,预后较差。主要临床表现为食欲缺乏、腹痛、黄疸、消瘦。

【临床表现】

1. 症状体征 早期可有食欲缺乏、乏力、上腹疼痛,常易误诊为胃炎。多为上腹隐痛,饭后和夜间明显,随病情进展腹痛逐渐加重,后期癌肿外侵腹痛剧烈难忍,常牵涉到腰背部。晚期腹部可扪及包块或肿大的胆囊。多数患者黄疸,进行性加重,由于胆盐的刺激,出现皮肤瘙痒,当胆道完全梗阻时,大便呈陶土样。

2. 其他检查 血化验胰头癌时 GPT、GOT、ALP、胆红素明显升高。X 线钡餐检查胰头癌时显示十二指肠肠曲扩大。腹部 B 超检查可见胰腺不规则的肿块声像图,胰头癌时可见胆囊胀大、肝内外胆管扩张,并可见扩张的胰管。CT 检查可确定肿块部位、大小、浸润程度、周围关系、有无淋巴结肿大,胆囊是否胀大,肝内外胆管是否扩张。

【鉴别诊断】

1. 壶腹癌 胆总管下端癌肿时黄疸出现较早,大便潜血阳性,晚期临床上难以鉴别。腹部 B 超及 CT 检查有助于诊断。

2. 胆总管下端结石 也可出现黄疸,但多有反复发作的急性胆绞痛病史,发作时常有寒战、发热。B超及CT检查有助于诊断。

【治疗】

1. 手术治疗 胰腺癌发现早,一般情况好,无严重心、肺、肾等疾患者,可考虑手术治疗。手术方法为胰头十二指肠切除术(图28-8)。本手术方式创伤大、高风险,手术死亡率高,经济付出较多,务必综合考虑,以患者最

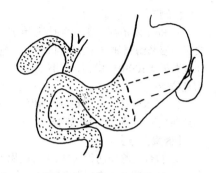

图28-8 胰头癌切除范围

大利益出发慎重选择。术前准备包括纠正水电解质及酸碱失衡,纠正全身情况,必要时输入全血或白蛋白,给予维生素C、维生素K等,全身应用抗生素。另有姑息性手术,多为了解除黄疸,有条件者可作胆总管或胆囊与空肠或十二指肠吻合术,无条件者可作外引流术等。

2. 非手术疗法 包括化疗、放疗、介入治疗、免疫治疗、对症处理、中医中药等。

第21节 原发性肝癌

原发性肝癌,是我国常见的恶性肿瘤之一。东南沿海地区多见,多发于40~49岁,男性多于女性。病因目前认为与肝硬化、病毒性肝炎等有关。病理大体类型分为三型 结节型、巨块型、弥漫型,以结节型最为常见,多伴有肝硬化;组织学上分为肝细胞型、胆管型或二者共有的混合型。主要临床表现为食欲缺乏、肝区疼痛、肝大。

【临床表现】

1. 症状体征 病初消化道症状,如食欲缺乏、消化不良、腹胀、恶心、呕吐、腹泻等。继之出现肝区疼痛,多为持续性隐痛、胀痛,癌肿侵犯腹膜或腹膜后神经丛时,则出现剧烈疼痛。晚期可有中毒表现,如低热、乏力、消瘦、恶病质等。检查早期可无异常发现,晚期上腹部可触及肿大的肝脏或癌块,质地硬、不光滑、触痛或肝区叩击痛,还可有腹水、黄疸、左锁骨上淋巴结肿大。肝癌自发破裂时可出现腹膜炎、休克症状体征。

2. 其他检查 血化验甲胎蛋白(AFP)阳性率为70%,也可有假阳性。血清γ~谷氨酰转肽酶、碱性磷酸酶升高。腹部B超及CT检查可显示肿瘤大小、部位、浸润情况,同时可与肝血管瘤鉴别。也可进行磁共振检查。

【鉴别诊断】

1. 继发性肝癌 大多数患者有原发癌灶的表现,肝内癌肿常为多发性,一

般过去无肝病史,甲胎蛋白阴性。

2. 肝血管瘤 一般无消化道症状,无癌性中毒表现,无慢性肝病史,病情进展缓慢,患者全身状况较好,一般无恶病质情况,甲胎蛋白阴性,CT增强扫描可与肝癌相鉴别。

【治疗】

1. 手术治疗 早期诊断、早期手术治疗,一般情况较好、癌块较小、无转移者可行肝叶切除或半肝切除术。有明显黄疸、腹水、下肢水肿、恶病质、肝外转移者均不适宜手术。术后尚需酌情予以化疗、免疫治疗、中医中药等治疗。

2. 非手术治疗 ①化疗,常用药物有5-氟尿嘧啶、阿霉素、丝裂霉素、塞替派等;②介入治疗,肝动脉插管化疗、肝动脉栓塞;③免疫治疗,常用的有卡介苗、转移因子、干扰素等,但疗效尚待肯定;④中医中药,多从增强机体免疫力、改善全身状况、减轻化疗反应入手。

【健康指导】

1. 肝癌患者应避免用手捶压肝区,防止肝脏破裂而引起肝癌出血。

2. 晚期肝癌患者禁食粗糙食物,如油炸食品、粗纤维食品等,防止刺破曲张的食管静脉,引起上消化道出血。

3. 长期慢性肝炎、肝硬化易发生癌变,因此应加强监测,定期体检,以便早期发现、早期治疗。

【提示】

1. 进食富含蛋白质食物,但要适量,过多食入往往会诱发肝昏迷。

2. 肝癌患者常伴有凝血机制障碍,需观察有无皮下瘀斑、瘀点,是否出现牙龈出血、鼻出血等现象,一旦出现应及时使用止血药物。

3. 手术切除是目前早期肝癌最有效的治疗方法,适于全身情况较好,肿瘤局限于肝的一叶或半肝内。

第 22 节　继发性肝癌

继发性肝癌,由其他器官癌肿转移而来,因此又称为转移性肝癌。多来自腹腔内器官癌肿转移,如胃癌、结肠癌、胰腺癌、胆囊癌、子宫癌、卵巢癌等。此外乳腺癌、肺癌、鼻咽癌等也可转移于肝脏。主要临床表现为原发癌肿症状,肝区疼痛、腹水、肝大。

【临床表现】

1. 病史 原发器官癌肿病史。

2. 症状体征 继发性肝癌主要表现为原发癌肿的相应症状体征。患者可出现食欲缺乏、消化不良、全身消瘦、肝区疼痛、腹水、黄疸等。检查可有肝脏肿大、肝区叩痛、肝区结节性肿块、腹水征阳性。

3. 其他检查　腹部 B 超及 CT 检查可显示肿瘤数目、大小、部位、浸润情况。

【治疗】

发现肝转移性肿瘤，说明原发癌肿已进入晚期，一般不再考虑手术。可酌情进行介入、中医中药治疗和对症处理。

第 23 节　门静脉高压症

门静脉高压症，是指门静脉血流受阻、血液淤滞致门静脉压力增高。本病多见于中年男性，病情发展缓慢。主要病理改变为门脉高压脾大、脾功能亢进、门静脉和腔静脉间的四个交通支扩张（胃底 - 食道下段、直肠下端 - 肛管、前腹壁、腹膜后交通支）、腹水。主要临床表现为脾大、脾功能亢进、腹水、食管 - 胃底静脉曲张破裂出血症状体征。

【临床表现】

1. 病史　多数患者有肝炎、肝硬化或消化道出血史。

2. 症状体征　起病缓慢，脾大伴脾功能亢进。食管 - 胃底静脉曲张破裂时可有突然出现大量呕血，继之出现黑便，可有出血性休克症状。晚期可出现腹水、黄疸、消瘦、腹胀、食欲缺乏等。

3. 其他检查　血化验肝功能损害，低蛋白血症，白蛋白和球蛋白比例倒置。腹部 B 超检查肝内密集微小波或中小波，此为肝硬化的声像图。食管钡餐或内镜检查可见食管下端及胃底静脉曲张。

【治疗】

1. 一般治疗　适当休息，进易消化、高维生素、无粗糙物的饮食，防止划伤食道；适当给予护肝药物。

2. 手术治疗　主要目的为紧急控制食管 - 胃底静脉曲张破裂出血。术式需根据患者全身情况、肝功能、脾大程度和术者技术水平而确定。常用术式包括断流术、断流加脾切除术、断流加分流术、断流加分流加脾切除术。

3. 三腔管的应用　主要用于控制出血，原理为利用充气气囊分别压迫胃底和食道下端，以达到止血的目的（图 28-9）。

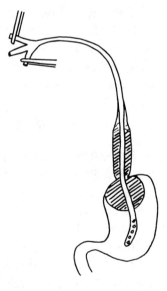

图 28-9　三腔管的应用

4. 硬化剂治疗 近年来,通过纤维胃镜将硬化剂直接注射于曲张的静脉内,用于防治出血,近期内有一定疗效。

【健康指导】

1. 患者应适当进食富含蛋白质的食物,但要适量,过多食入往往会诱发肝昏迷。

2. 平素应禁食粗糙食物,如油炸食品、粗纤维食品等,防止刺破曲张的食管静脉,引起上消化道出血。

3. 长期慢性肝炎、肝硬化易发生癌变,因此应加强监测,定期体检,以便早期发现肝癌。

【提示】

应用三腔管压迫止血时应在监护室进行,以便出现并发症、特殊情况及时处理。

第 24 节 肝 脓 肿

肝脓肿,是指肝脏感染后所形成的化脓性感染。常有两种类型 即细菌性肝脓肿和阿米巴性肝脓肿。本节仅介绍细菌性肝脓肿。细菌性肝脓肿常继发于胆道蛔虫、胆石症、阑尾炎、细菌性痢疾等,致病菌多为大肠杆菌、金黄色葡萄球菌。病理改变为肝组织炎性反应、坏死、化脓,肝内形成单个脓肿或多个脓肿。主要临床表现为高热、寒战、肝区疼痛、肝大。

【临床表现】

1. 病史 常有某种先驱性疾病。

2. 症状体征 起病较急,高热、寒战、肝区疼痛、肝大为主要表现,体温可达39~40℃,常表现为弛张热,可大量出汗、恶心、呕吐、食欲缺乏、周身乏力,通常有肝区钝痛,肝区叩击痛,肝大触痛,肋间歇饱满,或有右上腹肌紧张,有的出现局限性隆起,或有局部皮肤水肿等,严重者出现黄疸。

3. 其他检查 血化验白细胞计数增高,中性粒细胞比例增加,可出现贫血。X线胸腹部透视有膈肌升高,运动受限,或出现反应性胸膜炎。B超检查可分辨2cm 以上的脓肿病灶。

【治疗】

1. 一般治疗 卧床休息,充分营养,全身支持疗法。

2. 抗生素治疗 在未确定致病菌之前首选青霉素、氨苄西林,加氨基糖苷类抗生素(卡那霉素、庆大霉素),或头孢菌素类、甲硝唑等。

3. 手术治疗 主要为脓肿切开引流,大多数肝脓肿可经腹腔切开引流,肝右叶后侧的脓肿也可十二肋床切口经腹膜外切引流。

第 25 节 肠 梗 阻

肠梗阻,是指肠腔内容物运行发生障碍,不能顺利通过肠道。肠梗阻为腹部外科常见急腹症之一,可导致全身生理功能紊乱,如不能及时治疗可危及生命。

肠梗阻有以下特点和规律 ①单纯性肠梗阻,无血运障碍,腹痛较轻,中毒症状也轻;绞窄性肠梗阻,有血运障碍,腹痛较重,中毒症状也较重;②不完全性肠梗阻,可部分通过肠内容物,腹痛较轻;完全性肠梗阻,不能通过任何肠内容物,腹痛较重;③低位肠梗阻,以腹胀为主;高位肠梗阻,以呕吐为主;④单纯性肠梗阻或不完全性肠梗阻腹部较软,压痛较轻;绞窄性肠梗阻压痛明显,肠坏死时腹部反跳痛、腹肌紧张、腹腔移动性浊音;⑤肠梗阻早期听诊肠鸣音亢进,有气过水声和金属音;晚期或肠坏死时肠鸣音减弱或消失,麻痹性肠梗阻也有肠鸣音减弱或消失;⑥腹部 X 线检查可见肠胀气和液气平面;⑦可有不同程度的水电解质紊乱。

主要临床表现为腹痛、腹胀、呕吐、停止排便排气,这是所有肠梗的四大基本症状体征。

根据肠梗阻的病理改变,介绍几种常见肠梗阻的诊断和治疗。

一、粘连性肠梗阻

粘连性肠梗阻,临床较为常见,绝大多数患者有外科手术或妇科产科手术史,少部分为腹腔内感染如腹膜结核等所致。病理改变为肠管间粘连、肠与腹壁间粘连或粘连带卡压引起梗阻(图 28-10)。

【临床表现】

1. 病史 多数有腹部手术、创伤或感染史。

2. 症状体征 主要表现为腹痛,一般较轻。可有不同程度的腹胀、呕吐,逐渐出现停止排便排气,但因粘连性肠梗阻多数为部分性梗阻,故仍可有少量排便排气。粘连带卡压时一般为完全性梗阻,则可完全停止排便排气。检查腹部可见手术瘢痕,一般瘢痕处压痛较明显,听诊肠鸣音亢进,并有气过水声或金属音。粘连性梗阻多可以自行缓解,但可再次反复多次发作。

3. 其他检查 血化验可有血红蛋白增高等血浓缩现象。腹部 X 线透视检查可见液气平面。

【治疗】

1. 非手术治疗 粘连性肠梗阻一般以非手术治疗为主,主要措施为禁饮食、胃肠减压、静脉输液、营养支持等。

2. 手术治疗 适于非手术治疗梗阻不能缓解者,可行粘连松解、肠管排列或部分肠段切除术。

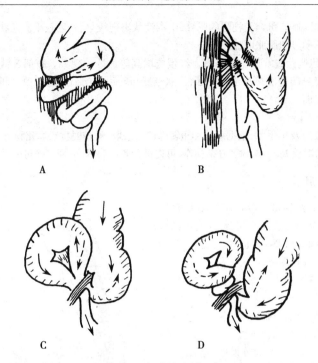

图 28-10 各种粘连性肠梗阻

A. 肠管间粘连；B. 肠管与腹壁粘连；C. 系带嵌顿；D. 系带嵌顿合并扭转

二、肠扭转

肠扭转，是指一段肠袢沿其系膜长轴旋转造成闭袢性肠梗阻，称为肠扭转。肠扭转可为 180 度，也可为 360 度，甚至 720 度，一般为绞窄性梗阻，可发生于小肠，也可发生于结肠（图 28-11）。

【临床表现】

1. 症状体征　小肠扭转常发生于中、青年人，暴饮暴食或剧烈运动后易发病；乙状结肠扭转多见于老年人，多由肿瘤、便秘或乙状结肠系膜过长引起。肠扭转具备腹痛、腹胀、呕吐和停止排便排气等肠梗阻的共同表现，但腹痛较为剧烈，疼痛多位于

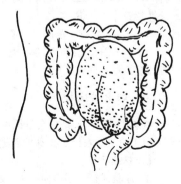

图 28-11 肠扭转

脐周,呕吐频繁,可触及梗阻的肠袢,中毒症状出现较早、程度较重。乙状结肠扭转呕吐不明显但腹胀明显。

2. 其他检查 血化验可有血红蛋白增高等血浓缩现象。腹部 X 线检查小肠扭转可见闭袢和多个液气平面,乙状结肠扭转可见明显胀大的单个肠袢和宽大的气液面。

【治疗】

一般应及早手术,根据病情和扭转部位可采取肠扭转复位、坏死肠管切除,如果患者情况较差,不能耐受复杂操作,可先进行肠造口术,二期再作进一步处理。

三、肠套叠

肠套叠,是指一段肠管套入邻近的肠腔内,可为小肠套入小肠、结肠套入结肠、小肠套入结肠(图 28-12)。部分患者发生血运障碍或肠坏死。

【临床表现】

1. 症状体征 多见于小儿,成人的肠套叠多由息肉或肿瘤所引起。具备腹痛、腹胀、呕吐和停止排便排气等肠梗阻的共同表现。早期主要为阵发性腹痛,患儿哭闹不安、面色苍白、伴有呕吐,以后可出现果酱样血便,但成人血便少见。腹部可触及腊肠样肿块,小肠套入结肠回盲部时扣之右下腹较空虚。

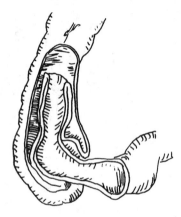

图 28-12　肠套叠

2. 其他检查 血化验可有血红蛋白增高等血浓缩现象。X 线钡剂灌肠检查可有"杯口状"改变。

【治疗】

1. 非手术治疗 灌肠复位适于小儿,并给予输液、抗生素治疗等。

2. 手术治疗 适于灌肠失败或有肠坏死可能者。手术方式可根据病情采取肠复位、肠切除或肠造口术。

四、蛔虫性肠梗阻

蛔虫性肠梗阻,是指大量蛔虫在肠腔内扭结成团或充满肠腔,可致肠腔梗阻(图 28-13)。农村 2~8 岁儿童发病率较高,多有便虫或吐蛔虫史。

【临床表现】

1. 症状体征 多有便蛔虫或呕吐蛔虫史。患儿最先出现腹痛,呈阵发性,但腹部软。疼痛过后患者如同正常人。疼痛发作时患儿哭闹不安,可有呕吐,腹

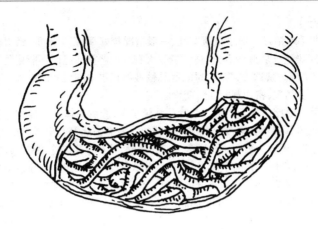

图 28-13 蛔虫性肠梗阻

痛消失后有的患者可触及条索状肿块。

2. 其他检查　腹部 X 线检查可有胀气或液平面。大便镜检可有蛔虫卵。

【治疗】

1. 非手术治疗　解痉止痛药,必要时驱虫治疗,梗阻缓解后彻底驱虫。

2. 手术治疗　仅适于非手术疗法不能缓解或有并发症者如穿孔等。可采用切开取虫或挤压排虫。

第 26 节　胃十二指肠溃疡穿孔

胃十二指肠溃疡穿孔,是常见的外科急腹症之一。胃溃疡穿孔多发于 30~60 岁男性,而十二指肠溃疡穿孔比胃溃疡穿孔多见。病理改变胃溃疡病活动进展,逐渐向深部侵蚀,可以穿透胃壁或肠壁形成穿孔;穿孔部位多在胃十二指肠前壁;穿孔后胃、肠内容物进入腹腔,引起弥漫性腹膜炎,始为化学性腹膜炎,以后逐渐发展为细菌性腹膜炎。主要临床表现为突然上腹剧痛,迅速波及全腹。

【临床表现】

1. 病史　多数患者有溃疡病病史,穿孔前多有溃疡病急性发作。

2. 症状体征　患者突然上腹疼痛,迅速波及全腹,为持续性剧痛,往往有恶心、呕吐。严重者可并发血压下降或中毒性休克。检查腹部有压痛、反跳痛,腹肌紧张呈板状腹,叩诊有腹部移动性浊音,肝浊音界缩小或消失。

3. 其他检查　血化验白细胞计数增高,中性粒细胞比例增加。腹部 X 线检查膈下有游离气体。

【治疗】

1. 非手术治疗 适于空腹穿孔、一般情况较好、腹膜炎不重、经胃肠减压、输液、抗感染治疗后好转者,也适于老年人有其他严重疾患而不能耐受手术者。具体治疗措施为禁饮食、胃肠减压、静脉输液纠正水电解质酸碱失衡、应用抗生素、纠正全身情况,密切观察病情变化。

2. 手术治疗 适于非手术治疗后病情加重、腹膜炎体征明显、全身中毒症状严重者,或怀疑溃疡恶变、胃癌穿孔,或过去曾有溃疡穿孔史者。根据病情可采取穿孔修补术。主要手术步骤为 切开腹壁,寻及穿孔位置,距穿孔周围0.3~0.5cm处与肠管长轴方向平行,用细丝线作3针全层间断缝合,轻轻结扎,闭合穿孔;如穿孔较大,也可提取部分大网膜填塞于穿孔处,再行结扎(图28-14)。如疑为胃溃疡恶性变,也可进行胃大部切除术。术后处理与非手术治疗基本相似。

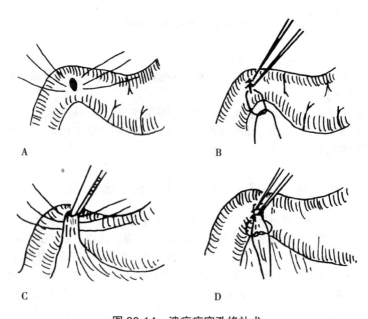

A

B

C

D

图 28-14 溃疡病穿孔修补术

A. 缝合;B. 结扎;C. 提起部分大网膜;D. 堵塞穿孔处结扎

第 27 节 胃十二指肠溃疡出血

胃十二指肠溃疡出血,是上消化道出血最常见的原因之一,约占上消化道出血的50%左右,而十二指肠溃疡出血比胃溃疡出血更多见。病理改变为胃十二指肠溃疡处动脉受侵蚀而导致出血,引起血容量减少、血压下降、组织缺氧等。主要临床表现为呕血、便血、休克症状体征。

【临床表现】

1. 病史 多数患者有溃疡病病史,出血前溃疡病疼痛加重,出血后疼痛减轻。

2. 症状体征 出血量少时以便血为主,表现为黑便。出血量大时可出现非喷射性呕血,继之大便呈柏油样颜色。严重者可出现面色苍白、皮肤湿冷、脉搏快弱、血压下降等休克症状体征。

3. 其他检查 血检验血红蛋白、红细胞计数、血浆蛋白和白蛋白降低。纤维胃镜检查可明确出血部位、病变性质,并可做出鉴别诊断。

【鉴别诊断】

1. 门脉高压症食管 - 胃底静脉曲张破裂出血 常有慢性肝病史,出血凶猛,呈喷射性呕血为主,很快出现血压下降或休克,血化验肝功能有改变。

2. 应激性溃疡出血 多有严重外伤、烧伤,或其他严重疾病史,突然出血,出血前无明显自觉症状,纤维胃镜检查显示有广泛胃黏膜病变。

3. 胃癌出血 一般出血量较小,多数表现为黑便,患者年龄较大,有癌中毒症状,晚期可触及肿块。纤维胃镜或上消化道钡餐透视有助于诊断。

4. 胆道出血 多有胆道感染史,腹部剧烈绞痛后合出血,出血后腹痛症状减轻,多为便血。可有发冷发热,上腹压痛,并可触及肿大的胆囊。B超检查有助于诊断。

【治疗】

1. 非手术治疗 主要包括禁食、输液、止血等,详见内科有关章节。

2. 手术治疗 适于内科治疗后出血不能控制、出血量大、早期出现休克、曾有出血史或伴有幽门梗阻者,或怀疑恶变者。年龄大于 60 岁者因血管硬化往往出血不易控制。一般根据病情采取胃大部切除,或贯穿缝扎止血等不同手术方式。术后处理主要治疗贫血,纠正全身情况。

第 28 节 胃十二指肠溃疡瘢痕性幽门狭窄

胃十二指肠溃疡瘢痕性幽门狭窄,是消化性溃疡较常见的并发症,以十二指肠溃疡多见,其中约 1/2 的患者溃疡本身已经愈合。病理改变为由于愈合后的瘢痕收缩致幽门狭窄、梗阻,胃内容物部分或全部不能通过,长时间幽门梗阻,食物、胃液不能通过引起胃扩张。主要临床表现为频繁呕吐、全身消瘦。

【临床表现】

1. 病史 患者多有长期消化性溃疡病病史。

2. 症状体征 早期可有消化不良、腹胀,逐渐出现呕吐,呕吐多发生于午后或晚间,梗阻严重时呕吐频繁,且呕吐量大,呕吐后腹胀症状减轻,呕吐物常有酸臭味或陈旧食物。常有消瘦、营养不良、皮肤弹性减低、脱水貌,由于电解质紊乱,有的可出现手足抽搐。检查上腹隆起,可见胃型及蠕动波,可有上腹部振水音。

3. 其他检查　钡餐 X 线透视或胃镜检查可明确诊断。

【鉴别诊断】

1. 幽门痉挛和水肿　活动性溃疡可以出现油腻痉挛或炎性水肿致幽门狭窄或梗阻,呕吐为间歇性,使用解痉消炎药后,症状可缓解,可有较慢性腹痛。

2. 胃幽门部癌　病程较短,可先有消化不良、胃食欲缺乏、消瘦等症状,后期出现呕吐,进行性加重,逐渐出现恶病质,或腹部可触及肿块,可有大便潜血阳性,钡餐 X 线透视或胃镜检查可明确诊断。

3. 肠系膜上动脉压迫综合征　主要症状为呕吐,但呕吐物为胆汁,钡餐 X 线透视或胃镜检查有助于诊断。

【治疗】

胃十二指肠溃疡瘢痕性幽门狭窄必须采取手术治疗。手术方式需根据具体情况而定　①胃大部切除术,适于一般情况较好者;②胃空肠吻合术,适于年老体弱、全身情况较差者。

术前需纠正水、电解质紊乱及酸碱平衡失调、全身支持疗法、纠正贫血和低蛋白血症、术前 3 天每晚用温生理盐水洗胃。

第 29 节　十二指肠憩室

十二指肠憩室,是指十二指肠部分肠壁外向扩张形成袋状突起(图 28-15),多为单发。大多数憩室位于十二指肠降部内侧,特别好发于十二指肠乳突附近,少数位于十二指肠横部或升部。由于很少引起症状,因此大多数十二指肠憩室仅在 X 线钡餐检查时偶然发现。如憩室与肠腔连接的入口处(憩室颈)较狭窄,则食物一旦进入不易排出,可导致潴留,继发炎症、溃疡、出血、穿孔等并发症。主要临床表现为上腹不适、脐周隐痛、进食后饱胀。

【临床表现】

十二指肠憩室一般不引起症状,出现并发症时,如因憩室内食物潴留引起炎症,可出现上腹部不适、脐周隐痛、进食后饱胀,并可有恶心、呕吐、嗳气等症状。当憩室压迫胆总管和胰腺管时,可出现黄疸和胰腺炎等症状体征,也可并发出血或憩室内形成结石。

【治疗】

1. 非手术治疗　包括调节饮食、抗酸、解痉、抗炎和利用体位引流。

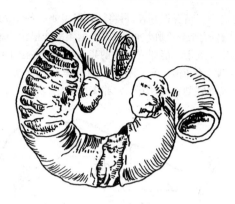

图28-15　十二指肠憩室

2. 手术治疗　非手术治疗无效可考虑手术治疗,将小的憩室翻入肠腔,缝合颈部。手术困难是在寻找憩室,术前服用少量钡剂,手术中注射空气入十二指肠肠腔,可能有助于定位。术时注意避免损伤胆总管和胰管。术后并发症有十二指肠瘘和胰腺炎等。

第30节　胃　癌

胃癌,是常见的恶性肿瘤,在消化道肿瘤中占第一位。40~60岁为高发年龄,男性多于女性,约为2∶1。病因尚不明确,可能与萎缩性胃炎、胃溃疡、遗传、生活习惯等因素有关。胃癌主要好发生于胃窦部,其次好发生于胃小弯,再次为贲门。主要临床表现为食欲缺乏、逐渐消瘦、上腹疼痛。

【临床表现】

1. 症状体征　早期可有上腹不适、消化不良、食欲缺乏、饱胀、体重下降。逐渐出现上腹隐痛,过去有胃病史者疼痛节律性发生改变,进食后加重。晚期上腹痛加重,变为持续性。部分患者可有消化道出血,出血较少时表现为持续性大便潜血阳性,出血多时可有黑便或呕血,并出现乏力、消瘦、贫血及恶病质。晚期可触及肿块,左侧锁骨上淋巴结肿大等。

2. 其他检查　大便潜血阳性。X线钡餐检查是目前常用的检查方法。纤维胃镜检查可早期发现胃癌,直接观察病变,且可取材进行活检。

【治疗】

1. 手术治疗　应根据患者情况选择手术方式,①胃癌根治术,适于早期胃癌,全身一般情况较好者,切除范围如为胃窦部癌应包括胃的大部或全部、大小网膜及相应区域的淋巴结(图28-16);②联合脏器切除术,适于癌肿与周围脏器有一定浸润,但患者全身情况较好者,可将转移组织如肝右叶、横结肠、脾脏一并切除;③姑息性手术,适于局部肿块可以切除,但不能作根治的患者。

2. 非手术治疗 适于不能耐受手术的患者,主要措施为①化疗,常用的药物有氟尿嘧啶(5-FU)、优福啶、丝裂霉素等,可以单一用药,也可联合用药;②综合治疗,可应用免疫增强剂、中医中药、营养支持治疗。

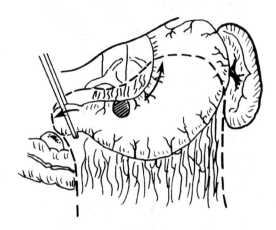

图 28-16 胃窦部癌切除范围

【健康指导】

1. 胃癌根治术后胃容积变小,因而术后应少量多餐,进易消化食物为宜。

2. 按照医师嘱咐,定期到医院进行复查,较常用的有意义的术后复查项目为大便潜血、消化道透视、血常规、肝 B 超检查等。

第 31 节 胃 肉 瘤

胃肉瘤,约占胃恶性肿瘤的 1%~3%。以恶性淋巴瘤、平滑肌肉瘤、神经纤维肉瘤多见。好发于胃小弯和胃后壁,有向胃外生长的神经纤维肉瘤,有凸向胃腔生长的平滑肌瘤,而恶性淋巴瘤则广泛地浸润胃壁,形成大片浅表溃疡。主要临床表现为早期无症状,逐渐出现上腹不适、胃肠出血症状体征。

【临床表现】

1. 症状体征 患者早期一般无症状,可出现上腹部不适、饱胀等,有的可有疼痛,类似消化性溃疡,但无明显的节律性,可伴有嗳气、恶心、食欲缺乏等症状。有的可有胃肠道出血,出现黑便等,多见于突入胃腔、表面破溃的平滑肌肉瘤。检查肿瘤生长较大,如为向外突出的巨大神经纤维肉瘤时,可触及腹部肿块。

2. 其他检查　X线钡餐透视检查,向胃外生长的肉瘤主要表现为胃受压和移位;向胃内腔生长的则表现为圆形充盈缺损。纤维胃镜检查也有助于诊断。

【治疗】

可根据病变范围和患者体质情况,酌情进行胃根治切除或全胃切除术。恶性淋巴瘤在手术后应行放射治疗。

第 32 节　胃良性肿瘤

胃的良性肿瘤,可分二大类　一类为胃黏膜腺瘤和腺性息肉,可发生在胃的任何部位,多见于胃窦;另一类为胃黏膜下中胚层组织的纤维瘤、血管瘤、脂肪瘤、神经纤维瘤等。一般无临床症状,多在 X 线钡餐检查或胃镜检查中无意发现。主要临床表现为可有消化不良、胃部不适、出血黑便。

【临床表现】

1. 症状体征　患者一般无临床症状,有的可有消化不良、胃部不适、轻度腹痛等。少数可出现出血症状,如黑便。位于幽门附近者可以出现梗阻症状如上腹饱胀、恶心呕吐等。息肉大于 2cm 时可能发生恶变。

2. 其他检查　X线钡餐检查可发现圆形或卵圆形充盈缺损,外形整齐,边缘清楚;如为带蒂肿瘤,则可见阴影移动。纤维胃镜检查有助于诊断,并可获取活组织进行病理检查。

【治疗】

一般应进行手术治疗。小的无症状的胃息肉可定期随诊,如息肉引起症状或大于 2cm 时应予切除。如发生出血或溃疡,也应进行手术切除。

第 33 节　肠系膜淋巴结炎

肠系膜淋巴结炎,可以是原发性,也可为继发性。病理改变为肠系膜充血、水肿,淋巴结肿大。多数为致病菌通过肠壁进入肠系膜淋巴结,引起局部炎症;部分继发于肠道病变。主要临床表现为发热、呕吐、腹痛。

【临床表现】

1. 症状体征　多见于儿童,病前近期内常有上呼吸道感染、咽炎等病史。一般先出现发热,体温可达 38~39℃,患者感四肢乏力、全身不适等,常伴恶心、呕吐、腹泻等,继之出现脐周腹痛,间歇性发作,有时为持续性疼痛,阵发性加重。检查腹部压痛,范围广泛,右下腹较明显,但无腹肌紧张。腹壁薄弱者有时可扪及肿大淋巴结。本病与阑尾炎不易鉴别,需详细询问病史和腹部体检仔细区别。

2. 其他检查　血化验白细胞计数及粒细胞比例增加。

【治疗】

本病一般采取非手术治疗 给予抗生素、静脉输液、对症处理等。

第 34 节 肠系膜肿瘤

肠系膜肿瘤,较为少见,良性肿瘤居多,包括肠系膜囊肿、血管瘤、脂肪瘤等。早期一般无症状,肿瘤较大时出现腹内肿块。主要临床表现为早期无症状,反复发作不规则腹痛、呕吐。

【临床表现】

1. 症状体征 肠系膜肿瘤患者初期一般无明显症状,直到肿瘤生长较大时,患者常以腹内肿块就诊。有的患者表现为不规则腹痛,腹痛部位不固定,腹痛常可自行缓解,可伴有呕吐、腹泻等,反复发作。检查发病部位可扪及圆形肿块,腹壁薄弱者肿块轮廓扪之较为清楚,活动度较大,无压痛或可有轻度压痛。

2. 其他检查 腹部 B 超检查有助于诊断。

【鉴别诊断】

1. 卵巢肿瘤 卵巢良性肿瘤较大时下腹部可触及包块,边界清楚、活动;卵巢恶性肿瘤腹部肿块增大迅速,可有腹痛、腰痛,晚期常有腹胀、腹水、消瘦、贫血等。B 超检查有助于诊断。

2. 小肠肿瘤 临床表现为出血、腹痛、腹内肿块、梗阻等症状,B 超检查有助于诊断。

【治疗】

一旦诊断明确,应手术切除。

第 35 节 肠系膜上动脉压迫综合征

肠系膜上动脉压迫综合征,是指十二指肠横部被肠系膜上动脉压迫引起十二指肠梗阻。病理改变为肠系膜上动脉与腹主动脉发出位置过低,或十二指肠悬韧带过短,压迫十二指肠横部(图 28-17)引起排出梗阻。多见于体形瘦长的患者,20~30 岁患者多见。主要临床表现为餐后饱胀、上腹钝痛、呕吐。

【临床表现】

1. 症状体征 主要症状为餐后上腹部饱胀不适、钝痛、嗳气,严重者出现恶心、呕吐,吐出物为潴留食物,有时含有胆汁,吐后症状减轻。频繁呕吐可有脱水、电解质紊乱、营养不良等症状体征。

2. 其他检查 X 线钡餐检查有助于诊断,表现为十二指肠横段与升段受阻,胃十二指肠扩张,幽门通畅。

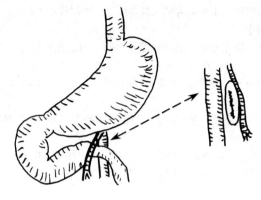

图 28-17 十二指肠横部受压

【治疗】

1. 非手术治疗 一般先采用非手术治疗,包括少量多餐、餐后俯卧位或左侧卧位等。

2. 手术治疗 梗阻明显、非手术治疗无效者可手术治疗,酌情选用十二指肠、空肠吻合术或十二指肠悬韧带松解术。

第 36 节 急性肠系膜上动脉梗塞

急性肠系膜上动脉梗塞,是较少见的急腹症。主要病理改变为肠系膜动脉被脱落栓子阻塞,引起所属区域肠管缺血、水肿、甚至坏死。导致急性肠系膜上动脉梗塞的主要原因为心脏瓣膜病栓子脱落,伴有心房纤颤时较易发生。本病一旦发生情况危急,若不能及时诊断治疗,往往预后较差。主要临床表现为突发性急性持续性剧烈腹痛,恶心、呕吐、肠鸣音减弱或消失、休克。

【临床表现】

1. 病史 多数患者原有心脏瓣膜病或心房纤颤史,因此常有原发性心脏瓣膜病的症状及体征。

2. 症状体征 突然发生的急性腹部持续性剧烈疼痛,部位不定,范围弥散,应用解痉等止痛类药物疼痛不能缓解,常有恶心、呕吐。几小时后可出现腹胀、腹泻、便血等。检查初期虽然症状较重,但腹部阳性体征较少,随病情进展腹部逐渐出现压痛、反跳痛、肠鸣音减弱或消失,并可出现休克体征。

3. 其他检查 发生肠坏死时白细胞计数升高,血液浓缩,血中无机磷、肌酸激酶(CPK)、淀粉酶、碱性磷酸酶均可升高。腹部 X 线检查可有肠梗阻征象。腹部 B 超检查可见肠腔扩大,肠壁增厚,黏膜皱襞增粗。肠系膜上动脉造影对确诊意义重大,但往往由于患者情况较差或条件所限较难进行。

【鉴别诊断】

1. 肠系膜上静脉梗死　起病较隐袭,病程较长,几天后方可发生肠坏死症状、体征。

2. 急性胰腺炎　有暴饮暴食史,起病较急,可发生黄疸,血、尿淀粉酶升高等。

3. 消化性溃疡穿孔　起病较急,呈板状腹,膈下可见游离气体。

【治疗】

治疗原则为　一旦确定诊断应立即手术,术前纠正水电解质失调和酸碱平衡紊乱,积极进行抗休克治疗,酌情应用抗生素预防感染。

第 37 节　先天性幽门肥厚性狭窄

先天性幽门肥厚性狭窄,又称为先天性幽门肥厚,常为新生儿呕吐的病因之一。病理改变为幽门环形肌发育肥厚,幽门呈橄榄状肥大、坚硬、光滑,导致幽门梗阻,胃内容物不能通过。主要临床表现为频繁呕吐、体形消瘦。

【临床表现】

1. 症状体征　出生后 1~3 周开始呕吐,逐渐加重,吐乳块状物,有酸味。由于频繁呕吐,可有皮肤弹性减低、明显体形消瘦等脱水、电解质紊乱症状体征,久病后患儿呈"小老人"状。食后可见胃蠕动波,呕吐后腹部可触及橄榄样硬结。

2. 其他检查　X 线钡餐检查可见胃明显扩张,幽门管变窄,胃排空迟缓。

【鉴别诊断】

1. 幽门痉挛　为功能性疾病,呕吐为间歇性,时好时犯,常可有逐渐好转趋势,阿托品可以缓解症状,X 线钡餐检查,幽门无狭窄。

2. 喂奶不当　喂奶过快、过急,或咽下空气过多,均可发生食后呕吐。呕吐程度较轻,或表现为漾奶,将患儿竖起,轻拍婴儿背部即可解除。

【治疗】

1. 非手术治疗　参阅儿科疾病篇有关章节。

2. 手术治疗　非手术治疗无效、症状明显者可进行手术治疗,常用的手术方法为幽门肌切开术。主要手术步骤为　逐层切开腹壁,寻及幽门肥厚处肿物,在其前壁血管较少处纵向切开浆膜及环肌,充分显露黏膜下组织,直至黏膜向切口处凸处为止(图 28-18),注意切勿损伤肿块下端的黏膜层。

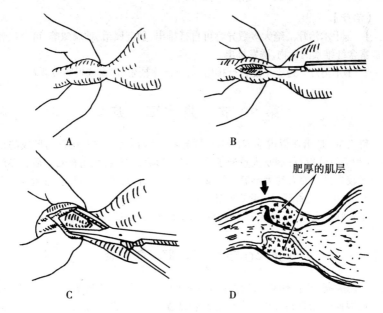

肥厚的肌层

图 28-18　幽门环肌切开术

A. 切口；B. 切开浆膜、肌层；C. 显露黏膜；D. 黏膜易受损处

第 38 节　胃肠内异物

　　胃肠内异物，多发生于小儿或心理异常者。吞入的异物中有金属物品、塑料物品、玻璃物品等，常见的有金属币、发卡、塑料瓶盖、玻璃球等，大多可自行排出，不能排出者存留于胃或回肠末端。主要临床表现为一般无明显异常，可有腹部不适或腹痛。

【临床表现】

　　1. 症状体征　多见于小儿、精神病患者，也常见于服刑在押人员等。一般无明显症状，异物较大或不规则可积存于胃或肠道内者，可有腹部不适、疼痛、恶心、呕吐等，严重时可并发出血，一般异物能自行排出。异物较大或不能自行排出时可出现梗阻症状，如腹胀、腹痛加重。胃肠道破裂时可出现腹膜炎体征。

　　2. 其他检查　腹部 X 线检查可确定异物大小、形状及部位，但对非金属异物无诊断价值。

【治疗】

1. 非手术治疗　绝大多数异物可自行排出,如金属币、玻璃球等,可令患者多食富含纤维素的食物,诱发排出。

2. 手术治疗　适于不能自行排出,或已产生梗阻、出血或胃肠破裂者。

第39节　胃　石　症

胃石症,是指在胃内形成的结石样异物。因吞服毛发而在胃内形成的结石,称为毛发性胃石;因吃大量柿子后在胃内形成结石,称为胃柿石。后者在产柿地区较多见。亦有吃大量黑枣而发生胃石者。胃石可引起胃炎、胃溃疡而发生出血,也可压迫胃壁而引起胃壁坏死或穿孔。

主要临床表现、鉴别诊断、辅助检查、治疗等详见内科篇有关章节。

第40节　小肠肿瘤

小肠肿瘤,发病率较低,约占胃肠肿瘤的2%左右,恶性肿瘤占3/4。由于诊断困难因而临床容易误诊。良性肿瘤包括腺瘤、平滑肌瘤、脂肪瘤、血管瘤等;恶性肿瘤包括腺癌、平滑肌肉瘤、类癌等。主要临床表现为肠道出血、腹痛、腹内肿块、梗阻症状体征。

【临床表现】

1. 症状体征　小肠肿瘤早期表现不典型,一般可有以下表现　①腹痛,是最常见症状,可为隐痛、胀痛,有时为绞痛,当发生小肠梗阻时疼痛更为明显,可有恶心、呕吐等;②肠道出血,小量出血不易被发现,出血量较多时表现为柏油样便或血便,由于出血,可伴面色苍白、乏力、心悸等贫血症状体征;③肠梗阻,可有腹胀、腹痛等慢性肠梗阻症状,发生扭转或肠套叠时可发生急性肠梗阻症状体征;④腹内肿块,当肿瘤生长较大时,可出现腹内肿块,肿块活动度较大,一般无压痛;⑤有的患者发生肠穿孔,表现为突然腹痛、压痛、反跳痛等急性腹膜炎症状体征。

2. 其他检查　X线钡餐透视有助于十二指肠肿瘤的诊断,纤维小肠镜检查可提高小肠肿瘤的诊断率。

【治疗】

一旦诊断明确,一般均应进行手术治疗。如为良性肿瘤,可进行包括肠管的局部切除术。如为恶性肿瘤,应作较大范围的肠管、局部肠系膜切除,术后尚需酌情进行化疗或放疗。如肿瘤固定无法切除,且有肠梗阻症状者,则可进行小肠短路手术,以解除梗阻。

第41节 结 肠 癌

结肠癌,是常见消化道恶性肿瘤之一,多发生在乙状结肠,其次是盲肠和升结肠,再次是降结肠和横结肠。40~50岁多见,国内男性患者居多,男女之比约为2:1。肉眼观察可有隆起型、浸润型、溃疡型(图28-19)。主要临床表现为排便异常、腹部肿块。

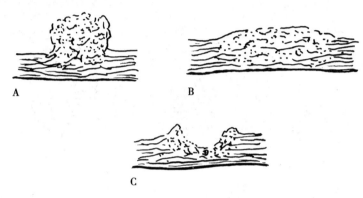

A   B

C

图28-19 结肠癌的病理类型

A. 隆起型;B. 浸润型;C. 溃疡型

【临床表现】

1. 症状体征 ①右半结肠癌时,早期出现贫血和体重减轻,因瘤体较大发生坏死溃疡,常因继发感染、毒素吸收而有轻度体温升高。可有厌食、全身乏力、腹内不适、轻度腹痛,或腹泻、便秘。腹内肿块常在体检时发现,坚硬、表面不平、无触痛,如有继发感染可有触痛;②左半结肠癌时,多是瘤体较小的环状肿块,使结肠狭窄梗阻,腹部隐痛或绞痛,便秘或腹泻,粪便内有血液或黏液。久病后贫血、体重减轻、全身乏力。乙状结肠癌粪便内有鲜血、脓液或黏液。常发生急性肠梗阻出现腹胀、腹痛加重等。

2. 其他检查 早期粪便潜血阳性。钡剂灌肠检查可见结肠内固定的充盈缺损、黏膜破坏、肠壁僵硬、肠腔狭窄等。纤维结肠镜检查可直接看到癌肿部位、大小、侵犯范围,取活组织检查可确定诊断。

【治疗】

1. 手术治疗 一般尽可能进行手术。①盲肠癌时,可做右半结肠切除,包括10~20cm末段回肠、盲肠、升结肠、肝曲结肠和一部分横结肠及所属的肠系膜和淋巴结,将回肠和横结肠吻合;②升结肠和肝曲结肠癌时,可做右半结肠切除包括大网膜,将回肠与脾曲结肠吻合;③横结肠癌时,切除癌肿远侧 6~10cm 和近侧 15cm 横结肠及大网膜,游离肝曲结肠和脾曲结肠,然后对端吻合;④脾曲结肠癌时,切除左半横结肠、脾曲结肠、降结肠及其系膜和淋巴组织,横结肠与乙状结肠吻合;⑤降结肠癌时,切除横结肠左段、脾曲结肠、降结肠和癌肿下方 6~10cm 结肠,将横结肠与乙状结肠下段吻合;⑥乙状结肠癌位于直肠腹膜反折上方 12cm 以上者,切除乙状结肠及其系膜和淋巴组织、降结肠与直肠吻合(图 28-20);靠近直肠乙状结肠连接处的癌可做腹会阴联合切除术。

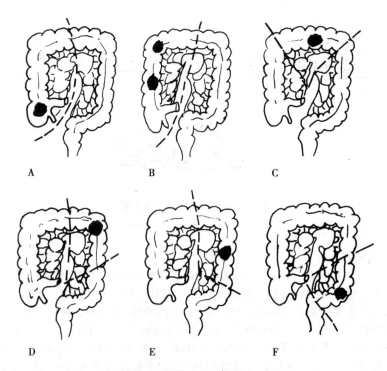

图 28-20 不同部位结肠癌的切除范围
A. 盲肠癌;B. 升结肠、肝区结肠癌;C. 横结肠癌;D. 脾区结肠癌;
E. 降结肠癌;F. 乙状结肠癌

2. 非手术治疗 用于晚期结肠癌已有远处转移者,或年老体弱不能耐受手术者,可适当选用化疗、免疫治疗、中医中药等综合治疗。

【健康指导】

1. 大肠癌与饮食习惯有关,长期高蛋白、高脂肪饮食易致病,因此提倡良好的饮食习惯和膳食结构,减少食物中动物蛋白,少吃肥肉、油腻食物,多吃新鲜水果蔬菜。

2. 大肠癌的发生与遗传因素有关,有家族发病趋势,因此大肠癌患者家庭成员应注意预防,多食蔬菜水果、减少全脂饮食、保持大便通畅、防治肠道炎症等。

【提示】

1. 大肠癌早期征象为长期便血或潜血阳性;反复发作的脓血便、黏液便;大便习惯和次数改变;大便形状改变如变细、变扁或有槽沟;下腹部隐痛、腹胀、肛门坠胀等。

2. 大肠癌术后患者应定期检查大便潜血与肝脏功能。如长时间潜血阳性常标志肠癌的复发,而肠癌最容易转移的脏器是肝脏,因此需定期 B 超复查肝脏。

第 42 节 直 肠 癌

直肠癌,是消化道常见的恶性肿瘤。根据大体标本和肉眼观察,将直肠癌分为溃疡型、菜花型、狭窄型、弥漫浸润型 4 个类型。直肠癌容易发生转移,常见的转移途径有直接蔓延、淋巴转移、血行播散、脱落细胞种植。直肠癌发病原因不甚清楚,目前一般认为与高脂肪、高蛋白、低纤维素饮食有密切关系,慢性炎症刺激、免疫功能低下也可为其诱因。主要临床表现为便意频繁、排便不尽、腹胀腹泻、便血。

【临床表现】

1. 症状体征 早期病变位于黏膜层或黏膜下层,可无明显症状体征。继续发展肿块增大后,可出现直肠刺激症状,如便意频繁、排便不尽、腹泻等。进一步发展可有黏液血便或脓血便,血色暗红。癌肿位于直肠下端接近肛管处者可有粪便变形,如粪便较细或有棱角。癌肿环绕肠壁生长,造成肠管狭窄,易引起梗阻,感腹部不适、腹胀、疼痛等。由于摄入减少、消耗增加、大便出血,可出现消瘦、贫血等恶病质情况。直肠指诊是诊断直肠癌最简单的方法,一般说来 80% 的直肠癌可通过直肠指诊扪及,检查时注意癌肿位置、大小、范围、距肛缘距离、基底活动度与周围器官、组织的关系。

2. 其他检查 大便潜血试验阳性,对早期直肠癌诊断有一定意义。直肠镜检查可直视下观察病变范围、大小,并可钳取标本进行病理检查。钡灌肠 X 线检查适于直肠上段或乙状结肠直肠交界处癌肿的检查。

【鉴别诊断】

1. 直肠息肉 多见于儿童,有便血、肠道刺激症状、大便时有红色肉样肿物脱出肛门外,直肠指诊及直肠镜检查有助于区别。

2. 内痔 内痔早期为无痛性大便出血,血色鲜红,中、晚期则有大小不等的痔块自肛门内脱出,结合其他症状体征及肛门镜检查结果,可以明确诊断。

【治疗】

目前直肠癌的治疗仍以手术根治性切除为主,术后再辅以化疗、放疗、免疫治疗及中草药等综合疗法。

Miles 手术是根治直肠癌的经典手术方法,又称腹会阴联合切除术。适于直肠与乙状结肠交界处以上 10~15cm 至肛门任何部位的癌肿,不论有无转移,只要患者全身情况能耐受手术、癌肿尚未固定,均为本手术之适应证,切除范围包括全部直肠、下段乙状结肠及其系膜、主动脉前肠系膜血管根部以下的淋巴组织、盆腔底腹膜、直肠侧韧带、肛提肌和肛门括约肌、坐骨直肠间隙的淋巴组织、肛管和肛门周围皮肤(图 28-21)。

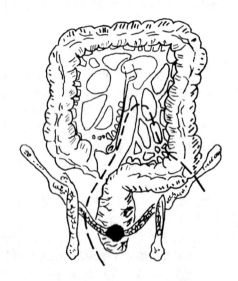

图 28-21 直肠癌根治切除范围

【健康指导】

参阅结肠癌。

【提示】

参阅结肠癌。

第 43 节 膈 下 脓 肿

膈下脓肿,是指脓液积聚在一侧或两侧的膈肌下,包括横结肠及其系膜间隙内者通称膈下脓肿。多见于急性化脓性腹膜炎脓液直达膈下,常继发于十二指肠溃疡穿孔、胆管化脓性疾病、阑尾炎穿孔,脓肿常发生在右膈下;胃穿孔、脾切除术后感染,脓肿常发生在左膈下。小的脓肿经非手术治疗可被吸收,较大脓肿因长期体质消耗,死亡率甚高。主要临床表现为原发病或手术史、发热、局部疼痛。

【临床表现】

1. 病史　早期有原发病或手术后的反应,一般多在原发病好转后又出现感染症状。

2. 全身症状　发热,初为弛张热,脓肿形成以后持续高热,也可为中等程度的持续发热。脉率快,乏力、衰弱、盗汗、厌食、消瘦。

3. 局部症状　脓肿部可有持续钝痛,咳嗽、深呼吸时加重。疼痛常位于近中线的肋缘下或剑突下。脓肿位于肝下靠后方可有肾区痛,有时可牵涉到肩、颈部。脓肿刺激膈肌可引起呃逆。膈下感染可通过淋巴引起胸膜、肺反应,出现胸水、咳嗽、胸痛。脓肿穿破到胸腔发生脓胸。近年由于大量应用抗生素,局部症状多不典型。严重时出现局部皮肤凹陷性水肿,皮肤温度升高。患侧胸部下方呼吸音减弱或消失,有时可听到湿啰音。右膈下脓肿可使肝浊音界扩大。有10%~25%的脓腔内含有气体。

4. 其他检查　血化验白细胞计数升高、中性粒细胞比例增加。X线胸部可见患侧膈肌升高,呼吸动度受限或消失,肋膈角模糊,积液。摄片可发现胸膜反应,积液,肺下叶部分不张等;膈下可见占位阴影。左膈下脓肿,胃底可受压下降移位;脓肿含气者可有液气平面。B超检查可发现液性平段及脓肿的部位和大小。CT检查定位可靠,可以看出脓肿与周围脏器的关系。在B超或X线指引下行诊断性穿刺有脓液抽出。

【治疗】

1. 非手术治疗　膈下脓肿较小时,可穿刺抽脓使脓肿缩小,配合大剂量有效抗生素治疗。

2. 手术治疗　较大的膈下脓肿应首选手术治疗,清除脓肿,安放引流物。同时应用抗生素及输液、输血等支持治疗。

第44节　盆腔脓肿

盆腔脓肿,多见于急性腹膜炎、腹腔手术或腹腔脏器损伤后。盆腔位于腹腔的最低位,脓液或渗液容易存留,因此盆腔脓肿较为常见。主要临床表现为发热、下腹痛、下坠感、大便次数增多。

【临床表现】

1. 病史　常有腹膜炎、损伤或手术史。

2. 症状体征 发热持续不退,呈弛张热,或下降后又升高。多有典型的直肠或膀胱刺激症状,如里急后重、大便频而量少、有黏液便、尿频、排尿困难等。腹部检查一般无阳性发现,直肠指诊可发现肛管括约肌松弛,直肠前壁触及直肠腔内膨出,有触痛,有时可有波动。已婚妇女可做阴道检查以鉴别是盆腔炎性包块或脓肿,后穹隆穿刺抽出脓液可确诊。

3. 其他检查 腹部 B 超检查或 CT 检查盆腔内可显示液性暗区及脓肿大小,与周围组织的关系。

【治疗】

1. 非手术治疗 早期未形成脓肿时可进行抗生素治疗、热水坐浴、会阴部理疗。

2. 手术治疗 脓肿形成后可穿刺抽脓或切开引流术。手术入路可经腹部,如接近直肠,也可考虑经直肠内切开引流术。

第 45 节 髂窝脓肿

髂窝脓肿,是指髂窝淋巴结及其周围疏松结缔组织发生化脓性感染。感染途径可通过血行感染,也可以由下肢损伤后、会阴、肛门或髂窝附近脏器的感染经淋巴管引起。主要临床表现为原发感染史,局部疼痛、肿块、压痛。

【临床表现】

1. 病史 多有其他部位感染,如下肢、会阴部炎症等。

2. 症状体征 早期可有患区局部疼痛,发热、乏力、全身不适等,以后出现行走困难,髋关节屈曲,患肢不能伸直,呈半屈曲状态。检查患侧髂窝可触及囊性肿块、饱满,边界不清,明显压痛,肿块穿刺可抽出脓液。

3. 其他检查 局部 B 超检查可显示脓肿大小。

【鉴别诊断】

1. 寒性脓肿 有腰椎结核病史,不伴有高热,X 线摄片检查可有脊椎破坏。

2. 阑尾周围脓肿 有转移性腹痛病史,不伴有髋关节屈曲,肿块位于麦氏点周围,位置较高。

【治疗】

1. 抗生素治疗 早期局部肿胀疼痛阶段,可用抗感染治疗,酌情局部热敷、理疗等。

2. 切开引流 脓肿形成后应切开引流。手术步骤为 局部麻醉下手术,切开皮肤、皮下组织、腹外斜肌腱膜,向内推开腹膜,此时注意避免损伤髂血管和股神经,切勿穿破腹膜,穿刺抽出脓液,手指伸入脓腔,排出脓液,生理盐水冲洗脓腔,安放引流物(图 28-22)。

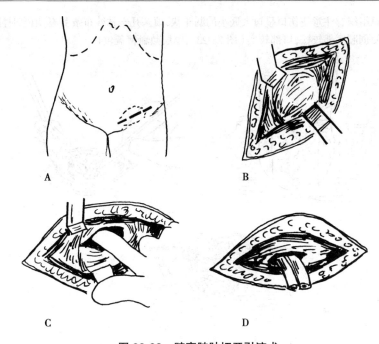

图 28-22 髂窝脓肿切开引流术

A. 切口；B. 显露脓肿；C. 分离脓肿腔；D. 安放引流管

第 46 节　腹　壁　窦　道

　　腹壁窦道,较为常见,多是由于腹部术后切口感染、异物存留或引流不畅造成。本病虽不会明显影响工作、生活,但可给患者带来较大思想负担。主要临床表现为切口长期不愈、流脓。

【临床表现】

　　1. 病史　腹部手术史或腹部开放性损伤史。

　　2. 症状体征　术后或外伤处理后切口感染,红肿、疼痛,切口处长期流脓性分泌物。检查腹部切口感染,有窦道口,探针探查窦道往往较深,一般可达腹膜层,或有肉芽组织突出于切口外。

【治疗】

　　一般应进行扩大切开引流,先用探针探明窦道走行方向及深度,以探针为引导扩大切开窦道,切口宜大不宜小,彻底敞开引流,用刮匙刮除窦道基底肉芽组织,彻底清除窦道内异物、线结及瘢痕结缔组织,直视下切口内不遗留任何非健康组织。注意使伤口呈口大底小的漏斗状,填塞凡士林纱布条引流,填塞时注意使创腔底部较松,口部较实(图 28-23),厚层敷料覆盖包扎。

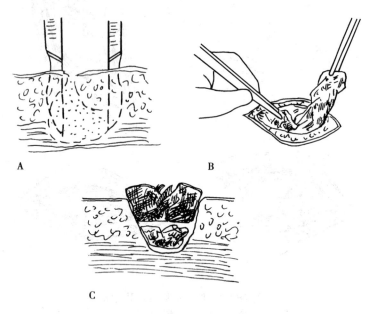

图 28-23 腹壁窦道扩大切开引流
A. 扩大切开;B. 填塞引流物;C. 分层填塞引流物

第二十九章　肛门直肠疾病

第1节　痔

　　痔,是指直肠末端黏膜下、肛管皮下或肛缘皮下静脉曲张扩大形成的静脉团。是痔瘘科或肛肠科接诊最多的患者,无论男女老幼均可发生。据统计肛门直肠病发病率为58.4%,其中痔占87.25%,俗有"十人九痔"的说法,足以说明痔发病率之高。发病原因尚未完全明了,一般认为与习惯性便秘、长期从事站立工作、局部刺激(常吃辛辣食物)、局部感染(肛窦炎、肛周皮肤感染)、腹压增高(前列腺肥大、尿道狭窄排尿困难、长期慢性咳嗽、妊娠)、门静脉高压症等有关。

　　痔发生的部位不同,临床表现及治疗方法也不相同,为了方便临床诊断及选择治疗方法,常将其分为三类(图29-1)。

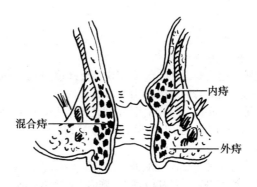

内痔

混合痔

外痔

图 29-1　痔的分类

　　内痔　是直肠上静脉丛曲张形成的团块,位于齿线以上,表面为直肠末端黏膜覆盖。常见于左侧、右后及右前三处,即截石位3点、5点和11点处。

　　外痔　是直肠下静脉丛曲张形成的团块,位于齿线以下,表面为肛管皮肤覆盖。单纯外痔见于肛门周围,如静脉血管破裂出血形成血块突出在肛门外称为血栓性外痔。有时也可为单纯结缔组织性外痔(皮赘),其内并无明显扩张的血管。

混合痔 又称中间痔,由于直肠上、下静脉丛互相吻合,因而痔块贯通于齿线上下,表面上部为直肠黏膜覆盖,下部为肛管皮肤覆盖,故称为混合痔。

一、内痔

内痔,是指直肠上静脉丛曲张扩大,在齿线以上出现的无痛性软块。主要临床表现为大便出血、痔块脱出。

【临床表现】

1. 症状 大便出血是最常见、也是较早症状,开始为便纸粘血,逐渐便后滴血,或喷射性出血,血色鲜红。出血可慢慢自行停止,过一定时期后,又可出血,如此反复发作。肛门常有黏液流出,并有肛门瘙痒。单纯内痔一般不痛,如痔块脱出嵌顿、感染,或合并混合痔则可出现肛门部疼痛。由于经常大便出血,可出现皮肤黏膜苍白、头晕、乏力等贫血症状。

2. 体征 大便时痔块脱出,重者用力咳嗽、屏气时即有痔块脱出肛门外,小者如黄豆,大者似樱桃。直肠指诊早期无异常,中、晚期因痔区黏膜受炎症刺激有纤维化现象,可有黏膜增厚的感觉。需要特别提及的是,肛门镜检查齿线上方可见黏膜隆起的痔块,大小不等,突出于肠腔内。

3. 其他检查 一般不必进行辅助检查。出血引起贫血者血化验血红蛋白下降。

【内痔分期】

Ⅰ期 偶有大便出血或便后滴血,肛门镜检查见齿线以上痔块,结节状隆起,用力排便或增加腹压动作时不脱出肛门外。

Ⅱ期 大便出血较多或便后滴血,痔块较大,用力排便时痔块可脱出肛门外,排便完毕后痔块能自行回缩到肛门内。

Ⅲ期 大便出血量多,痔块明显增大,排便时痔块脱出肛门外,增加腹压动作时痔块脱出肛门外,大便完毕后须用手将痔块送回肛门内。

【鉴别诊断】

1. 肛裂 常有便时和便后出血,并有便时和便后剧烈疼痛。检查肛门后正中或前正中肛管全层皮肤纵行裂口或溃疡,陈旧性肛裂可见前哨痔。

2. 直肠脱垂 多见于儿童和年老体弱者,脱出的直肠黏膜或直肠呈圆柱状,有环形沟,黏膜光滑,一般不出血,可托入肛门内。

3. 低位直肠息肉 多见于儿童,单发息肉有细长蒂,大便时脱出肛门外,一般为乳头状红色肿物,触之易出血,大便完毕后肿物可纳入肛门内。直肠指诊可扪及肿物。

4. 直肠癌 便血多为暗红色或果酱色,含脓液或黏液,大便次数增多。直肠指诊可扪及肿块,质硬、表面不光滑,或呈溃疡状。常有消瘦、贫血、乏力等全身症状。需要特别提及的是,许多直肠癌患者被长期误诊为痔,错过了手术治疗时机,教训深刻。

【治疗】

1. 一般治疗 ①调节饮食,保持大便通畅,防治便秘,多吃有渣食物、蔬菜、水果,忌食辛辣食物;②注意养成每天定时大便的习惯,大便秘结者酌情口服酚酞(果导片)、液体石蜡油、复方芦荟胶囊等润肠通便药物;③经常清洗肛门,便后温水坐浴,保持局部清洁、干燥;④Ⅱ期内痔痔块脱出者立即用手托回,适当卧床休息;⑤避免长时间站立或坐位,去除腹压增高的因素。

2. 注射疗法 原理是将药物注入痔区,局部组织产生无菌性炎症使小血管闭塞、纤维化、硬化、萎缩。目前常用药物有消痔灵注射液、痔宁注射液等,可酌情选用。

操作步骤 注射前排净大便,清洗干净肛周皮肤,为了使肛门括约肌松弛充分显露内痔块和方便操作可在局部麻醉下进行,肛管松弛或痔块较小者则直接注射即可。侧卧位,0.1%氯己定常规消毒肛周皮肤,手指扩张肛门,然后用肛门镜查清各部位内痔。肛管和肠腔内0.1%氯己定充分消毒,10cm长针头及合适的注射器抽吸药物,进针后回抽无血方可均匀注药,药液分布于黏膜下层,不应进入肌层,也不应过浅限于黏膜表层。痔块出现弥漫性肿胀提示药液已充满黏膜下层,再继续注入少量药液使黏膜由红转为微白为止。具体的注射方法有 ①单纯注射法,即仅将药液均匀地单纯注射于痔块内;②二重注射法,即先于痔块上方的痔动脉搏动处黏膜下注射药液约2ml,使该区黏膜下组织纤维化粘连,再于痔块黏膜下注射药物,每个痔块注射药物为1~5ml,每次注射2~3个痔块(图29-2)。

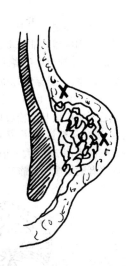

图29-2 二重注射法

注意事项 ①局部皮肤严格消毒,预防注射感染;②注药部位正确,位置深浅适当;③不能注于齿线以下的皮肤以免引起疼痛;④药液不能过于集中,应分布均匀,注射量适当防止组织大块坏死;⑤注药完毕后将痔块送回肛门内,并用纱布垫托住肛门,妥善加压固定,适当卧床休息。

3. 手术疗法 最常用的手术方法有二种,即单纯结扎法和切除结扎法。可根据痔块大小、出血多少酌情选择。

单纯结扎法 适于痔块较小、出血较少的Ⅰ期、Ⅱ期内痔。主要手术步骤 先于肛缘处局部浸润麻醉或肛周区域阻滞麻醉,使肛门括约肌松弛,再用肛门镜扩开肛门,显露直肠下段及痔块,0.1%氯己定液消毒肛管直肠下段,弯血管钳夹住痔块根部,圆针丝线贯穿缝扎痔块根部,妥善结扎,最后于结扎线远侧剪除痔块(图29-3)。术后卧床休息,进食稀软食物,酌情口服酚酞(果导片)或复方芦荟胶囊,保持大便通畅,适当坐浴,必要时酌情应用抗生素预防感染。

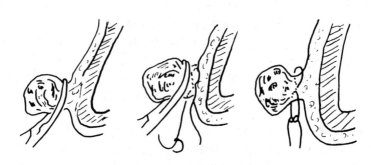

图29-3 单纯结扎法

切除结扎法 适于Ⅱ期、Ⅲ期内痔、痔块较大、出血较多者。主要手术步骤 肛周区域阻滞麻醉,肛门镜扩开肛门显露痔块,肛管直肠下段0.1%氯己定液消毒,血管钳夹住痔块,于痔块基部梭形切口,黏膜下解剖、剥离曲张的静脉团至痔块根部,贯穿缝扎痔块,最后切除静脉团,切口处不应缝合(图29-4)。为了防止术中出血,也可先于痔块根部上方用圆针丝线贯穿缝扎通向痔块的血管,然后再于痔块基部梭形切开,剥离切除曲张的静脉团块(图29-5)。术后卧床休息,进食稀软食物,酌情口服酚酞(果导片)或复方芦荟胶囊,保持大便通畅,每天肛门坐浴2次,大便前后再各增加1次肛门坐浴,酌情应用抗生素预防感染,疼痛者酌情应用止痛药。

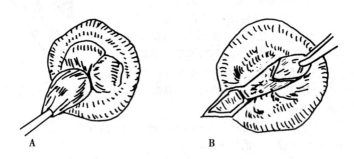

图29-4 切除结扎法(之一)

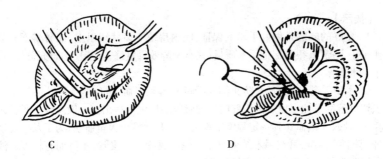

图 29-4　切除结扎法（之一）（续）

A. 钳夹痔块；B. 解剖痔块基底；C. 痔块根部切断；D. 结扎根部

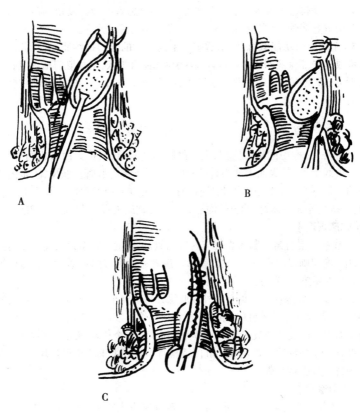

图 29-5　切除结扎法（之二）

A. 先缝扎痔块上方血管；B. 钳夹痔块基底；C. 缝扎切除痔块后的残端

【提示】

1. 良好的麻醉是做好手术的保证,因内痔位于齿状线以上,如暴露不充分不便于手术操作,很难保证手术质量,只有麻醉效果良好,才能使术野充分暴露,便于手术操作。

2. 术中妥善结扎血管,防止结扎线过松滑脱出血,也应避免结扎线过紧将组织切割致继发性出血。由于肛门括约肌收缩作用术后出血一般反流至肠腔内储存于壶腹,当出血达到一定程度出现便意才开始排出大量粪便,为了及早发现这种"隐性"出血,可在手术结束时于肠腔内放置一橡皮管,术后如有较多血液流出说明直肠内有出血可能应尽早处理。

3. 一般说来,门诊患者术后留院观察 1~2 天,一旦发生出血或其他并发症可及早发现,及时处理。手术过程简单者至少留院观察排尿一次后离院。

4. 手术刺激、麻醉或原有前列腺肥大,部分患者出现尿潴留,应及早导尿,必要时留置导尿管,适当应用泌尿系统抗菌药预防泌尿系感染。

5. 注意肛门功能锻炼,痔术后多有不同程度的肛门括约肌损伤,肛门功能锻炼可改善局部血液循环,减少痔静脉瘀血和血管扩张,增加肛门括约肌收缩和舒张能力,避免和减少痔复发。肛门功能锻炼主要包括肛门收缩运动和肛门提升运动。

二、混合痔

混合痔,又称中间痔,是直肠上下静脉丛共同曲张、扩大而形成的痔块,痔块位于齿线上下,其表面上部为直肠黏膜覆盖,下部为肛管皮肤覆盖,是内痔和外痔的贯通联合(图 29-1),因此具有内痔和外痔的两种特征,齿线上下血管相互吻合,痔块连成一体,括约肌间沟消失。主要临床表现为大便出血、肛门痔块。

【临床表现】

1. 症状 混合痔的临床表现与内痔相似,早期就诊者多以大便出血为主要症状,中、晚期则以出血、痔块脱出就诊。患者通常有肛门不适、下坠、瘙痒等症状。如合并感染,可有疼痛、发热等。

2. 体征 局部检查可见肛门外或肛缘处痔块突出,用力屏气时痔块明显增大,轻者可大部分纳入肛门,重者不能将痔块纳入肛门。挤压痔块可有弹性或具有压缩性。痔块感染或嵌顿时局部明显压痛。多个痔块突出较重时呈环形外翻。直肠指诊括约肌间沟消失。肛门镜检查 齿线上下均可见痔块,连通为一体,范围较大,边界不清。

【鉴别诊断】

1. 内痔 早期无痛性大便出血,中、晚期则有大小不等的痔块自肛门内脱出,可用手还纳入肛门内,但并非是肛门处或肛缘本身的肿块。

2. 直肠脱垂 混合痔应与直肠脱垂加以区别,直肠脱垂一般不出血,脱出的直肠黏膜红润、光滑,有环形沟,容易还纳入肛门,肛门指诊感肛门直肠环较松弛。

3. 直肠息肉　直肠息肉多见于儿童患者,大便时出血或有红色球状物自肛门内脱出,大便完毕后红色球状物可回缩肛门内,肛门镜检查可见直肠内息肉。

4. 直肠癌　直肠癌时大便出血,便血多为暗红色或果酱色,往往含有脓液或黏液,大便次数增多。直肠指诊可扪及肿块,质硬、表面不光滑,或呈溃疡状,且与周围组织粘连,推之不移动。患者常伴有消瘦、贫血、乏力等全身症状。

【治疗】

1. 一般疗法　适于混合痔早期和年老体弱患者,主要措施为调节饮食,保持大便通畅,避免久站久坐,酌情肛门坐浴,必要时配合硬化剂注射。

2. 手术治疗　大多数混合痔需手术治疗,常用方法为外剥内扎法。主要手术步骤　局部浸润麻醉,肛缘外痔块处做V形皮肤切口,解剖、剥离至痔块基底,逐渐延伸至齿状线以上,血管钳夹住痔块根部,在痔块上方用圆针贯穿缝扎痔上动脉区2针,注意一定要缝扎住痔块上方的血管,结扎线不宜过紧,然后将已剥离痔块切除,妥善缝扎止血,切口外端皮肤不缝合,但需做适当皮下组织上提缝合,以便于切口愈合(图29-6)。

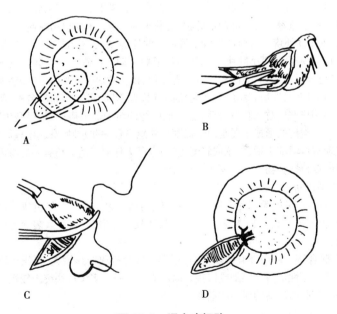

图 29-6　混合痔切除

A. V形切口;B. 痔块基底分离;C. 缝扎根部;D. 切除痔块

【提示】

1. 基本同内痔。

2. 每天清洁换药一次,换药过勤损害已生长的肉芽组织,间隔时间过长局部炎性物积聚,影响伤口愈合,或假性愈合。

3. 严重患者痔块往往呈环状翻出,一般不可一次将痔块全部环状切除,一次全部环状切除术中出血较多,术后易引起肛门狭窄或其他并发症。

4. 肛缘外痔块处做V形皮肤切口不宜切除过多皮肤,尽量保护肛缘皮肤,防止术后肛门狭窄。

三、外痔

外痔,是直肠下静脉丛曲张扩大形成的痔块,位于齿线以下或肛缘,表面为肛管皮肤覆盖(图29-1)。临床上常将外痔分成以下几种类型 静脉曲张性外痔、炎性外痔、血栓性外痔、结缔组织外痔。主要临床表现为局部疼痛、肿物。

【临床表现】

1. 静脉曲张性外痔 起病缓慢,肛门部不适,排便时加重,可有疼痛或偶有出血。检查肛门部有软性肿块,其上覆盖皮肤,可见皮下曲张血管,具有压缩性。

2. 炎性外痔 是由于肛门皮肤轻微损伤和感染引起,患者自觉肛门部疼痛不适、肿胀、下坠等。检查肛门部肿物,皮肤水肿、压痛、有炎性分泌物。

3. 血栓性外痔 血栓性外痔是最常见的外痔,多在用力排便、便秘、用力咳嗽后肛门缘突然出现小肿块,局部疼痛,影响活动。检查 可见肛缘皮下小肿块,紫红色、较硬、压痛、表面皮肤有张力,时间稍长肿块肿胀加剧,压痛明显。

4. 结缔组织外痔 结缔组织外痔因其位置不同,可有不同的名称,例如位于肛门周围皮肤的称为皮肤外痔;位于肛门缘的名为前哨痔;有的呈赘生物,又称皮赘。这类痔的形成主要是由于局部皮肤感染致皮肤水肿、突起松垂而形成。临床表现有肛门部不适、痒感或轻度疼痛,也可无任何不适。检查 肛缘可见不同形状的皮赘样肿物。

【鉴别诊断】

1. 内痔 早期无痛性大便出血,中、晚期则有大小不等的红色痔块自肛门内脱出,但并非是肛门处本身的肿块,可用手还纳入肛门内,肿块表面无皮肤组织覆盖。

2. 混合痔 肛门外有痔块突出,用力屏气时痔块明显增大,挤压痔块可有弹性或具压缩性。痔块感染或嵌顿时局部明显压痛。多个痔块突出较重时呈环形外翻。直肠指诊括约肌间沟消失。

【治疗】

1. 静脉曲张性外痔 小的痔块不必治疗,较大者可通过调节饮食、避免辛辣食物、润肠通便、肛门坐浴等保守疗法治疗,必要时也可采取手术切除方法治疗。

2. **炎性外痔**　初期卧床休息,肛门部冷敷,疼痛减轻后,改用温热水坐浴。局部适当外涂消炎药膏,同时应用抗菌消炎药物。

3. **血栓性外痔**　早期卧床休息,口服消炎药物。发病24小时内局部可用冷敷,48小时后改用温热水坐浴。如肿块较大,疼痛剧烈,可在局部麻醉下切开皮肤,取出血块。切口一般不必缝合,放入油纱条填塞止血即可。酌情切口换药,或肛门坐浴。

4. **结缔组织性外痔**　一般不必治疗,如单发反复感染、肿痛,可行局部痔块切除。**主要手术步骤**　局部浸润麻醉(宜在肿块根部正常皮肤处注射麻药),梭形切开皮肤、皮下组织,连同肿块一并切除(图29-7),创面可开放也可缝合。小的结缔组织外痔如皮赘,可用剪刀于基底部直接、快速剪除。

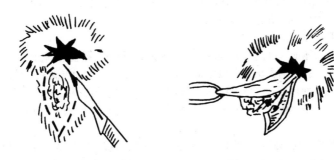

图29-7　外痔切除术

【提示】

1. 适当卧床休息,保持大便通畅,多进食新鲜水果、蔬菜。

2. 术后酌情换药。

3. 肛门坐浴,每天一次,便后增加一次肛门坐浴。

四、妊娠期痔处理原则

据统计85%的妊娠期妇女可以罹患痔或原有痔加重。这是因为妊娠后腹压增加,下腔静脉受子宫压迫影响盆腔静脉血液回流,使静脉充血扩张,加上分娩时用力的缘故,所以妊娠期女性患痔者非常普遍。

妊娠期痔治疗原则,一般认为　妊娠期痔宜采用保守疗法,生产后痔明显好转或痊愈;如产后8~10周症状不见改善,便可考虑手术治疗。

【健康指导】

1. 保持大便通畅,多食含纤维素食物如粗粮、蔬菜等,多吃润肠饮品如蜂蜜等,少吃辛辣刺激性食物。

2. 养成每天按时排便习惯,一般早晨起床后或早餐后排便较合乎生理要求。

3. 便后清洗肛门,保持肛门处清洁,或酌情肛门坐浴。

4. 便秘时可在医师指导下适当应用通便缓泻剂,勿自行滥用。

5. 尽量避免久坐或久站,注意适当参加体育活动。

6. 出现便血时应去医院就诊,在医生指导下进行正确治疗。

第2节 肛 裂

肛裂,是最常见的肛门部疾病之一,门诊就诊者仅次于痔,占第二位。主要病理改变是齿线以下肛管皮肤破裂损伤,形成圆形或梭形裂口。病因较多,主要与粪便秘结、局部感染及解剖因素有关。临床上分为急性肛裂、慢性肛裂。主要临床表现为便后肛门疼痛、出血。

【临床表现】

1. 症状体征 肛门疼痛是肛裂的主要症状,特点为排便疼痛,持续数小时后缓解,下次排便时再出现类似疼痛。同时有肛门出血,多为点滴出血。常有便秘,因恐惧排便疼痛,经常有意推迟排便时间,使大便变得越发干硬,排便疼痛进一步加重,形成恶性循环。可有肛门分泌物增多,由于分泌物污染内裤,患者感肛门潮湿不洁。

2. 体征 局部检查可见肛管皮肤裂口,急性肛裂是肛门缘处卵圆形新鲜裂口、色红、基底表浅、边缘柔软,触之疼痛;慢性肛裂裂口则多呈菱形、灰白色、底深,边缘不整齐、质硬,有结缔组织增生形成隆起的皮赘称为"前哨痔"。

【鉴别诊断】

1. 痔 单纯内痔主要症状为大便出血,一般不痛,痔块脱出嵌顿或感染时才可出现肛门痛;外痔时可见肛缘部痔块,但无肛门裂口。

2. 尖锐湿疣 局限性尖锐湿疣外形颇似肛裂"哨兵痔",但表面灰暗,呈棘状增生,排便时无疼痛、无出血症状。

【治疗】

1. 急性肛裂的治疗 一般说来,急性肛裂经过适当治疗都能治愈。①止痛药物,一般可给予索米痛片,一次 1 片,口服;也可于裂口处涂一滴复方苯甲酸酊,达到快速止痛效果;②调节饮食,保持大便稀软、通畅;③肛门坐浴,一天二次,大便前后各增加一次,保持局部清洁。

2. 慢性肛裂的治疗 慢性肛裂由于局部组织纤维化,保守疗法很难奏效,一般需手术治疗。手术原则为切除肛裂,同时切断部分内括约肌纤维,以便彻底解除括约肌痉挛,达到止痛、促进裂口愈合的目的。过去认为手术切断肛门外括约肌皮下组织纤维即可,当今认为并非如此,应切断内括约肌最下部分,才能解除肛裂的痉挛性疼痛。肛裂切除术主要步骤 取适当体位,裂口处局部浸润麻醉,肛门镜或拉钩扩开肛门,显露肛裂,以裂口、哨兵痔为中心梭形切开,全部切除哨兵痔、裂口、包括肥大肛乳头及周围和基底瘢痕性结缔组织,直至显露内括约肌最下部分,并垂直切断环行纤维约1.5cm(图29-8),或将内括约肌最下部纤维及外括约肌皮下组纤维同时切断。

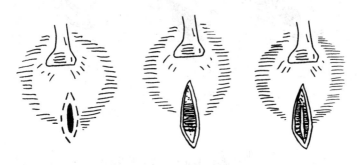

图 29-8　肛裂切除术

【健康指导】

1. 肛裂与便秘关系密切,设法调节大便稀软、通畅,养成每天按时大便的习惯,对防治肛裂极为重要。一般早晨起床后或早餐后排便较合乎生理要求。

2. 保持大便通畅,多食含纤维素的食物,如粗粮、蔬菜等,多吃润肠饮品如蜂蜜等,少吃辛辣刺激性食物。新鲜肛裂时如能调节大便稀软一般均可愈合,不至于形成慢性肛裂。

3. 便后清洗肛门,保持肛门处清洁、卫生。

第3节　肛　瘘

肛瘘,指肛门周皮肤与肛管、直肠腔相通的病理性管道,称为肛管直肠瘘,简称肛瘘,是肛管直肠常见疾病之一。最常见原因为肛门直肠周围脓肿破溃或手术切开引流后引起(图29-9)。肛瘘由外口、瘘管、内口三部分组成,有的可有支管存在。临床上一般分为低位肛瘘和高位肛瘘,前者瘘管位于外括约肌深部以下,后者瘘管位于外括约肌深部以上(图29-10)。主要临床表现为肛周瘘口、流脓性物。

【临床表现】

1. 病史　多数有肛门周围红肿、疼痛、破溃流脓或切开引流史。

2. 症状　肛门周围瘘口流脓性分泌物,味臭,有时外口暂时闭合,间隔一定时间后再次破溃、流脓,如此反复发作。较宽大的瘘管可有粪便或气体排出。局部常有皮肤不洁、潮湿、瘙痒感。

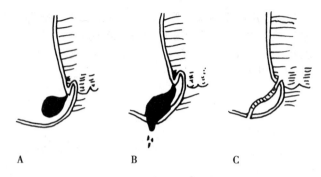

图 29-9　肛瘘的形成

A. 肛周脓肿；B. 破溃；C. 瘘管形成

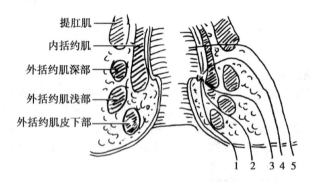

提肛肌

内括约肌

外括约肌深部

外括约肌浅部

外括约肌皮下部

1 2 3 4 5

图 29-10　肛瘘的位置（1、2 低位瘘，3、4、5 高位瘘）

3. 体征　肛门周围可见一个瘘口，复杂肛瘘可见两个以上瘘口。外口与周围皮肤齐平，或为肉芽组织突起。低位瘘时直肠指诊时在外口相对应的齿线处可扪及索条状物，此即瘘管的位置。示指伸入肛门内，自外口插入探针，顺瘘管方向走行缓缓深入，摸索推进探针，可由内口处穿入肛管。如探针不能顺利插入，说明管道行径弯曲，需进一步摸索推进，切忌用力过猛，以防形成假道。

4. 其他检查　瘘管内加压注入 30% 碘油，然后 X 线摄片，可显示瘘管数量和走行方向。但因此项检查费时费力，一般不必常规应用。

【鉴别诊断】

1. 化脓性汗腺炎　是肛门周围皮肤及皮下组织的炎症性疾病，可有皮肤窦道破口，挤压有脓液流出，但窦道较表浅，且不与直肠相通。

2. 皮肤疖肿　初期肛门周围皮肤红、肿、疼痛，形成脓肿破溃后可有皮肤溃口，挤压有脓液溢出，压痛较明显，溃口较表浅，不与肛管或直肠相通。

【治疗】

1. 非手术治疗 适于肛瘘急性感染发作期,也常用于年老体弱、合并糖尿病或其他慢性病不宜手术者。主要措施包括 ①调节饮食,进稀软、易消化、富含营养食物,保持大便畅通;②肛门坐浴,可用 1：5000 高锰酸钾溶液坐浴,一天二次,大便前后各增加一次;③合理应用抗生素,局部红、肿、疼痛时,酌情给予抗生素治疗。

2. 手术治疗 一般说来肛瘘很少自愈,手术是治疗肛瘘的主要方法。可根据不同情况采取不同的手术方法。

肛瘘挂线术 适于距肛门 3~5cm 以内的低位肛瘘或高位肛瘘。先于瘘管周围适当注射麻药,在探针尾端系一橡皮筋,将其头端插入瘘管,示指伸入肛门内触摸并将其拉出,使橡皮筋穿过瘘管,切开瘘管内、外口之间的皮肤,适当收紧橡皮筋,用粗丝线双重结扎(图 29-11)。术后每天 1：5000 高锰酸钾坐浴一次,如发现橡皮筋松弛随时再用粗丝线将其扎紧。术后有不同程度的肛门疼痛,可对症处理。

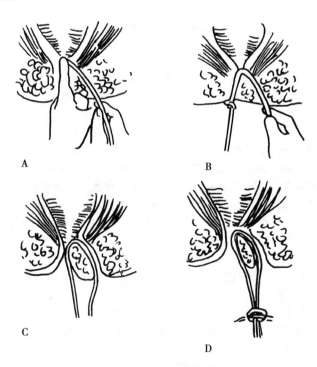

图 29-11 肛瘘挂线术
A. 插入探针;B. 牵引橡皮筋;C. 橡皮筋引出肛门外;D. 结扎

瘘管切开术　适于低位肛瘘,将瘘管包括支管全部切开,并适当切除部分皮肤组织和切口两侧边缘瘢痕,彻底敞开瘘管(图29-12),刮匙搔刮干净肉芽组织,再剪除适量创口边缘皮肤,使创口呈底小口大的"V"字形,使引流通畅,自底部开始逐渐愈合。

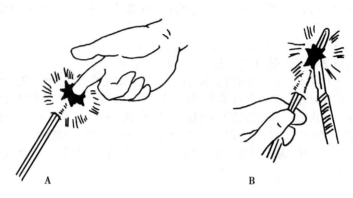

图 29-12　瘘管切开术

A. 插入探针;B. 全部切开瘘管

瘘管切除术　适于低位肛瘘,沿外口和瘘管周围梭形切开皮肤、皮下组织,解剖分离瘘管及其周围瘢痕组织,逐渐向肛门方向解剖分离,将瘘管及其周围瘢痕组织全部切除(图29-13),伤口敞开,放入凡士林纱条引流。

瘘管部分切除加挂线术　适于高位肛瘘,先切除瘘管外端部分,再用挂线方法处理肛管直肠环以上的瘘管部分,需分两期进行。①第一期手术　适当麻醉,插入探针寻找内口,摸清探针位置与肛管直肠环的关系,围绕外口梭形切开皮肤、皮下组织,向直肠方向解剖分离瘘管至肛管直肠环处,切除瘘管外端,然后用粗丝线穿入瘘管未切除部分,由内口穿出,两端结扎,但不扎紧;②第二期手术　外部伤口愈合后,沿原结扎的丝线切开剩余瘘管和肛门直肠环,因此时外括约肌浅部已愈合,可维持肛门的括约功能,手术切断肛门直肠环也不会造成肛门失禁。

【提示】

1. 明确诊断　仔细检查,明确属于高位瘘还是低位瘘,以决定采取什么手术方法最为合适。

2. 手术方法选择适当　明确诊断后要根据瘘管类型采取适当的手术方法,特别是处理高位肛瘘时应采取分次手术,不可将肛门括约肌一次性全部切断,以免引起肛门失禁。

3. 彻底敞开引流　手术操作时务必全部切开所有瘘管,正确找到内口,做到彻底敞开引流。

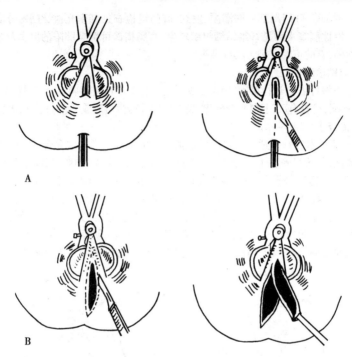

图 29-13 瘘管切除术

A. 插入探针；B. 切开瘘管

4. 正确找到内口 寻找内口时防止造成新的假道，特别是复杂肛瘘患者更应仔细探查真正的内口所在。

第4节 肛 窦 炎

肛窦炎，又称肛隐窝炎，是临床上最常见的肛门部感染，多数肛管直肠疾病与之有关。粪便干结使肛窦遭受损伤是引起感染的重要原因，致病菌为大肠杆菌、葡萄球菌等。主要临床表现为肛门部疼痛、肿胀、潮湿。

【临床表现】

1. 症状 急性肛窦炎发病开始自觉肛门部刺激不适、灼热，或肛门堵塞感、下坠感，逐渐出现肛门疼痛，肛门部经常有分泌物，潮湿不洁，污染内裤，刺激肛门周围皮肤，常有发痒感。排便时粪便的起始部可有黏液，有时混有血丝。急性肛窦炎未经及时治疗，可转为慢性肛窦炎，表现为长期肛门部不适、异物感、排便不畅等。

2. 体征 肛门局部皮肤潮湿、发红,肛门镜检查见肛窦充血、红肿、分泌物增多。慢性肛窦炎可见纤维结缔组织增生,直肠指诊可触及凹陷的肛窦及窦口边缘硬肿,有的可形成肥大的肛乳头。

【鉴别诊断】

需与慢性肛裂进行鉴别,慢性肛裂时由于长期慢性炎症刺激,可致局部皮肤水肿、疼痛,检查有肛门裂口、触痛等,炎性反应性增生可形成"哨兵痔"或皮赘。

【治疗】

1. 非手术治疗 适于大多数肛窦炎。①抗生素生理盐水混合液 100ml,直肠内灌洗,每天早晚各 1 次,保留 10~20 分钟后排出;② 1∶5000 高锰酸钾坐浴,2 次 / 天;③适当口服缓泻剂,使粪便稀软、排便通畅;④酌情口服抗生素。

2. 手术治疗 适于非手术治疗无效者,主要手术步骤为 肛周阻滞麻醉,肛门镜扩开肛管,寻及发炎的肛窦并用肛窦钩提起,纵行切开肛窦敞开引流;如有肛乳头肥大,也可将肛窦连同肥大肛乳头全部切除(图 29-14),创面妥善压迫止血。术后保持大便通畅;温热 1∶5000 高锰酸钾坐浴,2 次 / 天;酌情服用抗生素及止痛剂。

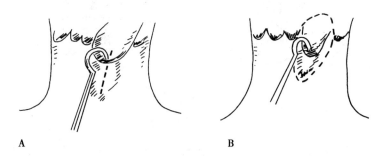

A   B

图 29-14 肛窦炎的手术治疗

A. 切开引流;B. 切除肛窦

第 5 节 肛乳头炎

肛乳头炎,常继发于肛窦炎、肛裂、肛瘘等疾病。病理改变为局部组织反复炎性水肿,纤维结缔组织增生,致肛乳头肥大。临床分为急性肛乳头炎和慢性肛乳头炎。本病并不少见,患者往往不介意而忽略,慢性肛乳头炎尤其如此。主要临床表现为肛门部疼痛、不适、异物感。

【临床表现】

1. 病史 常有慢性肛窦炎或其他肛门疾病史。

2. 症状体征 可同时有原发病表现。急性肛乳头炎时肛门局部疼痛、不适,自觉有异物感,或有肛门部潮湿。慢性肛乳头炎可无明显症状。

3. 体征　可见肥大的肛乳头脱出肛门外,如不及时还纳可因挤压、水肿而致疼痛。慢性肛乳头炎时可见肥大增厚的肛乳头突出于肛门外,呈灰白色。

【治疗】

1. 非手术治疗　适于急性肛乳头炎,温热 1：5000 高锰酸钾坐浴,每天 2 次。适当口服缓泻剂,使粪便稀软、排便通畅。酌情口服抗生素。

2. 手术治疗　适于慢性肛乳头炎反复急性感染发作者。手术步骤　肛门部浸润麻醉,将肥大的肛乳头全部切除,创面妥善压迫止血。术后保持大便通畅,温热 1：5000 高锰酸钾溶液坐浴,每天二次,酌情服用抗生素及止痛剂。

3. 治疗原发病　针对引起肛乳头炎的原发病,酌情采取治疗措施。

第 6 节　肛管直肠周围脓肿

肛管直肠周围脓肿,又称肛门直肠周围脓肿,简称肛周脓肿。多继发于肛窦炎,即肛窦感染,炎症向纵深发展形成肛门直肠周围脓肿(图 29-15)。由于脓肿破溃或切开引流一般不会痊愈,大多数最终形成肛瘘(图 29-8)。因此肛窦炎、肛管直肠周围脓肿、肛瘘三者之间具有密切关系,从某种意义上讲可以看作一个疾病发展的不同阶段。常见类型有肛门周围脓肿、坐骨肛管间隙脓肿、坐骨直肠间隙脓肿(图 29-16)。主要临床表现为肛门周围疼痛、肿胀。

【临床表现】

1. 肛门周围脓肿　最常见,脓肿位于肛门周围皮下组织,病初肛门周围疼痛,逐渐加重,或出现跳痛,排便时尤甚,坐位或行走时由于挤压摩擦局部疼痛可加重。全身症状常不明显,可有发热、不适等。检查肛门旁皮肤红肿、压痛、张力高,形成脓肿时可扪及波动感,穿刺可抽出脓液。B 超检查可探及异常回声。

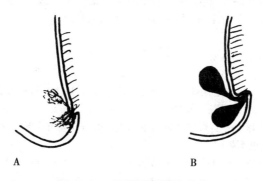

A　　　　　　　　　　　　　　B

图 29-15　肛门周围脓肿形成

A. 肛窦炎纵深发展；B. 形成脓肿

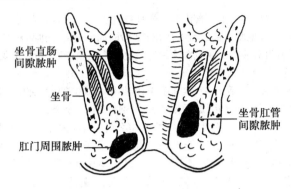

坐骨直肠
间隙脓肿

坐骨

肛门周围脓肿

坐骨肛管
间隙脓肿

图 29-16 肛门周围脓肿的类型

2. 坐骨肛管间隙脓肿 较常见,脓肿位于肛管周围间隙,病初肛门一旁疼痛,逐渐加重,可有发热、全身不适,或有排尿困难。检查由于脓肿位置较深初起时局部体征不明显,随病情发展肛门一旁逐渐出现肿胀、弥漫性压痛,脓肿形成后穿刺可抽出脓液。直肠指诊患侧触痛。B 超检查可探及异常回声。血化验白细胞计数增多。

3. 坐骨直肠窝脓肿 较少见,脓肿位于坐骨直肠间隙,位置深在。病初肛门部不适、堵塞感、疼痛,大便次数增加,里急后重等,部分患者排尿困难。检查初期局部体征不明显,后期局部肿胀、压痛。直肠指诊患侧压痛、饱满。肛门镜检查可见脓肿向直肠内突出。血化验白细胞计数增多。B 超检查有助于确定脓肿位置和范围大小。

【鉴别诊断】

1. 皮肤疖肿 临床症状、体征与其他部位皮肤疖肿相同,直肠指诊正常。

2. 化脓性汗腺炎 肛门周围皮肤可见小脓肿,位于皮下组织层,侵及范围较广,皮肤水肿、增厚、压痛,脓肿破溃有臭味脓液流出。

【治疗】

1. 非手术治疗 适于初期脓肿尚未形成时,一般应用大剂量抗生素,如青霉素 80 万单位 / 次,3~4 次 / 天,肌内注射;或青霉素 400 万单位 / 次,2 次 / 天,静脉滴注。酌情应用甲硝唑,口服或静脉滴注。温热 1:5000 高锰酸钾溶液肛门坐浴,每天二次,大便后增加坐浴一次。

2. 手术治疗 一旦形成肛管直肠周围脓肿即应切开引流。脓肿部位不同,切开引流方法也不相同。

肛门周围脓肿切开引流 取适当体位,局部浸润麻醉,以波动最明显处为中心,作肛门周围放射状切口(图 29-17),切口应足够大,脓腔较大时可伸入手指,分开脓腔内纤维间隔,充分引流,脓腔内放凡士林纱条。如探及与肠腔相通的内口,可一次性切开,创口有望一次性愈合。

　　坐骨肛管间隙脓肿切开引流　一般在局部浸润麻醉下进行,如位置较深也可在肛门区域阻滞麻醉下或骶管麻醉下切开引流。取适当体位,局部皮肤消毒,于肿胀明显处距肛缘 3~5cm 作弧形切口(图 29-18),切开皮肤、皮下组织,直至脓腔,手指伸入脓腔内探查,分开纤维间隔,排出脓液,尽量达到引流通畅。如能于直肠内寻及内口且又不经过肛管直肠括约肌者,也可一次性切开引流。

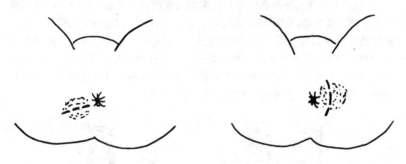

图 29-17　肛门周围脓肿切开引流　　　图 29-18　坐骨肛管间隙脓肿切开引流

　　坐骨直肠间隙脓肿切开引流术　一般在骶管麻醉下进行,取侧卧位或截石位,局部皮肤消毒,在肛门旁肿胀、压痛明显处穿刺抽出脓液,留置针头确定为切口位置。一般来说,手术切口位置与坐骨肛管间隙脓肿切开引流术基本相同,但稍偏后方、切口更长,切开皮肤、皮下组织,术者左示指伸入直肠内触及脓肿并做引导,另一手持血管钳经皮肤切口,分离至脓腔,排出脓液,手指伸入脓腔,分开脓腔内纤维隔,生理盐水冲洗脓腔后,放橡皮管或烟卷引流。突向直肠腔内的脓肿也可经直肠切开引流(图 29-19)。

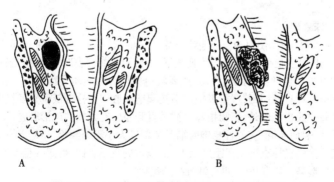

A　　　　　　　　　　　　　　B

图 29-19　经直肠坐骨直肠间隙脓肿切开引流
A. 切口入路；B. 填塞引流

术后处理　适时换药,换药前 1 : 5000 高锰酸钾坐浴。伤口内填塞凡士林纱条时,应掌握创口底部稍松,创口处较实,防止过早愈合。继续全身应用抗生素,控制感染。调理饮食,保持大便通畅。酌情应用止痛剂。

第7节　直肠息肉

直肠息肉,是指直肠黏膜上生长的肉眼可见的组织突起。可分为有蒂息肉和广基息肉(图 29-20)。病因尚未完全明了,一般认为与炎症刺激、遗传、饮食、机械损伤和粪便刺激有关。本病可发生于任何年龄,但多见于儿童。病理学上有的为良性肿瘤,有的为炎性增生。单个发生的称为单发性息肉;少量散在发生的称为多发性息肉;大量分布于直肠甚至结肠和小肠者称为息肉病。主要临床表现为大便出血,或大便时有红色肿物自肛门脱出。

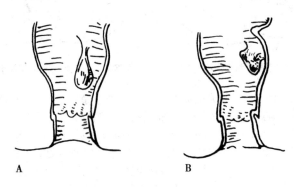

图 29-20　直肠息肉

A. 带蒂息肉;B. 广基息肉

【临床表现】

1. 症状体征　便血为直肠息肉最常见的症状,可以是隐性的,也可以是肉眼可见的鲜红色血便,一般不与大便相混,血液附于粪便表面。低位直肠息肉排粪便时可见红色肿物自肛门脱出,或者红色肉样肿物连同直肠黏膜一起脱出,排便完毕后可自行缩回,严重者须用手托起纳入肛门。检查低位直肠息肉常在蹲位排粪时脱出肛门外,直肠指诊可扪及直肠腔内有柔软的球形肿物、活动、有蒂或无蒂、表面光滑;多发性息肉时扪及葡萄样大小不等肿物,指套上有血或血性黏液。直肠镜检查可窥视距肛缘 15cm 以内的直肠息肉,可明确息肉部位、大小、数目、形态。如有必要,再行纤维结肠镜检查。

2. 其他检查　X 线钡灌肠检查显示圆形充盈缺损,光滑整齐,可活动。带蒂息肉的蒂部常显示为带状透明影,有一定可动性,与息肉始终相连,排钡后息肉表面与肠黏膜均有钡剂残留。气钡造影摄片显示更为清楚,多发性息肉钡灌肠可见肠腔内弥漫分布的小充盈缺损,黏膜皱襞紊乱变形等。

【鉴别诊断】

1. 直肠癌　大便次数增多,里急后重,黏液血便或脓血便。直肠指诊可扪及菜花状或溃疡状肿块,质地硬,基底固定,直肠镜检查有相应改变。

2. 结肠癌　腹痛、大便习惯改变,脓血便。X 线钡灌肛或结肠镜检查有相应改变。

3. 内痔　一般为无痛性大便出血,可有痔块脱出,直肠镜检查肿块位于齿线附近。

【治疗】

直肠息肉一经确诊应及时手术,按其部位、大小、切除难易、有无恶变选择手术方法。

1. 电灼术　适于直肠各部、乙状结肠下段息肉,插入直肠镜或乙状结肠镜,直视下夹住息肉,高频电凝直接烧灼息肉蒂部。广基息肉可用电灼头扩大烧灼范围,但注意不可烧灼过深以免造成肠壁穿孔。

2. 经肛门息肉切除术　适于直肠下部和直肠中部的息肉,肛门镜扩开肛门,卵圆钳夹住息肉,轻轻向外牵拉,于蒂根部贯穿缝扎 2 道,然后切除息肉(图 29-21)。如息肉根部较广,可于基底部扩大切除,间断缝合黏膜切口。

3. 经腹息肉切除术　对高度怀疑癌变的息肉或直肠、乙状结肠息肉病患者,可经腹酌情手术。

【提示】

1. 息肉切除后均应送病理检查,证实有无恶变。

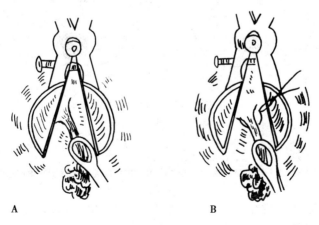

A　　　　　　　　　　　　B

图 29-21　直肠息肉切除术

2. 怀疑恶变的直肠息肉,因电灼后组织发生改变不利于活组织检查,故不宜采用电灼术。

第8节 直肠脱垂

直肠脱垂,俗称"脱肛"。各种年龄者均可发病,多发生于儿童及老年人。发生于儿童者常为自限性疾病,可在5岁前不治而愈。发病原因与解剖因素、年老体弱、久病体虚、营养不良、长期腹压增加有关。病理改变为肛管、直肠向下移位脱出肛门外。仅有黏膜脱出者称为不完全性脱垂,直肠全层脱出者称为完全性脱垂。主要临床表现为大便时直肠黏膜或全层脱出肛门外。

【临床表现】

1. 症状 发病初期为轻度直肠刺激症状,可有便意频繁、肛门坠胀、沉重,或有里急后重感,逐渐出现黏膜脱垂,由于反复脱出和纳入,刺激黏膜充血、水肿、糜烂或溃疡,出现大便出血或便纸沾染血迹。初起脱出物能自行还纳,以后渐渐不能还纳,须用手上托还纳,除大便时直肠脱出外,有时在打喷嚏、咳嗽、工作劳累、急速走路、久站久坐时也能脱出肛门外。肛门局部潮湿、痒感等。长期直肠完全性脱垂时,可出现轻重不同的肛门失禁现象。

2. 体征 黏膜或直肠脱出肛门外,令患者蹲位增加腹压时,可见直肠黏膜或肠壁全层脱出,不完全性脱垂时由双层黏膜组成,扪之较软、较薄;完全性脱垂时脱出物较多,脱出部分由双层肠壁组成,扪之较韧、较厚实(图29-22)。

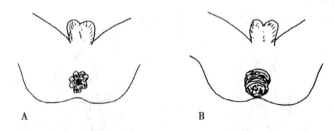

A   B

图 29-22 直肠脱垂
A. 部分脱垂;B. 完全性脱垂

【鉴别诊断】

1. 内痔 Ⅱ期、Ⅲ期内痔大便时可有较大痔块脱出肛门外,但脱出物为结节状。

2. 混合痔 常有肿物脱出肛门外,但脱出的肿物上有黏膜组织覆盖,下有皮肤组织覆盖。

【治疗】

1. 一般治疗 ①调节饮食,增加营养,改善全身营养状况;②调理粪便,进易消化、清淡少渣食物,养成良好定时排便习惯,防止大便秘结,必要时适当服用缓泻剂;腹泻者去除引起腹泻的因素;③回复脱出物,直肠脱出后应立即回复,如脱出较长、脱出物循环障碍水肿、回复困难者,可取侧卧位,脱出部分涂滑润剂,用洁净、柔软织物适当加压推挤,慢慢将其送入肛门内,还纳后适当卧床休息。

2. 注射治疗 适于儿童及成年人不完全性直肠脱垂。注射药物为明矾注射液、消痔灵注射液等。原理为使注射部位产生无菌性炎症,局部组织纤维化,促使直肠黏膜与肌层粘连或直肠与周围组织粘连,从而使黏膜或肠管不再脱出。通常有黏膜下注射和直肠周围注射 ①黏膜下注射,适于不完全性脱垂,0.1%氯己定局部消毒,抽吸药液以细针头注射于黏膜下层,由远及近分点注入,每点注入 1ml,注药点环绕肠管呈轮状,每轮 4~6 个点,各点相互交错。注射完毕后将肠管纳回肛门内,再用手指伸入肛管,推送脱出部分至肛管直肠环;②直肠周围注射,适于完全脱垂者,肛门周围皮肤 0.1% 氯己定消毒,术者左示指伸入直肠内引导,经肛周皮肤进针注射药液至直肠周围,先注药于两侧骨盆直肠间隙,分别于截石位 3 点、9 点距肛缘 1cm 处进针,穿过肛提肌有落空感时即表示进入该间隙,一般进入 8cm 左右,边退针边注药,一侧总量约为 15ml 左右。然后再行直肠后间隙注药,于肛门与尾骨间皮肤中点进针,沿骶骨曲度进行,配合直肠内手指引导,勿穿透肠壁和穿入骶骨前筋膜,一般进针 6~7cm,然后边退针边注药,注药量 6~8ml。

3. 手术治疗 用于非手术疗法无效或严重直肠脱垂者。手术方法较多,下面简要介绍几种常用效果较好的方法。

黏膜横向切除缝合术 适于不完全性直肠脱垂,肛周阻滞麻醉下进行,拉钩将肛门扩开,充分显露松弛脱垂的黏膜,横向切除松弛脱垂黏膜,然后连续缝合创面。一般可切除 2~3 处脱出的黏膜,如此处理不仅可切除已松弛脱垂的黏膜,还可使直肠肠腔缩小。术后处理与内痔切除术后处理相同。

纵切横缝术 适于不完全直肠脱垂及轻度完全性直肠脱垂。手术纵向切除多余直肠黏膜,然后再横向缝合,肠腔内放置 10cm 长的裹有凡士林纱布的橡皮管,将脱出部分纳入直肠。术后卧床休息,24 小时后取出橡皮管及凡士林纱布,控制大便 4~5 天后灌肠排便,排便时注意勿过度屏气或用力过猛。

直肠悬吊固定术 用于成年人完全性直肠脱垂,手术需开腹进行。直肠悬吊固定术较安全,并发症少,效果较好。

第 9 节 肛门周围化脓性汗腺炎

化脓性汗腺炎,是皮肤及皮下组织反复发作的一种慢性炎症性疾病。好发于大汗腺分布区,如腋窝、肛门周围、腹股沟等处。患者多为成年男性,体型肥胖者因经常出汗易患此症。病理改变为腺管堵塞引起分泌物潴留,继发细菌感染引起汗腺炎症、化脓。主要临床表现为广泛的慢性小脓肿或复杂性窦道和瘘管。

【临床表现】

1. 症状体征　多发生于身体肥胖、皮肤油脂分泌较多的青壮年人,常患有痤疮,病初感肛门部不适、疼痛,坐姿或行走摩擦时加重,随时间延长,脓肿自然破溃,流出糊状有臭味的脓性物。感染急性发作时常有发热、头痛、全身不适、周围淋巴结肿大等。后期可出现消瘦、贫血、头晕等。

2. 体征　早期肛门周围皮肤可见发红小硬结,继之皮下组织广泛化脓、破溃,互相连通形成多个皮下窦道和瘘管,逐渐蔓延至会阴、臀部。病变一般不向纵深发展,不会形成直肠周围脓肿。通常可见部分病灶愈合,其他部位又出现新的病灶,此起彼伏,反复交替,愈合后的病灶形成硬结或瘢痕。直肠指诊一般无异常发现。

【鉴别诊断】

1. 复杂肛瘘　有肛门周围脓肿破溃或多次切开引流史,管道位置较深,探针探查管道通向肛门直肠方向,可寻及内口,外口多有肉芽组织,直肠指诊可扪及条索状硬物。

2. 皮肤疖肿　起病较急,病史较短,肛门周围皮肤红肿、压痛,往往先有一小肿块,呈圆锥形,边界不清,肿块顶部逐渐出现脓栓,累及部位较表浅,常为单处发病。

3. 肛管直肠周围脓肿　肛门部疼痛、肿胀、压痛明显,部位深在,多为一处发病,早期皮肤完整,可伴有全身发热,后期可扪及波动性肿块,穿刺可抽出脓液,B超检查异常改变,自行破溃或切开引流者遗留瘘口。

4. 皮肤湿疹　肛门周围皮肤湿疹主要表现为皮肤瘙痒、潮湿不洁,可见密集的粟粒大小的丘疹或小水疱,基底潮红,一般无脓头。

【治疗】

1. 非手术治疗　适于发病初期或病程较短者,酌情选用以下措施。①抗生素治疗,急性感染发作期全身应用抗生素;②局部冷湿敷,一般可用30%硫酸镁溶液局部冷湿敷,一次20分钟,一天二次,起到局部消肿、止痛、引流作用;③肛门坐浴,可用1:5000高锰酸钾溶液,一天二次,使肛门周围皮肤保持清洁。

2. 手术治疗　手术原则是将受累的病变皮肤及皮下组织彻底切除,直达深筋膜,并尽早封闭创面。①病变切除自然愈合,适于病变范围较小者,将病变皮肤及皮下组织彻底切除,此后酌情清洁换药,使创口逐渐自然愈合;②病变切除皮片移植修复,适于病变范围广泛者,彻底切除病变皮肤、皮下组织,然后于股外侧切取相应大小中厚皮片,移植于皮肤缺损区;③病变切除二期皮片移植修复,适于病变范围广泛、感染较重者,先彻底切除病变皮肤,然后酌情创面清洁换药,待长出健康肉芽时,再行二期邮票皮片移植修复。

第 10 节　肛门周围皮肤疖肿

肛门周围皮肤疖肿,和其他部位皮肤疖肿一样,是毛囊或皮脂腺的急性化脓性感染。可因搔抓致皮肤损伤,病原菌乘机而入,造成肛门周围皮肤感染。致病菌多为金黄色葡萄球菌。主要临床表现为皮肤红肿、疼痛、化脓。

【临床表现】

患者多为肥胖者,最初表现为局部皮肤红肿、疼痛,逐渐隆起增大,进一步发展疼痛加重、周围红肿、界限不清。随时间延长中央出现黄白色脓头或脓栓,组织坏死、液化,扪及波动,继之破溃流出黄白色脓液,疼痛和周围皮肤红肿随之减轻。一般无发热等全身症状。当炎症明显、向深层组织发展时可有发热、不适、乏力等。

【鉴别诊断】

1. 肛门直肠周围脓肿　肛门周围疼痛、肿胀,可扪及肿块,位置较深,脓肿形成后穿刺可抽出脓液,B超检查可有异常声像图。

2. 脓疱性痱子　夏季高温季节发病,局部为与汗毛孔一致、多发的小脓包,集簇成片,位于皮肤表层。

3. 化脓性汗腺炎　肛门周围皮肤及皮下组织反复发作的、范围广泛的化脓性感染、破溃、流脓。

【治疗】

1. 一般治疗　适当休息,穿宽大、吸附性好的内裤,保持局部干燥、清洁卫生。早期红肿、疼痛阶段可外用中草药拔毒膏,促进炎症局限、吸收。

2. 抗生素治疗　一般可用青霉素 V 每次 0.25~0.5g,3~4 次 / 天,口服;或头孢氨苄 1~2g/d,分 3~4 次,口服;或红霉素 1~2g/d,分 3~4 次,口服。重者可用青霉素 80 万单位 / 次,2~4 次 / 天,肌内注射;或青霉素 400 万~600 万单位 / 次,2~3 次 / 天,静脉滴注。

3. 切开引流　脓肿形成后及早切开引流,以肛门为中心做放射状切开,排出脓液,切口内填凡士林纱条引流。术后酌情清洁换药,注意换药时如分泌物较多,创口内可填塞生理盐水纱布引流,引流效果较凡士林纱布条好。

第 11 节　肛门周围皮肤湿疹

肛门周围皮肤湿疹,是一种常见疾症。发病原因与物理性、化学性、生物性、变态反应等因素有关,还可继发于肛裂、肛瘘、痔等疾病。主要临床表现为肛周皮肤红斑、糜烂、渗出、瘙痒。

【临床表现】

1. 急性湿疹 肛门周围皮肤瘙痒,潮湿不洁,因反复抓搔感染可有局部疼痛。剧烈瘙痒影响睡眠或休息。检查可见肛门周围皮肤有密集的粟粒大小丘疹或小水疱,基底潮湿、红润、点状渗出和糜烂,病变中心部较重,向周围蔓延。合并感染时有脓液,或形成脓疱、脓痂。还可并发毛囊炎、疖肿等。

2. 亚急性湿疹 多由急性湿疹未及时治疗拖延而成,主要为较长时期肛门周围皮肤瘙痒、不适,局部皮肤潮湿、肿胀,但较急性期明显减轻,以丘疹、结痂、鳞屑为主,仅有少量水疱或轻度糜烂。

3. 慢性湿疹 多数由急性、恶急性湿疹反复发作经久不愈迁延而成,少数一开始即呈慢性湿疹过程。检查肛门周围皮肤增厚、浸润、色棕红或灰色,表面粗糙,肛缘及肛管可有皲裂、糠秕样鳞屑及抓破后形成的结痂,愈合后有色素沉着。

【鉴别诊断】

1. 皮肤瘙痒症 肛门部奇痒为主,早期皮肤无明显损害和渗出性改变,后期可因瘙痒抓伤有皮肤损害明显,不具备典型的肛门湿疹改变,主观症状较多,客观体征较少。

2. 肛门周围神经性皮炎 局部皮肤损害特点为典型苔藓样变,无多形性皮疹,无渗出表现。

【治疗】

1. 全身治疗 ①抗过敏药物,如氯苯那敏(马来酸氯苯那敏片)每次 4mg,3 次 / 天,口服;或苯海拉明每次 25mg,3 次 / 天,口服;或阿司咪唑(息斯敏)每次 10mg,1 次 / 天,口服。可配合应用 10% 葡萄糖酸钙每次 10ml,2 次 / 天,缓慢静脉注射;②肾上腺皮质激素类药物,常用地塞米松每次 1.5mg,3 次 / 天,口服;或地塞米松每次 10~15mg,加入 10% 葡萄糖液 500ml 内,静脉滴注,一天一次,待症状控制后再逐渐减少剂量;③抗生素治疗,对伴有感染、发热者,可酌情应用抗生素。

2. 局部治疗 ①湿敷,急性期无糜烂渗出者可用炉甘石洗剂或 3% 硼酸溶液湿敷;糜烂渗出明显者可用复方硫酸铜溶液湿敷;②外涂药物,脱屑期用清凉膏或一般乳剂,以保护皮损,促进角质新生;③局部封闭注射药物,慢性湿疹顽固性瘙痒者,可用 1% 利多卡因 20ml,加亚甲蓝 2ml,肛门周围皮下注射,每周 1~2 次。

3. 去除病因 有明显致病因素者应及早去除,原有肛门直肠等病变者,积极治疗原发疾病。

第 12 节　肛门周围皮肤尖锐湿疣

肛门周围皮肤尖锐湿疣,是一种由病毒引起的疣状新生物。病原体为人类乳头状瘤病毒,大多数是因性接触引起感染,可以是异性间性传播,也可以是同性间传播,少数通过接触被污染的用具、物品感染。常可波及生殖器官,也可由生殖器尖锐湿疣波及而来。主要临床表现为局部簇状褐色、灰白色或黄白色菜花状皮肤肿物。

【临床表现】

1. 病史 多有不洁性接触史,潜伏期有 2~3 个月。

2. 症状体征 多发生在男女外生殖器、女性阴道内和肛门周围皮肤,初为疣状突起的淡褐色圆形小肿物,单发或多发,多发者簇状排列或互相融合,基底带蒂,生长迅速,变成菜花状物;有的肿物呈灰白色或黄白色。由于局部皮肤潮湿、浸渍,肿物往往糜烂或有渗血,感染后有脓性分泌物,味臭。由于分泌物局部刺激,常有皮肤瘙痒、不适等。有的可生长在肛管直肠内,肛门镜扩见齿线上下淡红色乳头状或菜花状柔软赘生物,质脆,触之易出血。生长在阴道内者窥器将阴道扩开检查才能发现。有的阴茎头、冠状沟、尿道外口、外阴处也有肿物存在。

【鉴别诊断】

1. 皮肤湿疹 肛门周围皮肤瘙痒,局部潮湿、水泡、糜烂、结痂,或丘疹、鳞屑、皮肤粗糙。

2. 早期肛管直肠癌 生长于肛管直肠内的尖锐湿疣应与早期肛管直肠癌鉴别,后者肿物较局限,基底宽广,质地较硬,生长相对较慢。

【治疗】

1. 外用药物 孤立、单发者外用药物即可,一般可用 1% 硝酸银溶液、5%~10% 新洁尔灭或 5% 氟尿嘧啶软膏,每天二次,局部外涂。用药前应先清洗肛门,病变周围涂上凡士林保护正常皮肤,防止正常皮肤受损。

2. 激光或电灼 疣体较大者可用激光或高频电烧灼。CO_2 激光治疗尖锐湿疣疗效显著,有效率可达 100%,尤其适于肛门周围皮肤、女阴、阴道内尖锐湿疣的治疗。

3. 手术治疗 巨大尖锐湿疣,需行手术切除。在疣基底部向皮肤深层切割至真皮层,也可用电刀切割,切除后创面覆盖凡士林纱布,术后酌情清洁换药,让其慢慢愈合。若创面较大为了加快愈合时间,创面肉芽新鲜后可行邮票植皮修复。

第 13 节　肛门瘙痒症

肛门瘙痒症,是一种以肛门部瘙痒为主要症状的常见疾病。好发于中老年人,男性多于女性。分为原发性和继发性,原发性病因不明,症状顽固。继发性多数源于其他疾病,如糖尿病、甲状腺功能亢进症、更年期综合征、慢性胃肠功能紊乱、肠寄生虫、神经衰弱、精神抑郁、肛瘘、肛裂、痔、脱肛、肛窦炎、尖锐湿疣等；也可继发于鱼虾、药物、花粉过敏；局部接触干硬纸张油墨、疥螨、阴虱、霉菌、滴虫感染等均可引发本病。主要临床表现为阵发性肛门部皮肤瘙痒、异样感。

【临床表现】

患者始感肛门部皮肤瘙痒，阵发性发作，随时间延长瘙痒逐渐加重，蔓延至阴囊或阴唇，尤其会阴部前后缝隙瘙痒更为明显，夜间最甚。常感局部皮肤虫爬、蚁走、蚊咬、火烤等，夜间难以入睡，坐卧不安，久之引起精神烦躁、萎靡等。因奇痒难耐常用力搔抓，局部皮肤划伤、出血、糜烂、肥厚粗糙、肛门皱襞加深等。

【鉴别诊断】

1. 肛门周围皮肤湿疹　肛周皮肤瘙痒、潮湿、水泡、糜烂、结痂，或丘疹、鳞屑、皮肤粗糙。

2. 神经性皮炎　肛周皮肤瘙痒，因搔抓可见抓痕、丘疹，皮肤表面覆盖糠皮样鳞屑，病变皮肤干燥、增厚、皮纹加深、皮脊突起，呈菱形或多角形，境界清楚，苔藓样变。

3. 扁平苔藓　好发于四肢、躯干，偶尔发生在肛周皮肤，皮疹较大，呈扁平丘疹，圆形或多角形，颜色暗红、淡紫或正常皮色，表面有蜡样光泽。

4. 银屑病　属于全身性疾病，各处均可发生，皮损基底淡红色或暗红色浸润，上披银白色鳞屑，剥离鳞屑后，基底有薄膜现象及点状出血，全身其他部位皮肤有同样损害。

【治疗】

1. 积极治疗原发病　继发性肛门瘙痒症应积极治疗原发疾病如肛瘘、肛裂、痔、肛门湿疹等，随着原发疾病治愈，肛门瘙痒会随之而愈。

2. 局部冷敷　原发性肛门瘙痒皮肤正常者可以 3% 硼酸水清洗冷敷肛门，若加冰块使水温降至 4~5℃，用其浸湿毛巾冷敷肛门可立即止痒。每天早晚各一次，每次约 5 分钟，冷敷后用干毛巾拭净，扑以普通爽身粉，保持干燥。

3. 局部用药　酌情选用 8% 樟脑粉、2% 碳酸软膏、氟轻松软膏、炉甘石洗剂等，均有止痒作用。

4. 注射疗法　酌情将药物注射于肛门周围皮肤或皮下，使区域内神经感觉消失或减退。

皮内亚甲蓝注射　2% 亚甲蓝 2ml 加入 1% 普鲁卡因 10~20ml，在肛门周围皮肤瘙痒区皮内点状注射，使皮内神经末梢失去感觉，达到止痒目的。

皮下酒精注射　将肛门周围分成 4 区，每次注射 1 区，注射前先用 0.5% 普鲁卡因皮下注射麻醉，针留在原处，然后再注射 95% 酒精，每区注射5ml，不可注射到皮内，以免发生皮肤坏死，更不可注射到肛管括约肌，以防括约肌变性坏死。间隔 5~7 天，再注射第二区，以此类推，直至 4 区全部注射完毕。皮下注射酒精可破坏该区域内感觉神经，使感觉减退，症状消失。

5. 手术治疗 长期顽固不愈的原发性肛门瘙痒症可采用手术疗法,常用方法有两种,酌情选择。

皮下剥离术 原理是切断病变皮肤区域内神经末梢与其深层组织的联系。手术步骤 局部浸润麻醉,肛门两侧距肛缘 4cm 处各作一弧形切口,切开皮肤、皮下脂肪组织浅层,于皮下脂肪组织浅层逐渐向内侧剥离至肛管,使肛门周围皮肤与皮下组织深层部分分离,再将切口外缘皮下剥离 1~2cm,妥善止血后将皮片原位间断缝合,放橡皮引流条,适当加压包扎。

皮肤切除术 于肛门两侧分别切除一块半月形皮肤,然后将切缘皮肤拉拢缝合。手术步骤 局部浸润麻醉,于肛门二侧分别切除半月形皮肤及皮下组织,于切口缘两侧皮下组织内适当潜行剥离,拉拢皮肤创缘,间断缝合皮肤切口。

【术后处理】

适当卧床休息,禁食 2~3 天,静脉输液维持营养,以后可进流质饮食,控制大便 4~5 天。适当应用抗生素,预防感染。保持切口局部清洁、干燥,酌情清洁换药。术后 10 天左右切口拆线。

【提示】

1. 皮下剥离术时注意近肛管处勿分离过薄,以免术后发生皮肤坏死。

2. 皮肤切除术时勿切除皮肤过多,以免缝合张力过大,防止切口裂开感染。

第 14 节 肛门周围神经性皮炎

神经性皮炎,是一种局限性皮肤神经功能障碍性皮肤病,又叫慢性单纯苔藓,好发部位有颈部、四肢和肛门周围皮肤。本病多发生于青壮年,男性多于女性。病因尚不明了,但与神经精神因素如情绪波动、精神过度兴奋或抑制等有关;也与刺激因素如过度饮酒、吸烟、大量食用辛辣食物、穿着刺激性内裤等有关;长期患有消化系统疾病、内分泌紊乱等常可同时发生肛门周围神经性皮炎。主要临床表现为肛周皮肤瘙痒、丘疹。

【临床表现】

本病多见于青壮年,男性多于女性。病初肛门周围皮肤轻度瘙痒,逐渐加重,夜间瘙痒尤甚,白天影响工作学习,夜间影响睡眠。严重者出现情绪烦躁、精神不振等。局部检查肛周皮肤可见抓痕、丘疹,皮肤表面覆盖糠皮样鳞屑,丘疹可逐渐融合成片,出现皮肤干燥、皮纹加深、皮脊突起,呈菱形或多角形境界清楚的苔藓样变。

【鉴别诊断】

1. 皮肤湿疹 可有局部瘙痒、潮湿、水泡、糜烂、结痂等,较长时间不愈者局部出现丘疹、结痂、鳞屑,或皮肤增厚,表面粗糙,肛门及肛缘有皲裂、皮肤色素沉着等。

2. 肛门瘙痒症 肛门部皮肤瘙痒,有虫爬、蚁走、蚊咬、火烤等,阵发性发作,随时间延长瘙痒逐渐加重,夜间最甚。检查见局部皮肤抓痕、出血、糜烂、皮肤肥厚粗糙、肛门皱襞加深等。

3. 扁平苔藓 好发于四肢、躯干,也可发生于肛门周围皮肤,有扁平丘疹,圆形或多角形,颜色暗红、淡紫或正常皮色,表面有蜡样光泽。

4. 银屑病 全身各处均可发病,皮损基底呈淡红色或暗红色浸润,上披银白色鳞屑,剥离鳞屑后,基底有点状出血,全身其他部位皮肤可见同样损害。

【治疗】

1. 去除病因:去除可能的发病原因或诱因,如忌过度饮酒、大量食用辛辣食物,不要穿着刺激性内裤等。

2. 抗组胺药物 可酌情选用氯苯那敏(马来酸氯苯那敏片)4mg/次,3次/天,口服;或苯海拉明 25mg/次,3次/天,口服;或息斯敏(氯雷他定)10mg/次,1次/天,口服。

3. 镇静类药物 可选酌情选用异丙嗪、地西泮等药物,夜间应用更为合适。

4. 外用药 酌情选用氟轻松软膏、肤疾宁等局部外用。

5. 局部封闭 可用 0.1% 亚甲蓝 2ml,加 2% 普鲁卡因 5~10ml,患处皮下注射,每周 1 次,10 次为一疗程。

第 15 节 肛管直肠损伤

肛门会阴部外伤时,不仅可损伤肛管皮肤,也可伤及肛门括约肌,或深及直肠,有的可同时合并尿道、膀胱等组织器官损伤,或合并结肠及腹盆腔其他器官损伤。致伤原因为刺伤、扎伤、刀伤、火器伤等,也可为直肠镜、手指扩肛不当等医源性因素。由于该处易被污染,发生伤口感染的机会较多,临床处理与一般外伤有所不同。主要临床表现 局部出血、肛门失禁、狭窄、排便困难。

【临床表现】

有外伤史或医源性损伤史,肛门部疼痛、出血或肛门失禁。后期可有肛门狭窄、排便困难、粪便形状变细等。局部检查见肛门部及其周围组织裂伤、出血,肛管直肠括约肌断裂者,常有粪便流出,受伤时间较久者见局部肿胀等炎症征象。直肠指诊可了解裂伤程度、范围、直肠有无破损、穿孔,后期有无肛门狭窄等。

【治疗】

1. 一般处理 轻度肛管皮肤裂开损伤,一般不必特殊处理,局部清洗、皮肤消毒,酌情坐浴,保持局部清洁,任其自行愈合即可。可给流质饮食,调理大便稀软、通畅。

2. 清创缝合 较大的伤口应仔细清洗,去除撕裂失活的组织,但应珍惜组织,尽可能保留,创缘解剖对位缝合。肛管括约肌断裂者应进行良好的缝合修复,不可切除括约肌组织。直肠损伤时进行相应的处理。术后妥善安放引流物。如合并泌尿生殖器官损伤,请相关医师处理。

3. 结肠造口　复杂的肛门外伤局部清创修复后,可行乙状结肠或降结肠造口术,使粪便暂时转流,减少感染机会,利于伤口顺利愈合。愈合后再将造口处切除纳入腹腔行肠吻合术,恢复结肠的连续性。

4. 抗生素治疗　防治感染,常用药物有青霉素类和氨基苷类,同时可联合应用甲硝唑等药物。

第 16 节　会阴部烫伤

会阴部烫伤,包括烧伤,以热液烫伤较为常见。多见于婴幼儿,尤其生活在农村人群中的儿童发病率较高。常因患者突然倒入盛有热水、热粥或其他热液的锅内、盆内,造成局部皮肤烫伤。此处为特殊部位,烧伤科称为特殊部位烫伤——会阴部烫伤。主要临床表现为局部皮肤大小不等的水泡。

【临床表现】
病儿剧痛哭闹不安,伤及范围可包括双臀部、外生殖器。烫伤后数分钟局部可起大小不等的水泡,由于患者疼痛挣扎致水泡撕裂,创面渗液。伤后 48 小时后,渗液逐渐停止。通常将烧烫伤的深度分为Ⅰ度、浅Ⅱ度、深Ⅱ度、Ⅲ度,其深度鉴别要点如下。

Ⅰ度:皮肤红肿、疼痛,感觉过敏、不起水泡,表面干燥。一般 2~3 天疼痛症状消失、痊愈。

浅Ⅱ度:局部剧痛、皮肤大水泡为其特点,除去泡皮创面基底潮湿、渗液、发红、水肿明显。一般 2 周左右愈合,如无感染不留瘢痕。

深Ⅱ度:可有或无水泡,水泡较小,除去疱皮见创面基底苍白、水肿,痛觉迟钝。一般 3~4 周愈合,有瘢痕遗留。

Ⅲ度:皮肤似皮革、蜡白,感觉丧失,无水泡、干燥,3~4 天后可见栓塞静脉呈树枝状。3~5 周形成肉芽创面,如肉芽创面面积较大需植皮方可愈合。

【治疗】
1. 暴露疗法　适于浅Ⅱ度及部分深Ⅱ度患者。由于肛门部位特殊,不便包扎,故一般采用俯卧位或侧卧位暴露疗法,将患者置于清洁病室内,室温保持在 28~32℃。冬天可加用床罩,内装红外线烤灯,四周不要遮严以利水分蒸发。暴露疗法可促进创面水分蒸发,形成干燥痂皮,防止细菌生长,逐渐痂下愈合。

2. 外用药　烫伤创面较小的浅Ⅱ度、深Ⅱ度患者,也可外用吡哌酸锌软膏,每天涂布创面 2~3 次,达到防治感染促进创面愈合的目的。

3. 切痂植皮　Ⅲ度烫伤创面可切痂植皮,以尽早使创面愈合;或坏死皮肤自然脱落后行肉芽创面植皮术。

4. 抗生素治疗　常规应用抗生素,预防感染。

5. 预防破伤风　破伤风抗毒素 1500U,肌内注射。

第 17 节　直 肠 前 突

直肠前突,是以排粪困难为主要症状的疾病。常为多产妇或中老年女性会阴筋膜松弛所致,也可见于慢性便秘长期腹内压增高者。约占以排粪困难就诊患者的一半左右。由于对本病认识不足常易延误诊断,应引起重视,多产中老年女性长期出现排粪困难,经一般治疗效果不佳者即应考虑到直肠前突的可能。病理改变为直肠阴道隔松弛,直肠前壁向前膨出,甚至突入阴道内,尤其大便时更为明显,重度直肠前突可用手指将阴道后壁推至阴道外口,轻者无症状,严重膨出时可出现排粪困难。主要临床表现为长期便秘、排粪困难。

【临床表现】

1. 症状体征　常为多次生产的中老年妇女,或长期便秘习惯者。主要症状为排粪困难,有明显的下坠和便意,因而患者常需全身用力排便,排出的粪便较硬,但粪便形态基本正常。粪便在直肠内大量淤积,可压迫膀胱,出现尿急、尿频等症状。检查直肠指诊时可触及肛管上方直肠前壁有突向阴道的凹陷或薄弱区,重度直肠前突可用手指将阴道后壁推至阴道外口,由于排粪困难,粪便在直肠内停留较久,水分被吸收,直肠内粪便扪之较硬。

2. 其他检查　排粪造影检查可见直肠前壁向前突出,严重者可呈下垂的袋状。

【鉴别诊断】

1. 习惯性便秘　往往忽视便意,有不按时排便的习惯,左下腹可扪及粪便硬块。直肠指诊触及大小不等的粪便硬块。

2. 肛门狭窄　常有外伤或手术史。主要症状为排粪困难,排出的粪便形态变细或有棱角,直肠指诊有肛门狭窄。

【治疗】

1. 非手术疗法　适于排粪困难较轻者,主要措施为调节饮食,多食粗制主食和富含食物纤维的蔬菜,并多饮水;保持大便稀软,可适当服用复方芦荟胶囊等;多参加有益的体育活动。

2. 手术疗法　适于经非手术疗法无效或排粪困难较明显者。手术原理为将松弛的直肠阴道隔进行紧缩修复。手术可经直肠内进行,也可经阴道进行。

第 18 节　肛门括约肌肥厚

肛门括约肌肥厚,顾名思义,是指肛门括约肌粗大厚韧。可能系先天性发育肥厚；也可能为后天性因素，由于患者经常忽视便意，肛门括约肌不断加强收缩，久之变得肥厚。病理改变为括约肌较一般人肥大、宽厚、坚韧，排便时肛门阻力增大，导致排粪困难。主要临床表现为排粪费力、粪便干燥、腹胀不适。

【临床表现】

患者多为青、中年人，一般说来，患者平素体格较为健壮，身体素质良好。初始排粪费力，需屏气用力方可使粪便排出，粪便干燥。久之，可感腹胀、不适或腹部胀痛。检查直肠指诊手指插入时肛管有紧缩感，可扪及肛管直肠环宽阔肥厚，让患者收缩肛门，有明显的勒手感。直肠腔内常可扪及积存较硬的粪便。

【鉴别诊断】

1. 习惯性便秘　习惯性便秘者往往忽视便意，有不按时排便的习惯，左下腹可扪及粪便硬块。直肠指诊可触及大小不等的粪便硬块，但无明显肛管直肠环紧缩感。

2. 肛门狭窄　某种原因引起的肛门口径变小，主要症状是排粪困难，可有引起狭窄的原发疾病，排出的粪便形态变细或有棱角。

3. 直肠前突　直肠指诊可触及肛管上方直肠前壁突向阴道的凹陷或薄弱区，排粪造影直肠前壁向前突出，严重者可呈下垂的袋状。

【治疗】

1. 非手术疗法　调节饮食，多食粗制主食和富含食物纤维的蔬菜，养成定时排便的习惯，保持大便稀软，可适当服用复方芦荟胶囊等润肠通便药物。

2. 手术治疗　局部麻醉下于肛门一侧距肛门缘 1cm 处做放射状切口约1.5cm，切开皮肤皮下组织，术者左手示指插入肛门内作引导，扪摸肛管直肠环，右手执剪刀插入切口内，朝向肛管直肠环方向解剖分离，适当剪断部分肛门直肠环，至肛管明显宽松为度。缝合皮肤切口 1~2 针，切口内放置橡皮引流条，防止切口内积血。

术后流质饮食，最好保持 3~4 天无大便，以使肛门部清洁。术后第二天去除切口内橡皮引流条，酌情清洁换药。适当口服抗生素预防感染。

第 19 节　肛门狭窄

肛门狭窄，是指由各种原因引起的肛门口径变小，导致排便困难。病因可有肛门部烫伤、烧伤、外伤瘢痕形成；也可因痔切除术后、局部硬化剂注射后所致；或为肛门部炎症愈合后，纤维结缔组织增生、先天性发育畸形等。主要临床表现为排粪困难，粪便形态变细或有棱角。

【临床表现】

主要症状为排粪困难，排出的粪便形态变细或有棱角。轻度狭窄者可以排出软便,示指插入肛管困难;中度狭窄者排便困难,有时稀便和排气不能控制,示指不能通过狭窄部,并有触痛;重度狭窄者排便排气均困难,常合并肛门失禁,污染内裤,局部潮湿不洁,有时有肠梗阻征象,腹部X线透视可有异常发现。

【鉴别诊断】

1. 肛管癌　肛管部可扪及肿物,位于一侧,表面不平、结节,中央可有溃物,触之易出血。钳取适量组织病理检查可确定诊断。

2. 晚期直肠癌　直肠下端晚期癌肿侵及肠管大部或全周时,也可使肛管上口变窄,出现排粪困难。

3. 直肠前突　多见于多产中老年妇女,直肠指诊可触及肛管上方直肠前壁突向阴道的凹陷或薄弱区,重度直肠前突可用手将阴道后壁推至阴道外口,排粪造影检查可见直肠前壁向前突出,严重者呈下垂袋状。

【治疗】

1. 非手术治疗　轻度肛门狭窄如无排粪困难可不予以处理,注意调节饮食,保持大便通畅,养成定时大便的习惯。

2. 手术治疗　明显排粪困难者,则应手术治疗,可酌情采取如下方法。

"Z"成形术　适于轻度肛门狭窄。于肛门狭窄处设计"Z"形切口,切开皮肤皮下组织,形成内外两个三角瓣,互相易位,间断缝合。必要时可于对侧再做一"Z"成形术。

邻位皮瓣转移术　适于中度或重度肛门狭窄、瘢痕切除后肛管皮肤缺少达1/2周径者。顺肛管纵向切开肛管或切除局部瘢痕,扩张肛管正常宽度,根据狭窄情况或肛管皮肤缺损多少,于肛门邻近设计一适当长宽比例的矩形皮瓣,切开皮肤皮下组织,解剖、掀起、形成皮瓣,然后将皮瓣旋转至肛管内皮肤缺损处,间断缝合固定。肛门内放适当大小的外裹凡士林纱布的橡皮管支撑肛管,并起到引流作用。供皮瓣区可直接拉拢缝合,缝合困难时也可行邮票游离植皮闭合创面。

术后禁食,最好保持术后6~7天不大便,输液维持水电解质平衡。酌情肛门局部清洁换药,7~10天拆除肛门部缝线,拆线后酌情肛门坐浴。

第20节　先天性肛门直肠闭锁

先天性肛门直肠闭锁,是一种新生儿先天性畸形。一般于生后不久被发现,分为低位单纯肛门闭锁和高位直肠闭锁(图29-23),有的合并直肠阴道瘘或直肠会阴瘘(图29-24)。病理改变为胚胎发育中肛门直肠膜残存,使直肠盲端与肛门皮肤之间相隔一定距离,肛门完全闭锁发生肠梗阻,如不及时治疗可因肠梗阻死亡。合并直肠阴道瘘或直肠会阴瘘者,一般不发生肠梗阻。主要临床表现为出生后即发生肠梗阻。

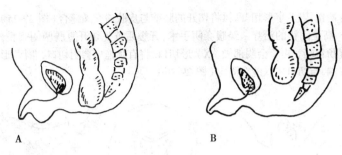

图 29-23　肛门直肠闭锁

A. 低位闭锁；B. 高位闭锁

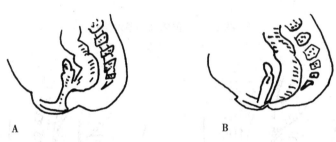

图 29-24　肛门直肠闭锁合并瘘

A. 直肠阴道瘘；B. 直肠会阴瘘

【临床表现】

1. 症状体征　新生儿出生后无胎粪排出，哭闹不安、腹胀、呕吐。局部检查可见会阴部无正常肛门，或为膜状隔，闹哭时可向外凸出。有的肛门处为一凹陷，闹哭时可摸到直肠下端冲动感。用针刺激可诱发括约肌收缩迹象，有助于判断肛门部位。合并直肠阴道瘘者粪便从阴道口或前庭处排出，合并直肠会阴瘘者粪便从会阴部排出，一般不发生腹胀、呕吐等肠梗阻症状，因此很长时间可能未被家人发现患有此病。

2. 其他检查　局部 X 线检查，先在肛门凹陷部署一金属片，将患儿倒悬数分钟，摄前后位及侧位 X 光片，可确定直肠末端与肛门凹陷间的距离。

【治疗】

一旦确诊为先天性肛门直肠闭锁并有肠梗阻症状者，紧急手术方能保全患者生命。

1. 低位闭锁的治疗　会阴部括约肌中心冲动明显处"X"形切口，切开皮肤、皮下组织，以血管钳插入括约肌中心，扩张直径 1.5cm 后，暴露直肠盲端，将直肠盲端作"十"字形切开,再将切开的肠壁与皮肤瓣交叉缝合(图 29-25)。

2. 高位闭锁的治疗 经腹会阴手术,开腹后首先切开直肠两侧腹膜,逐渐分离直肠盲端。再于会阴部做"X"形切口,将直肠拖出会阴切口,"十"形切开直肠盲端,与切口皮肤缝合固定(图 29-26)。

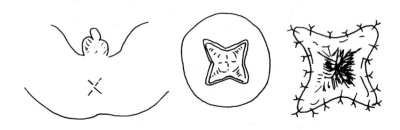

图 29-25 低位闭锁的手术治疗

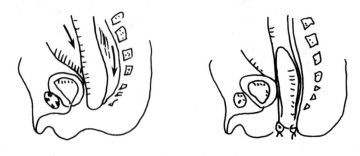

图 29-26 高位闭锁的手术治疗

3. 直肠阴道瘘 先于阴道内插入粗肛管。采取俯卧、臀部垫高、腿外展位,在尾骨处作横切口,以粗肛管为标志以防损伤阴道,分离直肠与阴道,直至直肠盲端。会阴部"十"字形切口,将游离的直肠盲端拖出,肌层与会阴筋膜缝合固定。"X"形切开直肠盲端,黏膜与皮肤切口交叉缝合固定。

术后持续扩肛 1 年,防止肛门狭窄。一旦出现肛门狭窄,则应按肛门狭窄处理。

第 21 节 直 肠 癌

直肠癌,是消化道常见的恶性肿瘤之一。我国发病年龄多在 45 岁左右,青年人发病率有增高趋势。发病原因不甚清楚,一般认为与高脂肪、高蛋白、低纤维素饮食有密切关系,慢性炎症刺激、免疫功能低下也可为其诱因。早期易误诊为痔,需倍加注意。主要临床表现为排便下坠、脓血便、粪便形状改变。

【临床表现】

1. 症状体征　早期病变位于黏膜层或黏膜下层,可无明显症状体征。继续发展出现便意频繁、排便不尽、腹泻等,或有黏液血便或脓血便,血色暗红。癌肿位于直肠下端接近肛管处者可有粪便变形,如粪便较细或有棱角。癌肿环绕肠壁生长致肠管狭窄,易引起梗阻,感腹部不适、腹胀、疼痛等。由于摄入减少、消耗增加、大便出血,可出现消瘦、贫血等恶病质情况。直肠指诊是诊断直肠癌最简单的方法,一般说来 80% 的直肠癌可通过直肠指诊扪及,检查时注意癌肿位置、大小、范围、距肛缘距离、基底活动度与周围器官、组织的关系。

2. 其他检查　大便潜血试验阳性,对早期直肠癌诊断有一定意义。直肠镜检查可直视下观察病变范围、大小,并可钳取标本进行病理检查。钡灌肠 X 线检查适于直肠上段或乙状结肠直肠交界处癌肿的检查。

【鉴别诊断】

1. 直肠息肉　多见于儿童,有便血、肠道刺激症状、大便时有红色肉样肿物脱出肛门外,直肠指诊及直肠镜检查有助于区别。

2. 内痔　内痔早期为无痛性大便出血,血色鲜红,中、晚期则有大小不等的痔块自肛门内脱出,结合其他症状体征及肛门镜检查结果,可以明确诊断。

【治疗】

详见外科篇有关章节。

第三十章　泌尿生殖系统疾病

第1节　阴茎损伤

阴茎损伤,多由挫伤、刺伤、切割伤引起,也可为绞轧伤、折断伤、皮肤撕脱伤等,有时为意外伤害或为刑事案件。主要临床表现为疼痛、出血、坏死。

【临床表现】

1. 病史　局部外伤史。

2. 症状体征　阴茎挫伤可见阴茎局部肿胀、青紫、瘀血,可伴有排尿困难。阴茎刺伤、切割伤时,皮肤或海绵体裂伤、出血、组织缺损等,往往合并尿道损伤。阴茎绞窄者为金属环、橡皮筋、线套等卡在阴茎上,绞窄远端水肿、缺血,严重者造成坏死。阴茎折断是在阴茎勃起时由于暴力所致,常为一侧阴茎海绵体折断,局部组织破裂,并向健侧偏斜,局部乃至阴茎阴囊肿胀、瘀血,有时可合并尿道损伤。

【治疗】

1. 一般治疗　仰卧位休息,阴茎下方适当放置布类团状物,将阴茎托起或使阴茎保持直立状态,可减轻水肿。如为阴茎挫伤或局部血肿,伤后24小时内酌情局部冷敷,48小时后热敷或理疗。

2. 手术治疗　①阴茎刺伤、切割伤、折断时应尽早手术,清除血肿、妥善止血、缝合破裂的白膜;如有尿道损伤应进行妥善修复,术后尿道内放置导尿管;②阴茎大部切断或完全切断者,如断离端完整应进行清创,然后再行阴茎再植术,术后尿道内放置导尿管,或行耻骨上膀胱造瘘引流尿液;如无法进行阴茎再植,应尽量多的保留残存的阴茎海绵体,以利日后修复;③金属环套入阴茎发生阴茎绞窄者,可根据不同种类的金属,选用钢丝剪、钢锯或砂轮等,予以切断环状物;也可在阴茎远端用针头多处穿刺,手挤压阴茎远端迫使穿刺孔流出液体,以消除水肿或血肿,利于异物摘除;如远端坏死应适当清除坏死组织,取下套入的金属环,进行适当修复处理。

3. 抗生素治疗　预防感染,可用青霉素 V 0.25~0.5g/ 次,3~4 次 / 天,口服;或红霉素 0.25~0.5g/ 次,3~4 次 / 天,口服。必要也可肌内注射或静脉应用抗生素。

4. 对症处理　阴茎挫伤者如有排尿困难,可插尿管引流尿液。疼痛明显者适当应用止痛剂。

【健康指导】

阴茎合并尿道损伤愈合后,有可能出现瘢痕性尿道狭窄,表现为排尿不畅或排尿困难,一旦出现此类症状,应到医院泌尿专科就诊,以便进一步处理。

第 2 节　阴 囊 损 伤

阴囊损伤,包括阴囊裂伤、皮肤撕脱伤、挫伤、阴囊血肿等,常合并阴茎、睾丸的损伤。主要临床表现为疼痛、出血。

【临床表现】

1. 病史　局部外伤史。

2. 症状体征　阴囊局部有血肿、出血、裂伤等。阴囊皮肤撕脱时可见睾丸、精索外露等。

【治疗】

1. 非手术治疗　适于较小的阴囊血肿,包括卧床休息,阴囊下置一团块状物将阴囊托起,伤后 24 小时内血肿局部冷敷,伤后 48 小时后局部可用红外线照射或热敷,促进血肿吸收。

2. 手术治疗　①阴囊血肿进行性增大者,应手术探查,清除血肿,结扎破裂的血管,妥善止血,必要时伤口内放橡皮引流条;②阴囊皮肤撕脱者,清理后尽可能原位缝合,术后放橡皮引流条;如皮肤缺损较多,无法进行原位缝合,可于股内侧转移皮瓣修复阴囊皮肤缺损。

3. 抗生素治疗　应用抗生素预防感染,一般可用青霉素 V 0.25~0.5g/ 次 ,3~4 次 / 天 , 口服 ; 或红霉素 0.25~0.5g/ 次 , 3~4 次 / 天 , 口服。

第 3 节　尿 道 损 伤

尿道损伤,多见于男性,以尿生殖膈为界分为前尿道损伤、后尿道损伤。按其损伤程度可分为尿道挫伤、破裂和断裂。常见损伤原因有切割伤、骑跨伤、挤压伤等,切割伤常为阴茎、尿道共同损伤,骑跨伤多为单纯尿道损伤,挤压伤可合并骨盆骨折等。主要临床表现为疼痛、出血、肿胀、排尿异常。

【临床表现】

1. 病史　局部外伤史。

2. 症状体征　切割伤时见阴茎或尿道裂伤,排尿出处异常。骑跨伤时局部肿胀、疼痛,排尿时加剧,有尿血或尿道口滴血,排尿后或排尿时鲜血滴出,重者排尿障碍,耻骨上可触到胀大的膀胱,会阴、阴囊、阴茎出现血肿及瘀斑。前尿道损伤可有尿外渗,阴茎、会阴等处肿胀,耻骨上区、下腹部皮下弥漫性尿液浸润、水肿。后尿道损伤尿外渗多在盆腔及腹膜后间隙积聚,如尿生殖膈破裂,可出现会阴部、阴囊肿胀。合并骨盆骨折时有骨盆挤压痛。后尿道断裂时直肠指诊前列腺上移,有浮动感;后尿道不全断裂时前列腺较固定。导尿检查尿道挫伤或较小破裂导尿管能通过损伤部位插入膀胱;严重损伤时多不能插入膀胱。

3. 其他检查　尿外渗时 B 超检查可有局部异常。骨盆骨折者 X 线摄片检查可有阳性发现。

【治疗】

1. 全身治疗　①防治休克,予以输液,必要时酌情输血;②全身应用抗生素预防感染,可用青霉素、红霉素、喹诺酮等;③预防并发症,采取适当措施预防肺炎、肺不张、压疮、泌尿系结石等。

2. 局部治疗　①排尿障碍时,急性尿潴留者可行耻骨上膀胱穿刺造口或耻骨上切开膀胱造口术;②尿外渗时,多处切开,并置橡皮条引流;③尿道挫伤时,排尿通畅者卧床休息,局部冷敷;排尿困难者则留置导尿管 7~10 天;④前尿道断裂,可作血肿清除加尿道吻合术,并作耻骨上膀胱造口;后尿道断裂时,如全身条件允许争取尿道 I 期吻合,同时行耻骨上膀胱造口;或先行耻骨上膀胱造口,3~6 个月后再作尿道修复。

【健康指导】

尿道损伤愈合后,可出现瘢痕性尿道狭窄,主要表现为排尿不畅或排尿困难,应尽早到医院泌尿专科就诊,及时进行尿道扩张或其他进一步处理。

第 4 节　膀 胱 损 伤

膀胱损伤,分为闭合性损伤和开放性损伤。致伤原因可为锐器伤,也可为钝性伤。病理改变为膀胱挫伤、膀胱破裂等。主要临床表现为血尿、尿频、尿急、腹痛。

【临床表现】

1. 病史　局部外伤史。

2. 症状体征　开放性膀胱损伤有皮肤软组织裂口,尿液外溢;膀胱挫伤可有血尿,或尿频、尿急等。常伴有面色苍白、脉搏快弱等不同程度的休克症状,如出血及尿液流入腹腔内则可引起急性腹膜炎症状,出现腹痛、压痛、反跳痛等。或有强烈尿意,但无尿排出或排少许血尿。导尿放出膀胱内尿液后注入生理盐水 300ml,5 分钟后抽出,如出量与入量相差悬殊,可能有膀胱破裂。

3. 其他检查　膀胱破裂时膀胱造影检查可有造影剂外溢,放出造影剂后盆腔有造影剂外渗影。

【治疗】

1. 抗休克治疗 膀胱破裂合并其他脏器损伤和骨盆骨折时,往往有不同程度的休克,应积极治疗休克,如输液、输血等。

2. 非手术治疗 膀胱裂口较小、时间较短、症状轻者,可采用较粗的尿管引流,并严密观察病情变化。

3. 手术治疗 严重膀胱破裂需手术修补裂口,充分引流外渗尿液,留置导尿管并保持尿液引流通畅。

4. 预防感染 无论伤势轻重均应尽早应用抗生素治疗,预防感染。

5. 其他处理 如有其他组织器官损伤,应同时进行相应处理。

第5节 肾 损 伤

肾损伤,多由外力作用所致,常见原因为挤压伤、摔伤、刺伤、枪弹伤、爆炸伤等,可合并其他脏器损伤。根据损伤程度分为肾挫伤、部分裂伤、全层裂伤和肾蒂损伤。主要临床表现为血尿、腰疼、肾区肿胀。

【临床表现】

1. 病史 局部外伤史。

2. 症状体征 开放性损伤局部有伤口,闭合性损伤局部可有软组织损伤征象或肿胀。一般均有血尿,多为肉眼血尿,轻度肾挫伤时可为镜下血尿。常有腰痛、肾区肿块或肾区饱满,也可有上腹部疼痛、肌紧张,严重损伤者可触及不规则包块。尿液外渗者可有腰部弥漫性肿胀,也可有发热等症状。往往有头晕、心悸、面色苍白、脉搏快弱、血压下降等不同程度的休克症状体征,多提示损伤情况较为严重。

3. 其他检查 尿液常规化验检查可有血尿,血化验可有贫血改变。腹部 X 线摄片可见肾影增大,腰大肌影消失,膈肌升高,脊柱弯向伤侧等表现。B 超检查可了解肾损伤及对侧肾脏情况。CT 为无损伤检查,可了解损伤情况及其他脏器有无损伤。静脉尿路造影可提示伤情及了解对侧肾脏情况。

【治疗】

1. 紧急处理 伴休克时应迅速补液、输血。严重肾损伤患者即使血压处于正常范围,亦应采取防治休克措施,严密观察脉搏、血压变化,同时进行定位、定性检查,以确定肾脏损伤范围和程度,制定进一步治疗方案。

2. 非手术治疗 用于肾挫伤、轻度肾裂伤。①绝对卧床休息 2 周,避免剧烈活动;②抗生素治疗,预防感染;③应用止血药物;④密切观察血压、脉搏变化,定时检测血化验、血红细胞、血红蛋白和红细胞压积,病情如有恶化积极准备手术治疗。

3. 手术治疗 适于严重肾损伤患者,酌情采用相应手术方法。①肾周围引流术,适于开放性肾损伤、异物存留、血尿外渗及并发感染者;②肾修补术或肾部分切除术,根据肾裂伤程度和范围尽量采用修补缝合,多处裂伤修补困难者可行肾部分切除术;③肾切除术,适于严重肾脏全层裂伤或肾蒂损伤,但必须对侧肾脏肾功能正常;④肾蒂血管修复术,用于伤后 12 小时内肾蒂损伤者,可行血管缝合、吻合、取血栓等。

第 6 节　包皮过长和包茎

包皮过长,是指包皮覆盖阴茎头及尿道外口,但能上翻露出阴茎头,小儿阴茎头不能外露不属于异常,随年龄增长阴茎头逐渐外露。包茎,是指包皮不能翻转使阴茎头外露。主要临床表现为包皮异常。

【临床表现】

包皮过长者常态下,阴茎包皮全部遮盖阴茎头,但可以人为上翻至冠状沟,有包皮明显多余现象;或阴茎勃起时包皮仍显多余,阴茎头不能外露。包茎时包皮口狭窄不能上翻,常与龟头有粘连,或包皮垢积存于包皮龟头之间,形成软结石隐约可见,排尿时可有包皮鼓包现象,尿线变细、排尿困难等。合并阴茎头包皮炎时,有包皮肿胀、局部水肿、糜烂或溃疡,有刺痒和疼痛,局部可有脓液流出。

【治疗】

1. 包皮过长的治疗　①一般治疗,须经常上翻包皮,清洗阴茎头、冠状沟,保持局部清洁;②手术治疗,包皮垢蓄积或反复感染化脓者应作包皮环切术。主要手术步骤为　局部麻醉下进行部分包皮环周切除,然后将包皮内、外板对位缝合,最后环周贴附凡士林纱布条结扎固定(图 30-1)。

2. 包茎的治疗　一般应行包皮环切术。

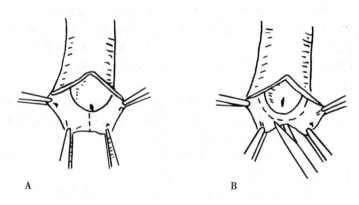

A　　　　　　　　　　　　B

图 30-1　包皮环切术

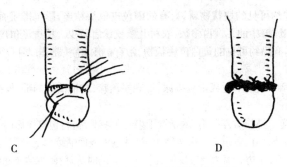

C　　　　　　　　　　　　　　D

图 30-1　包皮环切术（续）

A. 背侧剪开包皮；B. 环周剪除包皮；C. 内外板缝合；D. 结扎固定凡士林纱条

第 7 节　包皮龟头炎

包皮龟头炎，是指包皮龟头处化脓性感染。常发生于包茎或包皮过长者，由于局部不洁、长期积存包皮垢而继发感染。主要临床表现为局部疼痛、水肿、流脓。

【临床表现】

1. 病史　患者常有包茎或包皮过长史。

2. 症状体征　自感局部疼痛，排尿时加重，可有脓液流出。检查包皮局部充血、水肿，挤压包皮可有脓液流出，重者可有皮肤糜烂或溃疡。

【治疗】

1. 抗生素治疗　酌情应用抗生素控制感染，常用青霉素 V、红霉素片等。

2. 局部治疗　局部应用 1∶5000 高锰酸钾液清洗，并涂以抗生素软膏。

3. 手术治疗　炎症消退后包皮过长或包茎者可行包皮环切术，预防包皮龟头炎反复发作。

第 8 节　包皮龟头粘连

包皮龟头粘连，是指包皮与龟头粘连不能分离。多见于小儿，由于包皮垢积聚，包皮龟头互相粘连，易并发感染，严重者影响排尿。主要临床表现为包皮内隐约可见块状物。

【临床表现】

1. 病史　有包皮过长史。

2. 症状体征　多为 1~5 小儿，多数无不适或疼痛，往往为家长无意发现阴茎头包皮内有隐约可见的块状物就诊,有的因包皮龟头粘连,影响排尿而就诊。就诊者中生长在城市中的儿童占多数,农村儿童就诊者较少。检查见包皮过长,阴茎头处包皮内有隐约可见的黄白色块状物,常有包皮、龟头粘连。

【治疗】

1. 一般治疗　如无不适或影响排尿,可观察治疗,酌情清洗局部,保持卫生清洁。

2. 分离粘连　操作者左手拇、示指置于患者阴茎头部,将包皮徐徐向上翻起至包皮龟头粘连处,小止血钳夹一密实纱布球,沿龟头表面继续向上分离,上推包皮至冠状沟(图30-2),边分离边将包皮垢或包皮结石随时清理,此时粘连处少量渗血,适当压迫止血,涂少许红霉素眼膏,最后下拉包皮重新覆盖龟头。术后酌情应用抗生素;局部 1：5000 高锰酸钾溶液清洗,每天 1 次,清洗时上翻包皮,擦洗干净,涂少许红霉素眼药膏,以防粘连,直至龟头分离时造成的粗糙创面完全愈合为止。

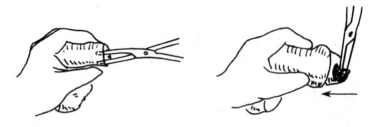

图 30-2　包皮龟头粘连分离术

第 9 节　包 皮 嵌 顿

包皮嵌顿,是指包皮上翻,卡勒于阴茎冠状沟处不能下翻。常见于小儿玩弄阴茎引起,也可见于成年男性。如长时间嵌顿,影响阴茎头血液循环,往往导致阴茎头水肿,不及时治疗可出现阴茎头坏死。主要临床表现为阴茎头疼痛、水肿、青紫。

【临床表现】

1. 病史　一般有包皮过长或包皮口狭窄史。

2. 症状体征　本病多见于农村儿童,常为自行玩弄阴茎引起。患者阴茎头疼痛,影响排尿。检查阴茎头外露、肿胀、青紫,常有明显水肿或有水泡,触痛明显,包皮口嵌顿于阴茎冠状沟处不能下翻。

【治疗】

1. 手法包皮复位　适于包皮嵌顿早期、阴茎头水肿不明显者。手法复位宜在阴茎根部神经阻止麻醉下进行,先在阴茎头及包皮处涂少许液体石蜡或红霉素眼药膏,使局部滑润,术者手指捏住阴茎头或用手握住阴茎头部适当挤压数分钟,使水肿的阴茎头肿胀减轻,双手示指、中指分别置于包皮紧缩环以上阴茎腹侧和背侧,双手拇指指尖置于龟头顶端,按图中所示方向逐渐协调用力(图30-3),缓慢上翻包皮复位。复位后每天用1∶5000高锰酸钾溶液清洗局部1次,酌情应用抗生素预防感染。

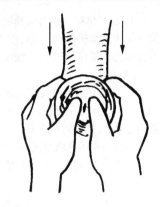

图30-3 包皮嵌顿手法复位

2. 包皮背侧切开复位术 适于阴茎包皮嵌顿手法复位失败或阴茎头水肿明显手法复位困难者。主要手术步骤为:局部浸润麻醉,于阴茎背侧正中纵向切开包皮紧缩环,使其失去张力,徐徐下拉包皮复位,再将包皮背侧切口左右拉开,横向间断缝合(图30-4),小块敷料妥善包扎。术后酌情应用抗生素,预防感染,保持局部清洁干燥,酌情清洁换药,5~7天拆除缝线。

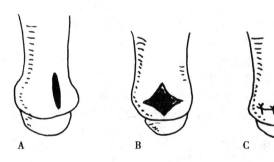

A B C

图30-4 包皮纵切横缝

第10节 阴茎绞窄

阴茎绞窄,是指某种原因导致阴茎血液循环障碍的状况。多见于玩童,也可见于成年人性心理变态者或精神失常者。多数为将金属环或橡皮筋套在阴茎上,使阴茎血液循环发生障碍。主要临床表现为阴茎疼痛、水肿、坏死。

【临床表现】

1. 病史 玩童、心理变态、精神失常史。

2. 症状体征　患者就诊时往往较晚,自诉阴茎疼痛,排尿困难。检查可见阴茎头明显水肿,或起水泡,由于组织水肿,套入物可深深陷入水肿的组织中,套入物多为金属环、橡皮环或线绳困扎等。

【治疗】

1. 橡皮环套入的治疗　仔细寻找深深陷入的橡皮环,直接剪断即可。

2. 金属环套入的治疗　可于水肿的阴茎或阴茎头处用针扎多个小孔,挤压放出液体,待阴茎水肿有所消退后试行将套入物取下。如不能奏效,可请有关技术人员用特殊工具将金属环锯断,取下金属环。

3. 抗生素治疗　术后酌情应用抗生素治疗,预防感染。

第 11 节　尿道外口狭窄

尿道外口狭窄,是指男性尿道外口由于某种原因致口径变小,阻碍尿液排出。引起尿道外口狭窄的原因多为包皮龟头炎反复发作,局部炎症性粘连所致,也可见于尿道下裂矫正术后。主要临床表现为排尿不畅、尿线变细。

【临床表现】

1. 病史　患者常有包皮龟头炎反复发作病史。

2. 症状体征　主要症状为排尿不畅,尿线细或淋漓不尽,排尿费力,排尿时间延长。检查尿道外口较小,可有瘢痕形成,小者如针孔样大小。

【治疗】

手术治疗是唯一较好的治疗方法,可行尿道外口成形术。主要手术步骤为尿道外口局部浸润麻醉,于阴茎腹侧纵行切开尿道外口 0.3~0.5cm,使尿道外口呈 "V" 形扩大,然后用 5~0 细丝线将切口缘拉拢缝合,使呈 "V" 形(图 30-5),手术结束后局部不必包扎。术后加强局部护理,保持清洁干燥,如有分泌物可及

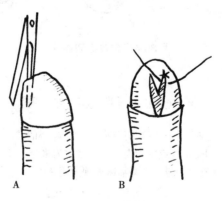

A　　　　　　B

图 30-5　尿道外口狭窄的手术

时蘸除，以免切口感染；氯己定液棉球清洗局部，每天 1~2 次；酌情应用抗生素预防感染；术后 6~7 天切口拆线。

第 12 节　先天性尿道下裂

先天性尿道下裂，是一种小儿常见泌尿生殖器畸形。主要病理改变为尿道海绵体发育异常，尿道开口位于非正常位置。根据尿道口位置可分为阴茎头型、阴茎型、阴囊型、会阴型（图 30-6）。主要临床表现为阴茎短小、下曲、腹侧裂开。

【临床表现】

患者出生后即被家人发现阴茎外形异常，阴茎短小畸形，向下弯曲，阴茎包皮在腹侧裂开，形似头巾状折叠于阴茎背侧，尿道开口异常（图 30-7），可位于阴茎头腹侧、阴茎干腹侧、阴囊阴茎交界处或会阴处，分别称为阴茎头型、阴茎型、阴囊型、会阴型。患者不能像正常儿童一样站立排尿，需蹲位排尿。

【治疗】

一般均需手术治疗。手术常需二期进行，一期为阴茎伸直术，将阴茎腹

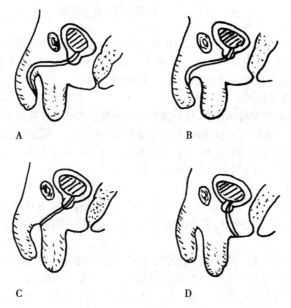

图 30-6　尿道下裂分型
A. 阴茎头型；B. 阴茎型；C. 阴囊型；D. 会阴型

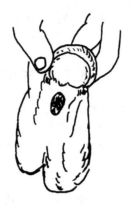

图 30-7 尿道下裂外观

侧粘连松解,使阴茎伸直,有利于阴茎发育,为二期手术创造条件;二期再造尿道,恢复正常排尿功能。一期手术一般应在学龄前进行,以保证阴茎的正常发育。

第 13 节 女性尿道肉阜

女性尿道肉阜,多发生在 20~60 岁之间,是位于尿道口的红色肿物组织,并非真正的肿瘤。病因尚不十分清楚,可能与局部慢性炎症刺激、女性雌激素低落有关。主要临床表现为接触痛、出血、红色肿物。

【临床表现】

大部分患者为局部疼痛,接触或性交时明显。多数患者有出血现象,出血量一般较少。有的可出现排尿困难,尿流发散,继发尿路感染等。检查尿道口红色肿物,多位于尿道口下唇,可以直接看到,一般 0.5~1cm 大小,有的基底呈蒂状,或基底较广,肉阜较大者呈环周状生长。

【治疗】

1. 电灼术 适于尿道外口的较小肉阜,局部消毒后在肉阜基底注射 0.5% 普鲁卡因,镊子提起肉阜,于基底部用高频电刀电灼。术后注意保持局部干燥清洁。

2. 肉阜摘除术 适于单个较大的、有蒂肉阜,局部消毒后注射麻药,于肉阜根部切除,缝合切口。术后注意保持局部清洁,6~7 天切口拆线。

3. 肉阜环切术 适于广基肉阜,沿尿道外口作一环状切口,游离出尿道前端,边切尿道肉阜,边将尿道黏膜外翻缝合。术后留置尿管,保持大便通畅,注意创口护理,酌情使用抗生素,6~7 天切口拆线。

第 14 节　急性睾丸炎

急性睾丸炎，是一种急性非特异性炎症。致病菌多为葡萄球菌、绿脓杆菌等。可经血行感染，也可经淋巴感染。主要临床表现为发热、睾丸肿胀、疼痛。

【临床表现】

1. 症状体征　多为单侧发病，患者感一侧睾丸疼痛、下坠、不适，疼痛可向腹股沟部放射。常伴发热，可有寒战、恶心、呕吐等。检查患侧阴囊皮肤红肿、皮肤温度升高，睾丸明显触痛、压痛，形成脓肿时可扪及波动感。患侧腹股沟可有肿大淋巴结、压痛。

2. 其他检查　血化验白细胞计数升高，中性粒细胞比例增加。

【鉴别诊断】

1. 急性附睾炎　阴囊肿胀、疼痛，附睾增大，与睾丸界限清楚，有明显触痛。

2. 腮腺炎并发睾丸炎　由腮腺炎病毒引起，多在腮腺炎发病后 3~4 天出现睾丸肿大、疼痛。

3. 睾丸扭转　突发性剧烈疼痛，严重时可发生休克，附睾旋转移位，睾丸上移，托起阴囊时疼痛加重。

【治疗】

1. 一般治疗　适当卧床休息，酌情托起垫高阴囊，避免性生活。

2. 抗生素治疗　常用青霉素 80 万单位 / 次，2~4 次 / 天，肌内注射；或青霉素 400 万~600 万单位 / 次，2 次 / 天，静脉滴注。青霉素过敏者可用红霉素 0.9~1.2g/d，加入 5% 葡萄糖液体内，静脉滴注。同时可配合复方新诺明 2 片 / 次，2 次 / 天，口服，连用 4 周。

3. 切开引流　脓肿形成时应进行脓肿切开引流术。

4. 物理治疗　局部酌情应用热敷、红外线照射或其他物理治疗。

5. 对症处理　疼痛严重者应用止痛剂，如索米痛片、吲哚美辛等。发热时酌情应用退热药物。

第 15 节　急性附睾炎

急性附睾炎，多因泌尿生殖系统的炎症沿输精管逆行侵入附睾而引起，亦可通过淋巴系统和血液循环途径感染。常见致病菌为葡萄球菌和大肠杆菌。主要临床表现为阴囊疼痛、附睾肿大。

【临床表现】

1. 肿胀体征　往往有泌尿系统炎症如尿道炎、前列腺炎、精囊炎等病史，或有扁桃体炎、牙龈炎、肺炎、感冒等病史。发病较急，患侧阴囊肿胀、疼痛，可放射至腹股沟区及腰部、站立时疼痛加重,可有发热、寒战、乏力等全身症状。检查患侧阴囊皮肤红肿,附睾增大,与睾丸界限清楚,有明显触痛;炎症蔓延至睾丸时可有睾丸鞘膜积液,附睾与睾丸界限变得不清,可形成脓肿。往往可扪及精索增粗、压痛。

2. 其他检查 血化验白细胞计数升高。中段尿培养或尿道分泌物培养可检出细菌。

【鉴别诊断】

本病需与附睾结核鉴别,附睾结核一般无局部疼痛,无发热,附睾与睾丸界限清楚,输精管呈串珠样改变,前列腺高低不平。尿液及前列腺液培养可找到结核杆菌。

【治疗】

1. 一般治疗 适当卧床休息,用布类团状物托起阴囊,避免性生活。

2. 抗生素治疗 常用青霉素80万单位/次,2~4次/天,肌内注射;或青霉素400万~600万单位/次,2次/天,静脉滴注。青霉素过敏者可应用红霉素0.9~1.2g/d,加入5%葡萄糖液体内,静脉滴注。同时可配合复方新诺明2片/次,2次/天,口服,连用4周。

3. 切开引流 如有脓肿形成,则应及早进行脓肿切开引流。

4. 物理治疗 局部酌情应用热敷、红外线照射或其他物理治疗。

5. 对症处理 疼痛严重时,可酌应用止痛剂,如索米痛片、吲哚美辛、布洛芬等。发热时酌情应用解热药物。

第 16 节　慢性附睾炎

慢性附睾炎,多由急性附睾炎转变而来。主要临床表现为附睾肿大、疼痛、结节。

【临床表现】

1. 症状体征 多有急性附睾炎病史,患者较长时间感局部疼痛、下坠、不适,但较急性睾丸炎症状轻微,有的可无明显疼痛症状。长期附睾炎患者,可有不育症发生。检查附睾增大,质地较硬,有结节,附睾与睾丸界限清楚,有轻度触痛,可扪及输精管增粗。

2. 其他检查 中段尿培养有时可有致病菌。B超检查显示患侧附睾增大,呈低回声,边界不整齐。

【治疗】

1. 一般治疗 适当休息,症状轻微者可调整为轻工作。

2. 抗生素治疗 慢性附睾炎急性发作时,应及时应用抗生素。

3. 反复发作者可作附睾切除术。

第 17 节　睾 丸 扭 转

睾丸扭转,又称精索扭转,是指睾丸连同精索在阴囊内顺时针或逆时针旋转,导致睾丸缺血或坏死。临床资料表明,本病并不罕见,新生儿到老年人均可发病。发病原因与睾丸和精索本身解剖结构异常或活动度大有关。主要临床表现为睾丸剧痛,向下腹会阴放射。

【临床表现】

1. 症状体征　一侧睾丸、阴囊剧烈疼痛,随之疼痛向下腹部或会阴部放射,同时伴有恶心、呕吐。检查阴囊内患侧睾丸较对侧位置略高,触痛明显。检查附睾增大,质地较硬,有结节,附睾与睾丸界限清楚,有轻度触痛,可扪及输精管增粗。

2. 其他检查　彩色多普勒超声检查显示患侧睾丸增大,回声低。彩色多普勒血流图显示血流信号明显减少或消失。

【治疗】

1. 手法复位　适于病初或疑为睾丸扭转者,先适当给予镇痛剂,半小时后轻轻上提睾丸,并轻柔试图复位,若疼痛明显减轻或消失,可能复位成功。复位成功后适当垫高阴囊,充分卧床休息,注意防止再次复发。

2. 手术治疗　一旦明确为睾丸扭转应立即手术,将扭转睾丸复位后,观察血运是否恢复正常,睾丸血运极差复位后仍不能恢复者,应切除睾丸。术后酌情应用抗生素预防感染。

第 18 节　隐 睾 症

隐睾症,又称为睾丸下降不全,是指患者出生时睾丸未下降至正常位置。发病病因一般认为与睾丸发育不全、母体妊娠期缺乏足量促性腺激素有关。有的患者可有不育和恶性变的可能。主要临床表现为阴囊内无正常睾丸存在。

【临床表现】

1. 。症状体征　自诉阴囊内无正常睾丸,一般为单侧发病,也可双侧发病,双侧发病者婚后往往有不育症。检查阴囊发育较小,阴囊内空虚不能触及睾丸。站立位和屈腿坐位腹股沟常可触及滑动的睾丸,可伴有腹股沟斜疝。如腹股沟未触及睾丸,应考虑为腹膜后隐睾症。

2. 其他检查　B超检查有助于腹股沟管内睾丸定位,但不易辨别腹膜后睾丸。

【治疗】

1. 内分泌治疗　无论单侧或双侧隐睾症,均应早期治疗。常用药物为绒毛膜促性腺激素 500U/ 次,每周一次,肌内注射,总量 10000U。若无效则改为手术治疗。

2. 手术治疗 适于内分泌治疗失败、伴腹股沟疝或睾丸移位者。一般需于2 周岁前进行手术。①睾丸固定术,适于多数患者,游离松解精索,使睾丸下降,并固定于阴囊内或肉膜下;②睾丸切除术,适于高位隐睾、睾丸已萎缩者,术中如未能发现睾丸应经腹腔探查。注意约有 1/4 者没有睾丸。

第 19 节 阴 茎 癌

阴茎癌,为常见阴茎恶性肿瘤。本病发生与包茎和包皮过长有密切关系,一般认为系包皮垢长期刺激和炎症刺激的结果。由于人们增强了包茎和包皮过长的及早手术治疗意识,阴茎癌发生率明显下降。主要临床表现为阴茎硬结、溃疡或菜花状肿块。

【临床表现】

1. 病史 多数有包茎或包皮过长史。

2. 症状体征 多见于中老年人,早期可因包皮上皮肥厚而忽略,阴茎头部初始为丘疹,逐渐增生成为肿物。检查肿物多位于阴茎头处,包茎时隔着包皮可触到硬结,后期可穿透包皮,形成溃疡或菜花状肿块,边缘硬,不规则,有脓性分泌物,恶臭,疼痛不明显。一般无排尿障碍,包皮口可有脓性和血性分泌物。晚期可有腹股沟淋巴结增大。

3. 病理检查 切取活组织病理检查可确诊。

【治疗】

阴茎癌一般需进行手术治疗。阴茎部分切除术,适于肿瘤局限在阴茎头部;阴茎全切除术,适于肿瘤已浸润海绵体;如腹股沟淋巴结活组织病理检查有转移,可作腹股沟淋巴结清扫术。

第 20 节 睾 丸 肿 瘤

睾丸肿瘤,是睾丸的一种常见疾病,包括生殖细胞肿瘤和非生殖细胞肿瘤,以前者多见,包括精原细胞瘤、胚胎瘤等。睾丸肿瘤一般发展较快,转移较早,恶性程度较高。通常经淋巴、血行转移。主要临床表现为睾丸无痛性增大、下坠感。

【临床表现】

1. 症状体征 早期症状不明显,仅有轻度睾丸坠胀感,易被忽视。睾丸逐渐无痛性增大,下坠感明显。检查睾丸表面光滑质硬而沉重,无弹性,肿块透光试验阴性。有时合并睾丸鞘膜积液,一般量不多。肿瘤内出血坏死可出现急性疼痛,类似急性睾丸炎或附睾炎症状。

2. 其他检查　B 超检查可初步判断炎症、积液或肿瘤，了解腹膜后有无淋巴结转移。

【鉴别诊断】

1. 急性睾丸炎　患者发热，阴囊部肿胀、疼痛，睾丸触痛、压痛，血化验白细胞计数升高。

2. 睾丸鞘膜积液　阴囊增大，积液量多，触不到睾丸，透光试验阳性。

【治疗】

一般采用手术治疗，术后酌情配合放疗或化疗等综合措施。

第 21 节　膀　胱　肿　瘤

膀胱肿瘤，居泌尿系肿瘤的首位，以膀胱移行上皮乳头状癌多见。病因尚不清楚，可能与环境、职业、化学因素有关，现已肯定 B- 萘胺、联苯胺等为膀胱癌致癌物质。可经淋巴转移，血行转移多发生在晚期。主要临床表现为无痛性肉眼全程血尿。

【临床表现】

1. 症状体征　患者多为 50~70 岁，男女之比约为 4∶1。大多数以无痛性肉眼血尿就医，一般为全程血尿，终末加重，可自行停止，间歇性发作。合并感染时可有尿频、尿急、尿痛，或出现排尿困难。晚期肿瘤侵犯膀胱周围组织或盆腔淋巴结，下腹膀胱区疼痛。肿瘤浸润输尿管开口可引起肾积水。

2. 其他检查　B 型超声波检查可发现直径在 0.5cm 以上肿瘤。尿沉淀细胞学检查可提高早期诊断率。膀胱镜检查可确诊并了解肿瘤部位、数目、大小、基底情况，还可进行活组织检查。CT 检查可了解肿瘤的浸润程度及淋巴结有否转移。

【鉴别诊断】

1. 非特异性膀胱炎　多为已婚妇女，突发性血尿，伴尿频，尿急、尿痛等膀胱刺激症状。

2. 肾结核　见本章第 24 节。

3. 尿石症　一般血尿较轻，常伴腰部疼痛，可向股内侧或阴部放射。局部 X 线摄片有异常发现。

【治疗】

1. 手术治疗　①经尿道电切术，适于单个浅表有蒂的肿瘤；②膀胱部分切除术，适于单个局限浸润性癌或电切术操作困难部位的肿瘤；③全膀胱切除术，适于恶性程度高、浸润广泛，位于膀胱底部或颈口处的肿瘤。切除范围包括膀胱、前列腺、输尿管壁段、精囊腺及后尿道，切除后行尿流改道，可用直肠、乙状结肠或回肠替代膀胱；④全膀胱根治术，适于有盆腔转移者，在全膀胱切除的基础上，清扫盆腔淋巴结和膀胱周围脂肪。

2. 化学药物治疗　常用顺铂、氨甲喋呤、5- 氟尿嘧啶、长春碱、阿霉素等,可行膀胱灌注。

3. 免疫疗法　主要应用卡介苗膀胱内灌注。亦可与白细胞介素 2 合用。

4. 中医中药　可配合中医疗法,辨证施治。

第 22 节　肾　　癌

肾癌,又称肾细胞癌,约占肾脏肿瘤的 75% 左右。肾癌发生于肾小管上皮细胞,外有假包膜,有时为多囊性。主要临床表现为间歇性无痛性全程肉眼血尿。

【临床表现】

1. 症状体征　患者多为 50~60 岁,男女之比约为 2∶1。常见症状为血尿,多为无痛性全程肉眼血尿,间歇性发作,出血严重者可见条索状血块。有的伴腰痛,多为一侧腰部钝痛,有血尿时可有肾绞痛。中晚期可出现腹部肿块,无明显压痛,表面光滑,可活动,如肿瘤侵及周围组织肿块可固定。全身症状可发热、贫血、消瘦等。

2. 其他检查　B 超检查可见肾实质低回声不均匀、边界欠清的占位病变声像图。X 线摄片及静脉尿路造影显示肾脏轮廓增大,偶见钙化灶。CT 对肾癌的诊断有重要价值,为密度不均、边界不规则、与肾组织界限不清的实性包块。

【鉴别诊断】

1. 膀胱肿瘤　全程无痛性肉眼血尿,终末加重,间歇性发作,下腹可有压痛,肿瘤较大时双合诊检查可触及包块。肿瘤浸润到输尿管开口,可引起肾积水。膀胱 B 型超声波检查可发现异常,膀胱镜检查可确诊肿瘤并了解肿瘤的部位、数目、大小、基底部情况。

2. 肾结核　见本章第 24 节。

3. 尿石症　一般血尿较轻,常伴腰部疼痛,可向股内侧或阴部放射。局部 X 线摄片有异常发现。

【治疗】

1. 手术治疗　一旦确诊,若无远处转移,应施行肾癌根治术。

2. 介入治疗　肾动脉栓塞适于肾癌晚期、无法手术者;也适于肾癌根治术前的辅助治疗,可使肿瘤缩小,减少术中出血,有利于手术的进行。

3. 免疫疗法　常用药物有白细胞介素 2 和干扰素等。

4. 化学药物治疗　肾癌对化学药物治疗效果不佳,单种药物疗效差,多采用联合用药。常用药物包括长春新碱、阿霉素等。

第 23 节 肾母细胞瘤

肾母细胞瘤,又称为肾胚胎瘤或 Wilms 瘤,是婴幼儿最常见的肿瘤之一。肿瘤从胚胎型肾组织开始,由上皮和间质组织构成恶性混合瘤,包括腺体、神经、肌肉、软骨、脂肪等。转移途径同肾癌。男女发病率相当。主要临床表现为腹部增长较快的肿块。

【临床表现】

1. 症状体征 多数在 5 岁以前发病,2/3 为 3 岁以内,少数可见于成年人。一般为单侧,有时也可为双侧发病。早期无症状,肿瘤长大后可发现腹部肿块,增长较快,往往影响呼吸,表现为气喘、呼吸困难等。检查腹部可触及巨大肿块,肿块巨大者几乎可占据整个腹腔。

2. 其他检查 B 超检查可有重要意义。

【治疗】

一旦确诊即应进行手术治疗,早期可经腹进行肾切除术,手术后配合放疗或化疗,可提高手术生存率。

第 24 节 肾 结 核

肾结核,是由结核杆菌引起的慢性、进行性、破坏性的肾脏病变。由此可引起其他泌尿生殖器官如膀胱、前列腺等结核。原发病灶多在肺部。单侧肾结核约占 90%,双侧约占 10%。主要临床表现为尿频、尿急、尿痛、血尿。

【临床表现】

1. 症状体征 患者常见症状为尿频,夜尿次数增多,逐渐加重,继而出现尿急、尿痛。晚期可因膀胱挛缩,排尿次数明显增多,类似尿失禁。血尿多为轻度肉眼血尿或镜下血尿,一般与膀胱刺激症状同时出现,为终末血尿;也可来自肾脏,为全程血尿。肾结核晚期出现腰痛,或因对侧肾积水出现对侧腰痛,亦可因血块、脓块阻塞输尿管引起肾绞痛。晚期可出现消瘦、乏力、贫血、低热、盗汗等症状,如对侧肾积水,则可导致尿毒症。

2. 其他检查 尿常规检查呈酸性,可见红细胞、白细胞、蛋白少量。尿沉渣涂片抗酸染色找抗酸杆菌阳性率达 50%~70%,尿结核菌培养阳性率高达 90%。肾图可了解肾破坏情况和有无积水。膀胱镜检查可显示膀胱黏膜充血、水肿、结核结节、溃疡。X 线检查包括胸片、尿路平片、静脉肾盂造影、逆行造影及 CT 等均有助于诊断。

【鉴别诊断】

1. 膀胱肿瘤 全程无痛性肉眼血尿,终末加重,间歇性发作,下腹可有压痛,肿瘤较大时双合诊检查可触及包块。肿瘤浸润到输尿管开口,可引起肾积水。膀胱 B 型超声波检查可发现异常,膀胱镜检查可确诊肿瘤并了解肿瘤的部位、数目、大小、基底部情况。

2. 尿石症 一般血尿较轻,常伴腰部疼痛,可向股内侧或阴部放射。局部 X 线摄片有异常发现。

【治疗】

1. 一般治疗 注意休息,加强营养。

2. 药物治疗 酌情选用链霉素、异烟肼、对氨水杨酸、利福平、乙胺丁醇等,此类药物均对结核杆菌有杀灭作用,单一药物效果不佳,一般多采用联合应用。

3. 手术治疗 肾脏损害严重者可酌情肾切除、肾部分切除或肾病灶清除术,术后继续用药。如对侧肾积水若肾功能良好,应在抗结核药物配合下先行手术,病情改善后再治疗肾积水。如积水严重肾功能差或继发感染时,先行积水肾造口术,待病情好转后行肾手术治疗。

第 25 节 膀 胱 结 石

膀胱结石,是指膀胱内的结石发病原因多与营养不良、饮用水质、饮食、下尿路梗阻(前列腺增生、尿道狭窄)、膀胱异物、泌尿系统感染等有关。经济发达地区多发生于老年人,贫困地区多见于儿童。主要临床表现为排尿突然终止、疼痛、血尿。

【临床表现】

1. 症状体征 患者常有排尿困难,尿流突然中断,改变体位或摇晃身体后才能继续排尿,此时尿痛,常有下腹部及会阴部钝痛,亦可为明显或剧烈疼痛。合并感染时,可出现血尿、脓尿及尿频、尿急等膀胱刺激征。结石巨大时双合诊可触及结石的基本轮廓。金属探条经尿道插入膀胱,可有金属撞击结石的特殊感觉和声响。

2. 其他检查 尿化验可见红细胞、白细胞、脓细胞。X 线膀胱、尿道平片多能显示出膀胱区不透光阴影。B 超检查显示结石的强回声影。膀胱镜检查可明确结石大小、数目及是否合并其他病变。

【鉴别诊断】

1. 膀胱肿瘤 全程无痛性肉眼血尿,终末加重,间歇性发作,下腹可有压痛,肿瘤较大时双合诊检查可触及包块。肿瘤浸润到输尿管开口,可引起肾积水。膀胱 B 型超声波检查可发现异常,膀胱镜检查可确诊肿瘤并了解肿瘤的部位、数目、大小、基底部情况。

2. 非特异性膀胱炎 多为已婚妇女,突发性血尿,伴尿频、尿急、尿痛等膀胱刺激症状。

【治疗】

1. 一般治疗　去除病因,加强营养,处理原发疾病,解除下尿路梗阻等。

2. 手术治疗　较大结石采用传统的开放式耻骨上膀胱切开取石术。

3. 碎石治疗　结石直径小于2cm者可经膀胱镜机械碎石,或激光、超声波碎石,或体外冲击波(ESWL)碎石。

4. 抗生素治疗　有感染症状或手术治疗后,酌情应用抗生素,防治感染。

【健康指导】

1. 多饮水,每天进水量2000~3000ml,炎热夏季增加到4000~5000ml,每天至少保持2000ml以上排尿量。避免饮用杂子钙盐过多的水,最好饮用煮沸的水,或饮用磁化水。

2. 少吃含钙食物,如海带、黑木耳、豆类、牛奶;少吃含草酸丰富的食物,如菠菜、芹菜、草莓,少吃动物肝脏、少吃糖。

3. 尿路结石易反复发生绞痛、感染,容易引起尿路积水,或导致肾功能减退。一旦出现尿急、尿痛、尿频、腰痛、水肿等,应及时到医院明确诊断,在医生指导下治疗。

第 26 节　尿 道 结 石

尿道结石,多来自肾脏、膀胱,亦可因尿道狭窄、尿道憩室长期合并感染而形成结石。主要临床表现为尿痛、排尿困难。

【临床表现】

1. 病史　多有肾、输尿管、膀胱结石史。

2. 症状体征　患者尿痛、排尿困难,疼痛部位在会阴部或阴囊,可放射至阴茎头;有的排尿费力呈滴沥状,可引起尿潴留。感染时可有脓尿、尿道口血性或脓性分泌物。检查尿道部、会阴部及直肠指诊可触及前尿道或后尿道结石。金属探条可探及特殊的感觉和声响。

3. 其他检查　膀胱尿道X线摄片可显示结石阴影。B超检查有结石声像图。

【鉴别诊断】

膀胱结石　排尿尿流突然中断,改变体位或摇晃身体后能继续排尿,此时尿痛,常有下腹部及会阴部钝痛,合并感染时,可出现血尿。膀胱区X线摄影显示不透光阴影。局部B超检查显示结石强回声影。

【治疗】

1. 前尿道结石的治疗　舟状窝部结石,可在尿道外口注入液体石蜡,然后缓慢挤出或钳夹取出结石。其他部位的前尿道结石注入液体石蜡后,嘱患者用力排尿有时可自行排出,否则行尿道切开取石术,并行耻骨上膀胱造口术使尿流改道,以防尿道瘘发生。

2. 后尿道结石的治疗 用尿道探子将结石推入膀胱,再行膀胱切开取石或碎石治疗。球膜部尿道结石可经会阴切开尿道取石。

3. 抗生素治疗 术后酌情应用抗生素防治感染,一般可用吡哌酸 0.5g/ 次,3~4 次 / 天,口服;或氧氟沙星 0.1~0.2g/ 次,3 次 / 天,口服;或阿莫西林 0.5~1g/ 次,3~4 次 / 天。

4. 治疗原发疾病 积极治疗引起尿道结石的原发疾病。

【健康指导】

同膀胱结石

第 27 节 肾 结 石

肾结石,是指发生于肾盂、肾盏及肾盂输尿管连接部的结石。发病原因主要与甲状旁腺功能亢进引起高血钙和高尿钙的代谢性疾病、泌尿系梗阻、尿路感染、异物有关,也与地理、环境、气候条件、饮食和营养等因素有关。主要临床表现为腰部或上腹部疼痛、血尿。

【临床表现】

1. 症状体征 患者常为腰部或上腹部疼痛,较大结石可无疼痛或仅有同侧腰腹部隐痛或钝痛;而较小的结石却常引起肾绞痛,突发刀割样疼痛,向下腹部、腹股沟、股内侧放射。绞痛发作时患者坐立不安、翻滚、面色苍白、全身出冷汗,多伴恶心、呕吐。同时出现血尿,多为镜下血尿,有时为肉眼血尿。合并感染时可出现脓尿,同时伴有发热、尿急、尿频、尿痛。检查肾区叩击痛,结石梗阻可引起严重肾积水,腰部或上腹部可触摸到包块。

2. 其他检查 尿液检查可见红细胞,合并感染时有脓细胞。血钙、磷、碱性磷酸酶、尿酸、尿素氮等检查有助于查找原发病。X 线泌尿系摄片可初步确定结石数目、位置、大小和形状。静脉尿路造影可明确结石位置和双肾形态及功能情况。B 超检查有助于囊性、占位性、积水、结石的诊断。CT 检查对 X 线不显影的阴性结石(尿酸结石)可确诊。

【鉴别诊断】

输尿管结石 腰、腹部突然疼痛,同时出现血尿,多为镜下血尿,可有尿急、尿频、尿痛,输尿管压痛点压痛。

【治疗】

1. 非手术疗法 适于结石小于 1cm,无尿路梗阻和感染,肾功能正常,多发或复发性小结石。主要措施为大量饮水,以磁化水为佳,每天 2~4L。解痉、止痛,常用哌替啶、阿托品或山莨菪碱(654-2)等。

2. 手术治疗 酌情采用肾实质切开取石术、肾部分切除术、肾切除术等。

3. 体外碎石 一般可用体外冲击波碎石。

4. 抗生素治疗 酌情应用抗生素,防治感染。

【健康指导】

同膀胱结石

第 28 节 输尿管结石

输尿管结石,大多来自肾脏,约占 90%。结石易停留在以下 5 个狭窄处 肾盂输尿管连接处、输尿管与髂血管交叉处、输尿管与男性输精管或女性阔韧带交界处、输尿管与膀胱壁外缘交界处及输尿管的膀胱壁内段。主要临床表现为与肾结石基本相似,即腰部或上腹部绞痛、血尿。

【临床表现】

1. 症状体征 腰、腹部突然疼痛,呈剧烈绞痛。绞痛的同时出现血尿,多为镜下血尿。可有尿急、尿频、尿痛,多见于膀胱壁段结石。检查患侧肾区叩击痛,输尿管压痛点压痛。腹部可扪及包块,为输尿管结石梗阻引起的肾积水。

2. 其他检查 尿化验可有红细胞,感染时可有脓细胞和管型。X 线泌尿系摄片、静脉尿路造影、CT 检查可判定结石部位。B 超检查可发现梗阻引起的肾积水、输尿管扩张等。膀胱镜检查有时可发现输尿管膀胱壁段结石。

【鉴别诊断】

肾结石 突然发生腰部或上腹疼痛刀割样疼痛,常向下腹部、腹股沟、股内侧放射。绞痛发作时坐立不安、翻滚、面色苍白、全身出冷汗,多伴恶心、呕吐。同时出现镜下血尿,有时为肉眼血尿。B 超检查、CT 检查均有助于诊断。

【治疗】

1. 非手术治疗 解痉止痛同肾结石的治疗。排石治疗适于结石直径小于 1cm,无明显尿路感染者,措施为解痉、利尿、活动等。必要时可用体外冲击波碎石。

2. 手术治疗 输尿管憩室并发结石、结石呈多角状且直径大于 1cm、引起梗阻并感染或非手术治疗无效者,均可施行输尿管切开取石术。

【健康指导】

同膀胱结石

第 29 节 膀 胱 异 物

膀胱异物,一般是经过尿道进入膀胱。进入的异物有发夹、体温计、各类塑料管、胶带、草茎、竹签等。多见青少年,女性多于男性。主要临床表现为尿频、尿急、尿痛、血尿。

【临床表现】

1. 病史 有异物插入史。

2. 症状体征 患者主要有尿频、尿急、尿痛膀胱刺激症状。常有血尿,多为肉眼血尿,亦可为镜下血尿。

3. 其他检查 膀胱金属异物时 X 线膀胱区摄片可显示异物阴影。B 超检查可显示相应声像图。膀胱镜检查可确定异物种类、形态、数量。

【治疗】

1. 内镜取异物 可经内镜取出,适于细塑料管、细绳之类的异物。

2. 手术治疗 异物较大、内镜取出困难者,可行膀胱切开取出术。

第 30 节 睾丸精索鞘膜积液

睾丸精索鞘膜积液,是指睾丸鞘膜囊内或部分未闭合的鞘状突内过多液体聚积。分为交通性鞘膜积液、精索鞘膜积液、睾丸鞘膜积液、睾丸精索鞘膜积液 4 个类型。主要临床表现为阴囊或精索肿块。

【临床表现】

1. 症状体征 阴囊内肿块,逐渐增大,逐渐出现下坠感及牵拉痛。精索鞘膜积液时,包块位于腹股沟区或阴囊上方;交通性鞘膜积液时,平卧位肿块缓慢缩小至消失,站立时缓慢出现;睾丸鞘膜积液时,肿块光滑,有弹性、无压痛,阴囊内不易触及睾丸。肿块透光试验阳性。

2. 其他检查 B 超检查有助于诊断。

【治疗】

1. 婴幼儿鞘膜积液的治疗 可暂时观察,不必急于治疗,随年龄增长多数可逐渐消失。

2. 手术治疗 酌情选择如下手术方式,①精索鞘膜积液,主要为切除鞘膜囊肿;②交通性鞘膜积液,鞘状突高位结扎加鞘膜翻转术;③睾丸鞘膜积液,可行睾丸鞘膜部分切除加翻转术。睾丸鞘膜积液鞘膜部分切除加翻转术主要手术步骤 助手将阴囊皮肤绷紧、固定,阴囊前面作纵向切口 2~5cm,切开阴囊各层,显露睾丸鞘膜壁层,钝性分离,托出皮肤切口外,切开鞘膜前壁,放出积液,剪除大部分鞘膜壁层,将剩余鞘膜边缘向后翻转、对合,并间断缝合。妥善止血后将睾丸放回阴囊内,缝合阴囊皮肤切口,切口内放橡皮引流条引流(图 30-8)。

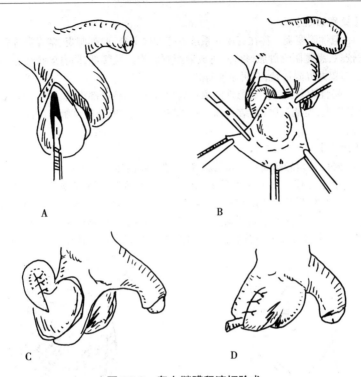

图 30-8　睾丸鞘膜积液切除术

A. 切开鞘膜；B. 切除部分鞘膜；C. 翻转缝合鞘膜；D. 缝合皮肤切口

第 31 节　精索静脉曲张

精索静脉曲张，是指精索静脉回流受阻或瓣膜功能障碍血液反流引起血液淤滞。本病是男性泌尿生殖系统常见疾病，多见于中青年人，左侧多于右侧，是导致不育症原因之一。主要临床表现为阴囊内柔软肿块、下坠感。

【临床表现】

1. 症状体征　阴囊坠胀不适，可有疼痛，可放射到下腹部或腰部。阴囊内肿块，久站时增大，疼痛明显，平卧后肿块消失或缩小，疼痛缓解。检查阴囊内可触及曲张的精索静脉肿块，轻者为条索状，重者成团状，柔软。

2. 其他检查　一般不必进行辅助检查即可确定诊断，精索内静脉造影可明确诊断。

【鉴别诊断】

1. 急性附睾炎 往往有泌尿系统炎症如尿道炎、前列腺炎、精囊炎等病史。发病较急,患侧阴囊肿胀、疼痛,可放射至腹股沟区及腰部,阴囊皮肤红肿,附睾增大,与睾丸界限清楚,有明显触痛。

2. 慢性附睾炎 多有急性附睾炎病史,长时间感局部疼痛、下坠、不适。检查附睾增大,质地较硬,有结节,附睾与睾丸界限清楚,有轻度触痛,可扪及输精管增粗。

【治疗】

1. 轻度精索静脉曲张 如无症状,一般不需治疗。

2. 手术治疗 适于症状明显,影响工作、生活者,可行精索静脉高位结扎术。主要手术步骤 腹股沟韧带中点上方2cm处与腹股沟韧带作平行切口4~5cm,剪开腹外斜肌腱膜,切开睾提肌,向上牵开腹内斜肌,显露精索并剪开精索鞘膜,游离、切除4~5cm精索静脉,上、下端结扎,并将两断端结扎在一起(图30-9)。

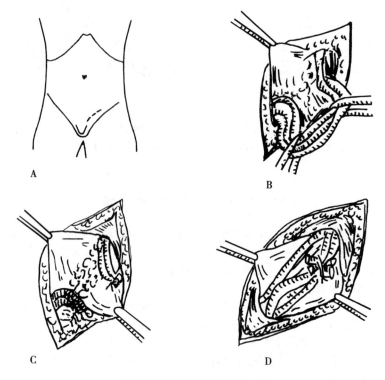

A

B

C

D

图 30-9 精索静脉高位结扎

A. 切口;B. 分离精索静脉;C. 结扎静脉;D. 断端结扎在一起

第 32 节 前 列 腺 炎

前列腺炎,分为急性细菌性前列腺炎、慢性细菌性前列腺炎、慢性非细菌性前列腺炎。

一、急性细菌性前列腺炎

急性细菌性前列腺炎,多为尿道上行感染,常见致病菌为革兰阴性肠道杆菌、假单胞菌,也有葡萄球菌或链球菌。病理改变为前列腺腺泡弥漫性白细胞浸润,组织水肿。主要临床表现为发热、尿急、尿痛,下腹或耻骨上痛。

【临床表现】

1. 症状体征 患者多有发热、寒战、全身不适,伴会阴部疼痛及尿痛、尿急等膀胱刺激症状。可有排尿困难、淋漓不尽,有的出现尿潴留等。往往伴发急性膀胱炎,下腹部或耻骨上疼痛等。直肠指诊前列腺肿大,质软,触痛明显。

2. 其他检查 血化验白细胞增高,粒细胞比例增加。尿液化验可有脓细胞。

【治疗】

1. 一般治疗 卧床休息,多饮水,高维生素、高营养饮食。

2. 抗生素治疗 使用原则为高效、大剂量、足疗程。一般选用红霉素 0.25g/次,3~4 次 / 天,口服;或红霉素 0.9~1.2g/ 次,静脉滴注,连用 7~10 天;或复方新诺明 2 片 / 次,2 次 / 天,口服。还可酌情选用氨苄西林、先锋霉素、甲硝唑等。

3. 对症处理 发热者酌情应用退热剂;疼痛明显者可应用解痉药物。

二、慢性细菌性前列腺炎

慢性细菌性前列腺炎多为逆行感染,致病菌为革兰阴性杆菌或假单胞菌等。主要临床表现为反复尿频、尿急、尿痛,会阴部沉重感。

【临床表现】

1. 症状体征 患者可有不同程度的反复出现尿路感染症状,如尿频、尿急、尿痛等膀胱刺激征。多数患者可有会阴、下腹部、阴囊、大腿内侧及腰背部不适、沉重感等,排尿终末可流出白色黏液,有时射精后疼痛,有的可伴有阳痿、早泄等。有的患者可有头痛、头晕等神经衰弱症状。直肠指诊前列腺软而饱满,表面不光滑,轻度触痛。

2. 其他检查 前列腺按摩液镜检可见多量白细胞和巨噬细胞,卵磷脂小体减少,细菌培养持续有细菌存在。

【治疗】

1. 一般治疗 多饮水,忌食辛辣食物,忌饮酒,避免久坐和长时间骑车。

2. 前列腺按摩 前列腺按摩,每次 10 分钟,每周 1 次。

3. 抗感染治疗　可选用复方新诺明 2 片 / 次，2 次 / 天，口服，连用 3~4 周；或红霉素 0.25~0.5g/ 次，3~4 次 / 天，口服，连用 3~4 周。

4. 物理治疗　热水坐浴、局部热敷等。

三、慢性非细菌性前列腺炎

慢性非细菌性前列腺炎，是男性成人常见疾病，临床上大部分前列腺炎患者属于此类，发病率比细菌性前列腺炎高 8 倍。发病原因与前列腺原体感染、精神心理因素、长途骑车、长时间坐位工作等有一定关系。主要临床表现为轻度尿频、尿痛，会阴部、腰背部沉重、不适。

【临床表现】

1. 症状体征　患者一般症状轻微，可有轻度尿频、尿痛等，或有会阴部、腰背部沉重、不适，排尿终末流出白色黏液，有的也可出现阳痿、早泄等。常有头痛、头晕、失眠等神经衰弱症状。直肠指诊前列腺饱满，质地稍软，轻度压痛。

2. 其他检查　按摩前列腺液镜检可有炎症表现，但细菌涂片及菌培养均为阴性。

【治疗】

1. 一般治疗　忌食辛辣食物、忌饮酒，避免久坐和长时间骑车，恢复规律性生活。

2. 前列腺按摩　前列腺按摩，每次 10 分钟，每周 1 次。

3. 物理治疗　热水坐浴、局部热敷等其他理疗等。

4. 对症处理　睡眠不佳者可酌情给予镇静安眠药物。心理负担较重者，适当进行心理疏导。

【健康指导】

1. 避免受凉、久坐、忌食辛辣食物及酗酒，尽量减少盆腔充血。

2. 多饮水，及时排尽小便，不能憋尿。

3. 慢性前列腺炎定期进行前列腺按摩，有规律的性生活，有利于分泌物引流。热水坐浴或理疗，可促进炎症吸收。

4. 加强体育锻炼及身心修养，增强体质，正确对待疾病，消除心理负担。

第 33 节　前列腺增生症

前列腺增生症，亦称前列腺良性肥大，是老年男性常见疾病之一。发病原因与老年人性激素平衡失调有关。常可引起下尿路梗阻，严重时影响肾功能或导致尿毒症。主要临床表现为尿频、排尿困难。

【临床表现】

1. 症状体征　最初症状为尿频，夜尿次数增多，每次排尿量减少。逐渐出现排尿困难、尿线变细、尿流无力、排尿中断、尿后余沥等。严重者可发生急性尿潴留,长时间尿潴留可出现尿失禁现象,称为假性尿失禁,或称为张力性尿失禁。少数患者可有镜下或肉眼血尿。直肠指诊前列腺体积增大,表面光滑,边缘清楚,质地中等硬度,有弹性,中央沟变浅或消失。

2. 其他检查　B超检查可了解上尿路有无积水、前列腺大小、形态、结构,并可测定残余尿量。膀胱镜检查可见前列腺是否向膀胱内突入。合并感染时尿中可见脓细胞、红细胞。

【鉴别诊断】

本病需与前列腺癌鉴别,前列腺癌早期硬结,表面不平;晚期前列腺质硬而固定,可出现转移症状,如腰背部疼痛、乏力、消瘦、食欲缺乏等。B超检查可见前列腺低回声占位性改变。

【治疗】

1. 药物治疗　适于症状轻微、残余尿少于50ml者。常用药物己烯雌酚1mg/次,2~3次/天,口服,3~4周为一疗程。还可酌情选用前列康、保列治、安尿通等。

2. 手术治疗　为治疗前列腺增生症的主要方法。酌情选用四种方式　耻骨上经膀胱前列腺切除术、耻骨后前列腺切除术、经会阴前列腺切除术、经尿道前列腺气化电切术。

【健康指导】

1. 生活起居规律,忌饮酒及辛辣食物,保持大小便通畅,减少前列腺充血水肿。

2. 无症状者,可进行观察。检查残余尿<50ml,可服药保列治5mg/次,每天一次,定期作直肠指诊及B超检查,了解前列腺大小变化及有无结节肿块。

3. 如残余尿多于50ml,药物治疗无效、有过尿潴留等症状可考虑手术治疗。

【提示】

耻骨上经膀胱前列腺切除术、耻骨后前列腺切除术、经会阴前列腺切除术是传统的手术方法。目前常用手术方法是经尿道前列腺气化电切术,较传统的手术方法具有创伤小、痛苦少、恢复快、缩短住院时间的优点。

第34节　急性尿潴留

急性尿潴留,是指各种原因引起的膀胱内尿液排出受阻。常见原因有前列腺增生和下尿路结石、炎症、损伤、狭窄等,还可由麻醉、手术刺激、中枢及周围神经损伤、肿瘤、药物作用等引起;另外高热、昏迷、低血钾症、精神障碍等因素,亦可导致尿潴留发生。主要临床表现为下腹部胀痛、排尿困难。

【临床表现】

1. 病史　常有原发病史或诱因。

2. 症状体征　患者逐渐出现下腹部鼓胀、疼痛,排尿困难。检查可见下腹部膀胱区充盈胀大,可触及增大的膀胱,压痛明显,叩诊为浊音。

3. 其他检查　B超检查可了解膀胱充盈情况、积液多少、有无前列腺肥大、肿瘤等,排尿后可测定残余尿量。

【治疗】

1. 导尿　采用导尿术尽快解除尿液潴留,插入尿管放出一定尿液后,剩余尿分间隔 20~30 分钟后再排出,防止一次性排出尿液,腹压和膀胱内压力骤减引起体循环改变或膀胱反应性出血、晕厥等。估计排尿功能一时难以恢复者留置导尿管持续尿液引流,但可酌情夹闭尿管间断排放尿液,导尿管留置期间每天用氯己定棉球清洗尿道口一次。

2. 麻醉和术后尿潴留处理　酌情选用热敷、按压等。如效果不佳则给予导尿。

3. 脊髓外伤引起的尿潴留处理　可在膀胱尚未胀满的情况下,用手掌自膀胱上部向下缓慢用力压迫,使尿液排出。

4. 耻骨上引流　不能插入导尿管者耻骨上膀胱穿刺抽尿,并留置膀胱套管。如需长期耻骨上膀胱引流,可行耻骨上膀胱造瘘术。耻骨上膀胱造瘘术主要操作步骤　局部浸润麻醉,耻骨联合上正中纵向切口 5~6cm,钝性分离,上推腹膜反折,显露膀胱并切开膀胱约 1cm,吸出尿液,如有结石予以取出,插入蘑菇头尿管,肠线缝合膀胱切口,逐层缝合腹壁切口(图30-10)。

5. 病因治疗　病因明确且有条件者,如尿道结石、包皮口或尿道外口狭窄等,应解除病因恢复排尿功能。

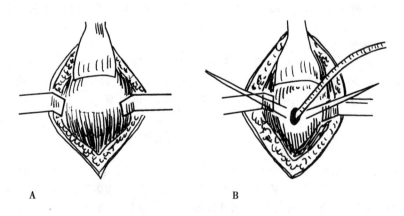

A　　　　　　　　　　B

图 30-10　膀胱造瘘术

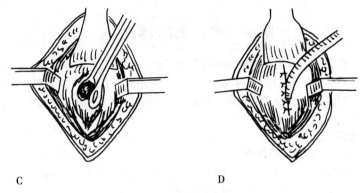

C   D

图 30-10　膀胱造瘘术（续）

A. 显露膀胱；B. 切开膀胱吸出尿液；C. 取出结石；D. 缝合膀胱，插入尿管

【提示】

肛门直肠门诊手术后最好等待患者排尿以后再离开医院，防止离院后出现麻醉术后尿潴留。

第 35 节　阴茎尖锐湿疣

阴茎尖锐湿疣，为目前较常见的性传播性疾病。由一种人类乳头状病毒引起，往往波及肛门周围部皮肤，也可由肛门周围部皮肤尖锐湿疣播散而来。主要临床表现为阴茎丘疹、融合成菜花状柔软肿物。

【临床表现】

1. 病史　多有不洁性交史。

2. 症状体征　最初患者阴茎小肿物出现，可有轻度痒感，合并感染时可有疼痛。检查阴茎系带、包皮内板、冠状沟及阴茎头等任何部位均可发病，小而柔软的淡红色丘疹，逐渐增多、增大融合成菜花状（图 30-11），易感染糜烂，有恶臭味分泌物。

3. 其他检查　局部细胞学检查可见空泡细胞和角化不良细胞。

【治疗】

1. 非手术治疗　可用高频电灼、CO_2 激光治疗。局部也可外用 5% 氟尿嘧啶霜软膏。

2. 手术治疗　酌情应用疣组织刮除术、疣组织切除术等。

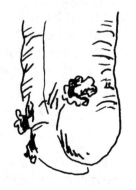

图 30-11　阴茎尖锐湿疣

第 36 节 生殖器疱疹

生殖器疱疹,是由单纯疱疹病毒Ⅱ型引起的生殖器、肛门周围皮肤黏膜感染,属于性传播疾病之一。本病常见、易复发、难治愈。主要通过性接触传染,多发生在性生活混乱的人群中。主要临床表现为局部皮肤或黏膜出现簇集性疱疹或丘疹。

【临床表现】

1. 病史 多有不洁性交史。

2. 症状体征 不洁性交史,潜伏期 2~20 天,好发年龄为 15~45 岁。①原发性疱疹,指第一次感染单纯疱疹病毒局部出现多发性红斑、丘疹、水疱,逐渐演变为脓疱、糜烂或溃疡,1~2 周后病损处结痂、愈合,整个病程 2~3 周。男性发生部位为包皮、冠状沟、龟头、阴茎干、阴囊、肛门周围等处;女性为大阴唇、小阴唇、肛门周围、阴道口等处。自觉疼痛、瘙痒、烧灼感,多有腹股沟淋巴结肿大、触痛,可出现发热、头痛、全身不适等,少数伴尿道炎、膀胱炎症状;②复发性疱疹,常发生于原发性感染后 1~4 个月,多数复发前有前驱症状如局部瘙痒、烧灼感、刺痛、会阴坠胀等,病程一般为 1 周左右,皮损数目较少,分布不对称,自觉症状轻微,全身症状少见。

【治疗】

1. 一般治疗 保持患处清洁、干燥,有皮损时禁忌性生活。注意个人卫生,患者淋浴洗澡,将换下的内衣、床单、被褥开水煮沸消毒,配偶或性伴如有本病应同时治疗。

2. 抗病毒治疗 ①原发性疱疹时,一般可用伐昔洛韦 0.3g/ 次,2 次 / 天,口服;或泛昔洛韦 0.25g/ 次,3 次 / 天,口服,连用 7~10 天;②复发性疱疹最好在出现前驱症状或损害出现 24 小时内开始用药,一般可用阿昔洛韦 0.2g/ 次,5 次 / 天,口服;或伐昔洛韦 0.3g/ 次,2 次 / 天,口服,连用 5 天;③频繁复发者为减少复发次数,可用抑制疗法,阿昔洛韦 0.4g/ 次,2 次 / 天,口服;或伐昔洛韦 0.3g/ 次,1 次 / 天,口服,长期服用 4 个月到一年。

3. 局部治疗 皮损处用 3% 阿昔洛韦霜外涂;也可用 1% 喷昔洛韦乳膏外涂。

第 37 节 淋菌性尿道炎

淋菌性尿道炎,是指由淋球菌感染引起的尿道黏膜的化脓性炎症,为常见的经典性传播疾病。感染可从男性尿道播散至附睾、睾丸及前列腺,或从女性宫颈播散至输卵管、卵巢、腹膜、巴氏腺、尿道及直肠。咽部、直肠和眼结膜亦可作为原发性感染部位受累。主要临床表现为尿道口红肿、脓性分泌物，尿频、尿急、尿痛。

【临床表现】

1. 病史 常有不洁性交史。

2. 症状体征 潜伏期平均 3~5 天。男性淋菌性尿道炎时，尿道脓性分泌物，尿痛、尿频、尿急，尿道口红肿、痛性勃起，腹股沟淋巴结肿大、疼痛，1 周后急性症状减轻，1 个月后基本消失。女性感染最常受累部位为子宫颈内膜，其次为尿道、直肠及咽部，宫颈内膜炎时可有阴道分泌物增多或呈脓性，或有异味、异常出血、下腹痛、宫颈红肿、颈管口脓性分泌物；尿道炎时尿痛、尿频、尿急，排尿困难、尿道口红肿，挤压尿道口有脓性分泌物。

3. 其他检查 分泌物涂片镜检可见到脓细胞、革兰阴性双球菌。

【治疗】

1. 一般治疗 在未愈前避免性行为。忌食辛辣食物，多饮水。患者淋浴洗澡，将换下的内衣、床单、被褥开水煮沸消毒，配偶或性伴如有本病应同时治疗。

2. 药物治疗 一般可用头孢曲松钠 0.25g，一次肌内注射；或大观霉素 40mg/ 次 /kg，一次肌内注射；或环丙沙星 0.5g，一次口服。如有淋菌性附睾炎、盆腔炎用头孢曲松钠 0.25~0.5g/ 次，1 次 / 天，肌内注射，连用 10 天；或大观霉素 2g/ 次，1 次 / 天，连用 10 天。女性尿道炎合并输卵管淋菌感染时，尚需加用甲硝唑 400mg/ 次，每天二次，口服。

第 38 节 非淋菌性尿道炎

非淋菌性尿道炎，是指淋菌以外的病原体感染，主要是支原体感染，常见沙眼衣原体和支原体。通常性交后几天或几周内出现尿道脓性或浆液性分泌物，含有大量脓细胞，但革兰染色镜检或培养均查不到淋球菌。主要临床表现为尿道流脓性或浆液脓性物，尿痛、尿频。

【临床表现】

1. 病史 可有不洁性生活史。

2. 症状体征 不洁性生活，潜伏期平均为 1~3 周，男性患者尿道分泌物呈脓性或浆液脓性，稀薄、量少，尿痛、尿频、尿道刺痒和不适感，有时阴茎体痛。女性患者尿道分泌物呈浆液性或浆液脓性，尿痛、尿频，白带增多、色黄或带血性，或有异味。非月经期或性交后出血。宫颈口可见黏液脓性分泌物，宫颈充血、水肿、脆性增加，触之易出血，有时见较为特征的肥大性滤泡状外观。

3. 其他检查 取男性尿道分泌物或女性宫颈内膜标本涂片，革兰染色和淋球菌培养检查无淋球菌。

【治疗】

1. 一般治疗　未愈前避免性行为。忌食辛辣食物,多饮水。淋浴洗澡,将换下的内衣、床单、被褥开水煮沸消毒,配偶或性伴如有本病应同时治疗。

2. 药物治疗　初发非淋菌性尿道炎可用多西环素 100mg/ 次,2 次 / 天,口服,连用 10 天;或阿奇霉素 1g,一次口服,饭前 1 小时或饭后 2 小时口服;或氧氟沙星 300mg/ 次,2 次 / 天,连用 10 天。

第 39 节　男性不育症

正常育龄夫妇婚后有正常性生活,一年或更长时间由于男性原因所致女方不能受孕者,称为男性不育症。男性不育症越来越受到重视,已经成为临床经常遇到的实际问题。

【病因和分类】

1. 精子生成和成熟障碍　睾丸功能异常,常见的原因包括睾丸未发育、睾丸发育不全、隐睾、睾丸萎缩、精索静脉曲张等。

2. 精子输出道梗阻　常见的原因有附睾炎、附睾结核等,都可造成不育。

3. 精子不能进入女生殖道内　常见原因包括外生殖器畸形,性交和射精功能障碍。

4. 精液异常　精液异常与男性不育密切相关。

5. 附属性腺异常　前列腺炎、精囊功能异常,均可导致不育。

【临床表现】

1. 体格检查　首先须准确判断不育原因在男方而不在女方。确认男性不育后,需进一步检查找出造成男性不育的原因,以便采取相应的治疗措施。体检时注意阴茎大小,有无尿道下裂畸形等,最重要的是测量睾丸大小,睾丸缩小意味着睾丸组织的萎缩。

2. 其他检查　精液检查是鉴定男子生育能力的重要方法。在常规检验中,精子数减少、精子活力减少、畸形精子过多等都可能是不育的原因,采集精液时应在三天内无排精,排精后两小时内检验,送检途中要保温。前列腺液检查对诊断不育症有一定帮助。必要时可进行内分泌功能、免疫学和细胞遗传学检查。

【治疗】

1. 药物治疗　①睾酮反跳治疗,适于少精子患者,可给予丙酸睾酮 50mg/次,肌内注射,每周三次;或应用庚酸睾酮 200mg/ 次,肌内注射,每周一次,连续12~20 周,治疗后可出现无精子,但在结束治疗 6~18 个月后,精子数目反跳恢复到或超过治疗前水平;②氯米芬,可使促性腺激素分泌增加,适用于睾丸前男性生育力低下,每天口服 25~50mg/ 次,每月 25 天,持续 3~6 个月或直到怀孕;③他莫昔芬,作用原理类似氯米芬,每天口服 30mg/ 次,持续 3~9 个月为一疗程,对于少精子症患者可望改善精液质量,增加受孕能力。

2. 手术治疗 因生殖系外科疾病所致的不育手术治疗,如尿道下裂矫正术、输精管梗阻的重新吻合术。精索静脉曲张引起的不育,施行精索内静脉结扎术,术后可望生育。

3. 人工授精、胚胎移植 使用丈夫精液的配偶间人工授精(AIH)、少精症体外受精和胚胎移植技术,都不失为治疗男性不育的手段,总成功率为 60%~85%。

第 40 节 男性性功能障碍

男性性功能是一个复杂的生理过程,由一系列条件反射和非条件反射活动完成的。正常性功能包括性欲、阴茎勃起、性交、高潮和射精等几个方面,其中任何环节不正常即可影响性功能,称为男性性功能障碍。男性性功能障碍主要原因为心理因素,其次为器质性病变引起。主要临床表现:阳痿、早泄、遗精、不射精、性欲降低。

【临床表现】

1. 阳痿 是指阴茎不勃起或勃起不坚,不能进行正常性交。可由器质性病变或精神因素引起。器质性病变引起者表现为阴茎任何时候都不能勃起;而精神因素造成者只是在性兴奋时或性交时阴茎不勃起,平时或睡眠时有勃起。

2. 早泄 是指阴茎虽能勃起,但在性交阴茎插入阴道前或接触阴道后立即射精,不能进行正常性交。性交射精早晚无一定标准,个体差异较大。一个具有正常性功能的人在不同条件下射精快慢也有较大差别,因此性交时偶尔出现射精过早,不应视为病理现象,经常射精过早不能完成性交过程时才视为病理性的。

3. 遗精 是指在无性交活动时发生的射精。未婚青壮年中 80% 以上有这种现象,并非病态,只有长期频繁遗精才视为疾病。主要表现为由于性意念,清醒时发生射精或入眠发生遗精。有时由于性兴奋从尿道流出的尿道腺和前列腺分泌物不是遗精,应加以区别。

4. 不射精 是指性交一定时间不引起射精和性欲高潮者,几乎都是精神因素所造成。不射精应与逆行射精相区别,后者表现为无精液射出但有情欲高潮,只是精液逆向流入膀胱。

5. 性欲降低 性欲是指在一定条件刺激下产生的性兴奋和性交欲望。性欲改变尚无统一标准,往往仅是本人的判断,只有长期适当条件刺激下也不引起性欲,或同样条件下性欲显著改变才能认为异常。正常情况下性欲变化受年龄、精神和疾病等诸多因素影响。因此,性欲降低或无性欲不应一概视为性功能障碍。

【治疗】

1. 心理治疗 精神心理因素性功能障碍,帮助其了解正常性功能变化,解释性功能障碍原因,消除误解,解除顾虑、增加信心是极为重要的治疗手段,具体情况在治疗具体环节上耐心指导,患者多可恢复正常性功能,有时甚至收到一语病除的效果。

2. 夫妻双方进行指导　取得妻子的密切配合是十分必要的,作为妻子千万不可埋怨丈夫,以免伤及自尊,反而应保持心态平衡,给予适当鼓励。

【提示】

1. 对器质性阳痿患者可针对原发病进行治疗。

2. 阳痿患者向海绵体内注入血管活性物质有一定疗效,据报道有效率可达80%~100%;个别病例也可施行假体植入手术,需慎重选择。

第三十一章 四肢软组织疾病

第1节 鸡 眼

鸡眼,为足部常见疾病,多发生于足底。发病原因一般认为与局部长期机械性刺激有关。主要病理改变为局部皮肤角质逐渐增厚,形成一个致密尖端指向深面的圆锥体,形似"鸡眼",故称之为鸡眼,该圆锥体经常刺激神经末梢引起疼痛。主要临床表现为角质突起、疼痛,行走时加重。

【临床表现】

好发部位多为足部受压或摩擦处,如足底、跖趾关节、趾间关节背侧等。数目一般1~2个,形态特征扁平圆形角质突起,界限清楚,直径5~10mm之间,削去表层角质后中心核外露,外周有透明淡黄色环,形同"鸡眼",常有不同程度的压痛。

【治疗】

1. 非手术治疗 适于较轻的鸡眼,局部外用腐蚀剂,如鸡眼膏、鸦胆子等。先用温水浸泡患部,清除局部表层角质,保护好周围皮肤,敷药后用胶布覆盖。

2. 手术疗法 适于非手术治疗无效孤立的鸡眼。主要手术步骤 以鸡眼为中心,作梭形切口,切口边缘距鸡眼最近处为2~3mm,切开皮肤及皮下组织,楔状切除鸡眼及少许周围正常组织,然后缝合切口(图31-1)。

【健康指导】

1. 经常穿宽松软底鞋,可预防鸡眼;不宜穿着高跟鞋。

2. 家庭护理,可用修足刀酌情定期削除角化过度的角质层组织,深度不要伤及真皮层。

【提示】

手术治疗需注意切口无张力缝合,否则切口缝合过紧易出现切口感染。

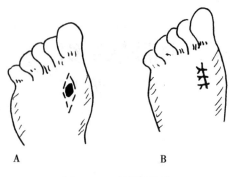

图 31-1 鸡眼切除术

A. 切口；B. 切除缝合

第 2 节 胼　　胝

胼胝,俗称"脚垫"。发病原因为足底皮肤长期遭受外压或摩擦造成角质层增厚,穿着不合适的鞋也是原因之一。病理改变为片状角化过度,颗粒层增厚,但没有角质中心核形成。主要临床表现为角质斑块、疼痛,行走时加重。

【临床表现】

好发部位主要为足部长期摩擦或受压的部位,偶尔发生在其他骨突处。局部皮肤为黄白色半透明的角质斑块,质地厚韧,中央部分最厚,越向边缘越薄,因此边缘常不明显,有压痛或捏压痛。

【治疗】

1. 非手术治疗　经常泡洗足部,使局部软化,清除局部过厚的表皮,穿宽松鞋等。

2. 手术治疗　顽固性胼胝疼痛较重、影响功能者,可考虑手术治疗。主要手术步骤　彻底切除病变皮肤组织,显露正常皮下组织,必要时凿除突出的骨质,设计邻近皮瓣,转移修复皮肤缺损处,供皮瓣区可行皮片移植修复（图 31-2）。

【健康指导】

1. 经常穿宽松软底鞋可预防胼胝;不宜穿高跟鞋。

2. 家庭护理可用修足刀酌情定期削除角化过度的角质层组织,不要伤及真皮层。

【提示】

手术治疗需注意切口无张力缝合,切口缝合过紧易出现切口感染。

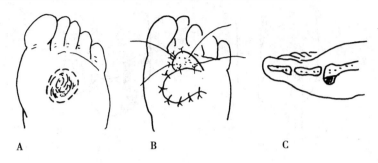

图 31-2 胼胝的手术治疗

A. 切除范围；B. 皮瓣转移，供区植皮；C. 凿除突出骨质

第 3 节 嵌 甲 症

嵌甲症，顾名思义，甲组织嵌入性生长，多见于足趾。发病原因与甲的发育异常有关，穿鞋瘦小、邻趾挤压，也可加重趾甲嵌入程度。长期压迫磨损和汗水浸渍，容易感染并发甲沟炎。主要临床表现为甲侧缘嵌入皮肤、疼痛。

【临床表现】

嵌甲多发生于第一足趾内侧甲缘，可单侧发病，也可双侧甲缘同时发病。主要症状为局部疼痛，行走或受挤压时疼痛加重，常易继发甲沟炎。检查甲侧缘嵌入皮肤，甲沟皮肤皱褶处可因机械性刺激发生感染形成甲沟炎，局部红肿或脓性物，可有肉芽增生，感染严重者整个足趾肿胀。

【治疗】

1. 非手术治疗　适于轻症患者，措施包括穿着宽松鞋，避免局部挤压；局部轻度红肿、疼痛时，用 0.5% 碘伏局部外涂，每天 2~3 次。

2. 手术治疗　适于嵌入严重非手术治疗无效者，或局部反复感染者。可行嵌甲根治术，主要手术步骤　趾根部神经阻滞麻醉，切除约 1/3 甲缘，同时切除相应的甲根组织（图 31-3）。若无炎症，也可将甲旁皮肤缘与甲组织适当缝合。术后卧床休息，抬高患肢；酌情口服抗生素如青霉素、红霉素、环丙沙星等，适当应用止痛剂。

【健康指导】

宜穿着宽松软底鞋，不宜穿着高跟鞋。

【提示】

进行嵌甲根治时必须将相应的甲根组织彻底刮除，否则日后嵌甲重新出现，导致手术失败。

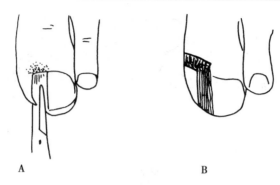

图 31-3　嵌甲根治术

A. 切除 1/3 甲缘；B. 去除相应甲根组织

第4节　甲　沟　炎

甲沟炎,是指甲沟及其周围软组织发生的感染,可形成甲旁脓肿。多因微小创伤、皮肤破损引起。主要临床表现为甲旁软组织红肿、疼痛、流脓。

【临床表现】

发病初期,病侧一侧甲沟旁软组织疼痛、肿胀,逐渐加重,有的可迅速化脓,有的可蔓延至对侧甲沟,形成半环型脓肿,脓肿破溃后流出脓液,如不能彻底治愈,可形成慢性甲沟炎,或有肉芽组织增生,经久不愈。

【治疗】

1. 非手术治疗　酌情应用抗生素,局部外用消炎膏等。

2. 手术治疗　可行甲沟炎切开引流术。指神经阻滞麻醉,于病变侧甲沟处纵向切开皮肤,分开指甲上面的皮肤或脓肿壁,排除脓液,填入一小块凡士林纱布条引流;若为双侧甲沟炎,将整块指伸侧皮肤切开,分离甲上皮肤,填入凡士林纱条(图 31-4)。术后卧床休息,抬高患侧肢体,以利于静脉回流,减轻疼痛。酌情应用抗生素。

【健康指导】

预防甲沟炎,修剪指甲时不宜剪除过多,以免甲旁组织损伤感染。

【提示】

术后需注意良好的卧床休息,避免站立,防止下肢充血肿胀、出血。

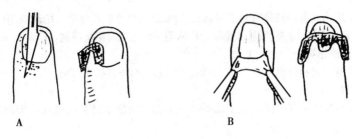

图 31-4 甲沟炎切开引流术

A. 单侧；B. 双侧

第 5 节 化脓性指头炎

化脓性指头炎，是指手末节皮下软组织化脓性感染。多由于局部皮肤轻微刺伤引起，常见致病菌为金黄色葡萄球菌。主要临床表现为手指末节疼痛、肿胀、搏动性跳疼。

【临床表现】

初期手指末节疼痛、肿胀，逐渐加重，并很快变为搏动性跳疼，疼痛通常较为严重，影响夜间睡眠。手部下垂时疼痛尤为明显，抬高患肢时疼痛减轻。检查患指末节肿胀，扪之指端张力增高，压痛明显。如不及时治疗，可引起末节指骨坏死、骨髓炎。

【治疗】

诊断明确，需进行切开引流术。主要手术步骤 于患指末端侧面偏掌侧作纵切口，切口近端最长不应超过末节指横纹处，以免损伤屈肌腱鞘，用尖刀切至脓腔，并切断脓腔内所有纤维索，放出脓液，生理盐水冲洗干净脓腔，填塞凡士林纱布条（图 31-5）。

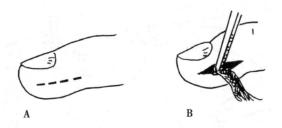

图 31-5 化脓性指头炎切开引流术

A. 切口；B. 填入引流物

术后抬高患侧肢体有利于静脉血液回流,减轻水肿及疼痛。酌情应用抗生素,如青霉素、红霉素、氧氟沙星等。疼痛明显时适当应用止痛剂。

【健康指导】

注意手指和指甲维护,以免"倒刺"形成,引起皮肤损伤感染。

【提示】

切口长度不应过短,以免引流不畅,创口过早闭合,但不要超过末节指横纹。

第6节 化脓性腱鞘炎

手指化脓性腱鞘炎,多由深部刺伤引起,也可因附近软组织感染蔓延而来,致病菌多为金黄色葡萄球菌。主要临床表现为手指疼痛、肿胀、伸屈受限。

【临床表现】

患者可有局部刺伤史,病初表现患指疼痛、肿胀,除手指末节外整个手指增粗,伸曲受限,为了减轻疼痛患指通常处于弯曲状态。疼痛逐渐加重,常因疼痛影响食欲和夜间睡眠休息。

【治疗】

手指化脓性腱鞘炎一旦诊断明确即应切开引流术。主要手术步骤 指神经阻滞麻醉,二、三、四指化脓性腱鞘炎侧面纵切口,拇指、小指化脓性腱鞘炎分别于桡侧、尺侧切口。切开皮肤、皮下组织,仔细分离,避免损伤血管神经,找到肿胀的腱鞘,在其侧面切开放出脓液,生理盐水冲洗,必要时也可置入细塑料管冲洗(图31-6)。如发现肌腱坏死应予以剪除。间断缝合切口,并于腱鞘外、皮下放橡皮条引流,无菌敷料包扎。

术后抬高患肢减轻疼痛。应用大剂量抗生素,可给予青霉素80万单位/次,2~4次/天,肌内注射;或青霉素400万~600万单位/次,2次/天,静脉滴注。青霉素过敏者可用红霉素。适当应用止痛剂,酌情清洁换药。急性炎症控制后,尽早练习活动,以防肌腱粘连。

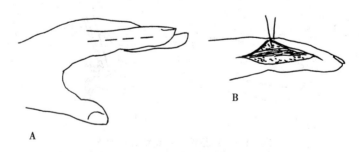

图31-6 化脓性腱鞘炎切开引流术

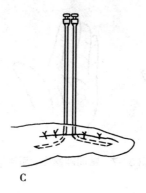

图 31-6　化脓性腱鞘炎切开引流术（续）

A. 切口；B. 切开腱鞘；C. 置管冲洗

【提示】

切口长度应足够，以免引流不畅，创口过早闭合。

第 7 节　掌间隙感染

掌间隙感染，是指掌间隙结缔组织化脓性炎症。分为掌中间隙感染和鱼际间隙感染。掌中间隙感染多由中指或无名指的腱鞘炎蔓延而来，鱼际间隙感染则多因示指腱鞘炎引起；也可因直接刺伤皮肤感染向纵深发展所致。致病菌多为金黄色葡萄球菌。主要临床表现为局部疼痛、肿胀、功能受限。

【临床表现】

1. 掌中间隙感染　掌部疼痛，正常掌心凹陷消失或掌心隆起，皮肤紧张，压痛明显。中指、小指、无名指处于半屈曲位以减轻疼痛，被动伸指可引起剧痛。

2. 鱼际间隙感染　大鱼际和拇指指蹼间疼痛、肿胀，但掌心凹陷仍然存在，拇指常处于外展为置，示指处于半屈曲位置，活动受限，拇指不能对掌。可有发热、头痛等全身症状。

【治疗】

1. 早期处理　大剂量应用抗生素，常用青霉素 400 万单位 / 次，2~3 次 / 天，静脉滴注。

2. 切开引流　局部疼痛剧烈、肿胀明显、张力高者，局部麻醉下脓肿切开引流术。注意掌中间隙感染应于无名指、中指指蹼间切开；鱼际间隙感染应在大鱼际肿胀最明显处切开，或在拇、示指间切开（图 31-7）。

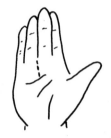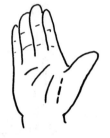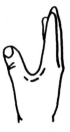

图 31-7　掌间隙感染的引流切口

【提示】

值得注意的是掌心手背同时肿胀,且肿胀程度往往比掌心更为明显,因此,千万不可于手背切开引流。

第 8 节　狭窄性腱鞘炎

狭窄性腱鞘炎,又称"扳机指",为手工劳动者的常见疾病,多发生于手指或腕部。最常见于屈指肌腱的掌指关节处,也可发生于腕部拇长展肌和拇短伸肌的桡骨茎突处。病理改变为腱鞘水肿、增厚、狭窄,其内肌腱活动受限。主要临床表现为患指疼痛、活动不便。

【临床表现】

发病部位不同表现也不相同。①屈指肌腱狭窄性腱鞘炎,手指屈曲僵硬、疼痛,伸指弹响类似步枪"扳机",故称"扳机指",伴随明显疼痛(图 31-8)。伸直关节手指屈曲状态不敢伸直,早晨起床后症状明显,活动后疼痛减轻。检查掌指关节屈侧触及小结节,并有明显压痛;②桡骨茎突狭窄性腱鞘炎,桡骨茎突部肿胀、疼痛,拧毛巾动作时疼痛加重。查体可见握拳时尺偏试验阳性(图 31-9),即拇指屈曲,然后紧握四指于其上,将该拳向尺侧弯曲桡骨茎突处明显疼痛。

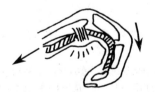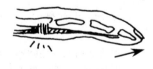

图 31-8　手指狭窄性腱鞘炎

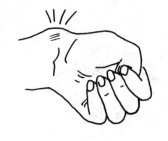

图 31-9 桡骨茎突狭窄性腱鞘炎

【治疗】

1. 非手术治疗 一般口服药物治疗效果不明显。局部封闭注射效果较好,可用泼尼松龙 12.5~25mg/ 次,加入 1% 利多卡因,局部封闭注射,每 7~10 天一次,三次为一疗程。

2. 手术治疗 非手术治疗无效者行腱鞘切开松解术。手指狭窄性腱鞘炎选择适当切口,切开皮肤、皮下组织,显露腱鞘,切除部分狭窄段的鞘管前壁,达到彻底松解的目的(图 31-10)。

桡骨茎突狭窄性腱鞘炎时,可在腕部纵形切口或横切口,切开皮肤、皮下组织,拉钩拉开皮肤避免损伤桡神经浅支,沿增厚的腱鞘背侧纵向切开、松解,切除背侧 2/3,保留掌侧 1/3(图 31-11)。缝合伤口,敷料包扎。术后 2 天可开始活动拇指。

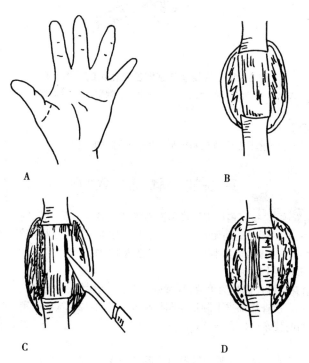

A

B

C

D

图 31-10 手指狭窄性腱鞘炎的手术治疗
A. 切口;B. 显露腱鞘;C. 切开腱鞘;D. 切除部分腱鞘

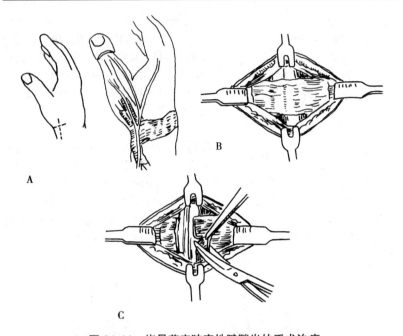

图 31-11 桡骨茎突狭窄性腱鞘炎的手术治疗

A. 切口与桡神经的解剖；B. 显露增厚的腱鞘；C. 切除部分腱鞘

【提示】

腱鞘切开松解术需注意松解彻底，否则术后可能复发。

第9节 腱鞘囊肿

腱鞘囊肿，是指腱鞘局部形成黏液性囊肿。多发生于手背、腕背、足背等处的腱鞘。一般对手足运动无明显影响，如囊肿内容物多压力大可感活动不适、轻度疼痛。主要临床表现为半圆形隆起、囊性皮下肿物。

【临床表现】

腱鞘囊肿好发部位为手背、腕背或足背，起病缓慢，多无症状，有时可有酸痛、劳累感。检查局部皮下肿物半圆形隆起（图 31-12），基底固定，穿刺可抽出无色、透明的胶冻样黏液。

【治疗】

1. 非手术治疗 穿刺抽尽囊内液后，注入泼尼松龙 12.5mg/ 次，每周 1 次，3~4 次为一疗程。

2. 手术治疗 以腕背部腱鞘囊肿切除为例,主要手术步骤 局部浸润麻醉,以囊肿为中心做横切口或横行"S"性切口,切开皮肤、皮下组织,显露囊肿,于囊肿周围用小血管钳钝性分离,逐渐显露囊肿基底部,完整切除囊肿(图31-13)。术后抬高患肢,7天拆除切口缝线。

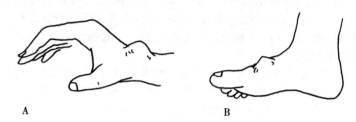

图 31-12 手背和足背腱鞘囊肿

A. 手背腱鞘囊肿;B. 足背腱鞘囊肿

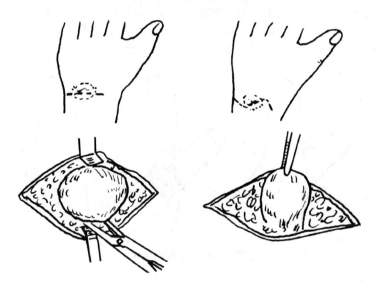

图 31-13 腱鞘囊肿切除术

【提示】

手术需将囊壁完全切除干净,以免术后囊肿复发。

第 10 节　多指（趾）

多指或多趾畸形，临床较为常见，为手或足的先天性发育异常。本病有一定家族遗传性，可单侧发病，也可双侧发病，发生于手指者常为多拇指畸形，发生于足趾者常为多小趾畸形。多指与本体可以关节相连，也可为骨骼分叉状。一般无明显功能障碍，有碍美观，对小儿心理发育有一定影响。

【临床表现】

患者出生后即可被家人发现多指或多趾畸形。检查有的扪之有关节间隙，有的无关节间隙，有关节间隙者根部界限分明、活动度好；无关节间隙者根部分界不清。局部 X 线摄片，可明确解剖关系。

【治疗】

多指切除术为本病唯一治疗方法，可于 6 个月以后行多指（趾）切除术。以多指切除为例手术步骤　多指根部梭形切口，切开皮肤、皮下组织，钝性分离多指根部，如有关节相连，于关节处离断；如无关节相连，指骨为分叉状，则于其分叉处用骨钳截断骨骼，修平骨断面，妥善止血，全层缝合皮肤切口（图 31-14）。术后抬高患肢以减轻水肿及疼痛，酌情应用抗生素预防感染。

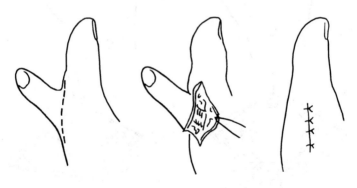

图 31-14　多指切除术

【提示】

指骨为分叉状者，手术时应该于其分叉处截断骨骼，不要少量残留，以免随年龄增长重新长出新的多指。

第 11 节　并　　指

并指畸形，较为常见，为先天性发育异常性疾病。多发生于 3~4 手指，两者由软组织相连并在一起,也可 2.3.4.5 指互相并连在一起。有一定的功能障碍,且明显有碍美观,对小儿心理发育影响较大。

【临床表现】

并指畸形多发生于 3~4 手指,两者由皮肤及皮下组织连在一起,也可 2.3.4.5 指互相并连在一起。一般骨骼发育正常,关节完整,手指屈曲伸直功能正常。

【治疗】

手术为唯一治疗方法,一般应在 5~6 岁时进行分指手术,皮肤较多者可皮肤"Z"形切开,"Z"形缝合;如皮肤缺少不能缝合,则切开后局部皮肤移植术(图 31-15)。

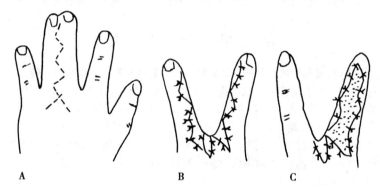

A　　　　　　　　B　　　　　　C

图 31-15　并指分离术

A. 切口设计;B. 切开缝合;C. 切开植皮

【提示】

1. 值得注意的是,分指手术应精心设计指蹼处三角形皮瓣,塑造一个合格的指蹼显得非常重要。

2. 分指手术时不能直线切开、直线缝合,避免出现直线瘢痕挛缩。否则,愈合后会逐渐失去手术效果,导致手术失败。

3. 分指手术最好由有经验的整形外科医师完成。

第 12 节　腘窝囊肿

腘窝囊肿,又称腘窝滑囊炎,临床上较为常见。腘窝滑囊由许多小滑囊组成,由于邻近肌肉、肌腱经常摩擦、损伤,使滑囊发生慢性无菌性炎症,囊内滑膜水肿,渗液增多积聚,形成腘窝囊肿。主要临床表现为腘窝皮下或深部肿块,有时疼痛。

【临床表现】

中年以上发病率较高,男性多于女性。囊肿常位于腘窝后部偏内侧,逐渐增大,常有沉重及疼痛感,伸直膝部时症状明显,屈膝部时症状缓解。检查局部肿块,有囊性或波动感,表面光滑,与皮肤无粘连,无压痛,肿块穿刺可抽出无色或淡黄色黏稠的液体。

【治疗】

肿块不大且无临床症状者可不予处理。肿块体积较大、影响工作、生活者可采取手术切除。

【提示】

切除时注意将囊肿壁全部切除干净,不能旷置,否则术后囊肿复发。

第13节 滑 囊 炎

滑囊炎,又称滑膜囊肿或黏液囊肿。滑膜囊位于骨关节隆突与肌腱或皮肤之间,是一个具有滑膜的囊状结构,多数位于大关节附近(图31-16),其功能是在肌腱与肌腱之间作为一个衬垫起缓冲作用。正常情况下其内有少许黏液以减少活动时的摩擦。滑囊炎主要原因为长期反复或持续性挤压、摩擦引起,也可为外伤、风湿等原因造成。病理改变为囊壁水肿、增厚,黏液分泌增加形成积液性囊肿。主要临床表现为局部肿胀、疼痛、肿块形成。

【临床表现】

多无明显原因的出现关节或骨突处圆形肿块,缓慢增大,局部疼痛,表浅者肿块扪之边界清楚,表面皮肤无异常,有或无压痛,有波动感,穿刺可抽出血性黏液。凡发生在滑囊部位的肿块均应考虑本病的可能。当受到较大外力作用后肿块可突然增大,并可有疼痛加重,局部皮肤红肿等。

常见的滑囊炎有 ①鹰嘴滑囊炎,肘部后面鹰嘴处囊性肿物,直径常为3~4cm,一般无疼痛及功能障碍,穿刺可抽出积液;②坐骨结节滑囊炎,又称坐骨结节囊肿,多见于老年女性,常单侧发病,局部球形或椭圆形肿块,囊状感,穿刺可抽出茶色黏液,或由于刺激有陈旧性出血穿刺液呈褐色;③髌上滑囊炎,本病较多见,髌骨上方肿块,触诊有波动感,穿刺可抽出黄色或血性液体;④髌下滑囊炎,多见于青壮年体力劳动者或运动员,髌下高起、肿块,可有波动感或抽出胶冻状液体。

【治疗】

1. 穿刺抽液 抽出囊内液体,然后注入适量泼尼松龙,有一定效果。

2. 切开引流 症状明显、非手术治疗无效者可行切开引流术,并安放负压吸引管,以利于囊腔闭合。

3. 手术切除 肿块不断增大或局部疼痛者,可行手术切除。

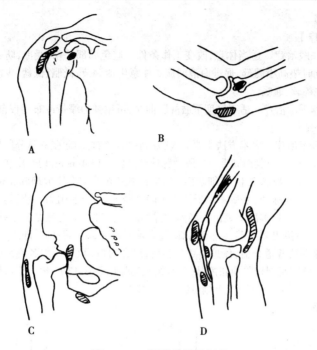

图 31-16 滑囊的常见部位
A. 肩部滑囊；B. 肘部滑囊；C. 股部及坐骨滑囊；D. 膝部滑囊

【提示】

切开引流者切口勿过大，仅切一小孔置入输液管即可，然后缝合固定引流管，连接负压吸引装置。

第 14 节　下肢静脉曲张

下肢静脉曲张，是指位于下肢皮下组织内的浅静脉迂曲、扩张。多见于持久从事站立工作和体力劳动的人。病理改变为静脉壁软弱、静脉瓣缺陷，导致静脉扩张、相对瓣膜关闭不全，发生血液倒流现象。主要临床表现为下肢浅静脉迂曲、扩张、肢体沉重。

【临床表现】

临床上大多数以大隐静脉曲张多见。患者感小腿酸胀、乏力，久站后足部水肿。检查下肢特别是小腿静脉迂曲、扩张、隆起，有压缩性，晚期小腿皮肤干燥、脱屑、发痒、色素沉着呈紫黑色，或有皮肤湿疹，轻微损伤可导致经久不愈的慢性溃疡。

【治疗】

1. 一般治疗 适当休息,改变工作条件。避免局部外伤、受凉,防止感染。夜晚睡觉时垫高小腿部,促进血液回流。注意生活调节,低脂、低盐、少糖饮食,保持大便稀软、通畅。

2. 非手术治疗 适于轻度下肢静脉曲张,可用弹力绷带或布绷带自足部向上缠裹小腿。

3. 手术治疗 手术方法主要为大隐静脉高位结扎加曲张静脉分段切除术。主要手术步骤 腹股沟韧带下方股动脉搏动处斜切口 4~6cm,切开皮肤、皮下组织,分离出大隐静脉主干,仔细解剖、分离、结扎各汇合支。距股静脉 0.5cm 处结扎、切断大隐静脉;将静脉剥离器插入大隐静脉远端,至有阻力不能插入时于该处皮肤切一小口,解剖游离出大隐静脉并切断,远端结扎,近端结扎于剥离器头上,慢慢向后拔出剥离器,大隐静脉便随之抽脱出来,边抽脱助手随之用手压紧抽脱静脉后的隧道止血,压迫 2~3 分钟后,缝合切口;再于小腿各静脉曲张处,沿标记线分别解剖切除曲张静脉,分段结扎切除(图 31-17)。缝合皮肤切口,术区衬以纱垫,由踝部从下至上绷带缠绕,适当加压包扎。

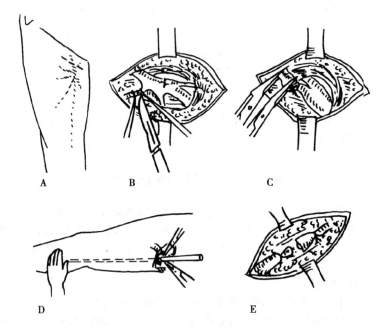

A　　B　　C

D　　E

图 31-17　下肢静脉曲张的手术治疗

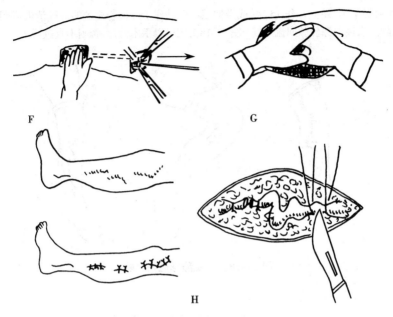

图 31-17　下肢静脉曲张的手术治疗（续）

A. 切口；B. 解剖结扎属支；C. 切断大隐静脉；D. 插入剥离器；E. 近端结扎固定；F. 拔出剥离器；G. 压迫止血；H. 分段切除曲张的静脉

术后卧床休息，抬高患肢，以利于静脉回流减轻水肿。全身应用抗生素，预防感染。术后 3 天开始活动患肢，促进血液回流，预防深静脉血栓形成。术后 10~12 天拆线，拆线后继续弹力绷带加压包扎 2 周。

【健康指导】

1. 长久站立工作者可用布带或弹力绷带由足部到膝下逐步向上缠裹小腿，均匀地加压包扎，预防本病发生。

2. 放松腰带，妇女勿穿高跟鞋，每隔 2~3 小时平躺 10 分钟左右，均有利于静脉回流。注意个人卫生习惯，保持下肢皮肤清洁，改正上厕所时看书报的习惯。

3. 每天下班后，用热水烫洗双腿和双脚，并自做小腿的简单按摩、揉捏，或轻轻拍打 10~15 分钟。

4. 重症患者可考虑手术治疗，但是如深部静脉阻塞，则忌做手术。

【提示】

术前须反复测试证明深浅静脉交通支回流良好方可手术，否则手术效果不佳或术后浅静脉回流受阻，症状加重。常用的检查方法为伯尔德士（Perthes）试验　令患者站立，浅静脉明显充盈时于大腿根部扎一橡胶带，阻断浅静脉血流，然后做下蹲、站立动作 15 次,或做伸屈小腿动作 15 次,若充盈的静脉消失或明显减轻,说明深静脉回流通畅(图 31-18),则可以手术治疗,否则不宜进行手术。

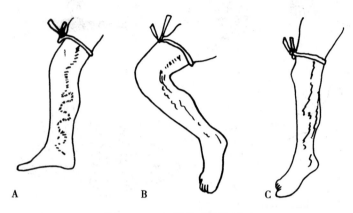

图 31-18　深浅静脉通畅试验

第 15 节　下肢浅静脉炎

下肢浅静脉炎,较为常见,多继发于下肢静脉曲张。可因血流缓慢、停滞,静脉穿刺、药液输入刺激血管壁、外伤等造成。主要临床表现为局部疼痛、红肿、皮下硬结。

【临床表现】

1. 病史　常有下肢静脉曲张病史或外伤、输液史。

2. 症状体征　患者感下肢局部疼痛、沉重,严重者可有发热、全身不适等。检查局部疼痛、皮肤红肿、皮肤颜色可为紫红色或暗红色,局部皮肤温度高,皮下可扪及硬结、压痛。

3. 其他检查　血化验白细胞计数和中性粒细胞比例增高。

【治疗】

1. 一般治疗　卧床休息,抬高患肢。

2. 抗生素治疗　可应用青霉素、红霉素、四环素、氧氟沙星等。

3. 局部治疗　早期可用 30% 硫酸镁溶液湿热敷,一次 20 分钟,一天 2 次。

4. 手术治疗　如为下肢静脉曲张、血液缓慢而经常反复急性发作,可酌情择期行大隐静脉高位结扎加曲张静脉分段切除术。

【健康指导】

1. 避免下肢受凉,不宜久站久坐,尽量减少下肢瘀血。

2. 每天临睡前温热水泡洗小腿,适当局部按摩,可预防急性感染发作。

3. 加强体育锻炼及身心修养,增强体质,预防局部外伤。

第16节 小腿溃疡

小腿溃疡,多继发于下肢静脉曲张的中老年人。由于原有下肢静脉曲张,局部血液瘀滞、组织乏氧,营养不良,最终导致皮肤软组织溃疡。主要临床表现为局部皮肤坏死、溃疡、持久不愈。

【临床表现】

1. 病史 多有长期下肢静脉曲张病史。

2. 症状体征 小腿下 1/3 的内外侧皮肤青紫、发黑、坏死、溃疡,大小常在 1~5cm 之间,周围皮肤有明显色素沉着,创面内有黄黑色腐烂组织,不易出血,患者有隐痛感。局部肿胀、发亮,缺乏弹性,压痛不明显。

【治疗】

1. 非手术治疗 ①绝对卧床休息,抬高患肢;②生理盐水清洗伤口,局部清洁换药;③酌情应用抗生素,防治感染。

2. 手术治疗 ①可酌情进行下肢静脉高位结扎、曲张静脉分段切除术;②顽固性溃疡可行溃疡切除植皮修复。

第17节 下肢深静脉血栓形成

下肢深静脉血栓形成,系指血液不正常地在下肢深静脉内凝结形成血栓。如不及时治疗将造成深静脉功能不全。病因为三大致病因素,即血流缓慢、静脉壁损伤和高凝状态。下肢深静脉血栓形成大都发生于制动状态,尤其是手术后。典型的血栓包括头部为白血栓,颈部为混合血栓,尾部为红血栓。血栓形成后自然演变过程为扩展、繁衍、机化、管化和内膜化。主要临床表现为突然一侧肢体肿胀。

【临床表现】

1. 症状体征 临床表现因血栓形成的部位而不同,一般可分三型 ①周围型,血栓始发于小腿肌静脉丛,小腿部疼痛、压痛以及轻度肿胀;②中央型,血栓发生于髂股静脉,患肢肿胀一般比较严重,可有体温增高等全身反应;③混合型,这是临床上最常见的类型,由周围型血栓向近侧顺行扩展或中央型的血栓向远侧逆行繁衍形成,起病大都隐匿,直到髂股静脉受累,才出现典型症状,因此实际病期比症状期长。

2. 其他检查 多普勒血流探测器或流速仪检查有助于诊断。静脉造影能直接显像,有效判断有无血栓、位置、范围、形态和侧支循环。

【治疗】

1. 非手术治疗 ①一般处理,包括卧床休息、抬高患肢、局部湿热敷等措施,卧床时间不必过长,一般为 10 天,当全身症状和局部压痛缓解后,即可进行轻便活动,起床活动时应穿弹力袜或用弹力绷带;②药物,包括右旋糖酐、阿司匹林、双嘧达莫和丹参等,常作为辅助疗法。

2. 手术治疗 原发于髂股静脉血栓形成而病期不超过 48 小时者,可酌情采用取栓术。

第 18 节 血栓闭塞性脉管炎

血栓闭塞性脉管炎,是中小动脉慢性血管闭塞性无菌性炎症。主要侵犯四肢小动、静脉,以下肢血管为主。病理改变为动脉发硬、缩窄,血管壁全层炎症,内皮细胞增生,淋巴细胞和成纤维细胞浸润,管腔被血栓阻塞,晚期可导致肢体缺血性坏死或合并感染,经久不愈的顽固性溃疡。发病原因为吸烟、环境寒冷、免疫功能紊乱等。主要临床表现为肢体麻木、"间歇性跛行"、"静息痛"。

【临床表现】

1. 病史 绝大部分患者为抽烟男性中青年人。

2. 症状体征 冬季多发,开始一侧下肢发病,以后可累及对侧。病程缓慢,分为三个阶段 ①局部缺血期,由于动脉痉挛或血栓形成患肢供血不足,因而怕冷、无力、麻木,患肢足背动脉搏动减弱。常有"间歇性跛行",即走一段路需休息一阵;②营养障碍期,随着病情发展患肢出现持续性疼痛,夜间为甚,称为"静息痛",常不能睡眠,弯腰抱膝而坐,或将患肢置于下垂位,以改善血液循环而缓解疼痛。此期可出现足部和小腿皮肤苍白、肌肉萎缩,足背动脉搏动消失;③坏死期,患肢动脉完全闭塞,血液循环中断,发生干性坏疽,常始于趾尖,逐渐累及整个足部或小腿。坏死组织脱落后形成经久不愈的溃疡,可严重感染。

3. 其他检查 多普勒超声波检查可发现搏动减弱或消失。动脉造影有血管狭窄或闭塞。

【鉴别诊断】

1. 雷诺病(Raynaud) 多见于女性,好发于上肢,两侧对称。在受寒或受到精神刺激后出现血管痉挛,皮肤颜色发生一系列变化,首先表现为苍白,继之紫红,最后鲜红,桡动脉搏动好,无肢体坏死现象。

2. 动脉粥样硬化性闭塞 发生于 50 岁以上老年人,常有高血压、高血脂、糖尿病等全身症状。

3. 糖尿病性坏疽 有糖尿病史,血糖及尿糖增高,伴有其他相应症状体征。

【治疗】

1. 一般治疗 适当休息,忌烟,局部防寒保暖,避免外伤。适当抬高下肢,促进建立侧支循环。

2. 药物治疗　①以血管扩张药,常用妥拉唑林 25~50mg/ 次,3~4 次 / 天,口服;复方丹参片 5 片,3 次 / 天,口服;②抗凝药,如阿司匹林肠溶片 25~50mg/ 次,3 次 / 天,口服;或酌情应用低分子右旋糖酐;③前列腺素,可用前列腺素 E$_1$ 100~200μg/ 次,加入 5% 葡萄糖液中,静脉滴注,2 周为一疗程;④抗生素,并发感染时酌情应用;⑤止痛药物,酌情应用索米痛片、吲哚美辛等;⑥中医中药,根据病情辨证论治。

3. 高压氧疗　每天一次,每次 3~4 小时,10 次为一疗程。

4. 手术治疗　如有药物不可扩张的严重疼痛,酌情进行交感神经切除术。坏死期可进行截肢术。

第 19 节　下肢淋巴水肿

下肢淋巴水肿,是淋巴液回流障碍致淋巴液在下肢皮下组织内积聚。早期纤维增生、脂肪硬化,后期肢体肿胀、皮肤增厚、粗糙、坚如象皮,故又称为"象皮肿"。也可发生于外生殖器或上肢。原发性淋巴水肿为淋巴管发育异常;继发性淋巴水肿为淋巴管阻塞,常见于丝虫、链球菌感染,放射治疗和淋巴结清扫术后也可发生。主要临床表现为一侧肢体肿胀,皮肤增厚、干燥、粗糙、色素沉着。

【临床表现】

1. 症状体征　一侧下肢肿胀,始于足踝部,逐渐延及整个下肢。早期皮肤正常,晚期皮肤增厚、干燥、粗糙、色素沉着。继发性淋巴水肿常有复发性淋巴管炎和逐渐加重的淋巴水肿。淋巴管炎发作时,局部红肿、疼痛,淋巴结肿大,有压痛,常伴有突发性寒战和高热。

2. 淋巴管造影和同位素淋巴管造影检查有助于诊断。

【治疗】

1. 非手术治疗　①一般治疗,包括抬高患肢、穿弹力袜、限制水盐摄入、使用利尿剂、预防感染;②烘绑疗法,有电辐射热治疗器和烘炉法二种。温度调节在 80~100℃ 之间,每天 1 次,每次 1 小时,20 次为一疗程。治疗完毕后使用弹力绷带加压包扎,每疗程隔 1~2 个月。疗效良好,一般治疗 1~2 个疗程后可见患肢组织松软缩小,丹毒样发作明显减少。通过反复热效应刺激使组织温度升高,代谢活动加强,促进淋巴管再生与淋巴回流的恢复。

2. 手术治疗　切除植皮术,原则是切除膝关节下小腿及足背病变组织包括皮肤、皮下组织及深筋膜切除,然后取健肢或利用切下的病变皮肤,削薄后进行植皮。另有皮瓣埋藏术,在切除增厚皮下组织的同时,又建立起皮肤与深部肌肉间的淋巴回流通路。

第三十二章 骨、关节、运动系统疾病

第1节 手 外 伤

手外伤,临床十分常见,早期能否得到正确治疗关系患者日后的生活、工作和学习。因此应当重视手外伤处理,争取及早在首诊单位进行规范诊治。

【临床表现】

局部检查主要注意以下各项　①伤口部位、大小;是切割伤还是撕裂伤;皮肤缺损情况,是否需皮肤或皮瓣移植修复;②有无主干血管损伤,桡动脉与尺动脉搏动是否减弱或消失,手指远端有无苍白、青紫、发凉等;③注意有无肌腱断裂特征,关节活动是否正常;④有无正中神经、尺神经与桡神经损伤征象;⑤检查骨与关节有无短缩、成角畸形和异常活动,若疑骨与关节损伤者应X线摄片检查;必要时诊断无误者也应常规摄片明确损伤部位、类型及移位情况,便于采用合适的治疗方法。

【急救处理】

现场急救处理目的是减少出血和创口污染,防止损伤加重、减轻痛苦和便于转送,急救现场创面无须清洗与涂药。加压包扎是最简便有效的止血措施,较大血管损伤出血汹涌加压包扎不能奏效时可用止血带止血。绑扎止血带的正确部位应在上臂上1/3处,局部要有衬垫,记录绑扎时间,每隔1小时松开止血带5~10分钟以防造成肢体远端缺血。切忌将止血带绑扎在上臂中、下段,防止压迫损伤桡神经。

【清创术】

开放性损伤应在严格无菌术条件下尽早实施清创,以减少感染机会,争取伤后6~8小时内进行。

1. 麻醉　酌情局部浸润麻醉或指神经阻滞麻醉,损伤广泛、复杂者可用臂丛神经阻滞麻醉。

2. 止血带应用　使用气囊止血带可保持术野无血、解剖清晰,便于操作,缩短手术时间。其压力为150~250mmHg,一次时间不超过1小时。如无气囊止血带可用橡皮带绑扎止血,注意绑扎位置正确。

3. 刷洗伤肢　刷洗范围限于伤肢正常皮肤,创口内不应刷洗。若创口内污染重或有异物可用干净棉球或纱布轻拭创面。从创口周围开始至肘上10cm左右无菌刷和无菌软皂刷洗三遍,每次干净水或生理盐水冲洗。

4. 冲洗创口　0.1%氯己定或0.1%新洁尔灭液冲洗伤口。常规碘酒—酒精或0.1%氯己定消毒皮肤,注意避免酒精和碘酒进入创面损伤组织,然后铺无菌巾(图32-1)。

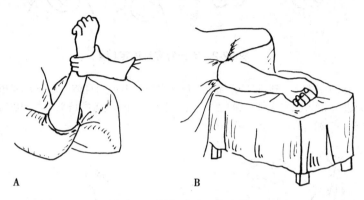

图32-1　局部清洗及手术体位

5. 清创修复　检查损伤情况,剪除失活组织,尽量保留有生机的皮缘及伤口内组织。清创完毕用生理盐水冲洗,若伤后时间较长可先用3%过氧化氢或0.1%氯己定液浸泡创面,最后再用生理盐水冲洗干净,然后加铺无菌巾、单,术者更换手套,使用过的器械用0.1%氯己定冲洗干净,继续下步操作。肌腱断裂者酌情进行吻合;若有骨折须给予相应的克氏针固定,注意穿针时不要经过关节面(图32-2)。

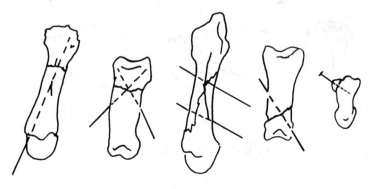

图32-2　克氏针穿针固定

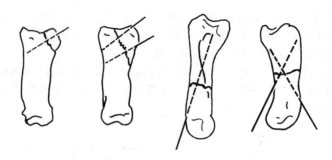

图 32-2　克氏针穿针固定（续）

　　创口无皮肤缺损时可间断缝合；若有皮肤缺损可用自体中厚皮片移植修复，周边保留线尾，打包加压包扎。不适于皮片移植修复者酌情采用各种皮瓣移植修复（图 32-3）。

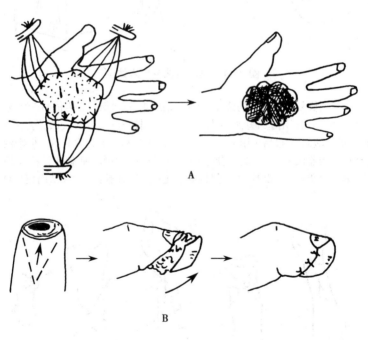

A

B

图 32-3　各种手部皮肤缺损修复

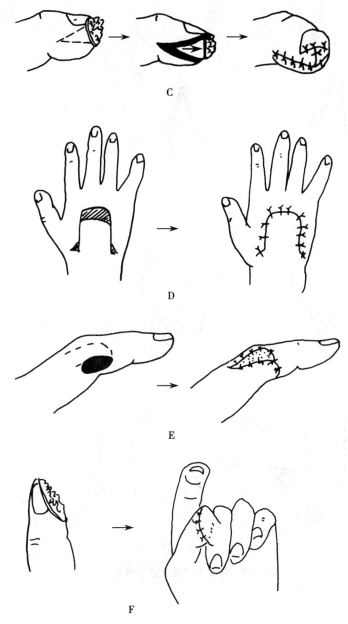

C

D

E

F

图 32-3　各种手部皮肤缺损修复（续）

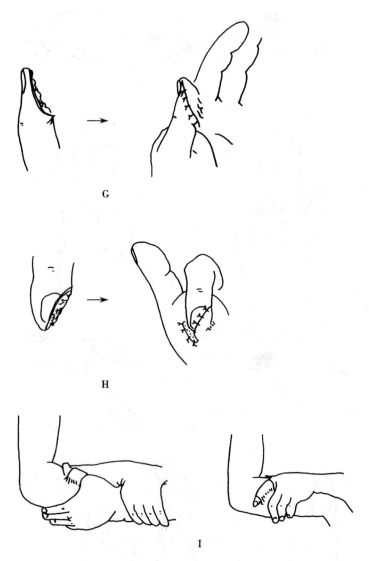

G

H

I

图 32-3 各种手部皮肤缺损修复（续）

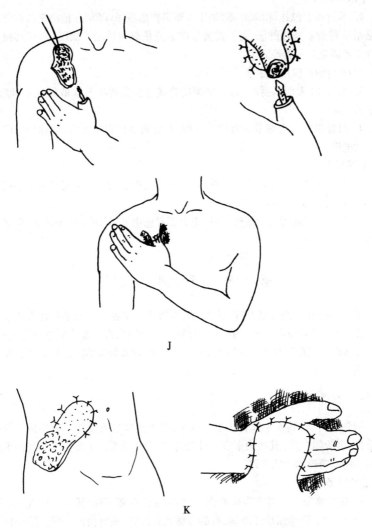

J

K

图 32-3 各种手部皮肤缺损修复（续）

A. 手背植皮修复；B. 指端皮瓣移植修复（之一）；C. 指端皮瓣移植修复（之二）；

D. 滑行皮瓣移植修复；E. 邻位皮瓣移植修复；F. 远位皮瓣移植修复（之一）；

G. 远位皮瓣移植修复（之二）；H. 远位皮瓣移植修复（之三）；I. 远位皮瓣移植修复（之四）；J. 远位皮瓣移植修复（之五）；K. 远位皮瓣移植修复（之六）

【术后处理】

1. 术后妥善包扎,指端外露,便于观察患指血液循环情况;抬高患肢并将患肢悬吊于胸前以减轻肿胀,若局部肿胀明显应松解包扎绷带减压;有肌腱损伤或骨折者需进行妥善外固定。

2. 术后酌情应用抗生素,预防感染。

3. 术后 14 天切口拆线,邻近带蒂皮瓣或远位带蒂皮瓣移植者宜于术后 3 周断蒂。

4. 肌腱损伤缝合修复者外固定 3 周,有骨折者固定 4~6 周,解除外固定后酌情功能锻炼。

【提示】

1. 手外伤愈合后应尽早功能锻炼,锻炼方式得法、到位,否则可出现瘢痕挛缩、关节僵直、肌腱粘连等。

2. 手外伤后恢复过程缓慢,告诉患者要有思想准备,不应急于求成,应坚持锻炼。

第 2 节 手 部 骨 折

手是人类复杂的劳动器官,受伤的机会较多。常见骨折有指骨骨折和掌骨骨折,腕骨骨折也经常发生。手部骨折治疗要求较高,需尽量达到解剖复位,不能有成角畸形或旋转畸形,并要求固定牢固可靠,除非特殊情况一般要固定在手的功能位。

一、指骨骨折

指骨骨折,较其他手部骨折更为常见,多为直接暴力损伤。近节指骨骨折最常见,多为闭合性;其次为末节指骨骨折,多为开放性。主要临床表现为手指疼痛、肿胀、畸形和功能障碍。

【临床表现】

1. 症状体征　患者有明确外伤史,伤后患指疼痛,不敢活动。检查局部肿胀、压痛以及手指伸屈功能障碍,有的可触及骨擦音,或有扭曲、突起、阶梯状等畸形外观。末节指骨骨折多伴有软组织开放性损伤。

2. 其他检查　手部 X 线摄片检查可明确诊断。

【治疗】

1. 近节指骨骨折的治疗　①手法复位、石膏托固定,适于闭合性骨折。基本步骤　酌情决定是否需要局部麻醉,牵引患指使骨断端分开,矫正成角畸形,牵引下逐渐屈曲,使掌指关节屈曲45度,近侧指间关节屈曲90度,然后石膏托固定,固定范围由前臂至患指末节(图32-4),待石膏凝固后绷带包扎;或整复后,在上述角度下用手握绷带卷包扎固定也可,此法简单易行、可靠、实用,便于随诊观察调整(图32-5);②手术切开克氏针内固定,适于手法复位失败或斜形骨折等不稳定者,或开放性骨折。手指侧方切口,复位后用不同穿针方式固定。

2. 中节指骨骨折的治疗　可采用手法复位,如骨折位于屈指浅肌腱止点远端,骨折向掌侧成角畸形,需将骨折远端屈曲复位,石膏托固定于屈曲位制动(图32-6);如骨折位于屈指浅肌腱止点近端形成背侧成角畸形,复位时需将远折段伸直复位,石膏托固定于伸直位制动(图32-7)。

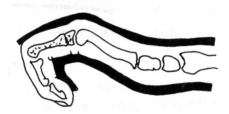

图 32-4　石膏托固定

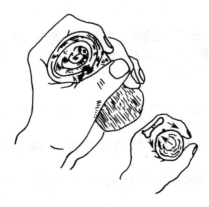

图 32-5　绷带卷固定

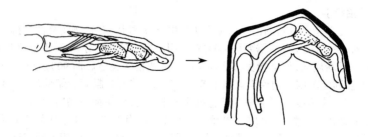

图 32-6　屈曲位石膏固定

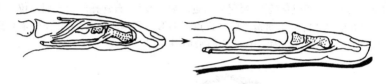

图 32-7　伸直位石膏固定

3. 末节指骨骨折的治疗　轻者裂纹骨折,重者粉碎性骨折。末节指骨基底以远无肌腱牵拉多无明显移位及畸形,可局部固定制动,待肿胀消退后酌情活动。末节指骨基底撕脱骨折所致"锤状指",早期手法整复,金属板或石膏管型外固定;撕脱骨片较大或晚期患者切开复位内固定。若有开放性损伤,需对软组织损伤进行适当处理。

二、掌骨骨折

掌骨骨折,多因直接暴力所致,常见闭合性骨折,分为掌骨基底骨折、掌骨干骨折和掌骨颈骨折。拇指掌骨基底骨折又分为通关节腔骨折和不通关节腔骨折。主要临床表现为患处疼痛、肿胀、青紫、压痛。

【临床表现】

1. 症状体征　患者有明确外伤史,伤后患处疼痛、肿胀。检查有压痛、青紫,手指伸屈活动时疼痛,偶可触及骨擦音。

2. 其他检查　手部 X 线摄片检查可明确骨折诊断、类型及有无移位等。

【治疗】

根据骨折部位不同,酌情采用不同的手法复位固定(图 32-8)或手术切开复位内固定。

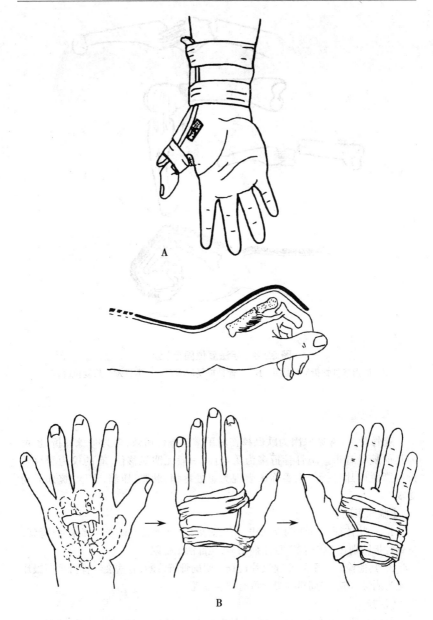

图 32-8 手法复位固定

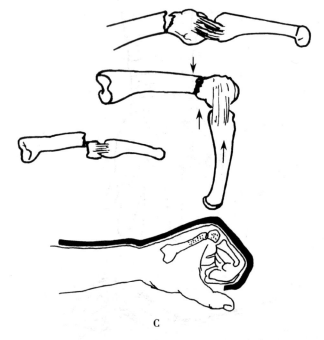

C

图 32-8　手法复位固定（续）
A. 拇指掌骨骨折复位固定；B. 掌骨骨折复位固定；C. 掌骨颈骨折复位固定

三、腕骨骨折

腕骨骨折,常见原因为跌倒摔伤时手掌支撑位所致,多为舟骨骨折,也可为其他腕骨骨折。腕骨骨折多为闭合性,一般无明显移位,有的仅为裂纹骨折或撕脱碎片骨折。主要临床表现为患处疼痛、肿胀、压痛、青紫,腕部活动受限。

【临床表现】
1. 症状体征　有明确外伤史,伤后患处疼痛、肿胀。检查局部压痛、青紫,舟骨骨折特别在"鼻烟壶"处压痛明显,腕部活动受限。
2. 其他检查　手部 X 线摄片检查可明确骨折诊断,有些裂纹骨折早期摄片可能为阴性,伤后二周再次摄片可有阳性发现。
【治疗】
新鲜无明显移位的舟骨骨折或骨折经手法复位后,采用短臂石膏管型固定（图 32-9）。一般舟骨腰部或近端骨折需固定 10 周,结节部骨折固定 6 周。如固定期满摄片仍未愈合,则应继续延长固定时间,有的可固定达半年甚至一年以上。其他撕脱或骨片骨折石膏固定 4~6 周。

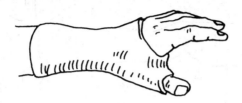

图 32-9　腕舟骨骨折固定

第 3 节　桡骨远端骨折

桡骨远端骨折,发生率高,多见于成人及老年患者。Colles 骨折发生于桡骨远端 3cm 以内,常因跌倒时前臂旋前、腕关节背伸、手掌着地所致伸直型骨折,骨折后远折段向背侧及桡侧移位(图 32-10),常有嵌插;若骨折移位方向与Colles 骨折相反,则称为反 Colles 骨折或 Smith 骨折,机制为跌倒后腕关节掌屈、手背着地所致屈曲型骨折。主要临床表现为局部肿胀、压痛,"银叉"或"枪刺刀" 状畸形(图 32-11)。

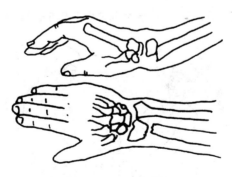

图 32-10　Colles 骨折

【临床表现】

1. 症状体征　跌倒时肘伸直,前臂旋前位手掌触地。伤后局部肿胀、压痛,Colles 骨折有典型的畸形,侧面观可见 "银叉" 状畸形;移位明显尺骨下端特别突出者,正位观呈 "枪刺刀" 状畸形(图 32-11)。

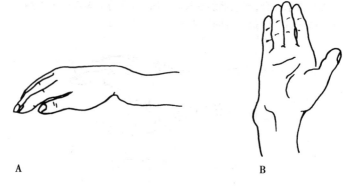

图 32-11　骨折畸形改变

A. 银叉状；B. 枪刺刀状

2. 其他检查　局部 X 线摄片检查可详细了解骨折情况。

【治疗】

1. 非手术治疗　Colles 骨折手法复位夹板固定基本步骤　局部麻醉，腕部伸直，前臂旋前，拔伸牵引复位，并矫正侧方移位；放置两块固定垫，四块夹板绑扎、固定（图 32-12）。固定后尽早患肢功能锻炼，但 2 周内不作腕关节背伸和桡侧偏斜活动，3~4 周后解除固定。Smith 骨折手法复位方向和固定与 Collse 骨折相反。

2. 手术治疗　手法复位不理想者，可考虑手术切开治疗。

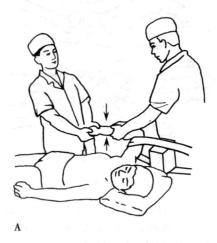

A

图 32-12　Colles 骨折复位固定

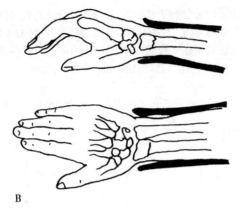

B

图 32-12 Colles 骨折复位固定（续）

A. 复位；B. 固定

第 4 节 前臂双骨折

前臂骨折，可单独尺骨或桡骨骨折、尺桡骨双骨折，也可尺桡骨中一根骨折另一根关节脱位，其中以尺桡骨双骨折最多见。骨折原因可是直接暴力如机器轧伤、重物压伤等；也可是间接暴力如跌倒时手掌着地，暴力沿桡骨干传导发生桡骨横断或短斜形骨折；还可是扭转暴力跌倒时手掌着地同时在前臂发生扭转，引起尺、桡骨螺旋骨折或斜形骨折（图 32-13）。主要临床表现为前臂明显扭曲畸形、骨擦音及反常活动。

【临床表现】

1. 症状体征 直接暴力所致骨折多为横断骨折或为粉碎骨折，骨折处常在同一平面上，可合并皮肤软组织损伤；间接暴力多致斜形螺旋形骨折，骨折处常不在同一平面上；跌倒时手掌着地，同时前臂又发生扭转暴力，可引起螺旋骨折或斜形骨折，双骨折处不在同一平面上。检查骨折后前臂有明显的扭曲畸形，可有骨擦音及反常活动。

2. 其他检查 前臂 X 线摄片可显示骨折断端重叠、成角及侧方移位。

【治疗】

前臂双骨折治疗要求较高，必须矫正旋转、重叠、侧方及成角移位，愈合后才能恢复前臂较好的旋转功能。

1. 非手术治疗 手法复位夹板固定，基本步骤 ①臂丛麻醉或不用麻醉；②纵向牵引，矫正旋转移位；③夹挤分骨，使骨间隙恢复正常，并进行捺正、反折

663

以矫正侧方移位;④加分骨垫于骨折处,选择4块合适夹板,其中掌侧及背侧为主夹板,绷带加压包扎固定,再用前臂圆柱托板固定(图32-14)。复位固定后观察手指血循环,随时调整夹板的松紧度,2周内可进行握拳等动作,肿胀消退后作肩关节活动,4周后拆除前臂圆柱托板,继续功能锻炼,8~10周解除外固定夹板。

2. 手术治疗 开放性骨折或手法复位失败者,或不稳定骨折,可行切开复位钢板内固定术。

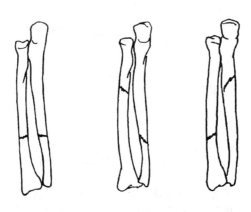

图 32-13 前臂双骨折

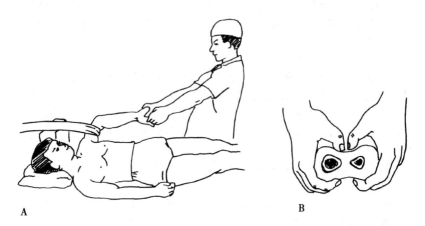

A   B

图 32-14 前臂双骨折手法复位固定

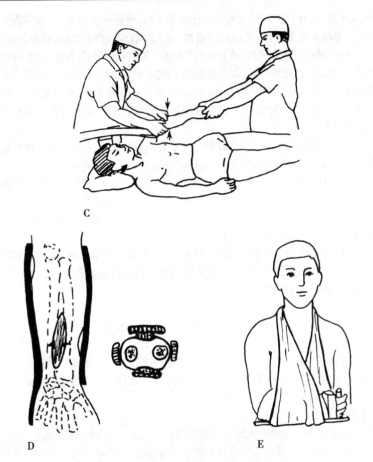

图 32-14　前臂双骨折手法复位固定（续）
A. 牵引；B. 分骨；C. 复位；D. 加分骨垫，夹板固定；E. 悬吊

第 5 节　尺骨骨折合并桡骨头脱位

　　尺骨骨折合并桡骨头脱位，临床较为多见，由于对该病认识不足容易漏诊。暴力作用形式不同可有不同骨折类型，分为伸直型、屈曲型、内收型和特殊型。主要临床表现为前臂畸形、肘部肿胀、疼痛，不敢活动。

　　【临床表现】

　　1. 症状体征　伤后前臂畸形，肘部肿胀、疼痛，不敢活动，尺骨骨折处及桡骨头压痛，有时可摸到脱位的桡骨头。①伸直型骨折，多见于儿童，当前臂旋前时跌倒所致,直接打击背侧也可造成此类型骨折,尺骨中段或上 1/3 骨折向掌侧成角,合并桡骨头前脱位;②屈曲型骨折,成人屈肘前臂旋前跌倒,手掌着地,尺骨上、中段骨折,向背侧成角,桡骨头向后脱位;③内收型骨折,见于儿童,伸肘上肢内收时跌倒造成此种骨折,为尺骨鹰嘴部骨折,向桡侧成角畸形,合并桡骨头向桡侧脱位;④特殊型骨折,多数为成人,特点是尺桡骨双骨折,桡骨头向前脱位。

2. 其他检查　前臂及肘关节 X 线摄片显示骨折断端移位情况及骨折类型。

【治疗】

1. 非手术治疗　多数尺骨骨折合并桡骨头脱位可手法复位石膏或夹板固定治愈。①伸直型骨折时,先复位桡骨头脱位,牵引下小幅度旋转前臂并逐渐屈肘,利用已复位桡骨支撑作用使尺骨对位,石膏托将肘关节固定在极度屈曲位 3~4 周;②屈曲型骨折时,也应先复位桡骨头,牵引下逐渐伸肘,利用分骨、折顶等手法将尺骨骨折复位,石膏托固定于伸肘位 3~4 周;③其他类型的骨折,酌情手法复位后妥善固定治疗 3~4 周。

2. 手术治疗　如非手术治疗不满意、骨折不愈合或畸形愈合影响功能者,应切开复位内固定,松质骨植骨;成年陈旧性孟氏骨折患者若桡骨头脱位影响前臂旋转功能可以同时切除桡骨头,尽早活动。

第 6 节　尺骨鹰嘴骨折

尺骨鹰嘴骨折,常发生于成年人。多由间接暴力损伤所致,常于应急状态下肱三头肌急骤收缩尺骨鹰嘴撕脱而骨折;有时直接暴力造成,多为粉碎性骨折。主要临床表现为尺骨鹰嘴处肿胀、疼痛。

【临床表现】

1. 症状体征　外伤后尺骨鹰嘴肿胀、疼痛。检查肘后侧肿胀、压痛,肘关节活动障碍,有时可摸到明显的骨折裂隙或骨擦感,关节内可有积血,鹰嘴两侧凹陷处隆起。

2. 其他检查　局部 X 线摄片检查可详细了解骨折情况。

【治疗】

尺骨鹰嘴骨折属关节内骨折,对位要求高,力争达到解剖对位。

1. 非手术治疗　适用于裂纹骨折或骨折未累及关节者,可不必复位,以石膏托固定肘关节于伸直位,2~3 周后去除石膏托进行活动锻炼。

2. 手术治疗　适用于有移位的大块骨折,可进行切开复位内固定。

第 7 节　肱骨外髁骨折

肱骨外髁骨折,多发生于儿童。骨折可累及外上髁、肱骨小头骨骺、部分滑车骨骺及干骺端的骨质部分。主要临床表现为局部疼痛、伤肢不敢活动,肘关节呈半伸直状态。

【临床表现】

1. 症状体征 患者有明确外伤史,伤后局部疼痛明显,不敢活动。检查肘关节呈半伸直状态,肘部肿胀、触痛,关节活动功能障碍,有时可在肘部外侧摸到活动的骨折块或可扪及骨擦感。

2. 其他检查 局部 X 线摄片可显示骨折详细情况。

【治疗】

肱骨外髁骨折属关节内骨折,要求尽量解剖复位,否则愈合后会影响肘关节功能。可酌情选择非手术治疗或手术治疗。

1. 非手术治疗 力争准确手法复位夹板固定。基本步骤 ①单纯向外移位者,屈曲肘关节,前臂旋后,将骨折块向内推挤即可;②若有骨折块旋转或翻转移位,将骨折块推向肘后,屈肘 90 度,前臂旋后,使肘内翻,扩大肘外侧关节间隙,拇指顶住骨折块为支点,然后再骤然前臂旋前,肘关节伸直,同时拇指推送骨折块回到关节外侧间隙复位;③复位后放置适当固定垫,超关节夹板固定。

2. 手术治疗 手法复位不理想或陈旧性骨折,常需进行手术切开复位克氏针或松质骨螺钉内固定。

第 8 节 肱骨髁上骨折

肱骨髁上骨折,多见于 10 岁以下儿童。由于骨折暴力作用不同,分为伸直型和屈曲型二种,其中伸直型骨折最多,约占 90% 以上,屈曲型骨折少见(图 32-15)。主要临床表现为局部疼痛、肿胀、功能障碍。

【临床表现】

1. 症状体征 伤后局部疼痛、肿胀、功能障碍。跌倒时如手掌先着地,暴力向上传导造成伸直型骨折,远折段多向后上重叠移位,尺偏或桡偏,且因前臂习惯置胸前而伴有旋前移位;跌倒时如肘部先着地可造成屈曲型骨折,远折段向前移位,同样可发生旋前、尺偏或桡偏移位。如合并神经血管损伤可造成手及前臂供血障碍,出现缺血性肌挛缩,前臂及手指运动障碍等。

2. 其他检查 局部 X 线摄片可显示骨折详细情况。

【治疗】

1. 非手术治疗 力争早期手法复位,石膏或小夹板固定。基本步骤 ①仰卧位,肩部外展;②屈曲型骨折时伸肘,伸直型骨折时屈肘,牵引并逐渐将前臂旋矫正重叠与旋前移位,然后矫正尺偏至轻度桡偏,再矫正前后方移位;③石膏托固定,伸直型骨折肘关节屈曲 90 度,屈曲型骨折肘关节伸直位,亦可用夹板作同样固定。复位固定后密切观察患肢血液循环,随时调整捆扎松紧度。复位固

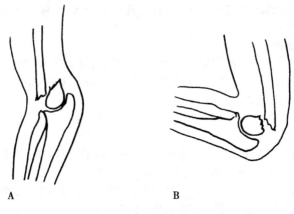

图 32-15 肱骨髁上骨折常见类型

A. 伸直型骨折；B. 曲屈型骨折

定后酌情手腕部运动，3~4 周后解除固定逐步锻炼肘关节。

2. **手术治疗** 肘部严重肿胀、桡动脉搏动消失、患肢剧痛、苍白、麻木者，应考虑肱动脉损伤或痉挛，可进行手术探查，并进行骨折复位克氏针交叉内固定。

第 9 节 肱骨干骨折

肱骨干骨折，是指发生在肱骨外科颈以下 1cm 至肱骨髁上 2cm 之间的骨折。肱骨中下 1/3 处后外侧有一桡神经沟，此处骨折可损伤桡神经。肱骨上、中段骨折多为直接暴力，常见横断骨折或粉碎骨折；下段骨折多为间接暴力，常见斜形骨折或螺旋骨折。主要临床表现为上臂肿胀、疼痛、假关节畸形和功能障碍。

【临床表现】

1. **症状体征** 直接暴力所致骨折多发生在肱骨干上、中段；间接暴力所致的骨折多见于肱骨下段。检查上臂肿胀、疼痛、假关节畸形和功能障碍。肱骨干上部骨折，其近侧段因胸大肌、背阔肌等牵拉而移向前内；远侧段因三角肌牵拉而向外上。肱骨干中部骨折，其近侧段因三角肌牵拉向外移位；其远侧段因肱二头肌、三头肌牵拉向上、向内移位。骨干下段骨折，断端移位方向取决于前臂和肘关节的位置。

如伴发桡神经损伤，患肢腕下垂，可有伸拇、伸掌指关节功能障碍，前臂旋前畸形，虎口区皮肤浅感觉迟钝。

2. **其他检查** 局部 X 线摄片可显示骨折详细情况。

【治疗】

多数肱骨干骨折可非手术治疗，轻度成角及轻微短缩对功能无影响，不必追求解剖复位而扩大手术治疗范围。

1. 非手术治疗　手法复位固定基本步骤为　①仰卧位,局部麻醉;②拔伸牵引,肱骨上 1/3 骨折时将骨折远段由外向内推挤复位;中 1/3 骨折时两拇指推挤骨折近端向内,同时提拉远段向外复位;下 1/3 骨折多为螺旋或斜形骨折,矫正过重叠移位及成角畸形,两斜面挤紧并将螺旋面扣上;③复位后放置固定垫,上臂衬托棉花或毛巾,在内、外、前、后侧用四块夹板固定;④包扎后三角巾悬吊于胸前,有分离移位时用肩肘橡皮兜固定(图 32-16)。注意调整夹板松紧度,防止压伤皮肤或神经血管受压。成人固定 6~8 周,儿童 4~6 周。术后早期进行上臂肌自主收缩活动。

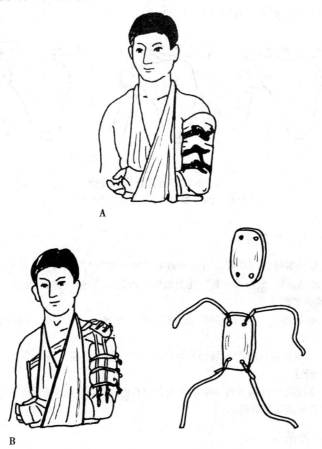

A

B

图 32-16　肱骨干骨折手法复位固定

A. 三角巾悬吊于胸前;B. 肩肘橡皮兜固定

2. 手术治疗 适合于严重开放性骨折或合并桡神经损伤者。根据骨折类型选用钢板内固定或螺丝钉内固定术。如有桡神经损伤,同时酌情处理断裂或挫伤的桡神经。

第 10 节 肱骨外科颈骨折

肱骨外科颈位于解剖颈下 2~3cm,相当于大、小结节下缘与肱骨干的交界处,为松质骨与皮质骨相邻部位,较易骨折。其内侧有血管、神经通过,骨折后有可能损伤血管、神经。肱骨外科颈骨折多见于壮年及老年人,临床分为无移位型骨折、外展型骨折和内收型骨折(图 32-17)。

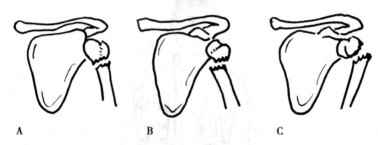

图 32-17 肱骨外科颈骨折
A. 无移位型;B. 外展型;C. 内收型

一、无移位型骨折

无移位型骨折包括裂纹骨折和嵌插骨折。跌倒时手掌着地,较小的间接暴力向上传达,可形成嵌插骨折。主要临床表现为局部疼痛、肿胀、压痛。

【临床表现】

1. 症状体征 有明确外伤史,局部疼痛、肿胀、压痛、瘀斑,无骨擦音,肩部活动明显受限。

2. 其他检查 肩部 X 线摄片可显示裂纹骨折或嵌插骨折。

【治疗】

无移位的外科颈骨折一般不需复位,仅用三角巾将患肢悬吊于胸前 3 周即可。注意早期功能锻炼。

二、外展型骨折

跌倒时手掌着地暴力向上传达,骨折后近折段内收,远折段外展。也可发生骨折端重叠移位。主要临床表现为肩部肿胀、疼痛、功能障碍。

【临床表现】

1. 症状体征　患侧肩部肿胀、疼痛,活动功能障碍,局部皮下瘀斑,肩部稍下方凹陷,呈外展畸形,但肩部轮廓仍饱满,可与肩关节脱位相鉴别。

2. 其他检查　肩部 X 线摄片可显示骨折详细情况。

【治疗】

1. 非手术治疗　一般用手法复位夹板固定,基本步骤　①局部麻醉,仰卧位;②拔伸牵引,使骨折端复位;③放置固定垫,上臂超肩夹板固定;④包扎后患肢用三角巾悬吊于胸前(图 32-18)。4~6 周后解除夹板固定练习肩关节活动。

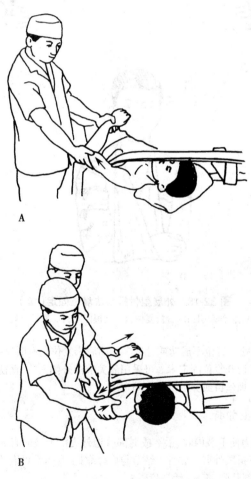

A

B

图 32-18　外展型骨折手法复位固定

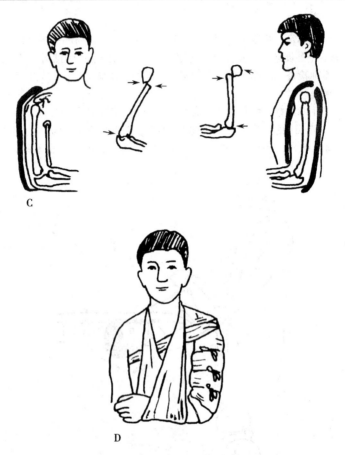

图 32-18 外展型骨折手法复位固定（续）

A. 拔伸牵引；B. 骨折复位；C. 夹板固定；D. 悬吊于胸前

2. 手术治疗 复位不成功或骨折3~4周后未复位仍有明显移位畸形，且为青壮年，应考虑切开复位固定术。可采用肩关节前外侧入路，直视下使骨折端复位交叉克氏针、螺丝钉或异形钢板内固定。

三、内收型骨折

跌倒时外力使上肢内收，手掌或肘部着地外力沿上肢向肩部冲击。骨折后远折段内收，近折段外展。肱骨大结节与肩峰靠拢，骨折端可嵌插或移位。主要临床表现为肩部肿胀、疼痛、活动障碍。

【临床表现】

1. 症状体征　患侧肩部肿胀、疼痛,肩部活动功能障碍,局部可有皮下瘀斑,上臂呈内收畸形,有时肩部前外侧端触及骨折远折端。

2. 其他检查　肩部 X 线摄片可显示骨折详细情况。

【治疗】

1. 非手术治疗　可采用手法复位夹板固定。操作步骤与外展型骨折基本相似,但矫正骨折断端复位与外展型骨折有别。

2. 手术治疗　基本原则、手术方法与外展型骨折相似。

第11节　锁骨骨折

锁骨骨折,较为多见,好发于锁骨中外 1/3 交界处,多为间接暴力所致,成人多为短斜形或横断,儿童多为青枝骨折。也可直接暴力引起粉碎骨折。骨折后由于肌肉牵拉往往断端重叠。主要临床表现为局部疼痛、隆起、压痛。

【临床表现】

1. 症状体征　外伤史,多为摔倒时肩部首先着地冲击锁骨外端造成骨折。患者局部疼痛、肿胀,肩部不敢活动。检查局部肿胀、隆起、畸形,压痛明显,有骨擦感,肩关节运动受限。为减轻疼痛常将头部扭向患侧,患侧肩部下沉,用健侧手掌支撑患侧肘部,此为临床特征之一。幼儿因不能确切说明疼痛部位,且皮下脂肪丰富,畸形不明显,主要表现为啼哭,不愿活动上肢。

2. 其他检查　肩部 X 线摄片检查,间接暴力造成骨折为中段斜形或横断骨折,直接暴力造成的骨折多为粉碎型骨折。

【治疗】

1. 非手术治疗　①儿童青枝骨折时,仅将肘关节屈曲,三角巾悬吊 3 周即可;②成人骨折时如有移位,可手法复位,“8”字形绷带固定。主要步骤　局部麻醉,患者端坐位,双手叉腰,双臂外旋、后伸、挺胸,助手协助患者加强上述动作,术者手指按压骨折断端使其复位,然后绷带“8”字形缠绕固定(图 32-19)。也可用锁骨骨折固定带固定。固定后即可开始练习握拳、伸屈肘部活动。此后密切注意有无血管、神经压迫症状,酌情随时调整松紧度。3~4 周后解除外固定。锁骨骨折复位固定后极少发生骨折不愈合,即使复位稍差,骨折畸形愈合,也不会影响上肢功能。

2. 手术治疗　对于开放性锁骨骨折或合并血管、神经损伤者,应行手术治疗。通常采用克氏针髓内固定或切开复位钢板内固定术,同时进行血管、神经探查及相应处理。

【提示】

少年或成人移位骨折不必强求解剖复位,只要与健侧等长,无上下成角畸形即可,其愈后功能满意。

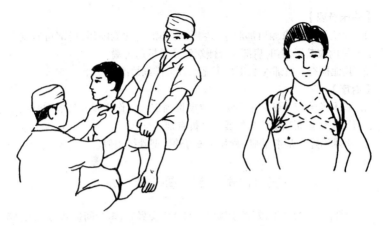

图 32-19 锁骨骨折复位固定

第 12 节 肋骨骨折

肋骨骨折,较为常见,可直接暴力损伤发生,也可为间接暴力所致。肋骨骨折同时可损伤胸膜或肺脏,因而往往合并气胸或血胸,严重者可导致呼吸、循环功能障碍。主要表现为骨折部疼痛,深呼吸、咳嗽、转动体位时疼痛加剧,胸部 X线摄片检查可显示肋骨骨折位置、数目、断端移位情况,有无气胸、血胸、肺压缩及纵隔移位等。气胸可为闭合性的,也可为开放性气胸。合并开放性气胸时,可出现纵隔摆动,导致致命的循环衰竭(详见二十五章第 4 节)。

第 13 节 脊柱骨折

脊柱骨折,包括椎体及其附件骨折。脊柱骨折与脱位多同时发生,且常合并脊髓或脊神经损伤。绝大多数由间接暴力引起,如高空落地,重物撞击头、肩等处均可致脊柱骨折。根据外力作用方向不同,脊柱骨折可分为屈曲型、伸直型、屈曲旋转型和垂直压缩型。主要临床表现为局部疼痛、不能起立、翻身困难。

【临床表现】

1. 症状体征 有严重外伤史,如高空落地,或重物打击头部、肩部、颈部及背部。伤后局部疼痛,不能起立,翻身困难。检查颈椎骨折时颈部疼痛,活动受限,颈部肌肉痉挛,头多向前倾,损伤平面处棘突有叩痛;胸腰椎骨折、脱位者,可有局部后凸畸形、肿胀和皮下瘀血,损伤部位相应棘突叩痛,背部肌肉痉挛等,脊柱各方向活动均受限。由于腹膜后血肿刺激交感神经致肠蠕动减慢,可有腹胀、腹痛、便秘等。

2. 其他检查 局部 X 线摄片检查可显示脊柱骨折或合并脱位。CT、磁共振检查可从横断面和矢状面显示骨折脱位对脊髓压迫、脊髓出血和血肿以及椎体骨折块在椎管内占位情况。

【并发症】

往往合并脊髓损伤。颈椎骨折脱位可造成颈髓损伤,除双下肢、躯干运动、感觉、交感神经功能紊乱外,双上肢运动、感觉功能也可发生障碍,肋间肌麻痹者可有呼吸困难。胸髓损伤可致损伤平面以下肢体感觉运动功能障碍及大小便失禁。脊髓损伤因程度不同可表现为脊髓休克,不完全瘫痪或完全性瘫痪的症状体征。

【治疗】

1. 搬运 搬动时切忌弯曲或扭转脊柱,宜用滚动法或平托法正确搬动,最好置于硬板上(图 32-20)。

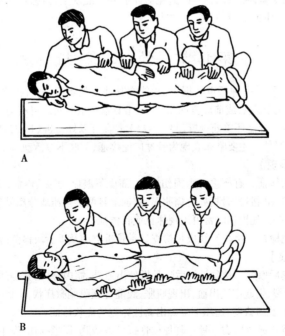

A

B

图 32-20 脊柱骨折搬运法

A. 滚动搬运;B. 平托搬运

2. 稳定屈曲型胸腰椎骨折治疗 尽早设法复位,并用过伸位石膏背心固定3个月,同时锻炼腰背肌。也可不复位固定而卧硬板床,行腰背肌功能锻炼疗法。

3. 不稳定屈曲型胸腰椎骨折治疗 如无关节脱位及脊髓神经损伤可试用垫高法逐步复位,1~2周内逐步加高腰垫而得到复位,再用过伸位石膏固定。切忌采用快速后伸复位,因为有造成脊髓神经损伤的可能;如有骨折合并脱位或经牵引不能复位,经 X 线摄片及 CT 证实椎管受堵严重,或腰穿发现脑脊液循环有阻塞者,或有脊髓神经损伤表现者,均应及早手术探查,行椎板切除减压、复位及内固定融合。

4. 不稳定伸直型骨折治疗 多为颈椎骨折或脱位,可行颅骨牵引或切开复位内固定融合。

【提示】

1. 脊柱外伤骨折,搬运时应保持脊柱轴不再发生旋转及折曲而加重损伤,宜平卧硬板上运送。

2. 加强对截瘫患者的护理,避免截瘫后并发症发生,为患者翻身时保持肩与臀部在同一平面上滚动。

第 14 节 骨 盆 骨 折

骨盆骨折,是一种严重的损伤,常伴有其他部位组织、器官损伤或并发症。多由强大外力从左右或前后方向挤压、冲击骨盆造成骨折。可有边缘孤立性骨折(图 32-21)、骨盆环单处骨折(图 32-22)、骨盆环双处骨折(图 32-23),也可造成骶髂关节脱位。主要临床表现为骨盆广泛疼痛,下肢不敢活动。

【临床表现】

1. 症状体征 有严重外力损伤史,局部皮下瘀血、肿胀、疼痛,不能翻身及站立,屈髋活动时骨盆骨折处疼痛明显,髂前上棘两侧挤压或分离骨盆可引起疼痛加剧。合并其他损伤时常可出现休克症状体征。

2. 其他检查 骨盆 X 线摄片检查显示骨折类型及骨折块移位情况。

【并发症】

1. 腹膜后血肿 骨盆骨折后除骨折处出血外,髂内、外动脉、静脉的分支可被撕破或断裂,引起广泛出血,出现腹胀、腹痛等腹膜刺激症状,出血量较多时出现面色苍白、脉搏快弱、血压下降等出血性休克的症状体征。

2. 膀胱或尿道损伤 骨盆耻骨枝骨折可致膀胱、尿道损伤,发生尿外渗、尿少、排尿困难、血尿,会阴部血肿。导尿可有明显肉眼血尿流出。

3. 直肠损伤 直肠上 1/3 位于腹膜腔内,中 1/3 前面有腹膜覆盖,下 1/3 全无腹膜。如直肠破裂在腹膜以下,可引起直肠周围感染;如破裂在腹膜反折以上,可引起弥漫性腹膜炎。

4. 神经损伤 骶骨骨折时偶可损伤骶丛,出现肛门括约肌功能障碍、下肢程度不等的运动或感觉障碍。

【治疗】

1. 防治休克 损伤广泛或有休克出现者,应积极处理内脏损伤,尽快输液输血。如血压持续下降、血色素降低,可及时手术结扎一侧或两侧髂内动脉。

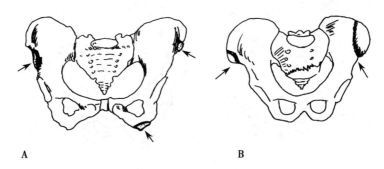

A   B

图 32-21　骨盆孤立性骨折

A. 边缘撕脱骨折;B. 髂骨翼骨折

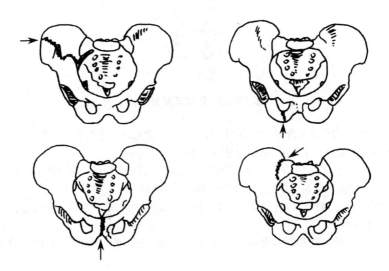

图 32-22　骨盆环单处骨折

677

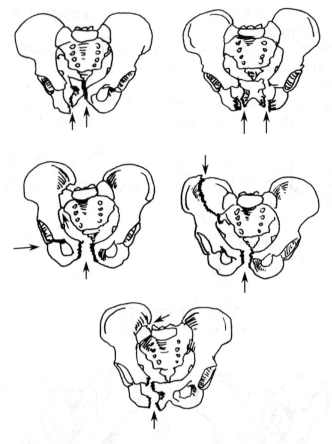

图 32-23 骨盆环双处骨折

2. 无移位或轻度移位骨折的治疗 不影响骨盆环稳定的骨盆骨折,只需卧床休息或骨盆悬吊 3~4 周即可(图 32-24)。

3. 骶髂关节脱位的治疗 须待病情稳定后,腰麻或硬膜外麻醉下手法复位。不稳定的骨折或脱位应行下肢纵向牵引 10~12 周。

4. 严重骨折移位的治疗 可考虑行切开复位,内固定或外固定架固定。

【提示】

骨盆骨折处理后需较长时间卧床休息,应避免过早下床活动,同时预防压疮。

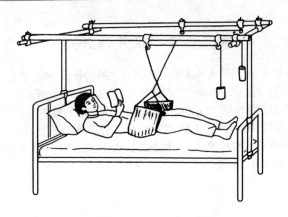

图 32-24　骨盆骨折悬吊

第 15 节　尾骨骨折或脱位

尾骨骨折或脱位,较为常见,多由摔倒坐地直接暴力造成,可为单纯骨折,也可为单纯尾骨脱位,一般不影响脊柱的稳定性。主要临床表现为局部疼痛、惧坐,坐姿、骑车加重。

【临床表现】

1. 症状体征　有臀部先着地外伤史,受伤后局部疼痛,由于臀大肌牵拉坐下或坐位起立时疼痛尤甚,患者常恐惧坐位,或一侧臀部坐位,或出现马鞍区感觉过敏、刺痛、麻木、感觉减退。肛门指诊有时发现尾骨移位,并引起局部剧烈疼痛。

2. 局部 X 线侧位摄片对诊断有一定帮助,可发现尾骨骨折、移位。

【治疗】

1. 无移位骨折的治疗　如骨折无明显移位一般不需特殊治疗,仅卧床休息 3~4 周即可。休息期间调节饮食,保持大便通畅,避免大便秘结,以免引起排便疼痛。

2. 有移位骨折的治疗　可经肛门进行骨折复位。局部麻醉,手指伸入肛门内将骨折远端向后推挤,即可复位,术后注意局部保护。必要时 2~3 天后可再重复复位一次。

3. 尾痛症的治疗　长时间尾骨痛不消失者,可考虑局部封闭。经治疗尾骨痛仍不减轻时,可考虑手术切除尾骨。

【提示】

重度移位手法不能复位、无法维持对位、合并骨盆骨折或其他特殊类型尾骨骨折者可进行手术治疗。

第 16 节 股骨颈骨折

股骨颈骨折,是指股骨头至股骨颈基底之间的骨折,多见于老年人。老年人骨质疏松,轻微扭转跌倒即可引起此骨折。骨折面通常为螺旋形,可发生在股骨头下、中央部或基底部,按骨折两端的关系可分为内收型和外展型(图 32-25)。部分患者骨折远端插入股骨头内,称为嵌插骨折,因临床症状较轻,甚至仍能行走,故临床易漏诊。股骨颈骨折后因其血运较差、愈合困难,因而容易致骨折不愈合及股骨头无菌性坏死。

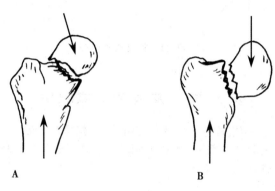

图 32-25 股骨颈骨折类型

A. 外展型;B. 内收型

【临床表现】

1. 症状体征 跌倒摔伤史,伤后髋部疼痛,不能站立行走。检查可见患髋内收,轻度屈曲,下肢外旋、短缩。活动髋关节时疼痛明显,运动受限,股骨大粗隆上移并有叩痛。

2. 其他检查 X 线摄片检查可显示骨折部位和类型。

【治疗】

1. 外展型嵌插骨折的治疗 骨折端相互嵌插者,较为稳定,可持续皮肤牵引 6~8 周(参阅图 3-54),并鼓励半卧位,作踝关节运动,3 个月后可扶腋杖下床行走。

2. 内收型或有移位的骨折治疗 可先进行皮肤牵引,7~10 天内可在 X 线指引下行三翼针、加压螺纹钉内固定术(图 32-26)。60 岁以上高龄、骨折移位明显,或有旋转,或粉碎性骨折不愈合者,可行人工股骨头置换术(图 32-27)。

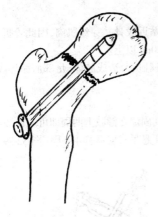

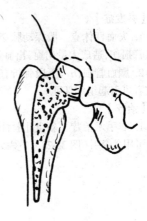

图 32-26　加压螺钉固定　　　图 32-27　股骨头置换

【健康指导】

1. 需卧床治疗较长时间,保持愉快心境,积极配合治疗,促进康复。

2. 饮食清淡,进易消化的食物,多吃蔬菜、水果,保持大便通畅。患肢注意保暖,防止受凉、潮湿。

3. 恢复期适当功能锻炼,如持杖步行,逐步下蹲锻炼,但不宜过度负重、久站、久行。

【提示】

1. 患者定期去医院复查,防止股骨头无菌性坏死或其他后遗症。

2. 伤后 2 个月内禁止做盘腿及腿外转运动。

第 17 节　股骨干骨折

股骨干骨折,多为直接暴力损伤如撞击伤、压砸伤等,引起横断骨折或粉碎骨折;也可为间接暴力损伤,如高处坠下、机器绞伤等,引起斜形骨折或螺旋骨折。股骨是全身最粗、最长的管型骨,可承收受较大力量,对负重、行走等活动起着重要作用。主要临床表现为患肢疼痛、短缩、畸形。

【临床表现】

1. 症状体征　有外伤史,多为大腿受直接暴力作用而骨折。伤后明显疼痛,不敢活动伤肢,不能站立、行走。检查局部肿胀、压痛、明显肢体扭曲畸形、反常活动、骨擦音,有的可触及骨折端。

2. 其他检查　局部 X 线摄片显示骨折端呈横断、斜行、螺旋、粉碎等骨折征象,并可显示骨折不同的移位情况。

【并发症】

1. 失血性休克　股深动脉穿支在后方贴近股骨并穿经肌肉,因此骨折易合并血管损伤,造成大量出血,出血量可达 1000ml 以上。

2. 腘血管损伤　下段骨折有时可损伤腘血管,造成肢体、足部血循环障碍,严重者可引起组织坏死。

【治疗】

1. 非手术治疗　新生儿股骨干骨折单纯固定在健肢上两周即可。12 岁以上患者可用骨牵引(图 32-28),3 岁以下儿童适于悬吊式皮牵引 4~6 周(图 32-29)。

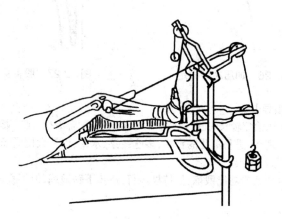

图 32-28　骨牵引术

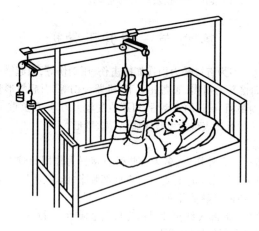

图 32-29　悬吊式皮牵引术

2. 手术治疗 一般成人股骨干骨折都应采用手术治疗。酌情选用切开复位、加压钢板内固定术；或切开带锁髓内针固定术。

【提示】

股骨干骨折处理后,适当卧床休息,避免过早下床活动,酌情功能锻炼。

第18节 髌骨骨折

髌骨骨折,是较常见的一种骨折。髌骨是全身最大的籽骨,呈三角形,为股四头肌伸膝作用的主要支点,可传导并增强股四头肌的作用力,维持膝关节稳定。髌骨骨折可分为二类,即横断骨折和粉碎骨折(图32-30),前者由于摔倒时股四头肌强力收缩;后者为暴力直接作用于髌骨。主要临床表现为局部疼痛、膝关节活动障碍。

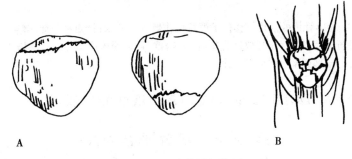

A   B

图 32-30 髌骨骨折类型

A. 横断骨折；B. 粉碎骨折

【临床表现】

1. 症状体征 明显外伤史,局部疼痛,不敢伸屈膝关节。检查受伤膝关节前侧肿胀、压痛或有皮肤裂伤、挫伤、皮下瘀血等,膝关节屈伸功能障碍,横断骨折常有明显骨折端分离、移位,因髌骨位置表浅,常可触及皮下骨折端。

2. 其他检查 局部 X 线摄片显示骨折端横断或粉碎骨折征象,并可显示骨折移位情况。

【治疗】

髌骨骨折应尽早治疗,一般伤后 5 小时内处理,时间过久会出现局部肿胀、瘀血等,使治疗受到一定影响。

1. 无移位骨折的治疗 适于髌骨裂纹骨折或轻度移位患者。可采用膝关节伸直位固定,以长腿石膏托固定膝关节 6 周。

2. 横断骨折的治疗 可用抱膝圈固定,抱膝圈可用绷带自制,将抱膝圈套于髌骨周围,并进行捆绑固定,然后长腿夹板固定 6 周。有明显移位者采用手术,利用粗丝线绕髌骨周围环形荷包收紧缝合,使骨折块聚拢对合;也可用骨钻钻孔钢丝固定或张力带钢丝固定(图 32-31)。

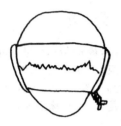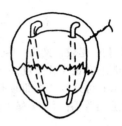

图 32-31　髌骨骨折内固定术

3. 粉碎骨折的治疗 移位不严重可作髌骨环扎术;严重移位而年龄又较大者,可行髌骨切除术;开放性骨折,污染较重、骨折粉碎严重,或上、下极骨片骨折,可行全部或部分髌骨切除术。

【提示】

髌骨骨折处理后,适当卧床休息,注意局部保护,酌情下肢功能锻炼。

第 19 节　胫骨平台骨折

胫骨平台骨折,多因外翻、内翻或垂直暴力造成。胫骨上端呈两个微凹面,中央为胫骨隆突,这两个微凹面称为胫骨平台。可有 6 种不同的骨折类型,包括单纯外髁劈裂骨折、劈裂加凹陷骨折、中央凹陷骨折、内侧平台骨折、双髁骨折、平台骨折合并胫骨干骨折(图 32-32)。主要临床表现为膝关节疼痛、活动障碍。

【临床表现】

1. 症状体征 局部外伤史,多发生于膝关节伸直时,外力作用于膝关节内侧或外侧,伤后患膝疼痛、肿胀。检查膝关节内翻或外翻,屈曲和伸直困难,不敢行走。有时伤膝可触及骨折端或骨擦感。

2. 其他检查 膝部 X 线摄片显示胫骨平台塌陷、粉碎、劈裂或斜行骨折。

【治疗】

1. 非手术治疗 对基本无移位的骨折,可用长腿石膏将患肢固定维持在与损伤应力相反的方向,6 周后下床负重锻炼。

2. 手术治疗 适于移位明显者。手术目的为骨折复位,尽量恢复关节面的平整,将塌陷骨折撬起后植骨填充,采用适当方式进行骨折固定。合并韧带损伤时酌情进行修复与固定。

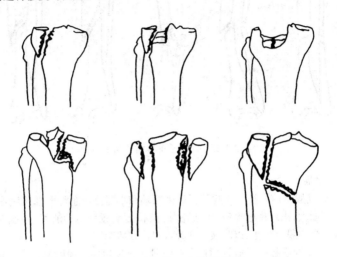

图 32-32　胫骨平台骨折类型

【提示】

胫骨平台骨折处理后,适当卧床休息,酌情放置患侧肢体,适时功能锻炼。

第 20 节　胫腓骨干骨折

胫腓骨干骨折,是长管状骨骨折中最常见者,多由直接暴力如重物砸伤、直接撞击等,引起横断骨折、斜形骨折、粉碎骨折;也可为间接暴力如高处坠下、强烈扭转等,引起斜形骨折、螺旋骨折(图 32-33)。胫骨干骨折好发于中、下 1/3 交界处,暴力常致骨折成角畸形。因胫骨前内侧软组织覆盖较少,故开放性骨折较为多见。主要临床表现为局部疼痛、肿胀,或成角畸形、小腿缩短、足外旋畸形。

【临床表现】

1. 症状体征　明显外伤史,多系直接暴力所致,少数为间接暴力引起。检查局部肿胀、压痛,或有开放性伤口,严重者见成角畸形或小腿缩短,可有足外旋畸形,常可触及皮下骨折断端。儿童可为青枝骨折,症状体征轻微,易被忽略,常有伤后拒绝下地行走及站立,局部肿胀或压痛。

2. 其他检查　局部 X 线检查可见胫腓骨裂纹、粉碎、斜形或螺旋骨折,并可出现成角、重叠移位畸形。

685

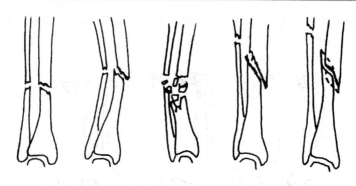

图 32-33 胫腓骨骨干骨折

【并发症】

1. 骨筋膜室综合征 小腿骨折后因断端和小腿伴行血管出血,使小腿骨筋膜室内压增大,出现患肢疼痛、皮肤苍白、麻木、足背动脉搏动消失。一经确诊应立即进行骨筋膜室减压,以防肢体坏死或足内在肌挛缩。

2. 腘血管或胫前后血管损伤 胫腓骨骨折发生在上段时易合并腘部血管损伤。胫腓骨中段开放性损伤易合并胫前、后动脉及静脉出血。

3. 腓总神经损伤 腓骨头骨折或腓骨颈骨折易合并腓总神经损伤,表现为足下垂畸形,足背及小腿后外侧皮肤浅感觉减退。

【治疗】

1. 非手术治疗 闭合性骨折无移位者,可用夹板或石膏托固定4-6周,卧床休息。有移位的闭合性骨折手法复位后,再用夹板或石膏外固定6~7周,卧床休息。

2. 手术治疗 不稳定的胫腓骨骨折,经手法复位固定后有移位或有移位倾向者,可手术切开复位钢板内固定,或复位后用带锁髓内钉固定,亦可采用外固定架固定。开放性胫腓骨骨折经彻底清创后,可采用各种外固定架固定,螺旋或斜形骨折可用1~2枚螺钉做简单内固定后,再给予外固定架固定。

【提示】

胫腓骨干骨折处理后,应强调适当卧床休息,酌情抬高患侧肢体,适时功能锻炼。

第 21 节 踝 部 骨 折

踝部骨折,是指构成踝关节的内、外踝与胫骨下关节面的骨折。多由间接暴力引起,根据暴力大小不同可引起不同类型的骨折(图 32-34)。主要临床表现为局部疼痛、肿胀。

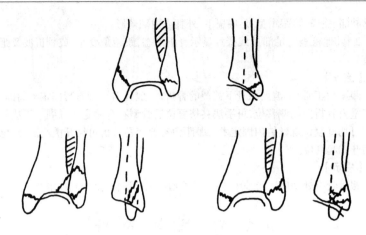

图 32-34　踝部骨折

【临床表现】

1. 症状体征　局部外伤后疼痛,不敢活动和行走。检查局部明显肿胀、压痛、瘀斑、功能障碍,可有明显畸形、骨擦音和反常活动等骨折专有体征。

2. 其他检查　局部 X 线检查可显示为骨折类型及损伤程度。

【治疗】

踝关节骨折是关节内骨折,故治疗要求达到解剖复位。

1. 非手术治疗　有移位的单纯内、外踝骨折,在拔伸牵引的基础上用内、外翻、屈伸手法进行复位,然后以夹挤手法完成侧方移位的矫正。复位后中立位石膏固定 3 周。

2. 手术治疗　非手术治疗不能达到解剖复位,或后踝骨折片超过胫骨下关节面 1/4,应手术切开复位,以松质骨螺钉内固定,或张力带钢丝内固定。

【提示】

踝部骨折处理后应绝对卧床休息,酌情抬高患侧肢体,适时功能锻炼。

第 22 节　跟 骨 骨 折

跟骨骨折,多因高处坠落足跟着地引起,也可由暴力直接打击所致。跟骨的形态不规则,略呈弓形,其后端为着力点。可有骨质破裂、塌陷、粉碎或压缩;也可因跟腱强力收缩致结节水平骨折。主要临床表现为局部肿痛、瘀斑、外翻或内翻畸形。

【临床表现】

1. 症状体征　高处坠落外伤史,或外来打击直接作用于跟骨。检查足后跟局部肿痛、瘀斑、足跟增宽、足底扁平、外翻或内翻畸形。

2. 其他检查 足部 X 线摄片显示骨折形态,跟距角变小,或骨折波及距下关节。

【治疗】

跟距角正常、不波及距骨下关节的骨折,一般只需管型石膏固定 4 周即可。结节垂直骨折向内侧移位,可手法夹挤复位后管型石膏固定 4~6 周。手法复位失败可切开复位螺丝钉内固定术。跟距角有改变的骨折可切开撬起复位,也可不切开撬起复位。

【提示】

跟骨骨折处理后适当卧床休息,酌情抬高患侧肢体,适当功能锻炼。

第 23 节 足 骨 骨 折

足骨骨折,最常见为跖骨骨折和趾骨骨折,多因直接暴力如砸伤、压伤所致。足部共有 28 块骨,其间由许多韧带相互连接形成关节,通过内在肌及小腿部肌肉的收缩产生运动。主要临床表现为局部疼痛、肿胀、功能障碍。

【临床表现】

1. 症状体征 伤后疼痛,或有软组织破损。跖骨骨折以二、三、四跖骨常见,可一处或多处,骨折部位位于跖骨干、跖骨颈或跖骨基底。趾骨骨折时由于蚓状肌和趾间肌牵拉足趾呈爪状畸形。

2. 化验及其他检查 足部 X 线摄片可明确诊断。

【治疗】

1. 跖骨干骨折的治疗 无移位或无明显移,位敷料厚实包扎即可,为减少疼痛,也可考虑适当石膏固定。如有移位可作髓内针固定术,4~6 周后取出髓内针开始活动。

2. 跖骨颈骨折的治疗 进行手法复位,然后用管形石膏固定,4 周后解除固定练习活动。

3. 第五跖骨基底骨折的治疗 用胶布固定足于外翻位置,或用石膏固定 6 周,此后开始锻炼。

4. 趾骨骨折的治疗 尽早复位,石膏固定 3~4 周。

【提示】

足骨骨折处理后适当卧床休息,酌情抬高患侧肢体,适时功能锻炼。

第 24 节 跟 腱 断 裂

跟腱断裂,除特殊动作外,日常生活较少发生。近年体育运动广泛开展,发病率增高,学生运动员、演员为发病高危人群。小腿后面为腓肠肌、比目鱼肌和跖肌,腓肠肌和比目鱼肌向下合成腱膜,连接于跟骨后侧,称为跟腱。当膝关节伸直、踝关节背屈时,跟腱将被拉紧,若超过拉力极限,即可发生跟腱断裂。断裂一般易发生于三个部位,即肌肉与肌腱交界处、肌腱中央、跟骨附着处。主要临床表现为局部疼痛、提踵无力。

【临床表现】

跟腱断裂时可闻及声响,然后感提踵无力,当时局部疼痛并不明显,但随后出现肌肉痉挛性疼痛。部分患者仍可有一定的跖屈功能,此为跖屈肌和胫后肌的代偿作用。检查踝后部可扪得肌腱断裂处凹陷。

【治疗】

1. 部分断裂的治疗　小腿管形石膏固定,保持踝关节功能位4周。

2. 完全断裂的治疗　尽早进行肌腱修复缝合术,一般采用"十"字交叉缝合,术后管形石膏固定于屈膝和踝跖屈位4~6周,然后开始功能锻炼。

【提示】

跟腱断裂处理后绝对卧床休息,抗生素预防感染,酌情抬高患侧肢体。

第 25 节　踝关节扭伤

踝关节扭伤,较为常见,多于不平路面行走、跑步或下楼梯时,足处于跖屈内翻外侧副韧带过度牵拉发生。主要临床表现为踝部疼痛,肿胀,功能障碍。

【临床表现】

1. 症状体征　特殊姿势下的外伤,关节内翻位受伤时外侧副韧带损伤出血,外翻位受伤时内侧副韧带损伤出血。检查踝部迅速肿胀、瘀血、压痛、关节疼痛、活动受限,尤其内翻或外翻时疼痛剧烈。

2. 其他检查　局部X线摄片一般不伴内、外踝骨折,严重者可伴内、外踝程度不同的撕脱骨折。

【治疗】

1. 一般治疗　卧床休息,抬高患肢,急性期可适当冷敷,48小时后可改作热敷,并可外敷活血化瘀药物。

2. 胶布固定法　先将患足及小腿洗净拭干,然后用宽约4cm适当长度的胶布纵横交叉粘贴、固定足及小腿(图32-35)。固定2~3周,酌情下床行走。

【提示】

横行胶布勿全周环形粘贴,以免影响足端血运。

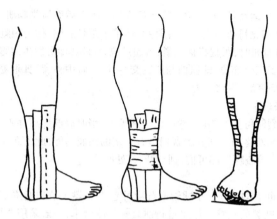

图 32-35 踝关节扭伤胶布固定

第 26 节 肘关节脱位

肘关节脱位,发生率次于肩关节脱位。多见于中青年人,伸肘、上肢外展、手掌着地时发生,常为后脱位,肱骨下端冲破前关节囊移向前下方,尺骨半月切迹移向后上方,少数同时有尺侧或桡侧移位。主要临床表现为局部疼痛、肿胀,功能障碍。

【临床表现】

1. 症状体征 外伤后患肢通常弹性固定于肘半屈位,尺骨鹰嘴后突,前臂短缩畸形,肘后上部凹陷空虚,肘前可摸到肱骨远端(图 32-36),肘后失去正常的三角关系。

2. 其他检查 X 线检查可显示脱位情况,并可了解有无合并冠状突,内、外上髁骨折等。

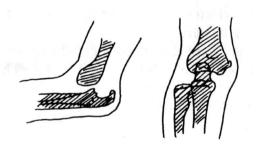

图 32-36 肘关节脱位

【治疗】

局部麻醉下手法复位，关节腔内注射 1% 利多可因 10~15ml，依原肘半屈位对抗牵引，将患肢提起，环抱术者腰部，使肘关节半屈位置，一手握住腕部，沿前臂纵轴持续牵引；另一手拇指按住尺骨鹰嘴突，沿前臂纵轴方向持续推挤，持续一段时间后即可听到响声，轴关节恢复正常活动，肘后三角关系转为正常，说明复位成功。复位后石膏托固定屈肘 90 度，三角巾悬吊 2~3 周（图 32-37），之后屈肘和伸肘功能锻炼。

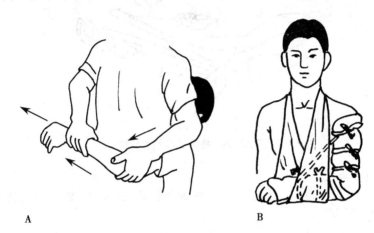

A　　　　　　　　　　　　　　　　　　　B

图 32-37　肘关节脱位复位固定

A. 复位；B. 固定

【提示】

肘关节脱位后应及早进行复位，以免引起局部肿胀，影响前臂血液循环发生前臂缺血性肌挛缩。

第 27 节　桡骨头半脱位

桡骨头半脱位，多见于 5 岁以下小儿。不满 5 岁小儿桡骨头发育不完善，环状韧带为薄弱的纤维膜，用力提拉前臂桡骨头向远端滑移，恢复时环状韧带上半部不及退缩卡压在肱桡关节内。主要临床表现为肘部疼痛、功能障碍。

【临床表现】

1. 症状体征　被牵拉或前臂旋前时跌倒，桡骨头部分自环状韧带滑出。伤后患儿疼痛啼哭，不肯主动活动上肢，不敢抬动上肢，不用手取物。检查屈曲或旋转肘部时疼痛加剧，桡骨头处拒按，压痛明显。

2. 其他检查　X线检查往往不能发现脱位。

【治疗】

通常手法复位,一般不需麻醉。术者一手拇指向后内方抵住桡骨头,另一手握住腕部,肘关节屈曲90度,轻柔地前臂旋前旋后(图32-38),来回数次即可感到轻微的弹响声,疼痛消失,上肢活动恢复,表示复位。

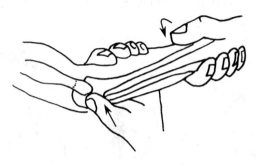

图 32-38　桡骨头半脱位复位

【提示】

桡骨头半脱位后典型症状是患儿疼痛啼哭,不肯活动上肢、取物。X线检查往往无阳性发现。

第 28 节　肩关节脱位

肩关节脱位,较为常见。肩关节是全身活动度最大的关节,关节盂较浅,肱骨头为半球形,关节囊松弛,因而易发生脱位。最常见的脱位类型为前脱位,前脱位又分为喙突下脱位、盂下脱位和锁骨下脱位(图32-39)。有的合并大结节

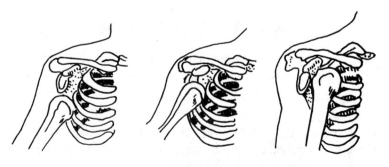

图 32-39　肩关节脱位

骨折。主要临床表现为方肩畸形、功能障碍。

【临床表现】

1. 症状体征　局部外伤史,当上肢外展、外旋、后伸位跌倒时,肱骨头从关节前下方关节囊薄弱处脱出,形成盂下脱位;外力继续作用及肌肉牵拉使肱骨头滑至喙突下或锁骨下,形成喙突下或锁骨下脱位。肱骨头不在关节盂内患肩变为"方肩"畸形,失去正常的浑圆轮廓(图32-40),扪之关节盂空虚。杜加征阳性,即患侧屈肘贴胸时,其手掌不能搭到健侧肩部,或患手搭于健侧肩时,肘不能贴胸。体型较瘦者腋前或锁骨下可摸到肱骨头。

2. 其他检查　X线检查除可证实诊断外,还可排除有无大结节骨折。

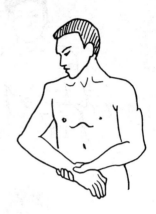

图 32-40　方肩改变

【治疗】

1. 足蹬法(Hippocrates)　患者仰卧,臂丛麻醉,术者立于患侧,双手握伤肢腕部,用足跟顶住腋下,纵向持续牵引上臂,并同时使之外旋、内收,感到有声响提示复位(图32-41)。

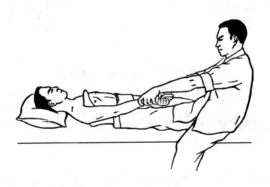

图 32-41　足蹬法复位

2. Kocher 法复位　患者坐位,助手用布带绕过腋窝作反抗牵引,术者一手按住患肢腕部,一手握住肘部,肘关节屈曲90度,上臂外展、外旋并沿肱骨纵轴持续牵引,使关节囊破口张开;再于牵引下作上臂内收动作,使肱骨头贴近关节囊破口;内旋将患侧手搭在健肩上,此时可听到响声(图32-42)。

3. 固定方法　复位后需固定,单纯肩关节脱位,可用三角巾悬吊患肢,肘关

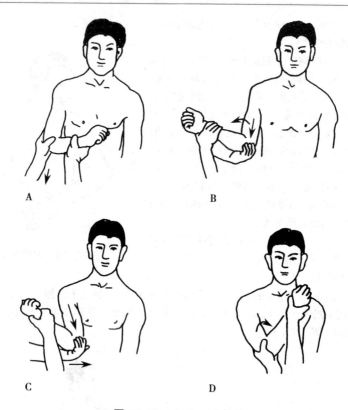

图 32-42 Kocher 法复位
A. 向下牵引；B. 外展、外旋；C. 内收；D. 内旋，伤肢和手搭于健肩

节屈曲 90 度，腋窝处置一棉垫，将上臂用绷带固定于胸壁，3 周后解除。合并大结节骨折者延长固定 1~2 周。

【提示】

　　Kocher 法复位时全部动作需在持续牵引下一气呵成，因此需要操作者强壮体力，但用力过猛可致骨折，故需慎重操作。

第 29 节　髋关节脱位

　　髋关节，较为少见。髋关节是人体最大的关节，髋臼与股骨头紧密配合，髋臼位置较深，周围有坚强韧带包绕，一般不易发生脱位。造成髋关节脱位的原因多为创伤性暴力。可有后脱位、前脱位、中心脱位。后脱位最多见，介绍如下。

主要临床表现为患肢缩短、屈髋、内收、内旋畸形,髋关节弹性固定。

【临床表现】

1. 症状体征　明显外伤史,多为交通事故伤。当髋内收、屈曲时,股骨头的关节面部分旋离髋臼,朝向后下方关节囊最薄弱的部位,若此时膝部有来自前内至后外的暴力,可使股骨头冲破关节囊而移向后上方,造成髋关节后脱位,脱位后患肢活动受限。检查患肢缩短、屈髋、内收、内旋畸形,髋关节弹性固定,臀部饱满,有时可摸到股骨头,大转子向上移位(图 32-43)。

2. 其他检查　X 线摄片检查和 CT 扫描可进一步了解有无髋臼骨折。

【治疗】

一般应在腰麻或硬膜外麻醉下手法复位。

1. 问号法复位(Bigelow 法)　又名旋转法复位。

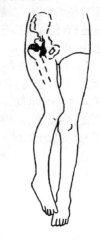

图 32-43　髋关节脱位

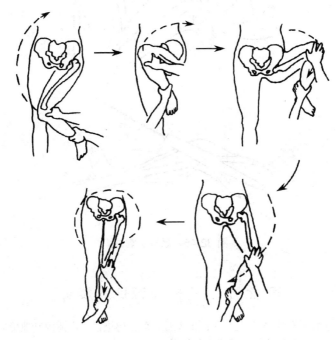

图 32-44　"?"问号法复位

患者仰卧位,助手压住骨盆,术者一手握住患肢踝部,另一手托住腘窝处牵引,自始至终持续牵引,完成以下三个连续旋转动作,①先屈髋、屈膝、大腿内收、内旋同时进行,使膝部接近对侧髂前上棘和腹壁;②然后将髋外展、外旋;③最后将下肢用力伸直(图 32-44)。整个过程如一个"?"或反向"?"。

2. 悬垂法复位(Stimson):利用肢体自身重量复位。患者俯卧位,下肢悬垂于床边,助手握住患者健侧踝部;术者一手握住伤肢踝部,使膝关节屈曲 90 度,髋关节也屈曲 90 度,利用肢体下垂的重量,10~15 分钟后肌肉松弛,术者另一手小腿上段逐渐加压,即可复位,复位后持续皮牵引 2~3 周(图 32-45),待关节囊修复。4 周后扶双拐下床活动。

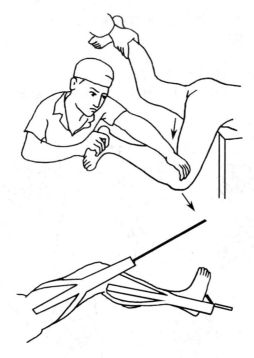

图 32-45 悬垂法复位

第 30 节 急性血源性骨髓炎

急性血源性骨髓炎,是骨组织的急性化脓性感染。多由体内其他感染病灶如皮肤疖肿、痈、扁桃体炎等经血行扩散所致。致病菌以金黄色葡萄球菌为主,也可为乙型链球菌等。好发于儿童长骨干骺端,常为外伤所诱发。病理改变为骨质破坏、死骨形成。主要临床表现为发热、疼痛、肿胀。

【临床表现】

1. 症状体征 一般多见于股骨下端或胫骨上端。起病急骤,可有严重中毒症状如全身不适、畏寒,继而寒战高热、脉快、胃纳减少等,少数患者出现脓毒血症、感染性休克。患者感局部疼痛、不敢触碰,肢体肿胀。随时间延长疼痛可减轻,此为髓内脓肿穿破骨皮质的缘故。检查局部肿胀、不敢活动,但关节被动活动功能尚好,多数局部深压痛,常波及较大范围,以病灶处压痛最明显,骨破坏严重者可有病理性骨折。

2. 其他检查 白细胞计数及中性粒细胞比例明显增高,血细菌培养常为阳性,血沉增快。X线检查起病前两周内多无阳性发现,2周后可见骨皮质虫蚀样改变,骨小梁模糊、骨膜增生,数周后可有死骨和包壳骨形成。

【治疗】

治疗原则有效控制感染,尽早减压引流,防止死骨形成和预防脓毒血症。

1. 支持疗法 适当补液、增加营养、高蛋白质、高维生素饮食。贫血或体质差者可考虑多次、少量补充新鲜血液。

2. 抗生素治疗 先用广谱抗生素,以后根据药敏试验调整抗生素。喹诺酮类抗生素在骨组织内浓度较高,但对儿童骨骼发育有影响,应慎用。

3. 局部制动 早期皮牵引制动可以减轻疼痛,防止病理性骨折和畸形。急性期后可改用石膏固定。

4. 切开、减压引流 一经确诊应立即行病骨"开窗"引流,在骨干上开槽,使髓腔彻底减压。伤口内放置凡士林纱布条换药。也可在减压引流后,伤口内置冲洗引流管,滴入抗生素。

【提示】

1. 急性血源性骨髓炎应早期发现,及时彻底治疗,减轻骨质破坏,最大限度恢复功能。

2. 病骨"开窗"引流后应及时清洁换药,保证引流通畅,促进创面愈合。防止治疗不及时或治疗不当迁延成慢性骨髓炎。

第 31 节　创伤性骨髓炎

创伤性骨髓炎,最常见原因为开放性骨折术后、骨折切开复位或其他骨关节术后感染。主要临床表现为高热、寒战、局部红肿、疼痛,创口脓性分泌物。

【临床表现】

可为急性或慢性,病变一般都在骨折端附近。急性期可有高热、寒战等毒血症症状,与急性血源性骨髓炎相似,局部红肿、疼痛,创口有脓性分泌物。慢性期往往伴有感染性骨不连或骨缺损,创口长期不愈,周围有瘢痕组织。

【治疗】

1. 急性期治疗 ①立即敞开引流,以免脓液继续进入骨髓腔内;②全身应用抗生素;③分次清创,清除创口内异物、坏死组织及游离碎骨片;④石膏固定,开洞换药。

2. 慢性期治疗 ①有骨外露者,暴露骨会干燥坏死,可用骨刀将暴露于空气中的死骨削去,直至切削面有渗血为止;②有骨缺损者,伤口愈合后六个月内没有复发才可手术植骨。

【提示】

创伤性骨髓炎,重在预防。开放性骨折、骨折切开复位或其他骨关节手术应进行规范性处理,预防感染,确保伤口一期愈合。

第 32 节　慢性骨髓炎

慢性骨髓炎,常因急性骨髓炎治疗不及时、不当迁延而成;也可为低毒性细菌感染,发病即为慢性骨髓炎过程。通常会给患者造成很大痛苦。主要临床表现为局部死骨、皮肤窦道、流脓流水。

【临床表现】

1. 症状体征 常急性骨髓炎史,创口长期不愈,间歇急性发作。长期不愈或反复急性发作形成窦道,流出脓液,或有小块死骨排出。病侧骨骼较粗,外形轮廓不平,皮肤色素沉着,周围皮肤可有大量瘢痕形成。

2. 其他检查 X线摄片检查可见骨骼增粗,轮廓不规则,密度不均匀,有空腔,多有死骨,骨髓腔消失,常有大量包壳骨形成。

【治疗】

慢性骨髓炎以手术治疗为主,原则为手术摘除死骨,彻底清除感染性肉芽组织和瘢痕,消灭无效腔,改善局部血液循环。

1. 抗生素治疗 仅在慢性骨髓炎急性发作期或手术前、后应用。

2. 病灶清除术 手术应全部摘除死骨,刮除无效腔内肉芽组织,伤口开放,术后清洁换药,至伤口逐渐愈合。如周围软组织较正常,可用肌肉瓣充填骨髓腔或骨缺损处,或行邻位皮瓣转移修复。

3. 病段骨切除术 适于切除后不影响功能的锁骨、肋骨、腓骨上中段慢性骨髓炎。

【提示】

慢性骨髓炎,重在预防,及时彻底治愈急性骨髓炎。开放性骨折、骨折切开复位或其他骨关节手术规范性处理,预防感染,确保伤口一期愈合。

第 33 节　骨筋膜室综合证

　　骨筋膜室综合征,是指因室内肌肉、神经缺血,毛细血管通透性增加,局部水肿,室内压力增高而出现的一系列症状体征。骨筋膜室是由深筋膜、肌间隔和骨三部分组成的纤维鞘,内含肌肉、血管和神经组织。本病多见于外力挤压伤及肢体长时间缺血,常发生于小腿和前臂。主要临床表现为伤肢疼痛、麻木、患指(趾)挛缩。

　　【临床表现】

　　1. 症状　外伤后出现伤肢疼痛、麻木,逐渐加重,疼痛程度往往与损伤程度不相称,这是本病较早出现的症状。晚期由于神经失去功能,疼痛反而减轻或消失。

　　2. 体征　早期皮肤表面颜色正常,皮肤温度基本正常,压疼明显,触诊可感到室内压力增高,患指(趾)不能自主活动,被动伸指(趾)引起剧烈疼痛,晚期肌肉瘫痪,拉直无疼痛。远侧动脉搏动减弱或消失,毛细血管充盈时间延长或消失。

　　【治疗】

　　1. 切开减压　本病一经确诊,立即广泛切开筋膜减压是防止肌肉、神经坏死的唯一有效方法。手术时要将筋膜室彻底切开,仅作几个皮肤小切口不能达到充分减压目的。

　　2. 抗生素治疗　酌情应用抗生素预防感染,可给予青霉素 80 万单位 / 次,2~4 次 / 天,肌内注射;或氨苄西林 1~2g/ 次,3~4 次 / 天,静脉滴注。青霉素过敏者可用红霉素 0.9~1.2g/d,加入 5% 葡萄糖液体内静脉滴注,注意浓度适当,浓度太高可出现穿刺静脉疼痛。

　　3. 其他处理　切开减压术后,不应加压包扎,适当抬高患肢。

第 34 节　类风湿性关节炎

　　类风湿性关节炎,是一种病因不明的疾病,可能与免疫功能失调有关。病理改变为关节滑膜炎性反应、充血、水肿、纤维蛋白渗出、关节腔积液、滑膜下肉芽组织增生等。本病好发年龄为中青年人,女性多于男性。主要临床表现为关节肿胀、疼痛,反复发作,关节畸形。

　　【临床表现】

　　1. 症状体征　全身症状可有发热、倦怠、无力、肌肉酸痛、食欲缺乏、消瘦、贫血。局部症状为关节疼痛、肿胀、功能受限,可有关节晨僵现象和关节“粘着”现象。受累关节以腕、指、膝、趾等最常见,其次为踝、肘、肩等,在手指关节中以掌指关节和近侧指间关节常见。早期体征可能缺如,其后受累关节常具备炎症的各种特点,如红、肿、热、痛等。手足小关节可有掌指关节尺偏畸形,手指末节鹅颈畸形等。膝关节常常受累,早期浮髌试验阳性,晚期屈曲挛缩,一侧软骨面和软骨下骨破坏较多时可发生膝内翻或膝外翻畸形。

2. 其他检查　血化验血沉增快，类风湿因子（RF）阳性，有些患者也可呈阴性。X 线摄片检查早、中期可见软组织肿胀，病久后骨质疏松、关节间隙变窄、软骨面边缘骨质侵蚀破坏及软骨下囊性改变等，有的可见关节脱位、畸形和强直，累及椎体可因骨质疏松发生病理性骨折。

【鉴别诊断】

1. 强直性脊柱炎　患者多为青年男性，有家族遗传倾向。初发部位常为骶髂关节、腰椎和膝关节。骶髂关节破坏、融合为其特点。

2. 风湿热　易侵犯四肢关节，如肘、腕、膝、踝等，关节炎呈游走性，每个关节炎症状持续数日，常为急性发作，局部疼痛、红肿、皮肤热感。血化验抗"O"及血沉增高，X 线摄片无骨破坏征象。

3. 关节结核　常有结核接触史，或有他处结核原发灶，受累关节单发，无游走性。关节滑液结核菌培养或滑膜活检可资鉴别，抗结核治疗有效。

【治疗】

1. 一般治疗　①适当休息，可减轻疼痛、防止炎症扩大，减轻或延缓关节破坏；②局部外固定，适于受累关节疼痛、肿胀严重者，可给予支架或石膏托短暂固定，一旦关节肿胀减轻或消退，即应停止外固定。

2. 药物治疗　①消炎止痛药，酌情选用阿司匹林、吲哚美辛、布洛芬、萘普生等；②肾上腺皮质激素，疗效为暂时性，但止痛抗炎作用甚佳，合理使用对于顽固性类风湿性关节炎是有益的；③中药治疗，酌情辨证施治。

3. 物理治疗　可在慢性关节炎期进行，以热疗为主，既能缓解肌肉痉挛和疼痛，又能扩张血管，改善局部血运，促进炎症吸收，常用红外线辐射、短波、激光、离子透入等。

4. 手术治疗　病情严重、影响生活者可考虑手术治疗。①滑膜切除术，适于四肢大关节滑膜肥厚积液者；②关节清理术，适于关节内游离体、骨刺明显者；③关节融合术，适于有较重畸形，关节脱位或半脱位，严重影响工作和生活者；④人工关节置换术，适于关节破坏严重要求提高生活质量者。

【健康指导】

1. 急性期卧床休息非常必要，有助于炎症消退。

2. 患者心情要开朗舒畅，不要焦虑、抑郁、情绪低落。

3. 症状基本控制后，适当锻炼，经常晒太阳。起居衣着注意保暖，防止寒冷和潮湿。

4. 已发生畸形的关节适当保持功能位置，可用夹板矫正关节畸形，但循序渐进，不可操之过急。

5. 早晨起床症状明显，每天早上最好洗热水澡，对放松肌肉缓解疼痛有所帮助。关节锻炼活动以每天上午、下午各一次为宜，寒冷时宜在室内进行。

【提示】

长期服药者要遵医嘱,消炎镇痛类药应在饭后服用,服药期间经常注意药物可能引起的不良反应。

第 35 节　增生性关节炎

增生性关节炎,是一种慢性关节疾病,亦称退行性骨关节炎、老年性关节炎、肥大性关节炎、骨关节病等,是骨关节退行性改变,发病率较高。病理改变为关节软骨软化,失去正常蓝白色而成暗黄色,通过软骨内化骨形成骨赘,即一般所称"骨刺",关节囊增厚,可有周围肌肉疼痛而出现持续保护性痉挛。发病年龄多在 40~60 岁,肥胖者及年轻时从事重体力劳动者多见,多发生于膝关节、腰椎关节等。主要临床表现为关节疼痛、摩擦声响、逐渐加重。

【临床表现】

1. 症状体征　多发于膝关节,最早症状是关节疼痛,持续性钝痛,有的关节活动时剧痛,后者常伴有关节发软、欲跌倒的感觉。受累关节可有"粘着"现象,即关节在某一位置长时间静止不动后,再开始活动比较困难,且伴疼痛,适当活动后粘着现象消失,活动时感关节内骨摩擦感或响声。检查见关节肿胀,主动或被动活动该关节常可触到或听到捻发样感觉或碎裂样摩擦声。

2. 其他检查　X 线摄片检查早期常为阴性,以后可见关节间隙狭窄、软骨下骨板致密、关节边缘骨质增生、骨刺、关节内结构尖锐,软骨下骨质内可见囊性改变,囊肿常为圆形、卵圆形,有时关节内有游离体,晚期见关节畸形或半脱位。关节液检查可见红细胞、软骨和胶原纤维碎片等。

【鉴别诊断】

1. 类风湿性关节炎　好发于腕、肘、髋、膝、踝等大中关节和手指的掌指关节、近侧指间关节,受累关节肿胀,多为软组织肿胀,常有全身症状如贫血、皮下结节等。血沉增快,类风湿因子常为阳性。

2. 痛风　血尿酸增高,关节症状最初为发作性疼痛,关节液可查到尿酸盐结晶,耳壳等处可有痛风石发现。

3. 大骨节病　为地方性疾病,幼年开始发病,严重者身材矮小。以手指各关节和踝关节最明显,踝关节病变时主要为距骨关节面凹凸不平、跟骨结节发育不良。

【治疗】

1. 一般治疗　适当休息,劳逸结合,尽量少走路,避免久站。肥胖患者应节食,减轻体重对关节的压力。

2. 物理治疗　酌情应用各种热疗法,如红外线照射、热辐射、短波、微波等。湿热疗法一般比干热疗法效果好,热气浴、温泉浴均可应用。

3. 药物治疗　可有效改善症状,常用消炎止痛药物有芬必得 0.2g/ 次, 3 次 /

天,饭后口服;或吲哚美辛 25mg/ 次,3 次 / 天,饭后口服。关节内注射长效皮质类固醇激素也有较好效果,但需严格无菌操作,以免注射感染。

4. 手术治疗 适于关节内游离体、关节磨损严重伴膝内、外翻和功能严重受限者。可酌情进行关节清理术,取出游离体,凿掉较大的边缘骨刺;或进行截骨术,适于明显膝内、外翻畸形患者;关节软骨面仍有部分比较完整者,胫骨上端高位截骨术是常用术式。

【健康指导】

1. 避免久坐或长时间持续一个姿势;长期伏案工作者每 1 小时适当进行腰背部活动。

2. 日常工作、生活中应防止外伤,改变体位时动作要缓慢。避免弯腰搬运重物,适当减轻劳动强度,注意劳动姿势正确。

3. 适当身体锻炼,运动量掌握少量多次,动作时要缓慢。

4. 腰部疼痛时宜卧硬板床休息,可减轻疼痛。

5. 注意膝部、腰部保暖,防止受凉,尽量预防感冒。睡前坚持用热水浸泡足部。

6. 不宜进食寒性食物,宜多吃核桃、枸杞等食品。

7. 可自我按摩、推拿治疗,局部热敷或洗热水澡对缓解疼痛也很有帮助。

第 36 节　强直性脊柱炎

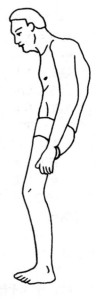

强直性脊柱炎,为结缔组织疾病,目前发病原因不明。其基本病理改变为原发性慢性血管翳破坏性炎症,并发生韧带骨化,脊柱周围结缔组织胶原纤维化,形成纤维骨,而后形成板层骨。关节软骨破坏,形成软骨下骨质增生,关节间隙变窄,最终形成骨性强直。多见于男性,很少发生于女性。主要临床表现为骶髂关节痛、下腰背痛,向臀部和大腿放射。

【临床表现】

1. 症状体征 好发年龄 16~30 岁,一般最先侵犯骶髂关节,出现骶髂关节疼痛,下腰背部疼痛,向臀部和大腿部放射,休息后缓解,运动时疼痛加重;腰骶部和骶髂关节压痛,有时夜间疼痛明显,晨起后脊柱僵硬,活动后缓解。晚期脊柱僵硬,导致躯干蜷曲畸形驼背(图 32-46)。

2. 其他检查 X 线摄片显示骶髂关节变化最早,呈双侧性,可见骨质疏松、软骨下骨质模糊,关节边缘斑点样硬化,后发展至关节间隙变窄,最终关节融合骨

图 32-46　驼背畸形

性强直；椎间关节有同样病变，后期出现脊柱周围韧带骨化，呈"竹节样"改变。

【治疗】

本病目前尚无特效治疗方法，基本治疗原则为缓解疼痛、预防畸形。

1. 一般治疗　疼痛时适当卧床休息，防止或减轻驼背发生。

2. 药物治疗　①消炎止痛药，常用阿司匹林、吲哚美辛、布洛芬等；②疼痛急性发作时酌情应用肾上腺皮质类固醇类药物；③中药治疗　酌情辨证施治。

3. 手术治疗　髋关节强直影响行走者，可行人工髋关节置换术。

【健康指导】

1. 解除思想压力，树立战胜疾病的信心。

2. 注意保暖，避免寒冷、潮湿。

3. 日常工作、生活中防止外伤。

4. 适当身体锻炼，运动量掌握少量多次，预防关节畸形。

5. 自我按摩、推拿治疗，局部热敷或热水浴对缓解疼痛帮助较大。

第 37 节　急性化脓性关节炎

急性化脓性关节炎，又称为细菌性关节炎。常见于儿童，致病菌多为金黄色葡萄球菌，约占85%，经血行传播多见，往往有原发感染灶存在。少数为感染直接蔓延。主要临床表现为高热、关节肿胀、疼痛、功能障碍。

【临床表现】

1. 病史　往往有原发感染灶存在。

2. 症状体征　急性全身中毒症状，发热、寒战、全身不适、食欲缺乏等。检查关节处皮肤发红、肿胀、压痛、功能障碍，活动关节疼痛剧烈，有的扪及波动感。关节腔穿刺可抽出脓液。

3. 其他检查　血化验白细胞及中性粒细胞比例增高。X线摄片早期显示关节囊肿胀，关节间隙增宽，中期关节间隙变窄，晚期关节间隙消失，骨质破坏或增厚。

【治疗】

1. 急性期治疗　①抗生素控制感染，应有效足量；②局部制动，一般可采用皮肤牵引，以减轻疼痛；③全身支持疗法，加强营养，增加机体抵抗力；④形成脓肿者，尽快切开引流，可放入引流管，抗生素液滴注，持续冲洗（图32-47）。

2. 恢复期治疗　局部炎症消退后，可酌情进

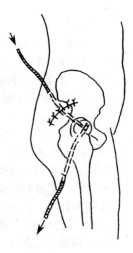

图 32-47　切开引流，
置管冲洗

行理疗及功能锻炼,促进关节功能恢复。

3. 后遗症处理　一般说来,关节腔内粘连者须通过理疗、功能锻炼,逐步减轻运动障碍。

第 38 节　腕管综合证

腕管综合证,是指正中神经在腕管内被挤压引起的一组症状和体征。临床较为常见,多发生在频繁腕部活动者,40~50 岁家庭妇女发病率较高,目前由于微机的普及,经常使用微机者发病率较高。腕管内有 9 条屈肌腱和一条正中神经。主要临床表现为桡侧 3 个手指感觉迟钝、麻木,大鱼际萎缩,拇指不能对掌。

【临床表现】

1. 症状体征　患者多频繁使用腕关节活动,感手指活动笨拙,桡侧 3 个手指感觉迟钝、麻木,活动增多时麻木加重,休息后减轻,反复发作,部分患者手指有烧灼样痛。病久后可出现大鱼际萎缩,拇指不能对掌。过度屈曲腕关节,患者感示、中指麻痛,称为屈腕试验阳性(图 32-48)。

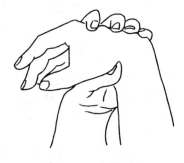

图 32-48　屈腕试验

2. 其他检查　腕部 X 线摄片无异常发现。

【治疗】

1. 一般治疗　局部适当休息,酌情局部热敷有一定效果。

2. 外用贴膏　可选用伤湿止痛膏、东方活血膏等。

3. 封闭注射　泼尼松龙 12.5~25mg/ 次,加入 1% 利多卡因 1~2ml,腕管内注射,每周一次,三次为一疗程。

4. 手术治疗　必要时可行腕横韧带切断及部分切除术,解除正中神经受压。主要步骤　腕部 “S” 形切口,切开皮肤、皮下组织,显露腕掌侧韧带及其下的掌长肌腱,切开腕掌侧韧带,牵开掌长肌腱,显露腕横韧带并切除尺侧缘,松解正中神经周围粘连(图 32-49)。

【提示】

俗称的 “鼠标手”,部分为腕管综合征的临床表现,因过度使用手指和关节引起,病理基础为腕管狭窄,正中神经受卡压导致手指麻木、疼痛和功能障碍。

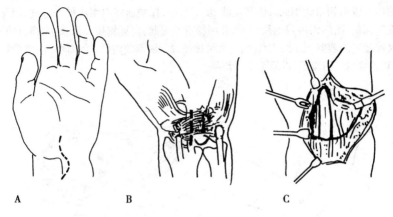

图 32-49 腕管切开术
A. 切口；B. 拟切开腕横韧带；C. 切开腕横韧带

第 39 节 肘管综合证

　　肘管综合征，是指尺神经在肘管内受压产生神经功能障碍。肘管，又称肘尺管，是肱骨内上髁与尺骨鹰嘴之间的弧形窄而深的沟，深筋膜横架其上，形成一骨纤维管。尺神经行走其中，因此又称尺神经沟。某些病理情况如骨性关节炎、肱骨内上髁骨折、肘关节半脱位、长期卧床压迫等，导致肘管局部出血、水肿，组织纤维化、韧带增厚，使肘管狭窄压迫尺神经。主要临床表现为小指和环指麻木、刺痛、肘部疼痛。

【临床表现】

　　1. 症状体征　最常见症状是五指和四指麻木、刺痛，可伴肘部疼痛，沿前臂内侧或手尺侧放射。常感手指笨拙、乏力、不灵活，书写困难，抓不紧东西，屈肘时更为明显。检查手尺侧和尺侧一个半手指感觉减退、过敏或消失。病程长者可见手内在肌萎缩及爪形手畸形。有的出现尺侧屈腕肌，环、小指指深屈肌肌力减弱。在尺神经沟内可摸到增粗的尺神经。屈肘试验，即屈肘后用手压迫肘部尺神经，尺侧手指出现麻木或疼痛。

　　2. 其他检查　肘部 X 线摄片无异常发现。

【治疗】

　　一旦确诊尽早手术，越早功能恢复越快，肌肉萎缩后手术往往效果不佳。方法有单纯肘管切开、肱骨内上髁骨块切除及尺神经前置术。前两种方法术后有可能出现瘢痕而再度狭窄，后一种方法较好。尺神经前置术步骤　尺神经沟前内侧纵形切口约 10cm,切开皮肤、皮下组织,保护前臂内侧皮神经分支,切开近端深筋膜,纵沟内找到尺神经,并用橡皮条提起,向远侧切开筋膜、剥离,直到尺神经进入前臂(图 32-50),然后将尺神经置于肘部前内侧,予以固定。缝合切口,置放橡皮引流条,术后 1~2 天拔除。

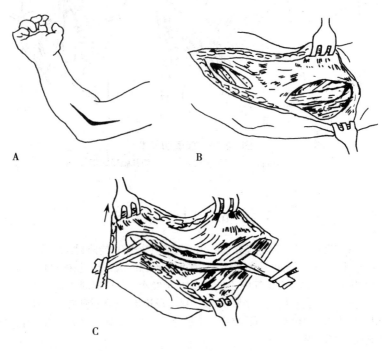

A   B

C

图 32-50 肘管切开术
A. 切口;B. 切开寻及尺神经;C. 解剖分离

第 40 节 肱骨外上髁炎

肱骨外上髁炎,又称网球肘,为伸肌总腱起点处的慢性炎症。发病原因为肌肉反复牵拉,导致前臂伸肌起点组织慢性损伤。多见于网球、羽毛球运动员,也常见于钳工、家庭妇女。主要临床表现为肘外侧疼痛,旋转前臂疼痛加重。

【临床表现】

1. 症状体征 肘部外侧局限性疼痛,常于前臂某个旋转动作时疼痛明显,如拧毛巾动作时出现疼痛,并向前臂放射,但提重物时无疼痛症状。将肘关节伸直、握拳、屈腕,然后将前臂旋前,患者感肘部外侧剧痛,称为伸肘牵拉试验阳性(图32-51)。

2. 其他检查　肘部X线摄片无异常发现。

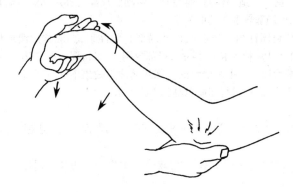

图 32-51　伸肘牵拉试验

【治疗】

1. 一般治疗　局部适当休息,尽量减少前臂旋转动作。酌情局部热敷、外用伤湿止痛膏等。

2. 局部封闭注射　压痛最明显处局部封闭注射,一般常用泼尼松龙12.5~25mg/次,加入1%利多卡因2~3ml,局部封闭注射,每周一次,三次为一疗程。

3. 手术治疗　局部封闭注射效果不佳或反复发作、病程较长、症状顽固者,可考虑手术治疗,进行伸肌总腱起点剥离术。

【提示】

1. 肱骨外上髁炎多为长时间、机械重复某一个动作引起,故避免原重复动作利于疾病恢复,此举不可小视。

2. 局部封闭注射可以取得理想效果,应作为首选方法应用。

第 41 节　肱骨内上髁炎

肱骨内上髁炎,又称高尔夫肘、学生肘。发病机制与网球肘类似,为前臂屈肌起点处反复牵拉造成的慢性损伤。多见于高尔夫球运动员及学生。主要临床表现为肘部内侧疼痛。

【临床表现】

1. 症状体征　肘部内侧局限性疼痛,常于前臂某个旋转动作时疼痛明显。检查前臂外旋腕关节背伸时,令患者肘关节伸直,可引起肘部内侧疼痛,按压肱骨内上髁处疼痛明显。

2. 其他检查 肘部 X 线摄片无异常发现。

【治疗】

1. 一般治疗 适当休息,避免有害活动。局部可外用伤湿止痛膏、东方活血膏等。也可局部热敷或其他理疗。

2. 局部封闭注射 压痛明显处局部封闭注射,一般常用泼尼松龙 12.5~25mg/ 次,加入 1% 利多卡因 2~3ml,局部封闭注射,每周一次,三次为一疗程。

3. 手术治疗 非手术治疗或局部封闭注射效果不佳、病程较长、症状顽固者,可考虑手术治疗,进行屈肌总腱起点松解术。

【提示】

1. 肱骨内上髁炎多为长时间重复某一个动作而诱发,避免原重复动作,对康复大有好处。

2. 局部封闭注射可以取得理想效果,应作为首选方法应用。

第 42 节 肩关节周围炎

肩关节周围炎,简称"肩周炎"。本病以肩关节疼痛和关节活动受限为特点,因此称为"冻结肩",因其好发于 50 岁以上的中老年人,故俗称"五十肩"。女性多于男性,有的为自限性疾病,自然病程 9~12 个月。病理改变为肩关节周围肌肉、肌腱、滑囊、关节囊慢性损伤炎症,局部增生、粗糙、粘连,影响关节活动。发病原因为软组织退行性病变、长期过度活动、局部牵拉损伤等。主要临床表现为肩部疼痛、功能障碍、肌肉萎缩。

【临床表现】

1. 症状体征 起病缓慢,病程较长,多为 40 岁以上中老年人,女性多于男性,左侧多于右侧。主要症状是肩部持续性酸痛,活动或触碰时加重,并可向上肢或头颈部放射。久病后肩部肌肉明显萎缩,常无法做摸头枕部动作。检查肱骨大结节、结节间沟、小圆肌、大圆肌或肩胛骨内侧缘压痛。

2. 其他检查 X 线摄片检查除个别发现冈上肌腱钙化、肩部骨质疏松外,一般无阳性发现。

【鉴别诊断】

本病需与颈椎病鉴别,颈椎病有神经定位体征,往往有前臂及手的根性疼痛。

【治疗】

1. 一般治疗 功能锻炼,练习肩外展和旋转功能,松解肩部肌肉,减轻肌腱粘连。

2. 药物治疗 常用芬必得 0.3g/ 次,2 次 / 天,饭后口服;或氯唑沙宗 0.2g/ 次,3 次 / 天。也可给予吲哚美辛(消炎痛)25mg/ 次,3 次 / 天,饭后口服。

3. 物理治疗 针灸、推拿、按摩、局部热敷等均可酌情选用。

4. 封闭注射 痛点局限者可行局部封闭注射。

【健康指导】

1. 发作期尽量减少肩部活动,避免提抬重物。避免受凉,做好局部及全身保暖。

2. 局部热敷或按摩,以减轻疼痛。疼痛明显时酌情口服止痛剂。

3. 非急性发作期坚持锻炼肩关节功能,常用动作 弯腰 90 度,患肢自然下垂,再作旋转运动,范围从小到大,方向相互交替。每次 15 分钟,每天 2 次。

第 43 节 胸廓出口综合证

胸廓出口综合征,是指由于解剖异常或创伤使臂丛神经、锁骨下血管受压引起相应临床症状。常见原因为第七颈椎横突过长、斜角肌肥厚痉挛、第一肋骨或锁骨骨折、肿瘤等。胸廓出口由锁骨、第一肋骨、胸骨向颈根部延伸的间隙,该处又有一个小的三角形间隙,三角形的基部为第一肋骨,前为前斜角肌,后为中斜角肌(图 32-52)。主要临床表现为患侧肢体麻木、疼痛、无力、发凉、皮肤颜色改变。

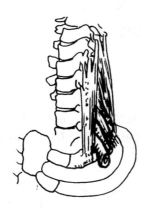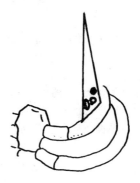

图 32-52 三角形间隙

【临床表现】

1. 症状体征 病因不同,表现基本一致,可有病肢疼痛、麻木、感觉异常,以尺侧为重,改变上肢位置症状可暂时缓解;并可出现手无力、发凉、皮肤青紫或苍白、肢体肿胀等。检查锁骨上窝有压痛及放射痛,可触及骨性突起(颈肋)或肥厚的斜角肌,桡动脉搏动减弱或消失。斜角肌试验阳性,即检查者打摸病

侧桡动脉,令患者深吸气,头后仰并将下颌转向病侧,出现桡动脉减弱或消失
(图 32-53)。

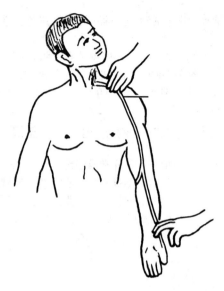

图 32-53 前斜角肌试验

2. 其他检查 颈肋、锁骨骨折畸形愈合、骨肿瘤等,X 线摄片胸廓上部有相
应异常改变。

【治疗】

1. 非手术治疗 可酌情进行肩带肌锻炼,纠正不良工作姿势,推拿理疗等。

2. 手术治疗 经非手术治疗无效者,可根据不同原因进行颈肋切除、前斜
角肌切断、臂丛神经及锁骨下血管探查松解术。

第 44 节 颈 椎 病

颈椎病,是指颈椎间盘退变、弹性减低及椎间关节退变等引起的症状体征。
病理改变为椎间隙狭窄、关节囊和关节韧带松弛,脊柱活动稳定性下降,骨质增
生或韧带变性、钙化,刺激或压迫颈部脊神经、脊髓、椎动脉及交感神经出现功能
或结构损害。主要临床表现为颈肩疼痛,向上肢放射,颈部活动受限。

【临床表现】

1. 症状体征 ①神经根型颈椎病,颈肩疼痛,逐渐加重,并向一侧上肢放

射,可有皮肤麻木、过敏,同时可有上肢肌力下降,手指活动不灵活等,当头部或上肢姿势不当时发生剧烈电击样疼痛。臂丛神经牵拉试验阳性,即检查者一手扶患侧颈部,一手握腕部,向相反方向牵拉,神经被牵拉出现放射性痛(图 32-54);压头试验阳性,即患者端坐头后仰并偏向患侧,检查者用手掌在其头顶加压,出现颈痛并向患手放射(图 32-55);②脊髓型颈椎病,四肢无力,行走、持物不稳等;③交感神经型颈椎病,头痛、头晕,转头时加重,可伴有恶心、呕吐、视物模糊、视力下降等;④椎动脉型颈椎病,眩晕、头痛、视力障碍、猝倒等。

2. 其他检查 颈椎 X 线摄片、CT 或磁共振检查有助于诊断。

【鉴别诊断】

1. 肩关节周围炎 疼痛位于肩关节周围,一般不向肢体远端放射,上肢活动受限,CT 及磁共振检查一般无异常发现。

2. 胸廓出口综合征 患侧上肢疼痛、麻木、感觉异常,以尺侧为重,适当改变上肢位置后,症状可暂时缓解,后期可有肌力减退和肌肉萎缩。

【治疗】

1. 颌枕带牵引 适于脊髓型以外的各型颈椎病,可解除肌肉痉挛、增大椎间隙、减少椎间盘压力(图 32-56)。牵引重量 2~6kg,牵引时间以能耐受为限,一般 1~2 小时 / 次,2 次 / 天,2 周为 1 疗程。

2. 颈托应用 常用的有充气型颈托,用于限制颈椎过度活动,并有一定的撑开作用(图 32-57)。

3. 推拿按摩 有减轻肌肉痉挛、改善局部血液循环的作用,但手法易轻柔,次数不宜过多,否则反而加重损伤。特别对颈部拔伸、推板旋转等应严格限制,

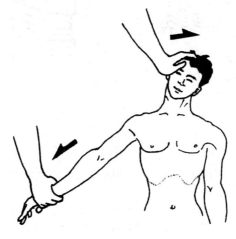

图 32-54 臂丛神经牵拉试验

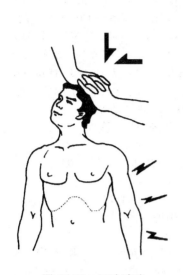

图 32-55　压头试验

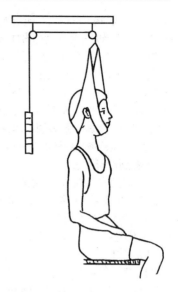

图 32-56　颌枕带牵引

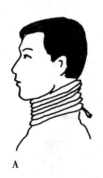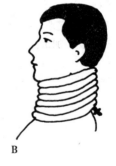

A　　　　　　　　　B

图 32-57　颈托

A. 未充气；B. 充气

常有应用不当造成颈椎脱位四肢瘫痪严重事件发生。

4. 局部理疗　酌情热敷、红外线照射、超短波治疗等，可加速炎性水肿消退，并使肌肉松弛。

5. 药物治疗　可给予营养神经类药物，常用维生素 B_1 20mg/ 次，3 次 / 天，口服；地巴唑 20mg/ 次，3 次 / 天，口服。疼痛明显者给予布洛芬 0.2g/ 次，3 次 / 天，饭后口服。

6. 手术治疗　诊断明确、非手术无效及脊髓型颈椎病,可考虑手术治疗。

【健康指导】

1. 避免长时间低头或伏案工作,注意适当活动颈椎关节,经常进行与日常工作姿势相反的动作或运动,不断加强颈椎功能锻炼。

2. 选用高度合适的枕头,对本病防治有积极作用。枕头长度一般为50~60cm,高度以头颈部压缩后与使用者拳高相等为宜。

3. 颈椎保健操　双手交替揉捏颈项部,用力适度;再做双手交叉按压肩部,每次 10 个重复动作,每天早晚各一次。工作期间每天做颈椎左旋转、右旋转、后伸动作二次,每次 1~2 分钟。

4. 经常做双手抓空拳练习。

【提示】

必须在医生指导下使用颈推托或颈椎牵引,以保证安全。

附:微机与颈部酸痛

随着科技发展,使用微机的人们越来越多,长时间坐在微机前工作,往往出现颈部酸痛、沉重、僵硬。许多人认为患了颈椎病,其实不然,这是颈部软组织痉挛、劳损的结果。面对微机久坐,颈部相对固定,颈椎周围肌肉、筋膜等软组织处于相对紧张状态,造成慢性软组织劳损,但并没有颈椎病的椎间隙狭窄、关节囊和关节韧带松弛等严重情况。当然,随着年龄增长,可提早诱发颈椎病,继而出现颈肩疼痛、上肢放射痛、颈部活动受限等典型颈椎病表现,二者应注意区别。

预防和缓解这种颈部酸痛的方法　①微机前每工作 1 小时站立活动 10 分钟;②显示器位置不宜放置过高,避免仰视或随时酌情调节显示器位置;③最好选择有高靠背的椅子,适时将头颈部仰在椅背上休息;④工作间酌情选择颈部保健操及双上肢运动;⑤洗热水澡对缓解肌肉酸痛具有良好的效果。

第 45 节　急性腰肌扭伤

急性腰肌扭伤,是指腰部用力不当所致的腰部各种软组织包括肌肉、筋膜等损伤的总称,俗称"闪腰"。常为骶棘肌、腰背筋膜撕裂损伤,或棘间韧带、棘上韧带、横突间韧带等撕裂损伤;或有小关节半脱位等。主要临床表现为用力不当突然腰背部疼痛、活动受限。

【临床表现】

1. 病史　有明显腰部扭伤史。

2. 症状体征　伤后患者腰部突然疼痛,不敢活动。检查腰肌紧张或痉挛,腰部僵硬,运动受限,活动则疼痛加重。痛点局封后,疼痛减轻或消失。

3. 其他检查 腰部 X 线摄片检查一般无特殊改变。

【治疗】

1. 急性期治疗 卧硬板床休息,酌情理疗、局部热敷、局部封闭注射、适当给予抗炎止痛药物。小关节半脱位者可行旋转推拿按摩。

2. 缓解期治疗 局部进行推拿按摩、红外线照射、针灸等,或外用东方活血膏、伤湿止痛膏等。鼓励患者酌情做腰部肌肉锻炼,但应避免再次扭伤。

第 46 节 慢性腰肌劳损

慢性腰肌劳损,是指腰骶部各种软组织,包括肌肉、筋膜、韧带长期超强劳动所致的慢性损伤,也可由急性腰部扭伤未及早治愈迁延而来。主要临床表现为长时间慢性腰部疼痛、沉重。

【临床表现】

1. 症状体征 常无明显腰扭伤史,部分患者可有过劳或外伤史。长时间慢性腰部疼痛、沉重感。腰部疼痛呈波浪式,即适当活动时减轻,过度劳累则加重,休息可减轻,但休息过久后又可加重。检查腰骶部压痛,部位不固定。多无明显功能障碍,少数可有下肢不规则放射性疼痛。直腿抬高试验偶尔可为阳性,但加强试验则为阴性。

2. 其他检查 腰部 X 线摄片可无任何阳性发现。

【治疗】

1. 一般治疗 应矫正不良姿势,改善工作条件,防止过久弯腰,运动或劳动前做好预备活动,剧烈运动时要用宽带护腰,加强体育锻炼,注意劳逸结合。洗热水澡对缓解肌肉酸痛具有良好的效果。

2. 局部治疗 局部可进行推拿按摩、红外线照射、针灸理疗等。也可外用东方活血膏、伤湿止痛膏等。鼓励患者做腰背肌锻炼,避免再次损伤。

第 47 节 棘间韧带劳损

棘间韧带劳损,是指棘间韧带慢性损伤引起的腰部慢性疼痛。棘间韧带是连接两个相邻棘突之间的腱性组织,脊柱屈伸动作常使棘突分开和靠拢。发病原因为频繁、长时间的屈伸动作,可引起棘间韧带损伤和松弛(图 32-58)。主要临床表现为腰部慢性疼痛、劳累时加重。

【临床表现】

1. 症状体征 棘间韧带劳损可发生于所有的棘突间隙,但下腰部常见,尤以第五腰椎与第一骶椎之间最常见,其次是第四、五腰椎之间,其他部位棘间韧

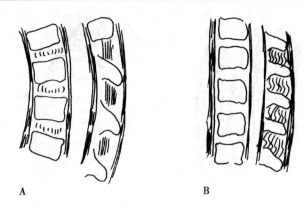

图 32-58　棘间韧带劳损

A. 正常状态；B. 劳损、松弛

带损伤较少见。腰痛是主要症状，劳累后疼痛加重，一经休息疼痛可缓解，甚至消失；弯腰时疼痛也可加重，故腰部前屈动作受限。检查棘突间局限性深部压痛，重压疼痛加剧。

2. 其他检查　腰部 X 线摄片无阳性发现。

【治疗】

1. 一般治疗　适当休息，避免长时间固定一个姿势工作，适当进行腰背部活动。

2. 局部封闭注射　常用泼尼松龙 25mg/ 次，加入 1% 利多卡因 3~4ml 内，局部封闭注射，每周 1 次，3 次为一疗程。

3. 物理治疗　可酌情热敷、红外线照射等。

4. 对症处理　疼痛明显者适当口服消炎镇痛药，也可外用消炎镇痛膏、东方活血膏等。

第 48 节　棘上韧带劳损

棘上韧带劳损，是指由于棘上韧带损伤导致的慢性腰背部疼痛。棘上韧带是附着于棘突上的一条纵行韧带，长时间埋头弯腰工作，容易发生胸段或腰段棘上韧带劳损（图 32-59）。发病部位常见于 3~5 胸椎段和腰椎段。主要临床表现为慢性背痛或腰痛。

【临床表现】

1. 症状体征　起病隐袭，患者常诉背痛或腰痛，可有或无外伤史。每当体力劳动时常感局部酸胀不适或沉重感，有的不能胜任重体力劳动。检查棘突和

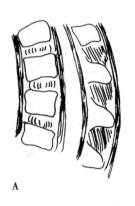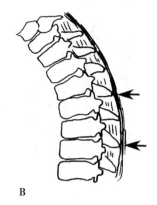

A   B

图 32-59 棘上韧带劳损

A. 正常状态；B. 牵拉劳损

棘上韧带局限性压痛或压痛点,无红肿,有时用手于压痛处向两侧推移可有纤维束在棘突上滑动的感觉。

2. 其他检查 腰部 X 线摄片无阳性发现。

【治疗】

1. 一般治疗 适当休息,劳逸结合,改善工作姿势,避免长时间伏案工作、持续弯腰等。

2. 局部封闭注射 可用泼尼松龙 25mg/ 次,加 1% 利多卡因 :2~5ml,痛点注射,每周 1 次,3 次为一疗程。

3. 物理治疗 可酌情局部热敷、红外线照射等。

4. 对症处理 疼痛明显者可适当口服消炎镇痛药,也可外用消炎镇痛膏、东方活血膏等。

第 49 节 腰椎间盘突出症

腰椎间盘突出症,是指腰椎间盘退行性变引起的以腰腿痛为主的一组综合征。为腰腿痛最常见的原因之一,既往俗称"坐骨神经痛",多发生于成年人。病理改变为椎间盘退行性变,导致椎间盘纤维环破裂,髓核突出,压迫神经根,一般分为膨出、突出和脱出(图 32-60)。主要临床表现为腰痛、一侧下肢放射痛。

【临床表现】

1. 病史 多有腰部扭伤或用力不当史。

2. 症状体征 突然腰痛或腰部隐痛,同时一侧下肢痛,向臀部、大腿、小腿

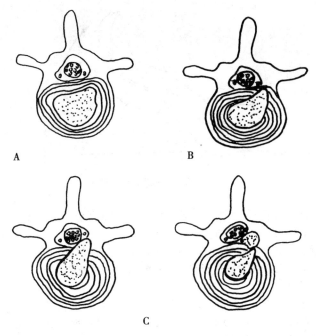

图 32-60 椎间盘突出症

A. 膨出；B. 突出；C. 脱出

后外侧、足部放射，常伴下肢麻木、酸胀，肢体畏寒、喜暖。用力咳嗽、排便时疼痛加重。严重者行走无力，抬足困难或大小便障碍。腰腿痛反复多次交替发作，休息治疗后减轻或消失。检查腰部保护性姿势，生理前凸变小或消失，脊柱侧弯，患侧腰肌痉挛，棘间或椎旁深压痛，可向患肢后外侧放射。患肢后外侧皮肤感觉异常，早期皮肤过敏，后期感觉迟钝。可有患侧伸肌、胫前肌力下降，病久者下肢肌肉萎缩。患侧直腿抬高试验和加强试验阳性（图 32-61）。

3. 其他检查 X 线摄片检查显示腰椎生理前凸变小或消失，相应椎间隙变窄。CT 扫描可清楚显示突出髓核位置、方向及与神经根的关系，一般腰 4~5 椎间盘突出居多，腰 5~ 骶 1 次之。

【鉴别诊断】

1. 腰部软组织损伤 有类似坐骨神经痛症状，但压痛广泛，直腿抬高试验阴性，加强试验阴性。

2. 腰椎结核 早期病变可刺激神经根，产生与腰椎间盘突出相似的症状，但可有低热、血沉快、X 线摄片检查有骨破坏或全身其他结核性病灶。

3. 腰椎滑脱 亦可引起坐骨神经刺激症状，腰椎侧位 X 线摄片可明确诊断。

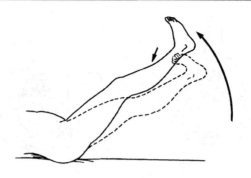

图 32-61　直腿抬高试验

4. 腰椎管狭窄症　腰椎管狭窄所引起的坐骨神经痛多为双侧,可有间歇性跛行。CT 扫描可以明确诊断。

5. 脊髓与马尾部肿瘤　症状多为持续性、进行性加重,无间歇倾向。奎根(Queckenstedt)试验或脊髓造影有助于诊断,磁共振检查可明确诊断。

【治疗】

1. 非手术治疗　多数患者采用非手术治疗可愈。①卧硬板床休息,减轻病变椎间盘受压,利于神经根水肿消退减轻症状;②酌情推拿按摩或椎旁封闭注射;③年轻、轻中度突出者,可用机械牵引方法(图 32-62),使椎间盘间隙增宽降低压力;④配合消炎止痛或神经营养药有效缓解疼痛;⑤症状缓解后腰围保护下进行腰背肌肉锻炼。

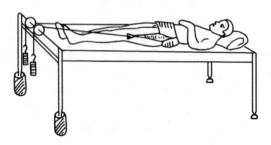

图 32-62　机械牵引装置

2. 手术治疗　适于非手术治疗无效症状明显或反复发作影响工作学习和生活者。可采用椎板开窗、半椎板或全椎板减压髓核摘除。近年来采用化学药物溶核,经皮椎间盘切吸术及椎间盘镜手术具有创伤小恢复快的特点,但仅适于轻、中度单纯突出患者。

【健康指导】

1. 不抬重物,注意腰部保护,睡床床垫有一定硬度。
2. 急性发作时卧硬板床休息,使用腰围保护。
3. 骨盆牵引是主要保守治疗方法,结合理疗、按摩效果更佳。
4. 医疗体操可增强腰背肌力量,是巩固疗效、减少复发的重要手段。

第 50 节　梨状肌综合证

梨状肌综合征,是指梨状肌病变致坐骨神经骨盆出口处狭窄,刺激压迫坐骨神经出现相应症状。梨状肌起于2~4骶椎前面,止于股骨大转子后上缘,将坐骨大孔分为上、下孔,坐骨神经多数从下孔通过(图32-63)。臀部其他肌肉、筋膜的病变可致同样表现。病理改变为局部肌肉充血、水肿、痉挛、肥厚,从而压迫坐骨神经。主要临床表现为臀痛、腿痛。

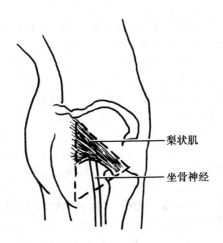

梨状肌

坐骨神经

图 32-63　梨状肌与坐骨神经的关系

【临床表现】

1. 症状体征　患者臀部和腿部疼痛,时轻时重,常于劳累后加重,休息后好转,一般无腰痛。检查坐骨大孔区压痛,有时可触及肥厚、痉挛的肌肉。大腿后侧、小腿、足部肌力减弱,小腿外侧足部感觉异常。直腿抬高试验阳性。

2. 其他检查　腰椎 X 线摄片、CT 检查等一般无异常发现。

【鉴别诊断】

本病需与腰椎间盘突出症、腰椎管狭窄症鉴别,详见有关章节描述。

【治疗】

1. 一般治疗　卧床休息，避免患侧卧位。

2. 药物治疗　常用药物芬必得 0.3g/ 次，2 次 / 天，口服；或加用氯唑沙宗 0.2g/ 次，3 次 / 天。也可给予吲哚美辛 (消炎痛)25mg/ 次，3 次 / 天，口服。

3. 物理治疗　针灸、推拿、按摩、局部热敷等均可酌情选用。

4. 封闭注射　可用肾上腺皮质激素，于臀部进行局部封闭注射。

第 51 节　腰椎管狭窄症

腰椎管狭窄症，是指某种病因导致的椎管狭窄引起腰腿痛为主的疾病。为腰腿痛常见原因之一。多见于退行性病变、腰椎滑脱、医源性因素、外伤、先天性发育异常等，以退行性病变椎管狭窄最为多见，本节主要叙述该类型。主要临床表现为一侧或两侧腰腿痛、间歇性跛行。

【临床表现】

1. 症状体征　本病好发于 40~50 岁男性，腰 4~5 和腰 5~ 骶 1 椎管狭窄多见。一侧或两侧腰腿痛，严重者双下肢无力，括约肌松弛、大小便障碍或轻度瘫痪。多数患者有间歇性跛行，站立或行走时疼痛加重，稍坐休息后疼痛及跛行缓解，周而复始。多数患者骑自行车时无此症状。检查患者体征较轻或无明显阳性体征，为本病的另一个临床特点。直腿抬高试验阳性或阴性，可有下肢浅感觉减退，胫前肌、伸趾肌、伸肌力下降，踝、膝反射减退。

2. 其他检查　脊髓造影可确立诊断，显示病变范围。CT 扫描显示腰椎管横径和矢状径，并了解有无合并椎间盘突出、黄韧带肥厚、侧隐窝狭窄及神经根受压等。磁共振检查显示椎管狭窄程度及硬膜囊受压情况。

【治疗】

1. 非手术治疗　对不典型病例先采取非手术治疗，如卧床休息、牵引、按摩、理疗及药物等。同时避免劳累过度受凉，酌情给予消炎止痛药物。

2. 手术治疗　经非手术治疗 3 个月无效者可考虑手术，方法为全椎板切除减压为主，解除压迫，使神经根得到完全松解。

第 52 节　腰椎滑脱症

腰椎滑脱症，是指腰椎体间的连接异常。病理改变为上位椎体相对于下位椎体全部或部分滑移，分为前滑脱和后滑脱。除先天性滑脱外，目前多数学者认为主要是由于外伤和退变引起。主要临床表现为腰骶部疼痛、酸胀。

【临床表现】

1. 症状体征　多数患者没有症状，有的患者可有腰骶部疼痛、酸胀感，向大腿后方或整个大腿放射。有的休息时疼痛、下肢僵硬感,活动后可有缓解;长时间站立,蹲起活动后疼痛加重,再休息后又缓解。伴椎管狭窄时可有下肢疼痛、运动感觉障碍、肌肉僵硬、皮肤刺痛、麻木等。伴椎间盘突出时,有直腿抬高试验阳性。检查可见腰椎前凸增大,病椎处棘突压痛等。

2. 其他检查　X线摄片对腰椎滑脱症的诊断和治疗方案的制定具有重要意义,侧位片可了解滑脱程度,斜位片可显示峡部病变。CT对峡部病变诊断率较高,可明确有无椎管狭窄、椎间盘突出等。

【治疗】

1. 非手术治疗　卧床休息,避免做腰部负重、扭转、弯腰用力等动作。酌情选用腰部理疗、腰部支具围腰保护及加强腰背肌锻炼,局部封闭,服用消炎止痛药物等。

2. 手术治疗　非手术治疗无效、严重滑脱伴持续性神经根压迫症及椎管狭窄者,可进行手术治疗。手术方式大致分为两类　其一经后方入路用特定器械将滑脱椎体复位、固定,同时行脊髓、神经根减压,横突间或椎体间植骨融合;其二经前路行椎间盘切除、椎体间植骨融合术,适于无神经压迫患者。

第53节　股骨头缺血坏死

股骨头缺血坏死,指指股骨头因血供障碍出现的骨活性成分死亡。发病常见原因为外伤后股骨颈骨折,坏死多发生在伤后1~5年;激素性股骨头缺血坏死也较多见;还可见于慢性酒精中毒、类风湿性关节炎、髋关节发育不良等。主要临床表现为髋部疼痛、行走疼痛加重。

【临床表现】

1. 病史　可有股骨颈骨折、激素应用、长期饮酒、类风湿性关节炎等史。

2. 症状体征　疼痛为最早主诉,表现为腹股沟深部刺痛,放射至臀部和大腿,间歇发作,逐渐加重。检查髋关节内旋受限,强迫内旋时疼痛,行走疼痛加重,可有跛行。

3. 其他检查　X线摄片表现可分为三期　早期股骨头外形基本正常,有模糊囊性变或带状骨小梁吸收;中期股骨头密度不均,明显囊性变和不规则骨吸收带,即新月征,髓臼骨刺;晚期股骨头塌陷,髋关节骨关节炎表现。磁共振是早期诊断股骨头坏死的最新方法,症状出现前即可显示,而此时X线检查一般无异常改变。

【治疗】

1. 非手术治疗　适于股骨头外形正常,非负重区坏死患者,措施包括避免负重,介入治疗等。

2. 保留股骨头的手术治疗　适于股骨头变形以前,可进行单纯髓芯减压术、减压植骨术、截骨术等。

3. 人工髋关节置换术 适于股骨头塌陷、关节疼痛较重、关节功能障碍明显的患者。

第54节 先天性髋关节脱位

先天性髋关节脱位,是较常见的先天性畸形。病因为髋臼和股骨头先天性发育不良,宫内胎儿髋关节过度屈曲也是形成脱位的病因之一;还有人认为与臀位分娩有关。病理改变为髋臼、股骨头、颈和关节囊异常。主要临床表现为会阴部增宽、股内收肌挛缩、关节活动受限,常处于屈曲位。

【临床表现】

1. 症状体征 会阴部增宽,双侧脱位者更显著,患侧股内收肌挛缩。患侧髋关节活动受限,处于屈曲位,不愿伸直,牵拉时可伸直,松手后又屈曲状;也可呈伸直外旋位或两下肢呈交叉位。检查患侧下肢短缩,股骨大转子上移,臀部、大腿内侧皮肤皱褶加深,牵动患侧下肢有弹响声或弹响感;患儿开始行走时间较晚,单侧脱位者,步态跛行;双侧脱位者站立时骨盆前倾,臀部后耸,腰部前凸(图32-64)。

2. 其他检查 B超检查能早期发现,可进行普查。X线双髋关节正位片可见髋臼发育不良、半脱位或脱位。

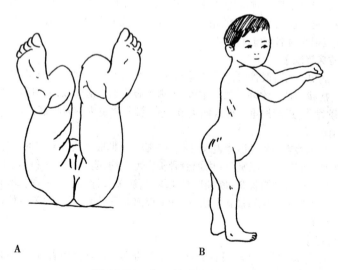

A   B

图 32-64 先天性髋关节脱位

A. 大腿内侧皱褶加深;B. 特殊站立姿势

【治疗】

治疗越早,疗效越好。治疗方法应随年龄的增长而不同。

1. 小儿患者的治疗 1 岁以内的治疗 原则为将两髋长期保持在外展位,保证股骨头复位,使髋臼后上缘和股骨头正常发育,达到关节稳定。此期治疗简单,只穿连衣裤套即可(图 32-65),穿用时间需 4 个月以上。1~3 岁患儿多已站立负重行走,脱位较明显,但病理改变尚未固定,一般可采用手法复位、石膏固定,复位前先双下肢持续皮牵引,复位后蛙形石膏固定(图 32-66),每 3 个月更换一次,6 个月后改用双侧外展内旋髋伸直位长腿石膏固定(图 32-67),时间为3~6 个月。也可用蛙式外固定架固定。

2. 成年人的治疗 一侧患病、腰部疼痛较甚影响生活者,可考虑作股骨转子下截骨术,改善负重力线,减轻症状。双侧髋关节脱位可不予处理。

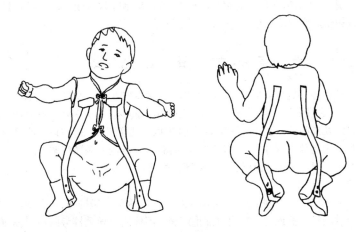

图 32-65 穿连衣裤套

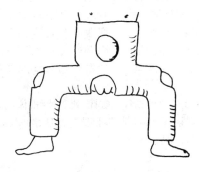

图 32-66 蛙形石膏

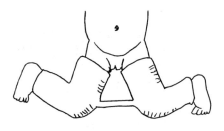

图 32-67　外展、内旋伸直型长腿石膏

【提示】

1. 本病预后关键在于早期诊断，早期治疗。

2. 患儿开始站立负重前病变较轻者，若及早治疗效果较好；负重后出现半脱位或脱位病变逐渐加重者，疗效亦逐年下降。

第 55 节　脊 柱 结 核

脊柱结核，以椎体结核占大多数，单纯椎弓结核少见。腰椎发病率最高，胸椎次之，胸腰段占第三位，腰骶段占第四位，颈椎最少。绝大多数只有一处病灶，少数有两处或两处以上。发病年龄以 10 岁以下儿童最多，30 岁以上明显减少。病理改变为局部出现死骨，死骨吸收后遗留空洞，其内充满脓液和干酪样物质。主要临床表现为腰痛、脊柱后凸畸形、寒性脓肿。

【临床表现】

1. 症状体征　一般最先出现的症状是疼痛，多为轻微钝痛，休息则轻，劳累则重，咳嗽、打喷嚏或持重物也可加重疼痛。因疼痛而导致椎旁肌痉挛，从而引起姿势异常和脊柱活动受限。因病变部位不同，患者姿态各异，从地上拾物时不是弯腰而是尽量屈髋屈膝，挺腰下蹲，一手撑在大腿前部，另一手去拾地上的东西，称拾物试验阳性。常见脊柱后凸畸形，为病变椎体受压病理性压缩骨折所致。受累椎体棘突压痛、叩击痛。可有寒性脓肿，常是就医的最早体征。

大约 10% 患者发生截瘫，胸椎最多，颈椎次之。常有背部疼痛和与病变节段一致的束带感觉，然后出现截瘫。一般先出现运动功能障碍，感觉功能障碍出现较晚。

2. 其他检查　X 线摄片可见骨质破坏、死骨片，椎体塌陷后可见楔状变形，胸椎结核可见椎旁脓肿阴影，腰椎结核可见腰大肌脓肿阴影。CT 及磁共振可了解脊髓受压及椎管占位情况。

【治疗】

1. 非手术治疗　包括长期睡硬板床休息、支持疗法、抗结核药物和局部制动。制动方式酌情使用石膏背心、颈托、支架和腰围等。

2. 手术治疗　彻底清除病变组织，包括死骨及坏死的椎间盘，消除对脊髓的压迫因素。术后卧床休息3~6个月，继续全身支持疗法及抗结核药物治疗。

第56节　膝关节半月板损伤

膝关节半月板损伤，是指膝关节股骨两髁与胫骨平台间月牙形半月板软骨破裂。半月板具有保护关节面、缓冲震荡和维持关节稳定的功能。半月板周边较厚，中央较薄，外侧较大，呈"C"形；内侧较小，近似"O"形。当膝关节处于半屈、内收、外展、挤压和旋转时易发生。好发于青年人，是膝关节中最常见的损伤之一，外侧半月板破裂较内侧多见。主要临床表现为局部剧烈疼痛，不能自动伸膝。

【临床表现】

1. 病史　有外伤史。

2. 症状体征　当膝关节半屈、小腿固定时大腿突然旋转，或大腿固定小腿旋转，半月板被股骨髁与胫骨平台挤压、辗轧而致破裂，出现剧烈疼痛，不能自动伸膝。检查伤后患膝肿胀，可有关节腔积血，屈伸功能障碍。膝关节过伸试验阳性，即膝关节过伸时引起剧烈疼痛；研磨试验阳性，即患者俯卧位，膝关节屈曲90度，在加压情况下旋转研磨膝关节出现疼痛；回旋挤压试验阳性，即患者仰卧位，检查者一手按住膝部，一手握住踝部，将膝关节完全屈曲，足部抵住臀部，然后将小腿极度外旋外展，或内旋内收，并逐渐伸直（图32-68），在伸直过程中听到或感觉到"咔嚓"声。注意各种试验检查均有其特定意义，没有一个试验为诊断的唯一依据，必要时需反复多次检查。

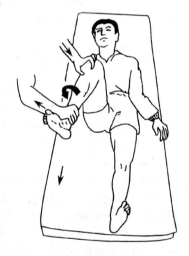

图32-68　回旋挤压试验

慢性期患膝活动疼痛，可有弹响、乏力，步态不稳，尤其下坡时为著，膝关节可有"绞锁"和"解锁"现象，即膝关节突然剧痛，并固定在某个位置不能活动，经缓慢屈伸或按摩后，半月板复位，膝关节又恢复自如活动。

3. 辅助检查：膝关节造影检查，碘剂与空气对比有较大帮助。磁共振检查可较好显示半月板损伤情况。近年来关节镜的广泛使用不仅可做出诊断，同时也可进行治疗。

【鉴别诊断】

1. 盘状半月板 为半月板胚胎发育不良,半月板形态厚如盘状,影响膝关节屈伸活动。多在儿童期即出现疼痛症状,关节内有弹响。膝部 X 线摄片一侧关节间隙增宽,磁共振检查可显示盘状半月板。

2. 增生性关节炎 膝关节软骨退行性病变,有时膝关节可出现类似"绞锁"现象。一般发生在 50 岁以上患者。X 线摄片显示膝关节退行性改变。

3. 关节腔游离体(关节鼠) 可出现膝关节绞锁现象,或局部扪及游离体,可纳入关节腔内。X 线摄片可显示游离体。

【治疗】

1. 急性半月板损伤的治疗 多需卧床休息,可用石膏托固定适当限制膝关节活动。为了加速消肿止痛可外敷中药,酌情进行理疗和对症处理。经非手术治疗无效者,可作半月板撕裂部分切除。通过关节镜进行半月板部分切除,是骨科领域里一项重大进展,手术损伤少,术后恢复快,可早期下床活动。

2. 慢性期的治疗 如经膝关节镜检查周边型,可做非手术治疗,如为体部破裂应尽早摘除半月板,否则日后会产生创伤性关节炎。

第 57 节 跖 腱 膜 炎

跖腱膜炎,又称为足跟痛症,为临床上足跟痛的主要疾病。跖腱膜起自跟骨结节,向前延伸分成五股,分别附着于每个足趾的近侧趾节骨膜上。由于负重跟骨结节附着处长期牵拉刺激而发生慢性损伤,局部肥厚、硬化或骨化。主要临床表现为足跟疼痛,着力时加重。

【临床表现】

多发生于中年以上,起病缓慢,可有数月甚至数年病史。主要症状为足跟底面疼痛,步行或站立时加重,特别是不平路面行走时更明显。检查跟骨结节处局限性压痛,有时可触及一韧性团块,局部明显触痛。X 线侧位摄片可见足跟结节处软组织阴影,部分患者可见骨质增生,其方向与跖腱膜方向一致,是跖腱膜退行性病变的表现,即所谓"跟骨刺"。骨刺并非本病的特征,临床表现不一定与 X 线征象相符合。

【治疗】

1. 非手术治疗 多以非手术治疗为主,可用泼尼松龙 25mg/ 次,加 1% 普鲁卡因 3~4ml,压痛点注射,应在严格无菌操作下进行。方法为从足跟底面偏内侧皮肤较薄处进针,准确注入痛区,但不注射在腱膜或骨组织内。

2. 手术治疗 非手术治疗无效者或病程长且反复发作者,可进行手术治疗,效果较好。跟骨外侧切口,游离跟骨底面结节处的韧性团块,切除后彻底止血、缝合。术后鞋内置橡皮海绵足跟垫。

第58节 蹈趾外翻

蹈趾外翻,俗称"大脚骨",是指蹈趾偏斜向外侧的一种畸形。本病较为常见,多见于中、老年女性。发病原因与先天发育异常、站立过久、穿鞋不当等有关。病理改变为趾近节趾骨基底部将第一跖骨头推向内侧,趾因收肌和长伸肌牵拉移向外侧,第一、二跖骨间夹角加大,第一跖骨头在内侧形成一骨赘,第二趾被趾挤向背侧。主要临床表现为蹈趾偏向外侧、跖趾关节肥大畸形。

【临床表现】

本病多见于中、老年妇女,开始患者轻度趾偏斜向外侧,逐渐加重,跖趾关节处肥大,并向内侧突凸畸形(图32-69)。部分患者可有局部疼痛,行走时加剧,休息后疼痛减轻或缓解。疼痛症状与畸形不一定成正比。

【治疗】

1. 非手术治疗 适当休息,经常温水浴足,穿宽松鞋,并进行理疗等。

2. 手术治疗 畸形明显、疼痛较重者,可进行手术矫正治疗。手术方法之一为去除近节趾骨近端 1/3~1/2,切断收肌腱(图32-70)。

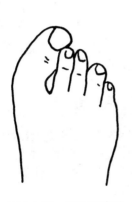

图 32-69 蹈外翻畸形

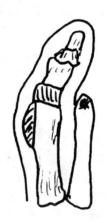

图 32-70 蹈外翻截骨

第59节 平足症

平足症,可由于先天性足骨、韧带、肌肉发育异常引起,也可由于长时间过度负重、长途步行等后天性因素所致。主要临床表现为负重行走足小腿疲乏、沉重感。

【临床表现】

一般可分为二类 ①姿态性平足,负重后出现足及小腿酸痛、疲乏,不负重时酸痛减轻或消失,检查时将足放于涂白粉的纸上,可显示足印的腰部增宽,严重者足跟部也增宽(图32-71);②痉挛性平足,可能由于足及踝部韧带扭伤、类风湿性关节炎等引起,足部活动明显受限,即使长期休息症状也难以改善。

【治疗】

本病重在预防,如发现有平足症倾向,应经常练习用足趾行走。也可进行体育锻炼,方法如下用一吊带越过足的前端,反复作抗力屈曲运动(图32-72)。

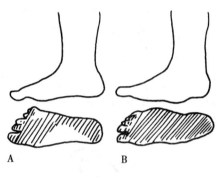

图 32-71 平足症足印特征

A. 正常;B. 患者

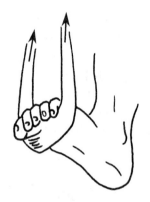

图 32-72 平足症体育锻炼

第 60 节 糖 尿 病 足

糖尿病足,顾名思义,由于糖尿病引发的足部病变,为糖尿病后期的一种常见并发症。发病机理为神经性或缺血性因素所致,多数为两种因素同时作用的结果。由于神经病变、血管病变,加之感染,出现足部营养不良性溃疡和坏疽。主要临床表现为足部红肿、紫暗、破溃、溃疡、坏死。

【临床表现】

1. 病史 长期糖尿病史。

2. 症状体征 足部皮肤发红、肿胀、发凉,营养不良性改变如趾甲萎缩,皮肤紫暗、破溃、溃疡,常合并软组织感染,严重者组织坏死,可波及骨组织形成深部脓肿或骨髓炎,足背动脉搏动减弱或消失,动脉阻塞出现大范围足部坏死。

3. 其他检查 多普勒超声检查、下肢血管造影有一定价值,但一般不必进行此类检查即可确诊。

【治疗】

1. 一般治疗　抬高患肢,适当减少下床活动,皮肤未破溃前注意足部清洁,防止外伤,穿宽松鞋。

2. 控制血糖　尽量控制血糖在正常范围,方有利于局部愈合。

3. 非手术治疗　适于早期足部单纯溃疡,大部分通过非手术治疗可愈,措施包括伤口清洁换药、抗感染治疗、扩血管改善血液循环的药物如肝素、丹参、双嘧达莫、阿司匹林等。

4. 手术治疗　形成脓肿者需切开引流,包括切除感染坏死的骨组织。坏疽范围广泛者需进行有效截肢手术。截肢前最好进行血管造影,以决定截肢平面。

【健康指导】

1. 糖尿病一旦出现足部坏死、感染,往往为糖尿病严重并发症,伤口较难愈合,医师及患者需有充分思想准备。

2. 注意抬高患肢,避免下床活动,局部保暖,清洁换药。

第61节　骨　肉　瘤

骨肉瘤,是骨组织常见的恶性肿瘤,多见于年轻患者。常见部位往往是骨骼生长最活跃的部位,如股骨下端、胫骨或腓骨上端和肱骨上端。主要临床表现为局部疼痛,早期间歇发作,晚期持续性痛。

【临床表现】

1. 症状体征　早期主要症状是局部疼痛,开始时疼痛较轻,间歇发作,以后疼痛逐渐加重,且为持续性。由于骨肉瘤多见于干骺端,一般会影响关节功能。由于肿瘤的血管非常丰富,所以局部皮肤发热,表浅静脉怒张,有的可引起病理性骨折。

2. 其他检查　X线摄片显示,肿瘤侵袭超过骨皮质后可以掀起骨膜,形成骨膜下三角状新骨,称为 Codman 三角。

【治疗】

一旦确诊应酌情手术治疗。术前化疗 3~8 周后作根治性切除,必要时高位截肢,术后继续化疗。

【提示】

须注意骨肉瘤恶性程度高,诊断明确时不少患者已发生肺转。因此,只有早期诊断、早化疗和手术,才能提高 5 年存活率。

第62节　转移性骨肿瘤

转移性骨肿瘤,是指由其他组织器官的恶性肿瘤,通过血流和淋巴管转移到骨骼的肿瘤,如晚期肺癌、乳腺癌、肝癌等,都可发生骨转移。

【临床表现】

1. 症状体征 以 40~60 岁发病率最高,躯干骨居多,其次为股骨和胫骨近端。患者主要感局部疼痛或局部不明原因地出现肿块,表浅部位的骨转移瘤,疼痛和肿块多同时出现;深部骨转移瘤肿块不明显。病理骨折较常见,有的为首发症状就诊。脊柱转移瘤时腰背疼痛剧烈,压迫脊髓可很快发生截瘫。有癌肿史的患者,转移性骨肿瘤易被发现。有的以骨转移瘤为首发症状,虽经各种检查,仍不能发现原发性肿瘤。

2. 其他检查 X 线摄片或 CT 检查多可明确诊断。ECT 检查可进一步显示全身骨骼其他部位是否有转移。

【治疗】

为延长患者寿命或减轻痛苦,可根据原发肿瘤的种类、性质、对化疗和放疗的敏感程度,适当选用放疗或化疗,或二者同时应用。晚期治疗的目的主要为设法减轻患者疼痛。

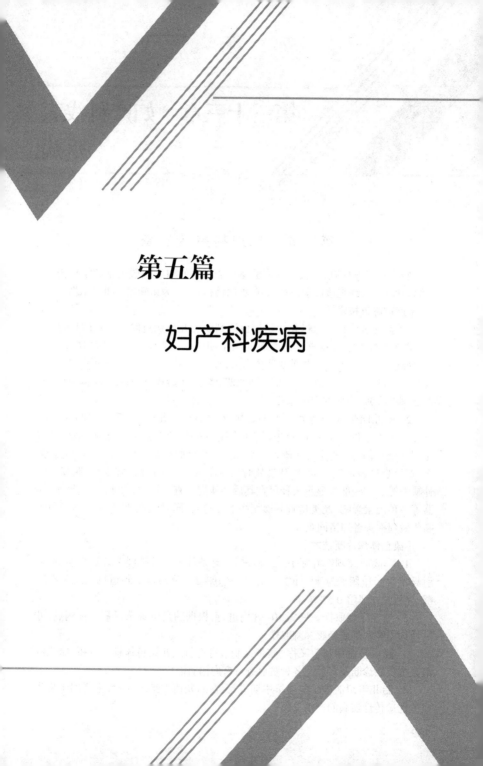

第五篇

妇产科疾病

第三十三章 妇产科浅表疾病

第1节 妇产科特殊检查

妇产科特殊检查,主要包括实验室检查、影像学检查、脱落细胞学检查、活组织病理检查、细胞遗传学检查、妇产科内镜检查等,为诊断提供重要依据。

【产前筛查技术】

1. 血清学筛查 通过化验孕妇血清判断胎儿患病危险程度,如显示高风险,就应进行确定性检查。筛查时间早孕期为10~14周,孕中期为16~21周。空腹抽取孕妇血清,检测相关血浆蛋白A、游离B-hCC,或甲型胎儿蛋白(AFP)、绒毛促性腺激素、游离雌三醇,结合预产期、体重、年龄和孕周,计算危险程度,可查出60%~70%唐氏综合征患儿。

2. 胎儿畸形超声筛查 目的是排除大部分胎儿畸形,筛查时间为妊娠18~24周,有条件医院9~14周进行。可筛查疾病包括无脑儿、重度脑积水、水脑症、严重脑膨出、严重淋巴水囊瘤、单腔心、严重胸腹壁缺失内脏外翻、严重脐膨出、直径超过5cm畸胎瘤、致死性软骨发育不良、严重开放性脊柱裂、四肢严重骨缺失等。某些部位显示欠佳可在其后2~4周复查。注意,由于胎儿、母体、仪器等各种因素影响,此类检查漏诊往往不可避免;同时注意,胎儿畸形筛查和诊断要做到被诊者知情同意。

【染色体病诊断技术】

1. 羊膜腔穿刺 妊娠16~21周进行,有条件单位可扩展至妊娠晚期,超声引导下进行羊膜腔穿刺,并发症很少,约1%~2%孕妇发生阴道见红或羊水泄漏,导致流产风险0.5%左右。

2. 绒毛穿刺取样 妊娠10~13周进行,根据胎盘位置选择最佳穿刺点,可酌情选用经宫颈或经腹穿刺取样。

3. 经皮脐血穿刺 又称"脐带穿刺",可进行胎儿染色体核型分析、胎儿血液系统疾病诊断及对胎儿各种贫血进行宫内输血治疗。

4. 胎儿组织活检 妊娠早中期进行,在胎儿镜下组织活检,主要用于某些家族性遗传性疾病的产前诊断。

【羊水检查技术】

羊水检查多在妊娠 16~21 周进行,是经羊膜腔穿刺抽取羊水,进行羊水成分分析,用于判断胎儿性别、羊水细胞培养染色体核型分析、酶分析、胎儿血型判断、胎儿肺成熟度、孕妇妊娠早期是否感染某些病原体,以及染色体异常、先天性代谢异常、基因病、宫内感染等细胞遗传学检查。对可疑胎膜早破者,可用 pH 试纸检测阴道内排液。

【脱落细胞学检查技术】

女性生殖道细胞通常是指阴道、宫颈管、子宫及输卵管的上皮细胞。通过脱落细胞学检查技术了解生殖道生理、病理变化。生殖道细胞受卵巢激素影响出现周期性变化,妊娠期也有变化。因此该项检查即可反应体内激素水平,又可协助诊断不同部位的恶性肿瘤和观察治疗效果。取材包括阴道涂片、宫颈刮片、宫颈管涂片、宫腔吸片。目前我国采用巴氏分级诊断和描述性诊断二种报告形式,而描述性诊断更受推荐。

1. 巴氏分级诊断 通常采用巴氏分级诊断标准如下 巴氏 1 级,表示正常;巴氏 2 级,表示炎症;巴氏 3 级,表示可疑癌;巴氏 4 级,表示高度可疑癌;巴氏 5 级,表示癌。巴氏分级的缺点是级别间无严格标准,主观因素较多,因此逐渐被描述性诊断(TBS)代替。

2. 描述性诊断 主要包括两个结论 未见上皮内病变细胞和恶性细胞;或见上皮细胞异常。临床上根据脱落细胞学检查结果,可进一步进行其他检查验证,最终确定诊断。

女性生殖道脱落细胞学检查可用于诊断闭经、功能失调性子宫出血、流产、感染性炎症、妇科肿瘤等。找到恶性细胞只能作为初步筛选,不能定位;未找到恶性细胞,也不能排除恶性肿瘤。注意,采集标本前 24 小时内禁止性生活、阴道检查、阴道灌洗、阴道用药,收集标本的用具必须无菌干燥。

【妇科肿瘤标志物】

妇科肿瘤标志物,是妇科肿瘤细胞异常表达所产生的蛋白抗原或生物活性物。可在肿瘤患者的组织、血液、体液及排泄物中检出。妇科肿瘤标志物有助于妇科肿瘤的诊断、鉴别诊断及监测。

1. 癌抗原 125 正常血清检测阈值 35U/ml。癌抗原 125(CA125)在多数卵巢浆液性腺癌表达阳性,一般阳性准确率 80% 以上,是目前世界上应用最广泛的卵巢上皮肿瘤标志物,用于诊断盆腔肿块、检测治疗后病情进展、判断预后,特别在监测疗效方面非常敏感。癌抗原 125 对宫颈癌和子宫内膜癌也有一定敏感性,原发性腺癌敏感度为 40%~60%。子宫内膜移位症也有增高,但很少超过 200U/ml。

2. NB/70K 正常血清检测阈值 50AU/ml。该项检查对卵巢上皮肿瘤敏感度达 70%,早期卵巢癌患者血中 50% 为阳性。实验证明,NB/70K 与癌抗原 125

抗原决定簇不同,因此可互补检测,提高肿瘤检测率,特别对卵巢癌的早期诊断更有意义。

3. 糖链抗原 19-9 正常血清检测阈值 37U/ml。糖链抗原 19-9（CA9-9）除对消化道肿瘤,如胰腺癌、结肠癌、胃癌及肝癌有标记外,对卵巢上皮肿瘤也有约 50% 的阳性表达,卵巢黏液性腺癌约 76% 影响表达,浆液性肿瘤则 27% 阳性表达。子宫内膜癌及宫颈管腺癌也可阳性。

4. 甲胎蛋白 血清正常值为小于 20μg/L。甲胎蛋白（AFP）属于胚胎时期的蛋白产物,肝细胞癌及卵巢生殖细胞肿瘤都有分泌甲胎蛋白的能力。上述肿瘤经手术或化疗后,血浆甲胎蛋白可转阴,若一年保持阴性,则肿瘤无复发；若升高,即使临床无症状,也有可能隐性复发或转移。

5. 癌胚抗原 血清正常阈值一般不超过 2.5μg/L。癌胚抗原（CEA）属于一种肿瘤胚胎抗原,多种妇科肿瘤如宫颈癌、子宫内膜癌、卵巢上皮癌、阴道癌及外阴癌均可阳性表达。

【活组织病理检查】

在病变处或可疑部位取小部分组织作病理学检查,简称"活检"。绝大多数活检可作为最可靠的诊断依据。项目包括外阴活组织检查、阴道活组织检查、宫颈活组织检查、子宫内膜活组织检查；宫颈锥形切除活组织检查、诊断性刮宫、组织穿刺检查。

【诊断性宫颈锥切】

用于宫颈刮片细胞学检查多次找到恶性细胞,而宫颈多处活检及分段诊刮均未发现癌灶者；或宫颈活检可疑早期浸润癌,为明确病变累及程度及决定手术范围者。

【诊断性刮宫】

诊断性刮宫,简称"宫刮",是诊断管腔疾病最常用方法,目的是刮取子宫内膜组织进行活检,做出病理学诊断。同时怀疑有宫颈管疾病时,需对宫腔及宫颈管分别进行诊刮,称为"分段诊刮"。一般性诊刮用于子宫异常出血、阴道排液、子宫内膜炎、无排卵性功能失调性子宫出血、子宫性闭经、不孕症、管腔内组织残留等。

【内分泌激素测定】

女性内分泌激素测定,包括下丘脑、垂体、卵巢分泌的激素测定。对某些疾病诊断、疗效观察、预后评估等有重要意义。项目包括下丘脑促性腺激素测定、垂体促性腺激素测定、垂体促乳素测定、雌激素测定、孕激素测定、雄激素测定、人绒毛膜促性腺激素测定、人胎盘生乳素测定、口服葡萄糖耐量 - 胰岛素释放试验。

【输卵管通畅检查技术】

目的为了解输卵管是否通畅、宫腔和输卵管形态、输卵管阻塞部位。常用方法包括输卵管通液术、子宫输卵管造影术。输卵管通气有一定危险,临床已基本被其他方法代替。近年来内镜广泛应用,包括腹腔镜直视下输卵管通液检查、宫腔镜下经输卵管口插管通液检查、腹腔镜联合检查等。输卵管通畅检查技术用于不孕症而男方精液正常,疑有输卵管阻塞者;检验输卵管再通术后效果如何;输卵管黏膜轻度粘连疏通治疗。

结果评判:顺利注入 20ml 生理盐水无阻力,压力维持在 60~80mmHg 以下,无液体回流,患者也无不适感,提示输卵管通畅;勉强注入 5ml 生理盐水既有阻力,压力表持续上升而无下降,患者感下腹胀痛,停止推注后液体回流注射器,表明输卵管阻塞;注射有阻力,加压注入又能推进,患者感轻微腹痛,说明轻度粘连已被分离。

【子宫输卵管造影术】

子宫输卵管造影术是通过向宫腔及输卵管注入造影剂,进行 X 线透视及摄片,了解输卵管是否通畅、阻塞部位及管腔形态,准确率可达 80%,除诊断外还有一定的治疗作用。

【穿刺检查技术】

1. 腹腔穿刺检查 经腹壁穿刺抽出液体或组织,达到诊断或治疗目的。用于协助诊断腹腔积液性质和盆腔肿瘤,也可用于放出积液、降低腹压、暂时缓解呼吸困难等治疗。但疑有腹腔内严重粘连、巨大卵巢囊肿、精神异常不能配合、中晚期妊娠、弥漫性血管内凝血者应视为禁忌。

2. 经阴道后穹隆穿刺 子宫直肠陷凹是腹腔最低部位,腹腔内积液、积血、积脓易存于此处。经阴道后穹隆穿刺是妇产科临床常用的辅助检查方法。用于协助诊断腹腔内出血、积液、积脓、宫外孕破裂、卵巢黄体破裂等,也可在 B 超引导下取卵。

3. 羊膜腔穿刺 经腹壁羊膜腔穿刺是指在妊娠中晚期经腹壁、子宫壁进入羊膜腔抽取羊水,供临床分析诊断或注入药物进行治疗的方法。适于异常或死胎需引产终止妊娠、胎儿无畸形羊水过多需放出部分羊水、胎儿未成熟需短时间内终止妊娠羊膜腔内注入地塞米松促进肺发育、胎儿无畸形羊水过少需注入生理盐水等。

【影像学检查技术】

影像学检查包括超声、X 线、计算机体层扫描(CT)、磁共振成像等。因这些检查手段对人体损伤小、诊断准确,而被广泛用于妇产科领域。

1. B 型超声 应用二维超声诊断仪,在荧屏上以强弱不同的光点、光团、光带或光环显示检查部位断面的形态。分为经腹壁超声和经阴道超声。用于子宫肿瘤、盆腔炎症、子宫内膜异常、卵巢肿瘤、卵泡发育监测、宫内节育器探测等。

2. 彩色多普勒超声 是指用相关技术获得血流多普勒信号,经处理后实时叠加在二维图像上,既有二维超声的结构图像,又有血流动力学信息。多用于判断腹腔、盆腔肿瘤的血流动力学,有助于鉴别诊断。

3. 三维超声影像 将二维超声及彩色多普勒采集的图像通过计算机软件重建,形成三维图像。多用于胎儿畸形、盆腔脏器疾病、良恶性肿瘤的诊断和鉴别诊断。

4. X线检查 借助造影剂了解宫腔、输卵管内形态,诊断子宫先天畸形和输卵管通畅程度。胸部 X 线摄片是诊断恶性肿瘤肺转移的重要手段。

5. 计算机体层扫描(CT) 基本原理是利用 X 线对人体不同密度组织穿透能力不同、接收信号的差异,再由计算机对数字信息进行处理,显示图像。特点是分辨率高,可显示肿瘤结构特点、周围侵犯及远处转移情况。对卵巢肿瘤诊断准确率为 79.1%~83%。

6. 磁共振成像(MRI) 利用人体组织中氢原子核在磁场中受到射频脉冲的激励而发生磁共振现象。能够清楚显示肿瘤信号与正常组织的差异,准确判断肿瘤大小、性质、浸润及转移情况。且在产科用于评价胎儿(大于孕 18 周)脑发育状况、唇腭裂、下颌短小、眼距异常、先天性膈疝、肺隔离症、先天性肠道闭锁、腹壁裂、先天性巨结肠、肝囊肿、多囊肾、移位肾、肾盂积水、四肢畸形、胎盘异常、脐带异常、羊水异常等情况提供帮助。

【内镜检查技术】

1. 胎儿镜检查 是用直径 0.5~2mm 光纤内镜,以套管针经孕妇腹壁、子宫壁进入羊膜腔,观察胎儿形体、有无畸形、采集脐血、胎儿活组织检查或对胎儿进行宫内治疗。目前临床尚未普及。

2. 阴道镜检查 阴道镜是体外双目放大镜式光学窥镜,可放大 10~40 倍,直接观察阴道和宫颈部位的血管和上皮结构,以发现与癌变有关的异型上皮和异型血管,对可疑部位进行定位活检。但观察不到宫颈管的病变。用于宫颈锥切确定范围、怀疑宫颈病变、怀疑阴道上皮瘤样病变、阴道恶性肿瘤等。

3. 宫腔镜检查 应用膨宫介质扩张宫腔,插入光导玻璃纤维窥镜,直接观察宫颈管、宫颈内口、宫内膜及输卵管开口的生理和病理变化,并可取材活检。同时,也可直接在宫腔镜下手术治疗某些疾病。用于子宫异常出血、可疑宫腔粘连、宫腔内占位病变、原因不明不孕、子宫造影异常、复发性流产等。

4. 腹宫腔镜检查 将接有冷光源装置的腹腔镜经腹壁插入腹腔,连接摄像系统,将内脏情况显示在监视屏幕上。主要用于子宫内膜移位症、腹盆腔肿块、急慢性腹痛、盆腔痛等情况的诊断。还可用于各种良性疾病及子宫内膜癌等疾病治疗。

第 2 节 外 阴 血 肿

外阴血肿,一般为钝性暴力所致,常见于踢伤、跨越栏杆碰伤等引起,最易导致阴阜、大阴唇处损伤。由于外阴部血液供应丰富、皮下脂肪结缔组织疏松，外伤后易形成皮下软组织内血肿。主要临床表现为阴阜或大阴唇处肿胀、青紫、疼痛。

【临床表现】

有局部外伤史，往往为局部踢伤或跨越栏杆时碰伤，表现为外阴部疼痛、肿胀、血肿较大时行动不便，甚至导致排尿困难。检查可见外阴皮肤和皮下组织明显肿胀、隆起或呈紫蓝色肿块，压痛明显，可扪及波动感。

【治疗】

1. 一般治疗 卧床休息，尽量减少局部刺激。

2. 非手术治疗 外阴血肿较小、经一定时间观察无增大者，伤后 24 小时内局部冷敷，促进毛细血管收缩，减少渗出；48 小时后可局部热敷或远红外线照射，促进血肿吸收。

3. 预防感染 酌情应用抗生素，一般可给予青霉素 V 0.25~0.5g/ 次，3~4 次 / 天，口服；或阿莫西林 0.5~1g/ 次，3~4 次 / 天，口服；或红霉素 0.25~0.5g/ 次，3~4 次 / 天，口服。

4. 手术治疗 血肿较大或有继续出血者，应手术切开清除血肿，妥善止血，必要时放置引流物引流。

第 3 节 外 阴 炎

外阴炎，一般分为特异性外阴炎和非特异性外阴炎，本节仅对非特异性外阴炎简要介绍。非特异性外阴炎是由物理、化学因素引起，即由经血、阴道分泌物、卫生巾等因素导致。由于外阴与尿道、肛门毗邻，经常受到经血、阴道分泌物、尿液和粪便的刺激，加之使用便纸粗糙造成皮肤擦伤，更易引起外阴炎症；糖尿病患者长期糖尿刺激，也容易引起外阴炎症。主要临床表现为外阴瘙痒、疼痛、烧灼感、糜烂。

【临床表现】

患者常述外阴皮肤瘙痒、疼痛、烧灼感，于活动、性交、排尿、排便时疼痛加重。检查常见局部皮肤充血、肿胀、糜烂，多有抓痕，甚至形成溃疡或湿疹。长期慢性炎症刺激可使局部皮肤粗糙、增厚、皲裂，甚至呈苔藓样变。

【治疗】

1. 病因治疗 寻找病因，积极治疗原发疾病，使用柔软便纸，避免造成皮肤擦伤。患有糖尿病者规范治疗糖尿病。

2. 局部治疗 用 1：5000 高锰酸钾（PP）溶液坐浴，2 次 / 天，每次 5~10 分钟；局部皮肤破溃者涂抹抗生素软膏或紫草油。

3. 中药治疗 苦参 15g、蛇床子 15g、白癣皮 15g、土茯苓 15g、黄伯 15g、川椒 6g,水煎熏洗外阴部,1~2 次 / 天。

【健康指导】

1. 保持局部清洁,避免皮肤摩擦损伤。

2. 穿着内衣宽松、透气,应为全棉制品。

第 4 节　小阴唇粘连

小阴唇粘连,多见于婴幼儿,常继发于婴幼儿长期外阴炎。原因为长期外阴炎症,使局部小阴唇组织相互粘连一起,遮挡尿道外口,影响排尿。主要临床表现为小阴唇粘连,遮盖尿道口、阴道口。

【临床表现】

一般无不适,常常因为排尿时父母发现患儿尿流方向改变而就诊。检查两侧小阴唇粘连,轻者为纤维型粘连,重者似两侧小阴唇融合在一起,尿道口及阴道口可被部分或全部遮盖。

【治疗】

酌情局部麻醉,常规消毒后,徒手或用小血管钳钝性分离,粘连分离后涂抹消毒凡士林或红霉素软膏,每天清洗 1 次,以防再次粘连,直至上皮组织恢复正常为止。

第 5 节　外 阴 疖 肿

外阴疖肿,俗称"阴部疔疮",是外阴部单个毛囊及其周围组织的急性化脓性感染。外阴疖肿多发生在阴阜部,金黄色葡萄球菌感染为主,偶尔可由表皮葡萄球菌或其他病菌致病。局部组织急性化脓性炎症、充血、渗出、中性粒细胞聚集,继而形成脓性物质。外阴不洁、穿紧身衣裤者更易发生。主要临床表现为局部疼痛、皮肤红肿、破溃流脓。

【临床表现】

1. 症状体征　局部皮肤红肿、疼痛,起初可为小肿物,逐渐增大。检查肿物范围一般 1~2cm,压痛,化脓后触之有波动感,继而破溃流脓。有的可有全身症状,如发热、乏力、食欲缺乏等。

2. 其他检查　血化验白细胞计数正常或轻度增多。

【治疗】

1. 一般治疗　酌情选用热敷、透热、超短波、红外线等物理治疗,每 4~6 小时一次,每次 20~30 分钟。也可选用中药金黄散、玉露散敷贴患处;或鱼石脂软膏涂抹患处,促使局部炎症局限。

2. 抗生素治疗　一般可给予青霉素 V 0.25~0.5g/ 次,3~4 次 / 天,口服;或阿莫西林 0.5~1g/ 次，3~4 次 / 天，口服。如有全身发热、头痛等，青霉素 80 万单位 / 次，2~4 次 / 天，肌内注射。青霉素过敏者可用红霉素等药物治疗。

3. 切开引流　脓肿形成后，需进行切开引流术。

第 6 节　前庭大腺囊肿

前庭大腺囊肿，是指由于前庭大腺管开口阻塞分泌物积聚形成的囊肿。腺管阻塞的原因可能为先天性狭窄，也可由于局部炎症、分泌物黏稠排出不畅。主要临床表现为局部肿物、外阴坠胀感。

【临床表现】

初期囊肿小且没有感染，患者常无不适感觉，囊肿逐渐增大可有外阴坠胀感，或有性交不适，如有感染可有疼痛。检查局部肿物，多为单发，双侧少见，囊肿呈椭圆形，大小不等，表面皮肤正常，可持续数年无明显改变。

【治疗】

1. 前庭大腺囊肿造口术　该方法已取代了囊肿剥除术，造口术方法简单，损伤小，还能保留腺体的分泌功能。手术方法皮肤切口约 1.0~1.5cm，切开囊肿腔前壁，排除囊内容物，然后将囊壁开口边缘与皮肤切口边缘对应缝合（图 33-1）。

2. 激光囊肿造口术　手术效果较好，术中无出血，不需要缝合，术后不用抗生素治疗，无瘢痕形成，可保留腺体功能。

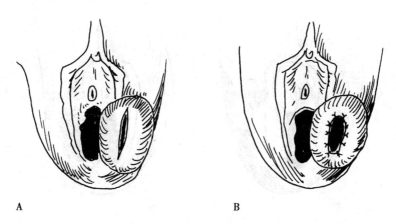

A　　　　　　　　　　　　　　　　　B

图 33-1　前庭大腺囊肿造口术

A. 切口；B. 囊肿边缘与皮肤切口对应缝合

第7节 前庭大腺炎

前庭大腺炎,是指病原体侵入前庭大腺引起的化脓性炎症。多在前庭大腺囊肿的基础上并发感染,主要病原体为葡萄球菌、大肠杆菌、链球菌、肠球菌等。局部组织充血、水肿、炎性渗出。主要临床表现为局部肿胀、疼痛、脓肿。

【临床表现】

1. 病史 前庭大腺囊肿史。

2. 症状体征 一般多发生于单侧,初起时局部肿胀、疼痛、灼热感,行走不便,有时致大、小便困难,严重者发热、头痛、不适等全身症状。检查局部皮肤红肿、皮温高、压痛。脓肿形成时可触及波动感,挤压可有脓液自前庭大腺开口处流出。

3. 其他检查 血化验白细胞计数增多,粒细胞比率增高。

【治疗】

1. 一般治疗 卧床休息,尽量减少局部刺激,穿宽松内裤,避免局部摩擦。

2. 抗生素治疗 酌情选用抗生素,可用青霉素 V 0.25~0.5g/次,3~4 次/天,口服;或阿莫西林 0.5~1g/次,3~4 次/天,口服;或红霉素 0.25~0.5g/次,3~4 次/天,口服。重者青霉素 80 万单位/次,2~4 次/天,肌内注射;或氨苄西林 1~2g/次,3~4 次/天,静脉滴注。

3. 切开引流 脓肿形成时及时进行切开引流术(图 33-2)。

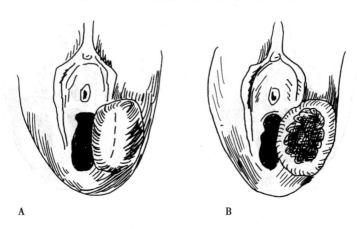

A   B

图 33-2 前庭大腺脓肿切开引流术

A. 切口;B. 填塞引流物

第 8 节　外阴瘙痒症

外阴瘙痒症,是指以外阴瘙痒为主要症状的一组疾病。外阴瘙痒常源于各种不同的疾病。局部因素有念珠菌感染、阴道滴虫感染、阴虱、疥疮、蛲虫病等;药物过敏、化学品刺激、不良卫生习惯、寻常疣、湿疹、疱疹、肿瘤等;全身因素如糖尿病、黄疸、维生素 A 缺乏等;少数患者与精神或心理因素有关。主要临床表现为阵发性外阴瘙痒、夜间加重。

【临床表现】

患者感外阴瘙痒,多发生于阴蒂、小阴唇、大阴唇、会阴部或肛门周围皮肤,常为阵发性发作,夜间加重。长期搔抓可引起抓痕、血痂或引发毛囊炎。阴虱引起者在毛干上可找到铁锈色虫卵。有些患者虽瘙痒严重,但无明显体征,或仅有抓痕和血痂。

【治疗】

1. 一般治疗　保持外阴清洁干燥,注意经期卫生。瘙痒发作时忌搔抓,不用热水洗烫。衣着棉质内衣,宽松透气。忌酒、辛辣和过敏食物。

2. 病因治疗　消除引起瘙痒的因素如积极治疗滴虫、念珠菌感染或糖尿病等。寄生阴虱者,先剃净阴毛,局部涂抹氧化氨基汞软膏,2 次 / 天,并将内衣、被、褥用热水烫洗。配偶也要同时治疗。

3. 对症处理　急性炎症时可先用 3% 硼酸液湿敷,之后局部涂抹 40% 氧化锌油膏。慢性瘙痒肾上腺皮质激素软膏,外搽,2 次 / 天;或 2% 苯海拉明软膏,外搽,2 次 / 天。瘙痒严重时氯苯那敏 2~4mg/ 次,3 次 / 天,口服;或苯海拉明 25mg/ 次,3 次 / 天,口服。

【健康指导】

1. 外阴瘙痒由多种因素引起,应就医检查,针对性治疗。

2. 注意经期卫生,保护外阴清洁、干爽,不用热水烫洗,不用肥皂擦洗。

3. 不穿紧身兜裆裤,内裤应为棉制品,须透气。

【提示】

血糖、尿糖检查,糖尿病所致外阴瘙痒应及时治疗糖尿病。

第 9 节　外阴良性肿瘤

外阴良性肿瘤,主要包括外阴皮脂腺囊肿、黏液囊肿、乳头状瘤、脂肪瘤、血管瘤等。其实外阴皮脂腺囊肿、黏液囊肿病理学意义并非真正的肿瘤。主要临床表现为局部肿物。

【临床表现】

1. 症状体征 ①外阴皮脂腺囊肿,肿物位于外阴皮肤,呈圆形,与皮肤粘连,肿物中央有一针孔小凹,为阻塞的皮脂腺开口;②黏液囊肿,肿物多位于阴道前庭附近或小阴唇处,圆形,囊状感;③乳头状瘤,外阴部皮肤单发或多发肿物,呈乳头状,枣样至鸡蛋样大小,根部蒂状,较细长;④脂肪瘤,多位于阴阜或大阴唇处,皮下组织内可扪及柔软、分叶状肿物,与皮肤不粘连;⑤血管瘤,外阴皮肤或皮下可见红色或青紫色肿物,扣之海绵状感,有压缩性,肿瘤可累及阴道壁。

2. 其他检查 一般无须进行辅助检查。必要时 B 超检查有助于了解肿瘤大小和范围。

【治疗】

一般应采取手术切除治疗,切除应完整,并注意保持外形美观。

第 10 节 外 阴 癌

外阴癌,为外阴部常见恶性肿瘤。病理学上分为鳞状细胞癌和基底细胞癌。常在外阴白斑、外阴瘙痒、外阴瘢痕等基础上发病。主要临床表现为皮肤丘疹、肿物、糜烂或溃疡。

【临床表现】

1. 病史 可有外阴白斑、外阴瘙痒、外阴瘢痕等史。

2. 症状体征 早期外阴部可见皮肤丘疹,高出皮肤表面,有的可有糜烂或溃疡,肿物质地较硬,表面如菜花状,触之易出血。有的肿物侵及尿道影响排尿,有的可侵及阴道壁,影响性生活。常可有腹股沟淋巴结肿大。

3. 其他检查 病变处切取活组织病理检查,可明确诊断。

【治疗】

手术治疗为主,辅以放射及化学药物治疗。

1. 手术治疗 手术治疗强调个体化,在不影响预后的前提下,最大限度地缩小手术范围,以保留外阴的解剖结构。一旦确诊即应进行肿瘤病灶扩大切除术(一般距离肿瘤边缘 2cm 左右),必要时同时进行腹股沟淋巴结清扫术。肿瘤扩大切除后通常有皮肤缺损,可行局部皮瓣移植或皮片移植修复。

2. 放射治疗 癌肿较大侵及尿道或已有广泛转移、年迈体弱不能耐受手术者,可进行放射治疗。

第 11 节 外阴恶性黑色素瘤

外阴恶性黑色素瘤,较少见,但恶性程度高,居外阴恶性肿瘤的第二位。多见于成年妇女,好发部位为阴蒂及小阴唇。主要临床表现为色素沉着、棕褐色或蓝黑色结节状物。

【临床表现】

外阴瘙痒、出血,原有色素沉着加重或范围扩大,或原有色痣增大。检查可见皮肤肿物,稍隆起,有色素沉着,多为棕褐色或蓝黑色,平坦状或结节状,可有小溃疡、血痂等。

【治疗】

诊断确立后立即根据肿瘤浸润深度、生长范围选择适当手术方式,早期低危患者可行病灶扩大切除,切口距离肿瘤边缘大于2cm,晚期则选用广泛性外阴切除及腹股沟淋巴结清扫。另外,术后尚需酌情给予a-干扰素、白介素-2等免疫治疗。化疗一般用于晚期患者的姑息治疗或综合治疗。

第12节　外阴白斑

外阴白斑,又称为外阴白色病变,目前称为慢性外阴营养不良。在各种因素作用下外阴皮肤黏膜不同程度变白、粗糙、萎缩。根据组织病理变化分为增生型营养不良、硬化苔藓型营养不良和混合型营养不良。主要临床表现为皮肤增厚、隆起皱褶、鳞屑或湿疹样改变、夹杂白色斑块。

【临床表现】

1. 症状体征　外阴奇痒为主要症状,瘙痒剧烈者不分季节与昼夜。检查　增生型营养不良,主要波及大阴唇、阴唇间沟、阴蒂包皮和后联合处,皮肤增厚似皮革,隆起有皱褶、鳞屑或湿疹样改变,表面暗红或粉色红,夹杂界限清晰的白色斑块,一般无萎缩或粘连;硬化苔藓型营养不良,病变皮肤或黏膜变白、变薄、干燥,失去弹性,阴蒂萎缩往往与包皮粘连;混合型营养不良,症状体征介于二者之间。

2. 其他检查　局部病变切取活组织,病理检查可确诊。

【治疗】

1. 一般治疗　保持外阴皮肤清洁、干燥;忌食辛辣;食物衣着宽大,勤换洗,以棉织品为宜。

2. 局部治疗　增生型营养不良可用1%氢化可的松软膏,局部外搽,3~4次/天,有止痒作用;硬化苔藓型营养不良给予2%丙酸睾酮鱼肝油软膏局部外搽,3~4次/天,直至皮肤软化、粘连松解、瘙痒消除为止。

3. 中药治疗　仙灵脾、川椒、蛇床子、苦参、土茯苓、艾叶、荆芥、防风、黄伯、紫草等。水煎外洗。

第 13 节 白塞氏病

白塞氏病,又称为眼-口-生殖器综合征。病因尚不明确,可能与病毒感染、自体免疫等因素有关。本病以眼、口腔、生殖器征象为主,也可出现皮肤、心血管、消化道、神经以及关节等系统损害。病程缓慢,反复发作,历时数月或数年。主要临床表现为口腔黏膜小丘疹、眼部损害、生殖器损害、皮肤损害。

【临床表现】

1. 症状体征　口腔损害最先出现,可见口腔黏膜单个或多个小丘疹,自觉疼痛而影响进食。眼部损害出现早而且严重,主要为虹膜睫状体炎,少数发生脉络膜炎、视盘炎、视网膜栓塞性动、经脉炎等,严重者可导致失明。生殖器损害与口腔损害相似,可发生于大、小阴唇、子宫颈或阴道,也可发生于肛门、会阴等部位。皮肤损害类型多,分布广,表现为头、面、颈、躯干、四肢的结节性红斑,多形红斑样损害。

2. 其他检查　血化验可显示贫血、血沉增快,有的显示正常。

【治疗】

1. 一般治疗　适当休息,避免接触感染,禁忌吸烟饮酒及刺激性食物。

2. 药物治疗　有全身皮肤、眼部等症状者,可酌情应用肾上腺皮质激素,一般可用泼尼松 10mg/ 次, 3 次 / 天, 口服。

3. 中药治疗　口腔溃疡可用银花、菊花冲水,每天多次含漱。局部可涂冰硼散。外阴溃疡可用苦参煎水坐浴,然后局部外涂 1~2% 硝酸银软膏,2~3 次 / 天。

第 14 节 外阴尖锐湿疣

外阴尖锐湿疣,是感染人乳头瘤病毒引起的鳞状上皮增生性疣状病变。国内外报道外阴尖锐湿疣的发病率明显升高,已成为常见的女性性传播疾病之一。主要临床表现为灰白色乳头状疣,互相融合,顶端角化或感染溃烂。

【临床表现】

1. 病史　多有不洁性生活史。

2. 症状体征　年轻妇女居多,有多个性伴者更易感染,也可通过污染衣物间接传播,临床症状常不明显,部分患者有外阴瘙痒、烧灼痛或性交后疼痛。病变以性交时容易受损伤的部位多见,如舟状窝附近、大小阴唇、肛门周围、阴道前庭、尿道口,也可累及阴道和宫颈。初起为微小散在的乳头状疣,质柔软,有细小突起,或为小而尖的丘疹,质稍硬,孤立、散在或簇状分布,灰色或灰白色。病灶逐渐增大、增多,互相融合成鸡冠状或菜花状,顶端可有角化或感染溃烂。宫颈病变多为扁平状,肉眼难以发现,常需阴道镜及醋酸试验协助发现。

3. 其他检查　细胞学检查可见挖空细胞,但检出率较低。病理检查尖锐湿疣镜下呈外向性生长,增生乳头小而密集,表层细胞有角化不全或过度角化;棘细胞层增生,为 HPV 感染的特征性改变;基底细胞增生,真皮水肿,毛细血管扩张,周围慢性炎细胞浸润。

【治疗】

1. 一般治疗　保持局部清洁、干燥,未愈前禁忌性生活。注意个人卫生,患者需淋浴洗澡,将换下的内衣、床单、被褥开水煮沸消毒,配偶或性伴如有本病应同时治疗。

2. 外用药治疗　① 0.5% 足叶草毒素酊(鬼臼毒素酊)外用,2 次/天,连用 3 天,停用 4 天,为一疗程,可用 1~3 个疗程,效果较好,但有致畸作用,孕妇禁用;② 50% 三氯醋酸液外用,一般用药 1 次即可,必要时隔周重复 1 次。注意本药应由医生亲自操作涂药,等待药液干燥,并用滑石粉或碳酸氢钠粉中和未反应的酸,以免药液损伤正常组织。

3. 物理治疗　酌情选用液氮冷冻或电灼治疗(图 33-3)。

4. 全身治疗　可酌情应用干扰素和抗病毒药物。

5. 手术治疗　单发、疣组织生长较大者,需进行手术切除。

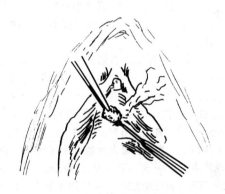

图 33-3　电灼治疗尖锐湿疣

【提示】

外用 50% 三氯醋酸液,应由医生操作进行,涂药后需等待药液干燥,并用滑石粉或碳酸氢钠粉中和未反应的酸,以免药液损伤正常组织。

第 15 节　生殖器疱疹

生殖器疱疹,是感染单纯疱疹病毒Ⅱ型引起生殖器皮肤黏膜的性传播疾病。主要通过性接触传染,多发生在性生活混乱的人群,病原体存在于病损皮肤黏膜的渗液、精液、前列腺液、宫颈阴道分泌物中,男女间互相传播,可通过胎盘及产道传染给新生儿。本病为常见、易复发、难治愈的性传播疾病。主要临床表现为皮肤或黏膜出现簇集性疱疹。

【临床表现】

1. 病史　有不洁性交史。

2. 症状体征　潜伏期2~20天,平均4~5天,好发年龄为15~45岁。①原发性疱疹,第一次感染单纯疱疹病毒,大阴唇、小阴唇、阴道口、会阴、肛门周围等处疼痛、瘙痒、烧灼感,多发性红斑、丘疹、水疱,一周内水疱逐渐演变为脓疱、糜烂或溃疡,1~2周后病损处结痂、愈合,整个病程2~3周。多有腹股沟淋巴结肿大、触痛,还可出现发热、头痛、全身不适、乏力等全身症状,少数可伴尿道炎、膀胱炎症状;②复发性疱疹,常发生于原发性感染后1~4个月,多数复发前有前驱症状如局部瘙痒、烧灼感、刺痛、麻木、会阴坠胀等,病程一般为1周左右,皮损数目较少,分布不对称,自觉症状轻微,全身症状少见。

另外,还有疱疹性宫颈炎、疱疹性直肠炎等,出现相应的临床表现。

【治疗】

1. 一般治疗　保持患处清洁、干燥,有皮损时禁忌性生活或采用安全套等措施;注意个人卫生,患者淋浴洗澡,将换下的内衣、床单、被褥用开水煮沸消毒。配偶或性伴如有本病同时治疗。

2. 抗病毒治疗　①原发性疱疹,阿昔洛韦0.2g/次,5次/天,口服,连用7~10天;或伐昔洛韦0.3g/次,2次/天,口服,连用7~10天;或泛昔洛韦0.25g/次,3次/天,口服,连用7~10天;②复发性疱疹,最好出现前驱症状或损害出现后24小时内开始治疗,阿昔洛韦0.2g/次,5次/天,口服,连用5天;或伐昔洛韦0.3g/次,2次/天,口服,连用5天;或泛昔洛韦0.25g/次,3次/天,口服,连用5天;③频繁复发者(一年复发6次以上),为减少复发次数可用抑制疗法,阿昔洛韦0.4g/次,2次/天,口服;或伐昔洛韦0.3g/次,1次/天,口服;或泛昔洛韦0.125~0.25g/次,2次/天,口服。以上药物均需长期服用,一般服用4个月到1年。

3. 局部治疗　皮损处可用3%阿昔洛韦霜外涂;或肽酊胺霜外涂。但外用药的疗效远逊于全身性用药。

4. 妊娠期生殖器疱疹的处理　孕妇原发性生殖器疱疹可口服阿昔洛韦。频繁复发或新近感染的孕妇患者,在近足月时阿昔洛韦治疗可减少活动性损害,降低剖宫产率。有复发性生殖器疱疹史,但近足月时无复发迹象的孕妇,可不进行阿昔洛韦治疗;有活动性皮损或有发作前驱症状的孕妇可行剖宫产术,但剖宫产术并不能完全防止新生儿疱疹的发生。无活动性皮损的孕妇可从阴道分娩,但分娩后要对其新生儿进行密切监测。

【提示】

1. 阿昔洛韦、伐昔洛韦和泛昔洛韦毒性较小,安全范围大,偶尔有发热、头痛、皮疹,停药后即可消失。阿昔洛韦也可静脉缓慢滴注,不可快速推注,不可用于肌内注射和皮下注射。肾功能异常者需减少用量。

2. 妊娠期和哺乳期应用抗病毒药,应权衡利弊,谨慎使用,在考虑到治疗效果大于对婴儿潜在的危害时才可使用。

附:女性腹股沟斜疝

女性腹股沟斜疝并不少见,属于腹股沟疝范围,因为主要症状是腹股沟或大阴唇肿物,不少患者往往最先到妇科以外阴部肿物就医。腹股沟疝形成原因与下腹壁发育不完善、老年体弱、慢性咳嗽、便秘、排尿困难等因素有关。病理改变为腹腔内容物自腹股沟管突出,突出物一般为小肠或大网膜组织。

女性腹股沟斜疝患者主要临床表现为局部不适、下坠感,腹股沟处肿物,可回纳入腹腔。检查见腹股沟或大阴唇包块,呈梨形,轻度压痛,站立位或腹压增高时易出现,平卧位或用手挤压包块可消失,有的还纳时可听到“咕噜”声,压迫腹股沟管内环口可阻止包块出现。

本病诊断、治疗详见外科篇腹外疝章节。

第三十四章 内生殖器损伤、炎症及盆腔炎

第1节 阴道损伤

女性生殖器官损伤多发生于妇女分娩时。本节仅简单介绍非分娩性阴道急性损伤,常见原因为性交损伤、药物作用。

【临床表现】

1. 暴力性交 局部疼痛、阴道流血,流血量因损伤程度不同而异,有时流血过多出现休克症状体征。严重撕裂还可导致腹膜破裂出现腹痛、腹胀等。检查可见阴道壁或穹隆部裂伤。

2. 药物腐蚀 多因阴道用药引起,为剂量过大、用法不当或误用腐蚀性药物所致。患者感阴道内烧灼痛、阴道流血、分泌物增多,有的脓血性分泌物。检查可见溃疡面和残留药物。

【治疗】

1. 性交引起的损伤 裂伤较轻出血不多时,可以压迫止血。严重者可用肠线缝合。腹膜破裂者根据情况考虑剖腹探查术。

2. 药物引起的损伤 应用生理盐水冲洗阴道,去除残留药物。局部用紫草油纱布覆盖以促进溃疡面愈合,防止局部粘连和继发感染,紫草油纱布每天更换直至愈合。

第2节 阴道炎

阴道炎,是妇科常见疾患,由于阴道自然防御功能低下,病原体侵入导致阴道炎症。常见的阴道炎有滴虫性阴道炎、念珠菌阴道性炎、细菌性阴道性病、老年性阴道炎、婴幼儿阴道炎。

一、滴虫性阴道炎

滴虫性阴道炎,是常见的阴道炎症,由阴道毛滴虫引起。滴虫不仅寄生于阴道,还常侵入尿道或尿道旁腺、膀胱、肾盂以及男方包皮皱褶、尿道或前列腺

中。本病经性交直接传播,也可经公共浴池、浴盆、浴巾、游泳池、坐式便器、衣物等间接传播,或通过污染的器械及敷料传播。主要临床表现为白带增多、外阴瘙痒、灼热、疼痛、性交痛。

【临床表现】

1. 症状体征 白带增多,为稀薄的泡沫状物,常有外阴瘙痒,灼热、疼痛、性交痛等,若有其他细菌混合感染则分泌物呈脓性,有臭味。阴道毛滴虫能吞噬精子,并能阻碍乳酸生成,影响精子在阴道内存活致不孕。有的可有尿频、尿痛或血尿。检查见阴道黏膜充血,严重者有散在出血斑点,后穹隆多量白带,灰黄色、黄白色稀薄液体分泌物,常呈泡沫状。

2. 其他检查 检查滴虫最简便的方法是悬滴法,在有症状的患者中,阳性率可达 80%~90%。

【治疗】

1. 全身用药 甲硝唑 400mg/次,2~3 次/天,口服,7 天为一疗程;对初患者单次口服甲硝唑 2g,可收到同样效果。口服吸收好,疗效高,毒性小,应用方便。性伴侣应同时治疗。

2. 局部用药 可以单独局部给药,也可全身及局部联合用药,以联合用药效果佳。甲硝唑片 200mg,每晚塞入阴道 1 次,10 次为一疗程。局部用药前先用 1% 乳酸液或 0.1%~0.5% 醋酸液冲洗阴道,改善阴道内环境,以提高疗效。

【健康指导】

1. 培养良好的个人卫生习惯,脚盆、内裤、浴巾不能公用。

2. 发病期间严禁到公共浴池、游泳池,避免交叉感染。

3. 遵照医嘱,按时用药治疗,定期复查,彻底治愈。

4. 必要时夫妻双方同时治疗。

【提示】

甲硝唑服药后偶见胃肠道反应,如食欲缺乏、恶心、呕吐,偶见头痛、皮疹、白细胞减少等,一旦发现应及时停药。

二、霉菌性阴道炎

霉菌性阴道炎,曾称为念珠菌性阴道炎,是阴道黏膜感染霉菌而发生的炎症,属于"外阴阴道假丝酵母菌病"范围。主要是白色念珠菌,其他念珠菌也可致病。患者往往有免疫功能低下、大量使用抗生素、皮质类固醇激素、免疫抑制剂或患有糖尿病、肿瘤等病史。主要临床表现为白带增多,稠厚凝乳或豆渣样,外阴及阴道瘙痒灼痛。

【临床表现】

1. 症状体征 主要表现为白带增多,外阴及阴道瘙痒、灼痛。急性期白带增多,白色稠厚呈凝乳或豆渣样。检查可见外阴皮肤抓痕,小阴唇内侧及阴道黏膜附有白色膜状物,擦除后露出红肿黏膜面,急性期还可见到糜烂及浅表溃疡。

2. 其他检查　病变部位刮取标本,直接镜检可见圆形孢子或菌丝。真菌培养常见白念珠菌或非白色念珠菌。

【治疗】

1. 一般治疗　消除诱因,若有糖尿病应积极治疗,及时停用广谱抗生素、雌激素、肾上腺皮质激素。勤换内裤,用过的内裤、盆及毛巾均应用开水烫洗。

2. 局部用药　可选用下列药物放于阴道内,如咪康唑栓剂,每晚 1 粒(200mg),连用 7 天;或克霉唑栓剂或片剂,每晚 1 粒(150mg)或 1 片(250mg),连用 7 天;或制霉菌素栓剂或片剂,每晚 1 粒(10 万单位)或 1 片(50 万单位),连用 7~10 天。局部用药前用 2%~4% 碳酸氢钠液冲洗阴道,改变阴道酸碱度,造成不利于念珠菌生长的条件。

3. 全身用药　可选用下列药物,如伊曲康唑 200mg/ 次,1 次 / 天,口服,连用3~5 天;或氟康唑 150mg,顿服;或酮康唑 200~400mg/ 次,1 次 / 天,口服,连用 5 天。

【健康指导】

1. 阴道炎期间最好每天用 2%~4% 小苏打液冲洗阴道和清洗外阴 1~2 次。

2. 外阴瘙痒时切忌用热水烫洗,以免皮肤、黏膜破损造成继发感染。

3. 勤换内裤,勿穿紧身内裤,保持通气、干燥。换下的内裤、浴巾和脚盆,必须用开水烫洗。

4. 治疗期间应禁止性生活。

三、细菌性阴道病

细菌性阴道病,曾称为"嗜血杆菌阴道炎""非特异性阴道炎"等。称细菌性是由于阴道内有大量不同的细菌,称阴道病是由于临床及病理特征阴道并无炎症性改变。本病实际上是正常寄生在阴道内的细菌生态平衡紊乱。主要临床表现为阴道分泌物增多、鱼腥臭味。

【临床表现】

1. 症状体征　约 10%~40% 患者临床无症状,有症状者表现为阴道分泌物增多,有鱼腥臭味,伴有轻度外阴瘙痒或烧灼感。分泌物呈灰白色、均匀一致、稀薄、黏度较低,容易将分泌物从阴道壁拭去。阴道黏膜无炎症充血的表现。

2. 其他检查　细菌学检查无滴虫、真菌或淋病球菌。

【治疗】

1. 全身用药　甲硝唑 400mg/ 次,2~3 次 / 天,口服,共 7 天;或单次给予2g,必要时 24~48 小时重复给药 1 次,甲硝唑近期有效率达 82%~97%。或克林霉素 300mg/ 次,2 次 / 天,连服 7 天,有效率达 94%。

2. 阴道用药　甲硝唑 400mg/ 次,1 次 / 天,共 7 天。2% 克林霉素软膏涂布,每晚 1 次,连用 7 天。此外可用过氧化氢溶液冲洗阴道,每天 1 次,共 7 天;

或用 1% 乳酸液或 0.5% 醋酸液冲洗阴道,改善阴道内环境以提高疗效。

四、老年性阴道炎

老年性阴道炎,目前有称"萎缩性阴道炎"。常见于绝经后妇女,也可见于产后闭经,因卵巢功能衰退、雌激素水平减低、阴道壁萎缩、黏膜变薄、上皮细胞内糖原含量减少、阴道 pH 增高、局部抵抗力减低,易使细菌侵入引起炎症。主要临床表现为阴道分泌物增多、瘙痒。

【临床表现】

主要症状为阴道分泌物增多,外阴部瘙痒,有的外阴部灼热感,阴道分泌物稀薄、淡黄色,有的血样脓性白带。检查外阴部萎缩,皮肤皱襞消失,阴道黏膜充血、水肿。可有出血点,有的可见小溃疡。

【治疗】

1. 增加阴道酸度　一般可用 1% 乳酸液或 0.1%~0.5% 醋酸液冲洗阴道,每天 1 次。

2. 局部外用药　甲硝唑 200mg 放于阴道深部,每天 1 次,7~10 天为一疗程;或氧氟沙星 100mg 放于阴道深部,每天一次,7~10 天为一疗程。

3. 增加阴道抵抗力　炎症较重者可用己烯雌酚 0.125~0.25mg,每晚放入阴道 1 次,7 天为一疗程。也可全身应用尼尔雌醇,首次 4mg,以后每 2~4 周 1 次,每次 2mg,维持 2~3 个月。

五、婴幼儿阴道炎

婴幼儿阴道炎,属于"婴幼儿外阴阴道炎范围"。见于 5 岁以下幼女,常与外阴炎并存。因幼女外阴发育差,局部抵抗力低,易使细菌侵入引起炎症。主要临床表现为阴道分泌物增多、外阴瘙痒。

【临床表现】

主要症状为阴道分泌物增多,或为脓性分泌物,因分泌物刺激引起外阴部瘙痒,患儿哭闹不安。检查见阴道脓性分泌物,阴道口黏膜充血、水肿,可有出血点,有的可见小溃疡。也可有小阴唇粘连,或遮盖尿道口影响排尿。

【治疗】

1. 一般治疗　生理盐水适当清洗局部,保持局部清洁、干燥,减少摩擦刺激。

2. 如有小阴唇粘连,适当给予分离。

第 3 节　急性宫颈炎

急性宫颈炎,既往少见,主要见于感染性流产、产褥期感染、宫颈损伤、阴道异物等。随着近年来性传播疾病增加,急性阴道炎已成为常见疾病。目前最常见的病原体为淋病球菌、沙眼衣原体。病理改变为宫颈红肿、宫颈管充血、水肿、糜烂。主要临床表现为外阴瘙痒、下腹坠痛、阴道脓性分泌物。

【临床表现】

1. 症状体征　部分患者可无症状。淋球菌性感染，表现为阴道分泌物增多，黏液脓性，由于分泌物的刺激出现外阴瘙痒、腰酸、下腹坠痛等，可有尿急、尿痛、尿频。沙眼衣原体感染，可有经量增多、经期延长、性交后出血。妇科检查淋球菌感染见尿道口、阴道口黏膜充血、红肿；沙眼衣原体感染见宫颈红肿、黏膜外翻、宫颈触痛、接触性出血。

2. 其他检查　宫颈管分泌物涂片每个高倍视野下 30 个以上中性粒细胞即可诊断为急性宫颈炎；阴道分泌物湿片检查每个高倍视野下 10 个以上白细胞，也可诊断为急性宫颈炎，但需排除引起白细胞增多的阴道炎症。分泌物培养是确诊淋球菌性宫颈炎的主要手段，阳性率可达 80%~90%。

【治疗】

1. 急性淋球菌性宫颈炎　大剂量、单次给药，常用药物有头孢曲松钠250mg，单次肌内注射；或头孢克肟 400mg，单次口服；或大观霉素 4g，单次肌内注射。此外还可选用头孢唑肟 500mg，肌内注射。

2. 急性沙眼衣原体性宫颈炎　可选用多西环素 100mg/ 次，2 次 / 天，口服，连用 7 天；或阿奇霉素 1g，单次口服；或氧氟沙星 300mg/ 次，2 次 / 天，连用7 天；或红霉素 500mg/ 次，4 次 / 天，口服，连用 7 天。

第 4 节　慢性宫颈炎

慢性宫颈炎，可由急性宫颈炎转变而来。多见于分娩、流产或手术损伤感染。有的无急性宫颈炎症状，直接发生慢性宫颈炎。病原体主要为葡萄球菌、链球菌、大肠杆菌等。目前沙眼衣原体及淋病球菌感染引起者日益增多；此外，单纯疱疹病毒感染也与慢性宫颈炎有关。主要临床表现为阴道分泌物增多，宫颈糜烂、肥大、息肉。

【临床表现】

1. 症状体征　主要症状是阴道分泌物增多。由于病原体、炎症的范围及程度不同，分泌物的量、性质、颜色及气味也不同。分泌物呈乳白色黏液状，有时呈淡黄色脓性，伴息肉时有血性白带或性交出血。炎症沿宫骶韧带扩散到盆腔可有腰骶部疼痛、坠痛等。宫颈黏稠脓性分泌物不利于精子穿过造成不孕。妇科检查可见宫颈有不同程度糜烂、肥大，有时质较硬，或可见息肉、裂伤、外翻及宫颈腺囊肿（图 34-1）。

2. 其他检查　常规宫颈刮片、宫颈管吸片，必要时阴道镜检查及活体组织检查以明确诊断。

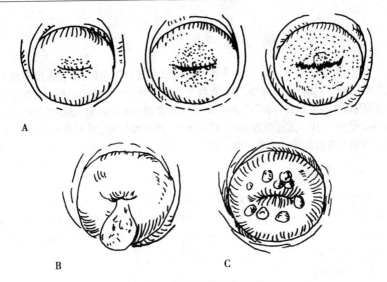

图 34-1 慢性宫颈炎各种改变

A. 不同程度的宫颈糜烂；B. 宫颈息肉；C. 宫颈腺囊肿

【治疗】

1. 物理治疗 原理是将宫颈糜烂的上皮组织破坏,脱落后便于新生上皮覆盖,为期 3~4 周,病变较深者需 6~8 周,宫颈转为光滑。过去常用方法是电熨法,近年来新的仪器不断问世,陆续用于临床的有激光、冷冻、红外线凝结及微波疗法。由于物理治疗分泌物增多,引起外阴不适时可用温水或 1：5000 高锰酸钾液清洗外阴,早晚各一次。

2. 手术治疗 有宫颈息肉者可行息肉摘除术；宫颈肥大、糜烂面较广且累及宫颈管者,必要时考虑宫颈锥切术。

【健康指导】

1. 向患者介绍慢性宫颈炎的治疗方法、原理、疗程和可能出现的情况。

2. 应穿全棉内裤,以保持外阴舒适、除潮、清洁。

3. 禁止性生活 1~2 个月,并禁止游泳。

【提示】

1. 物理治疗有引起术后出血、子宫颈狭窄、不孕、感染可能,应注意观察。

2. 物理治疗 2~3 天后,阴道会有较多血性或黄水样分泌物排出,应注意保持外阴卫生,一般 3 周左右停止。

第 5 节　盆　腔　炎

盆腔炎,是指位于盆腔内的女性内生殖器及其周围组织、盆腔腹膜所发生的炎症,即子宫、输卵管、卵巢、盆腔腹膜及盆腔结缔组织炎症的总称。多发生在性活跃、有月经的妇女,初潮前、绝经后或未婚者很少发生。有急性和慢性之分,急性盆腔炎可引起弥漫性腹膜炎、脓毒血症、感染性休克,严重者可危及生命。若急性期未能得到彻底治愈,则转为慢性盆腔炎,经久不愈,反复发作。

一、急性盆腔炎

急性盆腔炎,主要包括子宫内膜炎、输卵管炎、卵巢炎、盆腔腹膜炎等。病原体多为链球菌、葡萄球菌、大肠杆菌、厌氧菌、淋球菌等。感染途径多是由于分娩、流产、刮宫、经期性交等引起上行感染。主要临床表现为下腹部疼痛、发热、阴道分泌物增多。

【临床表现】

1. **症状**　下腹疼痛、发热,严重者寒战、高热、头痛、食欲缺乏。月经期发病可出现经量增多、经期延长,非月经期发病有白带增多。若有腹膜炎则出现恶心、呕吐、腹胀、腹泻等。淋病球菌性盆腔炎,起病急,多在 48 小时内出现高热、腹膜刺激征及阴道脓性分泌物。非淋球菌性盆腔炎,起病较缓慢,高热及腹膜刺激征不明显,常伴有脓肿形成。厌氧菌性盆腔炎,则容易多次复发、脓肿形成,患者年龄偏大。沙眼衣原体感染,病程较长,高热不明显,长期持续低热,表现为轻微下腹痛,久治不愈,阴道不规则出血。

2. **体征**　可有腹胀、下腹压痛、反跳痛及肌紧张。阴道充血,脓性分泌物,将宫颈表面分泌物拭净见脓性分泌物从宫颈口外流,说明宫颈黏膜或宫腔有急性炎症。穹隆触痛、充血、水肿、举痛明显;宫体稍大,有压痛,活动受限;子宫两侧压痛明显,若为单纯输卵管炎可触及增粗的输卵管,明显压痛;宫旁结缔组织炎时,可扪到宫旁一侧或两侧片状增厚,压痛明显;脓肿形成且位置较低时后穹隆或侧穹隆可扪及肿块,有波动感,三合诊常能协助进一步了解盆腔情况。

3. **其他检查**　血化验白细胞计数增多,中性粒细胞比例增高。B 型超声检查发现盆腔脓肿或炎性包块。

【治疗】

1. **药物治疗**　一般可用头孢曲松钠 250mg,单次肌内注射;或头孢西丁钠 2g,单次肌内注射,同时口服丙磺舒 1g,然后改为多西霉素 100mg/ 次,2 次 / 天,连用 14 天;同时服用甲硝唑 400mg/ 次,2 次 / 天,连用 14 天。

2. **手术治疗**　药物治疗无效、输卵管积脓、卵巢脓肿、脓肿破裂者可剖腹探查,根据病变范围、患者年龄、一般状态等条件全面考虑,选择适当的手术方法。

年轻妇女应尽量保留卵巢功能,以采用保守性手术为主。

3. 中药治疗 主要为活血化瘀、清热解毒药物,常用银翘解毒汤、安宫牛黄丸、紫血丹等。

二、慢性盆腔炎

慢性盆腔炎,一般是因急性盆腔炎未能得到彻底治愈,或患者体质较差病程迁延所致,但亦可无急性盆腔炎病史。慢性盆腔炎多经久不愈,反复发作。主要临床表现为下腹部坠胀、疼痛、腰骶部酸痛。

【临床表现】

1. 症状 全身症状多不明显,可有低热、乏力。由于病程时间较长,部分患者可出现神经衰弱症状如精神不振、周身不适、失眠等。抵抗力差时可有急性或亚急性发作。慢性炎症形成瘢痕粘连以及盆腔充血引起下腹坠胀、疼痛及腰骶部酸痛,常在劳累、性交后及月经前后加剧。由于盆腔瘀血,患者常有经量增多;卵巢功能损害可致月经失调;输卵管粘连阻塞可致不孕。

2. 体征 子宫常后倾后屈,活动受限或粘连固定。输卵管炎时子宫一侧或两侧触到索条状增粗输卵管,并有轻度压痛。输卵管积水或输卵管卵巢囊肿,则在盆腔一侧或两侧触及囊性肿物,活动受限。盆腔结缔组织炎子宫一侧或两侧有片状增厚、压痛,宫骶韧带常增粗、变硬,有触痛。

3. 其他检查 血化验白细胞计数轻度增高或正常。B型超声盆腔检查有助于鉴别诊断。

【治疗】

1. 一般治疗 解除患者思想顾虑,增强治疗信心,增加营养,锻炼身体,注意劳逸结合,提高机体抵抗力。

2. 物理疗法 温热能促进盆腔局部血液循环,改善组织营养状态,提高新陈代谢,利于炎症吸收消退。常用短波、超短波、微波、激光、离子透入等。

3. 中药治疗 慢性盆腔炎以湿热型居多,治则清热利湿,活血化瘀为主。

4. 手术治疗 有肿块如输卵管积水或输卵管卵巢囊肿应进行手术。

【健康指导】

1. 定时测量体温、脉搏、血压,警惕脓毒性休克发生,一般需住院治疗。

2. 保持大便通畅,注意劳逸结合。

3. 足够营养,多食增强免疫功能的食物,如金针菇、香菇、胡萝卜等。

4. 做好避孕工作,避免人工流产。

第6节 淋 病

淋病,是由革兰染色阴性淋病奈氏菌(简称淋菌)引起的泌尿生殖系统化脓性感染为主要表现的性传播疾病。居我国性传播疾病首位,任何年龄均可发生,20~30岁居多。绝大多数通过性交传播,一般男性先感染淋菌再传播给女性,好发于宫颈管、尿道、尿道旁腺、前庭大腺等处,继续发展引起子宫内膜炎、输卵管炎或输卵管积脓,直至发生腹膜炎。间接传播通过接触染菌衣物、毛巾、床单、浴盆等物品。主要临床表现为尿频、尿急,脓性或黏液脓性白带。

【临床表现】

1. 病史 多有不洁性生活病史。

2. 症状体征 排尿烧灼样疼痛,尿频、尿急,白带增多,脓性或黏液脓性。阴道窥器检查发现脓性或黏液脓性分泌物自宫颈口流出,阴道穹隆部及宫颈充血明显。挤压阴道前壁,可从尿道口挤出脓性分泌物。

3. 其他检查 取尿道口、宫颈管等处分泌物涂片革兰染色,在多核白细胞内可见到革兰阴性双球菌,可做出初步诊断。分泌物培养是目前筛查淋病的金标准,可见圆形、凸起、光滑、半透明菌落,边缘呈花瓣状,取菌落涂片,见典型双球菌可确诊。

【治疗】

1. 一般治疗 未愈前避免性行为,忌食辛辣食物,多饮水。患者淋浴洗澡,将换下的内衣、床单、被褥开水煮沸消毒,配偶或性伴如有本病同时治疗。

2. 药物治疗 遵循及时、足量、规则用药原则。通常首选头孢曲松钠1g,每天一次,肌内注射;加用红霉素0.25~0.5g/次,4次/天,口服,连用7~10天。对β-内酰胺类抗生素过敏者改用大观霉素2g/次,每天一次,肌内注射;加用红霉素,剂量、用法同上,连用7~10天为一疗程。性伴侣应同时进行治疗。疗程治疗结束后,需复查淋菌是否存在,连续进行3次宫颈分泌物涂片及淋菌培养均为阴性属治愈。若治疗一个疗程淋菌仍为阳性,则应按耐药菌株感染对待,及时更换药物。

第三十五章 内生殖器肿瘤

第1节 阴道良性肿瘤

阴道良性肿瘤,发病率较低,主要包括乳头状瘤、纤维瘤和平滑肌瘤等。阴道组织由鳞状上皮、结缔组织和平滑肌组成。主要临床表现为局部异物感、性交不适,或白带增多。

【临床表现】

发病初期肿物较小,临床一般无不适症状。肿瘤增长较大时阴道内可有异物感,性交不适。合并感染者白带增多,如瘤体表面破溃有血性白带。检查可见局部肿物,活动好。乳头状瘤可见乳头状突起,触之易出血。

【治疗】

阴道良性肿瘤一般应进行手术切除。但应注意避免损伤尿道或膀胱。

第2节 阴道恶性肿瘤

阴道恶性肿瘤少见,占所有妇科恶性肿瘤的1%~2%,依次为鳞状细胞癌、腺癌,其余为混合性苗勒管肿瘤及恶性黑色素瘤。阴道腺癌多数为转移性的,由子宫内膜癌、宫颈腺癌、卵巢癌、膀胱癌和直肠癌等转移而来。

【临床表现】

1. **症状** 早期无明显症状,可有无痛性出血、白带增多或血性白带。形成溃疡时水样白带、血性分泌物、阴道不规则流血、性交出血或绝经后出血。合并感染有阴道恶臭排液。晚期出现转移相关症状,侵犯膀胱出现尿频、尿痛、排尿困难和血尿;侵犯直肠出现肛门坠胀、排便疼痛和便秘。进一步发展形成膀胱阴道瘘或直肠阴道瘘。

2. **体征** 阴道壁有结节、菜花、溃疡或局部变硬,晚期肿块充满阴道腔,并有大量恶臭分泌物。检查可触及肿大淋巴结、质硬,甚至融合固定或破溃。

3. **其他检查** 获取肿块组织进行病理检查,可以确诊。

【治疗】

应根据患者年龄、身体状况、肿瘤部位、形态、大小以及侵犯范围,酌情选择适当治疗方法,如手术、放疗、化疗和综合治疗。原则上阴道上段癌治疗同宫颈癌,下段同外阴癌,中段则需二者兼顾。

第3节　子宫肌瘤

子宫肌瘤,是女性生殖器最常见的良性肿瘤。多见于 30~50 岁妇女,40~50 岁最多见,20 岁以下少见。尸检资料证实,35 岁以上妇女约 20% 有子宫肌瘤,因多无症状或肌瘤较小,临床报道发病率远较其真实发病率低。肌瘤好发于生育年龄妇女,绝经后停止生长,甚至萎缩、消失等特点,提示本病发生可能与女性激素有关。子宫肌瘤由平滑肌组织增生而成,其间有少量纤维结缔组织。根据肌瘤与子宫壁的关系分为浆膜下肌瘤、肌间肌瘤、黏膜下肌瘤(图 35-1)。主要临床表现为月经改变、经量增多、经期延长、不规则阴道流血。

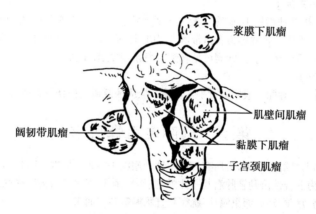

图 35-1　各种子宫肌瘤

【临床表现】

1. 症状　初期多无症状,盆腔检查时偶被发现。症状与肌瘤部位、生长速度关系密切,与肌瘤大小、数目多少关系不大。①月经改变,较大肌间肌瘤宫腔内膜面积大、增生过长,使经量增多、经期延长、不规则阴道流血;黏膜下肌瘤常有月经过多,经期延长;浆膜下肌瘤及肌壁间小肌瘤常无明显月经改变;②腹部肿块,肿瘤增大下腹出现肿物;③压迫症状,肌瘤压迫直肠致排便困难等;④不孕,肌瘤压迫输卵管使之扭曲,妨碍受精卵着床;⑤继发性贫血,长期月经过多导致继发性贫血,全身乏力、面色苍白、气短、心悸等。

2. 体征　与肌瘤大小、位置、数目有关,较大时腹部扪及质硬、不规则、结节状肿物。妇科检查扪及表面不规则、单个或多个结节状突起;浆膜下肌瘤扪及质硬、球状肿物与子宫有蒂相连、活动;黏膜下肌瘤子宫均匀增大,宫口扩张,肌瘤位于宫口内或脱出阴道内,呈红色、实质、表面光滑。

【治疗】

根据患者年龄、生育要求、症状、肌瘤大小等情况全面考虑。

1. 一般治疗　肌瘤小且无症状通常不需治疗,尤其近绝经年龄患者,随着雌激素水平低落肌瘤可自然萎缩或消失,每 6 个月复查一次即可,发现肌瘤增大或症状明显时考虑进一步治疗。

2. 手术治疗　子宫大于 2.5 个月妊娠子宫大小或症状明显继发性贫血者,常需手术治疗,单纯肌瘤切除适于 35 岁以下未婚、已婚未生育或希望保留生育功能者;子宫切除适于肌瘤较大、症状明显、不需保留生育功能者;子宫次全切除适于疑有恶变者。

【健康指导】

1. 子宫肌瘤是一种良性肿瘤,如肌瘤较小无自觉症状,一般不需特殊治疗,定期门诊随访即可。

2. 有贫血者应注意加强营养,提高进食质量,必要时给予药物纠正贫血。

【提示】

1. 瘤体较大、有症状或瘤体虽不大而严重贫血者,最好手术治疗。

2. 虽肌瘤在 2 个月妊娠子宫大小以内,症状不明显或年龄已近绝经期的,也可门诊随访观察。

第 4 节　宫　颈　癌

宫颈癌,是最常见的妇科恶性肿瘤,高发年龄为 50~55 岁。宫颈细胞学检查可使宫颈癌得到早期诊断。病因与人乳头瘤病毒(human papilloma virus,HPV)感染、性生活过早、多个性伙伴、吸烟、密产、多产等有关。病理类型鳞状细胞浸润癌占 75%~80%,腺癌占 20%~25%,转移方式为直接蔓延和淋巴转移。主要临床表现为阴道流血、接触性出血、阴道排液。

【临床表现】

1. 症状　早期无症状,与慢性宫颈炎无明显区别。①阴道流血,性生活或妇科检查出血,早期量少,晚期量较多。老年患者绝经后不规则阴道流血。外生型癌出血较早,血量多;内生型癌出血较晚;②阴道排液,量多,白色或血性,稀薄如水样或米汤状,腥臭,晚期癌组织溃烂、坏死,继发感染有大量脓性或米汤样恶臭白带;③晚期症状,肿块侵及盆腔盆壁,压迫输尿管、直肠、坐骨神经时,尿频、尿急、肛门坠胀、大便秘结、里急后重、下肢疼痛等。

2. 体征　外生型宫颈赘生物向外生长,呈息肉状或乳头状突起,继而向阴道突起形成菜花状赘生物,表面不规则,合并感染时表面覆有灰白色渗出物,触之易出血。内生型则见宫颈肥大、质硬,表面光滑或有浅表溃疡。晚期由于癌组织坏死脱落形成溃疡,整个宫颈被空洞替代,并覆有灰褐色坏死组织,恶臭。癌灶浸润阴道壁见阴道壁赘生物,向两旁组织侵犯,妇科检查扪及两侧增厚,结节状,质地与癌组织相似,有时浸润达盆壁,形成冰冻骨盆。

3. 其他检查　宫颈移行带区刮片检查有助于诊断,宫颈和宫颈管活组织检查是确诊宫颈癌及其癌前病变最可靠方法。

【治疗】

1. 手术及放射综合治疗　一般原则为早期采用手术治疗,晚期采用放射治疗。手术治疗优点可保留卵巢和阴道功能。病灶较大者术前先放疗,待癌灶缩小后再进行手术;或术后证实淋巴结或宫旁组织有转移或切除残端有癌细胞残留,放疗作为手术后的补充治疗。

2. 化疗　用于晚期或复发转移者,近年也采用化疗作为手术或放疗辅助治疗。联合化疗常用药物为顺铂、卡铂、氟尿嘧啶、博莱霉素、长春新碱等,其中以顺铂疗效较好。

【健康指导】

1. 宫颈癌可防,措施为避免早婚、早育、多产,禁止性生活混乱,去除不良嗜好,禁止吸烟。

2. 定期接受妇科普查,半年或一年一次。

3. 一旦出现性交后出血或血性分泌物,及时到医院就诊。

第5节　子宫内膜癌

子宫内膜癌,为女性生殖道常见三大恶性肿瘤之一,约占女性生殖道肿瘤的20%~30%,近年发病率有上升趋势。确切病因仍不清楚,可能与雌激素对子宫内膜的长期持续刺激、体质、绝经后延、遗传等因素有关。组织学分型有内膜样腺癌、腺癌伴鳞状上皮癌、透明细胞癌、浆液性腺癌。转移途径为直接蔓延、淋巴转移,晚期可血行转移。主要临床表现为阴道流血、排液,下腹疼痛。

【临床表现】

1. 症状　早期无明显症状,仅在普查或其他原因查体时偶然发现。①阴道流血,绝经后阴道流血,量较少,持续性或间歇性,大量出血者少见;未绝经者则经量多、经期延长;②阴道排液,早期浆液性或血性,晚期感染则脓血性,恶臭;③疼痛,晚期浸润周围组织或压迫神经引起下腹及腰骶部疼痛,向下肢足部放射;④全身症状,晚期常有贫血、消瘦、恶病质、发热及全身衰竭等。

2. **体征** 早期妇科检查无明显异常，病情逐渐发展子宫增大、稍软；晚期偶见癌组织自宫口脱出、质脆，触之易出血。若合并宫腔积脓子宫增大，扪之软。

3. **其他检查** 分段刮宫是确诊内膜癌最可靠方法。刮出物分瓶标记病理检查。B超检查典型内膜癌声像图为子宫增大或绝经后子宫相对增大，宫腔不均回声区，形态不规则，宫腔线消失，有时见肌层内不规则回声紊乱区，边界不清。有条件者可选用CT、磁共振检查。也可进行子宫镜检查，直视宫腔，观察病灶大小、病变部位，并可获取活组织病理检查。

【治疗】

根据子宫大小、是否浸润肌层、是否累及宫颈管、癌细胞分化程度及全身情况等而定。

1. **手术治疗** 为首选治疗方法，尤其早期病例可进行子宫次根治术及双侧附件切除；或行广泛子宫切除术及双侧盆腔淋巴结清扫术。

2. **手术加放射治疗** 适于深肌层已有癌浸润、淋巴结可疑或已有转移者。

3. **放射治疗** 腺癌虽对放射线不敏感，但在老年或严重并发症不能耐受手术者，可考虑放射治疗，仍有一定效果。放射治疗包括腔内照射和体外照射。

4. **孕激素治疗** 主要用于晚期、复发癌，试用于年轻、早期、要求保留生育功能者。常用药物有各种人工合成孕激素，甲羟孕酮、己酸黄体酮等。

5. **化疗** 适于晚期不能手术或治疗后复发者。常用的化疗药物有顺铂、多柔比星、氟尿嘧啶（5-FU）、环磷酰胺（CTX）、丝裂霉素（MMC）等。可单独应用，也可几种药物联合应用，还可与孕激素合并应用。

第6节 卵巢良性肿瘤

卵巢良性肿瘤，是女性生殖器常见肿瘤，包括卵巢浆液性囊腺瘤、黏液性囊腺瘤、成熟型畸胎瘤、卵泡膜细胞瘤等。主要临床表现为下腹活动包块。

【临床表现】

1. **症状** 早期肿瘤较小多无症状，腹部检查不易扪及，仅在妇科检查或B超检查时偶然发现。肿瘤较大时可触到下腹部包块，晨起排空膀胱后明显，患者诉可触及活动肿块。分泌雌激素的肿瘤可有月经改变。有的发生急性蒂扭转（图35-2），突然出现急性下腹疼痛、恶心、呕吐，可出现休克症状。

2. **体征** 妇科检查显示子宫正常或增大，附件区触及表面光滑、活动好、与子宫无粘连的囊性或囊实性肿块。一般无腹水，肿块巨大时可有压迫症状，如尿频、便秘、胸闷等。当瘤蒂扭转时蒂部可有明显压痛。

3. **其他检查** B超检查显示卵巢肿块大小、形态及性质。腹腔镜检查可直观肿块及盆腔情况，对可疑部位进行活检，也可抽吸腹腔液行细胞学检查。

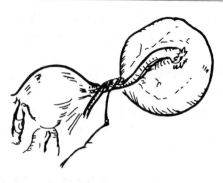

图 35-2　卵巢肿瘤蒂扭转

【治疗】

1. 一般治疗　较小的卵巢囊肿（直径＜5cm）可随访观察。

2. 手术治疗　根据情况酌情选择不同手术方法。卵巢肿瘤剥出术，适于年轻患者，仅剥除卵巢肿瘤，保留正常的卵巢组织；附件切除术，适于年龄较大、肿瘤性质不明者；较大囊肿可先吸液缩小后再进行切除；子宫加附件切除适于合并子宫病变或更年期及绝经后的患者。

【提示】

卵巢肿瘤发生急性蒂扭转，为常见妇科急腹症之一，往往以急性腹痛就诊，需注意与其他妇科急腹症、外科急腹症鉴别。

第 7 节　卵巢恶性肿瘤

卵巢恶性肿瘤，常见的有浆液性囊腺癌、黏液性囊腺癌、未成熟畸胎瘤、无性细胞瘤、颗粒细胞瘤等。主要临床表现为下腹包块、腹痛腰痛、腹水消瘦。

【临床表现】

1. 症状体征　早期可无症状，随病程进展出现腹部包块，增大迅速，肿瘤向周围组织浸润可压迫神经，出现腹痛、腰痛或下肢疼痛，晚期常有腹胀、腹水、消瘦、贫血等。检查附件区可触及实性或囊实性包块，形状不规则，活动度差；晚期出现腹水、腹部移动性浊音，三合诊可触及子宫直肠陷凹处转移结节。

2. 其他检查　B超检查囊性包块内有乳头突起，囊壁较厚或合并实性组织；或实性包块回声不规则，表面有突起。CT或磁共振检查可发现转移增大的淋巴结及其他部位转移。腹腔镜检查可直视肿瘤，取活检送病理确诊。

【治疗】

1. 手术治疗　一经疑为恶性肿瘤，应尽早剖腹探查，酌情处理。

2. 药物治疗　适于预防复发及晚期患者或不宜手术者,可行腹腔动脉插管化疗。

3. 放射治疗　无性细胞瘤对放疗高度敏感,颗粒细胞瘤中度敏感,可行体外照射或腹腔放置放射性核素。

【提示】

恶性卵巢肿瘤也可发生蒂扭转,需注意与其他妇科急腹症、外科急腹症鉴别。

第三十六章 内分泌失调性疾病

第1节 痛 经

痛经,是指经前、经后或经期出现下腹疼痛、坠胀、腰酸或其他不适,影响生活和工作质量者,为妇科最常见病症之一,约 50% 妇女均有痛经,其中 10% 痛经严重。分为原发性和继发性两类,前者指生殖器官无器质性病变,约占痛经患者 90% 以上;后者系指由于盆腔器质性疾病如子宫内膜异位症、盆腔炎或宫颈狭窄等引起的痛经。本节仅叙述原发性痛经的诊断与治疗。主要临床表现为周期性下腹痛。

【临床表现】

原发性痛经多见于青少年期,一般始于初潮后 6~12 个月,自月经来潮后下腹疼痛,周期性出现,最早出现在经前 12 小时,行经第一天疼痛最剧,持续 2~3 天缓解;疼痛程度不一,重者呈痉挛性;部位在耻骨上,可放射至腰骶部和大腿内侧。有时伴发恶心、呕吐、腹泻、头晕、乏力等,严重时面色发白、出冷汗。妇科检查无异常。

【治疗】

主要治疗措施是心理疏导和使用前列腺素合成酶抑制剂。

1. 一般治疗 首先进行心理疏导,阐明月经时轻度不适是生理反应,消除紧张和焦虑情绪。经期适当安排轻工作,必要时临时短期休息。

2. 药物治疗 前列腺素合成酶抑制剂,有效率为 80%,月经来潮开始服用效果佳,连用 2~3 天。常用布洛芬 200~400mg/ 次,3~4 次 / 天,口服;或酮洛芬 25~50mg/ 次,3 次 / 天,口服。也可用氟芬那酸 200mg/ 次,3 次 / 天,口服;或甲芬那酸 500mg/ 次,3 次 / 天,口服。

【健康指导】

1. 月经来潮是成熟女性的正常生理现象,应保持心情愉快,不必过分紧张与焦虑。

2. 痛经时热敷小腹部,可使疼痛暂时缓解。

3. 注意经期卫生,避免过度疲劳,避免受凉感冒及冷水刺激。

【提示】

1. 设法使患者足够休息,保持充足睡眠,规律适度的运动锻炼对缓解疼痛有一定帮助。

2. 疼痛不能忍受时可辅以药物治疗,需在医生指导下服用止痛药。

第2节 闭 经

闭经,是妇科疾病中常见症状。通常将闭经分为原发性和继发性两类,年龄超过 16 岁(有地域差异),第二性征已发育,仍无月经来潮者称为原发性闭经;曾建立正常月经周期,但此后因某种原因而月经停止 6 个月以上,或按原来月经周期计算停经 3 个周期以上者,则称为继发性闭经。

【临床表现】

一般说来闭经只是一种症状,必须详细询问月经史,包括初潮年龄、第二性征发育情况、月经周期、经期、经量等。还应询问闭经期限及伴随症状,发病前有无导致闭经诱因如精神因素、环境改变、体重增减、剧烈运动、各种疾病及用药影响等。检查时注意全身发育状况,有无畸形,观察精神状态、智力发育、营养。妇科检查注意内外生殖器发育,有无先天性缺陷、畸形,腹股沟有无肿块,第二性征毛发、乳房发育是否正常,有无乳汁分泌等。

其他检查 可做诊断性刮宫、基础体温测定、宫颈黏液结晶检查、阴道脱落细胞学检查、激素测定等;必要时还可进行影像学检查,了解子宫、卵巢等发育情况。

【治疗】

1. 全身治疗 占重要地位,包括积极治疗原发病,提高体质,供给足够营养,保持标准体重,适当心理治疗,消除精神紧张和焦虑情绪。

2. 激素治疗 ①人工周期疗法,适于有子宫者,给予妊马雌酮 0.625mg/ 次,口服,连用 21 天,最后 10 天同时给予醋酸甲羟孕酮 6~10mg/ 次,口服。②孕激素疗法,适于有一定内源性雌激素水平的闭经患者,于月经周期后半期(或撤药性出血第 16~25 天)给醋酸甲羟孕酮 6~10mg/ 次,口服,连用 10 天;③促排卵,适于有生育要求者,氯米芬是最常用促排卵药物,用于有一定内源性雌激素水平的无排卵者,给药方法为月经第 5 天开始,每天 50~100mg,口服,连用 5 天。

3. 辅助生殖技术 有生育要求者诱发排卵未受孕,或合并输卵管问题闭经患者或男方因素不孕者,可辅助生殖技术治疗。

4. 手术治疗 针对器质性病变选择相应的手术。

【提示】

任何闭经诊断前,均须首先除外妊娠。

第 3 节　经前期综合证

经前期综合征,是指妇女反复在黄体期周期性出现躯体、精神及行为方面的改变,严重者影响生活质量,月经来潮后症状消失。发病原因与精神社会因素、卵巢激素失调、神经递质异常等有关。主要临床表现为周期性头痛、易怒、焦虑,行为改变。

【临床表现】

周期性发作系列异常征象,多见于 25~45 岁,常因琐事或工作紧张诱发,月经前 1~2 周出现三类症状　①躯体症状,头痛、乳房胀痛、腹部胀满、肢体水肿、体重增加;②精神症状,易怒、焦虑、抑郁、情绪不稳定、性欲改变;③行为改变,精力不集中、工作效率低、意外事故倾向、易有犯罪行为或自杀意图。月经来潮后迅速减轻或消失。

【治疗】

1. 心理治疗　心理安慰,使精神放松,减轻心理压力。适当应用镇静药,常在黄体后期给予艾司唑仑 1mg/ 次, 2 次 / 天, 口服; 或苯巴比妥 0.03g/ 次, 3 次 / 天, 口服。

2. 调整生活状态　合理饮食、均衡营养,戒烟、限盐、限咖啡,适当运动锻炼。

3. 抗焦虑药　适于有明显焦虑症状者,一般经前给予阿普唑仑 0.25mg/ 次, 2~3 次 / 天, 口服,可适当加量,用至月经来潮 2~3 天。

4. 抗抑郁药　适于有明显抑郁症状者,氟西汀 20mg/ 次, 1 次 / 天, 口服,于黄体期用药,不超过 3 周期,可明显缓解精神症状及行为改变,但对体躯症状疗效不佳。

5. 对症处理　针对不同症状,酌情进行对症处理。

【提示】

有行为异常改变者,家人需多加关注,防止犯罪行为或自杀。

第 4 节　功能失调性子宫出血

功能失调性子宫出血,顾名思义由于内分泌失调引起子宫出血,简称"功血"。功血为妇科常见疾病,多发生于青春期和围绝经期,也可发生于生育期。正常月经周期为 21~35 天,经期持续 2~7 天,平均失血 20~60ml,凡不符合此标准的均视为子宫异常出血。由于调节生殖的神经内分泌失常引起子宫异常出血,而全身及内外生殖器官无器质性病变。功血分为排卵性和无排卵性两类。

一、无排卵性功血

无排卵性功血，是由于促性腺激素或卵巢激素暂时性失调引起的。主要发生于青春期和绝经过渡期妇女，常于精神过度紧张、恐惧、忧伤、环境和气候骤变及全身性疾病时发生。主要临床表现为周期紊乱，经期长短不一，出血量时多时少。

【临床表现】

1. 症状体征　月经周期紊乱，经期长短不一，出血时多时少，有时大量出血。或先有数周或数月停经，然后发生阴道不规则流血，血量往往较多，持续2~3周或更长时间；有时一开始即为阴道不规则流血，类似正常月经。出血期无下腹疼痛或其他不适，出血多或时间长者可有贫血症状。妇科检查子宫大小在正常范围，出血时子宫较软。

2. 其他检查　诊断性刮宫、子宫镜检查、宫颈黏液结晶检查、阴道脱落细胞涂片检查和激素测定有助于诊断。

【治疗】

功血治疗原则为　青春期及生育期功血以止血、调整周期、促排卵为主；绝经过渡期功血以止血、调整周期、减少经量、防止子宫内膜病变为主。

1. 一般治疗　体质较差贫血者加强营养，改善全身情况，补充铁剂、维生素C和蛋白质，贫血严重者需输血。避免过度疲劳和剧烈运动，保证充分休息。流血时间长者给予抗生素预防感染。

2. 青春期功血　①尽快止血，急性大出血病情稳定者给予去氧孕烯炔雌醇片或复方孕二烯酮片，一般1~2片/次，8~12小时1次，口服，出血停止3天后逐渐减量至每天1片，维持21天；②调整月经周期，人工周期模仿卵巢生理功能使子宫内膜产生周期性变化，促进垂体激素分泌促使月经来潮，可用戊酸雌二醇2mg，每晚一次，口服，连用21天；服药11天起加用醋酸甲羟孕酮，每天10mg，连用10天。连续3个周期为一疗程。若正常月经仍未建立可重复上述序贯疗法；③促进排卵，青春期功血一般不提倡使用促排卵药，有生育要求者方可对因酌情给促排卵药。

3. 围绝经期功血　先刮宫病理检查排除恶性变。一般可用丙酸睾酮25mg/次，肌内注射，连用3天；或用孕、雄激素疗法，于止血后第13天起，黄体酮10mg和丙酸睾酮10~20mg，肌内注射，每天一次，共5次，连用3周期。

4. 手术治疗　刮宫术最常用，既能明确诊断又能迅速止血。更年期出血患者激素治疗前宜常规刮宫，最好在子宫镜下行分段诊断性刮宫排除子宫内细微器质性病变。年龄超过40岁，病理诊断为子宫内膜复杂型过度增生，甚至已发展为子宫内膜不典型增生时，可考虑子宫切除。

5. 中药治疗　可辨证施治，酌情应用。

【健康指导】

1. 加强精神调节,解除顾虑,消除紧张、焦虑及恐惧心理。

2 平时注意调养,坚持锻炼身体,增强体质。

【提示】

1. 正常月经周期、持续时间、出血量表现为明显的周期性和自限性。

2. 功能失调性子宫出血的一线治疗是药物,需在专业医生指导下进行。

3. 青春期功血刮宫应持慎重态度。

二、排卵性月经失调

排卵性月经失调,较无排卵性功血少见,多发生于生育年龄妇女。患者虽有排卵功能,月经周期中有卵泡发育及排卵,但黄体期孕激素分泌不足或黄体过早衰退,导致子宫内膜分泌反应不良。主要临床表现为周期规则,经量增多。

【临床表现】

1. 症状体征　一般表现为月经周期规则,经期正常,但经量增多,每次超过80ml。有时月经周期虽在正常范围内但卵泡期延长,黄体期缩短,以致患者不易受孕或易在孕早期流产。妇科检查生殖器官正常范围内。

2. 其他检查　诊断性刮宫子宫内膜显示分泌反应不良。

【治疗】

1. 黄体功能替代疗法　一般自排卵后开始每天肌注黄体酮10mg,共10~14天,用以补充黄体分泌黄体酮的不足。用药后使月经周期正常,出血量减少。

2. 中药治疗　可辨证施治,酌情应用。

【健康指导】

1. 加强月经生理及经期卫生健康教育,注意经期卫生。

2. 精神调节,解除顾虑,消除紧张、焦虑及恐惧心理。

3. 平时注意调养,经期少进生冷刺激性食物;经期忌涉水、游泳,防受寒,注意保暖;坚持身体运动锻炼,增强体质。

【提示】

黄体功能替代疗法需在医生指导下进行。

第5节　绝经综合证

绝经综合证,又称为"围绝经期综合征""更年期综合征"。绝经是妇女必然生理过程,提示卵巢功能衰减,生殖能力终结,常出现一系列性激素减少的症状。更年期是指妇女从性成熟期进入老年期的过渡阶段,包括绝经前期、绝经期及绝经后期。主要临床表现为月经紊乱、潮热、出汗、易怒、抑郁、多疑。

【临床表现】

1. 症状　①月经紊乱,绝经前大多数出现月经紊乱,表现月经周期不规则,持续时间长短、经量多少不一;②精神神经症状,面部阵发性发红、潮热、出汗,持续数秒或数分钟,每天发作数次。常有精神过敏、情绪不稳定、易怒、抑郁多疑等症状。

2. 体征　外阴萎缩、皮肤干燥、阴道皱襞扁平、弹性差、分泌物减少、子宫缩小。尿道缩短,括约肌松弛,常有尿失禁及反复发作膀胱炎。绝经后易发生动脉粥样硬化、冠心病等。绝经后雌激素减少骨质吸收大于骨质生成,使骨质丢失,易产生骨质疏松,骨折率升高。

【治疗】

1. 一般治疗　心理疏导,了解绝经过渡生理过程,以乐观心态适应。必要时适量镇静药助眠,如临睡前艾司唑仑 2.5mg,口服。

2. 药物治疗　雌激素替代治疗,常选用戊酸雌二醇 0.5~2mg,每天 1 次,口服;或尼尔雌醇 1~2mg,口服,每 2 周 1 次,用 6 个月加用黄体酮 20mg,肌内注射,每天 1 次。

【健康指导】

1. 保证睡眠充足,可在医生指导下睡前服用镇静剂。

2. 适当参加文体及社交活动。

3. 丈夫和家人了解妇女这一生理过程,给予更多体谅,帮助患者渡过此阶段。

【提示】

1. 围绝经期系指从接近绝经而出现的内分泌、生物学和临床特征至绝经 1 年以内的期间。绝经是指月经完全停止 1 年以上。

2. 在医生指导下补充雌激素和钙剂。

第三十七章 生殖器官发育畸形

第1节 阴道横隔

阴道横隔,是一种先天性发育畸形。分为不完全性、完全性阴道横隔,不完全性阴道横隔中央或侧方有小孔,经血由小孔流出,可导致经血潴留,类似于处女膜闭锁;完全性阴道横隔很少见。多发生在阴道中上 1/3 处,厚度约 1cm,一般无症状,位置较高者不影响性生活,位置较低的完全性阴道横隔常因婚后性生活不满意就诊。主要临床表现为经血排出不畅、潴留,痛经或腹痛。

【临床表现】

1. 不完全性阴道横隔　部分患者无症状,可因经血排出不畅出现痛经,有的表现为性生活不满意或分娩时先露下降受阻。妇科检查见阴道横隔,中间或侧方有小孔,有经血排出,窥视不见宫颈。

2. 完全性阴道横隔　因横隔中央无孔可造成经血潴留,出现周期性下腹痛,妇科检查横隔上方可触及积血的包块,可造成宫腔积血。B超检查可协助诊断。

【治疗】

1. 手术治疗　可进行横隔切除术,硬膜外或腰椎麻醉下横向剪开横隔,上下半环形切除横隔,边缘保留约 0.5cm,肠线间断缝合切缘。必要时术后适当放置阴道模具。

2. 分娩时处理　分娩时如发现横隔较薄、先露较低,可切开阴道横隔经阴道分娩。如横隔较厚有狭窄环,先露较高,应行剖宫产术。

第2节 阴道纵隔

阴道纵隔,是一种先天性发育畸形。分为完全性、不完全性阴道纵隔。合并双宫颈、双子宫的完全纵隔又称双阴道。主要临床表现为性交困难。

【临床表现】

一般无异常感觉,部分患者可有性交困难,或有不孕症;部分患者分娩时影响先露下降。检查见阴道正中有一纵隔,将阴道一分为二,可合并双子宫、双角子宫等畸形。

【治疗】

1. 一般治疗　无症状者无须处理。

2. 手术治疗　有性交困难、不孕症、分娩受阻者,可进行纵隔切除术。剪除纵隔时根部保留 0.5cm,肠线间断缝合止血。

第 3 节　处女膜闭锁

处女膜闭锁,又称无孔处女膜。是一种先天性发育异常,进入青春期后,由于处女膜闭锁,经血不能正常排出,因而出现经血潴留于处女膜以上。主要临床表现为青春期无月经、周期性腹痛、下腹坠胀。

【临床表现】

1. 症状体征　青春期无正常月经,仅表现为周期性下腹痛、坠胀,有时出现尿频或尿潴留。妇科检查见处女膜无孔,并向外膨隆,张力较大,表面呈紫蓝色。肛诊,可触及腊肠样囊性包块,触痛明显,宫颈、宫体移向上方。

2. 其他检查　B超检查可见宫腔内积血,宫颈下方见液性暗区,有时可见卵管增粗,盆腔内少量液性暗区。用 9 或 12 号针头穿刺处女膜内囊块,可抽出咖啡色黏稠陈旧血液。

【治疗】

一般需手术治疗,局部麻醉下将处女膜行 "X" 形切开,使经血排出,然后修剪 "X" 形呈圆形,边缘用 2-0 肠线缝合。造口后不放阴道模子,让经血自然排净。

第 4 节　先天性无阴道

先天性无阴道,是一种常见的女性生殖器官畸形。常合并先天性无子宫或痕迹子宫,偶尔可有正常子宫,卵巢一般正常。主要临床表现为青春期无月经、周期性腹痛、无阴道。

【临床表现】

1. 症状体征　患者进入青春期后无月经,合并正常子宫者可有周期性下腹痛、宫体增大、宫腔积血。妇科检查前庭处无阴道或处女膜处有一浅的盲端。肛诊触不到子宫,有的仅能触及盆腔内条索状组织或痕迹子宫,偶尔可触到子宫发育正常。常合并泌尿系统畸形。

2. 其他检查　B 超检查可诊断有无子宫。合并泌尿系统畸形者泌尿系检查异常发现。

【治疗】

一般需进行阴道成形术,可酌情选用腹股沟皮瓣移植阴道成形术、乙状结肠代阴道成形术。

第三十八章　正常妊娠的诊断

　　妊娠全过程共 40 周,分为 3 个时期　妊娠 12 周末以前称早期妊娠;第 13~27 周末称中期妊娠;第 28 周及其后称晚期妊娠。

一、早期妊娠的诊断

　　早期妊娠主要表现为停经、早孕反应、生殖器和乳房的变化。

【临床表现】

　　1. 症状　①停经,生育年龄已婚妇女平时月经周期规则,性生活正常,一旦月经过期 10 天以上应疑为妊娠,停经达 8 周妊娠的可能性更大;②早孕反应,约半数妇女停经 6 周左右出现食欲缺乏,喜食酸性食物,厌油腻、恶心、晨起呕吐等,称早孕反应;③尿频,妊娠早期尿频,系增大的前倾子宫压迫膀胱所致。

　　2. 体征　①乳房变化,自妊娠 8 周起乳房逐渐增大,自觉轻度胀痛及乳头疼痛,初孕妇较明显,哺乳期妇女一旦受孕乳汁明显减少。检查乳头及其周围皮肤(乳晕)着色加深;②生殖器官变化,妊娠 6~8 周阴道窥器检查可见阴道壁及宫颈充血,呈紫蓝色,双合诊检查发现宫颈变软,子宫峡部极软,感觉宫颈与宫体似不相连,随妊娠进展宫体增大变软,妊娠 5~6 周后宫体呈球形,妊娠 8 周宫体约为非孕宫体的 2 倍,妊娠 12 周时约为非孕宫体的 3 倍。

　　3. 其他检查　B 超检查是诊断早期妊娠的快速、准确的方法,妊娠 5 周时在增大的子宫轮廓中可见来自羊膜囊的圆形光环,称为妊娠环,环内为液性暗区(羊水),妊娠试验阳性。宫颈黏液量少质稠,涂片干燥后光镜下见到排列成行的椭圆体,不见羊齿植物叶状结晶,提示早期妊娠可能性大。

二、中、晚期妊娠的诊断

　　妊娠中期以后子宫明显增大,检查可扪到胎体,感到胎动,听到胎心音,中、晚期妊娠容易确诊。

【临床表现】

　　1. 症状　有早期妊娠的经过,并逐渐感到腹部增大和自觉胎动。

2. 体征　①子宫增大，子宫随妊娠进展逐渐增大。检查时根据手测宫底高度及尺测耻骨上子宫长度判断妊娠周数；②胎动，是胎儿在宫内冲击宫壁的活动，妊娠 12 周听诊闻及胎动，18~20 周孕妇开始自觉胎动，每小时约 3~5 次。妊娠周数越多胎动越活跃，妊娠末期胎动逐渐减少；③胎儿心音，妊娠 18~20 周听诊器可听到胎心音，每分钟 120~160 次，妊娠 24 周以前胎心音多在脐下正中或稍偏左、右，妊娠 24 周后胎心音多在胎背所在侧听得最清楚；④胎体，妊娠 20 周后可触到子宫内的胎体，24 周后能区分胎头、胎背、胎臀和胎儿肢体，胎背宽而平坦；胎臀宽而软，形状不规则；胎儿肢体小且有不规则活动。手指经腹壁或经阴道轻触胎体某一部分，特别是胎头有胎儿漂动又回弹的感觉。

3. 其他检查　B 超检查显示胎儿数目、产式、胎先露、胎方位、胎心搏动及胎盘位置，且能测量胎头双顶径，可观察有无胎儿体表畸形。胎儿心电图通常于妊娠 12 周后显示较规律的图形，妊娠 20 周后成功率更高。

【健康指导】

1. 怀孕后第 5 个月开始每月检查一次，8~9 个月两周检查一次，最后 1 个月每周检查一次，以便于了解孕妇健康情况和胎儿发育。

2. 衣宽勿束腰，以舒适、保暖为原则。

3. 饮食宜清淡、多样，加强营养，多进高蛋白、高维生素饮食。

4. 注意劳逸结合、睡眠充足，适当劳动和运动对孕妇较有好处。

5. 怀孕 7 个月以后勿坐浴，8 个月开始常擦乳头。

6. 怀孕早期和怀孕最后 2 个月内禁忌性生活。

7. 孕期用药要遵医嘱，不能自行滥用药物，以免对胎儿产生不利影响。

8. 怀孕后情绪应当保持稳定，身心愉快。

9. 调理大便，养成每天定时大便的习惯，防止粪便秘结。

第三十九章　正常分娩

第1节　分娩的基本知识

【分娩动因】

妊娠满 28 周及以后的胎儿及其附属物,从临产发动至全部娩出母体的过程称分娩。妊娠满 28 周至不满 37 足周期间分娩称早产;妊娠满 37 周至不满 42 足周期间分娩称足月产;妊娠满 42 周及其后分娩称过期产。分娩动因学说众多,均难圆满说明,目前仅能认为多因素综合作用的结果。其中炎症反应学说重之,内分泌控制学说次之,另有机械性、神经介质理论学说。

【影响分娩因素】

影响分娩的因素有四　产力、产道、胎儿、精神心理。

1. 产力　子宫收缩力是临产后主要产力,腹压是第二产程胎儿娩出的重要辅力,提肛肌收缩是协助胎儿内旋转仰伸的必需力。

2. 产道　包括二部分,即骨产道和软产道。骨产道,即真骨盆,有三个平面,即骨盆入口平面、中骨盆平面、骨盆出口平面。软产道,即子宫下段、宫颈、阴道和盆底软组织。

3. 胎儿　胎儿大小、胎位、是否畸形均有重要影响。

4. 精神心理　分娩虽是自然生理现象,但产妇精神心理因素对分娩过程起到重要作用。往往产前接受负面信息较多,处于害怕、恐惧、焦虑之中,影响分娩过程。精神鼓励、心理安慰、体力支持有利于渡过分娩全过程。

【先兆临产与临产】

分娩发动时产妇出现各种症状,预示不久即将进入临产,称为先兆临产,包括假临产、胎儿下降感、见红。规律且逐渐增强的子宫收缩是临产开始标志。

1. 先兆临产　①假临产,主要特点为宫缩持续时间短、不恒定、强度不增加;间歇时间长、不规律;②胎儿下降感,孕妇感上腹轻松、呼吸轻快、食量增加;③见红,临产前 24~48 小时阴道少量出血,不能超过平时月经量。

2. 临产诊断　子宫规律收缩,力度逐渐加强,收缩持续约 30 秒,间歇 5~6 分钟,同时伴宫颈管逐渐消失,宫口扩张,胎先露部下降,用强镇静药不能抑制宫缩。

第2节 正常分娩

正常分娩分为三个产程 第一产程,又称宫颈扩张期,从临产开始到宫口完全开全,初产妇约需11~12小时,经产妇约需6~8小时。第二产程,又称胎儿娩出期,从宫口开全到胎儿娩出,初产妇约需1~2小时,经产妇通常数分钟完成,也可长达1小时。第三产程,又称胎盘娩出期,从胎儿娩出到胎盘胎膜娩出,约需5~15分钟完成,不应超过半小时。

一、第一产程临床经过及处理

工作要点包括 须连续定时观察记录宫缩与胎心;描记宫口扩张曲线及胎头下降曲线指导产程处理;通过阴道检查或肛查判断胎方位、胎先露及产道有无异常。

【临床表现】

1. 规律宫缩 产程开始时宫缩持续时间较短约为30秒,且宫缩强度较弱,间歇期较长为5~6分钟。随产程进展宫缩持续时间渐长至50~60秒,宫缩强度增加,而间歇期渐短至2~3分钟。当宫口接近开全时宫缩持续时间长达1分钟以上,间歇期仅1~2分钟。

2. 宫口扩张 通过肛诊或阴道检查可确定宫口扩张程度,宫缩渐频不断增强,宫颈管逐渐短缩直至消失,宫口逐渐扩张,潜伏期扩张速度较慢,活跃期宫口扩张速度加快。若不能如期扩张可能存在宫缩乏力、胎位不正、头盆不称等原因。宫口开全(10cm)时宫口边缘消失,子宫下段及阴道形成宽阔筒腔。

3. 胎头下降 胎头下降程度是决定能否经阴道分娩的重要观察项目。为了准确判断胎头下降程度应定时肛诊,明确胎头颅骨最低点位置,并能协助判断胎位。

4. 胎膜破裂 简称破膜,系宫缩时子宫羊膜腔内压力增高,先露部下降,将羊水阻断为前后两部,先露部前面的羊水量约100ml,称前羊水,形成的前羊水囊称胎胞,有助于扩张宫口。当羊膜腔压力增加到一定程度时胎膜自然破裂,多发生在宫口近开全时。

【观察产程及处理】

1. 子宫收缩 最简单方法是手掌放于产妇腹壁上,宫缩时宫体隆起变硬,间歇期松弛变软。定时观察宫缩持续时间、强度、规律性以及间歇期时间,并及时记录。

2. 胎心音 ①在宫缩间歇期每隔1~2小时听胎心一次,进入活跃期宫缩频繁每15~30分钟听一次,每次听诊1分钟;②胎心监护仪,描记胎心曲线,若宫缩后出现胎心率减慢且不能迅即恢复,或胎心率<120次/分或>160次/分,均为胎儿缺氧表现,应边找原因边处理,需立即给产妇吸氧,改左侧卧位等处理。

3. 宫口扩张及胎头下降 描记宫口扩张曲线及胎头下降曲线是产程图中重要两项,①宫口扩张曲线,第一产程分为潜伏期和活跃期,潜伏期指从开始出现规律宫缩至宫口扩张 3cm,此期扩张速度较慢,平均每 2~3 小时 1cm,约需 8 小时,最大时限 16 小时,超过 16 小时称潜伏期延长;活跃期指宫口扩张 3~10cm,此期扩张速度明显加快,约需 4 小时,最大时限 8 小时,超过 8 小时称活跃期延长,应疑有难产;②胎头下降曲线,是以胎头颅骨最低点与坐骨棘平面的关系标明,胎头颅骨最低点平坐骨棘平面时,以"0"表达;在坐骨棘平面上 1cm 时,以"–1"表达;在坐骨棘平面下 1cm 时,以"+1"表达,余依此类推。胎头在潜伏期下降不明显,活跃期下降加快,平均每小时 0.86cm,可作为估计分娩难易的有效指标之一。

4. 胎膜破裂 胎膜多在宫口近开全时自然破裂,前羊水流出。胎膜破裂后应立即听胎心,观察羊水性状、颜色和流出量,并记录破膜时间。先露为胎头时羊水呈黄绿色混有胎粪,警惕胎儿窘迫,应立即行阴道检查明确有无脐带脱垂。羊水清而胎头仍浮动未入盆时需卧床防止脐带脱垂。破膜超过 12 小时尚未分娩应给予抗炎药物预防感染。

5. 精神安慰 焦虑、紧张和急躁情绪,影响进食和休息,不能保证充分体力,应安慰产妇并耐心讲解分娩是生理过程,增强对自然分娩的信心。宫缩时应指导做深呼吸动作,或用双手轻揉下腹部。

6. 测量血压 第一产程期间宫缩时血压常升高 5~10mmHg,间歇期恢复原状。应每隔 4~6 小时测量一次。若发现血压升高,应酌情增加测量次数,并给予相应处理。

7. 调节饮食 鼓励产妇少量多次进食高热量、易消化食物,并注意摄入足够水分,保证精力和体力充沛。

8. 活动与休息 临产后若宫缩不强、未破膜,产妇可在病室内活动,加速产程进展。若初产妇宫口接近开全,或经产妇宫口已扩张 4cm 时,应卧床并行左侧卧位。

9. 排尿与排便 临产后应鼓励产妇每 2~4 小时排尿一次,以免膀胱充盈影响宫缩及胎头下降。因胎头压迫引起排尿困难者,应警惕有无头盆不称,必要时导尿。初产妇宫口扩张 < 4cm、经产妇 < 2cm 时应行温肥皂水灌肠,既能清除粪便避免分娩时排便污染,又能通过反射作用刺激宫缩加速产程进展。但胎膜早破、阴道流血、胎头未衔接、胎位异常、有剖宫产史、宫缩强估计 1 小时内即将分娩以及患严重心脏病等,均不宜灌肠。

10. 肛门检查 临产后适时进行,临产初期 4 小时查一次,经产妇或宫缩频者间隔应缩短。肛门检查能了解宫颈软硬程度、厚薄、宫口扩张程度、是否破膜、骨盆腔大小、确定胎位以及胎头下降程度。

11. 阴道检查　严密消毒后进行,能直接摸清胎头,并能触清矢状缝及囟门确定胎位、宫口扩张程度,以决定其分娩方式。

12. 其他　外阴剃毛,肥皂水温开水清洗;初产妇、有难产史经产妇再次行骨盆外测量;有妊娠并发症者,应给予相应治疗等。

二、第二产程临床经过及处理

工作要点包括　指导产妇正确使用腹压,尽量缩短第二产程;密切观察宫缩、胎心、先露下降,适时接产。

【临床表现】

宫口开全后胎膜多已自然破裂,若仍未破膜者常影响胎头下降应行人工破膜。破膜后宫缩常暂时停止,产妇略感舒适,随后重现宫缩且较前增强,每次持续 1 分钟以上,间歇期仅 1~2 分钟。当胎头降至骨盆出口压迫骨盆底组织时,产妇有排便感,不自主地向下屏气。随着产程进展,会阴渐膨隆和变薄,肛门括约肌松弛。宫缩时胎头露出于阴道口,露出部分不断增大。在宫缩间歇期,胎头又缩回阴道内,称胎头拨露,直至胎头双顶径越过骨盆出口,宫缩间歇时胎头也不再回缩,称胎头着冠。此时会阴极度扩张,产程继续进展,胎头枕骨于耻骨弓下露出,出现仰伸动作,接着出现胎头复位及外旋转后,前肩和后肩相继娩出,胎体很快娩出,后羊水随之涌出。

经产妇的第二产程不易截然分开,有时仅需几次宫缩即可完成胎头的娩出。

【观察产程及处理】

1. 监测胎心　此期宫缩频而强,需密切监测胎儿有无缺氧,为此应勤听胎心,通常每 5~10 分钟听一次,必要时胎儿监护仪观察胎心率及其基线变异。若发现胎心确有变化,应立即做阴道检查,尽快结束分娩。

2. 指导产妇屏气　宫口开全后指导产妇正确运用腹压,方法是让产妇双足蹬床,两手握住产床上把手,宫缩时先行深吸气屏住,然后如解大便样向下用力屏气,于宫缩间歇时产妇全身肌肉放松安静休息。宫缩再现时,再作同样的屏气动作。若发现第二产程延长应及时查找原因,尽量采取措施结束分娩,避免胎头长时间受压。

3. 接产准备　初产妇宫口开全、经产妇宫口扩张 4cm 且宫缩规律有力时,应将产妇送至产室做好接产准备。让产妇仰卧于产床上,两腿屈曲分开露出外阴部,臀下放一便盆或塑料布,消毒纱布蘸肥皂水擦洗外阴部,顺序是大阴唇、小阴唇、阴阜、大腿内上 1/3、会阴及肛门周围,然后温开水冲,最后以 0.1% 氯己定液冲洗、消毒,随后取下臀下的便盆或塑料布,铺消毒巾于臀下。接产者按无菌操作常规洗手、戴手套及穿手术衣,打开产包,铺好消毒巾准备接产。

4. 接产步骤　接产要领为保护会阴,协助胎头俯屈,让胎头以最小径线(枕下前囟径)在宫缩间歇时缓慢通过阴道口,产妇与接产者充分合作,这些是预防会阴撕裂的关键。接产者居产妇右侧,当胎头拨露阴唇后联合紧张时开始保护会阴,方法　会阴部盖消毒巾,接产者右肘支在产床上,右拇指与其余四指分开,用手掌大鱼际肌顶住会阴部,每当宫缩时应向上内方托压,同时左手轻轻下压胎头枕部,协助胎头俯屈使胎头缓慢下降。宫缩间歇时保护会阴的右手稍放松,以免压迫过久引起会阴水肿。当胎头枕部在耻骨弓下露出时左手应按分娩机制协助胎头仰伸。此时若宫缩强应嘱产妇张口哈气消除腹压作用,让产妇在宫缩间歇时稍向下屏气,使胎头缓慢娩出。当胎头娩出见有脐带绕颈一周且较松时,可用手将脐带顺胎肩推下或从胎头滑下,若脐带绕颈过紧或绕颈2周以上,可用两把血管钳将其一段夹住从中剪断脐带,注意勿伤及胎儿颈部。胎头娩出后右手仍应保护会阴,不要急于娩出胎肩,先以左手自鼻根向下颏挤压出口鼻内黏液和羊水,然后协助胎头复位及外旋转,使胎儿双肩径与骨盆出口前后径相一致,左手向下轻压胎儿颈部,使前肩从耻骨弓下先娩出,再托胎颈向上使后肩从会阴前缘缓慢娩出。双肩娩出后保护会阴的右手方可放松,然后双手协助胎体及下肢相继以侧位娩出,记录娩出时间。胎儿娩出后1~2分钟内断扎脐带,距脐带根部15~20cm处两把血管钳钳夹,于两钳间剪断脐带。胎儿娩出后产妇臀下放一弯盘以测量出血量。

5. 会阴切开指征　会阴过紧或胎儿过大,估计分娩时会阴撕裂不可避免者,或母儿有病理情况急需结束分娩者,应行会阴切开术。

三、第三产程临床经过及处理

工作要点包括　正确处理娩出的新生儿;仔细检查胎盘是否完整;分娩结束仔细检查软产道有无损伤;积极预防产后出血。

【临床表现】

胎儿娩出宫底降至脐平,产妇感到轻松,宫缩暂停数分钟后重又出现。由于宫腔容积明显缩小,胎盘不能相应缩小与子宫壁发生错位而剥离,剥离面出血形成胎盘后血肿。由于子宫继续收缩,增加剥离面积,直至胎盘完全剥离而排出。

胎盘剥离及排出有两种方式　①胎儿面娩出式,胎盘胎儿面先排出,胎盘从中央开始向周围剥离,胎盘先排出随后见少量阴道流血,此方式多见;②母体面娩出式,胎盘母体面先排出,从边缘开始剥离,血液沿剥离面流出,先有较多量阴道流血后胎盘排出,此方式少见。

【处理】

1. 新生儿处理　①清理呼吸道,断脐后吸痰管继续清除呼吸道黏液和羊水,防止发生吸入性肺炎。确认呼吸道黏液和羊水吸净而仍未啼哭时,用手轻拍新生儿足底,大声啼哭表示呼吸道通畅;②处理脐带,用75%乙醇消毒脐带根部,距脐根0.5cm处用粗丝线结扎第一道,再于结扎线外0.5cm处结扎第二道,在第二道结扎线外0.5cm处剪断脐带,挤出残余血液,消毒脐带断面,无菌纱布包盖,再用脐带布包扎。处理脐带时,应注意新生儿保暖。

2. 检查胎盘胎膜 铺平胎盘检查胎盘母体面小叶有无缺损,然后提起胎盘检查胎膜是否完整,再检查胎盘儿面边缘有无血管断裂。若有副胎盘、部分胎盘残留或大部分胎膜残留时应在无菌操作下伸手入宫腔取出残留组织。若确认仅有少许胎膜残留,可给予子宫收缩剂任其自然排出。

3. 检查软产道 胎盘娩出后仔细检查会阴、小阴唇内侧、尿道口周围、阴道及宫颈有无裂伤。若有裂伤,应立即缝合。

4. 预防产后出血 正常分娩出血量多数不超过 300ml,胎儿娩出 30 分钟胎盘仍未排出,但出血不多者先排空膀胱,再轻轻按压子宫及静脉注射子宫收缩剂,如仍不能排出可手取胎盘。若胎盘娩出后出血较多,可经下腹部直接注入宫体肌壁内或肌注麦角新碱 0.2~0.4mg,并将缩宫素 20U 加于 5% 葡萄糖液 500ml 内静脉滴注。

【健康指导】

1. 临近预产期出现阵阵腹部紧缩痛,并转为规律性,每 10 分钟或更短时间一次,同时伴腰部酸疼或下坠,即为临产先兆。

2. 分娩前一、二天,阴道少量暗红色血液或黏液排出,即为"见红"。

3. 消除孕妇的紧张、恐惧、不安情绪,充分休息,补充营养及水分,常解小便,以利胎头下降。

4. 子宫颈口开全胎儿即将娩出时,要在医生指导下,配合宫缩用力。宫缩开始时吸气,然后用力。宫缩间隙要休息,全身放松,保存体力。

5. 产后第一天应好好睡眠休息,如身体状况允许,可酌情下床走动,有益于康复。

6. 产后 8 小时若未排尿,应热敷下腹部促使排尿,产后 2 天若未大便,可用开塞露通便。

7. 保持外阴清洁,预防产后感染。

8. 产后阴道流出血性分泌物,称为"恶露",约持续 2~3 周。如产后两周恶露仍为鲜红色,量多及下腹痛请医生诊治。

9. 饮食要多样均衡,不要忌口。多吃高蛋白汤汁食物、新鲜蔬菜和水果,多喝水防止便秘。

10. 卧室常开窗,保持空气新鲜,夏天防止中暑,冬天预防寒冷、感冒。

11. 产后 2 个月内避免性生活,哺乳期不来月经也可能怀孕,应采取避孕措施。

12. 产后 42 天,母婴最好一起回分娩医院作产后检查。

13. 保持心情愉快,预防产后抑郁症等精神疾患。

第四十章 异常妊娠及特有疾病

第1节 自 然 流 产

流产,是指妊娠不足28周、胎儿体重不足1000g而终止妊娠者。发生于妊娠12周前者称早期流产,12周至不足28周者称晚期流产。流产又分为自然流产和人工流产,本节内容仅限于自然流产。分为先兆流产、难免流产、不全流产、完全流产等。引起流产的原因包括胚胎因素(胚胎、胎儿染色体异常)、母体因素(急慢性疾病、子宫畸形、子宫肌瘤、内分泌异常、免疫功能异常、手术、腹部撞击、频繁性交)、父亲因素(精子染色体异常)和环境因素(接触铅、汞、苯等),其中胚胎或胎儿染色体异常是早期流产最常见原因,约占50%~60%。主要临床表现为停经后阴道流血、腹痛。

【临床类型】

1. 先兆流产 妊娠28周前出现少量阴道流血,伴或不伴下腹部疼痛,妇科检查宫口未开。

2. 难免流产 阴道流血量增多,阵发性腹痛加重,宫口扩大或胎膜已破,流产已不可避免。

3. 不全流产 部分妊娠物排出体外,部分残留于宫腔内,影响子宫收缩,流血不止,宫口已扩张。

4. 完全流产 妊娠物已全部排出体外,阴道流血逐渐停止,腹痛逐渐消失,妇科检查宫口以关闭,子宫大小接近正常。

【临床表现】

1. 症状 主要症状是阴道流血和腹痛。①早期流产,流血发生在妊娠12周以内,全过程均伴有阴道流血,并出现阵发性下腹痛,特点是阴道流血往往出现在腹痛之前。当胚胎完全分离排出后,子宫收缩,出血停止;②晚期流产,胎盘已形成,流产过程与早产相似,胎儿继胎儿娩出后排出,一般出血不多,特点是往往先有腹痛,然后出现阴道流血。

2. 体征 长期流血者可有贫血。妇科检查可见宫颈口扩张,羊膜囊膨出,有时见妊娠产物堵塞于宫颈口内;子宫小于停经周数,有时有压痛等。

3. 其他检查 B 超检查对鉴别诊断与确定流产类型有实际价值。不全流产及稽留流产等均可借助 B 型超声检查加以确定。

【特殊情况流产】

1. 稽留流产 又称过期流产，指胚胎或胎儿死亡滞留宫内未能及时自然排出。表现为早孕反应消失，有先兆流产症状或无先兆流产症状，子宫不再增大或反而缩小，孕中期胎动消失，妇科检查宫口未开，质地不软，未闻及胎心。

2. 复发性流产 是指同一伴侣连续 3 次及以上自然流产。但大多数专家认为发生 2 次流产即应重视并予以评估。

3. 流产合并感染 流产过程中有组织残留于宫腔内，严重感染可扩散至盆腔、腹腔甚至全身。并可引发腹膜炎、脓毒症等情况。

【治疗】

1. 先兆流产 ①应卧床休息、禁忌性生活，安定患者情绪，增强信心，阴道检查操作应轻柔；②黄体酮治疗，对黄体功能不足的患者，具有保胎效果。一般可用黄体酮 20mg/次，1 次/天，肌内注射。其次，维生素 E 及小剂量甲状腺片（适于甲状腺功能低下患者）也可应用。经治疗两周，症状不见缓解或反而加重者，提示可能胚胎发育异常，可进行 B 超检查决定胚胎状况，给以相应处理，包括终止妊娠。

2. 难免流产 一旦确诊应尽早使胚胎及胎盘组织完全排出。早期流产应及时行负压吸宫术，对妊娠产物进行认真检查，并送病理检查。晚期流产，因子宫较大，吸宫或刮宫有困难者，可用缩宫素 10 单位加于 5% 葡萄糖液 500ml 内静脉滴注，促使子宫收缩。当胎儿及胎盘排出后需检查是否完全，必要时刮宫以清除宫腔内残留的妊娠产物。

3. 不全流产 一经确诊及时行吸宫术或钳刮术，以清除宫腔内残留组织。流血较多有休克者，应同时输血输液，出血时间较长者，应给予抗生素预防感染。

4. 完全流产 无感染征象者，一般不需特殊处理。

5. 稽留流产 处理较困难，胎盘组织机化，与宫壁紧密相连使刮宫困难，晚期可能发生凝血障碍导致 DIC。处理前检查血常规、血小板计数、凝血功能，并做好输血准备。先口服炔雌醇 1mg/次，2 次/天，口服，连用 5 天，提高子宫对宫缩素的敏感性。子宫小于 12 周可行刮宫术；大于 12 周者可使用米非司酮加米索前列醇，或静脉滴注宫缩素，促使胎儿、胎盘排出。

6. 复发性流产 针对复发性流产原因进行相应处理，染色体异常者应于孕前进行遗传咨询，确定是否可以怀孕。黄体功能不全者适当补充黄体酮。

7. 流产合并感染 治疗原则为控制感染，尽快清除宫内残留物。阴道流血较多，静脉滴注抗生素及输血的同时，先用卵圆钳将宫内残留组织夹除，使出血减少，切不可全面搔刮宫腔，以免造成感染扩散。合并感染性休克应积极进行抗休克处理，病情稳定后再行刮宫治疗。

【健康指导】

1. 孕期避免重体力劳动、激烈运动、外力伤害。尤其孕早期更应如此。
2. 避免精神创伤,保持心情舒畅。
3. 孕早期避免性生活与孕中期不合理姿势的性生活。
4. 勿滥用药物,避免铅、汞、苯等化学物质中毒。
5. 预防传染病及各种慢性病。
6. 禁止游泳和洗冷水澡。
7. 定期到医院进行检查。

第 2 节 妊 娠 剧 吐

妊娠剧吐,少数孕妇早孕反应严重,恶心呕吐频繁,不能进食,影响身体健康,甚至威胁孕妇生命,称妊娠剧吐。病因不十分清楚,多数认为妊娠剧吐与血中 HCG 水平增高关系密切,发生率约为 0.5%~2%。主要临床表现为频繁恶心、呕吐,体重减轻。

【临床表现】

1. 症状与体征 妊娠剧吐多见于年轻初孕妇,停经 40 天前后出现,初为早孕反应,逐渐加重,直至呕吐频繁不能进食,呕吐物中有胆汁或咖啡渣样物。由于严重呕吐引起失水及电解质紊乱,明显消瘦、疲乏,皮肤、黏膜干燥,眼球下陷,脉搏增快,体温轻度升高,或血压下降、尿量减少等。可因肝、肾功能受损出现黄疸,眼底检查视网膜出血。病情发展出现意识模糊及昏睡状态。

2. 其他检查 尿比重、尿酮体、血胆红素和转氨酶升高,尿素氮和肌酐增高,尿中出现蛋白和管型。血红细胞计数、二氧化碳结合力、钾、钠、氯等异常。

【治疗】

1. 一般治疗 给予心理疏导,解除顾虑,提供良好的生活环境。

2. 药物治疗 先禁食 2~3 天,每天静脉滴注葡萄糖液及葡萄糖盐水共3000ml,使每天尿量至少应达到 1000ml。输液中加入氯化钾、维生素 C 及大量维生素 B_6,同时肌内注射维生素 B_1。合并代谢性酸中毒者根据血二氧化碳结合力或血气分析结果,静脉滴注碳酸氢钠溶液。一般治疗 2~3 天后病情迅速好转,呕吐停止后可试进饮食。进食量不足者再酌情适当补液。

3. 终止妊娠 经上述治疗病情不见好转或体温增高达 38℃以上,持续蛋白尿、黄疸,心率每分钟超过 120 次,应考虑终止妊娠。

第 3 节 妊娠期糖尿病

妊娠合并糖尿病有二种情况,一种原有糖尿病(DM)合并妊娠;一种为妊娠前无糖尿病妊娠后出现糖尿病,称为妊娠期糖尿病(GDM)。糖尿病孕妇中90%以上为妊娠期糖尿病,多数于产后恢复正常,但将来患2型糖尿病机会增加。对母儿危害较大,须引起重视。高血糖可使胚胎发育异常、胚胎死亡、流产、妊娠期高血压、感染、羊水过多、难产、糖尿病酮症酸中毒等;胎儿出现巨大儿、生长受限、胎儿畸形等。主要临床表现为妊娠期三多症状(多饮、多食、多尿)。

【临床表现】

1. 症状体征　妊娠期三多症状(多饮、多食、多尿),或外阴阴道反复假丝酵母菌感染。羊水过多或巨大胎儿者应警惕合并糖尿病可能。但大多数妊娠期糖尿病患者无明显临床症状。

2. 其他检查　血化验空腹血糖＞7.0mmol/L,糖化血红蛋白＞6.5%。

【治疗】

一般来说糖尿病孕妇的血糖控制满意指标　孕妇无明显饥饿感,空腹血糖控制在3.3~5.3mmol/L,餐前30分钟3.3~5.3mmol/L,夜间4.4~5.3mmol/L。

1. 医学营养　饮食控制非常重要,既能保证提供妊娠期间热量和营养需要,又能避免餐后高血糖或饥饿性酮症出现。妊娠早期孕妇糖尿病与孕前相同,中期以后每天增加200kcal,其中糖类占50%~60%,蛋白质占20%~25%,脂肪占25%~30%。

2. 药物治疗　多数患者通过饮食疗法可达到控制标准。①达不到满意指标者可酌情口服二甲双胍格列本脲,由于这两种药物均未在我国获得妊娠期治疗注册适应证,因此对胰岛素应用量较大或拒绝应用胰岛素的孕妇,在患者知情同意下可谨慎酌情应用。②胰岛素用量差异较大,一般从小剂量开始,根据病情、孕期、血糖酌情调整。

3. 分娩时机　①不需胰岛素治疗、无母儿并发症者,监测到预产期;未自然临产者采取措施终止妊娠;②需胰岛素治疗,如血糖控制良好,严密监测下,妊娠38~39周终止妊娠;血糖控制不满意者及时收入院;③有母儿并发症、血糖控制不满意、伴血管病变、合并重度子痫、胎儿窘迫,严密监护下适时终止妊娠。

4. 分娩方式　糖尿病不是剖宫产指征。糖尿病伴微血管变、胎盘功能不良、胎位异常、妊娠期血糖控制不好、胎儿偏大、既往有死胎、死产者,应适当放宽剖宫产指征。

第4节　妊娠高血压综合征

妊娠高血压综合征,简称"妊高征",是妊娠期所特有的疾病。发生于妊娠20周以后,为孕产妇及围生儿死亡的重要原因。一般来说本病在胎盘娩出后很快缓解或治愈,有学者称为"胎盘病"。发病原因未明,可能与精神紧张、气温变化等因素有关,年轻初孕妇、高龄初孕妇、高血压、慢性肾炎、糖尿病、营养不良、体型矮胖、子宫张力过高（如羊水过多、双胎妊娠、糖尿病巨大儿及葡萄胎等）者更易发病。主要病理变化是全身小动脉痉挛，内皮损伤及局部缺血，全身各系统内脏灌注减少，功能障碍（脑、肾、肝、心血管、血液、凝血、内分泌、胎盘等）。主要临床表现为高血压、蛋白尿、水肿，或抽搐、昏迷。

【临床表现】

1. 症状体征 轻度妊高征表现为血压轻度升高，轻微蛋白尿、水肿，逐渐发展，症状加重，可迅速恶化。水肿多由踝部开始渐延至小腿、大腿、外阴部、腹部，凹陷性水肿。重度妊高征为病情进一步发展，血压达 160/110mmHg 或更高，可出现先兆子痫，即在高血压及蛋白尿的基础上出现头痛、眼花、恶心、呕吐等，或突然出现视力模糊、失明等。在先兆子痫的基础上出现抽搐发作，称子痫。子痫发生于妊娠晚期或临产前，称产前子痫；少数发生于分娩过程中，称产时子痫；个别发生于产后 24 小时内，称产后子痫。眼底改变为视网膜小动脉痉挛，严重时出现视网膜水肿、剥离，或有棉絮状渗出物及出血。

2. 其他检查 检查血常规以了解血液有无浓缩现象，肝、肾功能测定、电解质、二氧化碳结合力等可有异常。同时需要检查心电图、凝血功能、胎心监测、B 超检查胎儿、胎盘、羊水等。

【治疗】

1. 一般治疗 轻度妊高征酌情休息，保证充分睡眠，必要时住院治疗。高蛋白质、维生素饮食，补充铁和钙剂。一般不必严格限制食盐，长期低盐饮食可引起低钠血症，易发生产后血液循环衰竭。但全身水肿者应适当限制食盐。

2. 药物治疗 ①轻度患者，适当给予镇静药物治疗如苯巴比妥、地西泮（安定）等；②中、重度患者，可给降压药物，目的是预防子痫、心脑血管疾病、胎盘早剥等发生，常用药物拉贝洛尔、硝苯地平、肼屈嗪等。口服药物效果不理想可静脉用药给予拉贝洛尔、尼卡地平、肼屈嗪等。硫酸镁是防治子痫的一线药物，一般常用 25% 硫酸镁 20ml，加 2% 利多卡因 2ml，臀肌深部注射，每 6 小时 1 次；或 25% 硫酸镁 20ml，加于 25% 葡萄糖液 20ml 内，缓慢静脉注射（不少于 10 分钟），继以 25% 硫酸镁 60ml，加于 10% 葡萄糖液 1000ml 内，静脉滴注，滴速以每小时 1g 为宜，每天用量 15~20g。适当给予镇静药物地西泮（安定）、冬眠合剂。并酌情应用利尿剂呋塞米、20% 甘露醇等。

3. 子痫的处理 将患者应安置于单人暗室，保持室内空气流通，避免一切外来声、光刺激，严密监测血压、脉搏、呼吸、体温及尿量，记录液体出入量。专人护理，加用床档，以防坠床。及时进行必要的血、尿化验、特殊检查。及早发现处理脑水肿、肺水肿、急性肾衰竭等并发症。控制高血压，首选药物硫酸镁，必要时加用强有力的镇静药物，若血压过高应加用降压药物静脉滴注。降低颅内压时，给予 20% 甘露醇 250ml，快速静脉滴注；出现肺水肿时则用呋塞米（速尿）20~40mg，静脉注射。酌情使用抗生素预防感染。

4. 适时终止妊娠 妊高征患者经治疗后,适时终止妊娠是极为重要的措施之一。终止妊娠的指征 先兆子痫孕妇经积极治疗 24~48 小时无明显好转者;或先兆子痫,胎龄已超过 36 周,经治疗好转者;或先兆子痫,胎龄不足 36 周,胎盘功能检查提示胎盘功能减退,胎儿已成熟者;子痫控制后 6~12 小时的孕妇。

【健康指导】

1. 孕前纠正贫血、积极治疗高血压、肾炎、糖尿病等原发病。
2. 加强孕期保健,定期检查。
3. 适当休息,充足睡眠,放松情绪。
4. 一旦发病应在医生指导下进行必要的治疗。

【提示】

注意硫酸镁用药前及用药中需定时检查患者,保持膝反射必须存在,呼吸每分钟不少于 16 次,尿量每小时平均不少于 25ml。同时须备钙剂作为解毒剂,当出现镁中毒时立即静脉注射 10% 葡萄糖酸钙 10ml。

第 5 节 异 位 妊 娠

异位妊娠,是指受精卵于子宫体腔以外着床,又称“宫外孕”。异位妊娠是妇产科常见的急腹症之一,若不及时诊断和积极抢救可危及生命。异位妊娠包括输卵管妊娠、卵巢妊娠、腹腔妊娠、阔韧带妊娠及宫颈妊娠(图 40-1),输卵管妊娠最多,约占 95% 以上。发病原因为输卵管炎症、输卵管手术史、输卵管发育不良、辅助生殖技术有一定关系。异位妊娠发展到一定大小,即将导致破裂出血(图 40-2)。主要临床表现为停经、腹痛、阴道出血。

【临床表现】

1. 症状 ①停经,多有 6~8 周的停经史,约有 20%~30% 的患者无明显停经史,可能因不规则阴道流血误认为末次月经的缘故;②腹痛,表现为一侧下腹部隐痛或酸胀感,发生输卵管流产或破裂时突感一侧下腹部撕裂样痛,伴恶

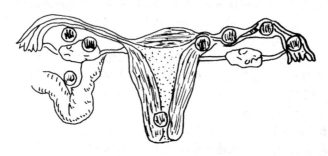

图 40-1 异位妊娠的发生部位

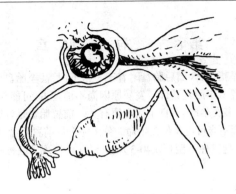

图 40-2　输卵管妊娠破裂

心、呕吐。当血液积聚于直肠子宫凹陷处时出现肛门坠胀感；③阴道流血，胚胎死亡后常有不规则阴道流血，色暗红或深褐，量少呈点滴状，一般不超过月经量，少数患者阴道流血量较多类似月经。阴道流血可伴有蜕膜管型或蜕膜碎片排出，系子宫蜕膜剥离所致；④晕厥与休克，由于腹腔急性内出血及剧烈腹痛，可出现晕厥，严重者出现失血性休克；⑤腹部包块，当输卵管妊娠流产或破裂所形成的血肿时间较久者，因血液凝固与周围组织或器官（如子宫、输卵管、卵巢、肠管或大网膜等）发生粘连形成包块，包块较大或位置较高者，可于腹部扪及。

2. 体征　可出现面色苍白、脉快而细弱、血压下降等休克表现。下腹有明显压痛、反跳痛，尤以患侧为著，但腹肌紧张轻微，出血较多时叩诊有移动性浊音，有些患者下腹部可触及包块。阴道后穹隆饱满，有触痛，穿刺可抽出血液，可有宫颈举痛或摇摆痛，内出血多时子宫有漂浮感。子宫一侧或其后方可触及肿块，触痛明显，病变较久时肿块机化变硬，边界亦渐清楚。输卵管间质部妊娠时，子宫大小与停经月份基本符合，但子宫不对称，一侧角部突出，破裂所致的征象与子宫破裂极相似。

3. 其他检查　B 超检查对诊断异位妊娠有较大帮助，宫腔内无妊娠囊诊断可基本成立。阴道 B 超检查较腹部 B 超检查准确性高。腹腔镜是异位妊娠诊断的金标准。

【治疗】
如诊断明确，一般需进行手术治疗，酌情选择手术方式。如为输卵管妊娠可进行患侧输卵管切除术；如有生育要求，也可进行胚胎取出术，即将胚胎去除后酌情行缝合或病变段切除吻合术。目前也可在腹腔镜下进行手术，创伤小，术后恢复快。

第6节　前置胎盘

　　前置胎盘,是指孕28周后胎盘附着于子宫下段,甚至胎盘下缘达到或覆盖宫颈内口,其位置低于胎先露部。发病原因尚不清楚古,可能与多次流产、高龄初产、产褥感染、多次孕产、不良生活习惯有关。前置胎盘是妊娠晚期出血的主要原因之一,处理不当可危及母儿生命。分为完全性前置胎盘、部分性前置胎盘和边缘性前置胎盘三种类型(图40-3)。主要临床表现为妊娠晚期无痛性阴道流血。

【临床表现】

　　1. 症状　妊娠晚期或临产时出现无原因、无痛性反复阴道流血是前置胎盘

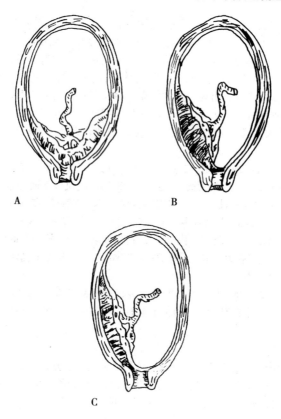

A　　　　　　　　　　B

C

图 40-3　前置胎盘

A. 完全性前置胎盘; B. 部分性前置胎盘; C. 边缘性前置胎盘

的主要症状。由于妊娠晚期或临产后子宫下段逐渐伸展,位于宫颈内口的胎盘不能相应地伸展,导致前置部分的胎盘自其附着处剥离,血窦破裂出血。初次流血量通常不多,剥离处血液凝固后出血可暂时停止,随着子宫下段不断伸展出血往往反复发生,且越来越多。完全性前置胎盘往往初次出血时间早,出血次数频繁,量较多;边缘性前置胎盘初次出血发生晚,出血量也较少;部分性前置胎盘初次出血时间和出血量介于上述两者之间。由于反复多次或大量阴道流血,患者出现贫血,贫血程度与出血量成正比,出血严重者可发生休克,还可导致胎儿缺氧、窘迫,甚至死亡。

2. 体征 大量出血者面色苍白、脉搏微弱、血压下降等休克征象。检查子宫大小与停经周数相符,因子宫下段有胎盘占据影响先露部入盆,故先露部高浮,约有 15% 并发胎位异常。临产时检查宫缩为阵发性,间歇期子宫完全放松。有时可在耻骨联合上方听到胎盘杂音。

3. 其他检查 B 超检查是主要诊断依据,可清楚看到子宫壁、胎先露部、胎盘和宫颈的位置,并根据胎盘边缘与宫颈内口的关系进一步明确前置胎盘类型,胎盘定位准确率高达 95% 以上。

【治疗】

1. 一般治疗 术前 B 超检查进行胎盘定位,以利于选择应变措施,积极纠正贫血,预防感染等。

2. 期待疗法 期待不等于等待,出血期间应入院观察,绝对卧床休息,采用左侧卧位,改善子宫胎盘血液循环。适当应用地西泮(安定)、苯巴比妥等镇静剂。禁止性生活和阴道检查。住院期间纠正贫血,每天吸氧 3 次,每次 30 分钟。

3. 手术治疗 一般可进行剖宫产术,是目前处理前置胎盘的主要手段。

4. 阴道分娩 仅适于边缘性前置胎盘、枕先露、流血不多、估计在短时间内能结束分娩者。决定阴道分娩后,先行人工破膜,破膜后胎头下降压迫胎盘止血,并可促进子宫收缩加速分娩,若破膜后胎先露部下降不理想,仍有出血,或分娩进展不顺利,应立即改行剖宫产术。

5. 紧急转送的处理 患者阴道大量流血而当地无条件处理,酌情输液输血,在消毒下进行阴道填纱、腹部加压包扎,以暂时压迫止血,并迅速护送转院治疗。

第 7 节 早 产

早产,是指妊娠满 28 周至不满 37 周(196~258 天)的分娩者。此时娩出的新生儿称早产儿,各器官发育尚不够成熟。早产占分娩总数的 5%~15%,其中约有 15% 于新生儿期死亡。常见的原因有孕妇合并急性或慢性疾病、子宫畸形、宫颈内口松弛、子宫肌瘤、医源性因素;也可为胎儿、胎盘因素,如双胎妊娠、羊水过多、胎膜早破、宫内感染、胎盘功能不全、母儿血型不合、前置胎盘及胎盘早剥等。主要临床表现为始为不规则宫缩，少许阴道流血或血性物，渐为规则宫缩。

【临床表现】

以往有流产、早产史，或本次妊娠期有阴道流血史的孕妇更易发生早产。起初表现为子宫不规则收缩，并常伴有少许阴道流血或血性分泌物，以后可发展为规则宫缩，与足月临产相似。胎膜早破的发生较足月临产多。宫颈管先逐渐消退，以后扩张。

诊断早产一般并不困难，但应与妊娠晚期出现的生理性子宫收缩相区别。生理性子宫收缩一般为不规则、无痛感，且不伴宫颈管消退等改变。若子宫收缩较规则，间隔 5~6 分钟，持续 30 秒钟以上，伴以宫颈管消退及进行性宫口扩张 2cm 以上时，可诊断为早产临产。

【治疗】

治疗原则　若胎儿存活，无胎儿窘迫、胎膜未破，应设法抑制宫缩，尽可能使妊娠继续维持；若胎膜已破，早产已不可避免时，应尽力设法提高早产儿存活率。

1. 一般治疗　取左侧卧位休息，减少自发性宫缩，提高子宫血流量，改善胎盘功能，增加胎儿氧供与营养。

2. 药物治疗　①一般可用抑制宫缩药物 β- 肾上腺素受体激动剂，如利托君 100mg，加于 5% 葡萄糖液 500ml 内，保持滴速在 5 滴 / 分，根据宫索情况调整滴速，每 10 分钟增加 5 滴，最大量至 35 滴，待宫缩抑制后至少持续滴注 12 小时，静脉滴注停止前 30 分钟，改为口服 10mg/ 次，4 次 / 天；②25% 硫酸镁 16ml，加于 5% 葡萄糖液 100ml 内，缓慢静脉滴注，在 30~60 分钟内滴完，然后用 25% 硫酸镁 20~40ml，加于 5% 葡萄糖液 500ml 中，以每小时 1~2g 速度，维持静脉滴注，直至宫缩停止。用药过程中应注意呼吸每分钟不少于 16 次、膝反射存在、尿量每小时不少于 25ml 等。在孕妇精神紧张时可用镇静剂作为辅助用药。

3. 控制感染　感染是早产的重要原因，应该酌情预防性使用。

4. 终止早产指征　①宫缩进行性增强，经多方治疗无效；②宫内感染；③继续妊娠对母胎影响较大；孕周已达 34 周。

第 8 节　羊 水 过 多

羊水过多，是指妊娠任何时期羊水量超过 2000ml 者，即为羊水过多，最高可达 20000ml。正常妊娠羊水量随孕周的增加而增多，最后 2~4 周开始逐渐减少，妊娠足月时羊水量约为 800ml。羊水过多时羊水外观、性状与正常者并无异样。双胎妊娠时其中一胎可能发生羊水过多。羊水过多的原因尚不清楚，可能与胎儿畸形、多胎妊娠、孕妇和胎儿的各种疾病如糖尿病、重症胎儿水肿、妊高征、急性肝炎、孕妇严重贫血等因素有关。主要临床表现为子宫急剧增大,胎心遥远或听不到。

【临床表现】

1. 症状体征 ①急性羊水过多,多发生在妊娠 20~24 周,羊水快速增多,子宫急剧增大,似妊娠足月或双胎妊娠大小,由于短时间内横膈上抬不能平卧,出现呼吸困难,甚至发绀。胀大的子宫压迫下腔静脉,可引起下肢及外阴部水肿及静脉曲张;②慢性羊水过多,常发生在妊娠 28~32 周,羊水可在数周内缓慢增多,多数孕妇能适应,检查发现宫高、腹围均大于同期孕妇,腹壁皮肤发亮、变薄,触诊时感到皮肤张力大,有液体震颤感,胎位不清,胎心遥远或听不到;③羊水过多容易并发妊高征、早产,破膜后因子宫骤然缩小,可以引起胎盘早剥,破膜时脐带可随羊水滑出造成脐带脱垂。产后因子宫过大易引起子宫收缩乏力而导致产后出血。

2. 其他检查 B 超检查是重要的诊断依据,可显示胎儿与子宫壁间的距离增大,肢体在宫腔内呈现自由体态,漂浮于羊水中,并可同时发现胎儿畸形、双胎等。

【治疗】

羊水过多的围生儿死亡率为 28%,其处理主要取决于胎儿有无畸形和孕妇自觉症状的严重程度。

1. 羊水过多合并胎儿畸形 及时终止妊娠。慢性羊水过多,一般情况尚好,无明显心肺压迫症状者,可采用经腹羊膜腔穿刺,放出适量羊水后注入依沙吖啶 50~100mg 引产。

2. 羊水过多合并正常胎儿 根据羊水过多程度与胎龄决定处理方法。症状严重孕妇无法忍受(胎龄不足 37 周),可穿刺放羊水,一次放羊水量不超过 1500ml,以孕妇症状缓解为度,一次放出太多可引起早产。放羊水应在 B 超监测下进行,防止损伤胎盘及胎儿。3~4 周后可重复以减低宫腔内压力。妊娠已近 37 周,在确定胎儿已成熟的情况下,行人工破膜,终止妊娠。症状较轻可以继续妊娠,注意休息,低盐饮食,酌情用镇静药,严密观察羊水量的变化。

第9节 羊 水 过 少

羊水过少,是指妊娠晚期羊水量少于 300ml 者。妊娠早、中期羊水过少多以流产告终。过去认为羊水过少的发病率约 0.1%,但近年来由于 B 超的广泛应用,羊水过少的检出率为 0.4%~4%,发病率有所增加。若羊水量少于 50ml,胎儿窘迫发生率达 50% 以上,围生儿死亡率达 88%,多数原因不明,可能与胎儿畸形、过期妊娠、胎儿宫内发育迟缓、羊膜病变有关。主要临床表现为胎动时感腹痛,腹围、宫高均较同期妊娠者小,轻微刺激即可引起宫缩。

【临床表现】

1. 症状体征 胎动时腹痛,腹围、宫高均较同期妊娠者小,子宫敏感性高,轻微刺激即可引起宫缩,临产后阵痛剧烈,宫缩多不协调,宫口扩张缓慢,产程延长。由于胎儿活动受限故臀先露多见。若羊水过少发生在妊娠早期,胎膜可与胎体粘连,造成胎儿畸形,甚至肢体短缺。若发生在妊娠中、晚期,子宫四周的压力直接作用于胎儿,容易引起肌肉骨骼畸形,如斜颈、曲背、手足畸形或胎儿皮肤干燥呈羊皮纸状。

2. 其他检查 B超是诊断羊水过少的重要辅助检查,可发现羊水和胎儿交界不清,胎盘胎儿面与胎体明显接触以及肢体挤压卷曲等。

【治疗】

羊水过少是胎儿危险极其重要的信号。若妊娠已足月,应尽快破膜引产。破膜后羊水少且黏稠,有严重胎粪污染,同时出现胎儿窘迫的其他表现,估计短时间内不能结束分娩,在除外胎儿畸形后,应选择剖宫产结束分娩。剖宫产比阴道分娩可明显降低围生儿死亡率。

第 10 节 过 期 妊 娠

过期妊娠,是指平时月经周期规则,妊娠达到或超过42周尚未临产者。其发生率占妊娠总数的5%~12%。过期妊娠的围生儿病率和死亡率增高,并随妊娠期延长而增加。妊娠43周时,围生儿死亡率为妊娠足月分娩者的3倍。发病因素多数学者认为与胎儿肾上腺皮质功能、头盆不称、无脑儿畸胎、缺乏胎盘硫酸酯酶等情况有关。

【临床表现】

1. 症状体征 妊娠达到或超过42周尚未临产。诊断过期妊娠必须准确核实预产期,确认妊娠是否真正过期。若平时月经周期不准,推算的预产期不可靠,因此应注意详细询问平时月经变异情况,有无服用避孕药等使排卵期推迟;根据孕前基础体温升高的排卵期推算预产期;夫妇两地分居,应根据性交日期推算。检查子宫符合孕足月大小,宫颈已成熟,羊水量渐减少,孕妇体重不再增加或稍减轻。

2. 其他检查 超声监测观察胎动、胎儿肌张力、胎儿呼吸样运动及羊水量等。羊水暗区直径 < 3cm,提示胎盘功能不全, < 2cm 胎儿危险。

【治疗】

过期妊娠影响胎儿安危,应力求避免过期妊娠的发生,争取在妊娠足月时及时处理。

1. 产前处理 已确诊过期妊娠有下列情况之一者应终止妊娠 宫颈条件成熟、胎儿 ≥ 4000g、12 小时内胎动累计数 < 10 次、羊水过少或羊水粪染、并发

中度或重度妊高征等。终止妊娠的方法应酌情而定,宫颈条件成熟者可人工破膜;宫颈条件未成熟者可用促宫颈成熟药物,如普拉睾酮200mg,每天静脉注射一次,连用3天;也可用缩宫素、前列腺素制剂引产;出现胎盘功能不良或胎儿窘迫征象者,不论宫颈条件成熟与否,均应行剖宫产尽快结束分娩。

2. 产时处理　过期妊娠时,产程中为避免胎儿缺氧,应给产妇吸氧,静脉滴注葡萄糖液,进行胎心监护,并做好抢救胎儿的一切准备。有胎儿窘迫、羊水粪染,分娩时应做相应准备,要求在胎肩娩出前用负压吸球或吸痰管吸净胎儿鼻咽部分泌物。并及时发现和处理新生儿窒息、脱水、低血容量及代谢性酸中毒等并发症。

【提示】

预防过期妊娠并不困难,加强宣教使孕妇及家属认识过期妊娠的危害性,定期进行产前检查,适时结束分娩。

第 11 节　多 胎 妊 娠

多胎妊娠,一次妊娠同时有两个及两个以上胎儿时称多胎妊娠。双胎妊娠较为多见,本节仅对双胎进行简单介绍。我国统计双胎与单胎之比为1∶66~104。双胎妊娠分为双卵双胎和单卵双胎。双胎妊娠时,早产发生率与围生儿死亡率和孕妇并发症增高,属高危妊娠范畴,应加倍重视。

【临床表现】

1. 症状　①妊娠期,双胎妊娠早孕反应较重,从孕10周开始子宫增大速度比单胎快,孕24周后尤为明显。妊娠晚期因子宫过大可致腰酸背痛,呼吸困难,胃部饱满、纳少,行走不便,下肢静脉曲张、水肿,痔疮发作等压迫症状。两个胎儿需要更多蛋白、铁、叶酸等,往往出现缺铁性贫血及巨幼红细胞性贫血。双胎妊娠时还易并发妊高征、羊水过多、胎儿畸形、前置胎盘、胎盘早剥、产后出血、早产、流产、宫内死胎、胎位异常等;②分娩期　双胎分娩时出现的异常情况较多,主要有产程延长、胎膜早破及脐带脱垂、胎位异常、胎盘早剥、胎头交锁及胎头碰撞、产后出血及产褥感染等。

2. 体征　子宫比孕周大,羊水量也较多;孕晚期触及多个小肢体,两胎头或三个胎极;胎头较小,与子宫大小不成比例;在不同部位听到两个频率不同的胎心,同时计数1分钟,胎心率相差10次以上,或两胎心音之间隔有无音区;孕中晚期体重增加过快,不能用水肿及肥胖解释者。

3. 其他检查　B超检查可以早期诊断双胎、畸胎,能提高双胎妊娠的孕期监护质量。

【治疗】

1. 妊娠期　定期产前检查争取早期确诊,加强营养,补充足够蛋白质、维生素、铁剂、叶酸、钙剂等,预防贫血和妊高征。孕晚期避免过劳,30周后多卧床休息,可增加胎儿体重,减少早产和围生儿死亡率。若确诊为连体畸形时,妊娠26周前行引产术,26周后一般需剖宫取胎。

2. 双胎妊娠引产指征 合并急性羊水过多,有压迫症状,孕妇腹部过度膨胀,呼吸困难,严重不适;胎儿畸形;母亲有严重并发症,如先兆子痫或子痫,不允许继续妊娠时;预产期已到尚未临产,胎盘功能减退者。

3. 分娩期 多数能经阴道分娩,严密观察产程及胎心、胎位变化,做好输液、输血、抢救新生儿准备。产程中注意子宫收缩情况,若出现宫缩乏力可用缩宫素低浓度缓慢静脉滴注。当第一胎儿娩出后,胎盘侧脐带必须立即夹紧,以防第二个胎儿失血。并行阴道检查,了解第二个胎儿先露部,助手应在腹部将其固定成纵产式并监听胎心。为预防产后出血,在第二个胎儿前肩娩出时静脉推注麦角新碱0.2mg及缩宫素10U,同时腹部置沙袋腹带紧裹腹部,以防腹压骤降引起休克。胎盘娩出后,仔细检查其完整性与相互关系,判断是双卵双胎或单卵双胎。

4. 剖宫产指征 异常胎先露如第一胎儿肩先露,或易发生胎头交锁和碰撞的胎位及单羊膜囊双胎、联体双胎等;脐带脱垂、前置胎盘、先兆子痫、子痫、胎膜早破、继发性宫缩乏力,经处理无效者;第一个胎儿娩出后若发现先兆子宫破裂,或宫颈痉挛,为抢救母婴生命也应行剖宫产。

第12节 死 胎

死胎,是指妊娠20周后的胎儿在子宫内死亡。胎儿在分娩过程中死亡,称死产,亦是死胎的一种。死胎常见的原因大致分为两类,一是外界不利因素使胎儿在宫内缺氧,二是染色体结构异常和遗传基因畸变。

【临床表现】

1. 症状体征 胎儿死亡孕妇自觉胎动停止,子宫不再继续增大,乳房胀感消失。胎儿死亡后约80%在2~3周内自然娩出。若死后3周仍未排出,退行性变的胎盘组织释放凝血活酶进入母血循环,激活血管内凝血因子,引起弥散性血管内凝血(DIC),消耗血中纤维蛋白原及血小板等凝血因子。胎死宫内4周以上DIC发生机会明显增多,可引起分娩时的严重出血。

2. 其他检查 B型超声发现胎心和胎动消失是诊断死胎的可靠依据。若死亡过久可见颅板塌陷,颅骨重叠,呈袋状变形,可诊断为死胎。多普勒胎心仪听不到胎心可协助确诊。妊娠晚期,孕妇24小时尿雌三醇含量在3mg以下(不久前测定在正常范围)也提示胎儿可能死亡。检测羊水甲胎蛋白值显著增高。

【治疗】

死胎一经确诊应予引产,可经羊膜腔内注入依沙吖啶引产,成功率较高。在促宫颈成熟的基础上,也可用缩宫素静脉滴注法或米非司酮加米索前列醇引产。引产时准备新鲜血,注意预防产后出血和感染,产后仔细检查胎盘,脐带及胎儿,寻找死胎发生的原因。

第四十一章 异常分娩

第1节 胎位异常

胎位异常,是造成难产的常见原因。枕前位为分娩正常胎位,约占 90%,而异常胎位约占 10%,包括臀先露、肩先露、复合先露等,其中臀先露约占 3%~4%。

一、臀先露

臀先露,是最常见的异常胎先露,发生率 3%~4%。其原因有胎儿在宫腔内活动受限,如双胎妊娠、羊水过少、子宫及胎儿畸形等;胎头衔接受阻如骨盆入口平面狭窄、前置胎盘、子宫肌瘤梗阻等;也可能由于胎儿体重 < 2500g;羊水过多等。主要临床表现为纵产式,胎头在宫底部,子宫下段触及胎臀。

【临床表现】

1. 症状体征　孕妇常感肋下有圆而硬的胎头。腹部检查为纵产式,胎头在宫底部,子宫下段触及软而宽不规则胎臀,胎心在脐周偏上。肛门或阴道检查,可触及较软而不规则的胎臀、胎足或膝。

2. 其他检查　B超检查可见胎头、胎盘的位置,并可分辨臀先露的类型、胎儿大小、胎头位置等。

【治疗】

1. 妊娠期　妊娠 28 周前不必急于纠正,多能自然转为头先露。妊娠 30 周后仍为臀先露者,可试用膝胸卧位,使胎臀退出盆腔,借助重心改变完成胎位矫正。方法为:排空膀胱,松解裤带,做膝胸卧位姿势(图41-1),每天 2 次,每次 15 分钟,连做一周后复查。或进行外倒转术,但有导致脐带绕颈、胎盘早剥的可能。

2. 分娩期　根据产妇年龄、产次、产道情况、胎儿大小、臀位类型决定分娩方式。决定经阴道分娩者,应注意防止胎膜早破和脐带脱垂,当宫口开大 4~5cm 时,为使宫颈和阴道充分扩张,消毒后以手掌堵住阴道口,使胎臀下蹲以扩张产道;宫口开全后,经产妇、胎儿不大、产力好者可自然分娩,初产妇需行会阴切开、臀位助产或臀牵引术。

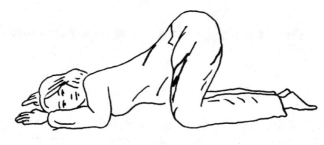

图 41-1　膝胸卧位姿势

二、肩先露

异常分娩肩先露,是指胎体纵轴与母体纵轴相互垂直,为横产式。根据胎头在母体的左或右侧和胎儿肩胛朝向前或向后方,分为肩左前、肩左后、肩右前、肩右后四种胎位。主要临床表现为母体一侧触及胎头,另一侧触及胎臀。

【临床表现】

1. 症状体征　母体腹部一侧可触及胎头,另一侧触及胎臀。肛门或阴道检查　胎膜已破,宫口开大可触及肩胛骨、肋骨、腋窝或胎儿之手。

2. 其他检查　B超检查可明确诊断。

【治疗】

1. 妊娠期　可试用膝胸卧位。胎膜未破者可试用外倒转术转为头先露或臀先露。

2. 分娩期　经产妇胎膜未破可行外倒转术,失败后按以下原则处理　①初产妇、足月活胎者,可进行剖宫产术;②经产妇、足月活胎者、胎膜已破者,可进行剖宫产术,或宫口开大5cm以上时麻醉下行内倒转术,转成臀位分娩;③子宫先兆破裂或已破裂者,立即进行剖宫产术,严重宫腔感染者并行子宫切除术;④胎儿死亡,无子宫先兆破裂征象,宫口近开全,全身麻醉下行断头术或碎胎术。

三、复合先露

复合先露,是指先露部除头或臀外,尚有肢体同时进入骨盆入口。最常见的是头与手。

【临床表现】

多在阴道检查时发现,先露为胎头,其旁有小肢体,胎手或胎足。

【治疗】

1. 对症治疗　肢体脱垂,使产妇卧向脱出肢体对侧,无宫缩,可能自然回缩。早期发现者可还纳肢体,下推胎头加以固定,宫口开全者,还纳肢体后阴道助产。

2. 手术治疗　头盆不称,胎头位置异常,出现胎儿窘迫或脐带脱垂时,应尽早进行剖宫产。

第 2 节　产 道 异 常

产道,是阴道分娩时胎儿必须经过的通道,分为骨产道与软产道两部分。产道异常,同样包括骨产道异常和软产道异常,是异常分娩的主要原因。产道异常以骨产道异常最为多见,产科检查评估骨盆大小是诊断骨盆狭窄的主要方法。软产道异常较少见,也可导致异常分娩。本节简述如下

一、骨盆入口狭窄

骨盆入口狭窄,是临床最常见的骨产道异常,通常为扁平型骨盆,以骨盆入口平面前后径狭窄为主。主要临床表现为胎先露入盆困难或受阻。

【临床表现】

胎先露入盆困难或受阻。骨盆测量　骶耻外径< 18cm,前后径< 10cm,对角径< 11.5cm。

【治疗】

1. 明显头盆不称的处理　骨盆入口平面骶耻外径< 16cm,前后径< 8.5cm,正常大小足月活胎不能入盆,应进行剖宫产术。

2. 轻度头盆不称的处理　骶耻外径 17~18cm,前后径 8.5~9.5cm,胎儿体重在 2500~3000g,宫缩规律者可试产,试产 2~4 小时产程无进展,胎头不下降为试产失败,应改行剖宫产术。

二、中骨盆狭窄

中骨盆狭窄,临床上通常与骨盆出口平面狭窄并存。主要临床表现为影响先露旋转,胎头双顶径被阻于中骨盆狭窄之上。

【临床表现】

有幼儿时期营养不良、光照不足而影响骨骼发育病史。中骨盆狭窄影响先露旋转,胎位可能随之变异,胎头双顶径被阻于中骨盆狭窄之上,常出现持续性枕横位或枕后位,宫缩较强可发生先兆子宫破裂或子宫破裂;久之可出现继发性宫缩乏力。骨盆测量　坐骨棘间径< 10cm,坐骨切迹宽度小于 2 横指,据出口横径估计中骨盆情况。同时要考虑骶骨前面弯度,坐骨棘内突程度。

【治疗】

中骨盆狭窄常影响胎头俯屈及内旋转,而致持续性枕横位或枕后位。如果胎头双顶径达坐骨棘水平或以下,可经阴道分娩,但需严密观察。否则应行剖宫产。

三、骨盆出口狭窄

骨盆出口狭窄，常与中骨盆狭窄并存，分为漏斗型骨盆和横径狭窄骨盆。主要临床表现为胎头达盆底受阻，第二产程停滞。

【临床表现】

出口平面横径 < 8cm，耻骨弓角度 < 90°，出口横径与后矢状径之和小于15cm。若单纯骨盆出口狭窄，第一产程进展顺利，胎头达盆底受阻，胎头双顶径不能通过出口横径；第二产程停滞，可继发性宫缩乏力。

【治疗】

出口横径与后矢状径之和 < 15cm，胎儿体重 ≥ 3000g 时，应剖宫产。若 > 15cm，足月活胎 3000g 多可经阴道分娩，但应行会阴切开，以免发生严重会阴裂伤。

四、软产道异常

软产道包括阴道、子宫及盆底软组织。软产道异常较少见，可见于阴道横隔、阴道纵隔、宫颈瘢痕粘连、子宫畸形、瘢痕子宫、盆腔肿瘤等，均可导致异常分娩。主要临床表现为由于原因不一，表现各异，影响胎先露下降。

【临床表现】

原因不一，表现各异，如阴道横膈，阻止胎先露下降；阴道纵隔，一般影响不大，但发生于单宫颈时可影响胎先露下降；宫颈瘢痕粘连，妨碍宫颈扩张可出现宫颈性难产等。

【治疗】

根据具体情况，可试产或采取手术剖宫产。

第 3 节　产　力　异　常

产力，是分娩的动力，动力包括子宫肌、腹肌、膈肌及肛提肌的收缩力，其中主要是子宫收缩力。产力异常是异常分娩的另一个常见原因，主要包括原发性子宫收缩乏力、继发性子宫收缩乏力、子宫收缩过强。本节简述如下。

一、原发性子宫收缩乏力

原发性子宫收缩乏力，是指产程开始即表现为子宫收缩乏力。精神因素是原发性子宫收缩乏力的主要原因。另外，头盆不称、胎位异常、过多体力消耗、子宫发育不良、多胎、羊水过多、内分泌失调、药物影响等均可引起原发性子宫收缩乏力。主要临床表现为子宫收缩协调、无力，持续时间短，间隔时间长。

【临床表现】

协调性子宫收缩乏力，具有正常节律性、协调性，但收缩无力，持续时间短，间隔时间长,当宫缩高峰时宫体隆起不明显,手指按压宫底肌壁仍可出现凹陷,产程进展缓慢。也可出现不协调性子宫收缩乏力,出现宫缩极性倒置,兴奋点不是起至两侧子宫角,而是来自子宫下段的一处或多处,由下向上扩散,波小而不规律,率频而不协调。检查可见宫缩时子宫硬度不够,宫口开大及先露下降缓慢。

【治疗】

确定产程开始,排除胎儿、产道因素外,可采取加强宫缩的措施。

1. 人工破膜　适于无头盆不称、宫口开大 3cm 者。

2. 药物治疗　缩宫素是最常用的方法,一般将缩宫素 2.5U,加入生理盐水 500ml 内,从 4~5 滴/分钟开始,根据宫缩情况调整滴速,防止强直性宫缩的发生。应用缩宫素时医生或助产士需在床前守候,观察宫缩、胎心、血压及产程进展情况。宫颈水肿、宫口扩张缓慢者可适当应用地西泮(安定),机制是可松弛宫颈平滑肌,常用剂量为地西泮 10mg,缓慢静脉注射。其他,前列腺素、普萘洛尔类药物也可适当应用。

3. 手术治疗　以上处理无效,产程无进展,出现胎儿窘迫时,可进行剖宫产术。

【提示】

1. 产前教育,进入产程后使产妇消除恐惧心理,增强信心。

2. 开展伴分娩有助于产妇消除紧张心理。

3. 分娩前鼓励进食,避免过多使用镇静药物,注意检查有无头盆不称。

二、继发性子宫收缩乏力

继发性子宫收缩乏力,是指产程进展到某一阶段时表现子宫收缩乏力。产程中进食少,入量不足影响体力;胎位不正或头盆不称时,先露不能入盆或不能紧压子宫下段及宫颈,均可引起继发性子宫收缩乏力。主要临床表现为产程进展某一阶段宫缩减弱,持续时间短,间隔时间延长。

【临床表现】

多见于精神紧张、进食量少、疲乏等引起,产程进展到某一阶段时,子宫收缩减弱,持续时间变短,间隔时间延长,导致产程进展减缓或停滞。

【治疗】

1. 第一产程处理　参考原发性子宫收缩乏力的处理。

2. 第二产程处理　①先露未达坐骨棘,时间达到或超过 2 小时,或出现胎儿窘迫征象,应行剖宫产术;②无头盆不称、无产道异常、无胎儿窘迫时,应继续加强宫缩。

3. 第三产程处理　可用麦角新碱 0.2mg,肌内注射,缩宫素静脉注射或肌内注射。

三、子宫收缩过强

子宫收缩过强,按子宫收缩的协调性可分为两种情况,即协调性和不协调性收缩过强。协调性收缩过强宫缩节律性、对称性和极性均正常;不协调性收缩过强宫缩强烈,失去节律性,宫缩无间歇。

【临床表现】

1. 协调性收缩过强　多见于胎儿过大,胎位不正,产道异常而使胎儿下降受阻,致子宫收缩协调而强烈,宫体肌肉收缩变厚,下段拉长变薄形成子宫缩复环。当子宫缩复环上升达脐部并有血尿时,是危险信号,提示子宫即将破裂。临产后先露未入盆或宫口未充分扩张,过早大量应用宫缩剂,使子宫过强收缩无节律性放松称子宫强直收缩,可影响胎盘血供而出现胎儿窘迫征象。严重者可引起子宫破裂,出现相应表现。

2. 不协调性收缩过强　多由于缩宫药使用不当、精神过度紧张、产道梗阻、粗暴阴道操作引起,可出现产妇烦躁不安、持续性腹痛、腹部拒按,或宫颈扩张缓慢胎先露下降停止,胎心时快时慢等。阴道检查出现较硬无弹性的狭窄环,此环与病理性缩复环不同,特点是不随宫缩上升。

【治疗】

第一产程中,可给予哌替啶(度冷丁)100mg,肌内注射,或25%硫酸镁20ml,加入5%葡萄糖20ml内,缓慢静脉注射,多可使宫缩恢复正常。如果宫口开全、宫缩恢复、胎儿存活、先露较低,可经阴道分娩,必要时给予阴道助产。出现子宫破裂先兆时需行剖宫产术。产后检查产道,预防感染和产后出血。

【提示】

1. 子宫收缩过强,预防为主,有急产史者提前入院待产。

2. 临产后慎用缩宫药物。

第四十二章 分娩期并发症

第1节 胎 儿 窘 迫

胎儿窘迫,是指胎儿在宫内有缺氧征象,并可危及胎儿健康和生命。胎儿窘迫主要发生在临产过程,也可发生在妊娠后期,是剖宫产的主要适应证之一。病因较多,可由母体、胎盘、脐带、胎儿因素和难产处理不当等引起。根据胎儿窘迫发生的速度分为急性及慢性两类。主要临床表现为胎心、胎动异常改变。

【临床表现】

1. 急性胎儿窘迫 主要发生于分娩期,多因脐带因素如脐带脱垂、绕颈、打结等引起,也可见于胎盘早剥、宫缩过强、低血压、休克、中毒等。①胎心变化,胎心率>160次/分,尤其是>180次/分为胎儿缺氧的初期表现,随后胎心率减慢,胎心率<120次/分,若<100次/分为胎儿危险征像,胎心监护仪图像异常;②羊水胎粪污染,胎儿缺氧、肠蠕动亢进、肛门括约肌松弛,使胎粪排人羊水中,羊水呈浅绿色、黄绿色、混浊棕黄色,即羊水Ⅰ度、Ⅱ度、Ⅲ度污染。羊水Ⅰ度、甚至Ⅱ度污染,胎心始终良好者,应继续密切监护胎心,不一定是胎儿窘迫。羊水Ⅲ度污染者,应及早结束分娩;③胎动,急性胎儿窘迫初期,最初表现为胎动频繁,继而转弱及次数减少,最终消失;④酸中毒,采集胎儿头皮血进行血气分析,若pH<7.2(正常7.25~7.35),可诊断为胎儿酸中毒。

2. 慢性胎儿窘迫 多发生在妊娠晚期,往往延续至临产并加重。多因妊娠高血压、慢性肾炎、糖尿病等所致。主要表现为胎动减少或消失,是胎儿窘迫的一个重要指征,每天监测胎动可预知胎儿的安危,胎动过频往往是胎动消失的前驱症状。胎动消失后,胎心在24小时内也会消失,应予注意以免延误抢救时机。除可发现母体存在引起胎盘供血不足的疾病外,随着胎儿慢性缺氧时间延长可发生胎儿宫内发育迟缓,胎盘功能检查、胎心监测、B型超声监测、胎动检测有助于诊断。

【治疗】

1. 急性胎儿窘迫的治疗 ①一般治疗,左侧卧位,停用催产素,酌情吸氧;

②积极寻找原因,并予以相应处理;③液体疗法,如有脱水、酸中毒、电解质紊乱,应静脉补液,酌情加用5%碳酸氢钠;④尽快终止妊娠,如胎心率低于120次/分钟或高于180次/分钟、羊水Ⅲ度污染、持续胎心缓慢达100次/分以下等,应尽快终止妊娠;⑤宫颈尚未完全扩张,胎儿窘迫情况不严重者可进行吸氧,进入第二产程时持续吸氧,通过提高母体血氧含量以改善胎儿血氧供应,必要时应行剖宫产术;⑥宫口开全,胎先露部已达坐骨棘平面以下3cm者,吸氧同时应尽快助产,经阴道娩出胎儿。

2. 慢性胎儿窘迫的治疗　针对病因、孕周、胎儿成熟程度和窘迫程度酌情决定处理。①定期产前检查胎儿情况尚可者,可嘱孕妇左侧卧位休息,定时吸氧,积极治疗原发病或并发症,争取改善胎盘供血,延长妊娠周数;②若情况难以改善,已接近足月妊娠,估计胎儿娩出后生存机会极大者,可考虑剖宫产术;③距离足月妊娠越远,胎儿娩出后生存可能性越小,应将情况向家属说明,尽量保守治疗以期延长孕周数。胎儿胎盘功能不佳者,胎儿发育必然受到影响,所以预后较差。

【提示】

1. 单纯羊水粪染不是胎儿窘迫的证据,需结合胎儿监护进行评估。

2. 急性胎儿窘迫应根据病因采取果断措施,迅速改善缺氧,停止使用宫缩剂,纠正脱水及低血压。

3. 慢性胎儿窘迫应针对病因、孕周、胎儿成熟度和窘迫程度酌情决定处理措施。

第2节　胎膜早破

胎膜早破,是指在临产前胎膜破裂。约占分娩总数的2.7%~7%,早产者发生率为足月产的2.5~3倍。发病原因包括创伤、宫颈内口松弛、妊娠后期性交机械性刺激、下生殖道感染、羊膜腔内压力升高、胎儿先露部与骨盆入口未能很好衔接、胎膜发育不良等。孕周越小围产儿预后越差,围产儿死亡率为2.5%~11%。对孕妇也有一定影响,突然破膜可引起胎盘早剥。主要临床表现为孕妇突感有较多液体自阴道流出。

【临床表现】

1. 症状体征　孕妇突感有较多液体自阴道流出,继而少量间断性排出。腹压增加如咳嗽、打喷嚏、负重时,羊水即流出。肛诊将胎先露部上推见到流液量增多,则可明确诊断。

2. 其他检查　阴道液酸碱度检查,pH ≥ 6.5时视为阳性,胎膜早破的可能性极大;阴道液涂片检查见羊齿植物叶状结晶为羊水。羊膜镜检查可直视胎先露部,看不到前羊膜囊即为胎膜早破。

【治疗】

1. 期待疗法　适于孕 28~35 周,不伴感染的胎膜早破孕妇,需住院,绝对卧床休息,避免不必要的肛诊与阴道检查,为了解宫颈情况可行阴道窥器检查,保持外阴清洁,注意宫缩与羊水性状、气味,测体温与血常规。

2. 药物治疗　①预防性应用抗生素,破膜 12 小时以上者应预防性使用抗生素,因多数医疗单位对亚临床感染难以及时诊断;②子宫收缩抑制剂的应用,常选用利托君 100mg,加入 5% 葡萄糖 500ml 内,静脉滴注,初始剂量为 5 滴 / 分钟,根据宫缩情况进行调节,每十分钟增加 5 滴,最大量每分钟 35 滴,待宫缩抑制后持续滴注,停止滴注前改为口服 10mg 每 4~6 小时 1 次。用药期间密切观察主诉、心率、血压、宫缩等,如心率大于 120 次 / 分钟应减少滴数,大于 140 次 / 分钟应停止用药,出现心痛应立即停药。也可用 25% 硫酸镁 16ml,加入 5% 葡萄糖 100ml 内,在 30~60 分钟内静脉滴注完,以后每 1~2g/h,维持滴注,每天量不超过 30g。用药过程中必须监测镁离子浓度,注意呼吸、膝反射及尿量,必要时立即停药。肾功能不全、心脏病者不能应用。

3. 终止妊娠　孕期达 34 周以上、分娩发动者,可任其自然分娩。宫缩进行性增强、经药物治疗无效、宫内感染、继续妊娠对母胎危害较大者,也应及时终止妊娠。有剖宫产指征者,可行剖宫产。

第 3 节　子宫破裂

子宫破裂,是指子宫体或子宫下段妊娠晚期或分娩期发生的破裂,为产科极严重的并发症,威胁母儿生命。可发生于子宫体部或子宫下段,多数发生于分娩期,发生于妊娠晚期者少见,经产妇发生率高于初产妇。子宫破裂分为先兆子宫破裂和子宫破裂两个阶段。有时先兆子宫破裂阶段很短,表现不明显,一开始就是子宫破裂的表现。子宫破裂常见原因为子宫瘢痕或梗阻性难产,也可见于宫缩素使用不当等。主要临床表现为先兆子宫破裂产程延长、先露受阻、下腹剧痛,出现病理性缩复环;子宫破裂突然腹痛、腹痛骤减、宫缩停止、重新腹痛、休克。

【临床表现】

1. 先兆子宫破裂　产程延长、先露部下降受阻时,可出现病理性缩复环,此时子宫下段膨隆,压痛明显,子宫圆韧带极度紧张可明显触及有压痛,并出现下腹剧痛,烦躁不安、呼叫,呼吸脉搏加快。膀胱受胎先露部压迫充血,出现排尿困难、血尿。由于过频宫缩胎儿供血受阻,胎心率改变或听不清。这种状况若不迅速解除,子宫将在病理缩复环处及其下方发生破裂。

2. 子宫破裂　可有二种情况,①完全性子宫破裂,宫壁全层破裂,宫腔与腹腔相通,产妇突感腹部如撕裂样痛,破裂反而腹痛骤减,宫缩停止,但不久又持续性腹痛,很快进入休克,面色苍白,出冷汗,呼吸表浅,脉搏细数,血压下降。检查全腹压痛、反跳痛,下腹清楚扪及胎体,缩小宫体位于胎儿侧方,胎心消失,阴道鲜血流出,量可多可少。胎儿进入腹腔内,拨露或下降中的胎先露消失,已扩张宫口回缩;②不完全性子宫破裂,子宫肌层全部或部分破裂,浆膜层尚未穿破,宫腔与腹腔未相通。胎儿及其附属物仍在宫腔内。检查在子宫不全破裂处有明显压痛。若破裂发生在子宫侧壁阔韧带两叶间可形成阔韧带血肿,此时在宫体一侧可扪及逐渐增大且有压痛的包块,胎心多不规则。

3. 其他检查　B超检查有助于诊断。

【治疗】

1. 药物治疗　发现先兆子宫破裂应立即采取措施抑制宫缩,给予静脉全身麻醉,肌内注射度哌替啶100mg等,以缓解宫缩。

2. 手术治疗　先兆子宫破裂在药物治疗同时应尽快行剖宫产术,防止子宫破裂。一旦确诊子宫破裂,无论胎儿是否存活均应抢救休克的同时及时进行手术治疗,以抢救产妇生命。

【提示】

1. 产妇有子宫瘢痕者,应注意预防子宫破裂。

2. 产程中使用缩宫素者,注意是否存在产道异常,预防使用不当导致子宫破裂。

第4节　产　后　出　血

产后出血,是指胎儿娩出后24小时内出血量超过500ml,剖宫产超过1000ml。属于分娩期严重并发症之一。短期内大量失血可迅速发生失血性休克,严重者危及产妇生命,居我国产妇死亡首位。休克时间过长可引起脑垂体缺血坏死,继发严重垂体功能减退导致希恩综合征(Sheehan syndrome)。引起产后出血的原因主要有子宫收缩乏力、胎盘因素、软产道裂伤和凝血功能障碍。其中以子宫收缩乏力所致者最常见,占产后出血总数的70%~80%。主要临床表现为阴道流血过多,继发失血性休克、贫血。

【临床表现】

1. 症状体征　临床表现随不同病因而异。①子宫收缩乏力所致,常为分娩过程中宫缩乏力的延续,产程延长、胎盘剥离延缓、阴道流血过多等,出血多为间歇性阴道流血,血色暗红,有血凝块。有时阴道流血量不多但按压宫底有大量血液或血块自阴道涌出。若出血量多,出血速度快,产妇可迅速出现休克表现,如面色苍白、头晕心慌、出冷汗、脉搏细弱、血压下降等。检查宫底较高,子宫松软如袋状,甚至子宫轮廓不清,摸不到宫底,按摩推压宫底将积血压出;②胎盘因素所致,胎盘娩出前阴道多量流血时首先考虑为胎盘因素所致,胎盘部分粘连或部分植入时,胎儿未粘连或植入部分可发生剥离而出血不止;胎盘剥离不全或剥离后滞留宫腔,表现为胎盘娩出前阴道流血量多伴有子宫收缩乏力;③软产道裂伤所致,出血发生在胎儿娩出后,持续不断,血色鲜红能自凝,裂伤较深时出血较多。仔细检查软产道可明确裂伤及出血部位。

2. 其他检查　血化验显示贫血程度;怀疑凝血功能障碍者应作血小板计数、凝血酶原时间、纤维蛋白原等有关凝血功能检查。

【治疗】

治疗原则为针对原因迅速止血、补充血容量、纠正休克及防治感染。

1. 胎盘因素出血的处理　①若胎盘已剥离未排出,膀胱过度膨胀应导尿排空膀胱,用手按摩使子宫收缩,另一手轻轻牵拉脐带协助胎盘娩出;②胎盘剥离不全或粘连伴阴道流血,应人工徒手剥离胎盘;③胎盘植入的处理,徒手剥离胎盘时发现胎盘与宫壁关系紧密界限不清,难以剥离,牵拉脐带子宫壁与胎盘一起内陷,可能为胎盘植入,应立即停止剥离,考虑行子宫切除术,若出血不多需保留子宫者,可保守治疗,目前用甲氨蝶呤治疗效果甚佳;④残留胎盘胎膜组织徒手取出困难时,可用大号刮匙清除;⑤胎盘嵌顿在子宫狭窄环以上者,可在静脉全身麻醉下,待子宫狭窄环松解后用手取出胎盘。

2. 子宫收缩乏力性出血的处理　加强宫缩是最迅速有效的止血方法,具体方法包括按摩子宫、应用宫缩剂、填塞宫腔、结扎盆腔血管、髂内动脉栓塞和切除子宫,可酌情应用。

3. 软产道裂伤出血的处理　及时准确地修补、缝合裂伤,可有效止血。

4. 凝血功能障碍出血的处理　妊娠中、晚期发现者,应争取去除病因,尽量减少产后出血的发生。对分娩期已有出血的产妇除积极止血外,还应注意针对病因治疗,如血小板减少症、再生障碍性贫血等患者输新鲜血或成分输血,发生弥散性血管内凝血者应尽力抢救,给予相应处理措施。

第5节　羊水栓塞

羊水栓塞,是指分娩过程中羊水突然进入母体血循环引起的一系列病理改变。为严重的分娩并发症之一,产妇死亡率高达60%。发病原因为羊膜囊内压力增高(宫缩过强),胎粪污染的羊水含有胎儿毳毛、胎脂、角化上皮,经损伤开放的宫颈黏膜静脉、胎盘附着处的静脉窦进入母体血循环,直接形成栓子,进入肺循环,阻塞小血管,导致肺栓塞、肺动脉高压、过敏性休克、弥散性血管内凝血(DIC)、急性肾功能衰竭等。过强宫缩、高龄产妇、多产妇、急产是羊水栓塞的好发因素。胎膜早破、前置胎盘、胎盘早剥、子宫破裂、剖宫产术中是发生羊水栓塞的诱因。主要临床表现为烦躁不安、呼吸困难、发绀、肺部啰音,血压下降。

【临床表现】

1. 症状体征　①休克症状,初始烦躁不安、寒战、恶心、呕吐、气急等先兆症状,继而出现呛咳、呼吸困难、发绀,肺部湿啰音,心率加快、面色苍白、四肢厥冷、血压下降等。严重者没有先兆症状,仅惊叫一声或打一哈欠血压迅速下降或消失,产妇多于数分钟内迅速死亡;②DIC引起的出血,患者度过休克期后,继之发生难以控制的全身广泛性出血,阴道流血、切口渗血、全身皮肤黏膜出血、消化道出血等;③急性肾功能衰竭,后期出现少尿或无尿,或尿毒症的表现。

2. 其他检查　床边胸部X线平摄片见双肺弥散性点片状浸润影,沿肺门周围分布,伴有右心扩大;床边心电图提示右心房、右心室扩大;与DIC有关的实验室检查。

【治疗】

一旦出现羊水栓塞表现,应立即给予处理。紧急抗休克、抗过敏治疗,解除肺动脉高压,纠正缺氧及心衰。DIC阶段应早期抗凝,补充凝血因子,晚期抗纤溶同时也补充凝血因子。少尿或无尿阶段及时应用利尿剂,预防及治疗肾衰竭。紧急处理还包括下腔静脉保留插管,既可测量中心静脉压指导补充血容量,又可抽血找羊水成分及做其他必要的血化验。

1. 一般治疗　吸氧,气管插管,正压供氧,必要时气管切开,保证供氧,减轻肺水肿,改善脑缺氧。

2. 药物治疗　①立即静脉注射地塞米松 20~40mg,以后依病情继续维持静脉滴注;也可用氢化可的松 500mg,静脉推注,以后 500mg 维持静脉滴注;②解痉药的应用,常用阿托品 1mg,每 10~20 分钟静脉注射一次,直至患者面色潮红,微循环改善;③氨茶碱 250mg,加于 25% 葡萄糖液 10ml 中,缓慢静脉注射;④抗休克,可用多巴胺 20mg,加于 5% 葡萄糖液 250ml 内,静脉滴注,以 20 滴/分开始,根据病情调节滴速;⑤纠正心衰,毛花苷 C 0.4mg,加入 50% 葡萄糖液 20ml 中,缓慢静脉注射,必要时 1~2 小时后可重复应用,一般于 6 小时后再重复一次以达到饱和量;⑥其他药物,利尿、纠正酸中毒、肝素、抗生素等酌情应用。

3. 产科处理　原则上应在产妇呼吸循环功能得到明显改善,并已纠正凝血功能障碍后进行。在第一产程发病应立即考虑剖宫产以去除病因;第二产程发病应在抢救产妇的同时及时阴道助产结束分娩。对一些无法控制的产后出血,即使休克状态下亦应在抢救休克的同时行子宫全切术。

【提示】

近年有研究认为,羊水栓塞主要是过敏反应,建议命名为“妊娠过敏反应综合征”。

第四十三章　正常产褥与产褥期并发症

第1节　正常产褥

产褥期,是指从胎盘娩出到全身各个器官除乳房外恢复至正常未孕状态的一段时间,通常为6周。产妇在产褥期的临床表现属于生理性变化。

【正常产褥】

1. 生命体征　产后体温多数在正常范围内,24小时内可略升高,一般不超过38℃。产后3~4天出现乳房胀大,伴37.8℃~39℃发热,称为泌乳热,一般持续4~16小时体温下降。脉搏正常范围,呼吸14~16次/分,血压正常。

2. 子宫复旧　产后宫底在脐下1指,1天略上升至平脐,以后每天下降1~2cm,产后10天子宫进入骨盆腔内。

3. 宫缩痛　产后1~2天出现下腹部阵发性腹痛,持续2~3天自然消失,多见于经产妇,不需特殊处理。

4. 恶露　正常有血腥味,无臭味,持续4~6周,总量250~500ml。因颜色内容物不同,分为血性、浆液、白色恶露。

5. 褥汗　产后1周皮肤排泄功能旺盛,排出大量汗液,不属于病态。

【产褥期处理】

1. 产后2小时内　应继续在产房内观察产妇生命征、子宫收缩情况、阴道流血情况、宫底高度、膀胱是否充盈,情况异常及时进行相应处理。如无特殊,可离开产房回病房。

2. 饮食　产后1小时进食流质或清淡半流质,以后可进普通饮食,食物富含充分营养、足够热量和水分。适当补充维生素。

3. 排尿排便　产后5天内尿量增多,鼓励自行排尿,排尿困难者可酌情选用下腹热敷、肌内注射新斯的明、留置导尿管。

4. 子宫恶露　每天同一时间触摸子宫底高度,了解子宫复旧程度。如子宫复旧不全,红色恶露较多,持续时间较长,应及时给予子宫收缩剂。如合并感染应予以抗生素治疗。

5. 会阴处理 用 0.05% 聚维酮碘液擦洗外阴,每天 2~3 次,尽量保持会阴干燥,会阴水肿可用 50% 硫酸镁湿热敷,产后 24 小时用红外线照射外阴。

6. 情绪变化 分娩的激动、紧张、放松、担心等均可造成情绪波动。产后 3~10 天可表现为轻度抑郁,抑郁严重者需口服抗抑郁药物。

7. 乳房护理 推荐母乳喂养、母婴同室、产后半小时内开始哺乳。乳胀痛可做湿热敷;乳汁不足者需进行催乳治疗;因病不能哺乳者需进行退乳治疗。防治乳头皲裂,防止干燥,乳头适当使用油膏。

8. 预防中暑 保持室内通风,避免室温过高,衣着宽大透气。

第 2 节 产 褥 感 染

产褥感染,是指分娩及产褥期生殖道受病原体感染,引起局部或全身的炎症变化。β- 溶血性链球菌是最常见的病原体。发病率为 6%,是产妇死亡的四大原因之一。多发生于产妇体质虚弱、营养不良、孕期贫血、妊娠晚期性生活、胎膜早破、羊膜腔感染、慢性疾病、产程延长、产前产后出血过多等。主要临床表现为发热、疼痛、异常恶露。

【临床表现】

1. 症状体征 ①急性外阴炎、阴道炎、宫颈炎时,由于分娩时损伤感染出现局部灼热、疼痛、下坠,伤口红肿、裂开,脓液流出;②急性子宫内膜炎、子宫肌炎时,病原体经胎盘剥离面侵入,扩散到子宫蜕膜层称子宫内膜炎,侵及子宫肌层称子宫肌炎,两者常伴发,出现发热、恶露增多,有臭味、下腹疼痛及压痛;③急性盆腔结缔组织炎、急性输卵管炎时,病原体沿宫旁淋巴和血行达宫旁组织,出现炎性包块、寒战、高热、下腹痛,严重者侵及整个盆腔;④急性盆腔腹膜炎及弥漫性腹膜炎时,炎症扩散至子宫浆膜,形成盆腔腹膜炎,继而发展成弥漫性腹膜炎,出现全身中毒症状如高热、恶心、呕吐、腹胀,下腹明显压痛、反跳痛;⑤血栓静脉炎时,盆腔内栓塞静脉炎侵及子宫静脉、卵巢静脉、髂内静脉、髂总静脉及阴道壁静脉,病变单侧居多,产后 1~2 周多见,出现寒战、高热,反复发作;下肢血栓静脉炎,常继发于盆腔静脉炎,病变多在股静脉、大隐静脉,出现下肢持续性疼痛,血液回流受阻,下肢水肿;⑥脓毒血症时,感染血栓脱落进入血循环引起脓毒血症,出现持续高热、寒战、全身明显中毒症状。

2. 其他检查 血化验多有白细胞增高。B 超检查、CT、磁共振检查有助于诊断,可对感染形成炎性包块、脓肿、静脉血栓做出定位和定性诊断。

【治疗】

1. 支持疗法 加强营养,增强全身抵抗力,纠正水、电解质失衡,病情严重或贫血者,少量多次输血或血浆。

2. 局部处理 清除宫腔残留物,脓肿形成时进行必要的引流,半卧位以利于引流。

3. 抗生素应用　根据药敏试验选用广谱高效抗生素,注意需氧菌、厌氧菌及耐药菌株问题。中毒症状严重者,短期选用肾上腺皮质激素,提高机体应激能力。

4. 血栓静脉炎的处理　应用大量抗生素的同时,可加用肝素 50mg,加于 5% 葡萄糖液中,静脉滴注,每 6 小时一次,体温下降后改为每天 2 次,连用 4~7 天,并口服双香豆素、双嘧达莫等。也可用活血化瘀中药及溶栓类药物治疗。

【提示】

1. 产后发热者首先应考虑产褥感染,再排除引起产褥病率的其他疾病。

2. 产褥病率,是指分娩 24 小时以后的 10 天内,每天测量体温 4 次,间隔时间 4 小时,有 2 次体温超过或大于 38℃（口表）。产褥病率多为产褥感染引起,也可见于生殖道意外疾病,如急性乳腺炎、上感、尿路感染等。

第 3 节　产褥期抑郁症

产褥期抑郁症,是指产妇在产褥期间出现抑郁症状,为产褥期精神综合征最常见的一种类型。主要表现为持续和严重的情绪低落。国外报道发病率 30%,通常在产后 2 周内发生。发病原因与产后性激素改变、社会角色转换、心理变化带来的身体、情绪有关。主要临床表现为情绪抑郁、能力减退、失眠、悲观。

【临床表现】

1. 情绪改变　心情压抑、表情淡漠、精神沮丧,或整天郁郁寡欢、自感凄凉孤独,或焦虑、恐惧、易怒,有的表现为不愿见人,独自伤心落泪。他人的轻松谈话虽可使之暂时好转或破涕为笑,但很快又会回到抑郁状态。

2. 认知改变　自暴自弃,负罪感,遇事尽往坏处着想;对身边人充满敌意,与家人、丈夫关系紧张。

3. 能力减低　创造性思维能力减低,主动性降低,对日常生活缺乏兴趣,前途暗淡,充满自卑、自责、内疚,思考问题困难,很难专心致志工作。有的影响对新生儿的照料。

4. 信心缺乏　对生活缺乏信心,感觉生活无意义,出现厌食、睡眠障碍、易疲倦、性欲减退。

5. 自杀倾向　严重者产生自杀倾向,或产生杀婴倾向,有的处于错乱或昏睡状态。

【治疗】

1. 心理治疗　为主要治疗手段,通过心理咨询、心理支持。特别是要为患者提供较多的感情支持、家庭支持、社会支持。指导产妇对情绪和生活进行自我调节,可采取音乐疗法、焦点转移、行为调整、倾诉宣泄、角色交替、自我鼓励等方式。

2. 药物治疗　用于中度抑郁或心理治疗无效者,在专科医师指导下进行,常用药物包括盐酸帕罗西定、盐酸舍曲林等。

【提示】

1. 本病早期诊断困难,产后进行自我问卷调查(产后抑郁评分系统)对早期发现和诊断很有帮助。

2. 产后抑郁症至今没有统一的诊断标准,应用较多的是美国精神病学会在《精神疾病的诊断与统计手册》一书中制定的标准:产后 2 周内出现下列 5 条或 5 条以上,必须具备①或②条,且持续 2 周以上,患者自感痛苦或社会功能已经受到严重影响。①情绪抑郁;②对全部或多数活动明显缺乏兴趣或愉悦;③体重显著下降或增加;④失眠或睡眠过度;⑤精神运动性兴奋或阻滞;⑥疲劳或乏力;⑦遇事均感毫无意义或有自罪感;⑧思维能力减退或注意力下降;⑨反复出现想死亡的想法。

第四十四章 妊娠滋养细胞疾病

第1节 葡萄胎

葡萄胎,又称水泡状胎块。葡萄胎为良性疾病,发病原因不明,但具有较高的恶变率。病理改变为妊娠后胎盘绒毛滋养细胞异常增生、间质水肿,形成水泡,水泡大小不一,小者数毫米,大者数厘米,泡壁薄、透亮,内含黏液,绒毛干梗将无数水泡相连成串,水泡间空隙充满血液及凝血块。可分为完全性和部分性葡萄胎,其中大多数为完全性葡萄胎。完全性葡萄胎子宫膨大,整个宫腔充满水泡,胎盘绒毛全部受累,无胎儿及其附属物可见。主要临床表现为停经后阴道流血,子宫异常增大。

【临床表现】

1. 症状体征 ①停经后阴道流血,多数在停经2~4个月后不规则阴道流血,断续不止,逐渐增多,常反复大量流血。有时可排出水泡样组织,此时出血往往汹涌,但腹痛并不明显;②子宫增大、变软,由于绒毛水肿及宫腔积血,约有2/3患者子宫大于相应月份的正常妊娠子宫,质地极软;1/3患者子宫大小与停经月份相符。极少数患者子宫小于停经月份,可能因水泡退行性变、停止发展的缘故;③妊娠呕吐及妊高征,妊娠呕吐较正常妊娠为早,持续时间长,症状严重,孕24周前即可发生高血压、水肿、蛋白尿等,子宫增大迅速者尤易发生,约1/4葡萄胎患者发展为先兆子痫,但子痫罕见;④甲状腺功能亢进现象,约10%患者合并轻度甲亢,表现为心动过速、皮肤温度增高、震颤,血浆T_3及T_4上升。

2. 其他检查 B超检查是诊断葡萄胎可靠而敏感的方法,可显示明显增大的子宫腔内充满弥漫分布的光点和小囊样无回声区,无妊娠囊可见,也无胎儿结构及胎心搏动。超声多普勒探测胎心只能听到子宫血流杂音。绒毛膜促性腺激素(HCG)测定增高。X胸部检查可观察肺部有无异常。

【鉴别诊断】

1. 流产 部分葡萄胎与不完全流产或过期流产临床表现相似,通过DNA倍体分析和$P57^{KIP2}$物免疫组化染色进行鉴别。

2. 双胎妊娠 双胎无阴道流血,B超检查可以进行鉴别诊断。

【治疗】

1. 清理宫腔　葡萄胎确诊后应及时清除宫腔内容物,由于子宫大而软易发生子宫穿孔,清理宫腔应在手术室进行,并由高年资医生操作,一般采用吸刮术较安全,且能迅速排空宫腔,即使子宫增大至妊娠 6 个月左右大小,仍可使用负压吸引。应在输液、输血准备下进行。充分扩张子宫颈管,选用大号吸管吸引,待子宫缩小后轻柔刮宫,刮出物选取宫腔内及近种植部位组织分别送病理检查。术时使用缩宫素,静脉滴注,加强宫缩可减少失血及子宫穿孔,但需在宫口扩大后给药,以防滋养细胞压入宫壁血窦,促使发生肺栓塞。子宫大于妊娠 12 周者一般吸刮 2 次,1 周后进行第二次刮宫,每次刮出物均需送病理检查。

2. 子宫切除术　单纯性子宫切除不能预防葡萄胎发生子宫外转移,所以不作为常规处理。年龄接近绝经无生育要求者可行全子宫切除术,两侧卵巢可保留。

3. 预防性化疗　不常规推荐,适于有高危因素和随访困难的完全性葡萄胎患者。一般选用氟尿嘧啶或放线菌素 D 单药化疗一疗程。部分性葡萄胎患者不作预防性化疗。

4. 随访　定期随访可早期发现持续性或转移性滋养细胞肿瘤。葡萄胎清除后每周作一次 HCG 定量测定,直到降低至正常水平。开始 3 个月内每周复查一次,此后 3 个月内每半个月一次,然后每月一次持续半年,第二年起改为每半年一次,共随访 2 年。随访内容除每次必须监测 HCG 外,应注意有无异常阴道流血、咳嗽、咯血及其他转移灶症状,并作妇科检查,盆腔 B 超及 X 线胸片检查也应重复进行。

【提示】

葡萄胎处理后应避孕 1~2 年,最好使用阴茎套;不宜使用宫内节育器,因可混淆子宫出血原因;含有雌激素的避孕药可能促使滋养细胞生长,也以不用为妥。

第 2 节　妊娠滋养细胞肿瘤

妊娠滋养细胞肿瘤,主要包括侵蚀性葡萄胎和绒毛膜癌。由于临床上侵蚀性葡萄胎和绒毛膜癌表现、发病过程、处理原则等方面基本相同,故将两者合称为妊娠滋养细胞肿瘤。60% 继发于葡萄胎妊娠,30% 继发于流产,10% 继发于足月妊娠或异位妊娠。侵蚀性葡萄胎恶性程度一般不高,大多数仅造成局部侵犯,仅 4% 的患者发生远处转移,预后较好;绒癌恶性程度极高,发生转移早而广泛,化疗药物问世前死亡率 90% 以上,目前患者预后已得到极大改善。侵蚀性葡萄胎病理改变为子宫肌壁内大小不等的水泡状组织,宫腔内可有原发病灶,也可没有原发病灶;绒毛膜癌病理改变为形成单个或多个宫壁肿块,可侵犯宫壁或突出于浆膜层,瘤灶表面呈紫色,常伴出血、坏死及感染,质软脆、易出血。主要临床表现为异常阴道流血。

【临床表现】

1. 症状体征 ①无转移滋养细胞肿瘤,大多数继发于葡萄胎妊娠,少数出现于流产或足月妊娠后,表现为葡萄胎排空、流产或足月妊娠后有持续不断的阴道流血,量多少不定。也可表现为一段时间的正常月经后再停经,然后又出现阴道流血。可有子宫复旧不全或不均匀性增大。长期阴道流血者可继发性贫血;②转移滋养细胞肿瘤,多见于非葡萄胎妊娠后或经组织学证实的绒毛膜癌,妇科检查时可触及肿块,有时原发灶消失,子宫可不增大,易出现血行播散,最易出现转移的部位是肺、阴道、肝、脑等处。肺转移时多有咳嗽、血痰或者反复咯血、胸痛等。阴道转移时阴道下段前壁,呈紫红色结节突起,破溃后可引起大出血。肝转移时出现黄疸、肝区疼痛及消化道症状。脑转移时可跌倒、失明、失语等,脑瘤期发生头痛、呕吐、抽搐、偏瘫以至昏迷。

2. 其他检查 绒毛膜促性腺激素(HCG)测定,是诊断绒毛膜癌的重要手段,可较长时间增高。B超检查有助于原发灶及转移灶的诊断。肺转移时 X 线胸部摄片出现小结节状、棉球状或团块状阴影。

【治疗】

1. 治疗原则 以化疗为主,手术为辅,尤其是侵蚀性葡萄胎,化疗几乎已完全替代了手术,但手术治疗在控制出血、感染等并发症及切除残余或耐药病灶方面仍占主要地位。

2. 化疗药物 所用药物包括氟尿嘧啶(5-FU)、放线菌素 D(Act-D)、甲氨蝶呤(MTX)、环磷酰胺(CTX)、长春新碱(VCR)、顺铂(CDDP)等,可酌情选用。

第四十五章　不孕症与辅助生殖技术

第 1 节　不　孕　症

不孕症,是指婚后未避孕、有正常性生活、同居 2 年未受孕者。女性卵母细胞、男性精子、男女生殖道解剖与功能,任何一个环节异常均可导致不孕症。婚后从未受孕者称为原发性不孕,有过怀孕后而又 2 年未孕者称为继发性不孕。夫妇一方有先天缺陷或生殖器畸形不能怀孕者称为绝对不孕,一方因某因素阻止受孕、暂时不孕者称为相对不孕。女性因素不孕者占 60%,男性因素不孕者占 30%,双方因素不孕者占 10%。

【原因分析】

女方因素

1. 输卵管因素　为最常见因素,如慢性输卵管炎症如淋病、结核;卵管伞端粘连如腹腔炎症、阑尾炎术后等;输卵管过长、过细、扭曲等。

2. 卵巢因素　卵巢发育不良、功能早衰、卵巢肿瘤、卵巢功能紊乱引起的闭经;全身性疾病如甲状腺功能亢进、重度营养不良等。

3. 子宫因素　先天性子宫发育不良、子宫内膜炎、子宫内膜结核、内膜息肉、宫腔粘连等。

4. 宫颈因素　雌激素不足、宫颈管感染、宫颈息肉、宫颈肌瘤阻塞等、

5. 阴道因素　先天性无阴道、无孔处女膜;阴道炎症时大量白细胞消耗精液中的能量物质等。

男方因素

1. 精液异常　无精子、精子数过少、活动力弱、形态异常;隐睾、睾丸发育异常;全身消耗性疾病等。

2. 精子运送受阻　附睾炎、输精管结核等。

3. 免疫因素　体内产生自身抗体。

4. 内分泌因素　垂体、甲状腺疾病。

5. 性功能异常　阳痿等。

男女双方因素

1. 性生活知识缺乏　不能排精等。

2. 双方过度紧张　过度盼子心切等。

3. 免疫因素　同种免疫、自身免疫。

【检查步骤】

不孕症检查方法较多,有不孕症时可按以下步骤进行,以免盲目检查,费时费力,避免增加费用。

男方检查

1. 了解性生活　是否正常。

2. 全身检查　有无全身疾病。

3. 精液常规检查　各项指标是否正常。

女方检查

1. 了解性生活　是否正常。

2. 全身检查　有无内外生殖器异常;有无全身性疾病,如甲状腺功能异常、垂体病变等。

3. 妇科检查　第二性征发育是否正常,内外生殖器有无异常等。

4. 卵巢功能检查　方法有 B 超监测卵泡发育、基础体温测定、阴道脱落细胞涂片检查、宫颈黏液结晶检查、月经来潮前子宫内膜活组织检查、女性激素测定等。

5. 输卵管通畅试验　常用的有通液术、子宫输卵管碘油造影术。除有诊断作用外,还可有疏通输卵管粘连的作用。

6. 性交后精子穿透试验　经双方检查未发现异常时才进行此试验。

7. 宫颈黏液、精液相合试验　若精子穿过黏液并继续向前爬行,提示精子活动力及宫颈黏液性状均正常。

8. 子宫镜检查　了解宫腔内膜情况,有无内膜粘连、黏膜下肌瘤、黏膜息肉等。

9. 腹腔镜检查　了解输卵管、卵巢有无粘连。

10. 超声检查　推荐使用阴道超声检查,内容包括子宫大小、形态、肌层回声、子宫内膜厚度和分型、卵巢、输卵管、有无盆腔积液等。

【不孕症的治疗】

不孕与年龄的关系是不孕最重要的因素。尽量采用自然、安全、合理的方案。首先改善生活方式,超重者适当减重,瘦弱者调整至正常状态。

1. 一般治疗　增强体质、纠正营养不良、戒烟忌酒。学会预测排卵日期,在排卵期性交,一般为排卵前 2~3 天到排卵后 24 小时性交,性交次数适度。

2. 治疗生殖器疾病　酌情处理炎症、肿瘤、畸形等。

3. 诱发排卵　适于无排卵者。①氯米芬,为首选促排卵药,适于体内有一定雌激素水平者,从月经周期第 5 天起,每天口服 50mg,连用 5 天,排卵率高达 70%~80%,每周期受孕率 20%~30%。用药期间经阴道监测卵泡生长,卵泡成熟后用绒促性素(hCG)5000U 肌内注射,共 12~14 天进行黄体功能支持;②尿促性素(hMG)促使卵泡发育成熟,一般于月经周期 2~3 天起,每天或隔天肌内注射 50~150U,直至卵泡成熟。用药期间经阴道监测卵泡生长,卵泡成熟后用绒促性素(hCG)5000U 肌内注射,促排卵及黄体形成,排卵后黄体支持同前。

4. 补充黄体功能　适于黄体功能不全者,于月经周期第 20 天开始,每天肌内注射黄体酮 10~20mg,连用 5 天。

5. 改善宫颈黏液　于月经第 5 天起应用乙烯雌芬 0.1~0.2mg,连服 10 天,使宫颈黏液稀薄,有利于精子通过。

6. 慢性输卵管炎症治疗　①口服活血化瘀中药;②输卵管内注药,常用地塞米松 5mg、庆大霉素 40mg(4 万单位)加生理盐水 20ml,每分钟 1ml 速度注入,于月经干净 2~3 天开始,每周 2 次,直到排卵前,可连用 2~3 个周期。

7. 人工授精　用器械将精液注入宫颈管内或宫腔内,取代性交使女方妊娠的方法。精液来源有两类:①丈夫精液,适于男性功能障碍、畸形、女性宫颈管狭窄、宫颈黏液异常等;②供精者精液,适于男方无精子、不良遗传基因携带者。

第 2 节　辅助生殖技术

辅助生殖技术,是指在体外对配子和胚胎采用显微操作技术,帮助不孕夫妇受孕的一组方法,包括人工授精、体外受精 - 胚胎移植及其衍生技术等。目前常用如下两种方法,简介如下。

1. 人工授精　人工授精是将精子通过非性交方式注入女性生殖道内,使其受孕的一种技术。包括使用丈夫精液人工授精和供精者精液受精。具备正常发育的卵泡、正常范围的活动精子数目、健全的女性生殖道、至少一条通畅的输卵管不孕症夫妇,均可实施人工授精治疗。目前常用宫腔内人工授精,方法为:将精液洗涤处理后,去除精浆,取 0.3~0.5ml 精子悬浮液,在女方排卵期间,通过导管经宫颈管注入宫腔内授精。人工授精可以在自然周期或促排卵周期进行,在促排卵周期中应控制卵泡数目。

2. 体外授精与胚胎移植　体外授精与胚胎移植是指从妇女卵巢内取出卵子,在体外与精子发生受精,培养 3~5 天,再将发育到卵裂期或囊胚期的胚胎移植到宫腔内,使其着床发育成胎儿的全过程,俗称"试管婴儿"。1988 年我国第一例试管婴儿在北京诞生。对输卵管性不孕、原因不明不孕、子宫内膜异位症、男性因素不育症、排卵异常、宫颈因素等不孕症,通过其他常规方法无法怀孕,均为体外授精与胚胎移植适应证。体外授精与胚胎移植主要步骤为:药物刺激卵巢、监测卵泡至发育成熟、经阴道超声介导下取卵、将卵母细胞及精子放入模拟卵管环境的培养液中受精,受精卵再培养 2~5 天,形成卵裂期或胚囊期胚胎,继而进行子宫腔内胚胎移植,同时使用黄体酮黄体支持。胚胎移植 2 周后测血或尿 hCG 水平确定妊娠,移植 4~5 周后经阴道超声检查确定宫内临床妊娠。该方法常见并发症为卵巢过度刺激综合征(表现为腹胀、卵巢增大、腹腔积液、胸腔积液、重要脏器血栓形成、电解质紊乱等)和多胎妊娠。

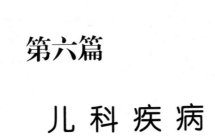

第六篇

儿 科 疾 病

第四十六章　儿科基本知识

儿科学是临床医学范畴中的二级学科,随着医学发展不断向三级学科细化,类似内科学以系统划分为呼吸、消化、循环、神经、血液、内分泌。小儿外科为外科范畴的三级学科。研究对象是自胎儿至青春期的儿童,研究内容是儿童的生长发育、生理病理、疾病预防等。

【小儿年龄分期】

1. 胎儿期　从受精卵形成到小儿出生止,共40周,胎儿的周龄即为胎龄。此期母亲感染、创伤、重病、心理创伤等均可影响胎儿发育,可导致流产、畸形等。

2. 新生儿期　自胎儿娩出脐带结扎至28天。此期实际包括在婴儿期内,发病率高,死亡率也高,因此列为婴儿期的一个特殊时期。另外,先天畸形常在此期表现出来。

3. 婴儿期　自出生至1周岁之前。此期发育生长极其旺盛,来自母体内抗体逐渐减少,自身免疫功能未成熟,抗病能力弱,以发生各种感染和传染病。

4. 幼儿期　自1岁至3岁。营养需求高,体格发育稍慢,智力发育迅速,活动范围广,对危险识别、自我保护意识差,意外伤害发生率高。

5. 学龄前期　自3周岁至6~7岁。体格发育速度减慢,处于稳步增长状态,知识面扩大,自理能力增强。

6. 学龄期　自6~7岁入学至青春前。此期体格发育相对缓慢,除生殖系统外各系统器官均已接近成人。

7. 青春期　青春期一般10~20岁。女孩青春期开始和结束都比男孩早2年左右。此期儿童发育再次加速。生殖系统发育加速并趋于成熟。

【儿童保健】

1. 胎儿期及围生期　主要通过孕母实现:①预防遗传病,普及婚前检查、禁止近亲结婚、避免接触毒物、避免烟酒;②充足营养,加强铁、锌、钙、维生素补充;③预防感染,避免感冒,预防弓形虫、风疹等感染;④良好生活环境,避免环境污染,减少心理压力、家庭压力;⑤避免妊娠期并发症,预防早产、异常分娩等;⑥加强高危儿监护,对早产、低体重、窒息、低体温、低血糖、低血钙、颅内出血等新生儿监护。

2. 新生儿期　生后 1 周内发病率极高,故新生儿是儿童保健重点,一周内是重中之重。①出生时护理,清理口腔黏液,保证呼吸道通畅,严格消毒结扎脐带,记录体温、呼吸、心率、体重、身长;②居住保健,冬季室温 20~22℃,湿度 55% 为宜,母乳喂养,及早父母抚摸,脐部护理,预防感染,接种卡介苗、乙型肝炎疫苗。

3. 婴儿期　体格生长迅速,需大量营养素,易发生消化紊乱和营养缺乏性疾病。4~6 个月应开始添加副食,准备断离乳,定期查体,防治缺铁性贫血、佝偻病、营养不良等。给予各种感知刺激,促进大脑发育,按计划免疫。

4. 幼儿期　发展感知和自我意识能力,好奇、爱活动、乐于模仿、爱听故事爱唱歌。定期体格检查,预防龋齿,防治异物吸入、烫伤、跌倒、外伤等。

5. 学龄前期　智能发育快,独立活动范围大,是性格形成的关键时期。此时应培养学习习惯,加强素质教育,培育优良心理素质。视力筛查预防龋齿,防止外伤、误服药物、食物中毒等。

6. 学龄期与青春期　获取知识最重要时期,体格发育第二高峰。加强教育,培养学习、思维、想象力,加强体育运动。预防屈光不正、龋齿、缺铁性贫血等。进行法制教育,交通法规教育,正确性教育。

【用药基本原则】

1. 先物理后药物　先观察病情变化,弄清原因,如儿童体温 38.5℃时,不必应用退烧药,可先进行酒精擦浴或温热毛巾、冷水毛巾、冰块等局部物理治疗。

2. 尽量简单化　能用一种药不用两种药,能用单一成分的药不用复方药,尽量不用前面带“复方”二字的药物,如复方甘草片、复方止咳糖浆等。

3. 首选儿童装　儿童用药不良反应中 40% 为过量使用,因此为防止过量使用应采取儿童装剂型,如针对发热、腹泻等都有儿童装剂型。

4. 口服药优先　小儿科用药顺序为　口服、肌注、静脉输液。原则上能用口服药,就不要肌注;能用肌注药,就不要静脉输液。

【药物选择】

1. 抗生素　掌握药理作用,用药指征,勿过量使用,注意肾毒性、耳毒性、造血功能影响。过量使用易引起肠道菌群失调、真菌感染、耐药菌感染等。

2. 肾上腺皮质激素　短期大量使用掩盖病情,故诊断未明者一般不用,长期应用抑制骨骼生长,引起水、电解质、脂肪代谢异常。长期使用减低免疫力,使病灶扩散。水痘患者禁用肾上腺皮质激素。

3. 退热药　一般使用乙酰氨基酚和布洛芬,剂量不宜过大,可反复使用。婴儿不宜使用阿司匹林,以免发生 Reye 综合征。

4. 镇静止惊药　高热、烦躁不安、剧咳不止者需买药备用,发生惊厥时可以给予苯巴比妥、10% 水合氯醛、地西泮等。

5. 镇咳止喘药　一般不用镇咳药,多用祛痰药或雾化吸入。哮喘时提倡局部吸入 B_2 受体激动剂,必要时也可用茶碱类药物,新生儿、小婴儿慎用。

6. **乳母用药** 阿托品、苯巴比妥、水杨酸盐等药物可经母乳影响哺乳婴儿，应慎用。

【常用发育指标】

1. **体重** 出生第 1 个月，增加 1~1.7kg。出生 3~4 个月等于出生时的 2 倍。第 1 年内前 3 个月体重增加等于后 9 个月体重的增加。1~12 岁的体重 = 年龄（岁）× 2+8。

2. **身高** 出生时平均 50cm，出生后前 3 个月增长约 11~13cm，等于后 9 个月的增长值，1 岁时身高约 75cm。第二年增长减慢，2 岁时约 87cm。2 岁后每年增长约 6~7cm。

3. **头围** 经眉弓上缘至枕骨结节左右绕头一周为头围，出生时大约 33~34cm，出生后头 3 个月约为后 9 个月的增长值，1 岁时约 46cm，出生后 2 岁时约为 48cm。出生后 2 岁内有意义头围。

4. **胸围** 平乳头下缘经肩胛下角绕胸一周为胸围，出生时约 32cm，1 岁时胸围约 34cm。

5. **牙齿** 人一生乳牙 20 个，恒牙 28~32 个。出生后 4~10 乳牙开始萌出，多数 3 岁前出齐。6 岁左右萌出第 1 个恒牙，6~12 岁乳牙逐渐被同位恒牙代替。

【病史询问】

1. **现病史** 起病时间、症状、过程、全身改变、吃、喝、玩、哭闹、大小便、睡眠等亦应问明。某系统患病常表现几个系统的症状，如呼吸道感染发热、咳嗽、流涕外，还可出现恶心、呕吐、腹泻，甚至出现抽搐等症状，应分清主次和因果关系。

2. **过去史** 曾否患过类似疾病，如每逢高热便有惊厥史对诊断高热惊厥有较大帮助；麻疹患第二次的机会最少，遇小儿发热时可不再考虑麻疹。问明有无传染病接触史，判断小儿是否已受传染。

3. **个人史** 新生儿、婴幼儿询问母孕期状况、胎次、足月产否、顺产或难产，出生时是否立即会哭、哭声大小、有无窒息等。询问母乳喂养或人工喂养，母奶充足否、辅食添加种类及时间、断奶时间、饮食情况。三岁以下询问发育史如身长、体重、会笑、会坐、会爬、会走、智力等。询问预防接种史，何时何种预防接种。

4. **家族史** 有无家族遗传性疾病、肝炎、结核、哮喘、癫痫等病史。

【体格检查】

尽量取得患儿合作，消除恐惧心理，动作轻柔、速度要快，尽量减少不适刺激。顺序灵活，安静时先查呼吸、脉搏、心脏、咽部；后进行直肠指诊等刺激较大的检查。有时随机检查，如张口哭闹可迅速观察咽部，吸气时可听肺部，腹部起伏时可触诊肝脏等。

1. **一般状况** 注意营养、发育、精神、反应、面色、表情、体位、姿势、呼吸等。测量体温、脉搏、呼吸、血压、身高、体重、头围、胸围等。小儿血压计袖带宽度以上臂长度的 2/3 为宜。推算公式: 收缩压 (mmHg)=80+ (岁 × 2); 舒张压 (mmHg)= 收缩压 × 2/3。

2. 头部检查　注意大小、形态、颅骨软化否、囟门关闭否, 未闭应测囟门大小, 是否隆起或凹陷、有无枕后秃发等。口腔咽部有无充血、扁桃体肿大否、黏膜有无溃疡、麻疹斑、牙齿数目等。

3. 胸部检查　注意胸廓外形, 有无鸡胸、漏斗胸、肋骨串珠、肋膈沟、肋骨外翻等, 有无 "三凹征" (吸气时胸骨上窝、肋间隙、剑突下凹陷)。注意听诊肺底部、肩胛间、脊柱两旁, 哭闹时利于肺部听诊。年龄越小心率越快, 一岁内 110~130 次 / 分, 五岁时约 80~100 次 / 分。

4. 腹部检查　检查者手要温暖, 手法轻柔。正常婴幼儿肝脏可在肋下触及 1~2cm, 6~7 岁后即不应触到。注意腹部皮下脂肪厚度, 以判断其营养状况。

5. 脊柱和四肢　发育正常否, 有无脊椎缺损, 有无骶尾部肿瘤, 有无四肢先天性发育畸形, 双侧对比进行。

6. 外生殖器和肛门直肠　阴茎和睾丸有无异常, 肛门直肠有无闭锁或狭窄, 女性有无阴道直肠瘘等。如需直肠指诊, 可用小指检查直肠内有无息肉、肛管直肠狭窄等。肠套叠时注意盆腔内是否空虚、有无肿块, 并注意指套上有无血迹。

第四十七章　新生儿疾病

新生儿,系指从脐带结扎到出生后28天内的婴儿。新生儿是胎儿的延续,与产科密切相关,因此又是围生医学的一部分。围生医学是研究胎儿出生前后影响胎儿和新生儿健康的一门学科,涉及产科、新生儿科和有关遗传、生化、免疫、生物医学工程等领域,是一门边缘学科。围生期是指自妊娠28周至出生后7天。围生期的婴儿称为围生儿。围生儿发病率及死亡率均居人的一生之首,尤其是出生后24小时内。

第1节　新生儿窒息

新生儿窒息,是指婴儿出生后无自主呼吸或呼吸抑制而导致的低氧血症和混合性酸中毒。常见病因有孕妇妊娠高血压综合征、胎盘早剥、难产及羊水、胎粪吸入等,造成新生儿各系统脏器缺氧缺血性损伤,是引起新生儿死亡和儿童伤残的重要原因之一。主要临床表现为无心率或少于100次/分钟、无呼吸或慢、皮肤青紫或苍白。

【临床表现】

1. 病史　往往有胎儿宫内窒息史,如早期胎动增加、心率超过160次/分钟,晚期胎动减少或消失,心率少于100次/分钟。

2. 症状体征　患儿出生1~5分钟后进行评估,可见皮肤颜色青紫或苍白,心率无或少于100次/分钟,弹足底或插鼻管无反应或仅有轻度动作,肌张力松弛或四肢略屈曲,呼吸无或慢。

【治疗】

1. 复苏方案　出生后立即评估,立即复苏,实施ABCD方案:A(airway)清理呼吸道、B(breathing)建立呼吸、C(circulation)维持正常循环、D(drug)药物治疗。

2. 复苏步骤　①保暖;②减少散热,用温热干毛巾擦干头部及全身;③摆好体位,肩下垫高2~3cm,颈部轻度后仰;④清理呼吸道,吸净口、咽、鼻腔黏液,先吸口咽部,再吸鼻腔;⑤触觉刺激,拍打足底1~2次;⑥触觉刺激后如无呼吸或心率少于 100 次 / 分钟,需进行气管插管正压通气;⑦如气管插管正压通气 30 秒钟后心率仍少于 60 次 / 分钟或 60~80 次 / 分钟不再增加,应同时进行胸外心脏按压;⑧药物治疗,如心率仍少于 80 次 / 分钟,可酌情给予肾上腺素、扩容剂、5% 碳酸氢钠、多巴胺等药物治疗。

第 2 节　新生儿黄疸

新生儿黄疸,临床较为常见,其病因特殊、复杂。由于新生儿特点,有的为生理性黄疸,有的为感染所致,有的为阻塞性黄疸,有的为胆红素性脑病。主要临床表现为出生后出现皮肤黏膜黄染。

【临床表现】

1. 生理性黄疸　约 60% 足月儿和 80% 以上的早产儿出生后 2~5 天,皮肤黏膜开始出现肉眼可见的黄疸,足月儿 4~5 天黄疸达高峰,早产儿 5~7 天达高峰,患者一般情况尚好,一般无其他症状。足月儿黄疸多在 2 周内消退,早产儿黄疸消退较迟,可延至 3~4 周。

2. 感染性黄疸　大多数由于病毒通过胎盘传给胎儿,或通过产道或脐带感染病菌,出生后 1~3 周皮肤、黏膜出现黄疸,并可伴有感染中毒表现。

3. 阻塞性黄疸　见于先天性胆道闭锁或先天性胆总管囊肿等发育畸形,常在出生后 1~2 周出现皮肤黏膜黄疸,且进行性加重,尿色逐渐加深,大便由浅黄逐渐变白色,可有明显肝脏肿大。

4. 胆红素脑病　一般出生后 24 小时内出现黄疸,发展较快,血清胆红素可高达 342μmol/L 以上。数日后患者可出现嗜睡、拥抱反射减弱或消失、肌张力减低。半天至 1 天后发展为双眼凝视、肌张力增高、角弓反张、尖叫、惊厥,如不及时治疗 1/3~1/2 患儿死亡,幸存者常出现手足徐动症、高频失听、智能低下、牙釉质发育不良等后遗症。

【治疗】

1. 生理性黄疸　一般不需治疗。

2. 感染性黄疸　有肝功能损害者,应在降低胆红素同时,给予保肝药物治疗,并根据不同感染源给予相应的抗生素治疗,一般可酌情选用青霉素 2.5~5 万单位 /(kg·d),分 2 次静脉滴注;或氨苄西林 50~100mg/(kg·d),分 2~3 次静脉滴注。

3. 阻塞性黄疸　一般先给予抗生素药物治疗,有胆道闭锁或其他先天性胆道畸形者,可酌情考虑手术治疗。

4. 胆红素脑病　可给予光照疗法、换血疗法、输入血浆或白蛋白等,并及时纠正缺氧、酸中毒等。

第3节 新生儿出血症

新生儿出血症,是指由于维生素 K 缺乏,或体内某些维生素 K 依赖因子活力低下导致的自限性出血性疾病。主要临床表现为脐残端、胃肠道、皮肤受压及穿刺处出血。

【临床表现】

1. 症状 早发型出生后 24 小时内发病;经典型出生后 2~3 天发病,早产儿可迟至 2 周;晚发型出生后 1 个月发病。主要表现为脐残端、胃肠道、皮肤受压及穿刺处出血,还可见鼻出血、尿血、肺出血等,偶见阴道出血。一般为少量或中等量出血,多为自限性。晚发型可有惊厥等表现。

2. 体征 患儿贫血貌,晚发型可见前囟饱满,有张力,注射部位长时间出血,并可见瘀血斑。

3. 其他检查 凝血酶原时间及部分凝血活酶时间延长,血红蛋白降低,但出血时间、血小板计数正常。

【鉴别诊断】

1. 先天性血小板减少性紫癜 血化验血小板明显减少。

2. 弥漫性血管内凝血 常有严重的原发性疾病,除凝血酶原时间及凝血时间延长外,纤维蛋白原及血小板计数亦降低。

【治疗】

1. 一般治疗 保持安静,少搬动,有胃肠道出血者应暂禁食。

2. 特殊治疗 立即给予维生素 K_1 3~5mg/ 次,每日 1 次,肌内注射或静脉滴注,连用 3~5 天。出血严重时可输新鲜全血或血浆 10~20ml/kg。

3. 支持疗法 禁食者给予静脉输液、补充水分、电解质及维持营养。

4. 对症处理 晚发型有颅内出血、惊厥者,可给予苯巴比妥钠 10~20mg/kg,肌内注射或静脉滴注。有脑水肿症状者应给予 20% 甘露醇 0.25~0.5g/kg,每 6 小时一次,静脉滴注,连用 3~5 天。

第4节 新生儿颅内出血

新生儿颅内出血,是新生儿常见的严重病症。多由于产伤和缺氧所引起,预后较差,病死率高。主要临床表现为嗜睡、昏迷、脑性尖叫、惊厥。

【临床表现】

1. 症状 患儿出生后不会吃奶,反应较差,或有兴奋,啼哭音调直,有脑性尖叫,重者可出现惊厥。

2. 体征 一般可有意识改变,如激惹、嗜睡、昏迷等,有双眼凝视现象或眼球震颤、前囟饱满、隆起、角弓反张,早期肌张力增高,以后减低,还可有无原因的贫血和黄疸。

3. 其他检查　血化验血红蛋白< 145g/L,脑室及蛛网膜下腔出血时,脑脊液呈均匀血性,有皱缩红细胞,脑 CT 检查可显示出血部位和范围。

【鉴别诊断】

1. 新生儿脓毒血症　皮肤苍白、精神差、体温不升、呼吸暂停,生理性黄疸消退延迟或退而复现,皮肤出血点、瘀斑,或皮肤大理石样花纹,脉细速、尿少等。血化验白细胞总数增高,中性粒细胞比例增加,严重者白细胞计数减少,血小板计数降低等。

2. 新生儿脑膜炎　精神差、反应低、拒奶、呕吐、尖叫、体温低,呼吸不规则或暂停,嗜睡、昏迷等,脑脊液检查是诊断本病可靠方法。

【治疗】

1. 一般治疗　保持安静,减少搬动和不必要操作。

2. 支持疗法　保证充足热量,维持水电解质平衡。

3. 氧气吸入　改善低氧血症,纠正呼吸性酸中毒。

4. 对症处理　有惊厥者酌情给予苯巴比妥或地西泮(安定)治疗。颅压高者,可使用地塞米松 0.2~0.5mg/kg·次,静脉注射;必要时亦可应用 20% 甘露醇 0.25~0.5g/kg·次,每 6 小时一次,静脉注射。同时应用维生素 K_1 酚磺乙胺等止血药;出血停止后应用恢复脑细胞功能的药物,如胞磷胆碱或脑活素等。

第 5 节　新生儿低钙血症

新生儿低钙血症,是新生儿惊厥的常见原因之一。主要与暂时性甲状旁腺功能低下有关。尚与新生儿母体供钙停止,外源钙供应不足,骨质中钙不能进入血循环等有关。主要临床表现为肌肉抽动、手足抽搐,重者出现惊厥。

【临床表现】

1. 症状体征　患儿多于出生后 5~10 天,出现烦躁不安、肌肉抽动、震颤、手足抽搐,重者可出现惊厥。惊厥发作时可见呼吸暂停,发作间期一般情况良好,但肌张力高,腱反射亢进,踝阵挛阳性。

2. 其他检查　血清总钙< 1.75mmol/L,血清游离钙< 0.9mmol/L,血清磷> 2.6mmol/L。

【治疗】

1. 抗惊厥　钙剂治疗效果明显,惊厥发作时可应用 10% 葡萄糖酸钙 2ml/kg·次,以 5% 葡萄糖液稀释 1 倍后,静脉注射,速度为 1ml/ 分钟。必要时 6~8 小时重复给药一次,每天最大剂量 6ml/kg。惊厥停止后改口服葡萄糖酸钙维持。

2. 补充镁剂　使用钙剂仍不能控制惊厥,应查血镁,若< 1.2mEq/L,可肌内

注射 25% 硫酸镁, 剂量 0.4ml/kg。

3. 调节饮食　尽量母乳喂养。

第6节　新生儿硬肿症

新生儿硬肿症, 是指多种原因引起的皮肤、皮下脂肪变硬和水肿, 常伴有低体温及多器官功能障碍, 是新生儿死亡的常见原因之一。多发生于寒冷季节。发病原因与寒冷、感染、窒息、早产低、低出生体重有关。这些情况皮下脂肪容易凝固变硬, 低温时周围毛细血管扩张, 渗透性增加, 可发生水肿, 产生硬肿症。主要临床表现为全身发凉, 体温不升, 体温常降至 35℃ 以下。

【临床表现】

1. 症状　全身发凉, 体温不升, 哭声微弱, 对外界反应差, 不会吃乳。

2. 体征　体温常降至 35℃ 以下, 重症常为 30℃ 以下, 皮肤发硬、光亮、冷凉、肿胀、色暗红。硬肿发生顺序是小腿→大腿外侧→整个下肢→臀部→面颊→上肢→全身。有时只肿不胀, 皮肤苍白, 犹如橡皮。检查心率缓慢, 心音低钝, 严重者可出现休克、DIC、肺出血等多器官功能衰竭。

3. 其他检查　根据需要检测血常规、动脉血气、血糖等, 可有不同程度的异常。

【鉴别诊断】

1. 新生儿水肿　有指凹性水肿, 无皮下脂肪变硬。

2. 新生儿皮下脂肪坏死　一般情况尚好, 体温正常, 通常发生在皮下组织中无痛性、局限性硬块, 界限清楚、可以移动, 皮肤表面微隆起, 压之无凹陷。

【治疗】

1. 一般治疗　注意保温, 合理供应热量和液体。

2. 抗生素治疗　如因感染引起可酌情选用青霉素 2.5 万~5 万单位 /(kg·d), 分 2 次静脉滴注; 或氨苄西林 50~100mg/(kg·d), 分 2~3 次静脉滴注。

3. 复温　基层单位可采用热水袋或母怀取暖, 有条件可用婴儿温箱复温。体温 > 30℃ 时可放入预热 30℃ 的暖箱内, 根据情况将箱温渐调至 30~34℃ 范围, 使患儿于 6~12 小时内恢复正常体温。若患儿体温 < 30℃, 可先放入高于患儿体温 1~2℃ 温箱内复温, 每小时提高箱温 1℃, 于 12~24 小时内恢复正常体温, 切忌保温过高及复温速度过快。

4. 支持疗法　保证足够能量营养和液体量。

5. 对症处理　代谢紊乱时应及时纠正; 有休克存在时扩容、纠酸; 出现 DIC 时积极进行相应处理; 有出血倾向者, 给止血药物, 如维生素 K_1, 酚磺乙胺等。

【提示】

防重于治疗, 做好围生期保健工作, 加强产前检查, 减少早产儿发生。产冷季节应注意产房或房间温度适宜。新生儿出生应予暖毛巾包裹。

第 7 节　新生儿肺炎

新生儿肺炎,是新生儿常见疾病,也是导致新生儿死亡的主要原因之一。一般可分为吸入性肺炎和感染性肺炎,前者死亡率最高,多为胎粪吸入所致。主要临床表现为咳嗽、气促、呼吸困难、发热。

【临床表现】

1. 症状　患儿多有窒息史,临床表现差异较大,症状常不典型,日龄在 14 天内者常表现为气促、呼吸困难、体温不稳定、拒乳或吃奶差,对外界反应低,2 周以上者可有咳嗽、发热、气喘等。

2. 体征　呼吸急促、口周发青,2 周以上可见鼻翼扇动,三凹征阳性。早产儿可表现为呼吸不规则或暂停。有时两肺可闻及中、小水泡音或干啰音。

3. 其他检查　血化验白细胞计数可增多,中性粒细胞比例增高。X 线胸部摄片可见相应改变。

【治疗】

1. 一般治疗　注意保温,不吃奶者可给予鼻饲奶、静脉营养,并可静脉补充液体。

2. 抗生素治疗　酌情选择有效抗生素,一般常用青霉素 2.5 万~10 万单位/(kg·d),分 2 次,静脉滴注;或氨苄西林 50~100mg/(kg·d),分 2~3 次,静脉滴注。严重感染者可用头孢类抗生素,如头孢菌素呋辛 50~100mg/(kg·d),分 4 次,静脉滴注,或头孢曲松钠 30~100mg/(kg·d),分 2 次,静脉滴注。

3. 支持疗法　危重患儿可少量多次输新鲜全血或血浆。

4. 对症处理　气管内分泌物黏稠有痰时,可给予超声雾化吸入;有缺氧表现者采用鼻导管或口罩给氧;烦躁不安时可给予地西泮或苯巴比妥治疗;及时纠正酸中毒和电解质紊乱,预防心力衰竭发生。

第 8 节　新生儿化脓性脑膜炎

新生儿化脓性脑膜炎,是指出生后 4 周内化脓性感染引起的脑膜炎,属于严重的急性感染性疾病,常为脓血症的一部分或继发于脓毒症。可于出生前(罕见)、出生时、出生后感染。国内病原菌各地不同,常见为大肠埃希菌、葡萄球菌、不动杆菌、变形杆菌等。主要临床表现为拒乳、呕吐、尖叫、少动、精神差、反应低。

【临床表现】

1. 症状　常不典型,可有拒乳、呕吐、尖叫、体温低、少动、精神差、对外界反应低等,也可有体温不升、黄疸、腹胀等。

2. 体征 面色发绀、呼吸不规则或暂停、嗜睡、易激惹或惊厥、前囟隆起、饱满、重者出现昏迷等。或体温低于正常、黄疸、腹胀等。

3. 其他检查 血化验白细胞计数增高，中性粒细胞可增多。脑脊液检查是诊断本病的可靠方法，培养及细菌涂片对明确病原菌尤其重要。脑 CT 检查有助于诊断。

【鉴别诊断】

1. 新生儿缺氧性脑病 多在宫内或产时有明显窒息史，脑 CT 检查有助于诊断。

2. 新生儿颅内出血 反应较差，或兴奋，哭声音调直，脑性尖叫，重者出现惊厥。易激惹、嗜睡、昏迷等，双眼凝视现象或眼球震颤、前囟饱满、隆起、角弓反张，早期肌张力增高，以后减低，还可有无原因的贫血和黄疸。

3. 新生儿破伤风 多在出生后 4~7 天出现烦躁不安、不会吃奶，或吃奶后呛咳，光、声刺激后可引起惊厥，继而张口困难，牙关紧闭，面部肌肉抽动，"苦笑"面容，四肢强直性痉挛、惊厥，呼吸暂停和窒息。

【治疗】

1. 一般治疗 保持呼吸道通畅，必要时给氧。不能吸吮者给予鼻饲奶或静脉营养，进液量每天控制在 60~80ml/kg。

2. 抗生素治疗 一般革兰阴性杆菌引起的脑膜炎，疗程至少 3 周，革兰阳性球菌引起的脑膜炎疗程至少 2 周。如病原菌不明确，一般可酌情选用青霉素 2.5 万~10 万单位 /(kg·d)，分 2 次，静脉滴注；或氨苄西林 50~100mg/(kg·d)，分 2~3 次，静脉滴注。无效时亦可应用易透过血脑屏障的氯霉素，剂量为 25~50mg/(kg·d)，但应注意防止出现骨髓抑制。

3. 支持疗法 少量输新鲜全血或血浆，保证热量和液体供给，维持水电解质平衡。

4. 对症处理 脑水肿时可用 20% 甘露醇每次 0.5~1.0g/kg，每 6 小时 1 次，静脉滴注；也可同时加用地塞米松。惊厥者可缓慢静脉注射苯巴比妥钠每次 10~20mg/kg；或地西泮（安定）每次 0.3~0.5mg/kg。有硬脑膜下积液者可穿刺放液。

第 9 节 新生儿脐炎

新生儿脐炎，是指与脐带相连组织的感染，为脐带残端被细菌入侵、繁殖引起的局部急性炎症。致病菌以葡萄球菌、大肠杆菌、溶血性链球菌多见。脐炎可发展为脐动脉炎及脐静脉炎，如处理不当易引起脓毒血症。主要临床表现为脐部皮肤红肿、脓性分泌物，有臭味、肉芽肿。

【临床表现】

1. 症状体征 轻者脐轮与脐周皮肤轻度红肿，伴有脓性分泌物，有臭味。

重者脐周明显红肿、发硬,可发展成腹壁蜂窝织炎,或向腹膜扩散而引起腹膜炎。慢性脐炎常形成肉芽肿。

2. 其他检查　脐部采取分泌物细菌或血培养可阳性。

【鉴别诊断】

1. 脐肠瘘　由脐孔注入造影剂后,X 线检查可见其进入回肠。

2. 脐尿管未闭　由脐孔注入造影剂后,X 线检查可见进入膀胱,或静脉注射美兰后,可见蓝色尿液由脐部排出。

3. 脐茸　卵黄管回肠端闭合,而脐端未闭合所致。局部有球状息肉块,探针检查可发现窦道。

【治疗】

1. 一般治疗　加强脐部护理,勤换尿布,防止尿布浸湿脐带。

2. 局部处理　用 3% 过氧化氢和 75% 酒精清洗,每天 2~3 次。

3. 抗生素治疗　感染较重者适当应用抗生素,一般可用青霉素 2.5 万~5 万单位 /(kg·d),分 2 次,静脉滴注;或氨苄西林 50~100mg/(kg·d),分 2~3 次,静脉滴注。如有条件可根据脐部分泌物细菌培养及药敏试验选择相应抗生素。

4. 支持疗法　发生脓毒血症或腹膜炎时,应适当输血或血浆,也可用丙种球蛋白。

5. 对症处理　有脓肿形成时切开引流,对慢性肉芽肿可用 10% 硝酸银或硝酸银棒局部涂擦,肉芽肿较大者可用电灼或手术切除。

第 10 节　新生儿脐疝

新生儿脐疝,是由于脐环关闭不全或薄弱,腹腔脏器由脐环处向外突出到皮下,形成脐疝。疝囊为腹膜及其外层的皮下组织和皮肤,囊内为大网膜或小肠,一般与囊壁无粘连。主要临床表现为脐部可回纳性肿物。

【临床表现】

患儿多为低出生体重儿,体重低于 1500g 者 75% 有脐疝,脐部可见圆形肿物突出,可回纳入腹腔,其下可扪及腹壁缺损,缺损直径一般多为 1cm 大小,有的可超过 3~4cm。通常于哭闹时肿物增大,安静时肿物可回纳腹腔,不易发生嵌顿。

【治疗】

1. 非手术疗法　于脐部放置一块棉垫,然后用一布带环绕腹部适当加压绑扎,可阻止肿物出现(图 47-1)。出生后一年内腹肌逐渐发达、增厚,多数疝环缩窄变小至自然闭合。

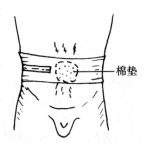

棉垫

图 47-1　布带加压绑扎

2. 手术治疗　如疝环较大、年龄超过 4 岁仍未闭合者可采用手术修复（图 47-2）。

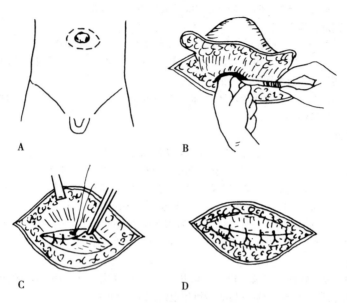

图 47-2　脐疝手术治疗

A. 棱形切口；B. 切开疝囊颈部；C. 间断缝合腹膜；D. 缝合腹直肌前鞘

第 11 节　新生儿皮下坏疽

新生儿皮下坏疽，是新生儿的一种急性蜂窝织炎，多为金黄色葡萄球菌感染。发病较急，可引起皮下组织广泛坏死。常发生于腰骶部、背部、臀部等，为皮肤受压、受潮、擦伤后所致。主要临床表现为发热、局部皮肤发红、肿胀、坏死、液化。

【临床表现】

1. 症状　常于出生后 6~10 天发病，首先患儿表现为发热、哭闹不安、不吮乳，或吮乳后吐乳，有的主要表现为精神不佳或昏睡等。

2. 体征　局部皮肤开始发红、肿胀、有硬感，边界不清。进一步发展，病变迅速扩展，红肿加重，皮下组织坏死、液化，红肿的中央呈现暗红色，触诊皮下有空虚感或漂浮感，脓液多时可出现波动，继而皮肤出现紫黑色坏死，坏死区逐渐扩大。后期可出现脓毒血症或肺炎。

【治疗】

治疗方法详见外科疾病第十八章第10节。

第12节　新生儿脓毒血症

新生儿脓毒血症,系指病原体侵入新生儿血循环,并在血液中生长繁殖、产生毒素所致的一种全身性感染。常见病原体为细菌,也可为病毒或原虫。本节介绍细菌性脓毒血症,其发病率及病死率均较高。主要临床表现为精神差、皮肤花斑、脉细速、尿少、血压低。

【临床表现】

1. 症状　临床表现多不典型,常有体重不增、拒奶、皮肤苍白、精神反应差、体温不稳定等,早产儿则常表现为体温不升、呼吸暂停。

2. 体征　①生理性黄疸消退延迟或退而复现或突然加重;②肝脾大,出现较晚;③常见皮肤黏膜出血点、瘀斑等;④面色灰白,可有皮肤花斑,呈大理石样花纹,脉细速,尿少,血压低等休克症状;⑤可有腹胀、呕吐等中毒性肠麻痹表现;⑥有的可合并肺炎、脑膜炎等。

3. 其他检查　血化验白细胞计数增高,中性粒细胞比例增加,核左移;而严重病例白细胞计数可明显减少,血小板计数常降低。血培养阳性可确定诊断,但血培养阴性时不能排出脓毒血症的诊断,一般血培养应连续进行3次以上。

【鉴别诊断】

1. 新生儿化脓性脑膜炎　患儿嗜睡、易激惹或惊厥、呼吸不规则或暂停、前囟隆起、饱满,重者出现昏迷等,脑脊液检查是诊断本病的可靠方法,脑CT检查也有助于诊断。

2. 新生儿肺炎　临床表现差异较大,日龄14天内者常为气促、呼吸困难、体温不稳定,拒乳或吃奶差,对外界反应低,2周以上者可有咳嗽、发热。检查有呼吸急促,口周发青,2周以上患者可见鼻翼扇动,三凹征阳性,早产儿表现为呼吸不规则或暂停,两肺可闻及中小水泡音或干啰音。X线胸部摄片可见相应表现。

【治疗】

1. 一般治疗　注意保温,维持水电解质平衡。

2. 抗生素治疗　原则是及早用药、静脉给药、疗程足够、联合应用。如有条件根据血培养及药敏试验结果联合用药。一般可用青霉素5万~10万单位/kg·d,分2~4次,静脉滴注;或氨苄西林50~150mg/kg·d,分2~3次,静脉滴注。重者可用头孢类抗生素,如头孢唑林20~40mg/kg·d,分3次,静脉滴注;或头孢呋辛50~100mg/kg·d,分4次,静脉滴注,或头孢曲松钠30~100mg/kg·d,分2次,静脉滴注。

3. 支持疗法　少量多次输入新鲜血或血浆。

4. 对症处理 有心功能不全时应用地高辛;有高胆红素血症时应用光照射疗法;有休克者抗休克治疗;合并 DIC 者则采取相应措施。

5. 免疫疗法 病情较重者可输中性粒细胞、新鲜血,静脉注射免疫球蛋白。

第 13 节 新生儿破伤风

新生儿破伤风,是指破伤风杆菌侵入脐部产生痉挛毒素,引起以牙关紧闭和全身肌肉强直性痉挛为特征的感染性疾病。常在出生后 7 天左右发病,以牙关紧闭为特征,故有"七日风"、"锁口风"之称。主要临床表现为张口困难、牙关紧闭、"苦笑"面容、肌肉抽搐,角弓反张。

【临床表现】

1. 症状 多在生后 4~7 天患儿出现哭闹、烦躁不安、不吃奶,或吃奶后呛咳,以后出现阵发性抽搐,光、声刺激后可引起发作,体温高或不升。

2. 体征 张口困难,牙关紧闭,面部肌肉抽动,呈"苦笑"面容,发作时四肢、颈部、背部肌肉强直性痉挛,角弓反张状,可有呼吸暂停和窒息。

3. 其他检查 如有条件,取脐部或伤口处分泌物作厌氧菌培养,部分患儿可查到破伤风杆菌。

【鉴别诊断】

1. 新生儿化脓性脑膜炎 患儿嗜睡、易激惹或惊厥,呼吸不规则或暂停,前囟隆起、饱满、重者出现昏迷等,脑脊液检查是诊断本病的可靠方法,脑 CT 检查也有助于诊断。

2. 新生儿低钙血症 多于出生后 5~10 天,表现为烦躁不安、肌肉抽动及震颤、手足抽搐、重者出现惊厥。抽搐发作时呼吸可暂停,发作间期一般情况良好,但肌张力高,腱反射亢进,踝阵挛阳性。血化验检查显示血钙低。

3. 新生儿颅内出血 出生后不会吃奶,哭声音调直,脑性尖叫,重者出现惊厥,或反应较差、嗜睡、昏迷等,有双眼凝视现象或眼球震颤、前囟饱满、隆起,早期肌张力增高,以后减低,可有无原因的贫血和黄疸。

【治疗】

1. 一般治疗 保持室内安静,减少不必要的检查,室内光线宜暗,保持呼吸道通畅。病初应暂禁饮食,从静脉供给营养及药物,痉挛缓解后经鼻饲奶保证热量。

2. 伤口处理 用 3% 过氧化氢或 1:5000 高锰酸钾溶液清洗脐部,清除坏死组织,涂 2% 碘酒,75% 酒精脱碘,1 次 / 天。

3. 抗毒素应用 尽早应用破伤风抗毒素 (TAT),以中和游离的破伤风毒素,剂量为 1 万~2 万单位,一次给药,肌内注射或静脉滴注,用前需做皮肤过敏试验。人体破伤风免疫球蛋白 (TIG) 500~3000U,肌内注射,1 次即可,其效果较破伤风抗毒素更好,且不用做过敏试验。

4. 抗生素治疗 青霉素 10 万~20 万单位 /(kg·d),分 2~3 次,静脉滴注,连用 7~10 天。近年研究发现青霉素可阻止抑止性神经介质 γ- 氨基丁酸与突触后受体结合,而加重抽搐症状,因此宜选用甲硝唑 15~30mg/(kg·d),分 2 次,静脉滴注,连用 10 天。

5. 对症处理 ①控制惊厥是治疗成败的关键,首选地西泮(安定)每次 0.3~0.5mg/kg,缓慢静脉滴注,每 4~8 小时 1 次;或苯巴比妥钠,止惊效果好、维持时间长,负荷量 15~20mg/kg,维持量 5mg/(kg·d),每 4~8 小时 1 次,肌肉或静脉滴注;或酌情选用氯丙嗪每次 1~2mg/kg,静脉滴注,6~8 小时后可重复;或必要时 10% 水合氯醛 0.5ml/kg·次,灌肠或胃管注入。以上药物(地西泮、氯丙嗪、苯巴比妥钠)也可交替使用,一般 4~6 小时 1 次;②有窒息时给予人工呼吸;③有脑水肿时应用 20% 甘露醇降颅压。

6. 支持疗法 静脉输液,保证液量及静脉营养,病重者也可输血或血浆。

第 14 节 新生儿惊厥

新生儿惊厥,是由多种疾病引起的中枢神经系统功能暂时紊乱的一种症状。通常为某些疾病的常见症状,有时也是病情凶险的一种表现。主要临床表现为阵发性抽搐、意识障碍。

【临床表现】

1. 症状体征 新生儿惊厥的临床表现可分为以下五种类型。

轻微型 不出现肢体抽动或强直的惊厥发作形式,如眼球水平位或垂直位偏斜,眼睑反复抽动、眨眼,反复吸吮、咀嚼动作,某一肢体震颤或固定某一姿势,以及呼吸暂停等。

强直型 四肢强直性伸展,有时上肢屈曲下肢伸展,并伴有头向后仰,常有呼吸暂停及两眼球上翻。

多灶性阵挛型 多个部位阵挛,迅速地不固定的从肢体某一部位转移至另一部位,有时可影响呼吸,出现面部青紫,常伴意识障碍。

局限性阵挛型 表现为身体某个部位局限性阵挛,常起自一个肢体或一侧面部,然后扩展到身体的同侧部位,通常意识清醒或轻度障碍。

全身性肌阵挛型 表现为肢体反复屈曲性痉挛,有时躯干也有同样痉挛。

2. 其他检查 可酌情选择脑脊液检查、血生化、脑电图、脑 CT、颅骨 X 线摄片、眼底检查等。

【治疗】

1. 一般治疗 惊厥发作时注意保持呼吸道通畅,及时清理口、咽部分泌物,防止呕吐物吸入;不能进食者给予静脉输液或静脉高营养。

2. 控制惊厥 首选苯巴比妥钠,负荷量为 15~20mg/kg,肌内注射或静脉滴注;或地西泮(安定)每次 0.3~0.5mg/kg,缓慢静脉滴注。

3. 病因治疗 迅速找出病因,针对病因给予特异治疗。如低血糖时可给 25% 葡萄糖 2~4ml/kg,3~5 分钟内静脉注入,然后 10% 葡萄糖每小时 5~6ml/kg,静脉滴注,使血糖保持在正常稍高水平。如低血钙时则给予静脉滴注 10% 的葡萄糖酸钙,每次 2ml/kg。低血镁时应用 50% 硫酸镁 0.2ml/(kg·d),肌内注射。中枢感染性疾病应酌情选择相应的抗生素治疗。

4. 对症处理 严重缺氧合并脑水肿时可给 20% 甘露醇降低颅压,并酌情给予地塞米松等;抽搐频繁、呼吸暂停者,可持续或间歇正压给氧。

第四十八章　营养性疾病

第1节　营养不良

营养不良,是指因蛋白质或热量摄入不足引起的一种小儿常见疾病。原因多为喂养不当或慢性消耗性疾病。随着我国经济的发展重症营养不良已不多见,轻度营养不良仍有发生。营养不良可使机体免疫功能低下,继而导致各种感染或贫血等。主要临床表现为消瘦、皮肤苍白、免疫力低下、发育差。

【临床表现】

1. 症状　患儿有喂养不当或慢性消耗性病史。精神状态正常或差,性格不活泼,不爱动、乏力或精神烦躁、好哭、嗜睡、反应差。厌食、呕吐、腹泻等;免疫力低下,可伴有各种急、慢性感染;亦可有各种维生素缺乏及/或微量元素缺乏症状。体重长时间不增或逐渐减轻。

2. 体征　体重轻、体形消瘦、身高矮、发育差,头发干枯、稀少、色黄或红,皮肤苍白、干燥、弹性差,或伴有凹陷性水肿,皮下脂肪少,肌肉松弛等;亦可有其他慢性疾病体征。

【治疗】

1. 一般治疗　查找营养不良原因,积极治疗慢性消耗性疾病。注意清洁卫生,防止各种继发性感染。

2. 饮食疗法　纠正喂养不当或不合理饮食,由少到多逐渐增加热量。

3. 促进消化和改善代谢功能　口服胃蛋白酶、胰酶等助消化剂,补充各种维生素及微量元素。应用蛋白同化类固醇,如苯丙酸诺龙 10~25mg/次,1~2 次/周,连用 2~3 周,既能促进蛋白质合成,又能增进食欲。

4. 纠正贫血　严重贫血者可少量多次输血。

5. 中成药　可酌情选用人参启脾丸、脾可欣、醒儿养脾颗粒等。

6. 其他治疗　针灸疗法及捏脊疗法等。

【健康指导】

1. 如发现小儿消瘦、发育迟缓,应到医院就诊以查出引起营养不良的病因,并在医生指导下进行饮食疗法、药物治疗及其他治疗。

2. 提倡母乳喂养，尤其是早产儿更应坚持母乳喂养；4 个月后及时添加辅食，特别要加强断奶后的营养。

3. 培养良好的生活习惯，保证充足睡眠和适当的户外活动及锻炼，纠正挑食、偏食习惯。

4. 如消化功能差，宜少食多餐，应进易消化、有营养、适合小儿口味的食品。

5. 预防各种传染病及感染性疾病，按时进行预防接种。

6. 定期到儿童保健机构健康检查，接受专家的营养指导，早期发现并纠正营养不良。

第 2 节　维生素 A 缺乏病

维生素 A 缺乏病，多见于婴幼儿。主要临床表现为皮肤干燥、粗糙，角膜软化、夜盲症。

【临床表现】

1. 症状　暗光中视物不清或夜盲，严重时可发生角膜溃疡、穿孔，甚至虹膜、晶状体脱出，导致失明；多数为双侧同时发病。身高发育落后，易患呼吸道及消化道感染性疾病，且易迁延不愈。

2. 体征　皮肤干燥、角化、汗腺减少，触摸时有触沙样感觉，以四肢伸面、肩部明显；毛发干燥，失去光泽，易脱落；指甲多纹易折裂；牙釉质发育差、无光泽、易发生龋齿。

【治疗】

1. 一般治疗　改善饮食，多进食牛乳、蛋黄、动物肝脏、胡萝卜、橘子等食物及治疗原发病。

2. 维生素 A 治疗　浓缩鱼肝油 2.5~5.0 万单位 / 次，分 2~3 次口服。不能口服、有腹泻、肝病者或眼部症状重者，可给予维生素 AD 注射剂，0.5~1.0ml / 次（每支 0.5ml 含维生素 A 25 000U，维生素 D 2500U），1 次 / 天，3~5 天后改口服，疗程 1~2 个月。

3. 眼局部治疗　注意眼睛局部消毒，给予抗生素眼药水（如 0.25% 氯霉素）或眼膏（0.5% 红霉素眼膏）治疗，3~4 次 / 天。角膜穿孔者，防止虹膜、晶状体脱出。

【健康指导】

1. 应多食富含维生素 A 的食物如胡萝卜、猪肝、乳类、蛋黄、瘦肉等。

2. 患消化不良等慢性消耗性疾病患儿应积极治疗，并补充维生素 A。

3. 孕妇应多食富含胡萝卜素及维生素 A 的食物，有益母体和胎儿健康。

第 3 节 维生素 B₁ 缺乏病

维生素 B₁ 缺乏病，又称脚气病，是硫胺素摄入不足的足的最终结果。多见于我国南方地区，常由于偏食、忌口、饮食单调等不良习惯所引起，有胃肠道或肝脏疾病时易发生本病。主要临床表现为以消化系统、神经系统、心血管系统症状为主。

【临床表现】

通常表现为消化系统、神经系统、心血管系统为主症状。①消化系统，表现为食欲差、呕吐、腹胀、腹泻，绿色稀便或有便秘，常有肝大；②神经系统，表现为神志淡漠、呆视、嗜睡、肌肉软弱无力，感觉迟钝、反射由弱到消失，进而有颅内压增高表现，昏迷、抽搐、呼吸衰竭甚至死亡；③心血管系统，表现为面色苍白、口周发绀、皮肤发花、肺充血、咳嗽。重者可致小儿猝死。

【治疗】

1. 一般治疗 母乳喂养，对哺乳婴儿极为有利。

2. 药物治疗 一般可用维生素 B₁ 10mg/ 次，1 次 / 天，口服，连用 7 天，以后维持量 1~5mg/ 次。重症治疗时可用丙硫硫胺或呋喃硫胺 50~100mg，静脉注射，然后每 3 小时重复 1 次，直至症状控制后改为每天 2~3 次，共 1 周。

3. 对症治疗 呼吸困难时给予吸氧，不可应用呼吸兴奋剂。有酸中毒时给予纠酸，不可静脉注射高渗糖。忌用洋地黄类药物及激素，以免使血糖升高、乳酸及丙酮酸堆积使病情恶化。

第 4 节 维生素 C 缺乏病

维生素 C 缺乏病，又称为坏血病，是由于人体长期缺乏维生素 C 所致。以出血倾向和骨骼改变为主要临床特点。多见于人工喂养未添加辅食的婴幼儿。主要临床表现为软弱、食欲缺乏、面色苍白、呕吐腹泻、牙龈出血、下肢肿疼、假性瘫痪。

【临床表现】

1. 症状体征 ①全身症状，软弱、倦怠、食欲缺乏、体重下降、面色苍白；②消化道症状，呕吐、腹泻等；③局部症状，下肢肿疼，不敢活动呈假性瘫痪，见人走近怕腿部被触动而哭泣；④出血倾向，全身各部位可有出血症状，常见长骨骨膜下出血及牙龈出血，皮肤斑点及瘀斑，结膜下出血，偶有消化道、泌尿道和脑出血；⑤常合并有巨幼红细胞性贫血。

2. 其他检查 毛细血管脆性试验阳性。X 线检查示骨皮质变薄，骨干呈毛玻璃样改变，有坏血病带，骨膜下有出血影。

【治疗】

1. 一般治疗　饮食中加用橘汁、水果、新鲜蔬菜等富含维生素 C 的食物。

2. 维生素 C 治疗　维生素 C 0.1g/ 次，3 次 / 天，口服；对呕吐较重者可给予维生素 C 0.5g/ 次，静脉滴注，1 次 / 天。4~5 天下肢可活动，7~10 天腿疼可消失。

3. 对症处理　牙龈出血者注意口腔卫生。贫血者加用叶酸。骨膜下出血者，恢复需要数月，应注意保护。

第 5 节　维生素 D 缺乏病

维生素 D 缺乏病，又称为营养性维生素 D 缺乏性佝偻病，是由于儿童体内维生素 D 不足，使钙、磷代谢紊乱而产生的一种以骨骼病变为特征的全身慢性营养性疾病，为小儿时期常见疾病。主要临床表现为烦躁、多汗、睡眠差、颅骨软化、鸡胸、膝外翻或膝内翻、脊柱弯曲。

【临床表现】

1. 症状体征　多见于婴幼儿，随年龄不同表现亦不同。①初期，多见于 6 个月以内尤其 3 个月以内的婴儿，表现为易激惹、烦躁、汗多摇头、睡眠差易醒等；②活动期，早期患儿未经治疗，病情继续加重，6 个月以内常以颅骨改变为主，颅骨软化，压之乒乓球感；6 个月以后，颅骨软化逐渐消失，出现方颅、串珠肋、出牙延迟，严重者出现鸡胸、肋膈沟、膝外翻（"O"形腿）或膝内翻（"X"形腿）及脊柱弯曲等畸形；③恢复期，经日光照射或治疗后临床症状体征逐渐减轻或消失；④后遗症期，多见于 2 岁以上的儿童，因婴幼儿严重佝偻病可残留不同程度的骨骼畸形。

2. 其他检查　血生化初期钙、磷降低，碱性磷酸酶稍高或正常；活动期钙、磷低，碱性磷酸酶持续增高；恢复期钙、磷逐渐恢复正常。X 线检查活动期长骨钙化带消失，干骺端呈毛刷样、杯口状改变，骨质稀疏、皮质变薄，可有骨干弯曲畸形或青枝骨折；恢复期 X 线改变有所改善，出现新的钙化带，并逐渐恢复正常；后遗症期 X 线正常或有骨骼畸形。

【鉴别诊断】

1. 软骨营养不良　有遗传性，出生时即可见四肢短、头大、前额突出、腰椎前突、臀部后凸。根据特殊的体态及骨骼 X 线可做出诊断。

2. 维生素 D 依赖性佝偻病　为常染色体隐性遗传，有严重的佝偻病体征，低钙血症、低磷血症，碱性磷酸酶明显增高和继发性甲状旁腺功能亢进，可有高氨基酸尿症或脱发。

3. 肾性佝偻病　有慢性肾功能障碍病史，多于幼儿后期症状逐渐明显，形成侏儒状态。

【治疗】

1. 一般治疗　增加户外活动，加强日光照射，食用富含钙、磷、维生素 D 及其他营养素的食物。

2. 维生素 D 治疗 一般剂量为 2000~4000U/ 次,持续 1 个月后改服预防量、400U/ 次。重症佝偻病或不能口服者,可给予维生素 D 20 万~30 万单位 / 次,肌内注射,1 次 / 月,连用 3 次,3 个月后改服预防量。

3. 钙剂应用 在防治佝偻病中不可忽视,尤其是在佝偻病突击疗法时应补钙剂,一般可用钙天力片,婴儿剂量 1/2 片 / 次,3 次 / 天,口服;儿童剂量 1 片 / 次,3 次 / 天,口服。

4. 矫形治疗 严重的漏斗胸、"O"、"X" 形腿等骨骼畸形需要外科手术纠正,多在年长儿或青春期进行。

【健康指导】

1. 提倡出生后 4 个月内为纯母乳喂养,因母乳中的钙、磷易于婴儿吸收。

2. 孕妇及乳母要多晒太阳,饮食中应富含维生素 D(鱼肝油、蛋黄等)。

3. 孩子要增加户外活动,多接触阳光,呼吸新鲜空气。婴幼儿每天户外活动应在 1 小时以上。

【提示】

1. 预防本病,在医生指导下补充维生素 D。

2. 适当补充一些安全而有效的钙剂。

附 营养性维生素 D 缺乏性手足搐搦症

维生素 D 缺乏性手足搐搦症,是维生素 D 缺乏性佝偻病的伴发症状之一,多见 6 个月以内的婴儿。主要临床表现为惊厥、手足搐搦、喉痉挛。

【临床表现】

1. 症状 ①惊厥,是最常见的症状,突然发作,无发热,持续数秒至半小时左右,发作间歇期如常儿;②手足搐搦,见于较大婴幼儿,腕部屈曲,手指伸直,拇指内收,强直痉挛;足踝伸直,足趾向下弯曲;③喉痉挛,喉部肌内及声门痉挛,吸气长呈哮吼,呼吸困难,有时可发生窒息甚至死亡。

2. 体征 面神经征阳性,即叩击面神经时眼睑及口角收缩抽动。腓反射阳性,即叩击腓骨小头上腓神经处,足部外侧上翘。陶瑟氏征阳性,即血压计袖带包裹上臂,使血压维持在收缩压与舒张压之间,5 分钟内出现手痉挛。

3. 其他检查 血钙常低于 1.87mmol/L,血磷多正常或稍低,血碱性磷酸酶增高。

【治疗】

1. 吸氧 抽搐者往往有缺氧症状,可给予氧气吸入。

2. 止惊 地西泮 (安定) 每次 0.3~0.5mg/kg,肌内注射或缓慢静脉注射;或苯巴比妥每次 10~20mg/kg,肌内注射或缓慢静脉注射。

3. 喉痉挛治疗 将舌头拉出口外,人工呼吸,必要时进行气管插管,以保持呼吸道通畅。

4. 钙剂治疗 止惊同时给予10%葡萄糖酸钙5~10ml,稀释1倍缓慢静脉注射(10分钟以上),1次/天,连用3天后改用口服钙剂。

5. 维生素D治疗 急诊情况控制后,按维生素D缺乏性佝偻病补充维生素D。

第6节 锌缺乏症

锌缺乏症,是指由于素食、偏食等不良饮食习惯及大面积烧伤等所引起的症状体征。主要临床表现为食欲缺乏、进食差、生长发育缓慢。

【临床表现】

1. 症状体征 ①消化功能减退,表现为食欲缺乏、厌食、异嗜癖;②生长发育落后,表现为体格矮小,性发育延迟;③免疫机能低下,表现为容易发生感染;④智能发育,表现为智力发育延迟,落后于同龄儿童;⑤其他症状,可有地图舌、反复口腔溃疡、创伤愈合延迟以及视力下降等。

2. 其他检查 血清锌低于11.47μmol/L(75μg/次)。发锌测定意义不大,不能反映近期体内的锌营养状况。

【治疗】

1. 一般治疗 积极寻找发病原因,并尽量去除。改变素食、偏食等不良习惯。

2. 饮食治疗 鼓励多进食富含锌的动物性食物如肝、鱼、瘦肉、蛋类等。

3. 补充锌剂 葡萄糖酸锌1~2mg/(kg·d),分3次口服,2~3个月为一疗程。

【健康指导】

1. 提倡母乳喂养,新生儿尽早开奶。平衡膳食,戒绝挑食、偏食、吃零食的习惯。

2. 早产儿、人工喂养儿、营养不良儿、长期腹泻儿、大面积烧伤时等易发生缺锌情况,均应适当补锌。

3. 膳食应多样化,动、植物食品要丰富多样,特别是海产品含锌丰富,不可过多或单纯食用精制食品。

【提示】

在医生指导下服用含锌药物。

第7节 碘缺乏症

碘缺乏症,是一种分布极为广泛的地方病,世界大多数国家都不同程度地受到缺碘的困扰。主要临床表现为死胎、早产、甲状腺功能低下、甲状腺肿。

【临床表现】

1. 症状体征　胎儿期缺碘可致死胎、早产及先天畸形；新生儿期则表现为甲状腺功能低下；儿童和青春期则引起地方性甲状腺肿、地方性甲状腺功能减低症。儿童长期轻度缺碘则可出现亚临床型甲状腺功能减低症，常伴有体格生长落后。

2. 其他检查　血清总 T3、T4 或游离 T3、T4 明显降低，而 TSH 增高。

【治疗】

1. 一般治疗　日常饮食中应进碘化食盐，鼓励多吃海带、紫菜等富含碘的食物。

2. 碘剂治疗　复方碘溶液 1~2 滴 / 次（约含碘 3.5mg），1 次 / 天；或碘化钾 10~15mg/ 次，分 2~3 次口服，连服 2 周为一疗程，两个疗程之间停药 3 个月，反复治疗 1 年。长期大量服用碘剂时，应注意甲状腺功能亢进的发生。

3. 甲状腺素制剂　参见甲状腺功能减低症。

【预防】

推广碘化食盐，鼓励多吃海产品等富含碘的食物。临床上用的碘油每毫升含碘 475mg，小儿 1 次肌内注射 0.5ml，作用可维持 5 年左右。

第 8 节　小儿单纯性肥胖症

小儿单纯性肥胖症，是指能量摄入超过人体消耗，使体内脂肪过度积聚，体重超过同性别、同身高人群均值 20% 的小儿。轻度肥胖超过正常人 20%~29%、中度肥胖超过正常人 30%~49%、重度肥胖超过正常人 50%。常见病因为能量摄入过多、活动量过少、肥胖家族史、中枢调节失衡、精神以及心理因素等。在我国呈现逐渐增加趋势，目前约占 5%~8%。主要临床表现为食欲旺盛、喜吃甜食、皮下脂肪丰满。

【临床表现】

1. 症状　食欲旺盛、喜吃甜食和高脂肪食物，常有疲劳感、气短或腿疼，常有心理障碍，如自卑、胆怯、孤独等。严重者可造成肺通气量不足、低氧血症，甚至出现心力衰竭而死亡，称为肥胖 - 换氧不良综合征。

2. 体征　皮下脂肪丰满，但分布均匀，腹部膨隆下垂，严重者胸腹、臀、大腿部出现皮纹，膝外翻及扁平足。肥胖儿性发育常较早，最终身高常略低于正常小儿。

3. 其他检查　甘油三酯、胆固醇大多增高；B 超检查常有脂肪肝。

【鉴别诊断】

1. 伴肥胖的遗传性疾病　① Prader-Willi 综合征，周围性肥胖、身材矮小、智能低下、手脚小、肌张力低、外生殖器发育不良；② Laurence-Moon-Biedl

综合征,周围性肥胖、智能轻度低下、视网膜色素沉着、多指趾、性功能减退;
③ Alstrom 综合征,中央性肥胖、视网膜色素变性、失明、神经性耳聋、糖尿病。

2. 伴肥胖的内分泌疾病　肥胖生殖无能症、肾上腺皮质增生症、甲状腺功能减低症等。

【治疗】

总原则是　减少热能食物摄入,增加热能消耗,减少体内脂肪,逐步减轻体重。饮食疗法和运动疗法是两项最主要的措施。

1. 饮食疗法　推荐低脂肪、低碳水化合物和高蛋白食谱,鼓励多吃体积大而热能低的蔬菜类食品,如萝卜、胡萝卜、青菜、黄瓜、番茄、莴苣、苹果、柑橘等。避免晚餐过饱,不吃夜宵,不吃零食,少吃多餐,细嚼慢咽等。

2. 运动疗法　鼓励和选择患儿喜欢、有效易于坚持的运动,每天坚持运动30分钟,活动量以运动后轻松愉快、不感到疲劳为原则。循序渐进,不要求之过急。

【健康指导】

1. 解除患儿思想顾虑,必须自觉控制体重。

2. 限制淀粉类食物及含大量油脂食物,多食热量少而体积大的食物如萝卜等,既满足患儿的食欲,又不产生饥饿感。

3. 坚持适当的体育锻炼,既可增强体质又可消耗多余的热量,但要避免剧烈活动,以免食欲激增。

4. 定期体格检查,接受专家的营养指导。

【提示】

1. 孕妇在妊后期减少摄入脂肪类食物防止胎儿体重增加过重;宣传肥胖儿不是健康儿的观点;父母肥胖者应定期检测小儿体重,以免发生小儿肥胖症。

2. 药物或外科手术治疗不宜用于小儿。

第四十九章　呼吸系统疾病

第1节　上呼吸道感染

急性上呼吸道感染，是由各种病原体引起的上呼吸道炎症，简称"上感"，俗称"感冒"。是小儿最常见疾病，90%以上为病毒感染，其次为细菌感染。病毒感染后可继发细菌感染，也常见肺炎支原体感染。本病主要侵犯鼻、鼻咽部，根据重点感染部位不同，可诊断为急性鼻炎、急性咽炎、急性扁桃体炎。主要临床表现为发热、鼻塞、咳嗽、咽痛等。

【临床表现】

1. 一般类型上感　①局部症状，表现为鼻塞、流涕、喷嚏、咳嗽、咽部不适和咽痛等，常有扁桃体肿大、咽后壁充血，颌下淋巴结也可肿大，有压痛；②全身症状，表现为突然发热，甚至引起惊厥；新生儿可不发热。常伴有食欲缺乏、呕吐、腹泻、哭闹、烦躁不安等。年长儿诉全身不适、乏力、头痛等。腹痛亦较为常见，多为脐周阵发性疼痛，无压痛，可能为肠痉挛所致，并发急性肠系膜淋巴结炎时可持续性腹痛。

2. 特殊类型上感　①疱疹性咽峡炎，病原体为柯萨奇A组病毒，夏秋季发病，起病急骤，表现为高热、咽痛、流涎、厌食、呕吐等。检查咽部充血，咽喉部、悬雍垂及扁桃体上有散发性灰白色疱疹，周围有红晕，1~2天后破溃形成小溃疡，病程约为1周；②咽-结合膜热，病原体为腺病毒3.7型，好发于春夏季，散发或发生小流行，表现为高热、咽痛、眼部刺痛，有时伴有消化道症状。检查可见咽部充血、有白色点块状分泌物，周边无红晕、易剥离；一侧或双侧滤泡性眼结合膜炎，可伴有球结合膜出血；颈及耳后淋巴结肿大，一般病程约为1~2周。

3. 其他检查　血化验病毒感染时白细胞计数正常或偏低，中性粒细胞减少，淋巴细胞相对增多；细菌感染时白细胞和中性粒细胞百分比均增高，体弱或严重病儿也可减少。

【鉴别诊断】

1. 流行性感冒　由流感、副流感病毒引起，有明显的流行病史，局部症状较轻，全身症状较重。常有高热、头痛、四肢肌肉酸痛等，病程较长。

2. 急性传染病早期　上感常为各种传染病的前驱症状,如麻疹、流行性脑脊髓膜炎、百日咳、猩红热等,应结合流行病史、临床表现及实验室及其他检查资料等综合分析,并观察病情演变,加以鉴别。

【治疗】

1. 一般治疗　注意休息,保持良好的周围环境,多饮水和补充大量维生素C等,防止交叉感染及并发症。

2. 病原治疗　①抗病毒药物,可用利巴韦林(病毒唑)10~15mg/(kg·d),口服或静脉滴注,3~5天为一疗程;②抗生素,细菌性感染或继发细菌性感染者选用红霉素 20~40mg/(kg·d),分 3~4 次,口服;或头孢克洛 20~40mg/(kg·d),分 2~3 次,口服。重者可用青霉素 2.5 万~5 万单位/(kg·d),分 2 次肌内注射,或 5 万~20 万单位/(kg·d),分 2 次静脉滴注。

3. 对症处理　①高热者,特别是伴惊厥者,应积极进行物理降温,可用冷敷、温湿敷或酒精擦浴,或酌情口服乙酰氨基酚、布洛芬等;②鼻塞者,应先清除鼻腔分泌物,然后用 0.5% 氯麻液或萘甲唑啉(滴鼻净)等滴鼻,每侧 1 滴/次,2~3 次/天;③咽痛者,可含化咽喉片 1/2~1 片/次,3~4 次/天;④止咳化痰药,常用小儿止咳糖浆、枇杷膏等;⑤高热惊厥者,给予镇静、止惊等处理(参考小儿惊厥章节)。

4. 中药治疗　复方大青叶合剂、板蓝根冲剂、银翘解毒丸、银黄口服液等具有良好的治疗效果。

【健康指导】

1. 婴儿坚持母乳喂养,按时添加辅食,及时给予维生素 D 及钙剂,预防佝偻病,全面增强体质。

2. 定时开窗通风,保持室内空气新鲜,注意随气候变化增减衣服;鼓励孩子常到户外活动,呼吸新鲜空气。

3. 流行季节不宜带孩子出入商店、影院等公共场所,不宜到患者家串门或到医院探视患者。

4. 患病时应注意休息,多饮白开水,采取相应的对症治疗措施。

第 2 节　急 性 喉 炎

急性喉炎,是指喉部黏膜因病毒、细菌等病原体感染所致的急性弥漫性炎症。本病以犬吠样咳嗽、声嘶、喉鸣、吸气性呼吸困难为临床特征。冬春季节多发,且多见于婴幼儿。主要临床表现为发热、声嘶、吸气性呼吸困难、三凹征。

【临床表现】

1. 症状　患者可有不同程度的发热、声嘶、犬吠样咳嗽和吸气性喉鸣。严重时可出现烦躁不安、吸气性呼吸困难、三凹征(吸气时胸骨上窝、肋间隙、剑突下向内凹陷)、面色苍白、口周发绀,甚至出现喉梗阻,抢救不及时可窒息死亡。该病症状白天较轻,夜间较重。

2. 体征　咽部充血,间接喉镜检查可见喉部、声带不同程度的充血、水肿。

3. 其他检查　血化验病毒感染时白细胞计数正常或偏低,中性粒细胞减少,淋巴细胞相对增多;细菌感染时白细胞和中性粒细胞百分比均增高。

【治疗】

1. 保持呼吸道通畅　可用1%~3%麻黄素或肾上腺皮质激素超声雾化吸入,促进黏膜水肿消退。

2. 抗生素治疗　一般常用青霉素2.5万~5万单位/(kg·d),分2次,静脉滴注;或氨苄西林50~100mg/(kg·d),分2~3次,静脉滴注。严重感染者可用头孢类抗生素如头孢唑林50~100mg/(kg·d),分3~4次,静脉滴注;或头孢呋辛50~100mg/(kg·d),分3~4次,静脉滴注。严重者可予二联用药。

3. 肾上腺皮质激素　轻症可用泼尼松1mg/(kg·d),分2~3次,口服,呼吸困难缓解即可停药。重症宜用地塞米松0.5~1mg/(kg·d),加入5%葡萄糖50~100ml中,静脉滴注。

4. 对症处理　①高热者,给予降温;缺氧者,给予氧气吸入;②烦躁不安时,可给予苯巴比妥每次5~8mg/kg,肌内注射;或异丙嗪每次0.5~1mg/kg,肌内注射;③痰多者,可酌情给予止咳化痰药物。

5. 气管切开　经上述处理仍有严重缺氧征象,甚至喉痉挛者,应及时进行气管切开术。

第3节　急性支气管炎

急性支气管炎,是指各种病原体引起的支气管黏膜的炎症,常继发于上呼吸道感染,或为麻疹、百日咳等急性传染病的常见并发症。病原体为各种病毒或细菌,或病毒、细菌混合感染。引起上呼吸道感染的病原体都可引起急性支气管炎,营养不良、佝偻病及免疫功能低下患儿更易患本病。主要临床表现为上感史、发热、咳嗽、少痰。

【临床表现】

1. 症状　多先有上呼吸道感染病史,之后以咳嗽为主要症状。开始可为单声干咳,以后常有少量咳痰。重者常伴有发热,体温38℃~40℃,疲乏、食欲不佳、呕吐、腹泻等。年长儿有时因剧咳而引起胸痛。

2. 体征　胸部听诊闻及双肺呼吸音粗糙,可有干啰音、痰鸣音及大、中水泡音;啰音可因体位改变,或在咳嗽后消失。

3. 其他检查　血化验病毒感染时白细胞计数正常或减少,细菌感染时白细胞计数增多。X线检查可见肺纹理增多、粗乱、模糊,也可见肺门阴影增浓。

【治疗】

1. 一般治疗 适当休息,多饮水,经常变换体位,以利于痰液排出。

2. 抗生素治疗 考虑有细菌感染者一般常用青霉素 2.5 万~5 万单位/(kg·d),分 2 次,静脉滴注;或氨苄西林 50~100mg/(kg·d),分 2~3 次,静脉滴注。病情较重者可用头孢类抗生素如头孢唑林 50~100mg/(kg·d),分 3~4 次,静脉滴注;或头孢呋辛 50~100mg/(kg·d),分 3~4 次,静脉滴注。如系支原体感染给予大环内酯类抗生素,如红霉素 20~40mg/(kg·d),分 3 次,口服;或红霉素 20~30mg/(kg·d),静脉滴注。

3. 对症治疗 ①如有高热,可用物理降温或服用解热镇痛药,酌情口服乙酰氨基酚、布洛芬等;②止咳祛痰,可应用复方鲜竹沥液、急支糖浆、沐舒坦等;痰液黏稠者加用 10% 氯化铵或雾化吸入;③平喘,对喘憋严重者可口服沙丁胺醇(舒喘灵)、氨茶碱,雾化吸入喘乐宁等 β- 受体激动剂,必要时短期内使用肾上腺皮质激素如泼尼松或地塞米松 3~5 天;④夜间干咳较重影响睡眠者,可适当应用少量镇静剂,如苯巴比妥等。

附:哮喘性支气管炎

哮喘性支气管炎,是小儿急性支气管炎的一种特殊类型,除急性支气管炎临床表现外,还有以下特点 多见于 3 岁以下小儿,常有湿疹或其他过敏史,有类似哮喘表现如呼气性呼吸困难,双肺满布哮鸣音及少量大、中水泡音;部分患儿易复发,多与感染有关。预后大多良好,3~4 岁后发作次数减少,渐趋康复,少数可发展成为哮喘。主要临床表现为咳嗽、少痰,双肺部啰音。

【临床表现】

1. 症状体征 多见于 3 岁以下小儿,常有湿疹或其他过敏史。与急性支气管炎相似,患者多先有上呼吸道感染病史,其后随之咳嗽,少量咳痰,可伴发热,有类似哮喘的表现,肺部听诊双肺满布哮鸣音及少量大、中水泡音。

2. 其他检查 血化验检查病毒感染时白细胞计数正常或减少,细菌感染时白细胞计数增高。X 线检查可见肺纹理增多、粗乱、模糊,也可见肺门阴影增浓。

【治疗】

参阅急性支气管炎的治疗。

第 4 节 毛细支气管炎

毛细支气管炎,是婴幼儿较常见的下呼吸道感染,多见于 1~6 个月的小婴儿。主要由呼吸道合胞病毒引起,其他副流感病毒、鼻病毒、腺病毒、支原体也可引起本病。病理改变为病变累及 75~300μm 的毛细支气管,使上皮细胞坏死和周围淋巴细胞浸润、黏膜下充血、水肿、腺体增生,黏液分泌增多,毛细支气管管腔狭窄或阻塞,导致肺气肿或肺不张。主要临床表现为喘息、三凹征。

【临床表现】

1. 症状　本病常发生于2岁以下小儿,更多见于6个月以内,主要表现为阵发性的呼气性呼吸困难,呼气时间延长伴喘息,间歇期喘息消失,严重发作者可见面色苍白、烦躁不安、口周和口唇发绀,全身中毒症状较轻,少见高热。

2. 体征　呼吸浅而快,可达60~80次/分,伴鼻翼扇动和三凹征(吸气时胸骨上窝、肋间隙、剑突下向内凹陷)。心率快达150~200次/分。肺部听诊呼气相哮鸣音,也可闻及中细湿啰音,叩诊过清音。

3. 其他检查　血化验白细胞计数大多正常。重度喘憋可有 PaO_2 降低, $PaCO_2$ 升高;X线检查见肺充气过度或肺不张,纹理增粗。

【治疗】

毛细支气管炎治疗原则　氧气疗法,控制哮喘,病原治疗。

1. 氧疗　可酌情采用不同方式的吸氧方法,包括鼻前庭导管、面罩、氧帐等。

2. 控制哮喘　重症患儿可用支气管扩张剂雾化吸入。肾上腺皮质激素用于严重喘息发作,一般可用甲泼尼松龙 1~2mg/kg·d,静脉滴入。

3. 抗感染治疗　如系病毒感染,可用利巴韦林静脉滴入或雾化吸入。继发细菌感染者,应酌情应用抗生素。

4. 其他治疗　保持呼吸道通畅,保证液体摄入量,纠正酸中毒,及时发现处理呼吸衰竭。

第5节　支气管肺炎

支气管肺炎,是小儿时期最常见的呼吸系统疾病,2岁内儿童多发。病原体常为细菌、病毒,也可为两者混合感染。一年四季均可发病,营养不良、先心病、低出生体重儿、免疫缺陷者更易发病。病理改变为肺组织充血、水肿、炎症细胞浸润,累及多个肺小叶,导致呼吸功能不全、酸碱平衡失调、循环功能障碍、胃肠功能紊乱等。主要临床表现为发热、咳嗽、气喘。

【临床表现】

1. 症状　①发热,多为不规则热,也可为弛张热或稽留热,新生儿和重度营养不良患儿体温可不升高或低于正常;②咳嗽,早期为刺激性干咳,极期咳嗽反而减轻,恢复期咳嗽有痰;③气喘,多在发热、咳嗽后出现;④全身症状,可有精神不振、食欲缺乏、烦躁不安,轻度腹泻或呕吐等。

2. 体征　①呼吸增快或困难,40~80次/分钟,可见鼻翼扇动和三凹征(吸气时胸骨上窝、肋间隙、剑突下向内凹陷);②发绀,重症患儿可见口周、鼻唇沟和指趾端发绀;③肺部啰音,可闻及较固定的中、小水泡音,以背部两侧及脊柱两旁较多,深吸气末更为明显。

重症肺炎的表现 除呼吸系统改变外可出现循环、神经和消化系统功能障碍。①循环系统,可发生心肌炎表现为面色苍白、心音低钝,严重者可闻及奔马律;②神经系统,可发生脑水肿出现烦躁或嗜睡、意识障碍、惊厥、瞳孔对光反射迟钝或消失,呼吸节律不齐,甚至呼吸停止;③消化系统,一般表现为食欲缺乏、呕吐或腹泻,重症可出现严重腹胀、肠鸣音消失,呕吐咖啡样物,大便潜血阳性或柏油样便;④发生 DIC 时,表现为血压下降、四肢发凉、脉速而弱,皮肤、黏膜及胃肠道出血;⑤水、电解质紊乱,可出现全身性水肿及电解质紊乱症状体征。

3. 其他检查 血化验细菌性肺炎白细胞计数增多,中性粒细胞比例增高,并有核左移现象,胞质可有中毒颗粒;病毒性肺炎白细胞计数大多正常或偏低,淋巴细胞增多或出现变异淋巴细胞。X 线胸部检查肺纹理增多,透光度降低,两肺下野、中内带出现大小不等的点状或小片絮状影,或融合成片状阴影,有肺气肿、肺不张、脓胸、脓气胸或肺大疱者则有相应的 X 线表现。

【并发症】

1. 脓胸 常由金黄色葡萄球菌引起,革兰阴性杆菌次之。临床表现为高热不退、呼吸困难、患侧呼吸运动受限,呼吸音减弱;积脓较多时患侧肋间隙饱满,气管向健侧移位。胸部 X 线检查显示患侧肋膈角变钝或消失。胸腔穿刺可抽出脓液。

2. 脓气胸 肺边缘的脓肿破裂与肺泡或小支气管相通即造成脓气胸。表现为突然性呼吸困难加剧,剧烈咳嗽,烦躁不安,面色发绀,听诊呼吸音减弱或消失;亦可形成张力性气胸,危及生命。X 线检查可见液气面。

3. 肺大疱 由于细支气管形成活瓣性部分阻塞,气体进多出少或只进不出,肺泡扩大、破裂而形成肺大疱,可一个亦可多个。体积小者无症状,体积大者可引起呼吸困难。X 线检查可见薄壁空洞。

【鉴别诊断】

1. 急性支气管炎 发热较轻,咳嗽为主要症状,肺部可闻及干、湿性啰音,多不固定,随咳嗽而改变。X 线胸部检查显示肺纹理增多、紊乱。若鉴别困难,需按肺炎处理。

2. 支气管异物 有异物吸入史,突然出现剧烈咳嗽;X 线检查可有肺不张或肺气肿,易于鉴别。病程迁延,有继发感染者,类似肺炎或合并肺炎,需注意鉴别。

3. 支气管哮喘 患儿有过敏体质,喘息症状。婴幼儿和儿童哮喘可无明显喘息发作,主要表现为持续性咳嗽,易与本病混淆。

4. 肺结核 一般有结核接触史,结核菌素试验阳性,X 线检查肺部有结核病灶,粟粒性肺结核与肺炎极其相似,但肺部啰音不明显。

【治疗】

1. 一般治疗 ①保持室内空气新鲜,室温 18~20℃、湿度 60% 左右为宜;注意隔离,防止交叉感染;加强营养与休息,保证充足热量及维生素;②注意水、电解质的补充,纠正酸中毒和电解质紊乱,适当补充液体有助于气道湿化。一般给液体量 60~80ml/(kg·d);酸中毒时可给予 5% 碳酸氢钠 2ml/kg,静脉滴注。

2. 抗生素治疗 采集呼吸道分泌物培养指导用药,未获得结果前根据经验选择敏感药物。①肺炎链球菌感染,首选青霉素一般剂量为 2.5 万~5 万单位 /(kg·d),分 2 次,静脉滴注;青霉素过敏或耐药者可选用头孢曲松、头孢噻肟等;②金黄色葡萄球菌感染,首选苯唑西林钠一般剂量为 50~100mg/(kg·d),分 4 次,静脉滴注;③大肠埃希杆菌和肺炎克雷白杆菌感染,首选头孢曲松钠一般剂量为 30~100mg/(kg·d),分 2 次,静脉滴注;或头孢噻肟 50~100mg/(kg·d),分 2~3 次,静脉滴注;④肺炎支原体和衣原体感染,首选红霉素 20~30mg/(kg·d),静脉滴注(浓度 ≤ 1mg/ml)。用药时间一般持续至体温正常后 3~5 天,或症状体征消失后 3 天停药;支原体肺炎至少应用药物 2~3 周;葡萄球菌肺炎应在体温正常后 2~3 周停药,一般总疗程 ≥ 6 周;⑤病毒性肺炎时,可给予利巴韦林(病毒唑)10~15mg/(kg·d),静脉滴注,5~7 天为一疗程。

3. 对症处理 气促、不安、苍白、发绀者需氧气吸入,氧浓度一般为 40%。保持呼吸道通畅,定时变换体位和拍背有利于痰液排出,必要时给予雾化吸入以及气管插管机械通气。高热可给予物理降温,或适当口服乙酰氨基酚、布洛芬等药物。烦躁不安者,给予苯巴比妥或 10% 水合氯醛每次 5mg/kg,肌内注射。止咳祛痰、平喘,可给予复方鲜竹沥液、复方甘草合剂等。

4. 肾上腺皮质激素 严重憋喘或呼吸衰竭、全身中毒症状明显、合并感染性休克及出现脑水肿者,可酌情应用肾上腺皮质激素,一般可用琥珀酸氢化可的松 5~10mg/(kg·d),或地塞米松 0.1~0.3mg/(kg·d),加入液体中,静脉滴注,疗程 3~5 天。

5. 并发症治疗 发生感染性休克、脑水肿和心肌炎者,应及时予以相应处理。脓气胸者行穿刺或胸腔闭式引流。贫血、营养不良者,给予相应治疗。

6. 生物制剂 血浆和静脉注射用丙种球蛋白,含有特异性抗体,可用于重症患儿。

第 6 节 支气管哮喘

支气管哮喘,简称"哮喘",是儿童期最常见的慢性呼吸道疾病。发病原因与过敏、感染、精神、内分泌、遗传等因素有关。近年来在世界范围内其发病率、发作严重程度和病死率有增高趋势。病理改变为气道反应性增高、支气管痉挛,造成气道广泛狭窄和阻塞。主要临床表现为反复发作性气喘、胸闷、咳嗽。

【临床表现】

1. 症状 前驱期常有喷嚏、流涕等,继之出现呼吸困难、憋闷、气喘,伴咳嗽、咳痰。严重者端坐呼吸、大汗淋漓,有濒死感。上述症状反复发作,多在夜间、清晨发作或加重,可自行缓解。有的患者持续哮喘1~2天之久,称为严重哮喘,或称为哮喘持续状态。

2. 体征 重者端坐呼吸、面色发绀,呼气时间明显延长,两肺满布哮鸣音,并发感染时可闻及湿性啰音。长期反复发作肋间隙变宽,肺部叩诊呈过清音,肺下界降低,心界叩诊缩小,心率加快。

3. 其他检查 血化验合并感染时白细胞计数增多,中性粒细胞比例升高。急性发作时嗜酸性粒细胞增高。X线胸部透视双肺透光度增强。肺功能检查为阻塞型通气功能障碍。皮肤过敏源试验可呈阳性。血气分析可见 PaO_2 降低,$PaCO_2$ 增高,提示病情危重。

【治疗】

1. 肾上腺皮质激素 目前是治疗小儿哮喘的首选药物。病情较重者可给予泼尼松1~2mg/(kg·d),分2~3次,口服;或琥珀酸氢化可的松5~10mg/(kg·d),静脉滴注,疗程一般1~7天。

2. 支气管扩张剂 沙丁胺醇(舒喘灵)气雾剂0.2mg/次,3~4次/天,吸入;或特布他林0.2mg/(kg·d),分3次,口服;也可用氨茶碱2~4mg/kg,加入5%葡萄糖100ml内,静脉滴注。

3. 促进排痰 常用棕色合剂、联邦止咳露等。

4. 防治感染 一般常用青霉素2.5万~5万单位/(kg·d),分2次,静脉滴注;或氨苄西林50~100mg/(kg·d),分2~3次,静脉滴注;或红霉素20~30mg/(kg·d),静脉滴注(浓度≤1mg/ml)。

5. 哮喘持续状态的治疗 ①保持患儿安静,必要时可给予10%水合氯醛灌肠;②氧气吸入;③补充液体和纠正酸中毒;④琥珀酸氢化可的松5~10mg/kg,加入液体中,静脉滴注,连用2~3天,可控制气道炎症。亦可应用氨茶碱静脉滴注、沙丁胺醇(舒喘灵)气雾剂吸入;⑤出现严重持续性呼吸困难者,可给予机械呼吸。

【健康指导】

1. 积极寻找和避免各种诱发因素,如花粉、尘螨、皮毛、烟尘、寒冷空气等。

2. 保持室内卫生,勤洗晒被褥,不用毛毯等皮毛制品,不喂养宠物。

3. 一旦有发作先兆,及时用药。

4. 缓解期加强锻炼,增强体质,情绪乐观,检测过敏源,宜吸入维持剂量的激素,适当进行一些增强免疫功能的治疗。

【提示】

小儿哮喘较成人预后好,死亡率为2/10万,约70%~80%年长后不再反复,30%~60%的患儿可以完全治愈。

第 7 节　肺炎球菌性肺炎

肺炎球菌性肺炎,是由肺炎球菌引起的肺部急性炎症,约占细菌性肺炎的80%~90%,是 5 岁以下儿童最常见的细菌性肺炎。主要病变是整个肺叶或肺段发生实质性炎症,典型病理改变过程可分为充血期、红色肝变期、灰色肝变期及消散期。本病多发生于冬、春两季,年长儿发病率较高。主要临床表现为寒战、高热、咳铁锈色痰。

【临床表现】

1. 症状　起病前多有受凉、疲劳等史,病初常有上呼吸道感染的症状,突然起病,寒战、高热,体温可达 39℃ ~40℃,呈稽留热型;最初咳嗽无痰,以后咳痰带血,咳铁锈色痰为本病特征。同时伴有明显胸痛,随呼吸、咳痰疼痛加重,病变位于肺下叶时可有上腹部放射性疼痛。随病情进展,可逐渐出现呼吸困难。部分患者有食欲缺乏、恶心、呕吐、腹痛、腹泻等症状,严重者可发生周围循环衰竭。

2. 体征　急性病容,气促发绀,患侧局部叩诊为浊音,呼吸音减弱,语颤增强,可闻及支气管呼吸音和细小湿啰音,病变波及胸膜时可闻及胸膜摩擦音。

3. 其他检查　血化验白细胞计数增多,一般为($10~20$)× 10^9/L,中性粒细胞比例明显升高,核左移,细胞质内可见中毒颗粒。痰涂片或痰培养可发现肺炎球菌。X 线胸部检查肺实变期可见肺叶或肺段大片均匀致密阴影。

【鉴别诊断】

1. 金黄色葡萄球菌肺炎　临床症状重,常伴有脓毒血症症状,有多发性迁徙性病灶。X 线胸部检查可见病变区密度不均匀,常有空洞形成,痰中可查出金黄色葡萄球菌。

2. 肺脓肿　起病急、高热、咳大量脓性臭痰,X 线胸部检查早期显示大片模糊的致密阴影,后期形成空洞并有液平,内壁光滑,胸部 CT 可帮助确诊。

【治疗】

1. 一般治疗　卧床休息,保持室内空气清新,湿度适宜,高营养、高维生素、易消化饮食。

2. 抗生素治疗　首选青霉素 5 万~20 万单位/(kg·d),分 2~4 次,静脉滴注;重者可加用哌拉西林每天 100~200mg/(kg·d),分 2~4 次,静脉滴注。青霉素过敏者可用红霉素每天 20~30mg/(kg·d),分 1~2 次,静脉滴注。一种抗生素治疗 2~3 天后,如病情无好转或加重,应调换抗生素。疗程一般为 10~14 天,或在热退后 3 天停药,以后再改为口服抗生素维持数天。

3. 对症处理　呼吸困难、发绀缺氧给氧气吸入。咳嗽吐痰者给予止咳祛痰药,如棕色合剂、联邦止咳露等口服。发热者给予退热药,如口服萘普生每次

5~10mg/kg，3~4 次／天；或酌情肌内注射阿尼利定（安痛定）。

4. 支持疗法 补充足够热量及水分，保持水、电解质酸碱平衡。

第 8 节 金黄色葡萄球菌肺炎

金黄色葡萄球菌肺炎，病原菌为金黄色葡萄球菌。多发于新生儿及婴幼儿。病理改变为肺组织广泛出血性坏死和多发性小脓肿形成，易形成肺脓肿、脓胸、脓气胸等。主要临床表现为发热、咳嗽、气喘。

【临床表现】

1. 症状 ①起病较急，发热，多呈弛张热型，早产儿和体弱儿可无发热，或仅有低热；②中毒症状，面色苍白、烦躁不安；③呼吸系统症状，咳嗽、气喘，呼吸浅快和发绀，重症者可发生休克；④消化系统症状，呕吐、腹泻和腹胀等。

2. 体征 肺部啰音出现较早，为散在中、小水泡音；易发生脓胸、脓气胸和皮下气肿，可有相应体征。发生纵隔气肿时呼吸困难加重。

3. 其他检查 血化验白细胞计数明显增多，中性粒细胞比例增加，有核左移和中毒颗粒。婴幼儿和重症患儿可出现白细胞减少，但中性粒细胞比例仍较高。X 线胸部检查显示病变发展迅速，甚至数小时内可出现小脓肿、肺大泡或胸腔积液；恢复期病变吸收较慢。

【治疗】

1. 一般治疗 保持室内空气新鲜，室温 18℃~20℃，湿度 60% 左右为宜；加强营养，供给充足热量及维生素，注意水、电解质补充，纠正酸中毒和电解质紊乱，一般给液体量 60~80ml/（kg·d）；酸中毒时可给予 5% 碳酸氢钠 2ml/kg，静脉滴注。

2. 抗生素治疗 可给予苯唑西林 100~200mg/（kg·d），分 3~4 次，静脉滴注；或氯唑西林 50~200mg/（kg·d），分 2~4 次，静脉滴注。

3. 并发症处理 并发脓胸、脓气胸时，可进行胸腔穿刺或胸腔闭式引流。

4. 对症处理 气促、发绀者给予氧气吸入，氧浓度一般为 40%~60%。保持呼吸道通畅，定时变换体位利于痰液排出，必要时给予雾化吸入、气管插管机械通气。高热者可给予物理降温，或酌情口服对乙酰氨基酚、芬必得。烦躁不安者给予 10% 水合氯醛每次 0.5ml/kg，口服，或苯巴比妥每次 5mg/kg，肌内注射。止咳祛痰、平喘，可给予复方鲜竹沥液、复方甘草合剂等。

5. 转诊治疗 由于本病凶险，严重病例应及时转上级医院治疗。

第 9 节 支原体肺炎

支原体肺炎，又称原发性非典型肺炎，是指由支原体（MP）感染引起的间质性肺炎及毛细支气管炎样改变。占儿童社区获得性肺炎的 10%~40%。病理改变为肺部融合性支气管肺炎、间质性肺炎、伴支气管炎,肺泡少量炎性渗出物,并可发生灶性肺不张、肺实变和肺气肿。主要临床表现为顽固性剧烈咳嗽。

【临床表现】

1. 症状 患者全身不适、乏力、头痛,发热常达 39℃以上,呈弛张热或间歇热,持续 1~3 周。顽固性剧烈咳嗽,有时表现为百日咳样咳嗽,痰液较黏稠,有时带血丝。病情较重者可有呼吸困难、喘憋、胸痛等。部分患儿可有溶血性贫血、脑膜炎、心肌炎、肾炎等肺外表现。

2. 体征 肺部体征不明显是本病特点,少数患儿可闻及干、湿性啰音或呼吸音减弱,但短时间内可消失。

3. 其他检查 血化验白细胞计数正常或增高,中性粒细胞比例增高,血沉增快;支原体抗体阳性;X 线胸部检查常为重要诊断方法,大部分表现为以肺门为中心沿支气管走向的云雾状浸润影,可扩展到肺野,少数可见大片状阴影,但阴影内不像大叶性肺炎那样均匀一致,可有少量胸腔积液。

【治疗】

1. 一般治疗 保持室内空气新鲜,室温、湿度适宜;防止交叉感染;加强营养,供给充足热量及维生素,保持水、电解质酸碱平衡,一般给液体量 60~80ml/(kg·d);酸中毒时可给予 5% 碳酸氢钠 2ml/kg,静脉滴注。

2. 抗感染治疗 一般可给红霉素 20~40mg/(kg·d),分 3~4 次,口服;或红霉素 20~30mg/(kg·d),静脉滴注(浓度 ≤ 1mg/ml)。也可用阿奇霉素 5~10mg/(kg·d),分 2 次,口服;或阿奇霉素 5~10mg/(kg·d),静脉滴注,连用 3 天,停 4 天为一疗程。

3. 对症处理 气促、发绀者给予氧气吸入,保持呼吸道通畅,定时变换体有利于痰液排出。高热者可给予物理降温,或适当口服对乙酰氨基酚、芬必得等。烦躁不安给予 10% 水合氯醛每次 0.5ml/kg,口服,或苯巴比妥每次 5mg/kg,肌内注射。止咳祛痰、平喘,可给急支糖浆、复方甘草合剂等。

【健康指导】

1. 注意开窗通风,保持室内空气新鲜,经常带小孩到户外活动,晒太阳,增强体质。

2. 发现小儿有发热、咳嗽、咳痰、气急等现象时,应及时送医院就诊,以免延误治疗。

3. 痊愈后,应加强体育锻炼,提高免疫力,积极预防呼吸道感染。

【提示】

支原体是介于细菌和病毒之间的已知能独立生活的病原微生物中最小者,直径 125~150nm,耐冰冻,37℃时只能存活数小时。

第 10 节　腺病毒性肺炎

腺病毒性肺炎,是由腺病毒感染所引起的肺部炎症。多见于 6 个月 ~2 岁小儿,冬春季节多发。起病急骤,高热持续时间长,中毒症状重,肺部啰音出现较晚,易合并心肌炎和多器官衰竭,死亡率较高。主要临床表现为发热、嗜睡、烦躁、咳嗽、喘憋、发绀。

【临床表现】

1. 症状　①患儿起病急骤,表现为发热可达 39℃以上,呈稽留热或弛张热,持续 2~3 周;②中毒症状,表现为面色苍白或发灰、精神不振、嗜睡或烦躁;③呼吸道症状,表现为咳嗽频繁、阵发性喘憋、呼吸困难和发绀;④消化系统症状,表现为可有腹泻、呕吐和消化道出血;⑤可出现脑水肿,导致嗜睡、昏迷和惊厥。

2. 体征　肺部啰音,多于发热 3~7 天后出现,严重者可出现实变体征。肝脾增大,麻疹样皮疹。心率加速、心音低钝等。可有脑膜刺激征等中枢神经系统体征。

3. 其他检查　血化验白细胞计数正常或偏低,胸部 X 线改变较肺部啰音出现早,表现为大小不等的片状阴影,或融合成大病灶,甚至一个肺叶;病灶吸收较慢,需数周或数月。

【治疗】

1. 一般治疗　保持室内空气新鲜,室温 18℃ ~20℃,湿度 60% 左右为宜;注意隔离防止交叉感染;加强营养,供给充足热量及维生素,保持水、电解质酸碱平衡,适当补充液体 60~80ml/(kg·d);酸中毒时可给予 5% 碳酸氢钠 2ml/kg,静脉滴注。

2. 抗感染治疗　可给予利巴韦林(病毒唑)10~15mg/(kg·d),静脉滴注;干扰素 10 万~100 万单位,肌内注射,5~7 天为一疗程。合并细菌感染时,应给予青霉素等抗生素治疗。

3. 对症处理　气促、呼吸困难、发绀者可氧气吸入。保持呼吸道通畅,定时变换体位和拍背有利于痰液排出。高热者可给予物理降温,或适当口服对乙酰氨基酚、芬必得。烦躁不安者给予 10% 水合氯醛每次 0.5ml/kg,口服,或苯巴比妥每次 5mg/kg,肌内注射。止咳祛痰、平喘,可给予复方鲜竹沥液、复方甘草合剂等。

第五十章　消化系统疾病

第1节　口　　炎

口炎,是指口腔黏膜各种感染而引起的炎症,多见于婴幼儿。如病变分别限于局部如舌、牙龈、口角,亦可分别称为舌炎、牙龈炎和口角炎。现将两种常见口炎分述如下

一、鹅口疮

鹅口疮,又称为"雪口病",为口腔黏膜感染白色念珠菌而引起的口腔疾病。多见于新生儿和婴幼儿。主要临床表现为黏膜表面形成白色斑块状物。

【临床表现】

1. 症状　轻者可无临床症状,局部不痛,不流涎,一般不影响吃奶;重者流涎、低热、拒食、吞咽困难等。

2. 体征　口腔黏膜表面可见白色凝乳样小点或斑块,可融合成大片,不易擦去,周边无炎症反应,强行剥离后局部黏膜潮红、粗糙、可有渗血;严重者整个口腔均被白色斑膜覆盖。

3. 其他检查　显微镜下可见真菌菌丝和孢子。

【治疗】

1. 一般治疗　注意哺乳卫生,加强营养,增加维生素 C 和维生素 B_2。

2. 局部治疗　一般不必口服抗真菌药物。可用 2% 碳酸氢钠溶液清洁口腔,或局部涂抹 10 万~20 万单位 /ml 制霉菌素鱼肝油混悬溶液,2~3 次 / 天。

二、疱疹性口腔炎

疱疹性口腔炎,为单纯疱疹病毒 I 型感染所致,多见于 1~3 岁小儿,发病无明显季节差别。主要临床表现为发热、疼痛、拒食、流涎、烦躁。

【临床表现】

1. 症状　可有发热,热度可达 38℃ ~40℃,一般持续 3~5 天,同时局部疼痛剧烈,表现为拒食、流涎、烦躁等。

2. 体征 牙龈、唇内、舌、颊黏膜等各处口腔黏膜出现单个或成簇的小疱疹,直径约 2mm,周围有红晕,破溃后形成溃疡,有白色纤维状分泌物覆盖,多个溃疡可融合成不规则的大溃疡,有时可累及软腭和咽部。可有局部淋巴结肿大,一般持续 2~3 周。

【鉴别诊断】

疱疹性咽峡炎,大都为柯萨奇病毒所引起,多发生于夏秋季节;骤起发热、咽痛,疱疹主要发生于咽部和软腭,不累及牙龈和颊黏膜。

【治疗】

1. 一般治疗 保持口腔清洁,多饮水,禁用刺激性药物;发热时可酌情应用退热剂。

2. 局部治疗 可涂碘苷(疱疹净)抑制病毒,亦可喷洒西瓜霜;疼痛严重者可在餐前用 2% 利多卡因涂抹口腔。

3. 继发感染的治疗 可酌情应用抗生素。

第 2 节 先天性肥厚性幽门狭窄

先天性肥厚性幽门狭窄,是一种由于幽门环肌肥厚、增生使幽门管腔狭窄而引起的上消化道不完全梗阻性疾病。病理改变为以幽门肌全层,尤其环肌增生、肥厚为特点。主要临床表现为无胆汁喷射性呕吐、右上腹包块。

【临床表现】

1. 症状 多在生后 2~4 周出现呕吐,为本病主要症状,逐渐加重,呈喷射性呕吐,呕吐量常比进食量多,不含有胆汁,频繁呕吐损伤胃黏膜时呕吐物中可含有咖啡样物或带血。严重者可出现脱水、电介质紊乱,可有明显消瘦。

2. 体征 上腹部饱满,下腹部空虚,吃奶后可见胃蠕动波,呕吐后消失;多数患儿在右上腹可触及橄榄状包块,质较硬,可以移动。

3. 其他检查 X 线钡餐检查可见胃扩张,钡剂通过幽门排出时间延长,幽门管细长呈线状影,或鸟嘴状改变,胃排空延迟。

【鉴别诊断】

1. 肠梗阻 多不出现胃蠕动波,呕吐物中混有胆汁,甚至粪便,常有果酱样大便或血便。X 线检查可提示梗阻部位不同。

2. 幽门痉挛 多在生后即出现间歇不规则性呕吐,非喷射性,量不多,无进行性加重,偶见胃蠕动波,右上腹触不到包块。一般状况较好,无明显脱水及营养不良。体位疗法或应用解痉剂治疗有效。X 线钡餐检查可协助确诊。

【治疗】

1. 一般治疗 呕吐严重者给予补液,纠正水、电解质紊乱。

2. 手术治疗 明确诊断后,应及早进行幽门环肌切开术。

第3节 腹 泻 病

腹泻病,又称为"婴幼儿腹泻",是婴幼儿时期的一种常见病,常见病因有感染性腹泻,包括病毒、细菌、寄生虫感染和肠道菌群紊乱等;非感染性腹泻,包括不洁饮食、人工喂养、腹部受凉、食物过敏等。主要临床表现为腹泻、呕吐、脱水、电解质紊乱。

【临床表现】

1. **症状体征** ①轻型,以胃肠道症状为主,表现为食欲缺乏,溢乳或呕吐,大便次数每天在10次以内,每次量不多,稀薄带水,呈蛋花汤样或伴有少量黏液,无脓血便,全身症状轻,脱水不明显;②重型,大便次数每天10余次至数十次不等,黏液较多或脓血便,脱水、电解质紊乱和全身中毒症状,如发热、无力、腹胀、肠鸣音减弱或消失、惊厥或手足抽搐、精神烦躁或萎靡、嗜睡、昏迷、休克。酸中毒时呼吸深大,口唇呈樱桃红或发绀,脱水临床分度分为轻、中、重三度,以便于补液时参考。

轻度:失水占体重 < 5%,皮肤稍干燥,精神正常,囟门稍凹,有眼泪,尿量正常。

中度:失水占体重 < 10%,皮肤弹性差,精神萎靡,囟门凹,眼泪少,尿量减少。

重度:失水占体重 > 10%,皮肤弹性极差,精神极度萎靡,囟门明显凹,无眼泪,尿量无。

2. **其他检查** 大便镜检可见黏液、脂肪球或红、白细胞;血生化检验显示电解质紊乱。低钾时心电图出现 T 波低平或倒置,ST 段降低并出现 U 波,严重时可出现心律失常。

【治疗】

1. **一般治疗** 一般不主张禁食,继续母乳喂养,人工喂养儿可给予稀释奶或清淡饮食;轻、中度脱水患儿,呕吐不明显者可应用口服补液纠正脱水。

2. **静脉补液** 适于中度以上脱水、吐泻严重或腹胀的患儿。原则是先快后慢,先浓后淡,见尿补钾,按时补完。

第一天补液方案:①累积损失量,通常按轻度脱水 50ml/kg,中毒脱水 50~100ml/kg,重度脱水 100~120ml/kg 补液,在 8~12 小时内补完;②继续损失量,丢多少补多少;③生理需要量,按每天 60ml/kg 计算;④纠正低钾,排尿后补钾,10% 氯化钾溶液每天 1~3ml/(kg·d),分 3~4 次,口服;或静脉补钾,浓度不超过 0.3%;⑤纠正酸中毒,可用 5% 碳酸氢钠 2~5ml/(kg·d),稀释后静脉滴注;⑥纠正低钙、低镁,出现低钙症状时可用 10% 葡萄糖酸钙每次 1~2ml/kg,加入葡萄糖液内稀释后静脉滴注;低镁者应用 25% 硫酸镁每次 0.1ml/kg,深部肌内注射,每天 2~4 次,症状缓解后停用。

第二天及以后补液方案：补充继续损失量、生理需要量，并酌情继续补钾，纠正酸中毒，供给热量；亦可改为口服补液。

3. 抗生素应用　饮食不当或病毒感染所引起的腹泻，一般不宜应用抗生素。细菌感染性腹泻可酌情选用抗生素。

4. 对症处理　无感染中毒症状但腹泻不止者，可给予收敛剂鞣酸蛋白0.1~0.3g/次，3次/天，口服；或十六角蒙脱石（思密达）1/2~1包/次，3次/天，口服。呕吐重者适当应用止吐药，如复方氯丙嗪（冬眠灵）、爱茂尔等。

第4节　肠蛔虫病

肠蛔虫病，是指蛔虫寄生于人体小肠内，引起肠功能紊乱的一种疾病。多数无临床症状，少数可发生胆道蛔虫或蛔虫性肠梗阻。主要临床表现为多数无症状，少数为腹痛、呕吐蛔虫。

【临床表现】

1. 流行病学　肠蛔虫病患者是主要的传染源；感染性虫卵污染食物或手经口吞入是主要的传染途径；人群普遍易感，学龄前儿童感染率最高。

2. 症状　感染后大多数患者无症状，此时称为无症状蛔虫感染。有症状者主要症状以腹痛最为常见，疼痛多数位于脐周围，不定时反复发作，有时恶心、呕吐，或呕吐物中有蛔虫存在，有的可有腹泻、便出蛔虫等。可有夜惊、磨牙等。

3. 体征　一般无明显腹部阳性体征，腹痛发作时也无压痛、腹肌紧张等；有蛔虫性肠梗阻时，可触及腹部包块。

4. 其他检查　粪便显微镜检查可发现蛔虫卵。

【鉴别诊断】

肠痉挛：往往有受凉或精神紧张史，腹痛呈阵发性，局部热敷后疼痛可缓解。

【并发症】

1. 胆道蛔虫　是肠蛔虫病的常见并发症，典型表现为右上腹剧烈痛，屈体弯腰、恶心、呕吐，或呕吐蛔虫。

2. 蛔虫性肠梗阻　蛔虫在肠内扭结成团，阻塞肠道，主要表现为腹痛、恶心、呕吐、腹胀。X线腹部检查可见肠胀气、液平面。

【治疗】

1. 驱虫治疗　一般应用广谱驱虫药甲苯达唑或左旋咪唑，二者疗效均在90%以上，通常可口服甲苯达唑，大于2岁者应用100mg/次，2次/天，连服3天；或左旋咪唑剂量2~3mg/(kg·d)，顿服。复方甲苯达唑每片含有甲苯达唑100mg和左旋咪唑25mg，用量同前。该两种药对蛲、钩虫也有效。肝、肾功能不良者慎用。

2. 中药治疗　①川楝根皮30g、槟榔30g，水煎服，连用三天，有杀虫排虫

作用;②槟榔 10g、苦楝皮 10g、使君子肉 6g,研碎调成糊状,敷脐,有驱虫作用;
③中成药口服,可用乌梅丸或驱蛔丸等。

3. 并发症的治疗　并发胆道蛔虫症或蛔虫性肠梗阻时,可给予相应治疗,
必要时可进行外科手术。

【健康指导】

1. 注意个人饮食卫生,养成良好的饭前便后洗手的习惯,不吃未洗净的生
菜、水果。

2. 对人粪便进行无害化处理后再当肥料使用,以及提供污水处理设施。

第5节　蛲　虫　病

蛲虫病,是指蛲虫寄生于人体肠道内的一种疾病。一般寄生在盲肠、结肠
和回肠下段。儿童多见,主要临床表现为肛门周围、会阴部皮肤瘙痒,睡眠不安。

【临床表现】

1. 流行病学　蛲虫患者是唯一的传染源;接触被虫卵污染的玩具、食物或
空气吸入是传播方式;人群普遍易感,儿童感染率最高。

2. 症状　主要症状为肛门周围和会阴部瘙痒,夜间为甚,可有睡眠不佳、夜
惊。由于皮肤抓伤肛门周围常有局部炎症。也可有恶心、呕吐、食欲缺乏等胃肠
道症状,或有易激动及其他精神症状。

3. 体征　儿童睡眠后 1~3 小时,检查肛门部可见乳白色线状小虫。

4. 其他检查　肛门部刮取物涂片可检出虫卵。血化验嗜酸性粒细胞增多。

【鉴别诊断】

肛门湿疹　肛门部轻度发痒,局部潮湿、糜烂,有渗液,往往有直肠脱出或
痔疮等原发疾病。

【治疗】

1. 一般治疗　蛲虫寿命一般为 20~30 天,避免重复感染可自行痊愈。单纯
药物治疗而不结合预防,很难彻底治愈。

2. 驱虫治疗　可用恩波吡维铵,是治疗蛲虫的首选药物,剂量为 5mg/kg
(最大 0.25g),睡前 1 次顿服,2 周后重复 1 次。或甲苯达唑,大于 2 岁者应用
100mg/ 次,2 次 / 天,连服 3 天,2 周后重复 1 次。

3. 肛门局部治疗　每晚临睡前和大便后用温水清洗肛门部皮肤,擦干后涂
抹蛲虫软膏,有杀虫止痒作用。

4. 中药治疗　同肠蛔虫病的中药治疗。

【健康指导】

注意个人卫生,防止重新感染,饭前便后洗手,患者的内衣应煮沸消毒。

第6节 肠 套 叠

肠套叠,是指部分肠管及其肠系膜套入临近肠腔所致的一种绞窄性肠梗阻,为婴幼儿时期最常见的急腹症之一。多为近端肠管套入远端肠管内,按发生部位分为回 - 结肠型、小肠型 - 结肠型,其中回 - 结肠型最常见。主要临床表现为腹痛、呕吐、血便。

【临床表现】

1. 症状 起病急,阵发性腹痛,常表现为阵阵哭闹,面色苍白,弯腰弓背,伴有呕吐,数小时后可出现便血,呈血水样或果酱样,逐渐增多,而大便减少。晚期可有脱水、发热、嗜睡、昏迷及休克等中毒症状。

2. 体征 患儿常呈急性重症病容,腹部脐右侧或上腹部可触及腊肠样包块,光滑、稍硬,可活动;伴有腹膜炎时,腹壁紧张,腹部拒按。

3. 其他检查 X 线腹部透视或拍片显示肠梗阻征象。钡灌肠或注气检查可见套叠肠管头部呈杯口型或钳型阴影。

【鉴别诊断】

1. 急性细菌性痢疾 大便次数多,含黏液、脓血,有里急后重感,多伴有高热等中毒症状,腹部触诊无包块。但应注意两种病可同时存在。

2. 梅克尔憩室出血 大量血便,常为无痛性,亦可并发肠套叠。

【治疗】

1. 非手术治疗 适于发病48 小时内、全身情况良好、腹胀不严重、无明显脱水及电解质紊乱者。以一定的压力将钡剂或空气通过气囊、肛管在 X 线透视下注入肠管内,直至套叠复位。

2. 手术治疗 非手术治疗无效,病程超过 24 小时、高度腹胀或伴有腹膜炎症状者,应及早手术治疗。

第7节 急性出血性坏死性肠炎

急性出血性坏死性肠炎,病因不明。主要病理变化为小肠坏死性炎症,肠壁充血、水肿,甚至穿孔,可引起腹膜炎。主要临床表现为呕吐、腹痛、腹泻、血便及中毒性休克。

【临床表现】

1. 症状 起病急,腹痛、呕吐、腹泻、血便,以及发热等感染中毒症状,严重者可出现中毒性肠麻痹和中毒性休克症状。

2. 体征 上腹、脐区压痛,但无固定压痛点,腹肌紧张。出现中毒性肠麻痹者,可有腹胀、肠鸣音减弱;进一步加重出现休克体征。肛诊可发现血便或指套染血。

3. 其他检查　血化验白细胞计数增多,核左移现象。大便潜血试验阳性,镜检可见大量红细胞。X线腹部平片检查显示肠管积气或有液平面,肠管外形僵硬,肠壁增厚,肠间隙增宽。

【鉴别诊断】

1. 中毒性痢疾　脓血便为主,里急后重感,大便培养痢疾杆菌阳性。严重者合并中毒性肠麻痹时,常不易鉴别。

2. 肠套叠　多见于婴幼儿,多无发热,肠梗阻症状明显,腹部可触及包块,X线检查可协助诊断。

【治疗】

1. 一般治疗　早期禁食,待呕吐、腹胀、便血停止后再试进食。

2. 静脉补液　纠正脱水及电解质紊乱(参考婴幼儿腹泻章节);给予静脉营养、供给足够热量。

3. 纠正中毒性休克　①补充血容量,纠正酸中毒,轻症可给生理盐水、5%葡萄糖,静脉快速滴注;重症患儿应用低分子右旋糖酐每次10~15ml/kg,并给予5%碳酸氢钠每次3~5ml/kg;②休克者,可用多巴胺10~20mg,加入100ml溶液内,静脉滴注,速度视血压而定;酚妥拉明每次0.2~0.3mg/kg,加液体内,静脉滴注,此类药应在补充血容量后应用。亦可应用山莨菪碱(654-2)每次0.5~1mg/kg,静脉滴注,必要时可间隔15~30分钟重复应用,直至面色转红润、血压回升;③适当应用肾上腺皮质激素,氢化可的松5~10mg/(kg·d);或地塞米松0.25~0.5mg/(kg·d),静脉滴注。

4. 抗生素治疗　选用有效的广谱抗生素控制感染。

5. 外科手术治疗　并发肠坏死、穿孔、梗阻者应进行手术治疗。

第8节　肠　痉　挛

肠痉挛,是指肠管平滑肌的阵发性强烈收缩,是引起小儿腹痛的最常见原因之一。主要临床表现为突发性阵发性腹痛,间歇期无异常表现。

【临床表现】

1. 症状　可有腹部受凉、过食、冷饮、冷食等诱发因素,临床表现为突然发作的阵发性腹痛,以脐周最明显,每次持续时间不长,少数伴有恶心、呕吐。

2. 体征　发作时可有腹部触痛、腹肌紧张,发作间歇腹部柔软,无阳性体征。

3. 其他检查　X线腹部检查或B超检查无异常。

【治疗】

1. 一般治疗　忌冷食,腹部热敷。

2. 对症处理　解痉止痛药,阿托品每次0.01mg/kg,口服或肌内注射;亦可给予颠茄合剂适量口服。

第9节 先天性巨结肠

先天性巨结肠,是一种常见先天性肠道发育畸形,由于直肠或结肠远端肠管持续痉挛、狭窄,粪便淤滞在近端结肠,致使肠管扩张、肥厚(图50-1)。病理改变是痉挛段肠管肠壁肌层和黏膜下神经丛内缺乏神经节细胞。主要临床表现为胎便排出延迟,便秘、腹胀、呕吐和营养不良。

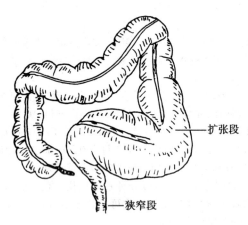

扩张段

狭窄段

图50-1 先天性巨结肠

【临床表现】

1. 症状 生后48小时内无胎便或少量胎便,2~3天后出现低位肠梗阻症状。以后可有顽固性便秘,3~7天或更长时间排便一次;呕吐、食欲下降,消瘦和营养不良。

2. 体征 腹胀,腹壁紧张发亮,可见肠型及蠕动波,肠鸣音增强。直肠指检壶腹部空虚。并发小肠结肠炎、肠穿孔时,可有腹痛、压痛、反跳痛等相应的临床症状体征。

3. 其他检查 X线检查显示低位性肠梗阻,近端结肠扩张。钡灌肠检查可显示痉挛段及其上方的扩张肠管,排钡功能差。

【治疗】

1. 非手术治疗 口服缓泻剂、润滑剂,帮助排便。必要时使用开塞露,诱发排便。酌情生理盐水灌肠。

2. 手术治疗 可进行结肠造瘘术和根治术。

第 10 节　胃食管反流病

胃食管反流,是指胃内容物,包括十二指肠流入胃内的液体反流入食管内,甚至反流入口咽部。分为生理性和病理性,生理性胃食管反流是由于食管下端括约肌发育不完善,或神经、肌肉协调功能差而出现反流,表现为日间进乳时或进乳后呕吐所进乳汁,又称"溢乳";病理性胃食管反流是由于食管下端括约肌功能障碍或组织结构异常而出现反流,可发生于睡眠、仰卧、空腹等,即胃食管反流病。主要临床表现为出生后第 1 周即发生呕吐,程度轻重不一。

【临床表现】

1. 症状　呕吐为主要表现,出生后第 1 周即发生呕吐,另有部分患儿发生于出生后 6 周内,呕吐程度轻重不一,多发生于进食后,有时在夜间或空腹,严重者呈喷射状,呕吐物为所进乳汁、胃内容物,或少量胆汁。

2. 体征　由于呕吐,久之出现体重不增、消瘦、发育迟缓、贫血等。

3. 其他检查　食管钡餐造影、食管内镜检查可有异常改变。

【鉴别诊断】

1. 先天性肥厚性幽门狭窄　生后 2~4 周出现呕吐,频繁呕吐损伤胃黏膜致呕吐物咖啡样或带血,严重者出现脱水、电介质紊乱、消瘦等,上腹可见胃蠕动波,呕吐后消失;多数患儿在右上腹可触及橄榄状包块,质较硬,可移动。

2. 肠梗阻　多不出现胃蠕动波,呕吐物中混有胆汁,甚至粪便,常有果酱样大便或血便。X 线检查可提示梗阻部位。

【治疗】

1. 一般治疗　呕吐严重者给予补液,纠正水、电解质紊乱。

2. 体位治疗　床头抬高 30 度,小婴儿最佳体位前倾俯卧位,清醒状态下最佳体位为直立位和坐位。

3. 饮食疗法　稠厚饮食为主,少量多餐,增加进乳次数。

4. 药物治疗　促胃动力药,可给多潘立酮每次 0.2~0.3mg/kg,3 次 / 天,饭前半小时或睡前口服,疗程 4 周;抗酸和抑酸药,H_2 受体拮抗剂如 西咪替丁、雷米替丁、法莫替丁、尼扎替丁,质子泵抑制剂如奥美拉唑、兰索拉唑、埃索美拉唑等均可酌情应用,疗程 8~12 周。

5. 手术治疗　内科治疗 6~8 周无效、出现严重并发症(出血、营养不良、发育迟缓)等可考虑外科手术治疗。

第 11 节　消化性溃疡

消化性溃疡,是指发生在胃或十二指肠的溃疡。各年龄段均可发生,以学龄儿童多见。发病原因目前认为与胃十二指肠黏膜侵袭因子(酸、胃蛋白酶、胆盐等)和黏膜自身防御因素(黏膜屏障、黏膜血流量、细胞更新等)之间失去平衡有关,尚与幽门螺杆菌感染、遗传因素、精神创伤、外伤、饮食习惯、非甾体药物、激素药物等有关。主要临床表现为上腹疼痛、烧灼感、呕血、黑便。

【临床表现】

1. 症状体征 年龄越小,症状越不典型,不同年龄患者的临床表现各不相同。①新生儿期,常继发于早产、出生窒息、脓毒血症、低血糖、呼吸窘迫等,主要表现为发病急、呕血、黑便;②婴儿期,发病急,表现为食欲差、呕吐、腹胀、发育迟缓,也可表现为呕血、黑便;③幼儿期,进食后呕吐,间歇发作上腹或脐周疼痛、烧灼感,重者出现呕血、黑便、甚至穿孔;④学龄前期及学龄期,表现为反复发作上腹或脐周疼痛、烧灼感,空腹或夜间疼痛发作,严重者出现呕血、便血、贫血等。

2. 其他检查 食管钡餐造影、食管内镜检查可有异常改变。有的可检测到幽门螺杆菌。

【并发症】

主要可有出血、穿孔和幽门梗阻,需仔细注意观察,及早发现,尽早处理。

【治疗】

1. 一般治疗 养成良好的生活习惯,饮食定量定时,避免精神紧张。

2. 药物治疗 ①H_2-受体拮抗剂,如西咪替丁 10~15mg/kg,分 4 次,于饭前 30 分钟,口服;或雷米替丁 3~5mg/kg,每 12 小时 1 次;或法莫替丁 0.9mg/kg,睡前 1 次口服,疗程 4~8 周;②质子泵抑制剂,如奥美拉唑,每天 0.6~0.8mg/kg,清晨顿服,疗程 2~4 周;③胃黏膜保护剂,常用硫糖铝每天 10~25mg/kg,分 4 次口服,疗程 4~8 周。或枸橼酸铋钾 6~8mg/kg,分 3 次口服,疗程 4~6 周;④抗螺杆菌治疗,有螺杆菌感染者,可酌情选用阿莫西林、克拉霉素、甲硝唑等。

3. 手术治疗 出现严重并发症如难以控制的出血、瘢痕性幽门梗阻、营养不良、发育迟缓等,可考虑外科手术治疗。

第五十一章 泌尿系统疾病

第1节 泌尿道感染

泌尿道感染,是指病原体侵入泌尿系统,在尿液中生长繁殖,并侵犯尿道黏膜或组织而引起的尿道炎症。按侵犯部位不同分为肾盂肾炎、膀胱炎或尿道炎,小儿时期感染常不能局限于某一部位,临床上难以准确定位,故常不加区别的统称为泌尿道感染。肾盂肾炎称为上尿路感染,膀胱炎和尿道炎合称为下尿路感染。病原菌以大肠杆菌最常见,约占 60%~80%,其次为副大肠杆菌、变形杆菌和葡萄球菌。临床上分为急性和慢性两种泌尿道感染。

【临床表现】

1. 症状体征 ①急性泌尿道感染,病程 6 个月以内,新生儿以全身症状为主,发热、苍白、吃奶差、呕吐、腹泻等,进一步加重出现嗜睡、黄疸、惊厥,泌尿道症状较少;婴幼儿全身症状明显,发热、食欲缺乏、精神不振等,局部症状常有尿频、排尿哭闹、顽固性尿布疹;年长儿除全身症状外,局部症状明显,尿急、尿频、尿痛、排尿困难,或遗尿及腹痛等,肾区叩痛,偶有肉眼血尿;②慢性泌尿道感染,病程超过 6 个月,多合并先天性泌尿道畸形,可有发热、乏力、贫血、消瘦、生长迟缓、高血压及肾功不全等。

2. 其他检查 ①尿常规检查,取清洁中段尿离心后镜检白细胞＞10 个 /HPF,即可怀疑尿路感染,可见蛋白尿、血尿;②尿液细菌学检查,中段尿培养菌落数 ≥ 105 个 /ml,即可确诊;耻骨上膀胱穿刺获取的尿标本培养,只要发现有细菌生长,即有诊断意义;尿液直接涂片菌数超过 15 个 /HP,为有意义菌尿;③肾功测定,慢性肾盂肾炎常有尿浓缩功能受损,晚期肾功全面受累;④ X 线检查,静脉肾盂造影可见肾盂、肾盏变形,肾影不规则。

【治疗】

1. 一般治疗 适当休息,多饮水,及时排尿,可减少细菌在膀胱的停留。女孩应注意外阴清洁、卫生。鼓励进食,供给足够热量、蛋白质和维生素。

2. 抗菌药物 最好用药前做细菌培养及药敏试验,未出结果前上行性感染首选磺胺类药物。①磺胺类药物,对大肠杆菌有效,常用复方磺胺甲噁唑 30~60mg/(kg·d),分 2 次,口服,连用 7~10 天;②氨苄西林,对球菌及杆菌有效,100~200mg/(kg·d),分 2~3 次,肌内注射或静脉滴注,疗程 7~14 天;③头孢噻肟钠,对大肠杆菌有效,50~100mg/(kg·d),分 2 次,静脉滴注,疗程 7~14 天;④头孢曲松钠,为广谱抗生素,对革兰阴性杆菌及球菌均有效,剂量为 30~100mg/(kg·d),静脉滴注,疗程 7~14 天。

3. 外科治疗 对伴有结石、包茎、泌尿道梗阻及泌尿道畸形者,可给予外科手术治疗。

4. 治疗后随访 泌尿道感染易于复发,急性感染者每月复查 1 次,共 3 次;慢性感染者每 3~6 个月复查 1 次,持续 2 年。

【提示】

抗菌药物应用疗程一般为 1~2 周,重者可选用两种药物联合应用,疗程 2~3 周。慢性感染者选择有效药物,每晚睡前排空膀胱后口服 1 次,连续治疗 3 个月以上。

第 2 节　急性肾小球肾炎

急性肾小球肾炎,简称急性肾炎,是小儿常见的泌尿系统疾病。儿童以急性链球菌感染后肾小球肾炎最多见。病理改变为肾小球炎性细胞浸润、增生、水肿。本节重点介绍溶血性链球菌感染后急性肾小球肾炎。主要临床表现为血尿、蛋白尿、水肿、高血压、一过性氮质血症。

【临床表现】

1. 症状 ①水肿、尿量减少,病初常为晨起时眼睑水肿,尿量减少,1~2 天可波及全身,多为轻、中度水肿。1~2 周内随尿量增多,水肿逐渐消退;②血尿,几乎均有血尿,约 30% 为肉眼血尿,其余为镜下血尿;肉眼血尿数天至 2 周内消失,镜下血尿持续时间较长;③高血压,多数出现轻、中度高血压,少数出现严重高血压,甚至高血压脑病或心力衰竭,随水肿消退逐渐降为正常。

2. 体征 晨起眼睑水肿,也可双下肢水肿,少数可有全身水肿。

3. 其他检查 尿常规检验可有红细胞、蛋白、颗粒管型或红、白细胞管型。病初血清总补体及补体 C3 降低,6~8 周恢复正常,持续降低提示肾炎活动。少尿时可出现一过性尿素氮、肌酐升高等改变。多数患儿抗 “O” 升高。B 超检查多数双肾增大。

【鉴别诊断】

1. IgA 肾病 好发于青少年,常有上呼吸道感染史,多在感染后 1~5 天出现肉眼血尿,持续数天。多数无明显水肿、高血压和肾功能减退。血清补体正常、免疫球蛋白 IgA 升高。

2. 急进性肾小球肾炎　起病过程与肾小球肾炎相似,但肾功能逐步恶化,数周至数月内发展为尿毒症,预后差。

3. 慢性肾小球肾炎急性发作　有慢性肾小球肾炎史,多在感染后 3~5 天发病,常有不同程度的贫血,因长期高血压可有心脏和眼底改变,尿比重下降,有不同程度的肾功能损害。B 型超声检查可见双肾缩小。

【治疗】

1. 一般治疗　卧床休息,待肉眼血尿消失、水肿消退、血压和肾功能恢复正常后逐步恢复活动。水肿、尿少、高血压患儿,应清淡饮食,控制水盐入量;氮质血症时低蛋白饮食。

2. 抗感染　有感染灶时抗感染治疗,首选青霉素,一般剂量为 5 万~20 万单位 /(kg·d),分 2~4 次,肌内注射或静脉滴注,疗程 7~14 天;青霉素过敏者可用红霉素 20~30mg/(kg·d),加入 5% 葡萄糖液体内,静脉滴注,疗程 7~10 天。反复发作的扁桃体炎,待病情稳定后应做扁桃体摘除。

3. 利尿药　常用氢氯噻嗪(双氢克尿塞)1~2mg/(kg·d),分 2~3 次 / 天,口服;无效时用呋塞米(速尿)1~2mg/ 次,肌内注射或静脉滴注。

4. 降压药　可用硝苯地平,开始剂量 0.25mg/(kg·d),最大剂量 1mg/(kg·d),分 3 次,口服。高血压脑病时,给予硝普钠迅速降压,一般剂量为 5~10mg,加入 5% 葡萄糖溶液 100ml 中,静脉滴注,视血压情况调整滴速;有惊厥者除降压外,及时供氧、止惊。

5. 严重循环充血治疗　积极应用利尿药物,并给予镇静剂,酚妥拉明每次 0.5~1mg/kg,加入 5% 葡萄糖溶液 10~20ml 中,缓慢静脉注射。一般不用洋地黄类药物,因其容易产生毒性反应。

6. 急性肾衰处理　出现急性肾功能衰竭,处理可参阅有关章节。

【提示】

去除慢性感染病灶,反复发作的扁桃体炎,待急性肾小球肾炎病情稳定后应做扁桃体摘除。

第 3 节　肾病综合征

肾病综合征,是由多种原因引起的肾小球基底膜通透性增高、大量血浆蛋白自尿中丢失的一个临床综合征。发病年龄多为学龄前儿童,3~5 岁为发病高峰。本病发病机制不明。临床上分为原发性、继发性、先天性 3 种类型,本节主要介绍原发性肾病综合征。主要临床表现为①大量蛋白尿;②低蛋白血症;③明显水肿;④高胆固醇血症。其中①、②项为必备条件。

【临床表现】

1. 症状　一般起病隐匿,无明显诱因。水肿是最常见症状,开始于眼睑,渐遍及全身,凹陷性。常有食欲缺乏、恶心、呕吐、乏力,亦可有头晕、心悸、胸闷等慢性贫血症状。患者体质虚弱,易患感冒、发热等。

2. **体征** 全身水肿,以面部和阴囊部明显,严重者可有胸腔积液、腹腔积液和心包腔积液等,而出现相应的临床体征,可有皮肤黏膜苍白等贫血体征。

3. **其他检查** 尿常规检验可见蛋白尿,定性多在 +++,定量超过 3.5g/次,也可见透明管型或颗粒管型,有时可见红细胞。血生化检查提示低蛋白血症,人血白蛋白浓度< 25g/L,高胆固醇血症> 5.7mmol/L。血沉增快,血色素降低。

【鉴别诊断】

1. **过敏性紫癜性肾炎** 多见于少年,常有皮疹,可伴有关节疼、腹痛和黑便。皮疹出现后 1~4 周出现肾损害,部分病例出现肾病综合征表现。

2. **系统性红斑狼疮性肾炎** 多见于中青年女性,面部蝶形红斑及光过敏,常有口腔溃疡、关节疼和多系统损害。血清 IgG 增高,补体 C3 降低,可出现多种自身抗体。

【治疗】

1. **一般治疗** 注意休息,避免劳累,低盐饮食,可给高生物价蛋白质。

2. **对症处理** ①利尿消肿,常用氢氯噻嗪(双氢克尿塞)1~2mg/(kg·d),分 2~3 次/天,口服。也可以给予血浆、白蛋白或低分子右旋糖酐提高血浆渗透压,促进组织间液回吸收,起到利尿消肿作用;②防治水、电解质紊乱。

3. **肾上腺皮质激素** 常用泼尼松 2mg/(kg·d),最大量 60mg/次,分 2~3 次,口服,用药 4~6 周;以后改为隔天 2mg/kg,早餐后顿服,继用 4 周;再以后每 2~4 周总量中减 2.5~5mg,直至停药。疗程必须达 6 个月(中程疗法)。当泼尼松不敏感时可换用泼尼松龙或地塞米松。

4. **免疫抑制剂** 主要用于肾病综合征频繁复发,肾上腺皮质激素依赖、耐药或出现严重副作用者。在小剂量肾上腺皮质激素隔天使用的同时,选用环磷酰胺 2.0~2.5mg/(kg·d),分 3 次,口服,疗程 8~12 周,总量不超过 200mg/kg;或用冲击疗法,10~12mg/(kg·d),加入 5% 葡萄糖盐水 100~200ml 内,静脉滴注(1~2 小时),连用 2 天为一疗程,每两周重复一疗程,累积量< 150~200mg/kg,注意用药期间多饮水。

5. **联合疗法** 对难治性肾病综合征,可肾上腺皮质激素、环磷酰胺、肝素或双嘧达莫联合用药。

6. **抗生素治疗** 酌情应用抗生素,防止感染,一般可用青霉素 25 万 ~10 万单位/(kg·d),分 2 次,静脉滴注;或氨苄西林 50~100mg/(kg·d),分 2~3 次,静脉滴注。

第 4 节 急性肾衰竭

急性肾衰竭,是指肾功能在短时间内急剧减退或丧失的一种临床综合征。

各种原因如烧伤、感染、外伤、失血、脱水、药物等均可引起急性肾衰竭。急性肾衰竭分为肾前性、肾性、肾后性三大类,肾前性是由于任何原因致有效循环血量降低肾血流量减少引起的;肾性是由于各种肾实质性病变引起的;肾后性是由于各种原因所致泌尿道梗阻引起的。主要临床表现为少尿、无尿、氮质血症,水、电解质紊乱和酸碱平衡失调。

【临床表现】

1. 症状 临床上分为少尿期、多尿期和恢复期。①少尿期,表现为每天尿量少于 $250ml/m^2$,或无尿(每天尿量少于 $50ml/m^2$)。出现尿毒症表现如厌食、恶心、呕吐、乏力、全身水肿,呼吸深快,嗜睡、烦躁、抽搐、甚至昏迷,亦可有出血倾向;②多尿期,表现为尿量逐日增多,水肿及尿毒症症状逐渐减轻;③恢复期,表现为虚弱无力、消瘦、营养不良、贫血和免疫功能低下。

2. 体征 少尿期可出现全身水肿、心律失常。多尿期处理不当可有脱水体征。

3. 其他检查 血化验有贫血,肌酐和尿素氮进行性升高;血清钾升高,血清钠降低。尿液检验有尿蛋白,尿沉渣有肾小管上皮细胞、红细胞及上皮细胞管型、颗粒细胞管型,尿比重低且固定于 1.010~1.012。B超、CT检查对了解肾脏大小、形态和查找致病原因如尿路梗阻有意义。肾组织活检是可靠的诊断手段,亦可帮助评估预后。

【鉴别诊断】

1. 肾前性肾衰竭 多为血容量不足如大面积烧伤、脱水、失血等引起,也可见于心力衰竭所致,补充血容量或纠正心力衰竭后好转。氮质血症不严重,尿常规改变不明显,尿比重常在 1.020 以上。

2. 肾性肾衰竭 多见于重症急性肾小球肾炎和急进性肾小球肾炎,可有水肿、高血压、大量蛋白尿、镜下或肉眼血尿及各种管型,进而出现少尿或无尿。

3. 肾后性肾衰竭 多为尿路梗阻引起,如泌尿系结石、盆腔肿瘤压迫等,可有肾绞痛和肾区叩击痛。尿常规无明显改变。B超和X线检查有助于诊断。

【治疗】

1. 一般治疗 卧床休息,积极寻找原因,治疗原发病。进低蛋白、低钾、高糖饮食,补充维生素。防治感染,但应注意所用药物的肾毒性。

2. 少尿期治疗 ①严格控制液体入量,最好的指标是体重每天下降 0.5%~1.0%;血钠维持正常,血压正常;②纠正高钾,可口服离子交换树脂,如聚磺苯乙烯树脂 1g/kg,或与 20% 山梨醇 50~100ml 混合后保留灌肠;或静脉注射葡萄糖和胰岛素(每 4g 糖加胰岛素 1U)。血钾大于 7mmol/L 时需紧急处理,可用 10% 葡萄糖酸钙 0.5~1.0ml/kg,静脉注射,以对抗高钾对心肌的毒性作用;③纠正酸中毒,当血 HCO_3^- < 12mmol/L 时,可给予碳酸氢钠,5% 碳酸氢钠 1ml/kg 可提高 HCO_3^- 1mmol/L;④透析治疗,可迅速清除代谢产物、维持水、电解质和

酸碱平衡。指征为严重水潴留、肺水肿、脑水肿倾向；血钾 $\geqslant$ 6.5mmol/L,血尿素氮 $>$ 28.6mmol/L 或肌酐 $>$ 707.2μmol/L；严重酸中毒,HCO_3^- $<$ 12mmol/L 或动脉血 pH $<$ 7.2。

3. 多尿期的治疗　注意维持水、电解质和酸碱平衡,控制氮质血症。如尿量过多时,可给予 1/3~1/4 张液体,补液量为前日尿量的 1/3~2/3。

4. 恢复期的治疗　注意休息,加强营养,防治感染；注意检测肾功能,避免使用对肾脏有损害的药物。

5. 对症处理　病程中应及时控制高血压、心力衰竭、惊厥等。控制心衰不宜应用洋地黄制剂。

第五十二章 心血管系统疾病

第1节 病毒性心肌炎

病毒性心肌炎,是指病毒侵犯心脏而致心肌局灶性或弥漫性炎症。常见病毒包括萨科奇病毒、埃可病毒、脊髓灰质炎病毒、腺病毒、传染性肝炎病毒、流感病毒、麻疹病毒等。发病机制尚不十分清楚。病理改变为心肌间质炎症细胞浸润、心肌细胞坏死,导致心功能障碍和其他系统损害。主要临床表现为心悸、乏力、心动过速、心律失常。

【临床表现】

1. 症状 症状轻重不一,部分患者起病隐匿,常有乏力、心慌、胸闷、耐力差、活动受限等。重症可出现心力衰竭,并发严重心律失常、心源性休克,死亡率较高。部分患者慢性进程,演变为扩张型心肌病。

2. 体征 可有心脏轻度扩大,常有心动过速、心音低钝、奔马律,或有心力衰竭及昏厥体征,反复心力衰竭者可有血压下降、心脏扩大、肝脾大、肺部湿啰音等。

3. 其他检查 心电图显示严重心律失常、传导阻滞、ST-T 段改变等;X 线及超声心动图显示心脏扩大。

【治疗】

1. 一般治疗 卧床休息,避免劳累,减轻心脏负荷及减少心肌耗氧,心功不全或心脏扩大者,应绝对卧床休息。

2. 药物治疗 早期患者可酌情选用抗病毒药物,但疗效不确定。

3. 肾上腺皮质激素 为防止病毒扩散发病 2 周内不宜应用,但抢救危重病例及其他治疗无效者可试用,泼尼松 $1\sim2mg/kg \cdot d$,分 3 次,口服,连用 $3\sim4$ 周,症状缓解后逐渐减量停药;危重患者给予地塞米松 $0.3\sim0.5mg/kg \cdot d$,静脉滴注,病情好转后改为口服泼尼松。

4. 维生素 C 应用 一般可给 $100\sim200mg/kg \cdot$ 次,10% 葡萄糖溶液稀释后,缓慢滴注,1 次 / 天,连用 $2\sim4$ 周为一个疗程,有助于促进心肌病恢复,改善心功能,减轻症状,纠正心源性休克。

5. 心肌代谢酶活性剂应用　①1,6-二磷酸果糖（FDP）有保护心肌作用，一般可给100~250mg/kg·d，10~15天为一疗程；②辅酶 Q_{10} 每天 5mg，肌内注射，3个月为一疗程；③亦可酌情应用三磷腺苷、辅酶 A、维生素 B_6、维生素 E 和复合维生素等。

6. 心律失常治疗　针对不同心律失常，如期前收缩、心动过速、传导阻止等情况，酌情予以处理。

7. 丙种球蛋白　大剂量丙种球蛋白通过调节免疫作用，可减轻心肌细胞损害。

第 2 节　原发性心肌病

原发性心肌病，是一组原因不明的以弥漫性心肌病变为主的心脏病。病理变化主要有心肌肥厚、心腔扩大和心肌纤维化。临床上将心肌病分为三型：扩张性、肥厚性和限制性，其中以扩张性心肌病为最常见。

一、扩张性心肌病

小儿扩张性心肌病，又称充血性心肌病，是较常见的心肌病变。病理改变为心脏扩大、收缩功能不全、心力衰竭等。多数病因不清，可能与遗传、中毒、代谢及营养障碍有关。主要临床表现为心慌、胸闷、呼吸困难。

【临床表现】

1. 症状　各年龄段均可受累，学龄及学龄前儿童多见，大多起病隐缓，常有活动耐力差、心慌、胸闷、呼吸困难等。约10%患者可发生晕厥或晕厥前灶。患儿喂养困难、食欲缺乏、不爱活动，体重不增。

2. 体征　检查可有心脏扩大、心律失常、奔马律及收缩期杂音，还可有肝脏肿大、水肿等。

3. 其他检查　心电图显示有期前收缩、传导阻滞、QRS 低电压及 ST-T 段改变等；X 线及超声心动图显示心脏扩大。

【治疗】

1. 一般治疗　适当休息，避免劳累，有心力衰竭者应卧床休息，直至心功能明显改善。

2. 改善心功能　①强心药，主要应用地高辛，剂量为正常剂量的 1/2~2/3，并密切观察药物毒性反应；②利尿剂，一般可用氢氯噻嗪 1~2mg/kg·d，分 2 次，口服；小于 6 个月的婴儿剂量可达每天 3mg；③血管扩张剂，常用酚妥拉明、硝普钠，用法用量参考心力衰竭治疗；④多巴胺或多巴酚丁胺 10~20mg，加入 10% 葡萄糖溶液 250ml 中，以每分钟 3~10μg/kg 的速度，静脉滴注。

3. 改善心肌代谢药物　常用维生素 C、维生素 B_1、维生素 B_6、辅酶 Q10、

1,6- 二磷酸果糖等。

4. 抗凝剂　可选用双嘧达莫、阿司匹林等。有血栓形成时可用肝素300~400U/kg,静脉滴注;或给予尿激酶每天 10000U/kg,静脉滴注。

5. 抗心律失常　根据心律失常的类型,选用相应的抗心律失常药物。

二、肥厚性心肌病

小儿肥厚性心肌病,是一种遗传性心肌病。病理改变为心室壁肥厚,心腔无扩大。临床症状多样,是较大儿童及青少年猝死的主要原因。主要临床表现为乏力、头晕、昏厥、呼吸困难。

【临床表现】

1. 症状　多为学龄儿童发病,早期表现为运动后呼吸困难,逐渐发展不运动时也出现乏力、头晕、甚至昏厥,可出现心前区疼痛。中、晚期多出现心力衰竭。有的活动后可发生猝死。

2. 体征　心界向左扩大,可闻及收缩期杂音,或伴有震颤。

3. 其他检查　心电图表现左心室肥厚、劳损,或有异常 Q 波。X 线检查显示不同程度的心脏扩大。超声心动图显示室间隔(IVS)与左心室后壁(LVPW)之比大于 1.5。

【治疗】

1. 一般治疗　限制活动,注意休息。

2. 增强心肌收缩的药物　如洋地黄类、异丙肾上腺素等,但此类药物可加重左心室流出道梗阻,尽量不用。

3. β- 肾上腺素能抑制剂　可减弱心肌收缩,减轻流出道梗阻,减少心肌耗氧,增加心室舒张期扩张,且能减慢心率,增加心搏出量。常用普萘洛尔每次0.5~1mg/kg, 3 次 / 天,口服。应用过程中,应防止心率及血压过低。

4. 钙拮抗剂　即可减弱心肌收缩,又可改善心肌顺应性,有利于舒张功能。常用维拉帕米每次 1~2mg/kg, 3 次 / 天,口服。

5. 手术治疗　有严重心绞痛或晕厥发作,经药物治疗无效者,可行外科手术切除肥厚的心肌组织,以缓解症状。

三、限制性心肌病

限制性心肌病,是指心脏充盈受阻,舒张功能障碍的一种疾病。迄今原因未明,可能与营养失调、食物中 5- 羟色胺中毒、感染过敏及自身免疫有关。病理改变为原发性心肌、心内膜纤维化,导致心脏充盈受阻,舒张功能受限,出现心功能障碍。主要临床表现为乏力、心悸、呼吸困难、咳嗽、咯血。

【临床表现】

1. 症状　起病较缓,常有乏力、心悸、呼吸困难等。病变以右心室为主者表现有颈静脉怒张、肝大、下肢水肿及腹水等；以左心室为主者表现有气急、咳嗽、咯血、肺部啰音及第二心音亢进等。

2. **体征** 心脏搏动弱，心界轻度扩大，心率快，可有舒张期奔马律及心律不齐。

3. **其他检查** 心电图可见 ST-T 改变、心室肥厚及束支传导阻滞等。超声心动图可见心腔变小，心内膜增厚，室壁运动减弱。X 线检查示心影轻、中度扩大，肺野瘀血。

【鉴别诊断】

临床上有时与缩窄性心包炎鉴别困难，必要时可做心血管造影以明确诊断。

【治疗】

基本治疗原则为控制心力衰竭、对症处理、酌情应用抗凝药物防止栓塞。

第 3 节 先天性心脏病

先天性心脏病，是指胎儿期心脏及大血管发育异常而致的先天畸形，其中以室间隔缺损最常见，其次为房间隔缺损、动脉导管未闭和肺动脉瓣狭窄等。随着心血管诊断和治疗技术水平的提高，先天性心脏病的预后已大为改观，多数均可进行手术矫治。主要临床表现为生后不久青紫、呼吸急促、心脏杂音。

【临床表现】

1. **症状** ①青紫，特点是吸氧后不能缓解。生后第一天即出现青紫见于三尖瓣闭锁、肺动脉闭锁、完全性大血管错位；出生 1 周后出现青紫见于严重肺动脉瓣狭窄＋卵圆孔未闭、重症法洛四联症；婴幼儿期或年长儿青紫见于法洛三联症及艾森曼格综合征；②心力衰竭，出现呼吸急促、烦躁、哭闹、多汗、面色苍白、哺乳困难、心动过速和肝脏肿大等；③呼吸系统症状，肺血增多反复呼吸道感染；肺血减少活动后缺氧加剧出现气急，易疲乏；肺动脉高压患儿活动后心悸、气短，活动耐量减少。

2. **体征** 常有心脏增大，生长发育迟缓。器质性杂音多位于胸骨左缘第 2~4 肋间，少数位于胸骨右缘第 2 肋间或心尖部。杂音多为收缩期，较粗糙、响亮，可伴有震颤；杂音为双期连续性，则为动脉导管未闭所致。少数青紫型复杂畸形如完全性大动脉转位听诊可无杂音。

3. **其他检查** X 线心脏检查、心电图检查、超声心动图、心导管包括造影等检查进行综合分析。无创性检查可做出确切诊断则不做心导管及造影检查；不典型病例，病情严重合并肺动脉高压或心力衰竭的患儿，仍需做心导管检查。

【治疗】

1. **一般治疗** 细心护理，加强营养，合理安排生活，根据其心功能状态控制活动量。按时进行预防接种，增强防病能力。

2. 对症处理　酌情给予地高辛、利尿剂,并适当应用镇静剂和限制活动防治心力衰竭。缺氧症状明显、呼吸急促者,给予吸氧。

3. 球囊血管瓣膜扩张成形术　适于肺动脉瓣狭窄、主动脉瓣狭窄、二尖瓣狭窄及主动脉缩窄等,特别是对肺动脉瓣狭窄效果明显。球囊房间隔造瘘可作为完全性大血管错位的姑息疗法。

4. 手术治疗　绝大多数先天性心血管畸形均可用外科手术治疗。手术时机视病情和心脏病的类型而定。术前应积极控制感染和心力衰竭。

第4节　充血性心力衰竭

充血性心力衰竭,是指由不同原因所致心脏泵血功能减退,心搏出量减少,动脉系统灌注不足,静脉系统瘀血,而出现的一种病理状态,是小儿尤其是婴幼儿时期常见的一种危重急症。按起病急缓分为急性和慢性两种,又可根据临床表现分为左心衰竭和右心衰竭。常见病因有心脏本身疾患、肾源性疾病、感染性疾病,或其他疾病如重度贫血、维生素 B_1 缺乏、输液速度过快或量过多等。

【临床表现】

1. 症状体征　①心律增快,平时安静状态婴儿＞180 次/分,幼儿＞160次/分;②呼吸困难,安静时达 60 次/分以上;③肝大,达肋下 3cm 以上;④心音低钝,听诊心音遥远或出现奔马律;⑤突然烦躁不安,面色苍白或发灰,不能用原有疾病解释;⑥尿少、下肢水肿,已除外营养不良、肾炎、维生素 B_1 缺乏等。症状体征中前四项为临床诊断心力衰竭的主要依据,结合其他几项及辅助检查,综合分析明确诊断。

2. 心功能分级　心力衰竭确诊后,还应对其严重程度做出判断,临床上通常将心功能分为 4 级。

Ⅰ级:仅有体征而无症状。

Ⅱ级:活动轻度受限,休息时症状消失。

Ⅲ级:轻度活动有症状,休息时无症状。

Ⅳ级:安静休息时亦有症状。

3. 其他检查　X 线胸部检查心影普遍性扩大、搏动减弱、肺门及周围阴影增加,肺纹理增多。心电图检查有助于病因诊断及指导洋地黄的应用。超声心动图可见心室和心房腔扩大,心室收缩期时间延长,射血分数降低。

【治疗】

1. 一般治疗　适当卧床休息,烦躁不安者给予镇静,药如苯巴比妥钠、地西泮等。低盐饮食,保证热量,急性期液体入量要限制在每天 60ml/kg 以内,同时应及时纠正酸中毒、低血糖和低血钙等。

2. 病因治疗　非常重要,病因不除各项措施收效甚微。如脓毒血症、肺部感染、风湿性心脏炎症及先天性心脏病,均应针对性治疗。

3. 洋地黄制剂 首选地高辛,剂量见表,该药吸收好、作用快、易排泄,疗效出现在中毒前,中毒反应短暂。毛花苷 C 及毒毛旋苷 K 均属快速洋地黄制剂,作用快,排泄亦快,多作为临时急救用药,不宜作为长期维持用药(表 52-1)。

用法 小儿心衰多为急性,宜采用快速饱和量法,即首次给予饱和量的 1/2,以后每隔 6~8 小时给予 1/4 饱和量。从首剂给药 24 小时后,开始按维持量(饱和量的 1/5~1/4)给药,每天分 2 次口服。轻度或慢性心衰开始即可采用每天维持量法,1 周左右可达到饱和量效果。

4. 利尿剂 急性心衰多采用呋塞米(速尿)每次 1~2mg/kg,静脉注射。同时加用螺内酯 2~3mg/(kg·d),分 2~3 次,口服。

表 52-1 小儿地高辛饱和剂量表

年龄	口服量(mg/kg)	静脉注射量(mg/kg)
新生儿	0.025~0.03	0.02~0.025
1 个月 ~2 岁	0.04~0.06	0.03~0.04
2~10 岁	0.03~0.04	0.02~0.03

5. 血管扩张剂 ①硝普钠 10mg 加入 10% 葡萄糖 250ml 中,开始滴速每分钟 4~8μg/kg,根据血压调整;②酚妥拉明 0.1~0.3mg/kg,加入 10% 葡萄糖液 10ml 中,静脉注射,15 分钟内注完,每隔 1/2~1 小时重复 1 次;最大量每次 0.5~1mg/kg。

6. β- 肾上腺素能受体兴奋剂 ①多巴胺 10~20mg,加入 10% 葡萄糖 100~200ml 内,静脉滴注,控制滴速为每分钟 3~8μg/kg,待尿量增多、症状好转后逐渐减量至停药,该药若与酚妥拉明合用效果更好;②多巴酚丁胺用法同多巴胺,血流动力学效应优于多巴胺。

7. 其他治疗 营养和保护心肌,可给予 1,6- 二磷酸果糖、能量合剂、维生素 C、辅酶 Q10 极化液等。

第五十三章　血液系统疾病

第1节　营养性巨幼细胞性贫血

营养性巨幼细胞性贫血,是由于缺乏维生素 B_{12}、叶酸所引起的一种大细胞性贫血。病因有单纯母乳、未添加辅食、慢性腹泻、摄入不足、需要量增加等。主要临床表现为贫血、神经精神症状。

【临床表现】

1. 症状　起病缓慢,面色逐渐苍黄,表情淡漠,对外界反应差,烦躁不安、嗜睡、少哭不笑、哭时少泪,智力、动作发育落后,甚至有"倒退现象"。也可有食欲缺乏、呕吐、腹泻,舌炎或口腔炎等消化系统症状。

2. 体征　头发稀疏、干黄、虚胖、贫血貌,肝脾轻、中度肿大。重症者出现不规则震颤,手足无意识动作,肌张力增高,腱反射亢进,甚至出现病理反射等。

3. 其他检查　血化验显示红细胞体积偏大,红细胞数降低比血红蛋白降低明显;白细胞、血小板常减少,中性粒细胞分叶过多。骨髓象显示幼红细胞增生,各阶段均有巨幼变。粒细胞及巨核细胞系统亦有巨幼变。

【治疗】

1. 一般治疗　加强护理,防治感染。多食富含维生素 B_{12}、叶酸食品,如肉类、肝、蛋黄、绿叶菜等。

2. 药物治疗　维生素 B_{12} 100μg/ 次,2~3 次 / 周,连用数周,直至临床症状好转,血象恢复正常为止。同时给予叶酸 5mg/ 次,3 次 / 天,口服,至血象恢复正常后停药。口服维生素 C 有助于叶酸的吸收。

3. 输血　严重贫血,尤其伴有心功能不全或其他并发症者,可予输血。

【提示】

治疗初期,产生大量红细胞,细胞外钾转移至细胞内,可引起低血钾,甚至发生低血钾性猝死,应预防性补钾。

第2节 缺铁性贫血

缺铁性贫血,是由于体内铁缺乏,导致血红蛋白合成减少。是小儿贫血中最常见的一种,以婴幼儿发病率最高。发病原因与铁的先天储备少(早产、双胎)、摄入不足(母乳、牛乳喂养)、生长发育快(快速生长)、吸收障碍(腹泻)、丢失过多(肠息肉、慢性失血)等有关。临床特点为小细胞低色素性贫血,血清铁蛋白减少和铁剂治疗有效。主要临床表现为无力、食欲差、头晕眼花、面色苍白。

【临床表现】

1. 症状 本病多见于6个月~2岁婴幼儿,面色苍白、无力、不爱活动、食欲差,头晕、眼花、精力不集中、异嗜癖等。

2. 体征 皮肤、黏膜、甲床苍白,肝脾、淋巴结轻度肿大。重者心率快、心脏扩大、收缩期杂音。

3. 其他检查 血化验血红蛋白降低比红细胞数减少更明显;红细胞大小不等,以小细胞为主,中心浅染区扩大。骨髓象显示红系增生活跃,以中、晚幼红细胞增加为主;各期红细胞胞体均较小,胞质少,色偏蓝。铁代谢检测显示血清铁 < 10.7μmol/L,总铁结合力 > 62.7μmol/L,血清铁蛋白 < 16μg/L。

【治疗】

1. 一般治疗 增加富含铁质、维生素C和蛋白质的食物,预防感染。

2. 病因治疗 纠正不良饮食习惯,查找失血原因,给予相应治疗。

3. 铁剂治疗 ①硫酸亚铁 4.5~6mg/kg·d,分3次,口服,同时服用维生素C,有利于铁的吸收,1~2周血红蛋白上升正常后再继续服用1个月,以补充铁储备;②注射用铁剂,用于口服铁剂胃肠反应重、长期呕吐、腹泻或胃肠手术者。

4. 输血 重症贫血可予以输血。

【健康指导】

1. 提倡出生后母乳喂养4个月,母乳中所含的铁易于小儿吸收利用,及时添加含铁丰富的食物,如动物肝脏、肉、蛋、豆类、动物血及黑木耳、海带等。

2. 维生素C可促进铁质的吸收,进食含铁丰富的食物时,注意同时食用富含维生素C的绿叶蔬菜和水果,如红枣、柑橘、山楂等。

3. 定期体格检查,及时发现及治疗缺铁性贫血。

4. 早产儿、低出生体重儿及早给予铁剂预防。

第3节 感染性贫血

感染性贫血,是指小儿由于急、慢性感染所引起的一种贫血,继发性贫血中最常见的一种。急性感染多因溶血、DIC、出血引起贫血;慢性感染所致贫血机制尚不十分清楚。主要临床表现为原发感染表现,面色苍白、头痛、头晕、疲乏无力。

【临床表现】

1. 症状 有原发感染性疾病表现,食欲缺乏、烦躁不安、表情淡漠,也可有头痛、头晕、疲乏无力。

2. 体征 面色苍白,心率增快,肝脾大。

3. 其他检查 血化验显示轻、中度正色素正细胞性贫血,白细胞增多,核左移。骨髓象显示幼红细胞减少,成熟停滞;粒系增生活跃,核左移,胞质有中毒颗粒。

【鉴别诊断】

缺铁性贫血(详见本章第2节)。

【治疗】

1. 一般治疗 积极治疗原发病,有效控制感染。

2. 输血 贫血严重者,可适当予以输血。

3. 支持疗法 加强营养,给予维生素及蛋白质等。

【提示】

感染性贫血,一般应避免使用铁剂治疗。

第 4 节 再生障碍性贫血

再生障碍性贫血,简称"再障",是由于骨髓造血功能衰竭或低下所致的贫血。发病原因与遗传因素、化学药物、物理因素及感染等有关。通常分为急性再障和慢性再障两种。主要临床表现为贫血、出血、感染和发热。

【临床表现】

1. 症状 全身倦怠、四肢乏力、鼻出血,易感冒发烧等,一般抗贫血药物治疗无效。

2. 体征 皮肤黏膜苍白,有出血点或大片瘀斑,肝脾、淋巴结不大。

3. 其他检查 血化验显示全血细胞减少,网织红细胞绝对值减少。骨髓穿刺至少一个部位增生低下,巨核细胞明显减少,骨髓小粒中非造血细胞增多。

4. 急性再障诊断标准 ①起病急,贫血进行性加重,常伴有严重感染、内脏出血等;②外周血检查显示除血红蛋白降低外,具备下列中两项:a.网织红细胞 < 1%,绝对值 < 15×10^9/L;b.白细胞明显减少,中性粒细胞绝对值 < 0.5×10^9/L; c.血小板 < 20×10^9/L;d.骨髓象可见多部位增生低下,三系均有明显减少,非造血细胞及脂肪细胞增多。

5. 慢性再障诊断标准 ①起病缓慢,贫血、感染、出血均较轻;②外周血检验显示血红蛋白下降速度较慢,网织红细胞、白细胞及血小板较急性再障高;

③骨髓象可见三系或二系细胞减少,至少一个部位增生不良,非造血细胞及脂肪细胞增多。

【鉴别诊断】

1. 急性白血病(详见本章第 5 节)。

2. 骨髓增生异常综合征(MDS)　除全血细胞减少外,有病态造血、肝脾大。

3. 阵发性睡眠性血红蛋白尿(PNH)　根据血红蛋白尿、黄疸、网织红细胞增高及有关溶血试验可鉴别。两病同时存在时称为再障～阵发性睡眠性血红蛋白尿综合征。

【治疗】

1. 一般治疗　去除病因,防治出血及感染,必要时输血。

2. 急性再障的治疗　①免疫抑制治疗,抗胸腺细胞球蛋白(ATG)15mg/(kg·d),抗淋巴细胞球蛋白(ALG)20~40mg/(kg·d),静脉滴注,连续 5 天。大剂量甲基泼尼松龙 30mg/(kg·d),静脉滴注,3 天后逐渐减量。大剂量丙种球蛋白每次 1g/kg,4 周一次,应用 6 个月;②骨髓移植,应有组织相容性一致的供者骨髓作同种异体骨髓移植。

3. 慢性再障治疗　①雄激素,丙酸睾酮 1~2mg/(kg·d),肌内注射;司坦唑醇(康力龙)0.1~0.3mg/(kg·d),分次口服;②肾上腺皮质激素,泼尼松 0.5~1mg/(kg·d),分 2~3 次,口服;③神经兴奋或血管扩张药,一叶萩碱 8mg/次,肌内注射,1 次/天,疗程不小于 4 个月;或山莨菪碱(654-2)0.5~2mg/(kg·d),分 2 次,静脉滴注,每晚睡前加服片剂 0.2~0.8mg/kg,连用 30 天,间隔 7 天后重复应用。

【提示】

本病应由专业医师酌情制定具体治疗方案。

第 5 节　急性白血病

急性白血病,为造血系统的恶性增殖性疾病,为造血组织中某一血细胞系统过度增生、进入血流并浸润到各组织器官,是我国最常见的小儿恶性肿瘤,据调查我国 10 岁以下儿童发病率为 3/10 万~4/10 万,急性白血病占 90%~95%,慢性白血病占 3%~5%。发病原因与病毒感染、理化因素、遗传因素有关。主要临床表现为出血、贫血、感染。

【临床表现】

1. 症状体征　①出血,表现为皮肤瘀斑、鼻出血、牙龈出血最常见,偶见便血、尿血;②贫血,表现为皮肤黏膜苍白、乏力、虚弱;③感染,表现为不规则发热,易患上感、肺炎、脓毒血症等;④浸润,表现为骨痛、关节痛、局部肿物,以及肝脾、淋巴结肿大等。

2. 其他检查　血化验显示白细胞计数高低不一,分类可见数量不等的幼稚细胞,红细胞和血小板数量减少。骨髓象显示多数增生活跃,少数增生低下,分类原始及早期幼稚细胞 ≥ 30%,呈病理性畸形。

3. 急性白血病的分类、分型

急性淋巴细胞白血病(ALL):分为 L1、L2、L3 三型。

急性非淋巴细胞白血病(ANLL):分为 M1、M2(M2a、M2b)、M3(M3a、M3b)、M4(M4a、M4b、M4c、M4Eo)、M3(M3a、M3b)、M6 及 M7 等型。

特殊类型白血病:包括淋巴瘤白血病、多毛细胞白血病、浆细胞白血病、嗜酸粒细胞白血病,嗜碱粒细胞白血病,以及混合型白血病、未分化型白血病。

【鉴别诊断】

应与类白血病反应、再生障碍性贫血、骨髓异常增生综合征(MDS)相鉴别,主要依靠骨髓象。

【治疗】

1. 一般治疗 加强护理,增加营养,积极防治感染,除隔离保护措施外,坚持口腔、会阴部清洁护理。

2. 化学疗法 为白血病主要疗法。①早期治疗,贯彻始终;②不同类型白血病选用相应方案;③多种药物联合化疗;④分阶段治疗,分为诱导缓解及缓解后两阶段,后者包括巩固、强化、维持及加强治疗;⑤间歇治疗,利用正常血红胞再生及使 G0 期白细胞进入增殖循环后易被杀灭;⑥观察病情、药物毒性反应,定期复查血象、骨髓象,据此指导化疗。

3. 骨髓移植 同种异体骨髓移植,重建造血及免疫功能。

4. 防止感染 粒细胞低于 0.5×10^9/L 时应给予广谱抗生素预防感染,或输注浓缩白细胞。一般自化疗开始即应用磺胺甲唑(新诺明)预防卡氏肺囊虫感染,剂量 25mg/(kg·d),口服,每周服 3 天,停 4 天。必要时应用免疫增强药物如胸腺因子、转移因子、免疫球蛋白等。

5. 防治尿酸性肾病 对白细胞极高或尿中尿酸每天 > 15mg/kg 的患儿,化疗前应给予充分液体,每天 2000~3000ml/m²;碱化尿液,口服碳酸氢钠每天 3~4g/m²;口服别嘌呤醇 50~100mg/ 次,分 3 次口服,应用 5~7 天。

6. 输血 酌情输注新鲜全血或浓缩红细胞、白细胞、血小板。

【提示】

急性白血病,应由专业医师酌情制定具体治疗方案。

第 6 节　慢性粒细胞白血病

慢性粒细胞白血病(CML),是骨髓多能造血干细胞阶段异常增殖所致的慢性白血病。临床上分为成人型和幼儿型两型。临床过程分为慢性期、加速期及急变期。主要临床表现为乏力、消瘦、低热、骨痛、肝脾及淋巴结肿大。

【临床表现】

1. 症状体征　①幼儿型：起病急、病程短，似急性白血病；②成人型：慢性期表现为起病缓慢，乏力、消瘦、低热、骨痛、皮疹，肝脾及淋巴结肿大。加速期和急变期表现为不明原因的发热、贫血、出血，骨痛加重，肝脾进行性肿大。成人型、幼儿型 CML 的比较见表 50-1。

2. 其他检查　血化验显示慢性期为白细胞 $50\sim250\times10^9/L$，中性粒细胞为主，原 + 早幼粒细胞 $\leq10\%$。加速期为原 + 早幼粒细胞 $>10\%$，嗜碱性粒细胞 $>20\%$，血小板进行性降低或增高。急变期为原 + 早幼粒细胞 $\geq30\%$，红细胞、血小板进行性减少。

【治疗】

1. 慢性期治疗　酌情采用以下方法：①单药治疗，首选白消安，开始剂量每天 $4\sim8mg/m^2$，口服，白细胞减少 50% 时开始减量，降至 $15\times10^9/L$ 时停药；或者 2mg 隔日 1 次，口服，使白细胞数维持在 $10\times10^9/L$ 左右；②联合化疗；③骨髓移植；④其他治疗，可用干扰素、脾区放疗等治疗。

2. 加速期及急变期治疗　多采用急性白血病治疗方案。

【提示】

急性白血病，应由专业医师酌情制定具体治疗方案。

第 7 节　嗜酸性粒细胞增多症

嗜酸性粒细胞增多症，是指外周血嗜酸性粒细胞高于正常。病因可能与寄生虫病、变态反应性疾病、药物、感染等有关，亦可伴随于某些结缔组织病。主要临床表现为多为原发病症状、体征。

【临床表现】

1. 症状体征　多为原发病的症状和体征。

2. 其他检查　血化验嗜酸性粒细胞数量 $>4\%$ 或直接计数 $>0.4\times10^9/L$。

【治疗】

1. 去除病因　积极治疗原发病。

2. 枸橼酸乙胺嗪（海群生）治疗　一般可用 $4\sim6mg/(kg\cdot d)$，分 $2\sim3$ 次，口服，连服 $7\sim14$ 天。

3. 肾上腺皮质激素　泼尼松 $1\sim2mg/(kg\cdot d)$，分 $2\sim3$ 次，口服。

第 8 节　血　友　病

血友病，是一组遗传性凝血因子缺乏所引起的出血性疾病。临床分为甲、乙、丙三型，分别缺乏凝血因子Ⅷ、Ⅸ、Ⅺ，以甲型最为多见。甲、乙型为性染色体阴性遗传,女性传递,男性患病;丙型为常染色体不完全阴性遗传,男、女均可患病。主要临床表现为外伤性或自发性出血不止。

【临床表现】

1. 症状　外伤后出血不止,亦可自发出血。

2. 体征　皮肤瘀斑、皮下血肿或深部组织血肿;亦常发生关节出血,反复出血可到关节畸形、功能障碍。其他泌尿道、消化道及胸腹腔出血较少。

3. 其他检查　凝血时间延长(轻型病例可正常),出血时间、凝血酶原时间正常,凝血活酶生成试验不良,凝血酶原消耗不良。

【治疗】

1. 一般治疗　加强护理,防止创伤及过度活动。忌用抑制血小板功能的药物如阿司匹林、双嘧达莫、吲哚美辛等。

2. 局部治疗　如为外伤出血不止,可缝合伤口,局部加压包扎。关节腔出血应减少活动,局部冷敷,必要时抽出积血,注入透明质酸酶或蛋白酶,出血停止、肿胀渐消时热敷、理疗。

3. 替代治疗　①新鲜血浆,每次 10~20ml/kg,用于血友病甲,12 小时 1 次;用于血友病乙, 24 小时 1 次;②因子Ⅷ浓缩剂,轻度出血 10U/kg,重度出血 20U/kg,每 12 小时重复输注 1 次。

4. 药物治疗　① 6- 氨基己酸每次 0.1g/kg, 3 次 / 天, 口服; 或 6- 氨基己酸 2~4g,加入葡萄糖液 100ml 内,静脉滴注,半小时滴完;②精氨酸后叶加压素 0.5μg/kg,加生理盐水 10ml,静脉注射;③肾上腺皮质激素,急性期泼尼松 1~2mg/(kg·d),分 2~3 次,口服,连用 7~10 天。

第 9 节　弥散性血管内凝血(DIC)

弥散性血管内凝血(DIC),是许多疾病发展过程中的一种病理状态和临床出血综合征。病理改变为毛细血管内弥漫性微小血栓形成,消耗凝血因子及血小板减少,微循环障碍、脏器组织缺血,并引起继发性纤维蛋白溶解亢进等。主要临床表现为多发性出血倾向、不明原因的低血压或休克。

详见内科疾病有关章节。

第五十四章　神经系统疾病

第 1 节　小 儿 抽 搐

小儿抽搐,是指患儿大脑运动神经元异常放电引起的肌肉抽动,常伴有意识障碍。多种病因均可引起,分为发热抽搐和无热抽搐两大类。发热抽搐多由感染引起,一般 6 个月至 5 岁间发生。主要临床表现为体温骤升时全身抽动或局部抽动。

【临床表现】

1. 症状体征　突然肌肉强直性收缩、倒地,呼吸暂停,片刻后肢体节律性抽动,呼吸逐渐恢复,口吐泡沫,最后抽动停止,年长儿抽搐发作时意识丧失,整个过程持续约 1~5 分钟,发作后深睡。婴幼儿抽搐常无开始的强直发作,只有肢体阵挛。新生儿抽搐可为全身强直发作、肌阵挛发作,也可为局部肌阵挛如面部抽动或轻微发作如呼吸暂停、眼斜视等。

2. 临床分型　一般按病因分为发热抽搐和无热抽搐两大类。①发热抽搐,主要由感染所致,如上呼吸道感染、败血症、重症肺炎、菌痢等,颅内感染性疾病包括脑炎、脑膜炎、脑膜脑炎、脑脓肿等;②无热抽搐,原因包括各型癫痫、脑肿瘤、脑外伤、脑畸形、缺血缺氧性脑病、颅内出血、高血压脑病、水电解质紊乱、先天性代谢异常、食物和药物中毒等。

3. 抽搐持续状态　是指一次抽搐发作持续 30 分钟以上,或者反复发作而在间歇期意识不恢复超过 30 分钟。此为小儿抽搐的严重情况,常可造成脑损伤。

【治疗】

治疗原则为　维持生命功能、控制发作、积极治疗病因、预防复发。

1. 控制发作　①首选安定 0.3~0.5mg/kg/ 次,最大剂量 10mg,缓慢静脉注射,必要时 15 分钟重复 1 次;②安定治疗无效时可用苯妥英钠 20mg/kg,静脉滴注,滴速为每分钟 1mg/kg,直至抽搐控制停用;③上述治疗仍不能控制发作时,加用苯巴比妥每次 10mg/ 静脉注射,20 分钟后可再重复 1 次;④顽固性抽搐可考虑给予 5% 副醛每次 0.1~0.15ml/kg,肌内注射,总量 1 次不超过 5ml。

2. 其他治疗　原因不明的新生儿抽搐应注意纠正低血糖、低血钙及补充维生素 B_6。抽搐控制后短期内继续给予苯巴比妥 4~6mg/（kg·d），分 3 次，口服，以预防抽搐复发。

3. 治疗原发病　积极查找并治疗原发疾病或去除抽搐诱因。

【健康指导】

1. 小儿发生抽搐家长应保持镇静，可按小儿鼻前"人中"穴，同时立即送医院治疗。

2. 发病时保持呼吸道通杨，松解衣扣，取侧卧位，清除口鼻咽分泌物，防止窒息。

3. 注意病情观察，包括神志、呼吸情况、有无发热、发作持续时间和间歇时间。

4. 保持室内的安静、凉爽，注意患儿的安全。

【提示】

针对抽搐原因或诱因，采取有效措施预防复发。

第 2 节　病毒性脑炎

病毒性脑炎，是指由于某种病毒感染引起的颅内急性炎症。80% 为肠道病毒，其次为虫媒病毒、腺病毒、腮腺炎病毒和其他病毒等。病理变化为脑实质广泛性充血、水肿，伴淋巴细胞和浆细胞浸润，可造成神经细胞变性、坏死和髓鞘崩解。主要临床表现为发热、抽搐、意识障碍和颅内压增高症状。

【临床表现】

1. 症状　早期为发热、头痛，恶心、呕吐、嗜睡等；随着病情发展可出现喷射性呕吐、烦躁、抽搐，甚至昏迷等。

2. 体征　精神差、嗜睡、昏迷，颈项强直或有抵抗感、颅神经麻痹，肌张力增高、腱反射活跃、病理征阳性，亦可有偏瘫、四肢瘫及各种不自主运动。脑干损伤或有脑疝时，可有呼吸衰竭症状。

3. 其他检查　血化验检查白细胞计数正常或减少。脑脊液检查，外观清亮偶见浑浊，早期以中性粒细胞为主，2~3 天后以淋巴细胞为主；蛋白轻度增高；糖和氯化物正常。脑电图急性期显示弥漫性高幅慢波，恢复期逐渐正常。

【鉴别诊断】

颅内其他病原感染　如化脓性、结核性及隐球菌性脑膜炎，主要根据脑脊液外观、常规、生化和病原学检查即可鉴别。此外，合并硬脑膜下积液者多见于化脓性脑膜炎；发现颅外结核病灶和皮肤 PPD 试验阳性，有助于诊断结核性脑膜炎。

【治疗】

1. 一般治疗；加强护理，维持水、电解质平衡，保证能量和营养供给。

2. 抗病毒治疗 ①利巴韦林(病毒唑)10~15mg/(kg·d)，静脉滴注，连用10~14天；②阿昔洛韦(无环鸟苷)每次5~10mg/kg，2~3次/天，连用10~14天；③干扰素、转移因子等，亦可酌情选用。

3. 对症处理 ①脱水降颅压，可用20%甘露醇每次0.5~1g/kg，间隔4~6小时，重复应用一次，病情稳定后延长间隔逐渐停药。地塞米松每次0.2~0.5mg/kg，静脉滴注。另外呋塞米(速尿)可与高渗脱水剂交替应用，每次0.5~1mg/kg，静脉滴注；②退热，可应用物理降温或退热药物，必要时可应用亚冬眠疗法；③止惊，参见相关章节。

4. 支持疗法 给予维生素、ATP、辅酶A、胞磷胆碱、脑活素等。

5. 高压氧治疗 有利于脑功能的恢复，减少后遗症。

第3节 化脓性脑膜炎

化脓性脑膜炎，简称化脑，是小儿常见的中枢神经系统化脓性细菌感染性疾病。病理改变以软脑膜、蛛网膜和表层脑组织为主的炎性反应。主要临床表现为发热、抽搐、意识障碍、颅内压增高和脑膜刺激征。

【临床表现】

1. 症状体征 起病急，发热、头痛、呕吐、易激惹、烦躁不安、嗜睡、抽搐，甚至昏迷。可见脑膜刺激征如颈项强直、克氏征阳性、布氏征阳性等；小婴儿前囟饱满、张力增高，发生脑疝时出现呼吸衰竭表现。新生儿及小婴儿临床表现常不典型，可无发热或体温不升，脑膜刺激征和颅内压增高症状出现较晚且不明显，主要表现为拒奶、吐奶、嗜睡、凝视、尖叫、抽搐、面色青灰及前囟隆起等。

2. 其他检查 血化验显示白细胞计数及中性粒细胞增加。脑脊液压力升高，外观浑浊或呈脓性，细胞数显著升高，多在 $1000 \times 10^6/L$ 以上，多核白细胞为主；蛋白升高，糖含量降低，氯化物亦降低，涂片可找到细菌，培养可有致病菌生长。颅脑B型超声波检查、CT检查有助于并发症的诊断。

【鉴别诊断】

应与结核性脑膜炎、病毒性脑膜炎、隐球菌性脑膜炎相鉴别，详见相关章节。

【治疗】

1. 一般治疗 合理喂养，维持水电和酸碱平衡。

2. 抗生素治疗 病原菌未明确时选择对常见致病菌有效且能快速透过血脑屏障的第三代头孢菌素，常用头孢噻肟200mg/(kg·d)，分2~3次，静脉滴注；或头孢曲松100mg/(kg·d)，分2~3次，静脉滴注。疗效不理想时可联合应用万古霉素 20~40mg/（kg·d），分二次，静脉滴注。病原菌明确后根据药敏试验选择敏感抗生素。用药时间，肺炎链球菌和流感嗜血杆菌感染用药 10~14 天；脑膜炎球菌用药 7 天；金黄色葡萄球菌和革兰氏阴性杆菌用药治疗 21 天以上；若有并发症应适当延长。

3. 肾上腺皮质激素　可抑制多种炎症因子的产生，降低血管通透性，减轻脑水肿和颅内高压。常用地塞米松 0.5mg/（kg·d），分 2 次，静脉注射，一般连用 2~3 天。

4. 对症处理　高热、抽搐、颅内高压，可给予降温、镇静、脱水等对症处理。并发硬膜下积液、脑室管膜炎和脑积水应给予相应的治疗。

【提示】

使用万古霉素者，注意药物毒副作用。

第4节　小　儿　癫　痫

小儿癫痫，是指患儿大脑神经元异常放电所致的暂时性中枢神经系统功能失常。按病因分为原发性与继发性两类，原发性与遗传有关，继发性则多见于先天性脑发育障碍、高热抽搐、外伤、感染、中毒、代谢障碍、颅内肿瘤、脑血管病、脑寄生虫病等。主要临床表现为意识障碍、肢体抽搐、行为异常。

【临床表现】

1. 症状体征　根据临床表现分为不同类型。①单纯局灶性发作，表现为身体某一部位如一侧上肢节律性抽动，亦可先从某一局部开始，然后按照皮层运动区对神经肌肉支配的顺序扩展，发作时意识不丧失；②复杂局灶性发作，可从单纯局灶性发作发展而来，有部分意识丧失伴精神行为异常；③强直-阵挛发作，又称大发作，表现为全身肌肉强直收缩伴意识丧失、呼吸暂停与发绀，随后出现全身反复、短促的屈曲性抽动，过后疲乏、嗜睡；④失神发作，突然起病，表情呆滞、注视前方、呼之不应，一般不会跌倒，数秒钟后恢复原有动作，对刚才的发作不能回忆，过度换气可诱发；⑤肌阵挛发作，突发的全身或部分骨骼肌触电样短暂收缩，表现为突然点头、前倾和后仰，重者可跌倒；⑥阵挛性发作，仅有肢体、躯干或面部肌肉节律性抽动，而无强直发作成分；⑦强直发作，突发全身肌肉强直收缩伴意识丧失，患儿固定于某种姿势，持续时间较肌阵挛长，约 5~60 秒，通常有跌倒和发作后症状；⑧失张力发作，全身或躯体某一部分肌内张力突然短暂性丧失伴意识障碍，可突然摔倒；⑨婴儿痉挛症，多在一岁内发病，发作时头及躯干前屈，上肢前伸或屈曲内收，两眼斜视或上翻，下肢屈曲。每一次抽搐很短暂，约 1~2 秒，数秒后可重复，形成一连串的发作。病后智力及运动发育明显落后；⑩儿童良性癫痫，发作大多起始于口面部呈局灶性发作，如喉头发声、不能言语或面部抽搐等，但很快继发全身性强直-阵挛发作，伴意识丧失；⑪腹型癫痫,以周期性腹痛或周期性呕吐为主要表现;⑫头痛性癫痫,突然发生头痛,持续几分钟,反复发作;⑬癫痫持续状态,指持续或频繁的发作超过30分钟,呈强直阵挛状态,或间断抽搐意识不恢复。

2. 其他检查　脑电图可有异常改变,如棘波、尖波、棘慢复合波及暴发活动等;原发性癫痫多为双侧同步对称性,继发性癫痫常为限局性或一侧性。脑脊液检查原发性癫痫可正常,继发性癫痫则因原发病不同而有相应的改变。颅脑CT检查和核磁共振检查有助于发现继发性癫痫的病因。

【鉴别诊断】

低钙性抽搐　发作时意识清楚,表现为间歇性、双侧强直性痉挛,累及下肢时足趾强直并拢,双下肢伸直,严重者可有面部痉挛,面神经叩击试验阳性,血清钙低于正常。

【治疗】

1. 治疗原则　尽早治疗、根据发作类型给药、单独或联合用药、剂量个体化、长期规律服药以保证稳定血药浓度、定期复查防止不良反应。

2. 药物治疗　①苯巴比妥,适于各型癫痫,2~5mg/(kg·d),分2次,口服。副作用为嗜睡,偶见兴奋和活动过多;②苯妥英钠,适用于失神小发作以外的各型癫痫,3~8mg/(kg·d),分2次,口服,副作用为多毛、共济失调等;③扑痫酮,适于大发作、局限性发作、复杂部分性发作等,10~25mg/(kg·d),分2次,口服,副作用较少;④丙戊酸钠,广谱抗癫痫药,10~50mg/(kg·d),分2~3次,口服,副作用为一过性胃肠道反应及肝功能损害等;⑤酰胺咪嗪,适用于复杂部分性发作、大发作、局限性运动发作等,5~30mg/(kg·d),分2~3次,口服,副作用为一过性胃肠道反应等;⑥乙琥胺,适于失神小发作,20~40mg/(kg·d),分2次,口服,副作用为消化道症状、头痛、眩晕等;⑦安定,适用于癫痫持续状态,每次0.3~0.5mg/kg,缓慢静脉注射,副作用为嗜睡、口干、肌张力低下等;⑧硝西泮,适用于肌阵挛、婴儿痉挛症等,0.5mg/(kg·d),分2~3次,口服,副作用为嗜睡、共济失调、支气管分泌物较多等;⑨氯硝西泮,适用于肌阵挛、失张力发作、婴儿痉挛症、失神小发作等,0.03~0.3mg/(kg·d),分2~3次,口服,副作用为嗜睡、共济失调、行为障碍等。⑩卡马西平,适用于强直-阵挛性发作、局灶性发作等,15~30mg/(kg·d),分2~3次,口服,副作用为皮疹、白细胞减少、肝功能损害等。

3. 癫痫持续状态治疗　①首选安定每次0.3~0.5mg/kg,最大剂量10mg,缓慢静脉注射,必要时15分钟重复1次;②安定无效时可用苯妥英钠每次20mg/kg,静脉滴注,滴速为每分钟1mg/kg,直至抽搐控制停用;③上述治疗仍不能控制发作时,加用苯巴比妥每次10mg/kg,静脉注射,20分钟后可再重复1次;④顽固性抽搐可考虑给予5%副醛0.1~0.15ml/kg,肌内注射,总量1次不超过5ml,或者给予全身麻醉;⑤以上治疗的同时,应做呼吸、脉搏、血压及脑电图的监测,维持生命体征,对症处理。

4. 对症处理　防止脑水肿,保持水、电解质和酸碱平衡,预防继发感染等。

5. 治疗原发病　继发性癫痫,应及早查明原因,积极治疗原发疾病。

第 5 节　脑 性 瘫 痪

脑性瘫痪,简称脑瘫,是指出生到生后 1 个月内各种原因所致的非进行性脑损伤。常见原因有早产与低出生体重、缺氧缺血性脑病、产伤、先天性脑发育异常、核黄疸和先天性感染等。主要临床表现为运动障碍、姿势异常、智力低下。

【临床表现】

1. 症状体征　①运动发育落后,患儿均有不同程度的运动发育落后,会站、会走的时间明显延迟,甚至永远不会行走;②肌张力异常,痉挛型肌张力增高,上肢双手呈握拳状,下肢伸直、内收,有时呈剪刀状;肌张力低下型表现为肢体松软;手足徐动型表现为变异性肌张力不全;③姿势异常,出现多种肢体异常姿势;④反射异常,多种原始反射延迟消失,而一些保护性反射减弱或不出现;⑤一半以上患儿合并智力低下、癫痫、听力和语言发育障碍等。

2. 其他检查　头颅 CT 或核磁共振检查了解脑部有无发育异常、畸形、异常钙化影等;脑电图可表现为异常背景活动,或有癫痫波,无异常者不能排除本病。

【治疗】

1. 功能训练　尽早进行躯体运动、语言和技能等各方面的功能训练,可借助一些矫形器训练及物理治疗。

2. 手术治疗　主要用于痉挛型脑瘫患儿,目的是矫正畸形、改善或恢复肌张力平衡。

3. 药物治疗　无特效药物,手足徐动型脑瘫可用小剂量苯海索 0.5~1mg/次, 2 次 / 天, 口服。

第 6 节　先天性脑积水

先天性脑积水,是指出生前各种原因所引起的脑脊液循环受阻,脑脊液量及所占有的空间扩大。常见原因有先天畸形、宫内感染等。主要临床表现为头大、眼 "落日征"、智能运动发育落后。

【临床表现】

1. 症状　出生时头颅过大或生后头围增长迅速,烦躁不安,嗜睡,偶有呕吐、抽搐,严重者智力及运动发育落后。

2. 体征　头围明显大于同龄正常儿头围,前囟扩大,张力增高,颅缝裂开,头皮静脉怒张;眼 "落日征" 阳性 (眼球下转),可有斜视,眼球震颤;腱反射亢进或减弱,病程长者,四肢常呈挛缩状态。

3. 其他检查 头颅透照检查显示脑室扩大,脑皮质变薄。头颅超声波检查可发现扩大的脑室。头颅 X 线摄片显示颅腔扩大,前后囟扩大,颅缝分离,头面比例不相称。头颅 CT 检查能明显看出脑室大小及脑皮层萎缩的情况。

【治疗】

1. 非手术治疗 通过药物可暂时减少脑脊液分泌和增加体内液体排出,可酌情应用乙酰唑胺 25~50mg/(kg·d),分 3 次,口服。注意该药可引起代谢性酸中毒。

2. 手术治疗 对有进展的脑积水可酌情进行手术治疗。导水管狭窄可做导水管扩张术或置管术。第四脑室正中孔粘连可做粘连切开成型术。缓解症状可做脑脊液分流术,分为颅内分流和颅外分流术。

第 7 节 儿童多动症

儿童多动症,又称轻微脑功能障碍综合征,或称为注意力缺陷病。其病因不明,可能与多种因素有关。临床特点是智力正常或接近正常的儿童。主要临床表现为活动过多、注意力不集中、冲动任性、行为异常。

【临床表现】

1. 症状 ①活动过多,不能自觉遵守课堂纪律,难以静坐,精力充沛;②注意力不集中,上课不注意听讲,写作业不能全神贯注,做事有头无尾,对任何活动均不能持久;③冲动任性,情绪不稳定,自我控制力差,易激动不安、激惹冲动、过分的不安静,喜欢玩危险的游戏,动作冒失,好做恶作剧;④学习困难,不同程度的学习困难,成绩下降;⑤各种行为问题,可有逃学、说谎、偷窃、打架等。

2. 体征 可有轻微神经系统体征,如协调动作差、动作笨拙;手指运动不灵活,如系鞋带、扣纽扣不灵便等等。

【治疗】

1. 一般治疗 教育和训练为主,不应责骂和体罚。

2. 药物治疗 哌甲酯(利他林)0.2~0.5mg/(kg·d),分 2 次,口服,早晨上课前半小时 1 次,中午 1 次,晚上不服,星期天及节假日停药,从小剂量开始,2~3 天后症状不改善者可加量,最大量每天不超过 30mg,足量后观察 1 个月,如无效则停用。或苯丙胺 0.1~0.25mg/(kg·d),用药方法同利他林。或匹莫林 1.5~5mg/(kg·d),每天晨服 1 次,最大量不超过 120mg/d,多用于 6 岁以上患儿。

【健康指导】

1. 家长和老师应多了解患儿病情,关心、体贴、爱护患儿,不能打骂、讽刺、歧视患儿。

2. 多与患儿单独交谈,肯定优点,提出要求,对患儿的微小进步要表扬鼓励,增强其自信心与自觉性。

3. 对有不良习惯或学习困难的患儿,应特殊帮助和补课,并注意改善学习和生活环境。避开环境中的不良刺激。

4. 让患儿练习协调动作,提高动手技巧,如计时穿珠、计时扣纽扣,练走平衡木或平地走直线。练习集中注意力等。

5. 按医嘱服药以改善症状。

第8节　重症肌无力

重症肌无力,是指神经肌肉接头处传导阻滞的自身免疫性疾病。病理改变为受累骨骼肌运动后极易疲劳。主要临床表现为肌肉无力。

【临床表现】

1. 症状体征　根据发病年龄和临床特征分为三型。

新生儿一过性重症肌无力　母亲是重症肌无力患者,新生儿可出现一过性肌无力,多于生后3天内出现全身肌肉软弱无力、吸吮无力、哭声低弱,甚至呼吸困难,持续数小时至数周可恢复。

新生儿持续性重症肌无力　母亲正常,孩子出生后出现上睑下垂,眼球活动障碍等表现,全身症状较轻,可持续终身。

儿童型重症肌无力　多见于学龄前儿童,女多于男,起病缓慢,开始常见一侧或两侧睑下垂和复视等眼部症状,以后可波及面肌、咀嚼肌、咽肌和颈肌等,出现面部无表情,咀嚼无力、吞咽困难等。重者可波及全身,甚至发生呼吸困难。肢体受累近端重于远端。所有症状都是晨轻暮重,活动后加重,休息后减轻。

2. 其他检查　①疲劳试验,即让患儿反复做某一动作,可见动作逐渐减弱甚至消失;②药物试验,依酚氯铵(腾喜龙)每次0.2mg/kg,肌内注射,1分钟后肌力明显改善,2~5分钟后作用消失;或新斯的明每次0.03~0.04mg/kg,肌内注射,15~30分钟症状减轻;③肌电图检查动作电位波幅逐渐降低。

【治疗】

1. 一般治疗　避免疲劳、防止感染,忌用影响神经肌肉传递的药物如奎宁、利多卡因、氯丙嗪等。

2. 抗胆碱酯酶药物　①溴吡斯的明(吡啶斯的明),婴幼儿5~10mg/次,年长儿15~30mg/次,2~3次/天;②溴化新斯的明,新生儿1mg/次,婴幼儿2.5~5mg/次,年长儿5~15mg/次,2~3次/天。

3. 肾上腺皮质激素　多用于全身症状较重或抗胆碱酯酶药物治疗无效者。泼尼松1mg/(kg·d),长期应用。

4. 换血疗法　重症有呼吸困难者,可考虑应用换血疗法。

5. 肌无力危象和胆碱能危象的治疗　肌无力危象多见于暴发型或晚期严重全身型。胆碱能危象是使用抗胆碱酯酶药物过量所致。二者均有重度无力和呼吸困难表现,临床不易区别时可肌注依酚氯铵鉴别诊断。用药后症状改善,则考虑为胆碱能危象,需停用抗胆碱酯酶药物,并给予阿托品对抗其毒蕈碱样作用。在抢救过程中要保持呼吸道通畅,及时吸痰,必要时做气管切开和应用人工呼吸器。

第五十五章　免疫异常及结缔组织病

第1节　过敏性紫癜

过敏性紫癜,是一种与变态反应密切相关的出血性疾病。多见于 3 岁以上小儿,病因尚不明确。主要临床表现为皮肤紫癜、腹痛、便血、关节痛及肾脏损害。

【临床表现】

1. 症状　起病前 1~3 周常有上呼吸道感染史,可伴有低热、食欲缺乏、乏力等全身症状。半数以上的患儿出现阵发性腹痛、呕吐、黑便或血便,肢体大关节肿痛,活动受限;少数患儿出现浮肿、血尿等。

2. 体征　皮肤紫癜多见于臀部及双下肢伸侧,对称分布、分批出现,为红色、暗红色斑疹或丘疹,稍凸出于皮肤表面,压之不褪色。也可见膝、踝、肘、腕等关节肿胀。

3. 其他检查　血小板计数及出凝血时间正常,嗜酸粒细胞可增高。毛细血管脆性试验为阳性,血沉增快。尿常规可见蛋白、红细胞、白细胞及管型。粪便潜血试验可为阳性。

【鉴别诊断】

1. 血小板减少性紫癜　紫癜分布无规律、不对称、不高出皮肤表面,血小板计数低于正常。

2. 风湿性关节炎　常为游走性关节疼,伴有心肌炎、舞蹈病,皮疹为环形红斑。

【治疗】

1. 一般治疗　停止使用可疑的药物或食物。服用维生素 C、维生素 PP 可改善血管脆性。

2. 激素及免疫抑制剂　泼尼松(强的松)1~2mg/(kg·d),分 2~3 次,口服,疗程 4~6 周。适用于腹部及关节症状较重者,治疗肾脏损害无效。肾脏损害表现为肾病综合征,可以环磷酰胺、硫唑嘌呤、泼尼松联合应用。

3. 山莨菪碱　山莨菪碱 0.5~1.0mg/(kg·d),静脉滴注,连用 7~14 天。

4. 对症处理　腹痛者可给予颠茄合剂 10ml/次,口服。

第2节 风 湿 热

风湿热,是由 A 组溶血性链球菌感染所引起的一种无菌性全身结缔组织炎症。多见于儿童及青少年。冬春季、寒冷及潮湿地区发病率高。主要临床表现为发热、多发关节炎、心肌炎。

【临床表现】

1. 症状体征 ①心肌炎,表现为心肌、心内膜及心包均可受累,表现为心率增快、心音低钝、心前区疼痛、呼吸困难及心包摩擦音;可有舒张期奔马律及心尖部Ⅱ~Ⅲ级收缩期杂音;②关节炎,表现为多发性、游走性四肢大关节炎,局部红、肿、热、痛及活动受限;③舞蹈病,表现为程度不同的不自主、不规则运动,常有神经过敏、喜怒无常、易冲动。多见于女孩;④皮肤病变,表现为不规则环状红斑,略高出皮肤,不痒,多见于躯干及四肢;还可有关节附近的豌豆大小皮下小结,无压痛、活动与皮肤无粘连;⑤不规则发热、乏力、多汗等。

2. 其他检查 血化验检查常见轻度贫血,白细胞增高及核左移;血沉增快。血清抗链球菌溶血素"O"、抗链激酶、透明脂酸酶增高。蛋白电泳表现为 α 和 γ 球蛋白增高。心电图多有 P-R 间期延长、房室传导阻滞及 ST 段下移、T 波低平等改变。

【治疗】

1. 一般治疗 卧床休息,给予营养丰富、多维生素易消化食物。

2. 清除感染灶 一般常用青霉素 2.5 万~10 万 U/(kg·d),分 2 次,静脉滴注;或氨苄西林 50~100mg/(kg·d),分 2~3 次,静脉滴注,疗程 10~14 天。青霉素过敏者可用红霉素 20~30mg/(kg·d),静脉滴注。

3. 抗风湿治疗 心肌炎时早期应用肾上腺皮质激素,泼尼松(强的松)2mg/(kg·d),最大量 ≤ 60mg/d,分 2~3 次,口服,病情好转后减量,疗程 8~12 周;无心肌炎可用阿司匹林 80~100mg/(kg·d),最大量 ≤ 3g/d,分 2~3 次,口服,病情稳定后减为 40~50mg/(kg·d),疗程 8~12 周。

4. 舞蹈病治疗 苯巴比妥 2~3mg/kg/ 次,2~3 次 / 天。或氟哌啶醇 0.5~1mg/ 次,2 次 / 天,口服,逐渐加量至症状消失,然后缓慢减量。

5. 充血性心力衰竭治疗 详见心力衰竭章节。

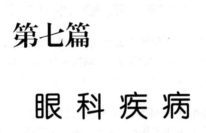

第七篇

眼科疾病

第五十六章 眼 损 伤

第1节 眼睑外伤

眼睑外伤,就是外伤因素作用于眼睑所导致的眼睑损害,包括皮肤、皮下组织、肌肉、睑板、睑结膜等。常由碰伤、挫伤、刺伤、切割伤所致。主要临床表现为眼睑肿胀、出血、疼痛。

【临床表现】

1. 症状体征　外伤史,单纯眼睑挫伤可有局部肿胀、皮下瘀血、青紫等;或眼睑裂开、出血、疼痛,严重切割伤可有眼睑皮肤全层裂伤,贯通肌层、睑板和睑结膜。内眦部撕裂可造成泪小管断裂,后期出现眼睑畸形和溢泪症。

2. 实验室和其他检查　裂隙灯检查以排除眼球损伤。

【治疗】

1. 局部处理　单纯眼睑瘀血、肿胀时,可在伤后24小时内冷敷,48小时后再作热敷。眼睑裂伤应及早清创缝合,尽量保留撕裂组织,不可去除皮肤,注意功能和美容效果;全层裂伤时应分层对位缝合,以减轻瘢痕形成和睑畸形;如发现上睑不能提起可能系提上睑肌断裂,应及时修复以免日后上睑下垂;泪小管断裂时应行泪小管吻合术。

2. 抗生素治疗　酌情应用抗生素预防伤口感染,一般可用青霉素 V 0.25~0.5g/次,3~4 次/天,口服;或阿莫西林片 0.5~1g/次,3~4 次/天,口服。损伤较重者应用青霉素 80 万单位/次,2~4 次/天,肌内注射;或氨苄西林 1~2g/次,3~4 次/天,静脉滴注。青霉素过敏者可给予红霉素 0.25~0.5g/次,3~4 次/天,口服;或红霉素 0.6~1.2g/次,加入 5% 葡萄糖液体内,静脉滴注。

3. 预防破伤风　一般应给予破伤风抗毒素 1500U,肌内注射。

4. 其他处理　适当垫高头枕,以利消肿。伤口愈合后局部应用瘢痕贴片,预防瘢痕形成。

第2节 角 膜 挫 伤

角膜挫伤,是指由于外伤所致角膜损伤。多由钝器伤、树枝划伤、手指擦伤或异物所致。病理改变为角膜上皮擦伤、基质层水肿、后弹力层皱褶。主要临床表现为疼痛、流泪。

【临床表现】

1. 症状体征　典型打击、挫伤或其他外力作用史,伤后眼痛、怕光、流泪,或视力障碍。检查后弹力层有斜行或垂直破裂,实质水肿,出现白色条状或网状混浊。

2. 实验室和其他检查　擦伤区荧光素染色(＋)。

【治疗】

1. 局部处理　单纯上皮擦伤者滴 0.5% 丁卡因止痛;红霉素眼膏涂入结膜囊内, 3 次 / 天;或氧氟沙星眼膏涂入结膜囊内, 3 次 / 天,双眼包盖 1~3 天,促进上皮生长愈合。上皮完整者可联合点 0.5% 可的松眼液减轻水肿。角膜裂伤＜3mm,无虹膜嵌顿,不必缝合,必要时于结膜下注射庆大霉素 2 万单位,散瞳,包扎。伤口大者,按穿孔伤处理。

2. 抗生素治疗　酌情应用抗生素预防感染,一般可用青霉素 V 0.5g/ 次,4 次 / 天,口服;或阿莫西林片 0.5~1g/ 次, 4 次 / 天,口服。损伤较重者青霉素80 万单位 / 次, 2~4 次 / 天,肌内注射;或氨苄西林 1~2g/ 次, 3~4 次 / 天,静脉滴注。青霉素过敏者可给予红霉素 0.25~0.5g/ 次, 3~4 次 / 天,口服;或红霉素 0.6~1.2g/ 次,加入 5% 葡萄糖液体内,静脉滴注。

第3节 虹膜睫状体挫伤

虹膜睫状体挫伤,是指由于眼球受到外力作用导致眼球受到挫伤,由前向后挤压角巩膜环直径扩大,瞳孔括约肌突然收缩,虹膜被压向晶体,眼球内的玻璃体被压缩后出现反弹力冲击虹膜和睫状体,使其受到不同程度的挫伤。严重的挫伤可直接造成虹膜与瞳孔异常、前房积血和房角后退。

一、虹膜与瞳孔异常

因外力作用,导致眼睫状肌或支配神经受损,出现调节麻痹,或近视力障碍。主要临床表现为瞳孔呈"D"字形、单眼复视、瞳孔扩大。

【临床表现】

明确外伤史,虹膜根部离断,可有半月形缺损,瞳孔呈"D"字形,可出现单眼复视,有的整个虹膜从根部完全离断。因虹膜瞳孔缘及瞳孔括约肌断裂,出现不规则裂口,或虹膜基质纵形裂口。瞳孔括约肌受损,致瞳孔扩大,多为中度扩大,瞳孔不圆,光反射迟钝。睫状肌或支配神经受损时,常伴有调节麻痹,近视力出现障碍。裂隙灯及眼底检查有助于诊断。

【治疗】

1. 一般治疗　瞳孔缘或基质裂口无特殊处理,适当休息,可取半卧位,禁止触摸眼部。

2. 配镜矫正　外伤性瞳孔散大时,轻者可能恢复或部分恢复,重者不能恢复。伴有调节麻痹时,可配眼镜矫正近视力。

3. 手术治疗　虹膜根部离断伴有复视时,可行虹膜根部缝合术,将离断的虹膜缝合于角巩膜缘内侧。

二、前房积血

因外力作用,导致前房积血,眼压增高,出较血多时,会引起角膜血染,中央盘状混浊。主要临床表现为前房积血、眼压增高、近视力障碍。

【临床表现】

明确外伤史,微量出血仅见房水中出现红细胞,出血量较多时,血液积于前房呈一水平面,严重时前房完全充满血液,时间稍长可呈黑色。积血量大,或在吸收中再次出血,可引起继发性青光眼。当角膜内皮损害、出血较多、眼压增高时,会引起角膜血染,角膜基质呈棕黄色,中央呈盘状混浊,以后渐变为黄白色,长期不消退。房水显微镜检查可见红细胞,裂隙灯检查可显示出血量及吸收情况。

【治疗】

1. 一般治疗　卧床休息,取半卧位,适当应用镇静剂,禁止触摸眼部。

2. 止血治疗　应用止血剂,可用云南白药 0.5g/次,3 次/天,口服。酚磺乙胺 3g/次,1 次/天,加液体静脉滴注,出血停止后再用 2~3 天。

3. 抗生素治疗　酌情应用抗生素预防感染,可用青霉素 V 0.5g/次,4 次/天,口服;或阿莫西林片 0.5~1g/次,4 次/天,口服。损伤较重者青霉素 80 万单位/次,2~4 次/天,肌内注射;或氨苄西林 1~2g/次,4 次/天,静脉滴注。青霉素过敏者给予红霉素 0.25~0.5g/次,3~4 次/天,口服;或红霉素 0.6~1.2g/次,加入 5% 葡萄糖液体内,静脉滴注。

4. 前房冲洗　积血多,吸收慢,尤其有暗黑色血块时常伴眼压升高,经药物治疗眼压仍不能控制者,可作前房冲洗术。有较大凝血块可切开清除,以免角膜血染或感染。

【提示】

注意测量眼压,升高时应用降眼压药物。出现虹膜刺激症状时,及时散瞳。

三、房角后退

房角后退,是指由于外力作用致睫状肌环形纤维与纵行纤维分离,使虹膜根部向后移位,前房角加宽、变深。

【临床表现】

患者明确外伤史,前房积血者在血液吸收后多能查见不同程度的房角后退。少数患者房角后退较广泛,约在伤后数月或数年。因房水排出受阻可发生继发性青光眼,称房角后退性青光眼。对大范围的房角后退,应定期观察测量眼压变化。

【治疗】

1. 一般治疗　早期取半卧位,安静休息。

2. 若眼压持续升高,按开角青光眼处理,一般可行球外滤过术。

第 4 节　晶状体挫伤

晶状体挫伤,是指由于眼球突然受到前方来的外力作用,晶状体纤维发生肿胀甚至断裂,导致晶状体脱位或半脱位,或挫伤性白内障。主要临床表现为虹膜震颤、散光、复视。

【临床表现】

典型外伤史,晶状体脱位或半脱位时可出现部分虹膜震颤、散光或单眼复视。晶状体全脱位时,可出现急性继发性青光眼和角膜内皮损伤。向后脱入玻璃体时前房变深,虹膜震颤,出现高度远视。如果角巩膜部破裂,晶状体也可脱位于球结膜下;还可出现挫伤性白内障。裂隙灯检查可见晶状体移位情况及晶状体混浊。

【治疗】

1. 配镜矫正　晶状体半脱位时,可试用眼镜矫正散光,但效果差。

2. 手术治疗　晶状体嵌顿于瞳孔或脱入前房,需急诊手术摘除。晶状体脱入玻璃体,可引起继发性青光眼、视网膜脱离等并发症,宜行晶状体切除或玻璃体手术。挫伤性白内障有多种形态,根据视力需要酌情手术。

3. 抗生素治疗　预防感染,青霉素 V 0.5g/ 次,3~4 次 / 天,口服。损伤较重者青霉素 80 万单位 / 次,2~4 次 / 天,肌内注射;或氨苄西林 1~2g/ 次,3~4 次 / 天,静脉滴注。青霉素过敏者给予红霉素 0.25~0.5g/ 次,3~4 次 / 天,口服;或红霉素 0.9~1.2g/ 次,加入 5% 葡萄糖液体内,静脉滴注。

第5节 玻璃体积血

玻璃体积血,是指由于外力作用使睫状体、视网膜或脉络膜的血管损伤,导致玻璃体积血,玻璃体不同程度的血性混浊。主要临床表现为视力下降。

【临床表现】

1. 症状体征 典型眼部外伤史,少量出血时有飞蚊症,眼底可见玻璃体内有细小混浊点或漂浮物,视力多不受影响。大量出血时玻璃体混浊,视力明显减退,或仅有光感。眼底无红光或仅见微弱红光反射。裂隙灯检查可见前玻璃体内有大量红细胞,或鲜红色血块。

2. 实验室和其他检查 通常采用B超检查判定是否有视网膜脱离,并可排除视网膜肿瘤。

【治疗】

1. 一般治疗 取半卧位,安静休息,必要时适当应用镇静剂。

2. 药物治疗 可用云南白药 0.5g/ 次,3 次 / 天,口服,或酚磺乙胺 3g/ 次,1 次 / 天,加液体静脉滴注;或氨甲苯酸 0.4g,1 次 / 天,加液体静脉滴注,出血停止后再用 2~3 天。同时可酌情应用透明质酸酶、尿激酶等药物。

3. 抗生素治疗 预防感染,青霉素 V 0.5g/ 次,3~4 次 / 天,口服。损伤较重者青霉素 80 万单位 / 次,2~4 次 / 天,肌内注射;或氨苄西林 1~2g/ 次,3~4 次 / 天,静脉滴注。青霉素过敏者给予红霉素 0.25~0.5g/ 次,3~4 次 / 天,口服;或红霉素 0.9~1.2g/ 次,加入 5% 葡萄糖液体内,静脉滴注。

4. 手术治疗 3~6 个月以上仍不吸收的单纯玻璃体积血,可酌情行手术治疗。

第6节 视神经撕脱

视神经撕脱,是指由于眼球、眼眶挫伤时,眼球受力极度旋转、眼内压突然升高致筛板破裂视神经向后牵拉撕脱损伤。主要临床表现为视力突然下降或完全丧失。

【临床表现】

明确外伤史,视力突然下降或完全丧失,眼球转动时疼痛明显,眼球前突,瞳孔散大,对光反应迟钝或消失。眼底检查视盘苍白或水肿,静脉充盈,视网膜出血。

【治疗】

1. 一般治疗 卧床休息,取半卧位,必要时适当应用镇静剂。

2. 支持疗法 维生素 B_1 100mg/ 次,1 次 / 天,肌内注射;维生素 B_{12} 100mg,

1 次 / 天, 肌内注射; 同时可用肌苷片、能量合剂, 以增加神经营养。

3. 抗生素治疗　应用抗生素预防感染, 青霉素 V 0.5g/ 次, 3~4 次 / 天, 口服; 或阿莫西林 0.5~1g/ 次, 3~4 次 / 天, 口服。

第 7 节　泪小管断裂

泪小管断裂, 是指由于眼部受到外力钝挫作用致泪小管断裂, 也可由锐器切割伤引起, 为泪器最易受伤的部分, 常与眼睑外伤有关。主要临床表现为溢泪。

【临床表现】

症状体征　确切外伤史, 眼部溢泪, 常伴有颜面部及眼睑损伤; 下泪小管断裂较上泪小管损伤多见, 往往伴有内眦韧带断裂泪点移位现象。泪道检查可发现泪小管离断。

【治疗】

1. 手术治疗　在显微镜下找到近端泪小管, 然后以消毒备用硬膜外麻醉管盲端, 自泪小点穿入, 再用盲端轻轻滑入近端泪小管, 缓慢进入泪囊至鼻腔或鼻咽部。生理盐水冲洗咽部有水通过即可。间断分层缝合。胶布固定吻合管。

2. 抗生素治疗　一般给予青霉素 V 0.5g/ 次, 3~4 次 / 天, 口服; 或阿莫西林 0.5~1g/ 次, 3~4 次 / 天, 口服。损伤较重者青霉素 80 万单位 / 次, 2~4 次 / 天, 肌内注射; 或氨苄西林 1~2g/ 次, 3~4 次 / 天, 静脉滴注。青霉素过敏者给予红霉素 0.25~0.5g/ 次, 3~4 次 / 天, 口服; 或红霉素 0.9~1.2g/ 次, 加入 5% 葡萄糖液体内, 静脉滴注。

3. 换药治疗　每天清洁换药, 6~7 天拆除皮肤缝线, 2~3 个月后拆管。

第 8 节　视网膜震荡

视网膜震荡, 是指在眼部外力作用后, 后极部出现一过性视网膜水肿、视网膜变白、视力下降。常见原因为挫伤和震荡伤, 使视网膜小血管和脉络膜毛细血管扩张。主要临床表现为视力迅速下降。

【临床表现】

确切眼球挫伤史, 常发生于外伤后数小时出现症状, 视力迅速下降。眼底检查视神经及黄斑区视网膜水肿; 重者黄斑区可出现色素沉着或裂孔。

【治疗】

1. 一般治疗　卧床休息, 取半卧位, 必要时适当应用镇静剂。

2. 药物治疗　维生素 C 2g/ 次, 加入 5% 葡萄糖液 500ml, 静脉滴注, 1 次 / 天。伤后早期应用泼尼松 20mg/ 次, 1 次 / 天, 清晨顿服, 以减轻毛细血管渗出。

酌情应用抗生素预防伤口感染,给予青霉素 V 0.5g/ 次, 3~4 次 / 天, 口服; 或阿莫西林 0.5~1g/ 次, 3~4 次 / 天, 口服; 损伤较重者青霉素 80 万单位 / 次, 2~4 次 / 天, 肌内注射。

3. 激光治疗 黄斑部裂孔, 可用激光治疗。

第 9 节 眼 内 异 物

眼内异物, 是严重危害视力的一类眼外伤, 任何眼部或眶外伤, 都应怀疑异物进入伤口内, 并需仔细排除。主要临床表现为眼痛、流泪。

【临床表现】

1. 症状体征 有眼部外伤史, 如敲击金属、爆炸伤等, 高速小金属片可由锤子和机械上飞出, 易被忽视。有穿通伤的表现, 眼痛、流泪。检查角膜有线状伤口或全层瘢痕, 相应的虹膜部位有穿孔, 或局限性萎缩, 晶状体混浊, 玻璃体积血混浊, 伤口处或前房、晶体、玻璃体内有异物。

2. 实验室和其他检查 X 线摄片、超声波、CT 扫描等证实有异物, 非金属异物可作 MRI 检查。

【治疗】

1. 治疗原则 眼内异物一般应及早手术取出。

2. 手术方法 取决于异物位置、磁性、可否看见、是否包裹。①前房及虹膜异物, 经靠近异物的方向或相对方向作角膜缘切口取出, 磁性异物可用电磁铁吸出, 非磁性异物用镊子夹出; ②晶状体异物, 若晶状体大部分透明, 可不必立即手术; 若晶状体已混浊, 可连同异物摘除; ③玻璃体内或球壁异物, 体积较小、有磁性、没有包埋的异物, 无视网膜并发症, 可以应用磁铁摘除。如异物大、包裹、非磁性, 需玻璃体手术摘除。异物较小且已完全包裹于球壁内, 不一定要勉强取出。

3. 局部治疗 伤眼应用氯霉素眼药水, 滴入结膜囊内, 2 滴 / 次, 1 次 /2~3 小时; 或氧氟沙星滴眼液, 滴入结膜囊内, 2 滴 / 次, 1 次 /2~3 小时。同时应用散瞳剂。

4. 抗生素治疗 酌情应用抗生素预防伤口感染, 可用青霉素 80 万单位 / 次, 2~4 次 / 天, 肌内注射; 或青霉素 400 万单位 / 次, 3~4 次 / 天, 静脉滴注; 或氨苄西林 1~2g/ 次, 3~4 次 / 天, 静脉滴注。青霉素过敏者可给予红霉素 0.6~1.2g/ 次, 加入 5% 葡萄糖液体内, 静脉滴注。

5. 预防破伤风 常给予破伤风抗毒素 1500U, 肌内注射。

第 10 节 眼球穿通伤

眼球穿通伤, 是指由锐器刺入、切割造成眼球壁的全层裂开, 伴或不伴有眼内损伤或组织脱出。以刀、针、剪刺伤等较常见。主要临床表现为眼痛、视力下降。

【临床表现】

有明确眼部外伤史,角膜穿通伤较小时伤口小且规则,常自行闭合,无眼内容物脱出。伤口较大者常有虹膜损伤、脱出及嵌顿,前房变浅,可伴有晶状体破裂及白内障,或眼后段损伤,伴有明显的眼痛、流泪和视力下降。角巩膜穿通伤伤口累及角膜和巩膜,可引起虹膜睫状体、晶状体和玻璃体的损伤、脱出及眼内出血伴有明显的眼痛和刺激征,视力明显下降。巩膜穿通伤伤口较小容易忽略,伤口表面仅见结膜下出血。大的伤口伴有脉络膜、玻璃体和视网膜的损伤及出血,预后差。裂隙灯及眼底检查有助于诊断。

【治疗】

1. 伤口处理 单纯性角膜伤口,前房存在,可不缝合,包扎伤眼。大于 3mm 以上裂口,多需显微手术严密缝合,恢复前房。有虹膜嵌顿时用抗生素溶液冲洗,争取送还眼内;不能还纳时,可予剪除。脱出的睫状体应予复位。脱出的晶状体和玻璃体予以切除。对角巩膜伤口,应先固定缝合角膜缘一针,再缝合角膜,然后缝合巩膜。对巩膜伤口,应自前向后边暴露,边缝合。术后点散瞳剂及抗生素眼液。

2. 局部治疗 伤眼应用氯霉素眼药水,滴入结膜囊内,2 滴 / 次,1 次 /2~3 小时;或氧氟沙星滴眼液,滴入结膜囊内,2 滴 / 次,1 次 /2~3 小时。同时应用散瞳剂。

3. 手术治疗 对伤情复杂者多采用二步手术,即初期缝合伤口,恢复前房,控制感染。在 1~2 周内,再行内眼或玻璃体手术,处理外伤性白内障、玻璃体积血、异物或视网膜脱离等。贯通伤有入口和出口。对前部入口缝合,而后部出口勉强缝合会使玻璃体脱出,可在伤后 1 周做玻璃体手术。

4. 抗生素治疗 酌情应用抗生素预防感染,可用青霉素 80 万单位 / 次,2~4 次 / 天,肌内注射;或青霉素 400 万单位 / 次,3~4 次 / 天,静脉滴注;或氨苄西林 1~2g/ 次,3~4 次 / 天,静脉滴注。青霉素过敏者可给予红霉素 0.6~1.2g/ 次,加入 5% 葡萄糖液体内,静脉滴注。

5. 预防破伤风 常给予破伤风抗毒素 1500U,肌内注射。

第 11 节 眼 球 破 裂

眼球破裂,是指眼部遭受外力后导致眼球解剖结构的破裂,属于严重的眼部外伤,往往预后不佳。主要临床表现为巩膜缘裂伤、前房及玻璃体积血、角膜变形。

【临床表现】

有明确外伤史，常见部位为角巩膜缘裂伤，眼压多降低，也可正常或升高，前房及玻璃体积血，球结膜出血水肿，角膜可变形，眼球运动在破裂方向上受限，视力光感以下。直肌下或后部巩膜的破裂，外部检查不易发现，称"隐匿性巩膜破裂"。裂隙灯及眼底检查有助诊断。

【治疗】

1. 一般可采用二步手术治疗。初期先做眼球缝合术，2周左右再行玻璃体手术，如有可能尽量保留眼球或有用视力。除非眼球不能缝合，一般不应做初期眼球摘除。

2. 抗生素治疗　酌情应用抗生素预防伤口感染，可用青霉素80万单位/次，2~4次/天，肌内注射；或青霉素400万单位/次，3~4次/天，静脉滴注；或氨苄西林1~2g/次，3~4次/天，静脉滴注。青霉素过敏者可给予红霉素0.6~1.2g/次，加入5%葡萄糖液体内，静脉滴注。

3. 预防破伤风　常给予破伤风抗毒素1500U，肌内注射。

【提示】

1. 如条件所限，应尽快到条件较好的医院接受专科医生检查或手术治疗。

2. 若发生眼部化学烧伤时，应争分夺秒抢救，首先给予大量清水或生理盐水反复冲洗受损部位，至少应维持20~30分钟，并尽快请专科医生诊断、治疗。

第12节　交感性眼炎

交感性眼炎，是指当一眼受穿通性外伤或内眼手术后，发生双侧肉芽肿性葡萄膜炎，受伤眼称为诱发眼，另一眼被称为交感眼。本病属于自身免疫性疾病，与细胞免疫有关。主要临床表现为受伤眼疼痛、视力下降；未受伤眼疼痛、畏光、流泪、视力减退。

【临床表现】

多发在外伤或手术后2周至2个月内，受伤眼出现眼红、疼痛，视力差及葡萄膜炎表现。未受伤眼出现眼痛、畏光、流泪，眼前黑影、视力减退。可有头痛、恶心、呕吐等；房水混浊，角膜后沉着物呈羊脂状；虹膜改变可见虹膜纹理不清、虹膜结节及虹膜后粘连，玻璃体混浊等。眼底检查急性期可见视盘充血，后极部弥漫性边界不清的黄白色渗出源，病源位于视网膜血管下，可有局限性视网膜脱离，晚期呈晚霞样眼底。

【治疗】

治疗原则　已经诊断，及时散瞳，控制炎症，综合治疗。

1. 肾上腺皮质激素　冲击疗法，可用甲基泼尼松龙500mg/次，加入生理盐水500ml内，1~2次/天，静脉滴注，待炎症渐趋减退，改为泼尼松30~40mg/次，每晨 8 时前顿服,视炎症情况递减渐停。

2. 免疫抑制剂 在应用肾上腺皮质激素同时,可用环磷酰胺 50mg/ 次,3 次 / 天,口服,连用 10 天 (服前检查血象应在正常范围,服药期间每 5~7 天检查血常规一次),如果炎症未见减轻,改环孢霉素 A 治疗。

3. 抗生素治疗 一般常用青霉素 80 万单位 / 次,2~4 次 / 天,肌内注射;或氨苄西林 1~2g/ 次,3~4 次 / 天,静脉滴注。青霉素过敏者可给予红霉素 0.6~1.2g/ 次,加入 5% 葡萄糖液体内,静脉滴注。

4. 其他 同时应用维生素 C、E 等。

第 13 节 眼 部 烧 伤

眼部烧伤,是由于高温液体如铁水、沸水、热油溅入眼内等或火焰喷射引起的眼部烧伤。主要临床表现为眼痛,后期瘢痕形成。

【临床表现】

患者有局部烧伤病史,眼睑皮肤可有红斑、水泡,结膜充血、水肿,重者角膜轻度混浊,视力下降。热烧伤严重时,如铁水溅入眼内,可引起眼睑、结膜、角膜和巩膜的深度烧伤,组织坏死,视力丧失。皮肤组织愈合后可出现瘢痕性睑外翻、睑闭合不全、睑球粘连,或眼球萎缩。

【治疗】

1. 一般治疗 卧床休息,取半卧位,适当应用镇静剂。

2. 局部治疗 早期应用生理盐水冲洗,角膜烧伤应用氯霉素眼药水,2 滴 / 次,1 次 /2~3 小时;氧氟沙星滴眼液,2 滴 / 次,1 次 /2~3 小时。同时应用润洁滴眼液,2 滴 / 次,1 次 /4~6 小时,以促进上皮生长。眼睑烧伤应加强局部清洁换药治疗,促使烧伤创面愈合。

3. 抗生素治疗 酌情应用抗生素预防感染,一般可用青霉素 80 万单位 / 次,2~4 次 / 天,肌内注射;或氨苄西林 1~2g/ 次,3~4 次 / 天,静脉滴注。青霉素过敏者给予红霉素 0.6~1.2g/ 次,加入 5% 葡萄糖液体内,静脉滴注。

4. 手术治疗 有组织坏死时,及时清创换药。晚期根据病情治疗并发症。

第 14 节 紫外线灼伤

紫外线灼伤,又称电光性眼炎,是指由于眼部受到紫外线损伤所致。主要临床表现为眼痛、异物感、流泪。

【临床表现】

患者有接触紫外线史,经过 6~10 小时潜伏期后出现症状。起始有眼部异物感、刺痛、怕光、流泪、眼睑痉挛,疼痛逐渐加重。面部及眼睑皮肤潮红。结膜充血、水肿、角膜散在点状混浊。

【治疗】

1. 预防　预防为主,接触紫外线注意戴防护眼镜。

2. 一般治疗　卧床休息,取半卧位,房间光线柔和,适当应用镇静剂。

3. 局部治疗　疼痛严重者应用 0.5% 丁卡因液点眼,2 滴 / 次。预防感染应用氯霉素眼药水,2 滴 / 次,滴入结膜囊内,1 次 /2~3 小时;或氧氟沙星滴眼液,2 滴 / 次,1 次 /2~3 小时。

第五十七章　眼睑疾病

第 1 节　睑　缘　炎

睑缘炎，是睫毛毛囊及其腺体的亚急性或慢性炎症。常见致病因素为物理性、化学性刺激或细菌感染等。主要临床表现为睑缘疼痛、肿物、化脓。

【临床表现】

病初患者自觉眼部发痒、不适，逐渐出现局部刺痛或烧灼感。检查睑缘皮肤早期充血、肿胀，中后期形成脓肿，睫毛根部有黄色脓痂，去除痂皮后可见小溃疡。

【治疗】

1. 一般治疗　注意眼部卫生，避免辛、辣等刺激性食物。

2. 局部治疗　①生理盐水或 0.1% 氯己定棉球蘸洗、清洁局部，白天可滴氯霉素眼药水，夜间涂红霉素眼药膏，一般 4~6 小时一次；②如脓肿形成或破溃脓液排出不畅，可进行挑开或扩创引流术。

第 2 节　睑　腺　炎

睑腺炎，是眼睑腺体的急性细菌性感染。根据感染部位分为两种类型：外睑腺炎，以往称睑腺炎，是睫毛毛囊或其附属的皮脂腺感染；内睑腺炎，是睑板腺感染。多由葡萄球菌感染引起。局部炎性水肿、脓肿形成。主要临床表现为眼部红肿、疼痛、不适。

【临床表现】

外睑腺炎，初期间睫毛根皮肤红肿、疼痛，棉签压痛硬结，可伴邻近球结膜充血水肿、同侧耳前淋巴结肿大和压痛；继之向皮肤面发展出现脓点，后硬结软化，自行破溃。内睑腺炎，局限于睑板腺内，肿胀明显，疼痛显著，局部有硬结，压痛，睑结膜面局限性充血、肿胀，2~3 天后形成脓点，并向结膜囊内破溃。如病原菌毒力强，可发展成眼睑蜂窝织炎，出现发热、头痛、耳前或颌下淋巴结肿大等全身症状。

【治疗】

1. 一般治疗 保持眼部清洁卫生,注意休息,增加睡眠,避免过度疲劳。

2. 局部治疗 早期酌情湿热敷,10分钟/次,3~4次/天。湿热敷能加快眼部血液循环,有消肿、止痛作用。结膜囊内涂红霉素眼膏或其他抗生素眼膏等,3~4次/天;或滴抗生素眼药水,4~6次/天。脓肿形成后切开引流,外睑腺炎切开引流时切口在皮肤面,与睑缘平行,以减少瘢痕;内睑腺炎切开引流时切口常在睑结膜面,与睑缘相垂直,避免伤及睑板腺管。

3. 全身治疗 有发热、头痛等全身症状者,给予青霉素V 0.5g/次,3~4次/天,口服;或红霉素0.25~0.5g/次,3~4次/天,口服。

第3节 睑板腺囊肿

睑板腺囊肿,又称睑板腺囊肿,是睑板特发性无菌性慢性肉芽肿性炎症。主要病理改变是睑板腺排出管道阻塞,腺体分泌物滞留在睑板内,形成的一慢性炎症性肿物。一般多见于上睑,常合并囊肿感染。主要临床表现为眼部不适、眼睑皮下肿物。

【临床表现】

多为青少年或中年人,可能与睑板腺分泌功能旺盛有关。早期患者眼部轻度不适,有的可有局部沉重感,眼睑皮肤颜色正常,肿物大者可见局部结节样隆起,触摸皮下有绿豆或黄豆大小的硬结,质地较硬,无压痛,与皮肤无粘连,边缘清楚,翻转眼睑可见患处结膜充血,红色、紫红色或灰色。小的囊肿有时可自行吸收,但多数长期不变,或逐渐增大。如继发感染化脓与内睑腺炎表现相似。

【治疗】

1. 一般治疗 保持眼部清洁卫生,注意休息,避免眼睛过度疲劳。

2. 局部治疗 小者一般无须治疗,待其自行吸收;或进行局部湿热敷,10分钟/次,3次/天,有可能逐渐吸收、消失。大者则应进行囊肿切开引流,手术步骤 局部浸润麻醉,睑板囊肿镊子翻转眼睑,在结膜面垂直睑缘切口约3~4mm,排出囊肿内容物,切口内伸入小刮匙将囊内容进一步刮除干净,眼睑复位,结膜囊内涂红霉素眼膏,覆盖敷料包扎。

3. 抗生素治疗 合并感染者酌情应用抗生素,一般给予青霉素V 0.25~0.5g/次,3~4次/天,口服;或红霉素0.25~0.5g/次,3~4次/天,口服;或四环素0.5g/次,3~4次/天,口服。

第4节 眼睑皮肤色素痣

眼睑皮肤色素痣,是先天性皮肤病变。为眼睑皮肤色素斑,位于一侧上睑或下睑,也可波及上下睑。波及上下睑者,称为眼睑分裂痣。主要临床表现为眼睑皮肤黑色斑片。

【临床表现】

患者出生时即已存在眼睑皮肤黑色斑片,随年龄增长范围逐渐扩大,也可持续多年无变化,但很少自然消退。检查眼睑皮肤黑色样变,一般不高出皮肤或略高出皮面,表面平滑或粗糙。有的表面长有毛发,称为黑毛痣。

【治疗】

1. 非手术疗法 既往多采用冷冻、电灼、苯酚腐蚀等方法治疗,但组织破坏深度不易掌握,治疗后遗留较明显瘢痕,效果不佳,故目前一般不宜采用。近年来高性能激光器治疗获得一定效果,可酌情选用。

2. 手术治疗 病变面积小者切除直接缝合;面积较大者可分次切除缝合或切除后邻位皮瓣修复;巨大者则可利用皮肤扩张技术修复。

第5节 眼睑皮肤血管瘤

眼睑皮肤毛细血管瘤,为胚胎发育过程中,血管异常增生所致。主要临床表现为出生后眼睑皮肤红色样变或红色斑块。

【临床表现】

患者出生后即发现眼睑皮肤鲜红色,或暗红或紫红色斑片状,边界清楚,不高出皮面,压之部分或完全褪色,称为鲜红斑痣;有的病变呈斑片状隆起,色鲜红或紫色,境界清楚,扪之肥厚,压之可褪色,称为毛细血管瘤,又称之为草莓状痣;有的肿块皮肤呈淡蓝或紫蓝色、隆起,质软有弹性,压之可缩小,哭泣时增大,称之为海绵状血管瘤。

【治疗】

1. 观察阶段 由于毛细血管瘤有自行退缩的趋向,因此可观察一段时间,一般到5岁后考虑治疗。

2. 非手术疗法 适于海绵状血管瘤、年幼不宜手术者,或肿瘤巨大手术切除前的预备治疗。一般可用鱼肝油酸钠1~3ml,肿块内注射,2周一次。

3. 手术疗法 可采用手术切除治疗,病变小者切除直接缝合;病变较大者切除后邻位皮瓣修复,病变范围广泛者可利用皮肤扩张技术修复肿瘤切除后皮肤缺损。

第6节 睑 黄 瘤

睑黄瘤,又称睑黄疣、睑黄色瘤,是较常见的脂肪代谢异常性眼睑皮肤病变。主要临床表现为眼睑皮肤扁平黄色斑块。

【临床表现】

中年女性多见,好发于上眼睑内眦部,眼睑皮肤出现浅黄色或橘黄色、扁平柔软的斑块,略高出皮面,圆形或椭圆性,一般为 2~10mm,通常左右对称分布,斑块持久存在。有的为多发,并可互相联合。有时下睑也可发生。

【治疗】

因本病无自愈可能,且影响容貌,一般应早期进行治疗。病变较小者可冷冻、电灼、激光等。病变范围较大者可切除局部病变,然后进行皮下蒂皮瓣移植修复,但需由整形科医生协助处理。

第 7 节   眼睑皮肤癌

眼睑皮肤癌,为眼睑皮肤的恶性肿瘤。病理组织学可分为基底细胞癌、鳞状细胞癌和皮脂腺癌。主要临床表现为眼睑肿块或溃疡。

【临床表现】

根据病理可分为基底细胞癌、鳞状细胞癌和皮脂腺癌三种类型。①基底细胞癌,是我国最常见的眼睑恶性肿瘤,多见于中老年人,好发于下睑近内眦部,初起为无疼痛小结节,隆起皮肤,质地坚硬,生长缓慢。后期肿瘤中央溃疡、部分坏死组织脱落,形状如火山口,逐渐向周围组织侵蚀,引起广泛破坏;②鳞状细胞癌,多发生于中老年人睑缘皮肤黏膜移行处,肿物生长缓慢,无疼痛,继而形成溃疡,边缘隆起,质地坚硬,可发生坏死和继发感染。向周围、深层组织侵蚀,还侵犯皮下组织、睑板组织,可有远处淋巴结转移;③皮脂腺癌,多见于中老年妇女,好发于上睑睑板腺和睫毛处皮脂腺。始为眼睑或睑缘小结节,继之形成溃疡或呈菜花状,向眶内扩展,侵入淋巴结发生转移。

【鉴别诊断】

1. 脂溢性角化病   又称老年疣,好发于 50 岁以上男性,为略高出于皮肤的圆形或卵圆形扁平疣状皮疹,呈黄褐色至煤黑色,边界清楚,质地柔软,表面稍粗糙,覆有油脂状鳞屑痂。皮疹数目不定,往往较多。

2. 角化棘皮瘤   中年男性较多,常发生于面部,为坚实的半球形肿瘤,似淡红色粉刺或与皮肤色泽相似的小结,边缘隆起,中央凹陷成火山口形,内含一个角质痂。本病发展迅速,但长到直径达 2cm 左右后不再继续发展,2~6 个月内能自行萎缩,自然痊愈,遗留萎缩性瘢痕。

【治疗】

1. 手术治疗   眼睑皮肤癌一般应进行扩大切除术,邻位皮瓣移植修复肿瘤切除后皮肤缺损。

2. 放射治疗   基底细胞癌对放疗敏感,宜手术后进行一定的放射治疗。皮脂腺癌对放射治疗不敏感。

第8节 睑 外 翻

睑外翻,是指睑缘离开眼球。病因多见于瘢痕挛缩、老年松弛和局部麻痹所致。主要临床表现为溢泪、睑外翻及结膜干燥。

【临床表现】

患者主要症状为溢泪。睑缘外翻可使睑结膜部分或全部暴露,睑结膜失去泪液的湿润,起始局部充血,分泌物增多,继而睑结膜干燥粗糙,高度肥厚,角化。严重者常有眼睑闭合不全,角膜失去保护,使上皮干燥脱落,导致暴露性角膜炎或溃疡。

【治疗】

多数需采用手术治疗,可根据不同类型分别采用不同治疗方式。

1. 瘢痕性睑外翻　轻者可进行"V-Y"成形术(图 57-1)。

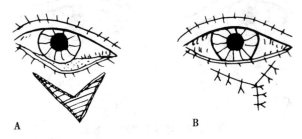

A　　　　　　　　　　　B

图 57-1　睑外翻"V-Y"成形术

A."V"形切口;B."Y"形缝合

2. 条索状瘢痕　可进行"Z"成形术。重者可进行瘢痕松解或切除植皮术(图 57-2,图 57-3)。

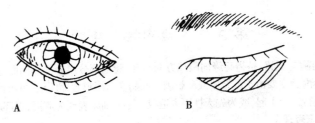

A　　　　　　　　　　　B

图 57-2　瘢痕松解植皮术

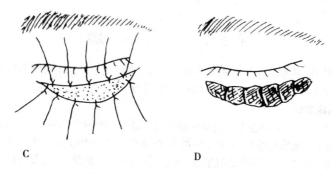

C   D

图 57-2 瘢痕松解植皮术（续）

A. 切口设计；B. 松解瘢痕；C. 植皮；D. 纱布卷打包加压

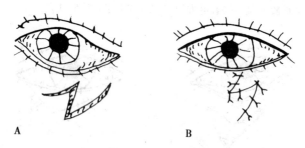

A   B

图 57-3 睑外翻"Z"成形术

A. "Z"形切口；B. 皮瓣易位缝合

3. 麻痹性睑外翻 轻者涂红霉素眼膏，3 次 / 天，眼垫包扎有望自行恢复；重者可行眼睑缝合紧缩术。

4. 老年性睑外翻 轻者嘱其向上擦泪，以减少或防止外翻加剧；重者手术矫正，以缩短睑缘为原则。

第 9 节　睑内翻与倒睫

睑内翻与倒睫，是指睑缘向眼球方向翻转，睫毛部分或全部倒向眼球引起的病症。睑内翻主要由于睑结膜或睑板因某些病变后瘢痕收缩所致，也可由于老年性皮肤退行性变引起，或为先天性因素造成。主要临床表现为流泪、眼部刺痛。

【临床表现】

1. 症状 睑内翻使睫毛刺激角膜和结膜，常诉眼涩、刺痛、畏光、流泪等刺激症状。小儿可为先天性，多为下睑，一般并不严重。

2. **体征** 部分或大部分睫毛向内(贴近眼球)倾倒,触及角膜或结膜,结膜充血,角膜上皮剥脱,甚至出现角膜混浊、角膜溃疡。久则角膜长有新生血管,导致视力障碍。

【治疗】

根据不同原因采用不同治疗方法。

1. 先天性睑内翻或倒睫 见于婴幼儿下睑,由于睫毛细软对眼球的影响不大,随着年龄增长,内翻倒睫可望缓解;如果症状明显,可用胶布向下粘贴牵拉。

2. 瘢痕性睑内翻或倒睫 一般需手术治疗,可酌情采用睑内翻矫正术。

3. 老年性睑内翻或倒睫 一般需手术切除一定宽度的皮肤方可矫正(图57-4)。

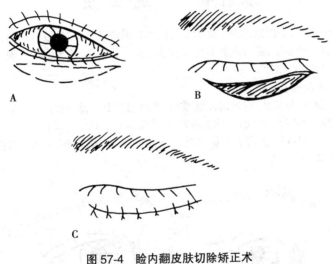

图 57-4 睑内翻皮肤切除矫正术
A. 切口设计;B. 皮肤切除;C. 切口缝合

第 10 节 先天性上睑下垂

先天性上睑下垂,是由于提上睑肌功能不全或功能丧失,上睑不能提起或提起不全所致。多为先天性神经或提上睑肌发育不良引起;少数为动眼神经麻痹、提上睑肌损伤等。主要临床表现为上睑缘遮盖部分或全部瞳孔。

【临床表现】

可双眼发病,也可单眼发病,自幼上睑下垂,睁眼困难。检查患者前额横纹增多,常伴有眼球上转运动障碍,上睑缘遮盖部分或全部瞳孔,不能平视,而常仰视。获得性上睑下垂多有相关病史或伴有其他症状,如动眼神经麻痹可伴有其他眼外肌麻痹;提上睑肌损伤有外伤史;交感神经损害有 Horner 综合征;重症肌无力所致的上睑下垂,有晨轻夜重的特点,注射新斯的明后明显减轻。

【治疗】

1. 手术治疗　先天性上睑下垂以手术治疗为主,轻度不完全性上睑下垂可采取提上睑肌缩短术;重度完全性上睑下垂则需采用借助额肌收缩力量的替代手术,如额肌瓣移植术。

2. 其他治疗　因神经系统疾病或其他眼部及全身病所致的获得性上睑下垂,应针对病因进行药物治疗,无效者再考虑手术。

第 11 节　内 眦 赘 皮

内眦赘皮,是指遮盖内眦部的垂直的半月形皮肤皱襞,为较常见的先天异常。东方民族多见,蒙古族更多见,因此称为"蒙古眼"。主要临床表现为双侧对称性内眦皮肤皱褶。

【临床表现】

常双侧对称发病,内眦部皮肤皱褶,多数起自上睑,斜向内下方,称为上睑型;也可均匀的位于内眦部,称为内眦型;少数可以起自下睑,斜向内上方,称为下睑型(图57-5)。患者多数鼻梁低平,睑裂短小,影响美观,在鼻梁部捏起皮肤,内眦赘皮可消失。

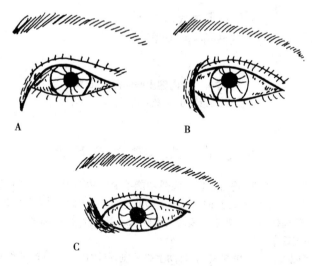

图 57-5　内眦赘皮的分型

A. 上睑型;B. 内眦型;C. 下睑型

【治疗】

从功能上来说,一般不需治疗。但不少年轻女性患者出于美观考虑,求治心切。可进行内眦赘皮矫正术,常用的手术方法为"Z"成形术(图 57-6)。通过隆鼻术加高鼻梁,也可明显改善内眦赘皮的外形。

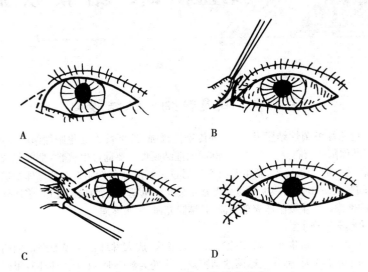

图 57-6　内眦赘皮 "Z" 成形术
A. "Z" 形设计; B. "Z" 形切开; C. 皮瓣易位; D. 切口缝合

第五十八章 结膜疾病

第1节 超急性细菌性结膜炎

超急性细菌性结膜炎,是一种传染性极强、破坏性大的化脓性结膜炎症。多有淋球菌或脑膜炎球菌引起。淋球菌性结膜炎主要通过生殖器-眼接触或生殖器-手-眼传播感染,新生儿出生时通过患有淋球菌性阴道炎的母体产道感染;脑膜炎球菌性结膜炎通过血源播散感染。病理变化为局部充血、浆液性渗出、脓性渗出。主要临床表现为流泪、结膜充血、肿胀疼痛。

【临床表现】

1. 症状 新生儿一般出生后2~3天发病,成人淋球菌结膜炎潜伏期约为10小时至2~3天,脑膜炎球菌性结膜炎潜伏期为数小时~1天。往往双眼同时受累,病情进展较快、畏光、流泪、眼睑红肿、发热、胀痛。

2. 体征 结膜充血、水肿,球结膜水肿呈环堤状围绕角膜,可有炎性假膜形成。分泌物起始为浆液性,继之为黄色脓性,形成"脓漏眼"。常伴有耳前淋巴结肿大和压痛。严重者合并角膜炎,迅速进展为角膜穿孔,甚者成为眼内炎。

3. 实验室和其他检查 分泌物涂片或结膜刮片可见中性白细胞和淋球菌或脑膜炎球菌。

【治疗】

1. 一般治疗 保持眼部卫生清洁,注意休息,增加睡眠,避免过度疲劳。

2. 局部治疗 生理盐水冲洗结膜囊,眼部用5000~10000U/ml青霉素滴眼液,滴入结膜囊内,2滴/次,4~6次/天;或0.1%利福平滴眼液,滴入结膜囊内,2滴/次,4~6次/天,同时交替应用红霉素眼膏,涂入结膜囊内,3次/天。

3. 全身治疗 成人青霉素400万单位/次,2次/天,静脉滴注,连用5天;头孢曲松钠1~2g/次,2次/天,静脉滴注,连用5天。青霉素过敏者可用氧氟沙星0.2g/次,2次/天,静脉滴注,连用5天。伴有衣原体感染者可用四环素0.5g/次,1次/天,口服,连用7天;或多西环素0.1g/次,2次/天,口服,连用7天。新生儿用青霉素10万单位/(kg·d),分4次,静脉滴注,连用7天。

第 2 节　急性细菌性结膜炎

急性或亚急性细菌性结膜炎,又称急性卡他性结膜炎,是眼科常见的细菌感染性传染病,俗称"红眼病"。起病急,传染性强,传播快。常由肺炎链球菌、流感嗜血杆菌、金黄色葡萄球菌等引起。病理变化为结膜充血、水肿、渗出、炎细胞浸润。主要临床表现为结膜充血、异物感、流泪、眼皮肿胀、分泌物多。

【临床表现】

1. 症状　潜伏期 1~3 天,两眼同时或间隔 1~2 天发病,3~4 天病情达高峰,以后逐渐减轻。自觉流泪、异物感、怕光、灼热感或刺痛等。晨起时眼分泌物较多,上、下睑毛粘连而睁眼困难。

2. 体征　眼睑肿胀,结膜充血、有分泌物。分泌物起始为黏液性,渐成脓性。结膜充血以穹隆部和睑结膜最为著。病情严重者结膜面覆盖一层假膜,可伴有角膜边缘浸润,还可有结膜下出血,或伴体温升高、身体不适等全身症状。

3. 实验室和其他检查　分泌物涂片或结膜刮片可见中性粒细胞。

【治疗】

1. 一般治疗　保持眼部卫生,生理盐水或 4% 硼酸溶液清洗眼部,局部冷敷。注意休息,增加睡眠,避免过度疲劳。

2. 局部治疗　本病具有自限性,10~14 天痊愈,局部用药 1~3 天后恢复。可用 0.1% 利福平滴眼液、0.5% 氯霉素滴眼液,滴入结膜囊内,2 滴 / 次,4~6 次 / 天;或 0.3% 环丙沙星滴眼液、0.3% 氧氟沙星滴眼液,滴入结膜囊内,2 滴 / 次,3~4 次 / 天。或可用红霉素眼膏或杆菌肽 - 多粘菌素 B 眼膏,涂于结膜囊内,3 次 / 天。

【健康指导】

1. 患者自觉做好自我隔离,在家休息,积极治疗,免得由于外出使疾病到处扩散。

2. 患者所用脸盆、毛巾、手帕、眼镜、衣物等日常用品,要与家人分开使用。脸盆、毛巾、手帕要经常进行煮沸消毒。患者所用的眼药水也不可为健康人滴用。要勤洗手,先洗手后洗脸。

3. 病眼用过的眼药水,不点健眼,以免交叉感染。

4. 患眼不可包扎蒙盖眼部,也不可热敷。

5. 治疗方法要遵守眼科医师的医嘱,频繁点眼,并做到白天滴眼药水,晚上点眼药膏。

6. 预防"红眼病"要做到一人一盆一巾,用自己的手帕,不用手揉眼睛。

第3节 流行性角膜 - 结膜炎

流行性角膜 - 结膜炎,是一种常见的角膜 - 结膜炎症。由腺病毒 8.19.29 和 37 型引起。病理改变为充血、水肿、滤泡形成。主要临床表现为眼部疼痛、畏光、流泪、滤泡增生。

【临床表现】

1. 症状　患者多为 20~40 岁成年人及儿童,潜伏期 5~7 天,急性发病。多为双侧,一眼先起,起始有异物感、水样分泌物、疼痛、畏光和流泪等。常伴头痛、疲劳、低热等全身症状。

2. 体征　急性期眼睑肿胀,球结膜显著充血、水肿,睑结膜及结膜穹隆部 48 小时内出现大量滤泡,偶有结膜下出血,严重者出现结膜假膜或膜的形成。可出现角膜上皮下和浅基质层点状浸润,其部位、数量和浓密度则因人而异,若位于中央则影响视力,以后可恢复正常。耳前淋巴结肿大并有压痛。

3. 实验室和其他检查　分泌物涂片检查可见单核细胞增多。

【治疗】

1. 一般治疗　保持眼部卫生,注意休息,增加睡眠,避免过度疲劳。

2. 局部治疗　支持治疗,尚无特效药物,常用抗病毒滴眼液有 0.1% 碘苷(疱疹净),2 滴 / 次,1 次 / 小时,滴入结膜囊内;或 0.1% 利巴韦林(三氮唑核苷)滴眼液,滴入结膜囊内,2 滴 / 次,1 次 / 小时。一般不合并细菌感染,故不需使用抗菌药。

3. 局部冷敷　局部冷敷可减轻症状、缓解不适。

第4节 过敏性结膜炎

过敏性结膜炎,是指由于接触药物或其他致敏原而过敏的结膜炎。有速发型和迟发型两种,引起速发型的致敏原有花粉、角膜接触镜及其清洗液等;药物一般引起迟发型,如阿托品、新霉素、广谱抗生素及缩瞳剂等。病理改变为乳头增生、滤泡形成。主要临床表现为眼部发痒、乳头增生。

【临床表现】

1. 症状体征　常有花粉、药物或其他过敏源接触史,速发型发病急剧,有眼痒、流泪、眼分泌增多等。检查眼睑皮肤红肿,并有小丘疹、渗出液及睑缘炎等;可有轻度浸润性结膜炎,表现为眼球结膜充血、睑结膜水肿、上睑结膜乳头增生、滤泡形成和黏液分泌物等。

2. 实验室和其他检查　结膜囊分泌物涂片可见变性的上皮细胞和少量多核细胞和单核细胞。

【治疗】

1. 一般治疗 保持眼部清洁卫生,注意休息,增加睡眠,避免过度疲劳。

2. 全身治疗 找出并去除致敏原,停用过敏药物,可用氯苯那敏 8mg/ 次,2 次 / 天,口服;或阿司咪唑(息斯敏)3mg/ 次,1 次 / 天,口服。

3. 局部治疗 眼睑及其周围皮肤出现皮疹、红肿及渗出液者,可用 3% 硼酸液湿敷,2~3 次 / 天。肾上腺皮质激素类滴眼液,一般可用 0.5% 可的松滴眼液,滴入结膜囊内,2 滴 / 次,4~6 次 / 天。

第 5 节　慢性结膜炎

慢性结膜炎,为多种原因引起的结膜慢性炎症。可分为感染性和非感染性两大类,感染性常见致病菌包括葡萄球菌、大肠杆菌、变形杆菌、链球菌等;非感染性因素有灰尘和烟雾刺激、眼部长期应用刺激药物、强光刺激、屈光不正、烟酒过度、睡眠不足等。病理改变为结膜充血、水肿、增生。主要临床表现为轻度结膜充血、少量黏液分泌物。

【临床表现】

1. 症状 通常双侧发病,自觉眼痒、干涩、刺痛、异物感、眼睑沉重及视力疲劳等,晚间或阅读时症状加重。

2. 体征 较轻者睑结膜轻度充血,少许分泌物。长期慢性炎症刺激可出现睑结膜充血、肥厚、粗糙、乳头增生,呈天鹅绒状。无眼睑水肿和结膜假膜形成,亦无角膜炎表现。分泌物多为黏液性、黄色或白色泡沫样,量较少,常聚集在眦部。金黄色葡萄球菌引起者,常伴有溃疡性睑缘炎或角膜周边点状浸润。有的患者同时存在内翻倒睫、慢性泪囊炎、慢性鼻炎等周围组织炎症表现。

【治疗】

1. 一般治疗 改善工作生活环境,保持眼部清洁卫生,消除不良卫生习惯,增加睡眠。

2. 病因治疗 积极治疗睑内翻、慢性泪囊炎、睑缘炎症、矫正屈光不正及隐斜等。

3. 局部治疗 一般可用红霉素眼膏,涂入结膜囊内,3~4 次 / 天;或杆菌肽-多粘菌素 B 眼膏,涂入结膜囊内,3~4 次 / 天;或妥布霉素滴眼液,滴入结膜囊内,2 滴 / 次,4~6 次 / 天。

第 6 节　沙　　眼

沙眼,由沙眼衣原体引起的一种慢性传染性结膜角膜炎。因在睑结膜表面形成粗糙不平的外观,形似沙粒,故名沙眼。病理改变为表层上皮细胞变性脱落,深层增生形成乳头,结膜上皮下组织弥漫性淋巴细胞浸润,形成滤泡、变性、增生瘢痕。角膜微血管扩张向角膜中央发展,伴有细胞浸润,出现血管翳。主要临床表现为睑结膜滤泡增生、角膜血管翳及结膜瘢痕。

【临床表现】

1. 症状 多发于儿童及少年时期,潜伏期5~14天。急性发病,有异物感、畏光、流泪、黏液性分泌物。数周后急性症状消退,进入慢性期。在慢性病程中常有重复感染,角膜有活动性血管翳刺激症状较为显著,视力减退。晚期因瘢痕收缩可致睑内翻、倒睫、睑球粘连、角膜溃疡及眼角结膜干燥等,可严重影响视力。

2. 体征 急性沙眼眼睑红肿,结膜充血,乳头增生睑结膜粗糙不平,上下穹隆部结膜布满滤泡,可合并弥漫性角膜上皮炎及耳前淋巴结肿大;数周后急性炎症消退,转为慢性期。慢性沙眼可迁延数年至十多年,充血较轻,结膜肥厚,同时有乳头增生及滤泡形成,滤泡大小不等。角膜血管翳是由角膜缘外正常毛细血管网越过角膜缘,进入透明角膜区,并逐渐向瞳孔区发展,影响视力。

3. 实验室和其他检查 结膜刮片行 Giemsa 染色或 Diff-Quik 染色常见包涵体。

【鉴别诊断】

1. 慢性滤泡性结膜炎 原因不明,常见于儿童及青少年,皆为双侧。滤泡多见于下穹隆及下睑结膜,滤泡较小,大小均匀,排列整齐,无融合倾向,呈半透明状。结膜充血并有分泌物,但不肥厚,数年后不留痕迹而自愈,无角膜血管翳。

2. 春季结膜炎 睑结膜增生的乳头大而扁平,上穹隆部无病变,也无角膜血管翳。结膜分泌物涂片中可见大量嗜酸性粒细胞。

【治疗】

1. 一般治疗 保持眼部卫生,消除各种不良习惯,注意休息,增加睡眠。

2. 全身治疗 急性期全身应用抗生素治疗,疗程为3~4周。复方新诺明2片/次,2次/天;或四环素250mg/次,4次/天,口服。孕妇、哺乳期妇女、7岁以下儿童忌用四环素。

3. 局部治疗 10%~30%磺胺醋酰钠滴眼液,滴入结膜囊内,2滴/次,4~6次/天;或0.1%利福平和酞丁胺滴眼液,滴入结膜囊内,2滴/次,4~6次/天。晚间红霉素眼膏,涂入结膜囊内。

4. 并发症治疗 后期针对沙眼导致的并发症进行手术矫治。如睑内翻者,可行睑内翻矫正术;角膜混浊且无明显干眼症者,可行角膜移植术。

【健康指导】

1. 当出现眼结膜经常发痒、发涩、迎风流泪,有少量分泌物及异物感,视力模糊,可怀疑沙眼,应去医院检查与治疗。

2. 个人要养成良好的卫生习惯,洗脸坚持一人一巾一盆,不公用毛巾与脸盆。可采取流水洗手、洗脸,经常保持手与毛巾的清洁,不用手揉眼。

3. 急性结膜炎应及时治疗,防止转变为慢性传染性结膜炎,成为沙眼的病因。

第7节 翼 状 胬 肉

翼状胬肉,是增殖的球结膜侵袭到角膜上的病变组织,因其形状类似昆虫之翼,故得名。本病病因尚不清楚,可能与长期外界刺激有关。病理变化为血管增生,组织肥厚。主要临床表现为角膜上有翼状胬肉生长。

【临床表现】

多无自觉症状,或仅有轻度不适。一般发生在鼻侧,增殖的球结膜呈三角形,侵及角膜的前弹力层和浅基质层。尖端称为头,角膜缘部称为颈,球结膜部称为体,活动期翼状胬肉充血显著,组织肥厚,胬肉头部前方角膜有点状浸润。静止期翼状胬肉不充血,结膜平滑透明。翼状胬肉早期一般不影响视力,但进入瞳孔区可造成视力损害。

【鉴别诊断】

假性翼状胬肉 该病是由于角膜溃疡、化学烧伤及各种外伤后引起的角膜与球结膜的粘连,所以胬肉可发生在任何部位,颈部与体部悬空状。头部形状各异。

【治疗】

1. 一般治疗 保持眼部卫生,消除不良卫生习惯,注意休息,增加睡眠。

2. 局部治疗 小而静止的翼状胬肉不需治疗。活动期翼状胬肉可先用药物治疗,0.5% 可的松滴眼液点眼,2 滴 / 次,4~6 次 / 天。效果不佳者可手术切除治疗。

第8节 球结膜下出血

球结膜下出血,是由于结膜下血管破裂或渗透性增加致球结膜下出血。单眼多见,可发生于任何年龄组。激烈咳嗽、呕吐、外伤均可导致结膜下出血,高血压、动脉硬化、维生素 C 缺乏、肾炎、血液病等较易发生。因结膜下组织疏松,出血后易积聚成片状。主要临床表现为结膜下片状出血。

【临床表现】

初期结膜下出血为鲜红色,以后逐渐变为棕红色,一般 7~12 天自行吸收,出血量大可致眼球周围扩散,如果反复发作,应特别注意全身性疾病的检查。

【治疗】

首先寻找出血原因,针对原发病进行治疗。出血 24 小时内可进行局部冷湿敷,48 小时后局部温热敷。

第五十九章　角膜疾病

第 1 节　细菌性角膜炎

细菌性角膜炎,是由细菌感染引起的化脓性角膜炎,可发生角膜溃疡穿孔,甚至眼内感染,最终导致眼球萎缩。多为角膜外伤后感染或剔除角膜异物后感染,常见致病菌为葡萄球菌、链球菌、假单胞菌等。病理变化为炎细胞浸润、角膜溃疡、穿孔。主要临床表现为眼痛、角膜溃疡、视力障碍。

【临床表现】

发病急,常在角膜外伤后 24~48 小时发病,首先感眼痛、视力障碍、畏光、流泪、眼睑痉挛等,局部较多脓性分泌物。眼睑水肿、球结膜水肿、睫状或混合充血,病变早期角膜上出现一个界线清楚的上皮溃疡,溃疡下有边界模糊、致密的灰黄色浸润灶,周围组织水肿。浸润灶迅速扩大,形成溃疡。革兰阳性球菌感染者,表现为圆形或椭圆形局灶性脓肿病灶;革兰阴性细菌所致的角膜炎,典型表现为快速发展的角膜液化性坏死。

【治疗】

1. 一般治疗　保持局部卫生,注意安静休息,不憋气,不用力,增加睡眠。

2. 局部治疗　急性期用高浓度的抗生素滴眼液频繁滴眼,革兰阳性球菌感染可用头孢唑啉钠或万古霉素滴眼液,滴入结膜囊内,2 滴 / 次,1 次 /15~30 分钟;革兰阴性球菌感染可用头孢曲松钠或头孢他啶滴眼液,滴入结膜囊内,2 滴 / 次,1 次 /15~30 分钟;革兰阴性杆菌感染可用妥布霉素滴眼液,滴入结膜囊内,2 滴 / 次,1 次 /15~30 分钟。

3. 全身治疗　维生素 C 200mg/ 次,3 次 / 天,口服;维生素 B_1 20mg/ 次,3 次 / 天,口服,有助于溃疡愈合。

第 2 节　真菌性角膜炎

真菌性角膜炎,是由真菌引起的感染性角膜病变,致盲率高。常见致病真菌有镰刀菌属、念珠菌属、曲霉菌属等。主要临床表现为角膜溃疡、前房积脓。

【临床表现】

1. 症状 起病缓慢,早期仅有异物感,逐渐出现眼痛、畏光、流泪等刺激症状。

2. 体征 角膜病灶灰白色,欠光泽,外观干燥、粗糙,表面微隆起,溃疡周围因胶原溶解出现浅沟,有时可见"伪足"或"卫星灶",其表面坏死组织易于刮除。角膜后可出现斑块状沉着物,且伴有前房积脓,可导致真菌性眼内炎。

3. 实验室和其他检查 角膜刮片 Gram 染色和 Giemsa 染色可查到真菌;共焦显微镜检查角膜感染灶,可直接发现真菌病原体。

【治疗】

1. 一般治疗 保持眼部清洁卫生,注意休息,增加睡眠。

2. 局部治疗 应用抗真菌药物,如 0.25% 两性霉素和 5% 那他霉素滴眼液,滴入结膜囊内,2 滴 / 次,1 次 /1 小时;或 0.5% 咪康唑滴眼液,滴入结膜囊内,2 滴 / 次,1 次 /1 小时;或 1% 氟胞嘧啶滴眼液,滴入结膜囊内,2 滴 / 次,1 次 /1 小时。临床治愈后,维持滴眼一段时间,以减少复发的可能性。还可结膜下注射抗真菌药,如两性霉素 B 0.1mg 或咪康唑 5~10mg,1 次 / 天。

3. 全身治疗 全身使用抗真菌药,如咪康唑,10~30mg/(kg·d),分 3 次,静脉滴注,每次用量一般不超过 600mg,在 30~60 分钟内滴完。

第 3 节 单纯疱疹性角膜炎

单纯疱疹性角膜炎,是指由单纯疱疹病毒引起的角膜感染,发病率和致盲率均占角膜病的首位。病理变化为疱疹、溃疡形成。主要临床表现为角膜溃疡、视力障碍。

【临床表现】

1. 症状 劳累、创伤、上呼吸道感染可诱发本病,起病缓慢、病程长、反复发作。患者轻度异物感、流泪、畏光、视力下降,角膜知觉减退。

2. 体征 病初角膜表层有点、线状浸润,后逐渐连结融合形成树枝状,此时称树枝状角膜炎。病变向基质层侵犯,溃疡面积扩展,形成地图状,称之为地图状角膜炎。如病变向基质层浸润,水肿呈毛玻璃圆盘状,而角膜表面完整,称之为盘状角膜炎。

【治疗】

1. 一般治疗 保持局部清洁卫生,注意安静休息,增加睡眠。

2. 局部治疗 应用抗病毒药物,一般可给 0.1% 阿昔洛韦滴眼液,滴入结膜囊内,2 滴 / 次,1 次 /1 小时;或 0.1% 碘苷(疱疹净)滴眼液,滴入结膜囊内,2 滴 / 次,1 次 /1 小时;或安西他滨(环胞苷)滴眼液,滴入结膜囊内,2 滴 / 次,1 次 /1 小时。也可用聚肌胞 0.5mg,球结膜下注射,隔天 1 次。

3. 全身治疗 干扰素、阿昔洛韦(无环鸟苷)或三氟胸腺嘧啶核苷联合应用,是目前治疗本病最有效的方法。我国制备的基因工程干扰素 α1 型正在试用于临床。

第4节 暴露性角膜炎

暴露性角膜炎,是指角膜因失去眼睑保护引起干燥、上皮脱落甚至继发感染的角膜炎症。常见原因包括眼睑缺损、眼球突出、瘢痕性眼睑外翻,或上睑下垂矫正手术后造成的上睑滞留和睑闭合不全。此外,面神经麻痹、深麻醉或昏迷也可导致此病。主要临床表现为结膜充血、肥厚,角膜新生血管形成。

【临床表现】

初期角结膜上皮干燥、粗糙,暴露部位的结膜充血、肥厚,角膜上皮逐渐由点状糜烂融合成大片的上皮缺损,角膜新生血管形成。继发感染时,则可出现化脓性角膜溃疡的表现。

【治疗】

1. 一般治疗 保持眼部清洁卫生,注意休息。夜间睡眠时需用潮湿的清洁布将暴露的眼部适当遮盖。

2. 局部治疗 关键在于去除暴露因素。轻症者经常滴人工泪液及抗生素滴眼液,晚间结膜囊内涂入抗生素眼膏,预防感染。软性角膜接触镜可保护角膜上皮。必要时可行睑缘缝合术,或结膜瓣遮盖术。根据造成角膜暴露的原因,选择眼睑缺损修补术、睑植皮术等。上睑下垂矫正术所造成的严重睑闭合不全者应手术处理,使其恢复闭眼功能。

第5节 角膜软化症

角膜软化症,是由于维生素 A 严重缺乏所导致的眼部病变,多见于营养不良、虚弱多病的儿童。病理改变为角膜混浊。主要临床表现为夜盲、角膜软化、坏死。

【临床表现】

早期症状主要是夜盲,球结膜失去正常光泽和弹性,结膜色调污暗,眼球转动时球结膜产生许多与角膜缘平行的皱褶,在内外侧球结膜上可见上皮角化斑,称为 Bitot 斑。角膜上皮干燥无光,不能为泪液所湿润。角膜感觉迟钝,逐渐出现灰白色混浊,随后角膜上皮脱落,基质变薄、溶解、坏死,可合并继发感染、前房积脓。如不及时发现及处理,整个角膜将软化、坏死、穿破,甚至眼内容物脱出。

【治疗】

1. 一般治疗 保持局部卫生清洁,注意眼部休息,不用力,不憋气,增加睡眠时间,避免过度疲劳;同时注意改善饮食,多吃胡萝卜、鱼、肉、蛋类食品。

2. 局部治疗　维生素 A 25000U/ 次,肌内注射,1 次 / 天,至症状改善。

3. 预防继发感染　为预防继发感染,需局部或全身应用抗生素,并滴 1% 阿托品散瞳。

附　其他维生素缺乏的眼部异常

【维生素 B_1 缺乏】

维生素 B_1 缺乏,患者发生脚气病,而 70% 患者可伴有眼部异常,主要表现为角膜上皮受损出现干眼,严重者也可出现视神经萎缩,视力障碍或视力丧失。

【维生素 B_2 缺乏】

维生素 B_2 缺乏,部分患者可出现眼部症状,表现为酒糟鼻性角膜炎,角膜缘周围新生血管形成,晚期整个角膜被浅层和深层新生血管侵袭。此外,还可发生脂溢性睑缘炎和结膜炎。

【维生素 C 缺乏】

维生素 C 缺乏,导致毛细血管脆性增加,可使眼睑、结膜、前房、玻璃体、视网膜、眼眶等部位出血,还易发生白内障。

【维生素 D 缺乏】

维生素 D 缺乏,常见于 3 岁以下婴幼儿,可引起眼眶狭窄、眼球突出、眼睑痉挛、屈光不正、低钙性白内障。如摄入过多,则可出现角膜带状浑浊。

第六十章 泪 器 疾 病

第1节　泪道阻塞或狭窄

泪道阻塞或狭窄,为眼科较常见疾病。泪道起始部(泪小点、泪小管、泪总管)管径窄细,位置表浅,并与结膜囊相通,容易受到炎症、外伤影响发生阻塞。鼻泪管下端也为一个解剖学的狭窄段,易受鼻腔病变影响出现阻塞。常见病因为眼睑及泪小点位置异常,泪小点不能接触泪湖;泪小管阻塞或狭窄、闭塞、缺如,泪液不能进入泪道;炎症、肿瘤、外伤、异物、药物毒性等各种因素引起泪道结构或功能不全,至泪液不能排出;鼻阻塞等。主要临床表现为主要为溢泪,下睑不适。

【临床表现】

1. 症状体征　主要为溢泪,下睑不适,长期溢泪引起刺激性结膜炎,下睑和面颊部湿疹性皮炎。①婴儿溢泪,可能为鼻泪管发育不全,形成泪囊炎;②成人溢泪,可能为泪道阻塞,正常人泪道冲洗可无阻力,而泪道阻塞时有异常改变。钝圆针头插入下泪小点注液原路返回为泪小管阻塞,而由上泪小点流出为泪总管阻塞,部分由泪小点返回部分流入鼻腔为鼻泪管狭窄。

2. 实验室和其他检查　X线碘油造影可显示泪囊大小及阻塞部位。

【治疗】

1. 婴儿泪道阻塞　有规律的按压泪囊,每天3~4次,半年后若无效,可考虑泪道探通术。

2. 泪小管阻塞　可试用硅胶管留置。

3. 鼻泪管阻塞　可行泪囊鼻腔吻合术。

第2节　慢性泪囊炎

慢性泪囊炎,是一种常见疾病,各种年龄均可发生。鼻泪道病变易招致细菌在泪囊中繁殖,尚有鼻炎、鼻中隔偏曲等均可导致本病。病原菌为肺炎双球菌、链球菌、葡萄球菌等。主要临床表现为流泪、流脓。

【临床表现】

主要症状为溢泪,检查可见结膜充血,下睑皮肤湿疹,用手挤压泪囊区可有脓性分泌物自泪小点溢出。泪道冲洗有脓性物流出。

【治疗】

1. 药物治疗　可酌情选用抗生素滴眼液,滴眼,每天4~6次。

2. 手术治疗　常用手术方法为泪囊鼻腔吻合或泪囊摘除术。

【健康指导】

1. 积极治疗结膜炎、砂眼,防止分泌物堵塞泪道;及时治疗鼻道病变。

2. 滴药时应先压迫泪囊区皮肤,挤压出泪囊中的脓液。

3. 慢性泪囊炎手术治疗效果较好。

第3节　急性泪囊炎

急性泪囊炎,是指泪囊的急性感染,大多在慢性泪囊炎的基础上发生,即慢性泪囊炎急性发作。本病发生与侵入细菌毒力大小或机体抵抗力有关,最常见致病菌为链球菌。新生儿泪囊炎则以流行性感冒嗜血杆菌多见。主要临床表现为患眼充血、流泪,有脓性分泌物。

【临床表现】

患眼充血、流泪,有脓性分泌物,泪囊区局部皮肤红肿、疼痛、较硬,压痛明显,炎症可波及眼睑、鼻根和面额部,甚至可引起眶蜂窝织炎,严重时可出现畏寒、发热、不适等全身症状。数日后红肿局限,出现脓点,穿破皮肤,脓液排出,炎症减轻。但有时可形成泪囊瘘管,经久不愈。

【治疗】

1. 一般治疗　早期可酌情进行局部热敷,但如为明显红肿、疼痛者,不宜进行热敷。

2. 全身治疗　应用抗生素素控制炎症,一般可用青霉素80万单位/次,3~4次,肌内注射;病情严重者青霉素400万~600万单位/次,2次/天,静脉滴注。青霉素过敏者可用红霉素0.9~1.2g/次,加入5%葡萄糖液内,静脉滴注。

3. 局部治疗　急性炎症期切忌泪道探通或泪道冲洗,以免感染扩散。如炎症未能控制,脓肿形成,则应切开,放置橡皮引流条,待伤口愈合、炎症完全消退后按慢性泪囊炎处理。

第4节　泪腺脱垂

泪腺脱垂,是指泪腺离开正常的解剖位置移向前下方。正常眶部泪腺位于泪腺窝内,依靠筋膜韧带悬挂于眶壁骨膜上,当韧带松弛或断裂时泪腺脱出泪窝,进入颞侧皮下。本病多见于老年人,也常见于青少年。

【临床表现】

眼睑外上方皮下肿块,质地柔软,可移动,向上方推之可部分还纳入眶窝,脱垂严重者局部表面皮肤可为暗红色或紫红色。泪腺完全脱垂时可突出睑裂表面。

【治疗】

轻度患者一般不必处理,严重者或出于美容目的,可进行泪腺复位整形术。

第六十一章 白 内 障

第1节 老年性白内障

老年性白内障,又称年龄相关性白内障,是中老年开始发生的晶状体混浊,随着年龄增加,患病率逐渐增高。白内障病因复杂,可能与环境、营养、代谢、遗传等多因素有关。主要病理改变为晶体混浊,逐渐出现退行性改变。主要临床表现为眼前阴影、渐进性无痛性视力减退。

【临床表现】

1. 症状 通常双眼发病,可先后发生。病初主要症状是眼前出现阴影,继之出现渐进性、无痛性视力减退,同时出现畏光、眩光、虹视、单眼复视或多视等。

2. 体征 可分为皮质性、核性和后囊下三类。①皮质性白内障,临床分四期,初发期晶体周边部皮质呈楔状、灰白色、瞳孔区透明、眼底可见,视力暂不受影响;膨胀期晶状体皮质混浊加重、体积变大、虹膜前移、前房变浅,可继发青光眼,视力明显下降;成熟期晶体完全混浊,呈乳白色,膨胀消退,前房正常,视力光感或手动;过熟期晶体皮质不断分解溶化丢失水分,核变硬下沉,前房变深,虹膜震颤;②核性白内障,晶体混浊从核开始,呈黄色混浊,早期不影响视力,晚期核变棕色,视力显著下降;③后囊膜下白内障,后囊膜下浅层皮质出现棕黄色混浊,由于混浊位于视轴,早期即出现明显视力障碍。

3. 实验室和其他检查 检眼镜或裂隙灯显微镜检查可见晶状体混浊。

【治疗】

1. 药物治疗 目前尚无特效药物,早期可给维生素 C 0.1g/ 次,3 次 / 天,口服;维生素 E 0.1g/ 次,2 次 / 天,口服。

2. 局部治疗 可选用卡他灵(白内停)等滴眼液,滴入结膜囊内,2 滴 / 次,4~6 次 / 天。

3. 手术治疗 通常采用白内障囊外摘除(包括超声乳化术)联合人工晶状体植入术。在某些情况下,也可进行白内障囊内摘除术,术后给予眼镜或角膜接触镜矫正视力。

【健康指导】

1. 积极治疗影响白内障手术的疾病如高血压、糖尿病、心脏病等。

2. 读书写字时应避免强光直接照射,外出或室内有强光时,可适当选用有色眼镜。

3. 听从医生指导,及时手术,以免错过手术时机。

4. 术后遵医嘱定期复查,按时用药,如出现视力下降,应马上到医院检查有无影响视力的疾病。

第 2 节 先天性白内障

先天性白内障,是儿童常见先天性眼病,可以伴发或不伴发其他眼部异常或遗传性、系统性疾病。出生时或出生后第一年内发生,有家族性。病理改变为晶体混浊。主要临床表现为静止性视力减退。

【临床表现】

可单眼发病,也可双眼发病。多数为静止性,少数继续发展,直至儿童期才影响视力。根据晶状体混浊部位、形态和程度,分为以下类型:

1. 前极白内障 为晶状体前囊膜中央局限性混浊,常为双侧,多为静止性。多为圆形,大小不等,可伸入晶状体皮质内,或表面突出于前房内,因此又称锥形白内障,为前囊下上皮增生所致。由于混浊范围不大,其下皮质透明,对视力影响较轻。

2. 后极白内障 为晶状体后囊膜中央局限性混浊,边缘不齐,呈盘状、核状或花蕾状。常双眼发生,多数为静止性,少数为进行性,由于混浊位于眼屈光系统的结点附近,对视力有一定影响。

3. 花冠状白内障 晶状体皮质深层周边部有圆形、椭圆形、短棒状、哑铃状混浊,呈花冠状排列,晶状体中央部及周边部透明。为双眼发生,静止性,很少影响视力。

4. 点状白内障 晶状体皮质有白色、蓝色或淡色细小点状混浊。发生在出生后或青少年期。为双眼性、静止性,一般不影响视力。

5. 绕核性白内障 是儿童期最常见的白内障,系晶状体在胚胎某一时期代谢障碍所致,为常染色体显性遗传。混浊位于透明晶状体核周围的层间,因此又称绕核性白内障。常为双眼发生,静止性,视力明显减退。

6. 核性白内障 较常见的先天性白内障。通常为常染色体显性遗传,少数为隐性遗传,也有散发性。多为双眼发病。瞳孔缩小时视力障碍明显,瞳孔散大时视力显著增加。

7. 全白内障 以常染色体显性遗传最为多见,晶状体全部或近于全部混浊,多为双眼发生,有明显视力障碍。

8. 膜性白内障 先天性全白内障的晶状体纤维在宫内发生退行性病变时,白内障内容全部液化,逐渐被吸收而形成膜性白内障。可单眼或双眼发生,视力损害严重。

【治疗】

1. 手术治疗 明显影响视力的全白内障、绕核性白内障,可选择晶状体切除术或晶状体吸除术。手术越早,视力恢复机会越大。

2. 屈光矫正 无晶状体眼需进行屈光矫正和视力训练,防治弱视,促进融合功能的发育。常用的矫正方法有眼镜矫正、角膜接触镜以及人工晶体植入。

第 3 节 外伤性白内障

外伤性白障,是指由于眼球钝挫伤、穿通伤、爆炸伤、电击伤等引起晶状体病变。病理改变为晶状体混浊。主要临床表现为视力下降、消失。

【临床表现】

外伤性白内障多为单眼,外伤性质和程度不同,引起晶状体混浊也有不同的特点。

1. 钝挫伤所致白内障 瞳孔缘部虹膜色素上皮破裂脱落,相应囊膜下出现混浊。晶状体挫伤可形成放射状混浊,囊膜形成绕核性白内障。严重挫伤可致晶状体囊膜,尤其是后囊膜破裂,房水进入晶状体内而致混浊。钝挫伤还可引起前房积血、前房角后退、晶状体脱位、继发性青光眼等。

2. 穿通伤所致白内障 晶状体囊膜破裂,房水进入皮质,晶状体很快混浊。破口小而浅时很快闭合,形成局限混浊;破口大而深晶状体全部混浊,皮质进入前房,可继发葡萄膜炎或青光眼。

3. 爆炸伤所致白内障 气浪对眼部产生压力,引起类似钝挫伤所致的晶状体损伤。爆炸物或掀起的杂物也可造成穿通伤所致的白内障。

4. 电击伤所致白内障 触电引起晶状体前囊及前囊下皮质混浊。雷电击伤前后囊及皮质均可混浊。多数静止不发展,少数也可逐渐发展为全白内障。

【治疗】

影响视力不大的晶状体局限混浊,可随诊观察。明显混浊影响视力时,应行白内障摘除术。白内障摘除术后应尽量植入人工晶体。

第六十二章　葡　萄　膜　炎

第 1 节　前葡萄膜炎

前葡萄膜炎，又称前葡萄膜炎，包括虹膜炎、虹膜睫状体炎和前部睫状体炎三种类型。常由细菌、真菌、病毒、寄生虫等感染引起；自身免疫反应、中枢神经系统疾病、皮肤病、糖尿病等也可引起。病理变化分为肉芽肿性和非肉芽肿性，肉芽肿性病理变化主要是单核吞噬细胞、淋巴细胞、浆细胞、上皮样细胞和巨噬细胞等形成结节；非肉芽肿性主要由免疫反应引起，有淋巴细胞、浆细胞等浸润，不形成结节。主要临床表现为睫状充血、房水混浊、角膜后沉着物。

【临床表现】

1. 症状　患者眼痛、畏光、流泪、视物模糊。前房大量纤维蛋白渗出或反应性黄斑和视盘水肿时视力下降，并发白内障和继发青光眼时视力严重下降。

2. 体征　睫状充血或混合性充血是急性前葡萄膜炎的一个常见体征。炎症时房水内蛋白和细胞增加，房水混浊，角膜后出现沉着物。虹膜组织水肿、细胞浸润、渗出物刺激，可使瞳孔缩小，对光反应迟钝或消失。虹膜炎充血、组织水肿、细胞浸润，可使虹膜纹理不清，色发暗无光泽，肉芽肿性炎症虹膜常出现结节。由于炎症渗出物增加，影响房角、小梁的排水功能，从而引起眼压升高。

【鉴别诊断】

1. 急性结膜炎　急性发病，有异物感、烧灼感，分泌物多，检查眼睑肿胀，结膜充血。与本病的畏光、流泪、视力模糊，睫状充血及前房炎症反应有明显不同。

2. 急性闭角型青光眼　呈急性发病，视力突然下降，头痛、恶心、呕吐，角膜上皮水肿，前房浅，房水闪辉但无炎症细胞，瞳孔呈椭圆形散大，眼压增高。

3. 眼内肿瘤　一些原发性眼内肿瘤或转移瘤，可引起前房积脓等改变，但从病史、临床表现、CT 及磁共振检查等可资鉴别。

【治疗】

1. 一般治疗　保持眼部清洁、卫生，注意充分休息，增加睡眠。

2. 病因治疗　应根据患者的病史、临床表现以及有关的化验等检查以确定病因和疾病性质，一般为进行有效抗生素治疗。

3. 局部治疗 ①散瞳,一旦发病立即给药,目的在于防止和拉开粘连,避免并发症,解除睫状肌、瞳孔括约肌痉挛,减轻充血、水肿及疼痛。急性期给予2%后马托品眼膏,涂入结膜囊内,2次/天,以后改为1次/天。②肾上腺皮质激素滴眼液,常用0.2%醋酸氢化可的松;重者可给0.1%地塞米松磷酸盐溶液,滴入结膜囊内,1次/15分钟,连续4次后,改为1次/小时,数天后根据炎症消退情况逐渐减少次数;③热敷,有湿热敷、干热敷、蜡疗以及超短波透热等,可扩张血管、促进血液循环、清除毒素和炎症产物。

4. 全身治疗 ①肾上腺皮质激素是治疗葡萄膜炎最有效的方法,主要利用其抗炎、抗过敏和免疫抑制作用。尽量短期用,用量要足,及时控制炎症,2周后酌情减量,决定最小维持量。长期用药者须用中效的泼尼松,不能用长效的地塞米松;②非激素类消炎药,常用药物有吲哚美辛(消炎痛)25mg/次,2~3次/天,口服;或布洛芬200mg/次,3次/天,口服。

第2节 后葡萄膜炎

后葡萄膜炎,又称后葡萄膜炎,是一组累及脉络膜、视网膜、视网膜血管和玻璃体的炎症性疾病。形成原因、病理表现与前葡萄膜炎相同。主要临床表现为眼前黑影、暗点、闪光、视物模糊、视力下降。

【临床表现】

1. 症状 主要取决于炎症类型、受累部位及严重程度。患者可有眼前黑影或暗点、闪光、视物模糊,视力下降。

2. 体征 由炎症受累部位及严重程度而定,可有玻璃体内混浊;局灶性脉络膜视网膜浸润病灶,大小不一,晚期形成瘢痕病灶;视网膜血管炎,出现血管鞘、闭塞和出血等;黄斑水肿。此外,还可发生渗出性视网膜脱离、增殖性视网膜病变和玻璃体积血等。

【治疗】

1. 一般治疗 保持眼部清洁卫生,注意眼部休息,增加睡眠时间。

2. 病因治疗 ①确定有感染因素时应给予相应的抗感染治疗;②由于免疫因素引起的,酌情口服肾上腺皮质激素,如地塞米松0.75~3mg/次,2~4次/天,口服,维持量约0.75mg/次;常用环磷酰胺25~50mg/次,2次/天,口服,连服2周为一疗程。在治疗过程中应定期检查肝肾功能、血常规等,以免出现严重副作用。

第六十三章 青 光 眼

第1节 原发性闭角型青光眼

原发性闭角型青光眼,是由于周边虹膜堵塞小梁网或与小梁网产生永久性粘连,房水外流受阻,引起眼压升高的一类青光眼。病理变化为房角狭窄、周边虹膜容易与小梁网接触。根据眼压升高是骤然发生还是逐渐发展,又可分为急性和慢性二型。

一、急性闭角型青光眼

急性闭角型青光眼,是一种以眼压急剧升高并伴有相应症状和眼前段组织改变为特征的眼病。眼球局部的解剖结构变异是主要发病因素。病理改变为眼轴较短、角膜较小、前房浅、房角狭窄。主要临床表现为眼痛、视力下降、眼压升高。

【临床表现】

发病年龄多在 50 岁以上,男女比例为 1:2。临床分为六期:①临床前期,闭角型青光眼是双侧性眼病,当一眼被确认,另一眼即使没有任何症状,也可确认为急性闭角型青光眼的临床前期;②先兆期,一过性或反复多次小发作,自觉轻微头痛、眼胀、视物模糊、看灯有彩虹圈,休息后缓解;③急性发作期,突感剧烈眼胀、眼痛、头痛、恶心、视力下降或仅存光感或无光感,眼压急剧升高,指测眼压坚硬如石;混合性充血,角膜水肿呈雾状混浊,可见角膜后色素沉着,前房浅,瞳孔散大,对光反应消失,眼底视盘充血,静脉充盈,房角关闭;④间歇期,急性发作后经过治疗,房角重新开放,眼压恢复正常,病情暂时缓解,充血消失,视力部分恢复;⑤慢性期,急性发作期未能及时治,症状与急性发作相同,但程度较轻,房角广泛粘连,眼底视盘苍白,视野缩小;⑥绝对期,视力完全丧失,眼压持续在高水平,角膜水肿,虹膜萎缩,瞳孔散大,常并发白内障。

【鉴别诊断】

1. 急性虹膜睫状体炎 角膜后沉着物为棕色色素而不是灰白色细胞,前房极浅,瞳孔中等扩大而不是缩小,虹膜有节段性萎缩,可有青光眼斑,以往小发作史,对侧眼有前房浅、虹膜膨隆、房角狭窄等征。以上急性闭角型青光眼的特点可与该病鉴别。

2. 颅脑疾患 常有恶心、呕吐和剧烈头痛,无眼痛及视力下降,颅脑 CT 有助诊断。

【治疗】

1. 紧急治疗 急性发作期积极抢救,尽快降低眼压使房角开放,以免发生永久性房角粘连。先用药控制眼压,待眼压下降再考虑手术。常用缩瞳剂药物2% 毛果云香碱及 0.25% 毒扁豆碱,交替滴眼结膜囊内,1 次 /15 分钟,连续 2 小时;碳酸干酶抑制剂常用乙酰唑胺 250mg/ 次,2 次 / 天,口服;高渗剂应用 20% 甘露醇 250ml,静脉滴注,30~60 分钟内滴完;同时可适当口服镇静剂。

2. 手术治疗 临床前期做周边虹膜切除或激光虹膜切除术;急性发作期先用药控制,待眼压下降后行小梁切除术;慢性期行小梁切除术;间歇期酌情虹膜周边切除或小梁切除术;绝对期可继续用缩瞳剂或行小梁切除术,必要时可行经巩膜睫状体光凝术。

二、慢性闭角型青光眼

慢性闭角型青光眼,是指发作时眼部无充血、自觉症状不明显而眼压增高的一种眼病。病理改变为房角粘连由点到面,逐步发展,小梁网呈渐进性损害。主要临床表现为视觉疲劳、头痛、眼胀。

【临床表现】

1. 症状 病史多有反复发作史,房角粘连和眼压升高都是逐渐进展的,没有眼压急剧升高的相应症状,视盘在高眼压的持续作用下,渐渐萎缩,形成凹陷,视野也随之发生进行性损害。两眼先后或同时发病,如一眼发病,应密切注意另眼也可发病。患者视觉疲劳、头痛、眼胀。少数患者无任何症状。

2. 体征 周边前房浅,中央前房深度正常或接近正常,虹膜膨隆现象不明显;房角为窄角,在高眼压状态下部分发生闭塞,眼压恢复后,房角可完全开放,反复发作出现周边粘连,至晚期房角关闭;眼压变化,发作时眼压升高,间歇期正常;早期正常,晚期出现不同程度的视盘凹陷及萎缩;可出现典型的视野缺损。

【治疗】

1. 一般治疗 劳逸结合、生活规律、情绪稳定、保持大便通畅、适当控制饮水量,戒烟、忌饮浓茶、咖啡,忌辛辣食物。

2. 药物治疗 药物治疗可使高眼压暂时缓解,不能阻止病变的进展。

3. 手术治疗 可行小梁切除术。

【健康指导】

1. 有不明原因视觉疲劳、头痛、眼胀,尤其家族中有青光眼者,应尽早就医。

2. 光线暗淡时,最好开灯,防止因光线暗使瞳孔散大而青光眼发作。

3. 忌用阿托品、山莨菪碱(654-2)等药物,因腹痛、胃痛就诊时应告诉医生有青光眼,避免应用此类药物,诱发青光眼。

【提示】

眼压下降后,需尽快进行手术治疗。

第 2 节 原发性开角型青光眼

原发性开角型青光眼,是指由于眼压升高引起视神经损害和视野缺损,最后导致失明的一种眼病。病理改变为小梁网胶原纤维和弹性纤维变性、增厚,内皮细胞脱落或增生,网眼变窄或闭塞等。主要临床表现为雾视、眼胀、视野改变。

【临床表现】

1. **症状** 起病隐匿,少数患者在眼压升高时出现雾视、眼胀,多数无自觉症状。

2. **体征** 前房深浅正常或较深,虹膜平坦,房角开放。视盘凹陷进行性加深扩大,盘缘宽窄不一,特别是上、下方盘缘变窄或局部变薄,视盘出血,及神经纤维层缺损均属青光眼特征性视神经损害。视野改变,可检出旁中心暗点或鼻侧阶梯,暗点扩大与生理盲点相连,进而发展成弓形暗点,旁中心暗点或鼻侧阶梯常为青光眼早期视野损害的征象。

3. **实验室和其他检查** 发病早期眼压并不是持续性升高,测定 24 小时眼压曲线可发现眼压高峰值及其波动范围。

【治疗】

1. **药物治疗** 如无禁忌证首选 β 受体阻滞剂,常用 0.5% 噻吗洛尔滴眼液,滴入结膜囊内,1~2 次 / 天。如滴用单一药物眼压仍未控制在安全水平,可联合应用肾上腺能受体激动剂,两种药物滴眼间隔 5 分钟以上,滴药后压迫泪囊区或闭合眼睑 1~2 分钟,有助于维持局部药物浓度,并减少全身吸收。

2. **手术治疗** 常用小梁切除术,用于药物治疗无效,或无法耐受长期用药,或没有条件进行药物治疗的病例。

第 3 节 先天性青光眼

先天性青光眼,是由于胎儿时期前房角组织发育异常,小梁网 -Schlemm 管系统不能发挥有效房水引流功能,而使眼压升高的一类病。主要临床表现为畏光、流泪、眼睑痉挛、角膜毛玻璃状混浊。

【临床表现】

畏光、流泪、眼睑痉挛为婴儿型青光眼三大症状,多伴有患儿易哭闹、视力减退。检查眼压高,房角异常、青光眼性视盘凹陷及眼轴长度增加;角膜扩大,一般直径超过 12mm,呈毛玻璃状混浊。有时可见后弹力膜破裂,典型表现为角膜深层水平或同心圆分布的条纹状混浊。

【治疗】

药物治疗无效,一经确诊应立即手术。手术方式以房角切开术或小梁切开术控制眼压。对晚期病例,则选用小梁切除术为妥。青年患者可作小梁切除术,或激光小梁切除术。

第六十四章 眼底疾病

第1节 视网膜中央动脉阻塞

视网膜中央动脉阻塞,是指视网膜中央动脉阻塞血流中断所引起的视网膜缺血性病变。可因中央动脉内粥样硬化斑、出血、血栓形成、痉挛和夹层动脉瘤所引起。主要临床表现为一眼突然发生无痛性完全失明。

【临床表现】

1. 症状体征 一眼突然发生无痛性完全失明是其主要临床特征。发作前常有阵发性黑蒙。检查患眼瞳孔直接光反射消失,间接光反射存在,后极部视网膜混浊水肿,中心凹脉络膜橘红色反光,形成樱桃红斑,视网膜动脉变细,数周后视网膜水肿消退,但视盘苍白,视网膜萎缩,血管变细呈白线状。

2. 实验室和其他检查 眼底荧光血管造影检查可明确诊断。

【鉴别诊断】

1. 眼动脉栓塞 本病影响视力更严重,眼底视网膜乳白色、水肿,但无黄斑区樱桃红点。眼底荧光血管造影有助于鉴别诊断。

2. 缺血性视盘病变 本病为供应视盘的睫状血管阻塞所致,患者视力较好,但视野呈象限缺损,眼底后极部无明显体征。

【治疗】

1. 降眼压治疗 应用乙酰唑胺 250mg/ 次,3 次 / 天,口服;也可进行眼球按摩、前房穿刺,球后麻醉。

2. 血管扩张药物 可用亚硝酸异戊酯 0.2ml/ 次,吸入,1 次 /1~2 小时,连续 2~3 次;舌下含化硝酸甘油片 0.3~0.6mg/ 次,2~3 次 / 天。亦可酌情吸入 95% 氧及 5% 二氧化碳混合气体,10 分钟 / 小时。

第2节 视神经炎

视神经炎,是指视神经的炎症、蜕变及脱髓鞘等。主要临床表现为视力急剧下降。

【临床表现】

1. 症状 视力减退为本病特有症状之一,多为单眼、亦可双眼者。视力急剧下降,一般迅速而严重,可在数小时或数日内成为全盲。视盘炎,可在眼底出现变性之前,视力就明显减退;球后视神经炎,可在视力减退前,眼球转动和受压时,可有球后疼痛感。

2. 体征 多数患者有中央暗点或旁中央暗点,生理盲点不扩大,周边视野呈向心性缩小或楔形缺损,严重者中央视野全部丧失,视力完全丧失,瞳孔直接对光反应消失;视力严重减退,瞳孔直接对光反应减弱,持续光照病眼瞳孔,开始缩小,继而自动扩大,或自然光线下遮盖健眼病眼瞳孔开大,遮盖病眼健眼瞳孔不变;瞳孔对光反应与视力减退程度一致。

【鉴别诊断】

1. 前部缺血性视神经病变 视力骤然丧失,眼球运动时无疼痛,视盘肿胀趋于灰白色,视野缺损最常见为下方。

2. Leber 视神经病 常发生于十几或二十几岁的男性,可有或无家族史。一眼视力迅速丧失,然后另眼在数天至数月内视力也丧失。可有视盘旁毛细血管扩张,视盘水肿,随后视神经萎缩。

3. 中毒性或代谢性视神经病变 进行性无痛性双侧视力丧失,可继发于酒精中毒、营养不良和其他因素,如乙胺丁醇、重金属等中毒、贫血等。

【治疗】

1. 病因治疗 应尽力找出病因并去除,原因不明者应去除一切可疑因素。

2. 肾上腺皮质激素治疗 急性期可用地塞米松 5~10mg,加入生理盐水中,结膜滴注;或泼尼松 5~10mg/ 次,1 次 / 天,静脉滴注。

3. 血管扩张剂 球后注射妥拉唑啉或口服妥拉唑啉、烟酸等。

4. 支持疗法 维生素 B_1 100mg/ 次,1 次 / 天,肌内注射;维生素 B_{12} 250μg/ 次,1 次 / 天,肌内注射。

5. 抗感染治疗 如有感染可用青霉素 400 万单位,加入生理盐水 200ml 内,2 次 / 天,静脉滴注。青霉素过敏者改用其他抗生素。必要时可给庆大霉素,球后注射。

第六十五章　屈　光　不　正

第 1 节　近　　视

近视,是在调节放松状态下,平行光线经眼球屈光系统后聚焦在视网膜之前。近视的发生受遗传、发育和环境等多因素的综合影响,但确切发病机理仍在研究中。主要临床表现为远距视物模糊,近距视力好。

【临床表现】

1. 症状体征　远距视物模糊,近距视力好,视力疲劳。近视初期常有远距视力波动,注视远处物体时眯眼。看近时不用或少用调节,集合功能相应减弱。近视度数较高者,除远视力差外,常伴有夜间视力差、飞蚊症、漂浮物、闪光感等症状,出现近视弧度斑、豹纹状眼底、黄斑部出血等眼底改变,可并发玻璃体液化及视网膜脱离。高度近视眼前房深,瞳孔略大,眼球略突出。

2. 实验室和其他检查　散瞳验光确定近视度数。

【鉴别诊断】

假性近视　多为青少年,短期内视力显著下降,但经休息后可有不同程度的恢复。用 1% 阿托品散瞳后视力增加,散瞳验光可发现近视程度消失。

【治疗】

1. 配镜矫正　准确验光确定近视度数,使平行光线经眼屈光系统后聚焦在视网膜上。可选用框架眼镜或角膜接触镜矫正。

2. 手术治疗　可选用屈光手术,如准分子激光角膜切削术。

【健康指导】

1. 书写姿势端正,胸离桌子一拳距离,眼离书本二尺距离,示指指端离笔尖一寸,笔杆和纸面夹角成 60 度。不可歪着头或躺着看书,不乘车或走路时看书,不在阳光下看书,不在灯光昏暗处看书。

2. 持续看书时间不宜过长。应学习 45 分钟左右后休息 10 分钟再学习。

3. 室内光线和自然光线不应过强和过暗,台灯用 40~60 瓦白炽灯,最好台灯与室内灯并用。

4. 看电视时间不宜过长。学生看电视一周不超过 3 次。看电视时眼与电视的距离应是电视屏幕对角线的 4~6 倍,一般至少在 2 米以上。

5. 增强体质,注意营养。多食含丰富维生素的水果、蔬菜等食物。

6. 常看绿色植物,坚持认真做眼部保健操。

7. 定期检查视力,应在医院或有合格验光人员和设备的单位验光。

第 2 节 远 视

远视,是在调节放松状态下,平行光线经眼球屈光系统后聚焦在视网膜之后,外界影像不能在视网膜形成清晰影像,患者感觉看远模糊,看近更模糊。主要临床表现为视远物不清,视近物更不清。

【临床表现】

1. 症状体征 远视度数不同,临床表现各异。低度远视(< +3.00D),年轻时能在视远时使用调节进行代偿,大多 40 岁以前不影响视力;中度远视(+3.00D~+5.00D),视力受影响,并伴有不适感或视疲劳症状,常发生于阅读、写字或近距离工作时,过度使用调节常出现内斜;高度远视(> +5.00D),视物模糊,但视觉疲劳或不适感反而不明显,由于远视度数太高,患者无法使用调节来代偿。高度远视眼的眼球小、前房浅、视盘较小,色红,边缘模糊。

2. 实验室和其他检查 散瞳验光确定远视度数。

【治疗】

配镜矫正 准确验光确定远视度数,使平行光线经眼屈光系统后聚焦在视网膜上。一般选用框架眼镜矫正。

第 3 节 散 光

散光,是指眼球在不同子午线上屈光力不同,形成两条焦线和最小弥散斑的屈光状态,即眼睛的一种屈光不正常表现。散光与角膜的弧度有关,或与晶状体有关。主要临床表现为视力疲劳、下降。

【临床表现】

1. 症状体征 表现为视力疲劳,以远视散光尤甚,视物模糊,出现不正常的头位,进行眯眼视物。

2. 实验室和其他检查 充分散瞳验光确诊。

【治疗】

配镜矫正 散光应以柱镜矫正,如不能适应全部矫正,可先予以较低度数矫正,再逐渐增加度数。不规则散光不能用柱镜矫正,可试用硬性角膜接触镜矫正。

第4节 屈光参差

屈光参差,是指双眼屈光状态不相一致,可有多种类型。先天性因素或眼外伤、手术等均可导致屈光参差。主要临床表现为融像困难、弱视。

【临床表现】

1. 症状体征 屈光参差度数相差超过 2.50D 以上者,造成双眼在视网膜上的物像大小和形状不等,大脑中枢对双眼物像出现融像困难,进而视力疲劳。屈光参差度数高的一眼常处于视觉模糊状态,容易出现弱视眼或偏斜眼。

2. 实验室和其他检查 充分散瞳验光确诊。

【治疗】

主要进行配镜矫正,以保持双眼单视功能。戴镜不能适应者,应降低屈光度度数。可试戴角膜接触镜。

第5节 老 视

老视,是指 40 岁左右开始,随年龄增长所引起的生理性调节减弱。主要由于晶状体弹性降低、睫状肌功能下降。主要临床表现为视近物困难、视觉疲劳。

【临床表现】

起始常将目标放得远些才能看清,在光线不足时更为明显,随着年龄的增长逐渐加重。为了看清近目标需要增加调节,因睫状肌过度收缩和相应的过度集合常产生视疲劳。

【鉴别诊断】

远视 是一种屈光不正,看远不清楚,看近更不清楚,需远屈光矫正,高度时还需视近矫正。

【治疗】

配镜矫正 佩戴老视镜的一般规律 正视眼者 40~45 岁时,开始可戴 1.0D 凸透镜,以后每增加 5 岁,可酌情加 0.5D 凸透镜。例如,50 岁时为 +2.0D,60 岁时为 +3.0D,60 岁以上者则不必继续增加。

第六十六章 斜　视

斜视,是指眼球视轴明显偏斜,不能同时注视目标,属于眼外肌疾病。按病因分为共同性和麻痹性斜视;按偏斜方向分为内、外、上、下斜视;按偏斜时间分为间歇性和恒定性斜视。病因可为先天性,也可为外伤或其他疾病引起。

第 1 节　共同性斜视

共同性斜视,是视中枢在形成双眼视觉反射过程中发生障碍,致双眼视觉分离。主要临床表现为斜视。

【临床表现】

患者任何方向注视时,斜视度不变;任何一眼注视时眼偏斜度不变。无代偿头位,无复视。

【治疗】

1. 矫正屈光不正　14~40 岁用 0.5% 托吡卡胺快速散瞳验光,7~13 岁用 1% 阿托品液点眼,3 次 / 天,连用 3 天;6 岁以下 0.5% 阿托品液 1 次 / 天,或阿托品眼膏 1 次 / 天,连用 5 天。

2. 手术治疗　儿童患者首先应积极治疗弱视,通过佩戴合适的眼镜,使两眼视力相近。如仍存在斜视,应尽早考虑手术,以获得双眼单视。成年人斜视手术主要以美容为目的。

第 2 节　麻痹性斜视

麻痹性斜视,是指由于支配眼外肌神经、神经核或眼外肌本身的器质性病变所引起的单条或多条眼外肌完全性或部分性麻痹。主要临床表现为头向肩部倾斜、脸面转向。

【临床表现】

早期患者恶心、头晕,可有复视、代偿头位,其目的是消除复视,获得双眼单视;头向肩部倾斜,脸面转向,下颌上举或内收。检查时眼球向麻痹肌作用方向运动受限,麻痹眼注视时的第二斜视角大于健眼注视时的第一斜视角。可酌情头颅 CT 扫描,排除颅内占位及出血。

【治疗】

1. 药物治疗　应用神经营养类药物及血管扩张剂,促药物代谢及多种维生素,如维生素 B_1、维生素 B_{12}、维生素 A、TP、辅酶 A、胞磷胆碱等。

2. 局部治疗　在用药的同时进行眼肌按摩,可收到良好效果。

3. 手术治疗　保守治疗 6 个月以上,可考虑手术。

【健康指导】

1. 发现斜视后宜尽早到医院就诊,以明确诊断。成人斜视仅能通过手术矫正眼位,达到美容效果,视力功能难以恢复。儿童斜视通过治疗可达到矫正眼位和恢复视力功能的目的。

2. 扩瞳验光,了解屈光状态。

3. 需配镜者佩戴合适的眼镜,3~6 月复查观察眼位变化。

4. 斜视伴有弱视者,需同时采用遮盖法治疗弱视。

5. 通过戴镜能完全矫正者,要坚持戴镜,不需手术。

6. 不能戴镜矫正或不能完全矫正者,可通过手术矫正。

7. 斜视矫正后,应结合适当的视功能训练,以进一步恢复视觉功能,达到功能性治愈。

第六十七章 弱　　视

　　弱视,对其定义尚不完全一致。一般认为,弱视是在视觉发育期间由于各种原因造成视觉细胞有效刺激不足,从而致矫正视力低于同龄正常儿童,一般眼科检查黄斑中心凹正常,眼球无明显器质性病变。弱视通常为单侧,也可双侧。我国目前弱视诊断标准:矫正视力等于或小于 0.8,两眼视力差大于或等于2行。青少年人群患病率为 2%~4%,是一种可治疗的视力缺陷疾病。幼儿时可通过视力检查发现,如早发现、早治疗可以痊愈。若能在 5 岁前开始治疗,效果最好;10 岁以后效果相对较差。

【分类】

　　1. 斜视性弱视　儿童共同性斜视者可能发生弱视,因为双眼不能同时对同一物体协同聚焦。

　　2. 屈光性弱视　双眼屈光参差可以导致弱视,屈光不正程度较低的眼提供相对较清晰的视网膜像,大脑选择该眼的像,而抑制另一屈光不正度数高的眼的模糊像,从而造成该眼弱视。

　　3. 形觉剥夺性和遮盖性弱视　主要原因是眼球屈光介质浑浊或不透明,如白内障、角膜瘢痕等,限制了充分的视觉感知输入,扰乱了视觉发育。

【检查和分析】

　　视觉检查是发现儿童弱视的重要途径。出生后数月即可进行视觉检查,3 周岁左右可再进行视力检查。

　　1. 弱视检测　①出生不久婴儿,通过角膜映光、红光反射、瞳孔检查等,检查婴儿眼睛的总体健康状况;②婴儿至 2 周岁者,交替遮盖双眼,注意儿童反应,无弱视者遮盖一眼另一眼能保持中心注视,头位不动;若一眼弱视,遮盖健眼时会表现反抗、移动头位等;③ 2~5 岁者,图形视力表检测 2~3 岁孩子,3 岁多数儿童能使用 E 字型视力表,每年检测一次。该年龄期儿童视力达到 0.5,并且双眼视力均等,说明视力发育正常;④ 5 岁以后,可以使用字母型或 “E” 型视力表。

　　2. 检眼镜检查　可发现眼底发育不良、潜在眼内损伤、白内障、肿瘤等。

　　3. 瞳孔反射　瞳孔反射异常,提示神经性疾病或其他眼内损伤。

【治疗】

1. 斜视性弱视　5岁以下斜视性弱视通过遮盖健眼可获得较好效果。因健眼被遮盖会强迫大脑使用被抑制的眼。5~9岁者效果取决于年龄、弱视程度和对治疗的依从性,年龄越小效果越好。10岁患儿也可达到较好的治疗效果。

2. 屈光性弱视　对屈光不正性弱视,首先应配戴眼镜矫正,如4~8周后仍然存在双眼视力差异,应行遮盖治疗。

【提示】

1. 早期发现弱视是治疗的关键。

2. 遮盖治疗时须注意健眼情况,避免发生遮盖引起的形觉剥夺型弱视。

第六十八章　先天性眼球震颤

先天性眼球震颤,是一种有节律的不自主的眼球摆动。原因不明、难以治疗的疾病。常见有水平型、垂直型。主要临床表现为眼球不自主摆动。

【临床表现】

多数原因不明,部分可有先天性眼疾,如先天性眼球畸形、白化病、白内障或黄斑部损害。表现为眼球震颤,无自主性,不能控制,无固视能力,多呈水平型摆动,视力发育差。有代偿头位,面部左右偏转。

【治疗】

1. 病因治疗　根据眼球震颤的病因,分别进行对应治疗。

2. 屈光矫正　进行规范验光,必要时行睫状肌麻痹验光,尽早矫正屈光不正。

3. 三棱镜矫治　某些患者通过佩戴三棱镜,消除代偿头位,增进视力。

4. 手术治疗　可酌情手术,目的在于矫正代偿头位、转变眼位、减轻眼球震颤、提高视力。原理是将慢相侧两眼外肌后退,减弱其张力,使之与快相侧眼外肌平衡。

第六十九章　全身疾病的眼部改变

第 1 节　糖尿病性眼病

糖尿病引起眼部并发病症较多,包括视网膜病变(DRP)、白内障、晶状体屈光度变化、虹膜睫状体炎、虹膜红变和新生血管性青光眼等。其中 DRP 是糖尿病最严重并发症之一,发生率与糖尿病病程、年龄、遗传因素和控制情况有关。病程越长发生率越高。30 岁以前诊断糖尿病的人,10 年后 DRP 约占 50%,而 30 年后占 90%。10% 的糖尿病患者在起病 5~9 年左右发生眼底病变。血糖控制好比控制不好的发生时间要晚。肥胖、吸烟、高血脂、妊娠、高血压、肾病等可加重 DRP。视网膜微循环异常是 DRP 的基础,病理改变为毛细血管内皮细胞基底膜增厚、毛细血管自动调节功能失代偿、内皮细胞屏障功能损坏、毛细血管闭塞等,出现广泛视网膜缺血、水肿和新生血管形成,造成视力下降。本节介绍糖尿病性视网膜病变。主要临床表现为中晚期视力下降、视野缺陷、最终失明。

【临床表现】

病变早期可无眼部自觉症状,随着病变发展出现不同程度视力障碍、视物变形、眼前黑影、视野缺陷等,最终可致失明。眼底改变如下,①单纯性(DRP),表现微动脉瘤、视网膜内出血、硬性渗出、视网膜水肿。随病程发展血管变化更为明显,静脉呈串珠状或腊肠状;动脉变窄,出现棉绒斑等;②增殖性(PDR),主要标志是新生血管形成,可发生在视盘上或其附近,也可在视网膜,主要沿血管弓生长,视网膜大血管附近卷曲的细血管网。新生血管是引起出血的主要原因,包括视网膜前出血和玻璃体积血,严重者可牵拉视网膜脱离。

【治疗】

1. 单纯性 DRP 早期　每年眼科检查,尽量控制血糖水平及糖尿病并发症如高血压、贫血、肾病等。对有广泛视网膜缺血、增殖前期病变应积极治疗,可进行局部视网膜光凝或广泛视网膜光凝治疗。光凝的基本作用是将缺血区、视网膜周部需氧量最高的外层视网膜灼伤成瘢痕,使后极部及内层得到较多氧供应,防止因缺氧而产生血管内皮生长因子。

2. 对 PDR 的治疗　可酌情采用广泛视网膜光凝术或玻璃体手术、眼内光凝等技术。

第2节　肾病性眼病

肾小球肾炎,分为急性和慢性肾小球肾炎。前者多发生于儿童,男性多于女性;后者可发生于任何年龄,但以中青年为主,男性居多。两者均可引起眼部变化。主要临床表现为视力障碍、眼底改变。

【临床表现】

1. 急性肾小球肾炎　除表现为眼睑水肿外,常伴有因高血压引起的眼底改变,包括视网膜血管痉挛、视网膜出血和渗出等,这些病变为可逆性的,可因疾病的痊愈而恢复正常。

2. 慢性肾小球肾炎　50% 以上有眼底改变,伴肾功不全者约75%,尿毒症患者几乎全部有眼底改变,表现为视网膜动脉变细呈铜丝状,视网膜动静脉交叉压迹,静脉迂曲扩张,视网膜弥漫性灰白色水肿、硬性渗出、出血和棉绒斑,视盘充血、水肿。这些病变在全身病变好转后逐渐缓解。本病预后差,出现视盘水肿和视网膜棉绒斑时预后更差。慢性肾功能不全还可出现角膜带状变性和白内障;肾透析者视网膜水肿明显。

【治疗】

积极治疗原发病,酌情对症处理。

第3节　动脉硬化及高血压性眼病

动脉硬化可引起视网膜动脉硬化,慢性高血压可引起视网膜血管痉挛、变窄,血管壁增厚,严重时渗出、出血等。主要临床表现为视力下降、眼底改变。

【临床表现】

1. 动脉硬化性视网膜病变　表现为视力下降,眼前黑影。视网膜动脉弥漫性变细,弯曲度增加,颜色变淡,血管走向平直,动静脉交叉处静脉隐蔽,视网膜渗出、出血。

2. 高血压性视网膜病变　表现为视力降低。逐渐出现的血管收缩、变窄、反光增强;动静脉交叉处异常改变;渗出、出血、棉绒斑、视盘水肿等。

【治疗】

积极治疗原发疾病,去除病因,降低血压。

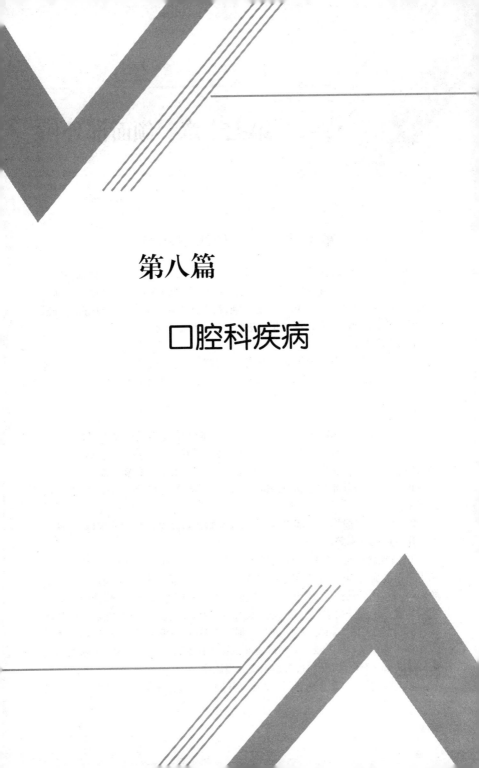

第八篇

口腔科疾病

第七十章 颌面部外伤

第1节 面部软组织外伤

面部软组织外伤,是指由于外力作用而致的面部软组织损伤。面部裸露于外,受伤机会较多,正确做好清创缝合术,可使容貌得到最大程度的恢复。面部血运丰富,组织再生能力及抗感染能力强,给面部损伤修复奠定了良好的基础,尽管受伤时间较长,多数情况下仍可进行一期清创缝合术。

【临床表现】

面部软组织外伤多为机械性损伤,如切割伤、撕裂伤、扎伤、挫伤等。局部可有皮肤软组织裂开、撕裂等,如有面神经损伤,可出现相应的面神经麻痹症状体征。

【治疗】

积极进行一定的准备,尽早施行清创缝合术,清创缝合的主要步骤如下。

1. 皮肤消毒　选择适当体位,无菌纱布覆盖伤口,保持呼吸道通畅。轻轻擦洗伤口周围皮肤,去除污垢、泥沙、血迹等,生理盐水冲洗干净。移去覆盖伤口的纱布,再用生理盐水冲洗伤口内部,去除伤口内异物、血块等。面部皮肤消毒,铺无菌巾。

2. 麻醉　一般采用局部浸润麻醉,于伤口周围及基底均匀注射麻药,使手术操作区域充分麻醉。

3. 清理缝合伤口　仔细检查明确组织损伤程度,进一步确定有无眼、口、鼻及重要神经血管损伤,适当切除不整齐的创口边缘,妥善止血,生理盐水冲洗干净伤口,然后分层缝合各层组织,注意各层次尽量达到解剖对位,以便缝合后平整。如有一定皮肤缺损,创口张力较大,清创后可潜行分离伤口皮缘,行纽扣式水平减张缝合(图70-1)。耳前皮肤缺损,可用耳后皮瓣移植修复,供瓣区再进行皮片移植修复(图70-2),下颌部皮肤缺损可用颈部皮瓣移植修复(图70-3)。伤口较深估计有渗液积聚时,可适当安放引流物。

4. 包扎固定　缝合完毕后,妥善包扎固定。覆盖无菌敷料时应尽量避开

954

眼、耳、口、鼻，粘贴胶布时以水平方向粘贴为宜，以利于张口、闭眼等动作。必要时可用绷带缠绕包扎固定。

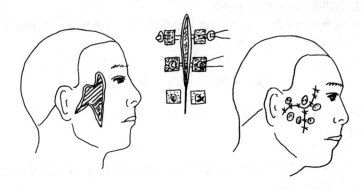

图 70-1　减张缝合

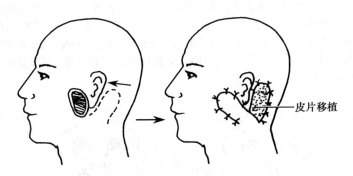

图 70-2　皮瓣移植修复（一）

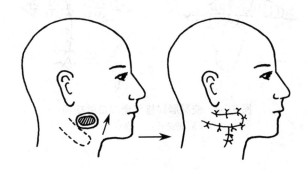

图 70-3　皮瓣移植修复（二）

【术后处理】

1. 伤口较深者肌内注射破伤风抗毒素 1500U。

2. 酌情应用抗生素,防止感染。

3. 注意保持局部清洁、干燥,及时清除眼、耳、口、鼻处分泌物,酌情清洁换药。

第 2 节　唇　外　伤

口唇外伤,较为多见,往往为摔伤后唇部着地,致唇组织裂开损伤;也可为锐器切割伤。

【临床表现】

口唇部摔伤多见于儿童,可见唇部皮肤软组织裂开,可有唇弓缘破坏,也可有口唇组织缺损畸形。

【治疗】

一般需尽快进行清创缝合术。如有唇弓缘断裂,缝合时需注意重新恢复唇弓的连续性,先进行唇弓的对合修复;然后再缝合其他部位,注意红唇和白唇的解剖对位缝合。如有部分口唇全层组织缺损,可适当修整,将皮肤、肌肉、黏膜分层缝合;如有较大范围的口唇全层组织缺损,宜进行交叉唇瓣移植修复(图 70-4)。

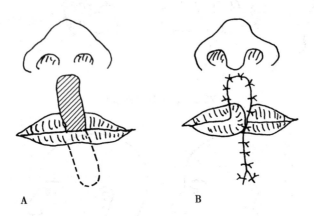

图 70-4　交叉唇瓣修复全层口唇缺损

A. 唇瓣设计;B. 修复后

第 3 节 颌 骨 骨 折

颌骨骨折,可分为开放性骨折和闭合性骨折,根据骨折部位又可分为上颌骨骨折和下颌骨骨折。致伤原因多为交通事故、工伤事故、跌打损伤等,少部分为医源性损伤(如阻生牙拔除劈冠时)。主要临床表现为疼痛、咬合错乱。

【临床表现】

1. 症状体征 ①下颌骨骨折,主要表现为下颌部疼痛、肿胀、骨折段移位、咬合关系错乱,特别是咬合错乱具有重要意义,多数患者张口受限,严重者可发生呼吸道梗阻;②上颌骨骨折,表现为上颌部疼痛、肿胀、骨折段移位、咬合关系错乱,可有眶及眶周软组织肿胀、皮肤颜色青紫、睑及球结膜下出血,或有眼球移位而出现复视。如伴发颅脑损伤或颅底骨折,可出现脑脊液鼻漏、耳漏等。

2. 实验室和其他检查 通过 X 线摄片可了解骨折部位、数目、类型、骨折移位和牙与骨折线的关系等。有上下颌骨骨折及颅底骨折时,CT 检查是全面了解骨折信息的常用手段。

【治疗】

恢复咬合是治疗的原则,颌间固定是治疗的基本方法。根据情况可采取单颌固定,颌间牵引复位固定,或切开复位内固定(图 70-5)等方法。

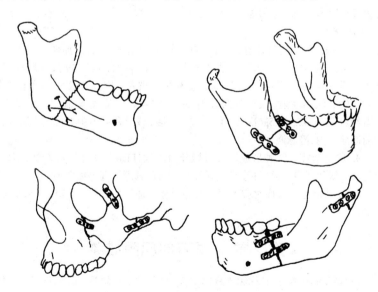

图 70-5 颌骨骨折切开固定

第七十一章 颌面部炎症

第1节 面部疖和痈

面部疖和痈,是指面部毛囊或皮脂腺的化脓性感染。致病菌为金黄色葡萄球菌。单个化脓性感染称为面疖,多个化脓性感染称为痈。

【临床表现】

疖的早期表现为面部皮肤一个红、肿痛的硬结,以后逐渐增大隆起,顶部出现黄白色脓栓,炎症扩大,疼痛加重,最后脓栓液化、破溃,脓液排出,疼痛减轻或消失。痈多见于成年人,好发于上唇,称为唇痈。皮肤损害较广泛,周围皮肤紫红色,可有多个脓头出现,脓头之间可有皮肤坏死,可有区域淋巴结肿大、压痛。有的可有发热、头痛、乏力等全身症状。

【治疗】

1. 一般治疗 适当休息,勿挤压局部炎症区域,调节饮食,加强全身营养。

2. 抗生素治疗 一般可给青霉素 V 0.25~0.5g/ 次,3~4 次 / 天,口服;或阿莫西林片 0.5~1g/ 次,3~4 次 / 天,口服。病情较重者可用青霉素 80 万单位 / 次,2~4 次 / 天,肌内注射;或氨苄西林 1~2g/ 次,3~4 次 / 天,静脉滴注。青霉素过敏者给红霉素 0.25~0.5g/ 次,3~4 次 / 天,口服;或红霉素 0.9~1.2g/ 次,加入 5% 葡萄糖液体内,静脉滴注。

3. 局部治疗 脓肿形成后及时切开引流,切口应位于脓肿最低处,切口方向与皮肤皱纹尽量一致,并注意避开神经、血管、腮腺导管等重要组织。

4. 支持治疗 唇痈时应根据需要静脉输入适量葡萄糖、葡萄糖盐水及维生素 C。

第2节 颌面部间隙感染

颌面部间隙感染,又称颌周蜂窝织炎,是指发生在颌骨、肌肉、筋膜、皮肤之间的疏松结缔组织的急性化脓性炎症。常为牙源性感染,其次是腺源性感染,继发于外伤、面部疖痈、口腔溃疡和血源性感染者少见。主要致病菌是溶血性链球菌、金黄色葡萄球菌,常为混合性细菌感染,厌氧菌感染少见。病理改变为局部红肿、组织坏死、脓液形成。主要临床表现为局部红肿疼痛。

【临床表现】

1. 症状体征　常有牙痛病史或上呼吸道感染、损伤、疖痈以及拔牙手术史。发病急、病程短、局部红肿疼痛。严重者全身现高热、寒战、脱水、食欲缺乏、全身不适等中毒症状。检查局部皮温高、压痛,脓肿形成时可扪及波动感。

2. 实验室和其他检查　血化验白细胞计数增多、中性粒细胞比例增高。B 超检查可协助诊断脓肿部位及范围。

【治疗】

1. 一般治疗　卧床休息,调节饮食,加强全身营养。

2. 局部治疗　急性期可用 50% 硫酸镁外敷。脓肿形成后应立即切开引流,切口位于脓肿最低处,切口方向与皮肤皱纹尽量一致,注意选择隐蔽部位如口内、颌下及发际内,并避开神经、血管、腮腺导管等重要组织。

3. 抗生素治疗　①病情较轻者,青霉素 V 0.25~0.5g/ 次,3~4 次 / 天,口服;或阿莫西林片 0.5~1g/ 次,3~4 次 / 天,口服;②病情较重者,青霉素 80 万单位 /次,2~4 次 / 天,肌内注射;或氨苄西林 1~2g/ 次,3~4 次 / 天,静脉滴注;③青霉素过敏者给予红霉素 0.25~0.5g/ 次,3~4 次 / 天,口服;或红霉素 0.9~1.2g/ 次,加入 5% 葡萄糖液体内,静脉滴注。

4. 支持治疗　根据需要静脉输入适量葡萄糖、葡萄糖盐水及维生素 C,病情严重可考虑少量多次输鲜血及能量药物。

5. 对症治疗　体温超过 39℃,应按高热常规处理。

【健康指导】

1. 漱口液漱口,每天 3 次,保持口腔清洁,减少病原菌。

2. 不要挤压颜面部肿胀部位,尤其是面部危险三角区(鼻根至两侧口角之间的三角区),以防止感染扩散,引起海绵窦血栓性静脉炎、脓毒血症等。

3. 急性炎症控制后,如面部肿胀长期不消,应到医院作进一步检查,排除颌骨骨髓炎或颌骨肿瘤等。

【提示】

颌面部蜂窝织炎易波及咽喉、会厌部,引起急性咽喉、会厌充血水肿而影响呼吸,危及生命时需施行急救处理。

第 3 节　颌骨骨髓炎

颌骨骨髓炎,是指包括骨髓、松质骨、骨皮质及骨膜等全颌骨的炎症。多由牙槽脓肿、牙周炎、第三磨牙冠周炎等牙源性感染、血行性感染所致。病原菌主要为金黄色葡萄球菌、链球菌,少数为其他化脓菌,常见为混合性感染。病理改变为局部红肿、脓液、瘘管形成。主要临床表现为疼痛、溢脓。

【临床表现】

1. 症状体征 ①急性期,起病急,1~2 天内出现局部和全身反应。起始局部红肿,多有高热、寒战及其他全身中毒症状;继之化脓,局部明显跳痛,多个牙松动,牙周溢脓,下牙槽神经受累出现下唇麻木,一周左右骨膜下或黏膜、皮下脓肿,全身症状减轻;②慢性期,多有急性发作或反复肿胀史。皮肤、黏膜瘘管,长期流脓,可有下唇麻木。检查可探及死骨,严重者出现病理性骨折。

2. 实验室和其他检查 急性期血化验白细胞计数和中性粒细胞比例增高。2 周后 X 线摄片显示骨质破坏,吸收与增生同时存在。

【治疗】

1. 一般治疗 卧床休息,调节饮食,加强全身营养。

2. 局部治疗 急性期以切开引流或拔除松动牙为主;慢性期可行死骨刮除术、死骨摘除术及碟形手术。

3. 抗生素治疗 参照颌面部间隙感染处理。

4. 支持治疗 根据需要静脉输入适量葡萄糖、葡萄糖盐水及维生素 C,病情严重可考虑少量多次输鲜血及能量药物。

第七十二章　牙体、牙髓疾病

第1节　牙体损伤

牙体损伤,是指外力作用下引起牙挫伤、牙脱落及牙折断等。常由直接或间接外力所致,如碰撞、跌倒或突然咬到硬物等引起。

一、牙挫伤

【临床表现】

1. 症状体征　患者受伤牙松动、疼痛、伸长,对冷刺激有一过性敏感症状,可有牙周膜炎表现。牙龈同时受伤,可伴发出血、肿胀。检查垂直向或水平向叩痛,可有松动,一般无移位。

2. 实验室和其他检查　X线摄片无异常或牙周膜间隙增宽。

【治疗】

1. 一般治疗　患牙休息1~2周,减轻咬合负担。

2. 非手术治疗　对牙周膜损伤的牙,进行暂时夹板简单固定。

3. 手术治疗　适于牙髓受损者,作牙髓或根管治疗。

二、牙脱位

【临床表现】

1. 症状体征　患牙松动、倾斜、伸长和疼痛,妨碍咀嚼。牙完全脱位时牙脱离牙槽窝,或仅有软组织连接,常同时伴有牙龈撕裂和牙槽骨折。

2. 实验室和其他检查　X线摄片表现为牙周膜间隙增宽。

【治疗】

1. 一般治疗　患牙休息,降低或避免咬合,酌情应用镇痛剂。

2. 局部治疗　部分脱位,使牙恢复到正常位置,并结扎固定3周左右。完全脱位时间短者,尽快行再植术,将脱位牙植入原位,与邻牙一起结扎固定3周左右。完全脱位者可同期或1个月后行患牙根管治疗。

三、牙折

【临床表现】

1. 症状体征　多见于前牙,可为冠折、根折及冠根联合折断。一般无刺激症状,牙髓暴露者可有明显的刺激症状,并影响形态和功能。牙冠折断经检查即可确诊,如有叩痛及牙松动者应考虑有根折。

2. 实验室和其他检查　X线摄片可进一步确诊。

【治疗】

前牙牙冠部分缺损可用树脂光固化治疗,后牙磨改尖锐边缘后再行脱敏治疗。牙髓暴露者需作根管治疗,前牙可利用牙根作桩冠、套冠、烤瓷,后牙缺损大或已露髓者,须作髓病治疗后再作套冠修复。前牙根折无法保留者,拔除后行种植牙,后牙一般只能拔除。

第2节　龋　　齿

龋齿,俗称"蛀牙",是十分常见的一种牙科疾病,尤其在少年儿童中发病率较高。病因复杂,主要与口腔卫生不良、细菌感染、过多食糖、机体抵抗力减低等有关。常见主要致龋菌是变形链球菌,其次为某些乳杆菌和放线菌属。龋齿是敏感牙齿在致龋菌群及牙菌斑作用下,结合蔗糖等适宜底物和时间所致。病理改变为牙体组织疏松软化、缺损,形成龋洞。主要临床表现为龋洞形成。

【临床表现】

1. 症状体征　龋病早期无明显症状,逐渐发展牙齿出现破坏、崩解。恒牙中下颌第一磨牙发病率最高,其次是下颌第二磨牙、上颌第一磨牙、上颌第二磨牙;乳牙中下颌第二乳磨牙发病率最高,其次是上颌第二乳磨牙、下颌第一乳磨牙。根据龋坏程度分为浅龋、中龋和深龋。①浅龋,多为釉质龋,牙体破坏限于釉质层,多在点隙沟或邻面,呈白垩色或浅褐色、釉质松软、粗糙,一般无自觉症状;②中龋,龋损侵及牙本质浅层,形成窝洞,对酸甜和温度刺激或检查时探针刺激有酸痛感;③深龋,龋蚀侵及牙本质深层,接近牙髓腔,对温度、化学刺激及食物嵌入洞中,可明显疼痛,但患者无自发性痛,探针探查较敏感。侵及冠髓盖或已穿髓,可致牙髓感染或坏死,甚至牙髓大部分崩溃或为残根残冠。

2. 实验室和其他检查　X线摄片有助于诊断。

【治疗】

1. 一般治疗　保持良好的口腔卫生,每天刷牙二至三次,饭后漱口。

2. 化学疗法　应用化学药物处理龋损使病变终止,常用药物75%氟化钠甘油糊剂、8%氟化亚锡溶液、酸性磷酸氯化钠溶液等,前后牙均可使用。乳牙和后牙可用10%硝酸银和氨硝酸银,以终止龋病。

3. 再矿化疗法　使脱矿、变软的釉质发生再矿化,恢复硬度。常用不同比例的钙、磷和氟配制成漱口液,每日含漱。将浸有药液的棉球置于患处,每次放置几分钟,反复 3~4 次。

4. 窝沟封闭疗法　适于窝沟龋。封闭剂主要由树脂、稀释剂、引发剂及一些辅助成分,如填料、氟化物、染料等组成。临床操作步骤包括清洁牙面、隔湿、酸蚀、涂布及固化封闭剂。

5. 修复性治疗　为最常见的治疗手段,手术去除龋坏组织,制成一定洞形,然后选用适宜的修复材料修复缺损部分,恢复牙的形态和功能。

【健康指导】

1. 早晚刷牙、饭后漱口,尤其坚持养成睡前刷牙的习惯。

2. 选用小头、软毛保健牙刷及含氟牙膏刷牙。

3. 少吃含糖食品,多吃带纤维性食品,如芹菜等,睡觉前不吃糖和其他食物。

4. 合理补充钙、磷,维生素 A、维生素 D 等营养素,利于儿童牙齿发育,提高抗龋能力。

5. 当孩子乳牙萌出,在进食后、睡觉前用纱布、脱脂棉擦净牙面。孩子三岁时,家长应帮助孩子学会正确刷牙。

6. 每年定期口腔检查二次,做到早期发现、早期治疗。

第3节　牙　髓　病

牙髓病,是指发生在牙髓组织的疾病。由于龋病、磨损、创伤或医源性因素等破坏了釉质或牙骨质的完整性,细菌感染所导致。病理改变为局部充血、渗出物积聚,髓腔内压力增高。主要临床表现为牙痛。

【临床表现】

1. 症状体征　①急性牙髓炎,表现为剧烈地自发性痛,冷、热刺激均可激发或加剧疼痛,以冷刺激痛较明显。疼痛常突然发作,起始呈间歇性,一般约持续数分钟,随后数小时间歇期,患者可指出患牙。后期热刺激疼痛,冷刺激仅可使疼痛暂时缓解。发作期延长,间歇期缩短,逐渐转变为持续性剧痛。上牙向头部、耳前、颧颊部放射,下牙向耳下、耳后、下颌部放射,常不能指出患牙部位。检查可见患牙穿髓,探痛明显;②慢性牙髓炎,反复急性发作,多有深龋,一般髓腔已穿破,表层探痛不敏感,深部有探痛及出血。冷热刺激或食物嵌入龋洞有轻度疼痛,平时一般无症状。有时可见有炎性肉芽组织增生由髓腔经穿髓孔伸出,但无疼痛,易出血。

2. 实验室和其他检查　慢性牙髓炎 X 线摄片显示尖周已有膜腔增宽、硬板破损。

【治疗】

1. 一般治疗　保持口腔卫生,每天刷牙二至三次,饭后漱口。

2. 应急处理 开髓引流,适于急性牙髓炎化脓阶段。亦可将浸有樟脑酚、丁香油或牙痛水的棉球放入龋洞内止痛。

3. 局部治疗 牙髓炎早期可采取保存牙髓的方法,包括间接盖髓术、直接盖髓术、活髓切断术。采用盖髓术如不能保存全部牙髓活力时则做活髓切断术保存根髓活力;如牙髓化脓坏死,前牙作牙髓摘除根管治疗,后牙作干髓术或塑化术(干髓术和塑化术现在已少用)或根管治疗术。如治疗效果不佳或患牙无保留价值者,应拔除。

4. 抗感染治疗 病情较轻者给予青霉素 V 0.25~0.5g/ 次,3~4 次 / 天,口服;病情较重者青霉素 80 万单位 / 次,2~4 次 / 天,肌内注射;或青霉素 400 万单位 / 次,2~3 次 / 天,静脉滴注。同时应用甲硝唑 0.2g/ 次,3 次 / 天,口服。

5. 对症处理 疼痛明显者适当给予索米痛片、阿司匹林等止痛剂。

第 4 节　急性根尖周围炎

根尖周围炎,是指发生在牙齿根尖部及其周围组织包括牙周膜、牙槽骨及牙骨质的各种类型的炎症。大多继发于牙髓感染。病理改变为根尖部牙周围浆液性或化脓性炎症。主要临床表现为患牙咬合痛。

【临床表现】

1. 症状体征 起始患牙有轻度疼痛,咬紧后疼痛可以暂时缓解,炎症加重,患牙伸长,有浮出感,轻叩即疼痛。咬合痛为主要症状,呈自发性、持续性痛,范围局限,患者能明确指出患牙。形成急性根尖脓肿时,疼痛加剧,叩痛明显,且有持续性跳痛。脓液扩散至骨膜下,疼痛、肿胀均很明显,脓液一旦穿破骨膜达到黏膜下,由于压力减弱黏膜下组织疏松,疼痛减轻。严重者伴有乏力、畏寒发热、失眠、烦躁等全身症状。

2. 实验室和其他检查 X 线摄片检查可见根尖区牙周间隙正常或轻微增宽。

【治疗】

1. 一般治疗 保持良好口腔卫生,每天刷牙二至三次,养成饭后漱口习惯。

2. 局部治疗 急性期开髓引流,黏膜下或骨膜下脓肿时可行脓肿切开引流。如根尖感染并瘘管形成,药物治疗无效者可做根尖切除术,多根牙做牙髓切除术及根管塑化术。

3. 抗感染治疗 病情轻者青霉素 V 0.25~0.5g/ 次,3~4 次 / 天,口服;病情较重者青霉素 80 万单位 / 次,2~4 次 / 天,肌内注射;或氨苄西林 1~2g/ 次,3~4 次 / 天,静脉滴注。同时应用甲硝唑 0.2g/ 次,3 次 / 天,口服。

4. 对症处理 疼痛明显者适当给予索米痛片等止痛剂。

第5节 慢性根尖周围炎

慢性根尖周围炎,是指根管内由于长期感染及病原刺激,根尖周围组织呈现慢性炎症反应。病理改变为炎症肉芽组织形成和牙槽骨破坏。主要临床表现为局部反复肿痛。

【临床表现】

1. 症状体征 患牙有牙髓病、反复肿胀史,或牙髓治疗史。患者咀嚼时不适感。可有患牙深龋洞、充填体,以及其他牙体硬组织疾患。牙冠变色,探诊及牙髓活力测验无反应。叩诊无明显异常或仅有不适感,一般不松动。有的患牙根尖部的唇、颊侧牙龈表面发现窦管开口;有的可在患牙根尖部的牙龈处呈半球状隆起,有乒乓球感,富有弹性;有的可造成邻牙移位或使邻牙牙根吸收。

2. 实验室和其他检查 X线摄片检查根尖区骨质破坏。

【治疗】

1. 一般治疗 保持口腔卫生,每天刷牙二至三次,养成饭后漱口习惯。

2. 局部治疗 根管治疗或牙髓塑化治疗,用于破坏范围小、病变局限于根尖部者。病变范围大或久治不愈者附加根尖手术治疗。病变严重牙槽骨破坏或牙冠严重破坏难以修复者,可拔除患牙。风湿疾患而怀疑患牙为原发病灶时,应立即拔除。

3. 抗感染治疗 病情较轻者青霉素 V 0.25~0.5g/ 次, 3~4 次 / 天, 口服; 或阿莫西林片 0.5~1g/ 次, 3~4 次 / 天, 口服。病情较重者常用青霉素 80 万单位 / 次, 2~4 次 / 天, 肌内注射。同时应用甲硝唑 0.2g/ 次, 3 次 / 天, 口服。

4. 对症处理 疼痛明显者适当给予索米痛片、阿司匹林等止痛剂。

第6节 四环素牙

四环素牙,是牙齿发育矿化期间过多服用四环素类药物,萌出后的牙齿呈棕褐色或深灰色。主要临床表现为牙体黄色、棕褐色或深灰色。

【临床表现】

有母体和哺乳期或 8 岁以下幼儿服用四环素类药物史。牙体起始呈黄色,后期渐变为弥漫的棕褐色或深灰色,重者可见牙釉质和牙本质不规则的线形缺损。

【治疗】

1. 一般治疗 儿童牙齿发育期,不要再服用四环素类药物。

2. 脱色治疗 适于不伴釉质缺损者。①外脱色法,清洁牙面,用凡士林涂龈缘,将浸过 30% 过氧化氢液的吸药纸片贴敷于前牙唇面,与龈缘留有少许距离,红外线或白炽灯照射 10 分钟;疗程共 5~8 次;②内脱色法,按常规行牙髓摘除术后,将根管充填物降至颈下 2~3mm,在髓室中封入 30% 过氧化氢液或 30% 过氧化氢液与硼酸钠调成的糊剂脱色。每 3 天换药 1 次,共约 4~6 次,当色泽满意时,用复合树脂充填窝洞。

3. 修复治疗　可磨去唇侧釉质 0.1mm 或不磨牙,用复合树脂充填。亦可行烤瓷冠修复。

【健康指导】

妊娠期及儿童牙齿发育期,避免服用四环素类药物。

第 7 节　牙本质过敏症

牙本质过敏症,又称过敏性牙本质,是指当牙受到外界冷、热、甜、酸刺激,或摩擦、咬硬物时所引起的酸痛症状。磨耗、楔状缺损、牙折、龋病以及牙周萎缩等致釉质完整性受到破坏、牙本质暴露均可发生牙本质过敏症。主要临床表现为牙刺激痛。

【临床表现】

1. 症状　多发于 40 岁左右,表现为牙刺激痛,当刷牙,吃硬物,酸、甜、冷、热等刺激时均引起酸痛,对机械刺激最为敏感。发作迅速、疼痛尖锐,时间短暂。多能指出患牙。

2. 体征　用尖锐的探针在牙面上滑动,可找到一个或数个过敏区;也可用牙科椅的三用气枪将室温的空气吹向敏感牙面,以确诊。

【治疗】

应用含氟糊剂、25% 氟化钠甘油糊剂涂擦敏感部位,行脱敏治疗;反复脱敏治疗无效者,可作充填术或用人工冠修复;磨损严重而接近牙髓者,必要时考虑按牙髓病治疗。

第七十三章 牙周疾病

第1节 牙龈炎

牙龈炎,是指发生于牙龈缘及龈乳头的慢性炎症。牙菌斑、牙石、食物嵌塞、不良修复体等可促使菌斑积聚,引发或加重牙龈的炎症。病理改变为游离龈和龈乳头充血、肿胀。主要临床表现为牙龈红肿、出血。

【临床表现】

牙龈炎一般不疼痛,刷牙或咬嚼硬食时刺激牙龈出血,牙龈红肿、通常暗红色,表面失去坚韧光滑外观。牙齿不松动,挤压牙龈时牙龈缝隙亦无脓液流出。有时可有自发出血现象。

【鉴别诊断】

1. 肥大性龈炎 龈乳头区及游离龈形态肥大、突出,早期质地较松软,晚期则变硬,色亦渐变淡、变白。

2. 牙周炎 牙龈出血或口臭,龈缘、龈乳头和附着龈肿胀、质松软,深红色或暗红色,探诊出血。

【治疗】

1. 一般治疗 保持口腔卫生,每天刷牙 2~3 次,养成饭后漱口习惯。

2. 局部治疗 主要进行洁治术,用洁治器除去牙冠上附着的龈上牙石和牙垢,磨光牙面,消除菌斑。目前多采用超声波进行洁治。术后用抗生素药物在牙龈缘区局部涂布,必要时可用氯己定抗菌类漱口剂含漱。

3. 食物嵌塞矫治 常采用拔除伸长无对或错位的第三磨牙;用正畸方法矫正牙列不齐;用充填法或冠嵌恢复邻牙良好的接触点;选择性磨改牙面矫正患牙的咬合关系。

【健康指导】

1. 使用牙线等洁牙工具,清除牙面菌斑。

2. 每半年至 1 年定期口腔检查,定期洁牙,清除牙菌斑、牙结石。

3. 多食蔬菜、水果,此类食物粗纤维含量高,通过充分咀嚼,对颌骨发育、自我清洁牙龈和按摩均有益处。

4. 食用高蛋白食物及含维生素 A、维生素 C、维生素 D 丰富的食物,加强牙周组织的抗病能力。

第 2 节　牙　周　炎

牙周炎,是发生在牙龈、牙周韧带、牙骨质和牙槽骨部的慢性破坏性疾病。多为牙菌斑、牙石、食物嵌塞、不良修复体等加重菌斑滞留所致。菌斑中牙龈卟啉单胞菌、中间普氏菌、放线杆菌等为常见牙周炎致病菌。主要临床表现为牙龈红肿、牙周袋形成。

【临床表现】

1. 症状体征　病初症状不明显,可有刺激性龈出血,或有口臭。检查见龈缘、龈乳头和附着龈肿胀、质松软、深红色或暗红色,探诊易出血。炎症扩散,可有牙周袋形成或牙周溢脓,牙齿松动。重者形成多发性牙周脓肿、体温升高、全身不适、颌下淋巴结肿大、压痛等。

2. 实验室和其他检查　X 线摄片有牙槽骨吸收。

【鉴别诊断】

牙槽脓肿　由根尖感染引起牙髓活力丧失,无牙周袋,X 线片可见根尖区骨质吸收。

【治疗】

1. 一般治疗　保持良好的口腔卫生,每天刷牙 2~3 次,饭后漱口。

2. 局部治疗　①消除局部刺激因素,可行洁治术清除牙石、牙垢、菌斑,调整咬合,矫治食物嵌塞;②处理牙周袋,搔刮牙周袋壁的炎性肉芽组织,用 3% 的过氧化氢液冲洗牙周,涂入碘甘油或碘酚液,牙周袋较深者翻瓣刮治或牙龈切除术;③用固定或活动牙周夹板、不锈钢丝结扎等方法固定松动的牙齿;④拔除Ⅲ度松动的牙齿。

3. 全身治疗　①治疗全身疾病如糖尿病、消化道疾病、贫血等,改善机体健康状况;②加强营养,补充维生素 B_1 10mg/ 次,3 次 / 天,口服;维生素 C 0.2g/ 次,3 次 / 天,口服;③急性期应用抗生素,轻者青霉素 V 0.25~0.5g/ 次,3~4 次 / 天,口服;或阿莫西林片 0.5~1g/ 次,3~4 次 / 天,口服。重者青霉素注射给药,同时应用甲硝唑 0.2g/ 次,3 次 / 天,口服。

【健康指导】

1. 掌握正确刷牙方法,提倡每天 2~3 次有效刷牙,每次刷三个面,持续 3 分钟。

2. 使用牙线等洁牙工具,清除牙面菌斑。

3. 每半年至 1 年定期口腔检查、洁牙,清除牙菌斑、牙结石。

4. 多食蔬菜、水果,此类食物粗纤维含量高,通过充分咀嚼,对颌骨发育、自我清洁牙龈均有益处。

5. 食用高蛋白食物及含维生素 A、维生素 C、维生素 D 丰富的食物,加强牙周组织的抗病能力。

第七十四章　口腔黏膜疾病

第1节　黏膜细菌性感染

黏膜细菌性感染,为口腔黏膜的急性细菌性炎症。多由金黄色葡萄球菌、链球菌或肺炎双球菌感染所致。临床特征为病变区形成伪膜,故又称伪膜性口炎。主要临床表现为口腔疼痛、口臭,唾液增多。

【临床表现】

1. 症状体征　常有流感、肺炎或长期腹泻等急性或慢性病病史。起病急,有自发性口腔痛、口臭,唾液增多,伴发热。检查病变可累及口腔黏膜任何部位,黏膜和牙龈均充血水肿,口腔黏膜见大小不等的糜烂面或溃疡面,并覆盖纤维素性渗出形成的伪膜,呈灰白色,不易剥去。局部区域淋巴结肿大,压痛。

2. 实验室和其他检查　血化验白细胞计数升高。

【治疗】

1. 一般治疗　保持口腔卫生,每天刷牙二次,饭后漱口。

2. 局部治疗　病损处可敷锡类散、冰硼散或消炎药膜。饭前或痛时含漱1.5%达可罗宁液。

3. 全身治疗　病情轻者青霉素 V 0.25~0.5g/ 次,3~4 次 / 天,口服;或阿莫西林片 0.5~1g/ 次,3~4 次 / 天,口服。病情较重者青霉素 80 万单位 / 次,2~4 次 / 天,肌内注射。

第2节　口腔念珠菌病

口腔念珠菌病,是真菌感染所引起的口腔黏膜疾病。白色念珠菌和热带念珠菌致病力最强。主要改变为广泛弥散的白色小点或斑块,故亦称“雪口疮”。多见于小儿,也可见于成人。主要临床表现为口腔黏膜充血,乳白色点状、条索或斑块。

【临床表现】

1. 症状体征　多见于婴儿及长期服用抗生素成人。好发于颊、舌、软腭及唇。轻者可无症状,不痛、不流涎。检查黏膜充血,乳白色小点、条索或斑块,严重者蔓延至扁桃体、咽部、牙龈,早期斑片附着不紧密,可擦掉,暴露红的黏膜糜烂面及轻度出血。一般无明显全身反应。

2. 实验室和其他检查　采集黏膜损害、黏膜脱屑涂片检查可查到真菌菌丝或孢子。

【鉴别诊断】

需与白喉鉴别,发生在软腭与咽部的念珠菌感染需与之鉴别,灰白色假膜覆盖于扁桃体,界限清楚。局部无明显炎症反应,起病较缓,轻度或中等发热,中毒症状明显,淋巴结肿大。

【治疗】

1. 一般治疗　婴幼儿注意口腔卫生,奶瓶严格消毒,哺母乳者喂奶前洗净奶头。成人每天刷牙二次,饭后漱口。

2. 局部治疗　①哺乳前后可用 2% 碳酸氢钠溶液涂搽口腔,轻症患儿 2~3 天内即可消失,仍需继续用药数日,以预防复发;②婴幼儿可用 0.05% 甲紫水溶液,每天涂搽 3 次;③口角炎、义齿性口炎可选用 0.2% 氯己定溶液局部涂布、冲洗或含漱;④局部可用 5 万~10 万单位 /ml 的制霉菌素水混悬液涂布,每 2~3 小时一次,涂布后可咽下。疗程 7~10 天;⑤西地碘华素片,1 片 / 次,3~4 次 / 天,含化后吞服。

3. 全身治疗　酮康唑 200mg/ 次,1 次 / 天,口服,2~4 周一疗程;或伊曲康唑 100mg/ 次,口服,2 周一疗程。

4. 支持治疗　增强机体免疫力,可酌情注射胸腺肽、转移因子等。

第 3 节　复发性口腔溃疡

复发性口腔溃疡,是一类原因不明、反复发作但又有自限性的疾病。病因复杂,与免疫、遗传、环境因素以及胃溃疡、十二指肠溃疡、溃疡性结肠炎、局限性肠炎、肝炎、肝硬化、胆道疾病等系统性疾病有关。主要临床表现为口腔溃疡、灼痛感。

【临床表现】

1. 症状体征　好发于唇内侧、舌尖、舌缘、颊黏膜、软腭及前庭沟等部位。灼痛感明显,规律性复发,间歇期长短不等,损害一般在 10 天左右逐渐愈合,不留瘢痕。检查散在分布口腔溃疡,起始针尖样红点,逐渐扩大为 2~3mm 浅溃疡,微凹,表面被覆淡黄色纤维素膜。单个溃疡损害往往较大,可扩大 1cm 左右,边缘不规则似有隆起,中央为凹陷的溃疡面。

2. 实验室和其他检查　血清中免疫球蛋白低于正常值。

【鉴别诊断】

白塞综合征　具有周期性反复发作规律,但间歇期较长。口腔黏膜损害与复发性口腔溃疡相似,但眼可发生虹膜状体炎、角膜炎、视网膜出血。生殖器可发生单个或几个溃疡,主要部位为冠状沟、阴茎、阴唇或肛门周围。

【治疗】

1. 一般治疗　保持口腔卫生,每天刷牙二次,饭后漱口。

2. 局部治疗　①消炎药膜,可保护溃疡面、延长药物作用时间;②局部软膏,可用 0.1% 曲安西龙软膏、甲硝唑糊剂;③含漱液,可用 0.1% 高锰酸钾液、0.02% 呋喃西林液、3% 复方硼酸液,一次 10ml,4~5 次 / 天,含于口中 5~10 分钟;④含化片,用西地碘片(华素片)0.8mg/ 次,3 次 / 天,含服;⑤冰硼散、西瓜霜等,少量局部涂布,每天 3~4 次,可随唾液咽下。

3. 全身治疗　①肾上腺皮质激素,泼尼松 5~10mg/ 次,2 次 / 天,口服;或地塞米松 0.375mg~0.75mg/ 次,3 次 / 天,口服;②免疫抑制剂,可用环磷酰胺 25mg/ 次,2 次 / 天,口服;③免疫增强剂,转移因子 1 支 / 次,1~2 次 / 周,注射于上臂内侧或大腿内侧皮下;也可用胎盘球蛋白、丙种球蛋白等。

4. 对症处理　疼痛明显者给予 0.5% 盐酸达克罗宁液,棉签蘸取涂布于溃疡处,有迅速麻醉止痛作用;或 2% 利多卡因液于饭前漱口,有止痛作用。

5. 物理治疗　可用激光、微波等治疗仪或口内紫外灯照射,有减少渗出促进愈合的作用。

第 4 节　口腔扁平苔藓

口腔扁平苔藓,为口腔黏膜较常见的慢性非感染性炎症性疾病。病因不明,可能与精神因素、内分泌因素、免疫因素、感染因素等有关。病理改变为角化过度与角化不全,伴粒层肥厚基底细胞坏死、液化、变性,基底膜下有大量淋巴细胞浸润。主要临床表现为口腔黏膜丘疹样损害。

【临床表现】

女性多于男性,30 岁以上多见,但也见于 10 岁左右儿童。好发于颊黏膜、前庭沟,颊黏膜网纹状损害多见,易反复发生糜烂,除网状损害外,还可以有树枝状、圆环状、小水疱、丘疹、小型方块等不同类型的损害。软腭损害常呈小水疱或为白纹,白纹往往是从颊部蔓延而来。下唇以唇红部多见,损害呈网状,表面鳞屑、糜烂、血痂。舌部损害初起为丘疹样白色小点,左右对称,损害区舌乳头萎缩,圆斑中央上皮鲜红,易糜烂,周围可见白纹。

【鉴别诊断】

1. 黏膜念珠菌病　多见于婴儿及长期服用抗生素成人,起始黏膜充血,逐渐形成乳白色条索或斑块,黏膜充血较明显,斑片附着不十分紧密,可擦掉,暴露红的黏膜糜烂面及轻度出血。

2. 皮脂腺错位　颊黏膜与唇红部的皮脂腺错位,呈淡黄色的帽状小点,集密或散在,柔软。

【治疗】

1. 一般治疗　保持口腔卫生,刮治牙面结石,棉签代替刷牙洗拭,以避免刷毛刺伤损害区黏膜。

2. 局部治疗　可用肾上腺皮质激素软膏、0.1% 维 A 酸软膏等。糜烂性口腔损害可用 2% 利多卡因漱口,以缓解症状。

3. 全身治疗　可用氯喹 125mg/ 次,2 次 / 天,口服,注意血象变化;或选用左旋咪唑 25mg/ 次,3 次 / 天,口服,每周连服 2~3 天,2 个月为一疗程。尚可酌情选用转移因子、聚肌胞、多抗甲素等。

第 5 节　口腔白斑病

口腔白斑病,即口腔白斑,是口腔黏膜一种不能诊断为其他任何疾病的白色病变,属于癌前病变。本病与抽烟时间及吸烟量呈正比,与饮酒、喜烫食和酸辣、嚼槟榔等局部刺激及白色念珠菌感染、维生素缺乏等有关。病理改变特点为角化不良或不典型增生。主要临床表现为口腔黏膜白色病变。

【临床表现】

1. 症状　口腔黏膜白斑,好发部位为颊、唇、舌、口角区、前庭沟、腭及牙龈,双颊咬合线处白斑最多见。患者有粗糙感、刺痛、味觉减退、局部发硬,有溃烂时出现自发痛及刺激痛。

2. 体征　口腔黏膜白色或灰白色均质型较硬的斑块,平或稍高出黏膜表面。颗粒 - 结节状白斑,口角区黏膜多见,白色损害呈颗粒状突起,表面不平,可有小片状或点状糜烂,刺激痛。皱纹纸状白斑,多发生于口底及舌腹,表面粗糙,边界清楚,周围黏膜正常,白斑呈灰白色。疣状损害,多发于牙槽嵴、唇、上腭及口底等部位,呈乳白色,厚而高起,表面呈刺状或绒毛状突起,粗糙,质稍硬。

3. 辅助检查　病理检查、脱落细胞检查及甲苯胺蓝染色,可做出诊断。

【鉴别诊断】

1. 良性过度角化病　白色斑块结构,形态按罹患区域不同而改变,表面平滑无结节,基底柔软,黏膜弹性及张力无明显改变,去除刺激因素后能逐渐消退。

2. 白色水肿　多见于颊黏膜,表现为黏膜增厚发白,但柔软、弹性正常。

3. 扁平苔藓　颊黏膜、前庭沟为好发区,网纹状损害多见,易反复发生糜烂,还可以有树枝状、圆环状、小水疱、丘疹等不同的损害。

【治疗】

1. 一般治疗　注意口腔卫生,戒烟禁酒,少吃烫辣食物等,去除残根、残冠、不良修复体。

2. 手术治疗　是一种主要治疗方法,病损面积小的可 1 次切除,面积大者可分次切除。

3. 药物治疗　局部用 0.3% 维 A 酸软膏 1 周至数周, 即可见白斑逐渐消退。也可应用维生素 A 2.5 万单位 / 次, 3 次 / 天, 口服;维生素 E 50mg/ 次, 3 次 / 天, 口服。

第七十五章 颌面部、口腔囊肿及肿瘤

第 1 节 皮脂腺囊肿

皮脂腺囊肿,又称粉瘤,为皮脂腺排泄管阻塞,皮脂及其他内容物积聚形成的潴留性囊肿。主要临床表现为面部皮内肿物。

【临床表现】

面部皮内肿物(扪之感觉位于皮下,其实发源于皮肤层),生长缓慢,顶部常与皮肤粘连,并有黑色小点,肿物可自花生米至核桃大小,无压痛,压之可略变形,并发感染时有压痛。有时用力挤压可排出部分内容物,为乳白色粉状或油脂状。

【治疗】

皮脂腺囊肿一般采取手术治疗,切除囊肿及与囊肿壁粘连的部分皮肤。为了美观,尽量采用小切口皮脂腺囊肿摘除术。

第 2 节 甲状舌管囊肿

甲状舌管囊肿,是甲状舌管在人胚胎发育5~10周时未消失,残存上皮分泌物聚积而形成的囊肿。主要临床表现为颈中线囊性肿块。

【临床表现】

多于1~10岁时被发现颈正中线自舌盲孔至胸骨切迹间的任何部位出现肿块,舌骨上下部最常见。肿块生长缓慢,呈圆形,质软,周围界线清楚,与表面皮肤及周围组织无粘连,随吞咽及伸舌动作移动。继发感染破溃则形成甲状舌管瘘。穿刺检查可抽出透明、微混浊的黄色稀薄或黏稠性液体。

【治疗】

手术治疗,切除囊肿及与之粘连的中1/3舌骨。

第 3 节 颌骨囊肿

颌骨囊肿,是指发生于颌骨内的囊肿。囊肿组织来源和牙齿发育或疾病有关的称为牙源性囊肿；由胚胎期面突融合线内残余上皮所致的囊肿称非牙源性囊肿。主要临床表现为面部肿块。

【临床表现】

1. 症状体征　面部肿物缓慢长大，早期无自觉症状，大者致面部畸形。检查有乒乓球感或羊皮纸样脆裂声。穿刺有草黄色液体，可含有胆固醇结晶。

2. 实验室和其他检查　X线摄片显示为圆形或卵圆形的透明阴影，边缘整齐，周围常呈一明显白色反应线。

【治疗】

颌骨囊肿以手术治疗为主。囊肿摘除后应用硝酸银腐蚀剂涂布骨壁，消灭子囊。必要时作颌骨方块切除或颌骨切除立即植骨。

第4节　牙　龈　瘤

牙龈瘤，是较常见的瘤样病变，来源于牙周膜及牙槽突的结缔组织。主要临床表现为牙龈区肿块。

【临床表现】

1. 症状体征　女性较多，局部常有刺激因素如残根、残冠、结石及不良修复体，全身因素可有妊娠或内分泌改变。多位于颊唇侧牙龈乳头部，肿块较局限，呈圆球或椭圆形，有时呈分叶状，大小不一，直径由几毫米至数厘米。有蒂或无蒂，牙可松动或被压迫移位。较大的肿块可以遮盖一部分牙及牙槽突，表面可见齿痕，易被咬伤而发生溃疡、伴发感染。随着肿块的增长，可以破坏牙槽骨壁。

2. 实验室和其他检查　X线摄片可见骨质吸收、牙周膜增宽的阴影。

【治疗】

手术切除为治疗主要方法，拔除相关牙齿，刮除牙周膜。去除刺激因素，避免复发。

第5节　淋　巴　管　瘤

淋巴管瘤，是指淋巴管发育畸形所致的一种良性肿瘤。主要临床表现为口唇皮肤或口腔黏膜肿物。

【临床表现】

1. 症状体征　多为先天性，肿物生长缓慢，位于皮肤表层者肿瘤呈淡黄色；位于深部者皮肤色正常，扪诊柔软。

2. 实验室和其他检查　穿刺可抽出淡黄色透明液体，镜检可见淋巴细胞。

【治疗】

1. 手术治疗　小的局限淋巴管瘤可以全部切除后直接缝合；肿物较大而解

剖复杂者可作部分切除以改善功能及外形。

2. 低温治疗 适于小而局限毛细管型淋巴管瘤。

3. 硬化治疗 适于海绵状淋巴瘤,可用奎宁、乌拉坦局部注射治疗。

第6节 唇 癌

唇癌,是指唇红黏膜发生的癌肿,主要为鳞状细胞癌。唇内侧黏膜应属颊黏膜癌;发生于口唇部皮肤者,应属皮肤癌。主要临床表现为唇红黏膜肿块。

【临床表现】

1. 症状体征 多发于唇中外 1/3 处,皮肤与黏膜交界处肿物,生长缓慢,一般无自觉症状。起始为疱疹状结痂肿块,随后出现火山口状溃疡或菜花状肿块;继之向周围皮肤及黏膜扩散,同时向深部肌组织浸润;晚期波及口腔前庭及颌骨。下唇癌常向颏下及颌下淋巴结转移;上唇癌则向耳前、颌下及颈深淋巴结转移。

2. 实验室和其他检查 活组织检查可确定肿瘤病理性质。

【治疗】

手术切除为主,病变 1.5cm 直径内者,扩大切除后直接缝合;病变直径超过 2cm 切除后需作局部皮瓣修复,早期病例颈部淋巴结不作选择性清扫。证实有淋巴结转移者方需作颈淋巴清扫术或颈部放疗。

第7节 舌 癌

舌癌,多为鳞状细胞癌,常发生在舌前 2/3 部位,腺癌较少见,多发生于舌根部。主要临床表现为舌部溃疡、肿块。

【临床表现】

1. 症状体征 好发于舌侧缘中 1/3,次为舌尖、舌背及舌根部,有溃疡或浸润块,常有明显自发痛及触痛。肿瘤相应部位常有残根、残冠或不良修复体存在。浸润广泛时,可波及舌神经及舌下神经而出现舌感觉麻木与运动障碍。淋巴结转移时可见颈部和颌下淋巴结肿大。

2. 实验室和其他检查 活组织检查可确定肿瘤病理性质。

【治疗】

1. 手术治疗 是治疗舌癌的主要手段,适于早、中期病变。颈上及颌下淋巴结转移时,可做治疗性颈淋巴清扫术,未触及肿大淋巴可在舌肿瘤切除后局部放疗,亦可作选择性颈淋巴清扫术。

2. 放射治疗 可用作晚期舌癌病例术前、术后的辅助治疗。

3. 化学治疗 对晚期病例可做术前诱导化疗,化疗对舌癌的疗效较好,可望提高患者的生存率。

第8节 颊黏膜癌

颊黏膜癌,多为分化中等的鳞状细胞癌,少数为腺癌及恶性混合瘤,常发生于磨牙区。主要临床表现为颊黏膜肿块。

【临床表现】

1. 症状体征 多发生于颊黏膜的磨牙区附近,有糜烂、溃疡或肿块。早期一般无明显疼痛,相应部位有残根、残冠或不良修复体慢性刺激因素存在。晚期病变侵犯颊肌、颌骨,致开口受限。伴发感染时,可引起局部继发性出血,疼痛加重。可发生淋巴结转移。

2. 实验室和其他检查 活组织检查可确定肿瘤病理性质。

【治疗】

1. 手术治疗 癌肿较小者切除后直接拉拢缝合;范围大者扩大切除,并作选择性颈淋巴清扫术,局部组织缺损时应用皮瓣修复。

2. 放射治疗 术前放疗后休息4~6周,如无特殊情况即可进行癌瘤手术切除。

3. 化学治疗 术前化疗又称诱导化疗,是目前颊癌综合治疗方案中最常用而效果肯定的重要措施。术前可单一用药亦可联合用药,给药途径可静脉注射亦可经颈外动脉分支灌注区域浓集性给药。

第9节 牙龈癌

牙龈癌,发生于牙龈的恶性肿瘤,在口腔癌中仅次于舌癌而居第二位,鳞状细胞癌最多。主要临床表现为牙龈区肿物。

【临床表现】

1. 症状体征 多源于牙间乳头及龈缘区,表现为溃疡型或外生型,其中以溃疡型为多见。早期易侵犯牙槽突骨膜及骨质,牙齿出现松动、移位,甚至脱落。早期常出现颌下淋巴结转移,后期则颈深上群淋巴结受累。

2. 实验室和其他检查 X线摄片示颌骨呈溶骨性破坏,有时可见破坏骨周围硬化型表现。活组织检查可确定肿瘤性质。

【鉴别诊断】

1. 上颌窦癌 早期不易发现,原发于上颌窦,出现鼻部症状后才出现牙龈症状。牙龈或腭部先肿胀后溃破,溃疡周围可见尚未溃破的肿胀区。X线摄片显示上颌窦广泛破坏。

2. 牙周炎 激发性牙龈出血、口臭,龈缘龈乳头肿胀、质松软、探诊易出血。可有牙齿松动,重者形成多发性牙周脓肿。

【治疗】

手术治疗为主,可行牙槽突切除术,较晚期患者可进行下颌骨部分或上颌骨次全切除术,切除范围根据肿瘤大小及 X 线摄片显示骨破坏范围决定。晚期患者可采用放疗、化疗或其他综合疗法。

第七十六章　涎腺疾病

第1节　涎腺囊肿

涎腺囊肿，分为腮腺囊肿、颌下腺囊肿、舌下腺囊肿及黏液囊肿。临床上后两者多见，分述如下。

一、舌下腺囊肿

舌下腺囊肿，多因导管损伤破裂或充盈膨胀部分破裂，分泌液外渗形成。其内含有透明或半透明黏液。主要临床表现为口底一侧囊性肿物。

【临床表现】

常见于儿童及青少年，囊肿位于口底一侧，有的越过中线在对侧隆起，有的通过下颌舌骨肌和舌骨舌肌的间隙进入颌下三角及颏下区，或颌下区囊性肿块而口内却无明显隆起。继发感染时口底肿胀、疼痛，影响进食说话。检查囊壁薄者透过黏膜可见囊肿呈浅蓝色，柔软，增大后可因破裂流出黏液后消退，但不久又复发，如此可反复多次。

【鉴别诊断】

1. 血管瘤　局限于颌下区或舌下区的血管瘤，无反复肿胀史，不会自行消失，穿刺可见血液。

2. 口底皮样囊肿　扪诊有面团样感觉，穿刺有黄白粥样物。

3. 脂肪瘤　柔软无波动，穿刺为实性，抽不出液体物质。

【治疗】

1. 手术治疗　局部麻醉下行舌下腺及囊肿摘除术，若单纯行囊肿摘除或袋形手术复发率高，已很少采用。

2. 引流治疗　适于小儿或有手术禁忌证者，银丝穿过黏膜及囊壁做成环并固定，以达引流或减轻症状的目的。

二、黏液囊肿

黏液囊肿，是最常见的涎腺瘤样病变，与不良习惯、外伤有关。主要临床表现为口腔黏膜囊性肿物。

【临床表现】

多见于下唇内侧黏膜,其次为颊和舌。患者常有咬唇习惯或其他外伤史。囊肿多为黄豆大小、半透明状,稍增大后因破裂流出黏液而消失,可如此反复发作,多次复发后形成似瘢痕样白色结节状隆起。

【治疗】

1. 手术治疗 囊肿摘除术适于囊肿与黏膜无粘连者,尽可能将黏液腺切除。囊肿切除术适于多次复发,囊肿与黏膜粘连者。

2. 保守治疗 抽尽囊液向囊腔内注射 2.5%~5% 的碘酊。

第2节 涎石症

涎石症,是指涎腺导管中或腺体内发生的结石,以颌下腺导管结石最常见。涎石形成与异物、炎症、无机盐代谢紊乱有关,常合并全身其他部位结石。主要临床表现为进食腺体肿大、胀感及疼痛。

【临床表现】

1. 症状体征 20~40 岁的中青年为多见,进食有腺体肿大史,患者自觉胀感及疼痛。停止进食后不久腺体自行复原,疼痛亦随之消失。严重者可持续数小时、数天,甚至不能完全消退。触诊可触及结石,偶有触痛。继发感染时导管口黏膜红肿,腺体可反复肿胀,导管口挤压有脓性胶冻样分泌物。

2. 实验室和其他检查 可行 X 线摄片,导管结石摄咬片,腺体结石摄下颌侧位片,腮腺结石须作腮腺造影。可检出结石大小、形状、部位。

【治疗】

1. 保守治疗 口含蘸有柠檬酸的棉签或维生素 C 片,也可进食酸性水果或其他食物,或结合局部按摩,促使唾液分泌有望自行排出。

2. 手术治疗 口内导管切开取石术适于能扪及、相当于下颌第二磨牙以前部位的涎石;颌下腺切除术适于位于颌下腺内或颌下腺导管后部的涎石,颌下腺反复感染或继发慢性硬化性颌下腺炎、腺体萎缩,已失去摄取及分泌功能者。

第3节 流行性腮腺炎

流行性腮腺炎,是由腮腺炎病毒引起的急性呼吸道传染病。传染源为早期患者或隐性感染者,经呼吸道空气飞沫传染,多见于学龄儿童,无免疫力成人也可发病,感染后一般可有较持久免疫力。可同时并发脑膜炎、睾丸炎或卵巢炎。病理改变为腮腺非化脓性炎症,导管壁细胞肿胀,导管周围及腺体淋巴细胞浸润、间质组织水肿等。主要临床表现为发热、腮腺肿大、胀痛。

【临床表现】

1. 症状体征 当地有此病流行,有与患者或隐性感染者接触史。急起病,发热、寒战、精神不振等,数小时至 1~2 天出现腮腺肿大、胀痛,常先一侧发病,继而对侧亦肿大。若并发脑膜炎、睾丸炎、卵巢炎时,可出现相应症状。

2. 体征 面部肿胀,腮腺肿大,以耳垂为中心向前、向后、向下方扩展,表面皮肤发亮、不发红,质地韧,有触痛,边界不清,腮腺导管开口处无红肿。并发脑膜炎、睾丸炎、卵巢炎时,可出现相应体征。

3. 实验室和其他检查 血化验白细胞计数正常,淋巴细胞比例增高;血、尿淀粉酶测定多数患者高于正常值。

【鉴别诊断】

1. 化脓性腮腺炎 多为单侧发病,局部红、肿、热、痛,有波动感,挤压腮腺导管口有溢脓。血化验白细胞计数增多。

2. 耳前淋巴结炎 局部肿胀,但不以耳垂为中心,边界清楚,质地较硬,压痛,腮腺导管开口无红肿,周围可发现原发感染灶。

【治疗】

1. 一般疗法 卧床休息,保持口腔清洁,流质或半流质饮食,勿进酸味食物。

2. 抗病毒治疗 早期可用利巴韦林 200mg/ 次,3 次 / 天,口服,连用 5~7 天;儿童 10mg/kg · d,分 4 次口服,连用 5~7 天。也可静脉用药,成人用量 1g/ 次,儿童 15mg/kg · d,静脉滴注,连用 5~7 天。

3. 对症处理 发热者口服解热止痛药物,如阿司匹林片 0.3~0.6g/ 次,3 次 / 天,口服;或用 32℃ ~36℃ 的温水擦浴,或 30%~50% 的酒精擦浴等物理降温。高热、病情较重者可应用地塞米松 5~10mg/ 次,静脉滴注,2~4 天后停用。

4. 处理并发症 如合并脑膜炎、睾丸炎或卵巢炎应进行相应治疗。

5. 中药治疗 ①板蓝根颗粒 1 包/ 次,3 次 / 天,口服;②可用鲜马齿苋 60g、鲜蒲公英 60g,捣烂敷患处,每天更换一次,有清热解毒和消肿作用。

第 4 节 腮腺混合瘤

腮腺混合瘤,是发生于腮腺的多形性腺瘤。病理改变为肿瘤包膜不完整、包膜内有瘤细胞,有的包膜以外的腺体组织中也可有瘤细胞。主要临床表现为腮腺区无痛性肿块。

【临床表现】

1. 症状体征 早期一般为良性肿块,无痛性,生长缓慢,无自觉症状,病史可长达几年至几十年。如突然生长加速,伴有疼痛、面神经麻痹等症状时,应考虑恶变的可能。检查肿块位于腮腺区,质地中等或硬,表面光滑或结节状,与皮肤黏膜无粘连,可活动。

2. 实验室和其他检查 腮腺造影可见腮腺主导管及分支导管移位,无中断现象,腺泡充盈缺损规则。细针吸取活检有助于诊断。

【鉴别诊断】

1. 腮腺囊肿 生长缓慢,质地软,均匀一致,有时有波动感,穿刺可抽出囊液或皮脂样物,B超检查肿块内部为无回声区,后壁及后方回声增强。

2. 腮腺癌 生长快,呈浸润性生长,与周围组织粘。临床上可有疼痛症状,面神经麻痹,开口困难。少数病例出现颈淋巴结转移,甚或远处转移。

【治疗】

手术切除为主要治疗手段,多为保留面神经的腮腺瘤及腮腺浅叶切除术,也可行腮腺瘤及其周围部分正常腺体区域性切除,或行腮腺肿瘤及全部腮腺切除术。

第 5 节 腮 腺 癌

腮腺癌,是发生于腮腺的恶性肿瘤,以黏液表皮样癌最常见。主要临床表现为腮腺区边界不清的肿块。

【临床表现】

1. 症状体征 女性多于男性,高分化者常呈无痛性肿块,生长缓慢;低分化者生长较快,可有疼痛。肿瘤体积大小不等,边界可清或不清,质地中等偏硬,表面可呈结节状。侵犯面神经时,可出现局部疼痛、面瘫。可出现颈淋巴结转移、血道转移。

2. 实验室和其他检查 局部肿块穿刺细胞学检查有主要意义。活组织检查可确定肿瘤性质。

【治疗】

一般以手术为主,高分化癌如手术切除彻底,可不加术后放疗;低分化者手术后宜加用放疗。高分化者不必作选择性颈淋巴清扫术,低分化者则应考虑行选择性颈淋巴清扫术。

第七十七章 颞下颌关节疾病

第1节 创伤性颞下颌关节炎

创伤性颞下颌关节炎,是指由于外伤、手术等原因所造成的关节损伤性炎症。主要临床表现为局部疼痛、肿胀、关节运动受限、开口困难。

【临床表现】

1. 症状体征 多有外伤史如挫伤、不正确用力拔阻生齿、不妥当的咬嚼硬物等。主要感关节局部疼痛、肿胀、关节运动受限、开口困难等。

2. 实验室和其他检查 X线检查如有关节内渗出液积聚或积血,关节间隙增宽,伴骨折时可见骨折线或脱落的小骨折片。

【治疗】

1. 一般治疗 绷带限制下颌运动2~3周,给予抗生素预防继发感染。

2. 局部治疗 如有积液或血肿应进行抽吸。急性炎症消退后可适当应用泼尼松龙关节腔内注射。

第2节 颞下颌关节脱位

颞下颌关节脱位,是指髁突与关节窝、关节结节或关节盘之间分离,不能自行恢复到正常位置。脱位分为前脱位、后脱位和侧脱位三种,前脱位最多见,可为单侧或双侧。主要临床表现为不能闭口、前牙开。

【临床表现】

1. 症状体征 多有打哈欠、唱歌、大笑、大张口进食、长时间大张口进行牙科治疗等经历。①单侧脱位,呈开状态,下颌偏向健侧;患侧耳屏前凹陷,不能扪到髁状突;②双侧前脱位,呈张口开状态,下颌前伸,两侧耳屏前凹陷,在颧弓下可扪及前移的髁状突,有咀嚼、语言、吞咽功能障碍、流涎。

2. 实验室和其他检查 X线摄片可显示髁突位置,明确诊断。

【治疗】

1. 一般治疗 解除患者紧张情绪,取得患者合作。

2. **手法复位** 前脱位可行口内或口外手法复位。脱位时间长,可给予局部麻醉,以解除肌肉痉挛。一般复位方法无效时,须在全身麻醉下复位。复位后应以绷带固定下颌 2 周,限制张口过大以防再脱位。进流质或半流质 1 周。

3. **手术治疗** 关节囊松弛,陈旧性脱位超过 4 周以上者。可行髁状突切除或凿平关节前结节。

第七十八章 口腔、颌面部畸形

第1节 唇 裂

唇裂,俗称"兔唇"、"豁嘴",是口腔颌面部常见的先天性畸形。原因不明,可能与胚胎早期营养、遗传、感染、内分泌等因素有关。主要临床表现为出生后即可被发现上唇裂开。

【临床表现】

出生时即发现唇部裂开,根据裂隙程度可分为Ⅰ度、Ⅱ度、Ⅲ度。裂隙位于红唇者为Ⅰ度,到达白唇但未到鼻孔基底为Ⅱ度,裂隙贯穿白唇和红唇者为Ⅲ度,常伴有齿槽嵴裂。有的为隐裂,即皮肤黏膜两侧相连而口轮匝肌不连或部分不连,临床表现为皮肤见一纵行凹陷或一侧人中嵴凹陷、唇峰消失。根据裂隙部位又可分为单侧唇裂和双侧唇裂,也可为上唇或下唇中裂,但较为少见。

【治疗】

需手术治疗。①单侧唇裂修复,六个月左右手术为宜,一般情况好,无明显贫血,无上呼吸道感染,局部及周围组织无感染即可进行手术。通常采用旋转推进法、三角瓣法;②双侧唇裂修复,时间略推迟,根据唇高长短或选用前唇原长修复术或前唇加长修复术。前唇前突明显者,可先进行前唇压迫,使前唇逐渐后缩,便于以后修复。

第2节 继发性唇裂畸形

继发性唇裂畸形,是指为了美观需再次修复的唇裂。由于患儿年龄小、唇解剖识别困难、畸形严重、手术设计不合理、术者经验不足、术后感染、伤口张力过大而造成裂开,随患者年龄增大,唇部及上颌骨生长发育,而原瘢痕不能随之生长而造成继发畸形。

【临床表现】

唇裂修复术后,可出现单侧或双侧上唇增宽或对合不良瘢痕。唇红缘不整齐,上唇皮肤嵌有唇红组织,唇红部缺口,唇部中央凹陷,唇部缺乏美观弧度,上唇过紧、凹陷,人中及人中嵴缺如等。一般均伴有鼻畸形。

【治疗】

需手术矫正。手术恢复上唇的正常形态,尽量做到术后上唇唇弓唇红缘弧度形态自然,动态协调,上唇唇珠丰满,瘢痕隐匿以及鼻畸形的恢复等。

第 3 节　腭　　裂

腭裂,是颌面部常见的先天性畸形,多同时与唇裂伴发。腭裂发生原因与唇裂相同。主要临床表现为软、硬腭分离。

【临床表现】

腭裂在临床上分为四类。①软腭裂,只有悬雍垂或软腭裂开;②部分腭裂,软腭完全裂开并有部分硬腭裂,牙槽突未裂;③单侧完全腭裂,一侧腭裂、牙槽突裂;④双侧完全腭裂,双侧腭裂、牙槽突裂,常伴双侧唇裂。可造成鼻腔、口腔相通,导致吮吸功能障碍,影响进食。空气直接由口腔进入,失去鼻腔的过滤加温作用,易发呼吸道感染,严重影响发音。

【治疗】

需行腭裂整复术,一般多在 5~6 岁进行修复,有条件的医院可在 2 岁左右手术。目的是恢复腭部正常解剖形态及生理功能,重建语音、吞咽等功能。腭裂手术后应进行语言训练,还要重视患儿听力、智力、心理因素的影响,以获得满意的远期疗效。

第 4 节　巨 口 畸 形

巨口畸形,又称面横裂,是指口角的过度裂开。本病由于胚胎发育过程中第 1、2 鳃弓发育障碍所致。主要临床表现为单侧或双侧口角裂开。

【临床表现】

单侧或双侧口角裂开,以单侧为多见,轻度畸形仅限于口角缺裂即巨口症,亦称口角裂,重度畸形裂隙可达耳屏或隐裂,称为面横裂,常伴有第 1~2 对鳃弓发育畸形,表现为半侧面部及上、下颌骨发育不全,有的伴副耳、小耳、缺耳、外耳道闭锁,并可出现面瘫等。有的口角位置异常,语言、进食功能受到严重影响。

【治疗】

需行手术治疗,可在出生后 2~3 个月时进行。单侧巨口,以正常侧口角为标准确定患侧口角位置。如系双侧面横裂,其口角位置应在正视前方时,瞳孔垂直线与裂隙交界处。伴面部凹陷畸形者可用胸锁乳突肌瓣填塞;有下颌骨发育不全可作二期植骨或用其他代用品植入。

第5节 舌系带短缩

舌系带短缩,是发育不良性疾病,由于舌系带短缩舌头不能伸出口外,或勉强伸出呈"W"形。

【临床表现】

舌头不能伸出口外,勉强伸出口外舌尖出现一条裂沟或呈"W"形,影响吐字和发音,尤其对卷舌音、腭音及舌音影响较大。婴儿时期吮奶时,由于舌系带过短,经常受到两个下门牙摩擦可发生溃疡。

【治疗】

常需手术治疗。6~7个月时手术较为适宜。对3岁以下的幼儿,舌系带的血管发育不全,术中出血少,只需将系带提起,横行剪断后用纱布加压止血即可,可不做缝合(图78-1)。术后需加强语音训练,尤其卷舌音、腭音。

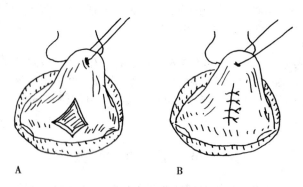

图78-1 舌系带短缩矫正术

A. 横行切开;B. 纵行缝合

第6节 重 唇

重唇,又称双唇,为口唇的先天性发育畸形,有人认为与内分泌紊乱有关。主要临床表现为张口时上唇游离缘出现两层红唇。

【临床表现】

上唇黏膜被不同深度的横沟分隔为上、下两部分;张口时显露内外平行的两层红唇,内层为松弛而肥厚的皱襞,并受系带牵引分为两半。

【治疗】

可行美容手术治疗,常采用梭形切除内层多余的唇部组织,然后缝合切口缘(图 78-2),缝合前应充分游离切口两侧的黏膜下组织,解除深部纤维隔。

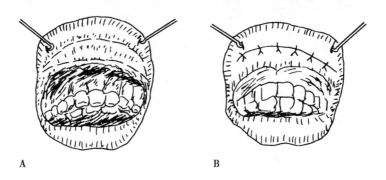

A　　　　　　　　　　　　　B

图 78-2　重唇矫正术

A. 切除设计;B. 缝合切口

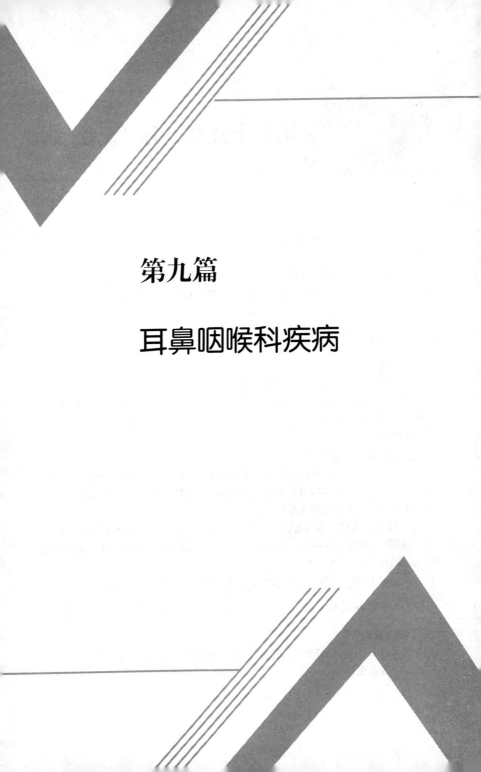

第九篇

耳鼻咽喉科疾病

第七十九章 耳部疾病

第1节 耳郭外伤

耳郭外伤,多由机械性损伤、冻伤及烧伤引起,分为挫伤、切割伤、撕裂伤、血肿形成等,严重者可造成耳郭缺损或离断,其中以挫伤及撕裂伤多见。

一、耳郭挫伤

【临床表现】

多由钝器撞击所致,轻者耳郭皮肤擦伤或局部红肿,重者软骨膜下或皮下积血,形成半圆形紫红色血肿,可波及外耳道。检查局部压痛、并有液体波动感。血肿机化可致耳郭增厚,大的血肿可继发感染,软骨坏死,耳郭畸形。

【治疗】

1. 一般治疗　适当休息,头部抬高。

2. 局部治疗　血肿较小者,在严格无菌操作下用粗针头抽出积血,加压包扎 48 小时,必要时再次抽吸。血肿较大者可手术切开,清除血凝块,局部应用凡士林纱布引流或缝合后加压包扎。

3. 抗生素治疗　预防感染,一般给青霉素 V 0.25~0.5g/ 次,口服,3~4 次 / 天;或阿莫西林片 0.5~1g/ 次,口服,3~4 次 / 天。如青霉素过敏,可应用红霉素 0.25g/ 次,口服,3~4 次 / 天。

4. 对症处理　疼痛明显者适当给予止痛剂。

二、耳郭撕裂伤

【临床表现】

患者有外伤史,局部疼痛、出血,轻者仅表现为皮肤裂伤,重者有组织缺损、耳郭部分或完全断裂。

【治疗】

1. 一般治疗 适当休息,头部抬高。

2. 清创缝合 早期进行清创缝合术,尽量保留有可能存活的组织。耳郭部分缺损,可用转移带蒂皮瓣修复。组织缺损过多者,可先将皮肤缝合以促进创面一期愈合,半年后二期手术整形。耳郭部分离断,只要有皮肤相连,尤其是耳后动脉总干未被损伤切断时,均应清创后原位缝合。全部离断再植成活率较低,如伤后不超过 5 小时,仍可考虑再植术。

3. 抗生素治疗 预防感染,常用青霉素 80 万单位 / 次,2~4 次 / 天,肌内注射;或氨苄西林 1~2g/ 次,3~4 次 / 天,静脉滴注。如青霉素过敏可应用红霉素,一般成人剂量为 0.6~1.2g/d,加入 5% 葡萄糖液体内,静脉滴注。

4. 扩血管药 大部或全部离断再植者,应用扩血管药物,以改善血运。可用复方丹参 12~16ml/ 天,加入 5% 葡萄糖液体内,静脉滴注。

5. 预防破伤风 常规皮试后应用破伤风抗毒素 1500U,肌内注射。

6. 对症处理 疼痛明显者给予止痛剂。

第 2 节 鼓 膜 外 伤

鼓膜外伤,是指外伤性鼓膜穿孔,可因直接或间接损伤所致,多由挖耳刺伤、医源性损伤、压力伤、烧伤、颞骨纵形骨折等引起。病理改变为鼓膜穿孔。主要临床表现为耳痛、听力减退。

【临床表现】

1. 症状 外伤后突然出现不同程度的耳痛、耳鸣、听力减退,严重者可伴短暂眩晕,疼痛数小时数日内逐渐缓解,但仍可有耳鸣及听力障碍。患者可感擤鼻时耳内有气体溢出。并发于颞骨骨折时,外耳道内可有多量血水样液体流出。

2. 体征 可见鼓膜充血,或上皮下有血染现象,鼓膜破孔大小可有很大不同,轻者仅有一裂隙,重者可有较大缺损,但外伤性穿孔多呈裂隙状,边缘不规整,位于紧张部后下或前下部,穿孔边缘处有血迹。伴有听骨链损伤时,传导性耳聋多较重,且鼓膜穿孔愈合后仍遗留有传导性耳聋。合并内耳损伤时,如爆炸可致迷路震荡,颞骨骨折可致内耳直接损伤,眩晕及听力损失重,可有自发眼震,前庭功能减退,听力损失呈混合性或感音神经性。

3. 实验室和其他检查 可疑颞骨骨折、脑脊液漏时,应作颞骨 X 线摄片或 CT 检查。

【治疗】

1. 一般治疗 适当休息,头部抬高。

2. 局部治疗 清理外耳道,75% 乙醇消毒外耳道皮肤,保持耳道干燥,勿进水,切忌使用滴耳药,避免用力擤鼻,多于 1~2 个月内穿孔自行愈合。仍未愈合,可行烧贴法促进愈合。方法为用小棉拭子蘸少许 50% 三氯乙酸,烧灼穿孔边缘,然后用液体石蜡棉片或硅胶膜贴附于鼓膜表面,每周 1 次至愈合为止。经烧贴 5~6 次后,穿孔仍未愈合或穿孔较大者,可行鼓膜修补术。

3. 抗生素治疗　常用青霉素 80 万单位/次,2~4 次/天,肌内注射。如青霉素过敏可应用红霉素,一般成人剂量为 0.6~1.2g/d,加入 5% 葡萄糖液体内,静脉滴注。

4. 其他治疗　并发颞骨骨折者,先行全身抢救及脑外科处理。

第 3 节　外耳道异物

外耳道异物,多系小儿手持小玩物塞入外耳道内,如珠子、豆粒、橡皮等。成人多为挖耳或外伤时遗留小物体或昆虫侵入等。主要临床表现为外耳道堵塞感或发现异物。

【临床表现】

小而无刺激性的非生物性异物可不引起症状,异物越大、愈接近鼓膜,症状愈明显。活的动物性异物可爬行骚动,引起剧烈耳痛、噪声。豆类等植物性异物如遇水膨胀,阻塞外耳道,引起耳闷胀感、耳痛及听力减退,并可继发外耳道炎。锐利坚硬的异物可损伤鼓膜;异物刺激外耳道、鼓膜可引起反射性咳嗽或眩晕。检查外耳道可发现异物。

【治疗】

1. 异物取出　根据异物的性质采用不同方法取出。棉片、小棍和纸团等可用枪状镊取出;圆形光滑物以异物钩取出;活的虫类可用乙醇或植物油溺死后取出;被水泡胀的豆类异物,先用 95% 酒精滴耳,脱水后取出;异物较大嵌顿者,局部麻醉或全身麻醉下取出。

2. 抗生素治疗　继发感染者抗感染治疗,待炎症消退后再取异物,或取出异物后积极抗感染治疗,轻者给予青霉素 V 0.25~0.5g/次,口服,3~4 次/天;或阿莫西林 0.5~1g/次,口服,3~4 次/天。也可用青霉素 80 万单位/次,2~4 次/天,肌内注射。青霉素过敏者应用红霉素 0.25g/次,口服,3~4 次/天;或红霉素 0.9~1.2g/d,加入 5% 葡萄糖液体内,静脉滴注。

第 4 节　耵聍栓塞

耵聍栓塞,是由于耵聍聚积过多形成团块阻塞外耳道所致。局部炎症、尘土等刺激外耳道,耵聍分泌增多,外耳道狭窄、异物存留时也会致耵聍排除受阻,形成耵聍栓塞。主要临床表现为听力减退、耳痛。

【临床表现】

患者逐渐出现听力减退、耳鸣、耳痛,甚至眩晕。刺激外耳道迷走神经耳支引起反射性咳嗽。遇水耵聍膨胀,完全阻塞,听力减退突然加重。检查外耳道有褐黑色或黄褐色较硬的块状物。

【治疗】

1. 耵聍取出　可活动、未完全阻塞的耵聍可用枪状镊或耵聍钩取出;较软的耵聍将其与外耳道壁分离后用枪状镊分次取出;较硬的耵聍将其外耳道壁分离后将耵聍钩扎入耵聍团块中间,慢慢钩出;首次难以取出者可用 1%~3% 酚甘油适量滴耳,4~6 次 / 天;或 5% 碳酸氢钠适量滴耳,4~6 次 / 天;或 2% 碘甘油适量滴耳,4~6 次 / 天,软化后取出。

2. 其他治疗　继发感染者先行抗感染治疗,酌情再取出耵聍。

第 5 节　外耳道疖肿

外耳道疖肿,是指外耳道皮肤毛囊或皮脂腺的局限性化脓性炎症。病原菌主要为葡萄球菌,扣挖外耳道是常见诱因,糖尿病和身体衰弱者易患本病。局部病理改变为充血、肿胀,脓肿形成。主要临床表现为耳痛。

【临床表现】

1. 症状　有挖耳或外耳道进水史。主要症状为剧烈耳痛,张口、咀嚼时疼痛加重,并可放射至同侧头部。疖肿阻塞外耳道可有耳鸣、耳闷。多伴全身不适,体温升高。疖肿溃破后可有少量脓血性物流出,疼痛亦减轻。

2. 体征　外耳道皮肤红肿,局部可见丘状隆起,脓肿形成时其顶端可有黄白色脓点,溃破可见外耳道有少量脓血性物。耳屏压痛,耳郭牵拉痛。

3. 实验室和其他检查　血常规检验显示白细胞升高,中性粒细胞分类增高。

【鉴别诊断】

急性乳突炎　多有急性或慢性化脓性中耳炎病史,发热明显,乳突部压痛,鼓膜穿孔或鼓膜明显充血,脓液较多。X 线摄片乳突气房混浊或有骨质破坏。

【治疗】

1. 一般治疗　适当休息,头部抬高,卧位时健侧耳向上。

2. 局部治疗　疖肿未形成时可用 1%~3% 酚甘油,3 次 / 天,滴耳;或 10% 鱼石脂甘油,3 次 / 天,滴耳。疖肿已化脓时挑破脓头或切开引流,3% 过氧化氢清洁外耳道脓液及分泌物。

3. 抗生素治疗　一般可给予青霉素 V 0.25~0.5g/ 次,口服,3~4 次 / 天;或阿莫西林片 0.5~1g/ 次,口服,3~4 次 / 天。病情较重者青霉素 80 万单位 / 次,2~4 次 / 天,肌内注射;或青霉素 400 万单位 / 次,3~4 次 / 天,静脉滴注。青霉素过敏者可用红霉素 0.25g/ 次,口服,3~4 次 / 天;或红霉素 0.6~1.2g/d,加入 5%

葡萄糖液体内,静脉滴注。

4. 其他治疗　酌情应用止痛剂;积极治疗全身性疾病如糖尿病等。

【提示】

早期局部外用滴耳液,不主张应用粉剂,以免与脓液结块,影响引流。

第6节　急性化脓性中耳炎

急性化脓性中耳炎,是细菌侵入中耳引起的急性感染性炎症。通常三种感染途径,即咽鼓管途径,如上呼吸系统感染、擤鼻不当等;外耳道途径,如鼓膜外伤、鼓膜穿刺不当等;血源途径,较少见。多见于儿童,常发生于冬春季。主要致病菌为肺炎球菌、流感嗜血杆菌、溶血性链球菌、葡萄球菌等。病理改变为中耳黏膜充血、咽鼓管咽口阻塞,鼓室内氧气吸收变为负压,鼓室内血浆、纤维蛋白、中性白细胞渗出,渐变为脓性,鼓室内压力增高,鼓膜受压而缺血、坏死、穿孔。主要临床表现为耳痛、流脓、听力下降。

【临床表现】

1. 症状　患者多有急性上呼吸道感染史。感觉耳痛,穿孔前呈搏动性跳痛或刺痛,穿孔后疼痛减轻;早期还感耳闷、耳鸣、听力下降,穿孔后耳聋反而减轻,耳内有脓液流出。多伴有发热、头痛、全身不适、食欲缺乏等,儿童可有呕吐、腹泻及脑膜刺激征。婴儿可有哭闹不安、拒食等。鼓膜破裂流脓后,上述症状锐减。

2. 体征　检查早期鼓膜充血,膨隆外凸,正常标志消失。鼓膜穿孔多为中央型,较小,有脓液自穿孔中溢出且有闪动,乳突部压痛。可引起急性乳突炎、急性迷路炎、脑膜炎、乙状窦血栓性静脉炎等并发症。听力检查为传导性耳聋。

3. 实验室和其他检查　血化验白细胞计数明显增高,中性白细胞增加,鼓膜穿孔后血象渐趋正常。

【鉴别诊断】

1. 外耳道炎、疖肿　外耳道疼痛、耳郭牵拉痛。外耳道及耳道内肿胀,晚期形成脓肿。

2. 急性鼓膜炎　大多并发于流感及耳带状疱疹,耳痛剧烈,无耳漏,听力下降不明显。检查见鼓膜充血、形成大泡。

【治疗】

1. 一般治疗　适当休息,头部抬高,保持环境安静。

2. 抗生素治疗　常用青霉素80万单位/次,2~4次/天,肌内注射;或青霉素400万单位/次,3~4次/天,静脉滴注,症状消退后一周停药。也可用头孢他啶(头孢噻甲羧肟)1.5~2g/次,2次/天,静脉滴注,疗程10~14天。青霉素过敏者可用红霉素,一般成人剂量为0.9~1.5g/d,加入5%葡萄糖液体内,静脉滴注。

3. 局部治疗　1%麻黄素滴鼻,减轻咽鼓管口肿胀;鼓膜未穿孔者可用2%

酚甘油,3~4次/天,滴耳。鼓膜穿孔后,以1.5%过氧化氢溶液清洗外耳道,再用0.5%氯霉素液滴耳,3次/天;或用0.3%氧氟沙星滴耳液,2次/天。治疗无明显效果或穿孔太小引流不畅者,可行鼓膜切开引流鼓室内脓性物。感染消退后穿孔多自行愈合,穿孔长期不愈者可行鼓膜修补术。

4. 对症治疗 疼痛明显者,应用止痛剂。发热者酌情应用退热药。

5. 病因治疗 积极治疗鼻部及咽部慢性疾病,如腺样体肥大、慢性鼻窦炎、慢性扁桃体炎等。

【健康指导】

1. 注意休息,保持患儿安静,同时多饮水。

2. 调节饮食,进食易消化食物,保持大便通畅,不可用力擤鼻。

3. 预防和治疗急性上呼吸道炎症。

4. 宣传正确的哺乳姿势,哺乳时应将婴儿抱起,使头部竖直,如乳汁过多,应适当控制流出速度。

【提示】

局部外用滴耳液,不主张应用粉剂,以免与脓液结块,影响引流。

第7节 慢性化脓性中耳炎

慢性化脓性中耳炎,是中耳黏膜、骨膜及骨质的慢性化脓性炎症,常与慢性乳突炎同时存在,可导致严重并发症。致病菌多为变形杆菌、绿脓杆菌、大肠杆菌、金黄色葡萄球菌。病理分为单纯性、骨疡型和胆脂瘤型。主要临床表现为耳内长期或间歇流脓、鼓膜穿孔、听力下降。

【临床表现】

1. 症状体征 按病理及临床表现分为3型。①单纯型,耳道间歇性流脓,量多少不等,合并上感时流脓发作或脓量增多,脓液呈黏液性或黏液脓性。鼓膜穿孔位于紧张部,多为中央性穿孔,大小不一,轻度传导性聋;②骨疡型,耳道持续流脓,常有臭味,鼓膜紧张部大穿孔或边缘性穿孔,通过穿孔可见鼓室内肉芽或息肉;长蒂的息肉可从穿孔脱出,堵塞外耳道,妨碍引流。多有较重传导性聋;③胆脂瘤型,耳道内长期流脓,多少不等,特殊恶臭,较重的传导性聋;当中耳胆脂瘤在中断的小听骨间形成假性连接时听力损失可不甚严重;晚期病变波及耳蜗引起混合性耳聋。鼓膜松弛部或紧张部后上方有边缘性穿孔,经穿孔可见鼓室内灰白色鳞屑状或豆渣样物质,奇臭,少数病例可见外耳道后上骨壁缺损,上鼓室外侧壁向下塌陷,松弛部穿孔若被一层痂皮覆盖,如不除去痂皮深究,可致漏诊。

2. 实验室和其他检查 乳突X线摄片或颞骨CT扫描可辅助诊断,骨疡型和胆脂瘤型可见骨质破坏。

【鉴别诊断】

1. 中耳癌 中年以上患者,多为鳞状上皮癌。耳内有血性分泌物,伴耳痛,可出现同侧周围性面瘫及张口困难,晚期有第Ⅵ、Ⅸ、Ⅹ、Ⅺ、Ⅻ颅神经症状。过去多有耳内长期流脓史。外耳道或鼓室内有新生物,触之易出血。影像学检查示骨质破坏。新生物活检可确诊。

2. 结核性中耳乳突炎 继发于肺结核或其他部位的结核,起病隐匿,耳内脓液稀薄,鼓膜可为紧张部中央性或边缘性穿孔,有时可见苍白肉芽。听力损害明显。乳突 X 线拍片示骨质破坏或死骨形成。肉芽组织病理学检查及分泌物涂片、培养、动物接种等有助于确诊。

【治疗】

1. 一般治疗 适当休息,头部抬高,调节饮食,加强全身营养。

2. 病因治疗 积极治疗上呼吸道疾病,如慢性扁桃体炎、慢性化脓性鼻窦炎等。

3. 局部治疗 ①单纯型,用 1.5% 双氧水洗耳,再用棉签拭干或用吸引器吸净,0.3% 氧氟沙星滴耳液,3~5 滴 / 次,滴耳,将头偏向健耳一侧 5 分钟,3~5 次 / 天;还可选用 0.25% 氯霉素液、3% 林可霉素液滴耳。流脓停止、耳内完全干燥后穿孔可自愈,穿孔不愈者可行鼓膜成形术或鼓室成形术;②骨疡型,中鼓室肉芽可用 10%~20% 硝酸银烧灼;肉芽较大、烧灼无效者以刮匙剔除。中耳息肉可用圈套器摘除,引流不畅或疑有并发症者,可行乳突手术,根据病变范围,施行改良乳突根治术;③胆脂瘤型,及早手术,清除病灶,预防并发症,经典术式为乳突根治术。

4. 抗生素治疗 常用青霉素 80 万单位 / 次,2~4 次 / 天,肌内注射;或氨苄西林 1~2g/ 次,溶于 100ml 液体中,1/2~1 小时内静脉滴完,3~4 次 / 天,症状消退后一周停药;也可用头孢he啶 2g/ 次,2 次 / 天,静脉滴注。青霉素过敏可用红霉素,成人剂量 0.9~1.5g/d,加入 5% 葡萄糖液体内,静脉滴注。

【提示】

氨基糖苷类抗生素,可引起内耳中毒,应为忌用。

第 8 节 急性乳突炎

急性乳突炎,是指发生于乳突气房黏膜内及其骨质的急性化脓性炎症。多由急性化脓性中耳炎发展而来,故也称为急性化脓性中耳乳突炎。病理改变为中耳炎症侵入乳突,鼓窦入口肿胀,乳突内脓液引流不畅,形成急性化脓性乳突炎。如果急性乳突炎得不到及时控制,可穿破乳突骨壁形成耳后骨膜下脓肿,引流不畅者可引起颅内感染。主要临床表现为乳突部疼痛、肿胀。

【临床表现】

1. 症状体征 急性化脓性中耳炎鼓膜穿孔、流脓后耳痛不减轻,或一度减轻后又逐步加重,耳流脓不减少或继续增多,全身症状明显可有体温增高、消化系统症状等,即应考虑本病。检查可见乳突部疼痛、压痛明显、耳后沟压痛。骨性外耳道后上壁红肿,鼓膜充血或有小的穿孔,穿孔处可有脓液搏动。

2. 实验室和其他检查 X 线乳突摄片可表现为气房模糊,脓肿形成后房隔不清。血化验白细胞计数增多。

【鉴别诊断】

外耳道疖肿 无中耳炎病史,可有挖耳史,剧烈耳痛,张口、咀嚼时加重,并可放射至同侧头部,外耳道皮肤红肿,局部可见丘状隆起,成熟时其顶端有一黄白色脓点,溃破可见外耳道有脓血性物,耳屏压痛,但无乳突部压痛。

【治疗】

1. 药物治疗 乳突炎早期全身及局部治疗同急性化脓性中耳炎,及早应用大剂量抗生素药物,改善局部引流,炎症得到控制而逐渐痊愈。

2. 手术治疗 若引流不畅感染不能控制,或出现严重并发症时,应立即行乳突切开术。单纯乳突切开术用于中耳及乳突急性化脓性炎症,防止并发症,保留外耳道后壁,单纯切开乳突腔和鼓窦,清除鼓窦、鼓窦入口及乳突气房内的病变组织,不触动鼓室结构,保持原有听力,使中耳脓液得到充分引流。

第 9 节 功 能 性 聋

功能性聋,又称心理性耳聋、非器质性耳聋、癔症性耳聋、假性器质性耳聋、假性神经性耳聋、精神性耳聋等,是指无器质性疾病的假性听觉障碍,由精神心理性因素引起。主要临床表现为耳聋。

【临床表现】

1. 症状体征 精神性聋发病前多有明显精神因素,如遭受剧烈精神刺激,或原有癔症或癔症倾向。起病多在明显诱因后突然耳聋,精神性聋常为双侧性,与测听结果不符;且双侧“聋”者,讲话语音仍完全正常,说明听觉反馈现象仍存在。可伴有外耳麻木或视觉障碍。

2. 实验室和其他检查 颅脑 CT 有助于排除器质性病变。

【治疗】

1. 暗示疗法 适于突然起病且病程很短的患者,暗示疗法较为有效。查明并去除精神诱因,则是暗示疗法成功的关键。

2. 药物疗法 适于暗示疗法不奏效者,可用 10% 葡萄糖酸钙 10ml/ 次,1 次 / 天,静脉滴注,同时进行语言暗示治疗,模拟手术暗示、催眠法、麻醉疗法均可试用。

第 10 节　突 发 性 聋

突发性聋,是指突然发生的原因不明的一种感音性聋,多在 3 天内听力急剧下降。与病毒感染、迷路水肿、血管病变和迷路窗膜破裂有关。主要临床表现为听力突然明显减退。

【临床表现】

1. 症状体征　多数患者无明显发病原因,不少是发生在睡眠当中,于起床时自感耳鸣、耳聋。听力突然明显减退(多为单侧),大部分患者伴有耳鸣,或耳内发闷、胀满及阻塞感。部分患者同时伴有眩晕,自觉有旋转感,常伴恶心、呕吐,多于发病一周左右眩晕减轻,耳鸣、耳聋无好转,伴有眩晕者听力损失多较重,也不容易恢复。检查见鼓膜正常,咽鼓管功能正常,伴眩晕者可有水平眼震。

2. 其他检查　音叉试验、纯音测听、声导抗测听、脑干听觉诱发电位、耳声发射等有助诊断。

【治疗】

1. 一般治疗　适当休息,调节情绪。

2. 药物治疗　选用血管扩张剂如盐酸倍他啶 500ml,加入复方丹参 10~16ml,1 次 / 天,静脉滴注。同时配合维生素 B_1 100mg/ 次,1 次 / 天,肌内注射;维生素 B_{12} 250mg/ 次,1 次 / 天,肌内注射。

3. 高压氧治疗　高压氧治疗有一定辅助作用。

第 11 节　药 物 性 聋

药物性聋,是指由于用药不当造成的耳聋。发生机制不清,引起耳聋的常见耳毒性药物有抗生素类如链霉素、庆大霉素、卡那霉素、新霉素、妥布霉素等;多肽类抗生素如万古霉素、多粘菌素等;抗肿瘤类药物如氮芥、卡铂、顺铂等;利尿类药物如呋塞米、依他尼酸等;水杨酸类药物也可引起。主要临床表现为对周围声音刺激反应不灵敏、听力下降。

【临床表现】

患者一般均有长期或大量用药史,可出现于用药过程中,也可出现于停药后数日、数周或数月。通常为无诱因的逐渐出现耳聋,小儿多见,且易被忽略,有的可成为聋哑人。患者主要表现为对周围环境声音刺激反应不灵敏、听力下降。成年人可先有长时间耳鸣,继而出现耳聋。

【治疗】

1. 治疗方法,同突发性聋。

2. 药物性耳聋,可以预防,药物治疗时应酌情调整剂量,以免药物中毒。

【提示】

儿童用药时应特别注意药物的耳毒性,某些药物应该慎用或禁用。

附　耳毒性药物

耳毒性药物,是指对第八对脑神经(位听神经)有毒副作用的药物。主要中毒症状为眩晕、平衡失调、耳鸣、耳聋。已知耳毒性药物近百种,常用者如下,其中氨基苷类抗生素耳毒性临床最常见。

1. 氨基苷类抗生素　链霉素、卡那霉素、新霉素、庆大霉素、妥布霉素、小诺米星、林可霉素等。

2. 非氨基苷类抗生素　红霉素、万古霉素、多粘菌素 B、氯霉素、紫霉素、卷曲霉素等。

3. 抗癌药　长春新碱、氮芥、卡铂、顺铂等。

4. 水杨酸类药　阿司匹林、非那西丁、保泰松等。

5. 利尿剂　呋塞米、依他尼酸等。

6. 其他　奎宁、氯喹、普萘洛尔胰岛素等。

经口服、肌内注射、静脉注射、体腔用药等均可产生耳毒性。特点为自用药到出现耳聋需要一段时间,随时间延长耳聋加重。

具有个体差异,有人即使剂量小、疗程短,也可能出现耳毒性。儿童和老年人易出现耳毒性,孕妇使用耳毒性药物可经胎盘损害胎儿听力。在噪声环境工作的人因为内耳较脆弱,可加重药物损害。肾功能不全时有蓄积作用可加重毒副作用的发生。因此,六岁以下儿童、孕妇和 65 岁以上老年人禁用;特殊情况例外(如结核性脑膜炎)。

使用此类药物应注意询问用药史、家族史、过敏史。

第 12 节　老 年 性 聋

老年性聋,是指伴随年龄老化(一般发生在 60 岁以上)而发生的退行性病变,继而出现耳聋。主要临床表现为双侧耳鸣、逐渐发生耳聋。

【临床表现】

患者一般年龄在 60 岁以上,主要表现为双侧逐渐发生的高频听力损失,并缓慢累及中频与低频听力,常有高调的持续性耳鸣。患者通常感觉在噪声环境中,语言辨别能力下降。

【治疗】

目前尚无特效治疗方法。必要时可佩戴助听器。

第13节 噪声性聋

噪声性聋,是指长期接触噪声刺激所引起的缓慢性感音神经性聋。又称慢性声损伤。从心理和生理学角度讲,噪声是人们不喜欢、使人烦恼、有害健康的声音。除可听声音外,超声(频率20000Hz)、次声(频率16Hz以下)也能对人体产生危害。因此,噪声已被列为世界性七大公害之首。损伤机制尚不明确,但有三个学说 机械学说、血管学说、代谢学说。主要临床表现为耳鸣、听力减退。

【临床表现】

患者出现耳鸣,多在耳聋之前出现,呈双耳持续高调耳鸣。继之,出现缓慢的听力减退,语言辨别能力下降。听力下降逐渐加重,出现语言频率受累,导致交流障碍。

【治疗】

目前尚无特效治疗方法。治疗原则同其他感音神经性耳聋,包括血管扩张药、ATP、维生素 B_1 等。

晚期患者根据听力下降程度选择助听器或人工耳蜗。

【提示】

1. 本病诊断涉及职业病鉴定,应慎重对待。

2. 预防噪声性聋应着手控制工作场所噪声,厂区与生活区分开,使用耳塞、防声帽,看电视、听广播、听音响控制音量60%。

第14节 梅尼埃病

梅尼埃病,又称耳源性眩晕。病因尚无定论,可能与耳蜗微循环障碍、内淋巴液生成和吸收平衡失调、免疫反应、膜迷路破裂、自主神经失调、内分泌紊乱等有关。主要病理改变为膜迷路积水。首次发病年龄为30~50岁,单耳发病约为85%,一般3年后累及双耳。主要临床表现为发作性眩晕、耳聋、耳鸣和耳胀满感。

【临床表现】

1. 症状体征 多突然起病,呈阵发性旋转性眩晕,常常伴有恶心、呕吐、面色苍白等神经反射症状,睁眼、转头时眩晕加剧,可伴耳鸣;反复发作致一侧感音性聋;同侧头及耳内闷胀感。耳镜检查多无阳性发现。发作时有水平旋转性眼震,快相向健侧。神经系统检查一般无阳性体征。以上表现可间断一定时期后,反复出现。

2. 实验室和其他检查 听力检查多为一侧感音性聋,重振试验为阳性。多次发作后患侧前庭功能多降低或消失。甘油试验多为阳性。

【鉴别诊断】

1. 突发性聋　常为中度、重度或全聋,伴耳鸣、眩晕、恶心、呕吐,但无反复发作特征。初次发作的梅尼埃病应注意鉴别。

2. 药物性前庭耳蜗损害　眩晕、耳鸣、耳聋多缓慢发生,眩晕逐渐减轻或完全消失,耳聋、耳鸣则进行性加重,患者常能提供使用耳毒性药物史。

3. Hunt 综合征　突然发生眩晕、耳鸣、耳聋,但不会反复发作,耳部带状疱疹和周围性面瘫有助于鉴别。

4. 其他疾病　椎基底动脉供血不足、慢性脑干缺血等可伴发眩晕、耳鸣及听力减退,但无反复发作。

【治疗】

1. 一般治疗　卧床休息、戒急躁、低盐饮食,忌烟酒、茶等。

2. 药物治疗　①发作期对症处理,尽快缓解眩晕、恶心、呕吐,可酌情选用脱水剂、抗组胺药、镇静剂或自主神经(自主神经)调整药物,如50%葡萄糖注射液40ml,加用维生素 B_6 注射液100mg/次,每天一次,静脉注射;茶苯海明50mg/次,3次/天,口服;谷维素30mg/次,3次/天,口服;地西泮5mg/次,3次/天,口服;②间歇期药物治疗,可选用血管扩张剂,如倍他司汀、尼莫地平等;抗组胺药,如异丙嗪、茶苯海明等;中效或弱效利尿剂,如氢氯噻嗪、乙酰唑胺等,长期应用注意补钾。

3. 手术治疗　适于发作频繁、症状较重、病程较长,并对工作、生活有明显影响者。可根据情况选择内淋巴囊手术、前庭神经切断术、颈交感神经切断术等。

【健康指导】

1. 适当休息,睡眠充分,生活规律,勿过劳累,保持心态平衡,适当放松心情。

2. 不要长时间低头工作,娱乐时也不要长时间低头,如下棋、打牌等。

3. 不吸烟,不要饮浓咖啡。

4. 不使用卡那霉素、链霉素、庆大霉素等对内耳有损害的药物。

【提示】

梅尼埃病主要有四大症状　眩晕、耳鸣、耳聋、内耳闷胀,需与高血压等其他疾病所致头晕进行鉴别。

第八十章 鼻部疾病

第1节 外鼻损伤

外鼻突出于面部中央,易遭受撞击或跌碰,可发生鼻骨骨折,有时并发颅骨骨折等。

【临床表现】

1. 症状体征 明确的鼻面部外伤史,局部疼痛、肿胀、鼻出血,局部可有畸形。鼻骨骨折合并颅底骨折可有清水样鼻涕。检查可见外鼻肿胀、触痛,骨折时部分患者可触及骨摩擦音,皮下瘀血;软组织裂伤时可见伤口、出血,鼻腔可见黏膜损伤出血。

2. 其他检查 骨折时鼻侧位 X 线片有骨折表现。

【治疗】

1. 局部治疗 ①软组织挫伤,早期局部冷敷可减轻肿胀及止痛,48 小时后改为热敷;有软组织裂伤者清创缝合;②下段鼻骨骨折,无畸形者可不处理;如畸形明显可用鼻骨复位钳或剥离器手法复位,先进行鼻腔表面麻醉,然后进行鼻内或鼻外法复位(图80-1),注意进入鼻腔内的器械不能超过两侧内眦连线,以免损伤筛板,术后以凡士林或碘仿纱条填塞,48 小时后取出。开放性鼻骨骨折,争取清创缝合、鼻骨复位一期完成;③脑脊液鼻漏的处理,禁用滴鼻药及鼻腔填塞,可取半卧位;半个月以上仍鼻漏者,可考虑手术治疗。

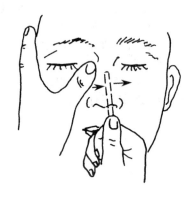

图 80-1 鼻骨骨折复位

2. 抗生素治疗 病情轻者给予青霉素 V 0.25~0.5g/ 次，3~4 次 / 天，口服；或阿莫西林片 0.5~1g/ 次，3~4 次 / 天，口服。病情较重者青霉素 80 万单位 / 次，2~4 次 / 天，肌内注射；或氨苄西林 1~2g/ 次，溶于 100ml 液体中，1/2~1 小时内静脉滴完，3~4 次 / 天。青霉素过敏可用红霉素 0.25g/ 次，口服，3~4 次 / 天；或红霉素 0.9~1.5g/d，加入 5% 葡萄糖液体内，静脉滴注。

3. 预防破伤风 给予破伤风抗毒素 1500U，肌内注射。

4. 其他处理 适当垫高头枕，以利消肿。皮肤裂伤者愈合后局部应用瘢痕贴片，防止瘢痕增生。

第2节 鼻腔异物

鼻腔异物，有内源性和外源性两大类，内源性异物如死骨、凝血块、鼻石、痂皮等；外源性异物有植物性、动物性和非生物性。多为儿童玩耍、昆虫爬入、弹片、弹丸等进入和医源性遗留所致。病理改变为异物滞留引起鼻腔感染、鼻石形成等。主要临床表现为鼻阻塞、流脓涕。

【临床表现】

1. 症状 儿童、成年人均可患病，儿童患者表现为单侧鼻塞，流脓血性涕，鼻出血，且有臭味。活的动物性异物（如水蛭）常有虫爬感。医源性异物则有异物滞留侧鼻塞、脓涕（有臭味）和头痛等。

2. 体征 经前鼻孔检查常可发现异物，较小者需收敛黏膜、清理干痂才能发现。异物存留过久，可被肉芽组织包埋或形成鼻腔炎症，少数形成鼻石。

3. 其他检查 碎石、木块以及金属类异物可行包括下颌骨在内的正位和侧位的头颅 X 线摄片定位。必要时行 CT 检查定位。

【治疗】

1. 异物取出 儿童鼻腔异物可用头端钩状或环状的器械，从前鼻孔轻轻进入，绕至异物后方再向前钩出。勿用镊子夹取，尤其是圆滑的异物，可使异物滑脱和推向后鼻腔或鼻咽部，有误吸入喉腔或气管内的危险。动物性异物先用 1% 丁卡因麻醉鼻腔后，再用鼻钳取出。

2. 药物治疗 合并感染者需用抗生素，病情轻者青霉素 V 成人剂量 0.25~0.5g/ 次，口服，3~4 次 / 天；或阿莫西林 0.5~1g/ 次，口服，3~4 次 / 天。病情较重者青霉素 80 万单位 / 次，2~4 次 / 天，肌内注射；或氨苄西林 1~2g/ 次，3~4 次 / 天，静脉滴注。青霉素过敏者用红霉素 0.25g/ 次，口服，3~4 次 / 天；或红霉素 0.9~1.2g/d，加入 5% 葡萄糖液体内，静脉滴注。儿童用药剂量酌减。

第3节　鼻　出　血

鼻出血,既是鼻腔疾病常见症状,也是全身性疾病或鼻腔、鼻窦邻近结构病变的症状之一。局部原因为鼻腔外伤、炎症、肿瘤、鼻中隔病变;全身病因如急性发热性传染病(流感、出血热、鼻白喉等)、心血管疾病、血液病、中毒、内分泌失调等。主要临床表现为鼻出血。

【临床表现】

1. 症状　鼻出血为许多疾病在鼻部引起出血的症状,多为单侧,亦可双侧,表现为间歇性反复出血,亦可呈持续性出血。出血量多少不一,轻者仅鼻涕带血或倒吸血涕,重者可大量出血或反复出血可致贫血或休克。

2. 体征　出血部位多在鼻中隔的前下方,少数严重出血在鼻腔后部。局部检查可见出血处黏膜糜烂、血管扩张等。

3. 实验室和其他检查　血常规及凝血机制检查有助于了解出血量及查明原因。

【治疗】

1. 一般治疗　取坐位或半卧位,疑有休克者,应取平卧位。嘱患者勿将血液咽下,以免刺激胃部引起呕吐,必要时给予镇静剂。

2. 局部治疗　嘱患者用手指捏紧两侧鼻翼(压迫鼻中隔前下部)10~15分钟,同时用冷水袋或湿毛巾敷前额和后颈,以促使血管收缩减少出血,或用1%麻黄碱滴鼻液或0.1%肾上腺素的棉片置于鼻腔暂时止血,寻找出血部位。常采用的止血方法有烧灼法、填塞法、血管结扎法、血管栓塞法。

3. 全身治疗　应用止血剂,如巴曲酶2U,静脉注射;或卡巴克洛(安络血)2.5~5mg/次,3次/天,口服;或酚磺乙胺3g,静脉滴注;也可选用凝血酶、氨甲苯酸等。如出现休克则进行输血、输液等抗休克治疗;给予适量抗生素、维生素及镇静药等。

4. 病因治疗　针对引起鼻出血的原因,同时积极治疗。

第4节　急　性　鼻　炎

急性鼻炎,俗称"伤风""感冒",是由病毒感染引起的鼻黏膜急性炎症性疾病。常见鼻病毒、流感和副流感病毒、腺病毒、冠状病毒、柯萨奇病毒等感染。病毒经飞沫传播,其次通过被污染的物体或食物进入鼻腔或咽部而感染。病理改变为局部黏膜充血、水肿,腺体及杯状细胞分泌增加、单核细胞和吞噬细胞浸润、纤毛及上皮细胞坏死脱落。主要临床表现为鼻塞、流涕。

【临床表现】

1. 症状　潜伏期 1~3 天。初期鼻内有灼热及痒感、喷嚏，随即出现鼻塞、水样鼻涕、嗅觉减退及闭塞性鼻音，症状逐渐加重。继发细菌感染后鼻涕变为黏液性、黏脓性、脓性。大多伴有全身不适、倦怠、发热（37~38℃）和头痛等。小儿全身症状较成人重，多有高热（39℃以上），甚至惊厥，常出现呕吐、腹泻等消化道症状。

2. 体征　鼻黏膜充血、肿胀，鼻道有较多分泌物，初起为水样，渐变为黏液性、黏脓性或脓性。

【鉴别诊断】

1. 流感　全身症状重，如高热、寒战、头痛、全身关节及肌肉酸痛等，上呼吸道症状反而不明显。

2. 变应性鼻炎　常被误诊为急性鼻炎，突发性喷嚏和清水涕，迅速消失，极少超过半天以上。发作过后，一切恢复正常，无发热等全身症状。鼻腔分泌物细胞学检查、皮肤试验、激发试验及特异性 IgE 抗体测定等有助于鉴别。

3. 血管运动性鼻炎　有明显的诱因，症状与变应性鼻炎相似，发作突然，消退迅速。

4. 急性传染病　许多呼吸道急性传染病早期可出现鼻腔急性炎症，如麻疹、猩红热、百日咳等。除有急性鼻炎表现外，尚有其本身疾病的表现，且全身症状较重，如高热、寒战、头痛、全身肌肉酸痛等。通过详细的体格检查和严密观察可鉴别之。

5. 鼻白喉　儿童患者注意与鼻白喉鉴别，鼻白喉有血涕，全身症状重，常并发咽白喉。

【治疗】

1. 一般治疗　注意休息，保持室内空气清新，多饮水，进高热量、高维生素饮食。

2. 病因治疗　病毒感染时尚无特效药物，可试用金刚烷胺，缩短发热时间、减轻症状，一般成人用量 200mg/d，口服，连用 5 天；或利巴韦林（病毒唑）0.1g/次，3 次/天，口服，连用 5 天。儿童酌减，1 岁内儿童禁用金刚烷胺。细菌性感染时根据病情适当选用抗生素，如青霉素 V 0.25~0.5g/次，3~4 次/天，口服；或红霉素 0.25g/次，口服，3~4 次/天。

3. 对症处理　发热、头痛者给予阿司匹林 0.3~0.6g/次，3 次/天，口服；或对乙酰氨基酚 0.25~0.5g/次，口服，3~4 次/天。局部滴用 1% 麻黄素生理盐水使黏膜收缩，以利通气引流，并注意正确擤鼻。

4. 中药治疗　①清热解毒，如大青叶、板蓝根、贯众、七叶一枝花等，均有抗病毒、抗菌作用，可选一至三味，每味 20~30g，水煎服；②中成药，可选用板蓝根颗粒 1 包/次，口服，3 次/天；或用中西药制剂，如维 C 银翘片 2~3 片/次，口服，3 次/天。

第5节 慢 性 鼻 炎

慢性鼻炎,系指鼻腔黏膜或黏膜下炎症持续长期存在或反复发作、迁延不愈,间歇期也不能恢复正常。多由急性鼻炎反复发作、鼻腔及鼻窦慢性疾病、用药不当和全身慢性疾病(贫血、营养不良、糖尿病、内分泌失调等)所致。病理改变为淋巴细胞和浆细胞为主的炎性细胞浸润,黏膜、黏膜下层、骨膜和骨的局限性或弥漫性纤维组织增生、肥厚。临床上分为慢性单纯性鼻炎和慢性肥厚性鼻炎两种类型。

一、慢性单纯性鼻炎

慢性单纯性鼻炎,病理改变为鼻腔黏膜水肿、分泌物增多为特点的慢性炎症。主要临床表现为鼻塞、多涕。

【临床表现】

1. 症状 患者鼻塞,呈间歇性,白天、夏季、劳动或运动时减轻,夜间、休息、寒冷时加重。另一特点呈交替性,变换侧卧位时,两侧鼻腔阻塞随之交替,居下位的鼻腔阻塞,居上位者则通气。多涕,一般为黏液涕,继发感染时有脓涕。少数患者可有头痛、头昏、咽干、咽痛。

2. 体征 鼻黏膜充血、下鼻甲肿胀、表面光滑、柔软、富于弹性,探针轻压后凹陷,探针移开立即复原,对血管收缩剂敏感。鼻腔底、下鼻道或总鼻道有较黏稠鼻涕。

【治疗】

1. 一般治疗 注意休息,保持室内空气清新,多饮水、进高热量、高维生素饮食。

2. 病因治疗 鼻腔内应用血管收缩剂,常用0.5%~1%麻黄碱滴鼻液,滴鼻,3次/天;或盐酸羟甲唑啉喷雾剂,鼻腔喷雾,3次/天。

3. 封闭疗法 0.25%~0.5%普鲁卡因行下鼻甲前端黏膜下注射,1~1.5ml/次,隔天1次,5次为一疗程。

二、慢性肥厚性鼻炎

慢性肥厚性鼻炎,病理改变为鼻腔黏膜、黏膜下层、骨膜局限性或弥漫性增生肥厚为特点的慢性炎症。主要临床表现为单侧或双侧持续性鼻塞。

【临床表现】

1. 症状 单侧或双侧持续性鼻塞,少量流涕,黏液性或黏脓性,不易擤出。多伴闭塞性鼻音、耳鸣和耳闭塞感,并有头痛、头昏、咽干、咽痛。

2. 体征 鼻腔黏膜呈暗红或苍白色增生肥大,呈结节状或桑葚状,质地较硬,对血管收缩剂反应不敏感。鼻腔底、下鼻道有黏液性或黏脓性鼻涕。

【治疗】

1. 一般治疗　适当休息,保持室内空气清新,多饮水、高维生素饮食。

2. 局部治疗　鼻腔内应用血管收缩剂 0.5%~1% 麻黄碱滴鼻液,滴鼻,3 次 / 天;或盐酸羟甲唑啉喷雾剂,鼻腔喷雾,3 次 / 天。亦可下鼻甲硬化剂注射、激光等治疗。

3. 手术治疗　黏膜严重肥厚、对血管收缩剂无明显反应,尤其下鼻甲骨肥大者,应行下鼻甲部分切除术。

【健康指导】

1. 改善工作、生活环境,避免污染空气、粉尘和有毒物质长期刺激。

2. 锻炼身体,加强营养,提高机体抵抗力,预防上呼吸道感染。

3. 勿滥用滴鼻药水。

第 6 节　萎缩性鼻炎

萎缩性鼻炎,系鼻黏膜萎缩或退行性变的慢性炎症,伴有奇臭者又称"臭鼻症"。多发于青壮年,女性相对较多。健康状况和生活条件差者易患此病,可继发于慢性鼻炎、鼻窦炎、多次鼻腔手术不当所致的鼻黏膜广泛损伤等。病理改变为早期黏膜呈慢性炎症,鼻黏膜干燥、萎缩,鼻腔增大,腺体萎缩,分泌减少。主要临床表现为鼻黏膜萎缩、嗅觉减退或消失。

【临床表现】

1. 症状　鼻、咽干燥感,鼻出血,黏膜萎缩导致嗅觉减退或消失;鼻塞,系由于脓痂阻塞的缘故;蛋白质腐败分解可致恶臭,旁人靠近可闻到臭味,但患者不能闻到。患者往往伴有头痛、头昏等不适。

2. 体征　鼻腔黏膜干燥、萎缩、糜烂,有多量灰绿色脓痂附着,鼻甲缩小,鼻腔宽大。自幼发病,影响外鼻发育可致鼻梁宽平。

【治疗】

1. 一般治疗　注意休息,保持室内空气清新,多饮水、进高热量、高维生素饮食。

2. 局部治疗　①鼻腔冲洗,可用温热生理盐水冲洗,1~2 次 / 天;②鼻腔内用药,可用 1% 复方薄荷樟脑液体石蜡,滴鼻,3~4 次 / 天。

3. 手术治疗　可行鼻腔外侧壁内移加固定术,前鼻孔闭合术或鼻腔黏 - 骨膜下埋藏术。

4. 全身治疗　补充维生素 A、B、C、D、E,特别是维生素 B_2、C、E。

【健康指导】

1. 改善环境及个人卫生,忌烟禁酒,勿进辛辣等刺激性食物。

2. 冬天防止冷空气刺激可戴口罩,夏天天气干燥时,应用麻油滴鼻和每天洗鼻腔。

3. 加强营养,适当补充各种维生素。

第7节 变应性鼻炎

变应性鼻炎,即变态反应性鼻炎,俗称"过敏性鼻炎"。系指发生在鼻黏膜的变态反应性疾病,分为常年性变应性鼻炎和季节性变应性鼻炎。普通人群发病率为 10%~25%。常由吸入性、食物性变应原、接触化妆品等引起,也可由病毒、细菌以及物理因素引起。病理改变为局部毛细血管通透性增加、腺体增生、分泌功能旺盛。主要临床表现为鼻痒、打喷嚏、流清涕、鼻塞等。

【临床表现】

1. 症状 阵发性鼻内发痒、鼻塞、打喷嚏,流大量清水样或稀薄黏性鼻涕;同时有轻重不一的鼻塞、嗅觉减退。常年反复发作或季节性发作,症状来去迅速,可伴有流泪、头痛等症状。患者多为过敏性体质,常伴有支气管哮喘、血管神经性水肿、荨麻疹等病。

2. 体征 鼻黏膜苍白、充血、水肿,或浅蓝色,下鼻甲尤为明显,鼻腔常见水样分泌物。

3. 实验室检查 鼻分泌物涂片见多量嗜酸性细胞。

【治疗】

1. 一般治疗 适当休息,保持室内空气清新。

2. 病因治疗 寻找过敏源,避免接触。

3. 局部治疗 可用 1% 麻黄素液,滴鼻,3 次 / 天;或 1% 苯海拉明麻黄素液,滴鼻,3 次 / 天;还可选用 0.25% 氢化可的松液,滴鼻,3 次 / 天。下鼻甲黏膜可行电灼、冷冻、激光等治疗,降低神经末梢的敏感性。

4. 药物治疗 ①肾上腺皮质激素,采取短期突击疗法,泼尼松 0.5~1mg/kg·d,晨起空腹口服,连续 14 天;②抗组胺药物,可用阿司咪唑(息斯敏)10mg/次,1 次 / 天,口服;也可应用氯苯那敏、赛庚啶和异丙嗪等;③色甘酸钠为肥大细胞稳定剂,剂量 5mg/ 次,4 次 / 天,口服。

【健康指导】

1. 寻找过敏源,去除病因,如对花粉过敏在花粉飘散季节关好门窗,出门戴口罩;对动物羽毛过敏者不要喂养家畜家禽,保持室内卫生,避免使用羽绒制品。

2. 锻炼身体,增强体质。

第8节　血管运动性鼻炎

血管运动性鼻炎,相对于变应性鼻炎,均属于呼吸道高反应性疾病,但前者属于免疫性疾病,可以找到免疫学证据;而后者缺乏免疫学证据,故又称为非变应性鼻炎。发病机制不同,临床表现有重叠,治疗和预后有较大差别。发病原因与自主神经(自主神经)功能紊乱有关。主要临床表现为鼻塞、流涕、鼻痒、喷嚏。

【临床表现】

1. 症状　男女均可发病,中年女性较多,环境因素(温度、刺激气体等)可激发,表现为鼻塞、流涕、喷嚏、鼻痒,可能以某种症状为主,常年发病,但与常见变应原(如花粉)无关。

2. 体征　与变应性鼻炎有相似之处,可见鼻黏膜充血、水肿,下鼻甲充血肥大,鼻腔常见水样或黏稠分泌物潴留。

3. 实验室检查　鼻分泌物涂片嗜酸性粒细胞不升高。

【治疗】

1. 一般治疗　避免刺激性因素,保持室内空气清新。

2. 鼻内　酌情应用滴鼻液。

3. 鼻腔冲洗　可用生理盐水鼻腔冲洗。

第9节　鼻　息　肉

鼻息肉,为常见鼻病,多为双侧性。发病原因及机制至今未明,一般认为是多种因素共同作用的结果,主要包括纤毛形态结构和功能障碍、微循环变化影响等。病理改变为息肉由高度水肿的疏松结缔组织组成,其上皮结构有鳞状上皮、柱状上皮及其他移行上皮;浸润细胞以嗜酸性粒细胞为主,并可见中性白细胞、淋巴细胞、浆细胞和肥大细胞浸润。主要临床表现为渐进性鼻塞、流涕、嗅觉障碍。

【临床表现】

1. 症状　多见于成年人,一侧或两侧渐进性鼻塞,有黏液脓性涕,嗅觉障碍、闭塞性鼻音,严重病例可有头疼、耳鸣、耳闷、听力减退。

2. 体征　鼻腔可见1个或多个灰白色、半透明、表面光滑的赘生物,触之柔软、活动,不出血,无疼痛。

【鉴别诊断】

1. 鼻腔恶性肿瘤　肿物暗红,触之易出血,表面不平,鼻气息臭味明显,患者多在中年以上。

2. 中隔出血性息肉　多见于青年人,肿物常位于中隔,暗红色,单发且体积不大,触之易出血,患者可有鼻衄史。一般认为是胚胎过程中造血细胞残留所致。

3. 脑膜脑膨出 肿块多位于鼻腔顶部,表面光滑,呈粉红色。鼻塞不甚明显,病史长且进展慢。多见于少年儿童。

4. 其他疾病 颅内肿物突入鼻腔,如脊索瘤、神经母细胞瘤、脑垂体瘤等。

【治疗】

1. 一般治疗 适当休息,保持室内空气清新。

2. 病因治疗 适于初诊时息肉体积较小,未超越中鼻甲下缘者。主要选用,可用地塞米松 1.5mg/次,3 次/天,口服;或泼尼松 15mg/次,1 次/天,口服。

3. 手术治疗 适于药物治疗无效、合并复发性鼻窦炎或鼻腔大部完全堵塞影响功能者。手术方法有圈套器或息肉钳摘除息肉,鼻内镜下息肉摘除术及鼻窦开放术。

第 10 节 鼻中隔偏曲

鼻中隔偏曲,是鼻中隔偏离中线向一侧或两侧偏曲,或局部形成突起引起鼻功能障碍。绝大多数患者鼻中隔的骨和软骨发育不均衡,也可由外伤、肿瘤或异物压迫导致。病理改变鼻中隔多呈 "C" 形或 "S" 形偏曲。主要临床表现为鼻塞。

【临床表现】

1. 症状 鼻塞为主要症状,可为单侧或双侧鼻塞。鼻出血为常有症状,偏曲的突起处黏膜薄脆,受气流和尘埃刺激,易发生糜烂而出血。常伴有头痛、听力下降等。

2. 体征 检查见两侧鼻腔不等大,中隔偏向一侧或两侧,局部有嵴、棘等突起。

【鉴别诊断】

鼻中隔黏膜肥厚 以探针触及,质地柔软,且易压成小凹。

【治疗】

手术治疗是唯一治疗方法,若同时有鼻息肉或鼻甲肿大,应先行鼻息肉和鼻甲手术;若通气改善,鼻部症状消失,则不需进一步处理。手术方法有鼻中隔黏膜下切除术和鼻中隔矫正术。

第 11 节 鼻前庭疖肿

鼻前庭疖肿,是指鼻前庭的毛囊、皮脂腺或汗腺的局限性急性化脓性炎症。主要致病菌为金黄色葡萄球菌。病理改变为局部组织肿胀、变性、化脓。主要临床表现为局部红肿、疼痛。

【临床表现】

1. 症状　常有扣挖鼻孔、拔鼻毛的不良习惯，或有慢性鼻炎、鼻窦炎、糖尿病史。开始感局部疼痛，局限性隆起，可有触痛，可有颌下淋巴结肿大、压痛。

2. 体征　检查局部肿胀，有丘状隆起，并出现黄白色脓点，后期炎症向周围扩散，肿胀可扩散至上唇、面颊部，表现为同侧上唇肿胀等。

【治疗】

1. 局部治疗　①未形成脓肿者，可外用红霉素软膏，2~3 次 / 天；或 10% 鱼石脂软膏，2~3 次 / 天，局部涂抹；②已形成脓肿者，用小探针蘸少许纯石炭酸或 15% 硝酸银腐蚀脓头，促使其破溃排脓；③已破溃者，局部清洁消毒，促进引流，用抗生素软膏涂敷以消炎，需保护伤口不致结痂，促其愈合。

2. 抗生素治疗　可给予青霉素 V 0.25~0.5g/ 次，口服，3~4 次 / 天；或阿莫西林片 0.5~1g/ 次，3~4 次 / 天，口服。如青霉素过敏可用红霉素 0.25g/ 次，口服，3~4 次 / 天。

【健康指导】

1. 戒除扣挖鼻孔及拔鼻毛的不良习惯，避免有害粉尘刺激。

2. 积极治疗鼻及鼻腔疾病。

3. 若已发生疖肿，切忌按摩和挤压，早期尤忌切开引流，以免炎症向内扩散。

4. 多饮水，保持大便通畅，勿食辛辣食物。

第 12 节　急性鼻窦炎

急性鼻窦炎，是指鼻窦腔黏膜的急性感染性炎症。致病菌多为肺炎双球菌、溶血型链球菌、葡萄球菌等。鼻腔黏膜与鼻窦黏膜相延续，故鼻腔炎症常累及鼻窦黏膜，鼻窦炎常伴有鼻腔黏膜的炎症，因此学界趋于将鼻窦炎改为鼻 - 鼻窦炎。急性鼻窦炎多继发于急性或慢性鼻炎、鼻中隔偏曲、扁桃体炎、过度疲劳、营养不良等，全身抵抗力降低是诱发本病的原因。病理改变为鼻窦黏膜的急性卡他性炎症和化脓性炎症。主要临床表现为头痛、鼻塞、流涕。

【临床表现】

1. 症状　患者常有头痛，咳嗽、震动、摇头时加重；持续性鼻塞，鼻腔内大量脓性或粘脓性鼻涕，嗅觉减退。可因发生鼻窦不同而表现不同。①急性上颌窦炎，眶下区及颊部疼痛，有时上列牙痛，头痛位于额部，上午轻，下午重，可向颞部放射；②急性额窦炎，额部头痛，有规律性，常于晨起后 2~3 小时开始，中午达高潮，午后渐轻；③急性筛窦炎，一般头痛较轻，两内眦及鼻背部胀痛，向头顶部放射，压迫眼球加重；④急性蝶窦炎，顶枕部头痛，向肩、背、乳突部放射。

2. 体征　鼻腔黏膜充血肿胀，中鼻道及嗅裂处有脓。额窦炎在眶内上缘处压痛明显,局部可有红肿;筛窦炎内眦部多有红肿及压痛。鼻腔放置麻黄素收缩鼻黏膜后头位引流,可观察鼻腔脓液来自何处。

3. 其他检查　鼻窦 CT 是目前鼻窦影像学检查的首要选择,可清楚显示鼻窦黏膜增厚,脓性物堆积;MR 可较好地显示软组织病变。鼻窦 X 线平片提供信息有限,目前已较少应用。

【治疗】

1. 一般治疗　适当休息,多饮水,进高热量、高维生素饮食。

2. 抗生素治疗　病情轻者给予青霉素 V 0.25~0.5g/ 次,口服,3~4 次 / 天;或阿莫西林 0.5~1g/ 次,3~4 次 / 天,口服。病情较重者青霉素 80 万单位 / 次,2~4 次 / 天,肌内注射;或氨苄西林 1~2g/ 次,3~4 次 / 天,静脉滴注。青霉素过敏者应用红霉素 0.25g/ 次,3~4 次 / 天;或红霉素 0.9~1.5g/d,加入 5% 葡萄糖液体内,静脉滴注。

3. 局部治疗　1% 麻黄素液滴鼻液,滴鼻,3 次 / 天;或 1% 苯海拉明麻黄素液滴鼻,3 次 / 天;或 0.25% 氢化可的松液滴鼻,3 次 / 天。全身症状和局部炎症基本控制后施行上颌窦穿刺冲洗。

4. 其他治疗　体位引流可以促进鼻窦内脓液的引流。局部热敷、短波透热或红外线照射等物理治疗,可促进炎症消退和改善症状。

第 13 节　慢性鼻窦炎

慢性鼻窦炎,为急性鼻窦炎反复发作或未彻底治愈而形成慢性化脓性炎症。致病菌与急性鼻窦炎相似。病理改变为黏膜水肿、增厚、血管增生、淋巴细胞和浆细胞浸润、上皮纤毛脱落或鳞状上皮化生以及息肉样变。主要临床表现为脓涕、鼻塞。

【临床表现】

1. 症状　流脓性涕、鼻塞为主要症状。可有头痛,性质及部位不定,一般为钝痛和闷痛。嗅觉减退或消失。可引起的眶并发症为视力减退或失明。全身症状轻重不等,精神不振、倦怠、头昏、记忆力减退、注意力不集中等。有的视功能障碍,视力减退。

2. 体征　鼻黏膜慢性充血、肿胀或肥厚,中鼻甲肥大或息肉样变,中鼻道变窄、黏膜水肿或有息肉。前组鼻窦炎者脓液位于中鼻道,后组鼻窦炎者脓液位于嗅裂。

3. 其他检查　鼻窦 CT 显示鼻窦腔大小、形态及黏膜增厚、液平面或息肉影。鼻窦 X 线平片提供信息有限,目前已较少应用。

【治疗】

1. 一般治疗　适当休息,多饮水,进高热量、高维生素饮食。

2. 抗生素治疗 病情轻者给予青霉素 V 0.25~0.5g/ 次, 口服, 3~4 次 / 天; 或阿莫西林 0.5~1g/ 次, 口服, 3~4 次 / 天。病情较重者青霉素 80 万单位 / 次, 2~4 次 / 天, 肌内注射; 或氨苄西林 1~2g/ 次, 3~4 次 / 天, 静脉滴注。如青霉素过敏用红霉素 0.25g/ 次, 口服, 3~4 次 / 天; 或红霉素 0.9~1.5g/d, 加入 5% 葡萄糖液体内, 静脉滴注。

3. 局部治疗 改善通气可用 1% 麻黄素液, 3 次 / 天, 滴鼻; 或 1% 苯海拉明麻黄素液, 3 次 / 天, 滴鼻; 或 0.25% 氢化可的松液, 3 次 / 天, 滴鼻。上颌窦炎时可进行穿刺, 生理盐水冲洗 (图 80-2), 1~2 次 / 周。

4. 手术治疗 解除中鼻道及其附近区域的阻塞, 改善鼻窦引流和通气, 促进鼻窦消退可行中鼻甲、下鼻甲部分切除和鼻中隔偏曲矫正术。

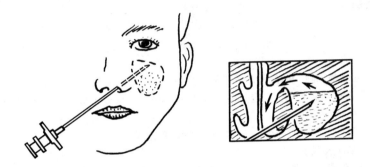

图 80-2 上颌窦穿刺冲洗

第 14 节 儿童鼻窦炎

儿童鼻窦炎, 为儿童较常见疾病。病因、临床表现、治疗与成人不尽相同。病理改变为急性鼻窦炎黏膜充血、水肿、炎性细胞渗出、窦口阻塞、分泌物潴留转为脓性; 慢性鼻窦炎黏膜水肿或肥厚。主要临床表现为脓涕、鼻塞。

【临床表现】

1. 症状体征 ①急性鼻窦炎, 早期与急性鼻炎相似, 或与感冒相似, 全身症状较重, 鼻塞、多脓涕、发热、脱水、咽痛、咳嗽、精神萎靡、呼吸急促, 较大儿童可述头痛; ②慢性鼻窦炎, 表现为间歇性或持续性鼻塞, 黏性或粘脓性鼻涕, 频发鼻出血, 严重者精神不振、食欲缺乏、低热, 由于长期鼻塞、张口呼吸致患儿颜面、胸部及智力发育不良。

2. 其他检查 鼻窦 CT 扫描有助于诊断, 但由于儿童阶段鼻窦发育存在差异,需仔细读片并结合病史。鼻窦 X 线检查已不作为常规儿童鼻窦炎常规检查方法。

【治疗】

1. 一般治疗　多饮水,进高热量、高维生素饮食。

2. 抗生素治疗　①急性鼻窦炎,全身应用足量抗生素;鼻腔局部应用减充血剂,疗程不超过 1 天,利于鼻窦引流;②慢性鼻窦炎,规范保守治疗,全身应用抗生素,口服为主,疗程最少 2~3 周;鼻腔应用减充血剂,疗程不超过 7 天。

3. 手术治疗　规范保守治疗无效者可考虑鼻窦手术,9 岁以下儿童尽量缩小手术范围。

【提示】

儿童鼻窦炎通常不是一个孤立的疾病,学龄前儿童鼻窦炎并不少见,若感冒持续一周、脓涕不减少,应考虑合并急性鼻窦炎。

第 15 节　酒　渣　鼻

酒渣鼻,是一种病因尚不清楚的皮肤病,与饮食、情绪变化、嗜酒、辛辣食物、毛囊螨虫感染等有一定关系。多见于中老年人,好发于鼻尖部、面颊、眉中、下颌部。临床通常分为三期:红斑期、丘疹脓疱期、鼻赘期。主要临床表现为皮肤潮红、分泌物增加、丘疹、脓包、增生肥厚,形成鼻赘。

【临床表现】

1. 红斑期　外鼻皮肤潮红、皮脂腺开口扩大、分泌物增加,皮肤表面呈油状,饮酒、进餐时加重。

2. 丘疹脓疱期　外鼻皮肤潮红持续不退,在红斑的基础上出现丘疹、脓疱,有的为结节、囊肿,反复发作。

3. 鼻赘期　上述病变继续加重,皮肤毛细血管扩张,鼻部软组织增生肥厚,形成鼻赘。

【治疗】

详见皮肤篇有关章节描述。

第八十一章 咽部疾病

第 1 节 咽 部 外 伤

咽部外伤,多见于儿童。致伤原因常为小儿将杆状物,如筷子、钢笔、竹签、牙刷等含在口中,不慎突然摔倒而致咽部扎伤。

【临床表现】

患儿有明显外伤病史,口中突然流血、疼痛。检查如为新鲜损伤,可见咽部或软腭部黏膜裂口、出血、肿胀等;如时间较长的损伤,往往可见伤口处组织泛白、浸渍,或有脓性分泌物附着。

【治疗】

1. 一般治疗　病情较轻可进食温度较低的流质,局部炎症较重者应禁饮食,静脉输液维持营养及水分。

2. 全身治疗　酌情应用抗生素。

3. 局部治疗　一般可给予 1 : 5000 呋喃西林液,含漱,3~4 次 / 天;或给予其他漱口液含漱。如疼痛明显可给草珊瑚含片 1 片 / 次,含化,3~4 次 / 天。

第 2 节 咽 部 异 物

咽部异物,系指异物存留于咽部,临床较为常见。最常见的原因为饮食不慎,将鱼刺或鱼骨卡于咽部,也可因儿童嬉戏、老年人咽部感觉较差、酒醉、癫痫发作、咽肌瘫痪、自杀、麻醉未醒等将异物卡于咽部。主要临床表现为咽部异物感、疼痛。

【临床表现】

1. 症状　①鼻咽异物,较少见,多见于小儿、外伤或手术中意外,常有鼻阻塞、鼻涕带臭味,可有不明原因发烧,并发咽鼓管炎、中耳炎等,易漏诊;②口咽异物,多存留于扁桃体、舌根或会厌,常为细小异物,易刺入组织内或隐藏于不易察知之处,自觉咽喉刺痛,吞咽时加剧,转动颈项受限,患者能指出疼痛所在部位；③喉咽异物，多见于梨状窝，症状同口咽异物，咽下困难，刺激喉黏膜可有发痒、咳嗽，甚至引起喉黏膜水肿、血肿等，如阻塞喉入口有窒息危险。有时因呛咳、吞咽、呕吐等动作使异物被吐出或咽下。

2. 体征　口咽或间接喉镜检查可发现异物，存留鼻咽部时间较长者鼻腔内有脓涕、黏膜充血或下鼻甲后部脓性物；如异物刺入、刺伤咽部组织可有瘀血、血肿，周围组织炎性表现。较大口咽和喉咽异物常在颈外扪到明显的触痛区，将喉头或气管朝此区推压，则疼痛加重。

3. 其他检查　颈部 X 线透视、摄片和吞钡检查可以判断有无异物及并发病的存在。

【治疗】

1. 异物取出　①口咽部异物，可用镊子夹出；②舌根、会厌谷、梨状窝等处异物，在间接或直接喉镜下异物钳取出；③鼻咽部异物，先用探针触诊和 X 线检查确定异物位置、大小、形状和硬度，然后牵引软腭，后鼻孔弯钳取出。取出时应采取仰卧低头位，以防异物坠入下呼吸道或被咽下；④已发生咽部感染者，先抗生素控制炎症，再取出异物；⑤已有咽旁或咽后脓肿形成者，经口或颈侧切开排脓，取出异物。

2. 抗生素治疗　合并感染、脓肿形成或创伤较重者，酌情应用抗生素，青霉素 V 片 0.25~0.5g/ 次，口服，3~4 次 / 天。病情较重者注射抗生素，常用青霉素 80 万单位 / 次，2~4 次 / 天，肌内注射。青霉素过敏者应用红霉素 0.25g/ 次，口服，3~4 次 / 天；或红霉素 0.9~1.5g/d，加入 5% 葡萄糖液体内，静脉滴注。

第 3 节　急 性 咽 炎

急性咽炎，是指咽部黏膜、黏膜下组织和淋巴组织的急性炎症，常为上呼吸道感染的一部分。多由病毒或细菌感染所致，感染途径常为通过飞沫和密切接触传播。病理改变为咽部黏膜充血、水肿、增厚，淋巴滤泡肿大。主要临床表现为咽部不适、干燥、疼痛。

【临床表现】

1. 症状　患者好发于春、秋季节，受冷、疲劳或烟酒过度为诱因。起病较急，起始咽部干燥、灼热、粗糙感，继之明显咽痛，空咽时加重，全身症状一般较轻，可有发热、头痛、食欲缺乏和四肢酸痛等。

2. 体征　咽部黏膜急性充血、肿胀，咽后壁淋巴滤泡隆起，表面有黄白色点状渗出物。可有下颌角淋巴结肿大、压痛。

【治疗】

1. 一般治疗　卧床休息，多饮水，进高热量、高维生素流质饮食。

2. 局部治疗　复方硼砂溶液，含漱，3 次 / 天；或生理盐水，含漱，3~4 次 / 天。

同时酌情选用度米芬喉片、碘喉片、草珊瑚含片、西瓜霜含片、溶菌酶含片等。

3. 全身治疗　病毒性感染时目前无特效药物,可试用金刚烷胺,一般用量200mg/次,口服,连用 5 天;或利巴韦林(病毒唑)0.1g/次,口服,3 次/天,连用5 天。细菌性感染时酌情选用青霉素 V 0.25~0.5g/次,口服,3~4 次/天;或阿莫西林 0.5g/次,口服,3~4 次/天;或红霉素 0.25g/次,口服,3~4 次/天。

4. 中医治疗　胖大海 2 枚、金银花 1.5g、玄参 3g、生甘草 2g,1 包/天,代茶饮;玄参、麦冬、金银花、山楂各 10g,胖大海 2~4 枚,鲜萝卜叶 30g,桔梗、甘草各6g,水煎,口服;也可代茶随饮,不拘时。

第 4 节　慢 性 咽 炎

慢性咽炎,是指咽部黏膜局部或弥漫性炎症。病理改变为咽部黏膜充血、增生、增厚,淋巴组织增生或黏膜萎缩。发病原因为长期鼻炎、鼻窦炎、吸烟、饮酒、外界粉尘、气体刺激及急性咽炎反复发作,贫血、消化不良、维生素缺乏、免疫功能低下等全身因素也可诱发。主要临床表现为咽部疼痛、不适、痒感、异物感、灼热感。

【临床表现】

1. 症状　一般无明显全身症状,局部表现为咽部异物感、痒感、灼热感、干燥或微痛。常有黏稠分泌物附着于咽后壁,晨起时出现频繁的刺激性咳嗽,伴恶心。萎缩性咽炎有时可咳出带臭味的痂皮。

2. 体征　咽反射敏感,易恶心呕吐,可分为三型:①单纯型,咽黏膜慢性充血,血管扩张;②肥厚型,黏膜下结缔组织增生明显,咽后壁淋巴滤泡增生甚至融合成片;③萎缩型,黏膜上皮变薄,腺体萎缩,咽壁干燥如"羊皮纸"样,后壁可有薄痂皮附着。

【治疗】

1. 一般治疗　必须戒除烟酒,注意休息,保持室内空气清新,湿度适宜,多饮水、进高热量、高维生素饮食。

2. 局部治疗　①单纯型,复方硼砂溶液含漱,3 次/天;或呋喃西林溶液含漱,3 次/天;或 2% 硼酸液含漱,3 次/天;亦可含服碘喉片、薄荷喉片;②肥厚型,除上述治疗外可用激光治疗,若淋巴滤泡增生广泛,治疗宜分次进行;亦可用药物(硝酸银)烧灼、冷冻或电凝固法治疗,但治疗范围不宜过广;③萎缩型,2% 碘甘油,咽部涂抹,3 次/天,可改善局部血液循环,促进腺体分泌。酌情服用维生素 A、维生素 B_2、维生素 C、维生素 E,可促进黏膜上皮生长。

3. 中医治疗　滋阴清热,可用增液汤加减。近年来临床应用较多的中成药有健民咽喉片,桂林西瓜霜、草珊瑚含片等。

【健康指导】

1. 不吸烟、不饮酒,少吃刺激性食物。避免接触对咽部有刺激的气体、粉尘等。

2. 保持房间温度适宜,湿度适宜。

3. 预防感冒,避免咽、喉、鼻部的急性炎症性疾病。

4. 劳逸结合,参加体育锻炼,增强身体抗病能力。

第5节　急性扁桃体炎

急性扁桃体炎,是指扁桃体的急性非特异性炎症,为常见的咽部疾病,常伴有不同程度的咽黏膜和淋巴组织炎症性改变。主要致病菌为乙型溶血性链球菌、非溶血性链球菌、葡萄球菌、肺炎双球菌、流感杆菌,也可为腺病毒、鼻病毒、单纯性疱疹病毒等感染。病理改变为急性卡他性炎、急性滤泡性炎、急性隐窝性化脓性扁桃体炎。主要临床表现为畏寒、发热、咽部疼痛。

【临床表现】

1. 症状　常有受凉、过度劳累、烟酒过度等诱发因素。起病急,咽痛,吞咽时疼痛明显,有时吞咽困难,疼痛可放射至耳根部。常伴有畏寒、发热、头痛、食欲下降、乏力、周身不适等。

2. 体征　咽部黏膜弥漫性充血、水肿,扁桃体及两腭弓最为严重。腭扁桃体肿大,表面可有黄白色脓点或隐窝口处黄白色或灰白色点状豆渣样渗出物,形似假膜,容易擦去,可有下颌部淋巴结肿大。

3. 实验室和其他检查　血常规检查显示白细胞升高,中性粒细胞增多。病毒感染时血象变化不明显。

【鉴别诊断】

1. 咽白喉　咽痛轻,灰白色假膜常超出扁桃体范围,假膜紧韧,不易擦去,强剥易出血。精神萎靡,低热面色苍白,脉搏微弱,呈现中毒症状,涂片见白喉杆菌,白细胞一般无变化。

2. 樊尚氏咽峡炎　单侧咽痛,一侧扁桃体覆盖灰色或黄色假膜,擦去后可见下面有溃疡。牙龈常见类似病变,全身症状较轻,涂片见梭形杆菌及樊尚螺旋菌,白细胞略增多。

3. 单核细胞增多症性咽峡炎　咽痛轻,扁桃体红肿,有时盖有白色假膜,易擦去,高热、头痛,急性病容。有时出现皮疹,肝脾大等。涂片呈阴性或查到呼吸道常见细菌,血液中异常淋巴细胞、单核细胞增多,血清嗜异性凝集试验(+)。

4. 粒细胞缺乏症性咽峡炎　咽痛程度不一,坏死性溃疡,上面盖有深褐色假膜,脓毒性弛张热,全身迅速衰竭。涂片呈阴性或查到一般细菌,血检验白细胞显著减少。

5. 白血病性咽峡炎 一般无痛,早期一侧扁桃体浸润肿大,继而表面坏死,形成灰白色假膜,常伴有口腔黏膜溃疡或坏死,急性期体温升高,全身性出血,以致衰竭。涂片阴性或查到一般细菌,细胞增多,以原始白细胞和幼稚细胞为主。

【治疗】

1. 一般治疗 卧床休息,多饮水,进流质饮食,加强营养,保持大便通畅。

2. 抗生素治疗 首选青霉素,病情轻者青霉素 V 0.25~0.5g/次,口服,3~4 次/天;或阿莫西林 0.5g/次,口服,3~4 次/天。病情较重者青霉素 80 万单位/次,2~4 次/天,肌内注射;或青霉素 400 万单位/次,2~3 次/天,静脉滴注;或氨苄西林 1~2g/次,3~4 次/天,静脉滴注。青霉素过敏可用红霉素 0.25g/次,口服,3~4 次/天;或红霉素 0.9~1.5g/d,加入 5% 葡萄糖液体内,静脉滴注。

3. 局部治疗 可用复方硼砂溶液,含漱,3 次/天;或草珊瑚含片 1 片,含化,1 次/2 小时;或 1：5000 呋喃西林液,含漱,3~4 次/天。

4. 手术治疗 如本病反复发作,特别是已有并发症者可在急性炎症消退后施行扁桃体切除术。

5. 对症治疗 高热者酌情应用退热药物;疼痛明显者适当应用止痛剂。

【健康指导】

1. 急性期卧床休息,多饮水,进食营养丰富的流质食物,注意口腔卫生,进食后或饭后漱口。

2. 并发其他疾病者,及时就诊,并考虑行扁桃体摘除术。

3. 扁桃体炎反复发作者应根据病情、年龄等因素,综合考虑是否需手术治疗。

第 6 节 扁桃体周围脓肿

扁桃体周围脓肿,为扁桃体周围间隙的化脓性炎症。常见致病菌为金黄色葡萄球菌、乙型溶血性链球菌、甲型草绿色链球菌和厌氧菌属等。病理改变为扁桃体上隐窝炎症,窝口阻塞,上皮组织破坏,向深部侵犯,穿透扁桃体被膜,进入扁桃体周围隙。主要临床表现为咽痛,吞咽困难。

【临床表现】

1. 症状 急性扁桃体炎 3~4 天不见好转,持续高热或体温下降后再次升高,一侧咽痛加剧,常向同侧耳部或牙齿放射,吞咽困难,语言含糊不清,似口中含物,口涎外溢,张口困难。

2. 体征 急性病容,头偏向患侧,颈部活动受限。一侧扁桃体及软腭前上部组织红肿隆起,扁桃体向中线移位,悬雍垂偏向健侧,颌下淋巴结可肿大。脓肿最隆起或软化处穿刺或悬雍垂根部水平线与舌腭弓处垂直线交点稍外穿刺可抽出脓液。

3. 实验室和其他检查　血常规检查显示白细胞升高,中性粒细胞增多。

【鉴别诊断】

1. 咽旁脓肿　为咽旁间隙化脓性炎症,脓肿位于咽侧,伴压痛,病侧扁桃体和咽侧壁被推向对侧,但扁桃体本身无病变。

2. 智齿冠周炎　发生于阻生的下颌智齿周围,检查可见牙冠上覆盖肿胀的组织,可有溃疡和化脓,炎症可波及腭舌弓,但扁桃体及悬雍垂一般不受累。

【治疗】

1. 一般治疗　卧床休息,多饮水,进流质饮食,加强营养。

2. 抗生素治疗　脓肿未形成之前按急性扁桃体炎治疗,应用足量抗生素控制感染,如头孢哌酮 1~2g/ 次,2 次 / 天,静脉滴注。

3. 局部治疗　脓肿形成后可穿刺抽脓,1 次 / 天,一般 2~3 次后可明显好转,同时继续应用大剂量抗生素。必要时可进行切开引流术。愈后为防止复发可进行扁桃体切除。

第 7 节　咽部异感症

咽部异感症,通常泛指除疼痛以外的各种咽部异常感觉。常与精神因素、功能性疾病、缺铁性贫血、自主神经功能失调等全身性因素有关。主要临床表现为咽部不适、异感。

【临床表现】

1. 症状　多见于 30~40 岁女性,常感咽部或颈部中线团块阻塞、烧灼感、痒感、粘着感等,可偏于一侧,吞咽饮食常常无影响。病期较长者可伴有焦虑、急躁、恐惧和精神紧张,其中以恐癌症多见。有的患者有明显诱因,如亲友、同事有食管癌患者的。

2. 体征　局部检查一般无明显异常,注意观察咽部有无黏膜充血、肿胀、萎缩、淋巴组织增生、瘢痕或肿瘤等,还应注意黏膜皱褶之间有无微小糜烂、鼻咽顶部、咽隐窝内有无异常等。

【治疗】

1. 一般治疗　加强运动,增强体质,避免烟酒、粉尘等不良刺激,禁食辛辣刺激性食物。

2. 心理治疗　了解发病原因,由于生气、急躁、抑郁、悲痛、多疑、恐癌等因素诱发者,应解除其心理负担,并承认疾病的客观存在,患者才乐意接受治疗。

3. 中医治疗　肝气不舒者,治则舒肝解郁;有肝脾不和痰气互结者,治则除痰散,方药包括柴胡 6g、当归 10g、白芍 10g、茯苓 15g、白术 10g、生姜 6g、半夏 10g、厚朴 6g,1 剂 / 天。精神抑郁不爽者加菖蒲 6g、远志 10g;有叹息不止、胸中不舒者加瓜蒌皮 15g;有失眠多梦者加枣仁 10g;有急躁易怒者加夏枯草 6g、生石决明 30g。

第8节　鼻　咽　癌

鼻咽癌,是指原发于鼻咽部的恶性肿瘤,为我国高发恶性肿瘤之一,男性为女性的2~3倍,40~50岁为高发年龄段。发病病因与遗传、EB病毒感染及环境因素有关。病理类型包括鳞状细胞癌、腺癌、泡状细胞癌、未分化癌等,98%属于低分化鳞状细胞癌。主要临床表现为鼻出血、听力下降、颈部肿块。

【临床表现】

1. 症状　鼻出血或涕中带血为早期症状,晚期可大出血;瘤体增大阻塞后鼻孔出现鼻塞。约有60%为患者就诊的首要症状为颈淋巴结转移性结节、肿物,多位于乳突尖下方或胸乳肌深面,初为一侧单个,后可出现多个肿物粘连固定或为双侧。咽鼓管被累及时出现耳鸣、耳聋、鼓室积液;头痛及脑神经麻痹,肿瘤侵犯三叉神经可致头痛,Ⅴ、Ⅵ、Ⅸ、Ⅹ、Ⅻ脑神经被累及而麻痹。晚期可出现肝、骨骼等远处转移。

2. 体征　鼻咽癌好发于鼻咽顶前壁及咽隐窝,早期不典型,常表现为小结节状或肉芽肿样隆起,表面粗糙不平,易出血,有时为黏膜下隆起,表面光滑。颈上深部可触及质硬、活动度差或不活动、无痛性肿大淋巴结。

3. 实验室和其他检查　纤维鼻咽镜、CT、磁共振(MRI)检查及EB病毒抗体测定有助于诊断。鼻咽部肿物活检可确诊。

【治疗】

首选放疗(钴^{60}、电子加速器等),还可配合化疗,颈部包块者应采用放疗结合化疗的综合治疗方法。放疗后复发或效果不佳者可考虑手术治疗。

【提示】

1. 本病临床表现复杂,极易漏诊、误诊,需详细询问病史。

2. 临床遇有回缩性鼻涕带血、单侧鼻塞、耳鸣、耳闭塞、听力下降、颈上部淋巴结肿大者,应引起高度重视。

3. 早期淋巴结肿大者,防止误诊为淋巴结结核、霍奇金淋巴瘤等。

第9节　扁桃体恶性肿瘤

扁桃体恶性肿瘤,是指口咽部的恶性肿瘤,发病原因尚不明确。病理类型包括鳞状细胞癌、淋巴上皮癌、未分化癌、腺癌、肉瘤等。主要临床表现为咽部不适、咽痛、耳痛、扁桃体肿大。

【临床表现】

1. 症状　早期症状为咽部不适、异物感,一侧咽痛,吞咽时明显,多未引起注意。晚期咽痛加重,同侧反射性耳痛,吞咽困难,说话含混不清,呼吸困难等。

2. 体征　检查一侧扁桃体明显肿大,或不光滑、结节状隆起,触之较硬,易出血,或表面糜烂、溃疡,扁桃体与周围组织粘连,同侧颌下可触及肿大淋巴结,质硬,不活动,无压痛。

【治疗】

根据病变范围、病理类型,酌情选用手术、放疗或化疗。

第 10 节　腺样体肥大

腺样体,又称咽扁桃体,位于鼻咽部顶壁和后壁交界处,两侧咽隐窝之间。本病多发生于 3~5 岁儿童。腺样体在小儿出生时即存在,6~7 岁时最显著,10 岁后逐渐萎缩,进入成人则基本消失。若腺样体肥大且引起相应症状称为腺样体增殖。主要临床表现为听力减退、鼻塞、张口呼吸、腺样面。

【临床表现】

1. 症状　腺样体增殖主要引起耳鼻咽喉症状。咽鼓管咽口阻塞,并发分泌性中耳炎,出现听力减退或耳鸣;鼻部症状出现鼻塞、流涕等鼻炎、鼻窦炎症状,睡眠时发出鼾声,张口呼吸,长期张口呼吸影响面骨发育,导致上颌骨变长、颚骨高拱、牙列不齐、上切齿突出、厚唇、缺乏表情,呈现"腺样体面容"。慢性中毒及反射性神经症状,表现为发育不良、反应迟钝、注意力不集中,夜惊磨牙等。

2. 体征　咽后壁附着脓性分泌物,硬腭高而窄,常伴腭扁桃体肥大,间接鼻咽镜检查可见鼻咽部红色块状隆起,触诊鼻咽部顶后壁淋巴组织团块。

3. 其他检查　CT 扫描有助于诊断。

【治疗】

1. 一般治疗　加强营养,预防感冒,提高机体免疫力,随年龄增长,病情可缓解或消失。

2. 手术治疗　保守治疗无效,症状明显者,尽早手术切除腺样体。

第八十二章 喉部疾病

第1节 先天性喉鸣

先天性喉鸣,是指由于会厌卷曲和喉组织软弱吸气时产生负压喉组织塌陷、喉腔变小而引起喉鸣。发病原因与妊娠期营养不良有关。病理改变为喉软骨软化。主要临床表现为吸气性喉鸣。

【临床表现】

1. 症状 吸气性喉鸣为此病的主要症状,出生后不久即出现,可伴吸气时胸骨上窝、锁骨上窝、剑突下凹陷,称为"三凹征"。也可于出生后1~2个月逐渐发生吸气性喉鸣,多为持续性或呈间歇性加重。有的与体位有关,仰卧时加重,俯卧或侧卧时轻。多数患儿的全身情况尚好,哭声无嘶哑。

2. 体征 有条件者可行直接喉镜检查,发现会厌两侧向后卷曲或会厌大而软,或杓会厌襞组织松弛,直接喉镜将会厌挑起,喉鸣声即可消失。

【治疗】

1. 一般治疗 加强营养,预防感冒,多晒太阳,多数患者症状2岁左右消失。

2. 体位调整 发作较重,吸气困难,可调整婴儿体位,取病儿侧卧或俯卧位,用手托起下颌,也可用枕头放在肩下,使头向后呈垂低位,可减轻症状。

3. 手术治疗 严重喉阻塞者,需行气管切开术。

第2节 急性喉炎

急性喉炎,是喉黏膜急性炎症,常是上呼吸道感染的一部分。多发于感冒后,与急性鼻炎、咽炎并发;也可因用声过度、喉创伤、吸入高热蒸气及化学气体等引起,烟酒过度可诱发。病理表现为喉黏膜的急性卡他性炎症。主要临床表现为声嘶。

【临床表现】

1. 症状 声嘶、喉干痒、咳嗽、咳痰、喉部不适或疼痛,常发生于感冒之后,亦可有鼻塞、流涕、咽痛等症状,并可有畏寒、发热、乏力等全身症状。小儿急性喉炎除具有成人喉炎的症状外,常有典型的犬吠样咳嗽,夜间突然加重的吸气性呼吸困难、喉鸣,表现为烦躁不安、出汗、面色青紫等。如呼吸频率快而表浅,多示病情严重,应密切观察呼吸变化,及时处理,否则可因窒息而死亡。

2. 体征　喉黏膜弥漫性充血,尤其是声带充血,声带由白色变为粉红色或红色。有时可见声带黏膜下出血,声带因肿胀而变厚,但两侧声带运动正常。

【治疗】

1. 一般治疗　休息、保暖、少讲话、禁烟酒,可嘱患者作笔谈,以使声带休息。

2. 全身治疗　及早应用抗生素,青霉素 V 片 0.25~0.5g/ 次,口服,3~4 次 / 天;或阿莫西林片 0.5~1g/ 次,3~4 次 / 天,口服。病情较重者青霉素 80 万单位 / 次,2~4 次 / 天,肌内注射。青霉素过敏者应用红霉素 0.25g/ 次,3~4 次 / 天,口服;或红霉素 0.9~1.5g/d,加入 5% 葡萄糖液体内,静脉滴注。呼吸困难者可用,一般常用泼尼松 5~10mg/ 次,口服,3 次 / 天。

3. 局部治疗　超短波理疗,具有消炎、止痛作用,1~2 次 / 天。复方安息香酊等少许,加水蒸气或雾化吸入,3~4 次 / 天。

4. 其他　小儿喉炎变化快,应密切观察,经上述治疗多可好转,如呼吸困难明显,应行气管切开术。

第 3 节　慢 性 喉 炎

慢性喉炎,是指喉部黏膜非特异性炎症,可由急性喉炎逐渐演变而来,也可慢性潜隐开始。发病原因与吸入有害气体、粉尘、长期用声过度、发音不当或鼻、鼻窦、咽或下呼吸道感染有关。病理改变为喉黏膜毛细血管扩张充血、淋巴细胞浸润、间质水肿、黏液腺分泌增加。主要临床表现为间歇性或持续性声嘶。

【临床表现】

1. 症状　有用声不当或过度、感冒、有害气体刺激及急性喉炎反复发作史,声嘶为主要症状,一般为上午轻、下午重;讲话少时轻,多时重。声嘶初期为间歇性,日久变为持续性。喉部分泌物增多,患者常感喉部有痰液附着,喉部干燥不适、异物感,痰黏稠,不易咳出,讲话时感费力,须咳出后讲话才感轻松。

2. 体征　分为慢性单纯性喉炎、肥厚性喉炎和萎缩性喉炎三种类型。①慢性单纯性喉炎,喉黏膜弥漫充血,轻度肿胀,声带由白色变粉红色,边缘变钝,声带表面有时可见黏痰,并在两侧声带之间形成黏液缘丝;②肥厚性喉炎,肥厚的室带可遮盖部分声带,或两侧室带前部互相靠在一起,以致间接喉镜下看不到声带前部,声带肥厚边缘变钝,严重者两侧声带前部互相靠在一起,声门不能完全打开;③萎缩性喉炎,喉黏膜变薄、干燥,严重者喉黏膜表面有痂皮形成,声门闭合时有梭形裂隙。

【鉴别诊断】

1. 喉癌　多发生于 40 岁以上男性,持续声嘶,喉镜检查可见有结节样或菜花样新生物,常发生于声带中段,组织活检可明确诊断。

2. 声带麻痹　常因喉返神经受损伤所引起,如甲状腺手术、甲状腺癌、颈部转移性癌、食管癌、纵隔肿瘤、主动脉弓瘤、肺结核等均可使该神经受累。此外,中枢性疾病也可致声带麻痹。临床上左侧声带麻痹较右侧多见。喉镜检查可见患侧声带不能运动。

3. 官能性失音　是因为情绪变化而引起的暂时性发声障碍。患者谈话呈微弱的耳语声,但咳嗽及尖声正常。喉镜检查声带无异常。用暗示疗法声音能很快恢复。

【治疗】

1. 一般治疗　尽量少说话,减少声带运动;禁烟,不吃刺激性强食物,不接触空气污染环境;锻炼身体,增强体质,防止上呼吸道感染。

2. 雾化吸入　将庆大霉素注射剂 4 万~8 万单位、地塞米松 5mg,注入雾化器内,患者口含雾化器之喷出口,接上氧气或高压气泵使药液雾化。连续深呼吸,使雾化药液吸入喉部。1~2 次 / 天,每疗程 6 次,可作 2~3 疗程。

3. 手术治疗　对较大的声带小结或息肉,可以手术摘除。

4. 中医治疗　①阴虚型,声哑伴咽干微痛,午后潮热,痰少而黏,不易咳出,方药生地 10g、元参 10g、知母 10g、射干 6g、玉蝴蝶 10g、桔梗 10g、生甘草 6g;②气虚型,声哑伴少气乏力,方药太子参 12g、炙黄芪 10g、南沙参 10g、淮山药 10g、凤凰衣 6g、玉蝴蝶 6g、桔梗 10g、生甘草 6g。也可选用黄氏响声丸、清音丸等。

第 4 节　喉、气管、支气管异物

喉、气管、支气管异物,是指异物被误吸入喉、气管或支气管而造成的危重急症,如处理不当,极易造成窒息死亡。多于口含异物或进食时突然大声说话、哭笑时将异物吸入喉部。常见的异物有果核、骨片、鱼骨、针、钉以及果冻、花生米、蚕豆等。主要临床表现为突然剧烈咳嗽、憋气、发绀。

【临床表现】

1. 症状体征　有异物吸入史,较小异物如果壳、鱼刺、豆类等可致剧烈咳嗽、嘶哑、疼痛、呼吸及吞咽困难等;较大异物梗于喉部,可因机械性阻塞及喉痉挛造成憋气、呼吸困难,或立即窒息、死亡。异物进入支气管可致肺炎、肺不张与肺气肿,肺部可有相应体征。

2. 其他检查　喉镜检查可确诊喉部异物;金属等不透光的异物,胸透或拍片可以确定位置、大小及形状。异物致肺炎、肺不张与肺气肿,肺部可有相应改变。

【治疗】

1. 异物取出　①喉异物,可在间接喉镜下或直接喉镜下以异物钳取除,若发生呼吸困难,估计难以在直接喉镜下取出时,可先作气管切开术,待呼吸平稳后,再在喉镜下取出;②气管异物,用"守株待兔"法在直接喉镜下钳取,如果失败可在支气管镜下钳取异物;③支气管异物,用支气管镜直接插入支气管或在直接喉镜下导入支气管镜取出。

2. 全身治疗　肺部感染者应用抗生素治疗,可用青霉素 V 成人剂量0.25~0.5g/次,3~4 次/天,口服;儿童剂量每天 10~40mg,分 3~4 次,口服。如青霉素过敏可用红霉素成人剂量 0.25g/次,口服,3~4 次/天。

【健康指导】

1. 教育儿童勿将玩具放入口内,儿童进食时不宜逗其哭笑,以防口内食物吸入气管内。

2. 因儿童磨牙尚未长成,不宜吃瓜子、花生、蚕豆、核果等硬壳食物,以免误吸入气管形成异物。

第 5 节　喉　梗　塞

喉梗塞,亦称喉阻塞,是因喉部或其邻近组织的病变,使喉部通道发生阻塞。可由炎症、外伤、异物、水肿、肿瘤、喉麻痹、喉痉挛以及喉畸形和瘢痕狭窄等引起。主要临床表现为吸气性呼吸困难。

【临床表现】

1. 症状体征　吸气性呼吸困难、声音嘶哑、吸气性喉鸣,可产生犬吠样咳嗽,胸骨上窝、锁骨上下窝、胸骨剑突下或上腹部、肋间隙于吸气时向内凹陷,称此为四凹征,因缺氧而面色青紫,吸气时头后仰,坐卧不安,烦躁不能入睡,晚期可出现脉搏微弱率速、心律不齐、心力衰竭,最终昏迷死亡。

2. 根据病情轻重,将喉梗塞分为四度。

一度　安静时无呼吸困难,活动或哭闹时轻度吸气性呼吸困难,稍有吸气性喉喘鸣及吸气性胸廓周围软组织凹陷。

二度　安静时也有轻度呼吸困难,吸气性喉喘鸣和吸气性胸廓周围软组织凹陷,活动时加重,但不影响睡眠和进食,无烦躁不安等缺氧症状,脉搏尚正常。

三度　呼吸困难明显,喉喘鸣声较响亮,吸气性胸廓周围软组织凹陷显著,并出现缺氧症状,如烦躁不安、不易入睡、不愿进食、脉搏加快等。

四度　呼吸极度困难,坐卧不安、手足乱动、出冷汗、面色苍白或发绀,定向力丧失、心律不齐、脉搏弱速、昏迷、大小便失禁等。若不及时抢救,则可因窒息致呼吸心跳停止死亡。

【鉴别诊断】

应与支气管哮喘、气管支气管炎等症相鉴别,详见有关章节。

【治疗】

喉阻塞可危及生命,必须高度重视,积极处理。可按呼吸困难程度和原因,采用药物或手术治疗。

1. 一度　明确病因,积极治疗,由喉部炎症引起者及时应用肾上腺皮质激素加抗生素,配合蒸气吸入或雾化吸入等。

2. 二度　积极病因治疗,严密观察病情变化,作好气管切开术准备,如为异物所致应立即取出;如为肿瘤可考虑气管切开。

3. 三度　根据病因、医疗条件、患者体质等全面衡量而决定。如为异物导致应及时取出;如为急性炎症所致可先试用药物治疗,观察未见好转或阻塞时间较长、全身情况较差时,及早施行气管切开。因肿瘤或其他原因引起的喉阻塞,宜先行气管切开,待呼吸困难缓解后根据病因给予其他治疗。

4. 四度　病情危急应当机立断,行紧急抢救手术,利用麻醉喉镜引导进行气管插管,或插入气管镜解救呼吸,待呼吸困难缓解后再作常规气管切开,寻找病因进一步治疗。

第6节　喉　水　肿

喉水肿,为喉部松弛处黏膜下组织液渗出,导致局部水肿。常见原因为过敏反应、遗传性血管神经性水肿、感染、外伤等因素。主要临床表现为喉喘鸣、声嘶、呼吸困难。

【临床表现】

1. 症状　发病迅速,尤其过敏性、遗传性血管神经性水肿者,发展较快,通常几分钟即可发生喉喘鸣、声嘶、呼吸困难,甚至窒息。感染性水肿可在数小时内出现咽喉疼痛、声嘶、喉喘鸣、呼吸困难。

2. 体征　呼吸困难、皮肤发绀,喉镜检查可见喉部黏膜弥漫性水肿、苍白。

【治疗】

1. 紧急措施　立即应用足量,常用泼尼松或地塞米松;咽喉部喷雾 0.1% 肾上腺素,使水肿尽量消除,随后再雾化吸入。

2. 抗生素治疗　感染性水肿,给予足量抗生素;形成脓肿者及早切开引流。

3. 手术治疗　重度喉梗阻有发生窒息可能或已发生窒息者,给予气管切开置管术。

4. 病因治疗　寻找发病原因,针对病因治疗。

第7节　喉　癌

喉癌,是指原发于喉部的恶性肿瘤。病因不明,与吸烟、饮酒、空气污染、病毒感染、性激素以及喉白斑病(包括喉角化症)、成人型慢性肥厚型喉炎及成人型喉乳头状瘤等癌前期病变有关。鳞状细胞癌约占93%~99%,腺癌、未分化癌等少见。声带癌居多,声门上癌次之,声门下癌少见。主要临床表现为进行性声音嘶哑。

【临床表现】

1. **症状**　声音嘶哑为声门型癌的首发症状,进行性加重;咽喉部异物感、紧迫感或吞咽时不适感为声门上型癌的首发症状。声门上型肿瘤出现咳嗽血痰,同侧面部、耳部反射性疼痛。晚期可有喉痛、呼吸困难、消瘦、恶病质等。

2. **体征**　间接喉镜下观察会厌、杓会厌襞、室带、声带及声门下,有无充血、增厚、粗糙、菜花状、结节状隆起,声带有无固定,声门裂的大小及有无向梨状窝、舌根、环后等处侵犯。根据肿瘤部位可分为声门区,声门上区,声门下区肿瘤。

3. **其他检查**　间接喉镜、直接喉镜或纤维喉镜病理活检,可确定诊断。喉部X线检查如侧位片、断层摄片、喉部CT及MRI检查等有助于了解癌肿的浸润范围。

【鉴别诊断】

1. **喉结核**　喉部疼痛、声嘶。发声低弱,甚至失声。喉痛剧烈,常妨碍进食。喉镜检查见喉黏膜苍白水肿,有浅溃疡,上覆黏脓性分泌物,偶见结核瘤呈肿块状。病变多发生于喉的后部。胸部X线检查多有进行性肺结核。喉部活检可作为鉴别时的重要依据。

2. **喉乳头状瘤**　病程较长,可单发或多发,肿瘤呈乳头状突起,病变限于黏膜层,无声带运动障碍。

3. **喉梅毒**　声嘶而有力,喉痛轻。喉镜检查病变多见于喉前部,黏膜红肿,常有隆起之梅毒结节和深溃疡,破坏组织较重,愈合后瘢痕收缩粘连,致喉畸形。血清学检查及喉部活检可确诊。

【治疗】

1. **手术治疗**　是治疗喉癌的主要手段。原则是在彻底切除肿瘤的前提下,尽可能保留或重建喉功能,以提高患者的生存质量。根据切除的方式主要分为部分喉切除术及全喉切除术。

2. **放射治疗**　适于早期声带癌或喉癌手术后的治疗。

3. **其他疗法**　包括化学药物及生物治疗。

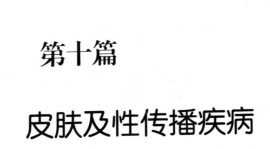

第十篇

皮肤及性传播疾病

第八十三章　病毒性皮肤病

第1节　寻　常　疣

寻常疣,俗称"刺瘊",为人类乳头状瘤病毒引起的一种较常见皮肤病。多见于青、中年人。通过直接或间接接触传播,外伤、皮损更易感染。主要临床表现为米粒至黄豆粒大小皮肤过度增生、角化物。

【临床表现】

皮肤肿物,单发或多发,常见于手背、手指、面部,也可发生于身体其他部位,始为米粒大小,渐至黄豆粒或更大,高出皮肤表面,肿物表面粗糙、角化过度、坚硬。颜色为灰褐色、棕色或肤色。一般无不适感觉。

另有特殊类型为丝状疣,数目较多,疣体细长、突起、丝状,根部较细,顶端角化,好发于颈部、前胸上部、眼睑等处。

还有一特殊类型为指状疣,一簇参差不齐的多个突起,尖端为角质状数目多少不等的棘刺,常见于面部、头皮、趾间等。

【治疗】

1. 药物治疗　适于皮损较小者,5%氟尿嘧啶软膏或10%水杨酸局部外用,每天2次。

2. 冷冻治疗　适于皮损较小、数目较少者,一般可采用液氮冷冻,治疗时注意皮损部位、冷冻深度等,防止继发感染,以免留下瘢痕。

3. 激光治疗　局部麻醉后进行CO_2激光烧灼,治疗面部病变时勿烧灼过深,以免留下瘢痕。

4. 手术治疗　适于单发、较大寻常疣,可手术切除。

第2节　扁　平　疣

扁平疣,通常称为青年扁平疣,多发生于青年人。因外形为扁平丘疹,又称为"扁平瘊",由人类乳头状瘤病毒引起。外伤、摩擦刺激可能系发病诱因。主要临床表现为米粒至黄豆粒大小的扁平丘疹。

【临床表现】

好发于手背、面部、颈部、胸部等处，为米粒至黄豆粒大小的扁平丘疹，圆形、椭圆形或不规则形，境界清楚、表面光滑、质地较硬，呈肤色、褐色或淡红色。如搔刮则可沿抓痕呈串珠样排列的病损。病程缓慢，有时可自行消退。

【治疗】

1. 药物治疗　局部 5% 氟尿嘧啶软膏外用，每天 2 次，位于面部者应慎用本品，以免引起色素沉着、水肿；也可给予 3% 肽丁胺搽剂外用，每天 2 次。

2. 冷冻治疗　适于皮疹较少者，一般可采用液氮治疗。

3. 激光治疗　适于皮疹较少者。

第 3 节　跖　　疣

跖疣，是指发生于足底的寻常疣，为人类乳头状瘤病毒引起的足底皮肤病。足部外伤、摩擦、刺激、多汗等可能系发病诱因。主要临床表现为角化过度的皮肤肿物。

【临床表现】

发生于足底受力处皮肤，单发或多发，外形与其他部位的寻常疣相似，高出皮肤表面，肿物粗糙、角化过度，但由于足底部的压力，形成与皮面平行的乳头状角质增生，若将其角质层剥下，下面有疏松的角质软芯，边缘往往有散在的小黑点，为血管破裂出血所致，可有明显压痛。

【治疗】

1. 药物治疗　5% 氟尿嘧啶软膏局部外用，每天 2 次；或 10% 水杨酸软膏局部外用，每天 2 次。

2. 冷冻治疗　一般可用液氮治疗，注意冷冻深度，防止感染。

3. 激光治疗　局部麻醉后可进行 CO_2 激光烧灼，注意勿烧灼过深，以免皮肤遗留瘢痕。

第 4 节　传染性软疣

传染性软疣，是由传染性软疣病毒引起的皮肤传染病，通过接触感染，也可自体接种。主要临床表现为多个微小半球状丘疹，中心微凹陷。

【临床表现】

多见于儿童及年轻人，一般为多发，好发于躯干、四肢、肩胛、阴囊等处皮肤。主要病损为皮肤表层，开始表现为皮肤出现多个微小的半球状丘疹，中心微凹陷如脐窝状，表面有蜡样光泽，顶端挑破后可挤出白色乳酪样物质，称为软疣小体。

【治疗】

1. 药物治疗 1% 阿昔洛韦软膏外用,每天 2 次,应用 1~3 周后,皮损即可消退。

2. 刮除治疗 用刮匙从根部刮除疣体,然后外涂 2% 碘酒,干棉球压迫止血即可。

第 5 节 单 纯 疱 疹

单纯疱疹,系由人类单纯疱疹病毒引起,易发生于口唇、眼睑等皮肤黏膜交界处,愈后容易复发。发热、受凉、日晒、胃肠功能紊乱均可诱发。主要临床表现为密集成群的、针头大小的水疱。

【临床表现】

好发于青、中年人,多发生在皮肤黏膜交界处,以颜面及生殖器部位多见,如口角、唇缘、眼睑、包皮、龟头、阴唇等部位。皮损表现为密集的、成群的针头大小的水疱,常数个为一群,水疱破裂后露出糜烂面,逐渐干燥结痂,自觉烧灼和痒感。重者常引起附近区域淋巴结肿大。一般历时 1 周左右自愈,愈后可反复发作。

【治疗】

1. 局部治疗 可酌情选用 2% 甲紫溶液、5% 硫黄炉甘石洗剂外用,每天 2 次;也可局部外用 2% 阿昔洛韦霜。继发感染时给予红霉素软膏外用。

2. 全身治疗 阿昔洛韦 200mg/ 次,3~4 次 / 天,口服,7 天为一疗程;或伐昔洛韦 300mg/ 次,3 次 / 天,口服,7 天为一疗程。

第 6 节 水 痘

水痘,是由水痘 - 带状疱疹病毒引起的以表皮损害为主的皮肤病传染病。皮损特点为皮肤黏膜分批出现斑疹、丘疹、疱疹,最后结痂。多见于儿童,为自限性疾病,10 天左右自愈。免疫功能低下者病程较长,病情较重,全身中毒症状也重。主要临床表现为发热、斑疹、丘疹、疱疹、结痂。

【临床表现】

患者开始有低热、乏力、全身不适等,继之躯干及四肢近端逐渐出现丘疹、疱疹,先后分批出现,每批历时 1~6 天,数个至数百个不等。部分患者鼻腔、口腔黏膜也可出疹。皮疹为 3~5mm 大小,向心性分布。同一部位可见斑疹、丘疹、疱疹、结痂同时存在。结痂脱落后不留瘢痕。血化验白细胞计数正常或稍高。

【治疗】

1. 一般疗法 卧床休息,进易消化饮食,注意加强营养,保证水分供给。

2. 局部治疗 防止抓伤以免造成皮肤感染,水疱未破溃者给予炉甘石洗剂外用,每天 2 次;也可酌情外用抗生素软膏,防治感染。

3. 抗病毒治疗 病情较重者可给阿昔洛韦 10~20mg/ 次 /kg,每 8 小时一次,静脉滴注,连用 7~10 天;也可用阿糖腺苷 10mg/kg·d,静脉滴注,连用 5~7 天。

【提示】

1. 水痘患儿不可应用肾上腺皮质激素等免疫抑制剂,以免加重病情。

2. 本病为自限性疾病,10 天左右自愈,免疫功能低下者病程较长,一般预后好。

3. 患者一般应在家隔离治疗,至少隔离全部结痂或出疹后 7 天。

4. 预防水痘,可试用减毒活疫苗,预防效果为 70%。

第 7 节 带 状 疱 疹

带状疱疹,由水痘 - 带状疱疹病毒引起。多见于成年人,中、老年人居多,病毒沿相应的周围神经分布,波及皮肤,产生丘疹、疱疹,伴有局部疼痛。愈后一般可获得该病毒的终身免疫,偶有复发者。主要临床表现为沿外周神经单侧分布的疼痛性、群集性、绿豆大小皮疹。

【临床表现】

患者发疹可有低热、食欲缺乏,先有局部皮肤灼热、疼痛,以后逐渐出现群集性、绿豆粒大小的发亮水疱,各群之间皮肤正常,疱疹排列成带状,间有丘疹、出血、坏疽等。皮疹沿外周神经单侧分布,偶可有双侧发病者,以肋间神经、三叉神经区域较多,上下肢周围神经也常累及。可有局部区域淋巴结肿大、压痛。严重者可伴发热、全身不适、影响夜间睡眠等。

【治疗】

1. 一般治疗 适当休息,高维生素饮食,穿着棉质柔软内衣。

2. 局部治疗 病变处可选择暴露、注意保温;也可酌情以清洁消毒后包扎处理。局部酌情选用 2% 甲紫溶液、5% 硫黄炉甘石洗剂外用,每天 2 次;也可局部用 2% 阿昔洛韦霜。继发感染时给予红霉素软膏外用。

3. 全身治疗 目前认为阿昔洛韦、泛昔洛韦、伐昔洛韦是治疗带状疱疹的一线药物,宜尽早使用,该类药物能抑制病毒复制,促进皮损愈合,减轻疼痛。一般可用阿昔洛韦 200mg/ 次,3~4 次 / 天,口服;或伐昔洛韦 300mg/ 次,3 次 / 天,口服;或泛昔洛韦 250mg/ 次,3 次 / 天,口服,7 天为一疗程。病情较重者可给阿昔洛韦每次 10~20mg/kg,每 8 小时一次,静脉滴注,连用 7~10 天;也可用阿糖腺苷 10mg/kg·d,静脉滴注,连用 5~7 天。

4. 对症处理 疼痛明显者适当应用止痛剂,一般可用吲哚美辛(消炎痛)

25mg/ 次, 口服, 3 次 / 天; 或索米痛片 1 片, 口服, 3 次 / 天。合并感染者酌情应用抗生素治疗。

第 8 节　手 - 足 - 口病

手 - 足 - 口病, 是指发生在手掌、跖底、口腔内的以小水疱为特征的病毒感染性疾病。本病多发生于儿童, 也可见于成人。主要临床表现为手、足、口部位出现大小不一的水疱。

【临床表现】

多在夏秋季发生, 本地区可有流行, 常为学龄前儿童, 有时成年人也可发生。病变部位多为硬腭、颊部、齿龈、舌部, 表现为局部疼痛、红肿、起水疱, 水疱可很快破溃、感染, 形成小溃疡, 周围红润。手、足部也可发生米粒至豌豆大小的水疱, 半球形或椭圆形, 疱壁较薄, 内容物澄清, 呈珠白色。本病为自限性, 一周左右可自愈。

【治疗】

1. 一般治疗　注意休息, 加强营养, 保持局部清洁。

2. 局部治疗　口腔内可用冰硼散涂布, 每天 3 次; 手、足病损处可给予炉甘石洗剂外用, 每天 2~3 次。

3. 全身治疗　病情严重者可全身用药, 一般可用阿昔洛韦每次 10mg/kg, 加生理盐水 500ml, 缓慢静脉滴注, 每天 1 次, 5 天为一疗程。

第 9 节　幼 儿 急 疹

幼儿急疹, 又称 "婴儿玫瑰疹", 是婴幼儿常见的发热出疹性疾病, 由人类疱疹病毒 6、7 型感染引起。本病一年四季均可发生, 但以冬春季为多。潜伏期 1~2 周, 平均 10 天, 多无前驱症状。主要临床表现为突然高热、热退出疹。

【临床表现】

本病有两大特点, 即发热和出疹。一般无前驱症状, 突然高热, 体温可达 39℃ ~40℃ 以上, 高热初期可出现惊厥, 除食欲缺乏外, 一般精神状态无明显改变, 但也有部分患儿出现恶心、呕吐、咳嗽, 或嗜睡等。发热 3~5 天后, 热度突然下降, 随之皮肤出现散在的玫瑰红色斑丘疹, 直径 2~5 毫米, 压之褪色, 很少融合, 皮疹通常位于面颈部及躯干, 以后渐蔓延至四肢近端, 持续 1~2 天后皮疹消退, 疹退后不留任何痕迹。咽部、扁桃体可有轻度充血。如无并发症可很快痊愈。

血常规检验发病 1~2 天白细胞计数可增高, 出疹后明显减少, 淋巴细胞计数增高。

【鉴别诊断】

本病需与风疹鉴别,两者皮疹相似,风疹热度不高,发热同时出疹,耳后和枕部淋巴结明显肿大。幼儿急疹特点为高热 3~5 天后出疹。

【治疗】

1. 一般治疗　绝大多数患者临床经过平稳,主要注意加强护理,卧床休息,调节饮食,多饮水。

2. 对症处理　高热者给予物理降温,或适当予以小剂量退热药。惊厥者酌情应用镇静止惊药物。

3. 抗病毒治疗　对免疫缺陷的患儿或病情严重病例,需抗病毒治疗。

【提示】

1. 本病预后良好,但有报道可出现脑病、肝炎等情况。

2. 传染性不强,但也应隔离出疹后 5 天。

第 10 节　麻　疹

麻疹,是由麻疹病毒引起的急性呼吸道传染病。多在冬春季发病,由于麻疹疫苗的普遍接种,麻疹发病率已大为减少。主要病理改变为麻疹病毒侵入人体,病毒或免疫复合物位于皮肤真皮表浅血管,使皮肤充血、水肿,血管内皮细胞肿胀、增生、渗出,形成皮疹及黏膜疹。主要临床表现为发热、流涕、眼结膜充血、全身出疹。

详见传染病有关章节。

第 11 节　风　疹

风疹,是风疹病毒引起的急性呼吸道传染病。主要病理改变为风疹病毒侵犯上呼吸道黏膜,引起上呼吸道炎症,继之侵犯耳后、枕部、颈部淋巴结。多见于 1~5 岁儿童,孕妇感染后可能导致胎儿畸形。主要临床表现为发热、流涕、出疹。

详见传染病有关章节。

第八十四章　细菌性皮肤病

第 1 节　脓 疱 疮

脓疱疮,又称"黄水疮",为金黄色葡萄球菌或链球菌感染性疾病,也可二者合并感染。一般为接触感染,常可自身传播。主要临床表现为皮肤大小不等脓疱、破溃、流脓。

【临床表现】

本病往往夏秋季节流行,农村卫生条件不佳者易发,多见于 2~7 岁的儿童,头、面部易发生,由于搔抓可逐渐播散至他处,开始为大小不等的水疱,逐渐变为脓疱,周围可有红晕,轻度瘙痒,一般不痛,脓疱破溃后可干燥结痂,结痂呈黄色。有时伴发热、乏力、食欲缺乏等全身症状。血化验白细胞计数增高。

【治疗】

1. 一般治疗　保持局部清洁,剪短指甲,避免搔抓自身播散感染,加强患者衣物消毒处理,避免接触感染他人。

2. 局部治疗　生理盐水局部清洗干净、拭干,1% 红霉素软膏外用,每天 2 次。

3. 全身治疗　轻者青霉素 V 0.25~0.5g/ 次,口服,3~4 次 / 天;或阿莫西林 0.5~1g/ 次,口服,3~4 次 / 天。青霉素过敏者可用红霉素 0.25g/ 次,口服,3~4 次 / 天。病情较重者给予青霉素 80 万单位 / 次,2~4 次 / 天,肌内注射;或氨苄西林 1~2g/ 次,3~4 次 / 天,静脉滴注;或红霉素 0.9~1.5g/d,加入 5% 葡萄糖溶液内,静脉滴注。一般用药 5~7 天。

4. 对症处理　瘙痒剧烈者可加用抗组胺药,如赛庚啶 2mg/ 次,2 次 / 天,口服;或酮替芬 1mg/ 次,2 次 / 天,口服。发热者适当应用解热剂。

第 2 节　毛 囊 炎

毛囊炎,通常是由金黄色葡萄球菌侵入毛囊,引起毛囊的急性化脓性感染,俗称"白头疮"。主要临床表现为皮肤黄白色脓头。

【临床表现】

本病好发于毛发较多的头皮、面部、颈部、背部、腋窝和会阴等处,局部疼痛,一般无全身症状,初起时围绕毛囊形成一个米粒大小的红色小肿物,高出皮肤少许,中央有毛发穿过,周边充血。继之炎性肿物逐渐扩大,形成黄白色脓头,可自行破溃,流出少量脓液,局部逐渐干燥结痂、愈合。

【治疗】

1. 局部治疗　初期拔除毛发,涂抹 1% 碘酒,每天 2~3 次。有脓头形成时用 0.1% 氯己定液消毒皮肤,然后用针头挑破脓头,棉球蘸除脓液,覆盖小块无菌纱布包扎保护即可。

2. 全身治疗　一般不需全身应用抗生素,如局部红肿明显、炎症有向周围扩散倾向者,可用青霉素 V 片 0.25~0.5g/ 次,口服,3~4 次 / 天;或红霉素 0.25g/ 次,口服,3~4 次 / 天。

【健康指导】

1. 位于鼻部及上唇的毛囊炎,严禁挤压,防止感染扩散,以免经血行引起颅内感染。

2. 经常保持皮肤卫生清洁,预防毛囊炎发生。

第 3 节　须　　疮

须疮,顾名思义是指男性胡须部位的急性感染性炎症,为胡须区域感染金黄色葡萄球菌导致的化脓性毛囊炎。主要临床表现为胡须根部红色丘疹或脓疱。

【临床表现】

多见于中年患者,初起时为毛囊处红色丘疹,逐渐加重,形成脓疱,中央贯穿胡须,脓疱破溃后流出脓液、干燥、结痂,有时新疹不断出现,自觉瘙痒。有的可出现于腋毛、阴毛处,分别称为腋毛毛囊炎或阴毛毛囊炎。

【治疗】

1. 局部治疗　初期拔除贯穿其中的胡须,涂抹 1% 碘酒,每天 2~3 次;有脓头形成时用 0.1% 氯己定液消毒皮肤,然后用针头挑破脓头,棉球蘸除脓液,保持局部清洁、干燥。

2. 全身治疗　一般不需全身应用抗生素,如局部红肿明显、炎症向周围扩散时,可用青霉素 V 0.25~0.5g/ 次,口服,3~4 次 / 天;或红霉素 0.25g/ 次,口服,3~4 次 / 天。

【健康指导】

1. 位于上唇的须疮,严禁挤压,防止感染扩散经血行引起颅内感染。

2. 患病期间应经常修剪胡须,不能用剃须刀剃须,以免损伤皮肤。

第 4 节　疖

疖,又称疖肿,是由金黄色葡萄球菌引起的单个皮脂腺或毛囊及其周围蜂窝组织的急性化脓性感染,常累及皮下浅层组织。主要临床表现为皮肤红肿疼硬结、化脓。

【临床表现】

疖常发生于皮脂腺和毛囊分布丰富的部位,如头部、面部、颈部、背部、腋窝和会阴部等。初期局部皮肤红、肿、疼痛、硬结,逐渐增大,形成较大肿块,中央变软而为脓肿,可扪及波动感,如破溃可流出黄白色脓液,疼痛症状亦随之减轻。单发疖肿一般无全身症状,少数患者疖肿多发,可有发热、所属区域淋巴结肿大。

【治疗】

1. 一般治疗　适当休息,注意皮肤卫生,保护局部清洁。

2. 局部治疗　早期硬结期可给予局部湿热敷或其他理疗,形成脓肿时应及早切开引流。对未成熟的疖肿,特别是位于鼻部及上唇者,切忌挤压,以免炎症播散引起颅内感染。

3. 抗生素治疗　青霉素 V 片 0.25~0.5g/ 次,口服,3~4 次 / 天;或阿莫西林 0.5~1g/ 次,口服,3~4 次 / 天。青霉素过敏者可用红霉素 0.25g/ 次,口服,3~4 次 / 天。

4. 中药治疗　早期局部硬结未形成脓肿者,可于患处外敷玉露膏或金黄膏。

【健康指导】

经常保持皮肤卫生清洁,预防毛囊感染,预防疖的发生。

第 5 节　痈

痈,为多个相邻的皮脂腺、毛囊或汗腺的急性化脓性感染。特点为炎症侵及皮下组织,沿深筋膜向四周扩散。常见于中老年人,往往有糖尿病病史。发生于颈后部者俗称"对口疮",发生于背部者俗称"瘩背疮"。主要临床表现为皮肤红肿、疼痛、多个粟粒样脓头。

【临床表现】

多数患者有糖尿病、贫血、慢性肾炎等病史。初期局部皮肤红肿、隆起,界限不清、疼痛,逐渐出现多个粟粒样脓头,破溃流出黄白色脓液,外观呈蜂窝状,进一步发展中央逐渐坏死、溶解、塌陷,并向周围扩散。患者可有发热、乏力、精神不振等全身症状。血化验白细胞计数增多,中性粒细胞比例增加。

【治疗】

1. 一般治疗　适当休息,调节饮食,加强全身营养。

2. 局部治疗　初期红肿阶段局部可用 50% 硫酸镁湿敷。多处组织坏死形成脓肿时切开引流，需行"十"字形切开，切口长度应超过病变区边缘少许，深度应达深筋膜浅层，切除所有坏死组织，凡士林纱布填塞止血。必要时将整个炎症区皮肤、坏死组织切除，清洁换药，待肉芽新鲜后进行邮票植皮。

3. 全身治疗　病情轻者给予青霉素 V 0.25~0.5g/ 次，口服，3~4 次 / 天；或阿莫西林片 0.5~1g/ 次，口服，3~4 次 / 天。病情重者用青霉素 80 万单位 / 次，2~4 次 / 天，肌内注射；或氨苄西林 1~2g/ 次，3~4 次 / 天，静脉滴注。

4. 对症处理　疼痛明显者给予止痛剂；积极治疗原发病；一般情况较差者增强抗病能力，少量多次输入鲜血。

【健康指导】

1. 痈多发生于中老年人，往往有糖尿病病史，处理不当通常久治不愈。

2. 患者如有较高水平的血糖，应同时酌情进行糖尿病治疗。

第 6 节　丹　　毒

丹毒，又称网状淋巴管炎，是皮肤内网状淋巴管的急性炎症，多由皮肤破损感染溶血性链球菌所致。由于炎症位于皮肤层内，一般不向皮下组织浸润，故不会引起组织化脓、坏死。主要临床表现为边缘清楚的皮肤片状鲜红或紫红。

【临床表现】

起病较急，好发于下肢、面部、耳部皮肤，局部灼热、疼痛，全身可有发热、不适等。初起时患处皮肤片状发红、鲜红或紫红，中间较淡，边缘清楚，病变区轻度肿胀、略高起皮肤，手指轻压红色消退，解除压力后局部重新充血，炎症向四周扩散时中央红色消退、脱屑。一般不引起组织化脓，可有所属区域淋巴结肿大。

【治疗】

1. 一般治疗　适当休息，抬高患处。局部冷湿敷可减轻不适、疼痛，有利于炎症局限，防止周围扩散。

2. 局部治疗　炎症区域外敷玉露膏或金黄膏，冷开水将其调成糊状，涂患处，随干随涂；或用鲜紫花地丁、蒲公英、马齿苋等，任取一样，洗净捣烂，敷患处，每天 2 次。

3. 全身治疗　病情轻者青霉素 V 0.5g/ 次，口服，3~4 次 / 天。病情重者青霉素 80 万单位 / 次，2~4 次 / 天，肌内注射；或氨苄西林 1~2g/ 次，3~4 次 / 天，加滴管静脉滴注。

4. 中成药治疗　银黄口服液 10ml/ 次，3 次 / 天，口服；或清解片 5 片 / 次，3 次 / 天，口服。

第八十五章 真菌性皮肤病

第1节 头 癣

头癣,是由小孢子菌和毛发癣菌引起的头皮和毛发感染,人兽共患真菌病,农村儿童多见。黄癣为感染黄癣菌所致,白癣为感染铁锈色小孢子菌引起,黑癣为感染紫色毛癣菌或断发毛癣菌引起。

【临床表现】

头癣一般有如下表现 ①黄癣,病初头皮淡红色斑点,渐形成周边高起的硫黄色碟形厚痂,或灰白色厚痂,患处头发失去光泽,并有折断、参差不齐,自觉剧痒,愈后可留下永久性瘢痕。取黄癣痂和病发直接镜检可见粗细、大小较一致的菌丝;②白癣,病初为脱屑性红色丘疹,中间头发穿出,丘疹渐向周围扩展形成白色鳞屑斑,头发根部有灰白色套样菌鞘,轻度痒感。取病发、皮屑直接镜检可有发外成堆孢子;③黑癣,初为小点状鳞屑斑,逐渐扩大,头发沿皮面折断而呈小黑点是本病特点,鳞屑斑和小黑点散分布,毛囊被破坏形成瘢痕,有时可出现体癣、甲癣等。病发检查镜下可见发内链状孢子。

【治疗】

1. 一般治疗 每天用温水洗头,加速去除痂皮及病发;每周剃发一次,连续8周,去除带菌毛发。

2. 全身治疗 可用灰黄霉素15mg/(kg·d),分3次口服,15~20天为一疗程;或伊曲康唑5mg/(kg·d),分2次口服,4~6周为一疗程。

3. 局部用药 2%碘酒或5%硫黄软膏外用,每天2次;或2%克霉唑软膏外用,每天2次。

4. 用品处理 患者使用的帽子、毛巾、枕套、梳子、发剪等用品应煮沸消毒。

第2节 须 癣

须癣,是由致病真菌侵犯长有胡须的皮肤所引起的皮肤真菌病。多见于中、老年人,上唇须区皮肤较少累及,往往为下颌部须区皮肤发病。主要临床表现为皮肤丘疹、红斑、脓疱、毛根松动。

【临床表现】

病变好发于下颌的有须区皮肤，病初皮损为丘疹、红斑，逐渐扩大成为斑片状，边缘有散在丘疹、水疱或脓疱，中央为退行区。受累毛发失去光泽，侵犯毛囊可引起毛囊炎或形成小结节、脓肿，毛根松动，极易拔除，轻压毛囊口可挤出脓液。患者可有痒感或轻微疼痛。鳞屑镜检可查到菌丝及孢子。

【治疗】

1. 一般治疗　剃除胡须，保持局部清洁。

2. 局部用药　可给予 2% 克霉唑软膏外用，每天 2 次；或复方达克宁霜外用，每天 2 次。

3. 全身治疗　病变范围较广者全身用药，可给予伊曲康唑（斯皮仁诺）200mg/d，餐后口服，连服 4 周；或特比萘芬 250mg/d，餐后口服，连用 4 周以上。

第 3 节　体癣和股癣

体癣，是指一般部位皮肤浅部真菌感染；股癣则是指临近生殖器和肛门的皮肤浅部真菌感染。本病主要为接触传播，男性多于女性，夏季发病者较多。主要临床表现为皮肤丘疹、小水疱或斑疹。

【临床表现】

往往有接触患本病的患者或接触癣病的猫、狗等动物史。病损初发为针头到绿豆粒大小的丘疹或小水疱，以后逐渐扩大，形成圆形、环形斑疹，可有中央痊愈边缘活动的现象。自觉瘙痒，因长期搔抓，可有苔藓样变。直接镜检可查到菌丝和孢子。

【治疗】

1. 全身治疗　一般给予伊曲康唑 5mg/(kg·d)，口服，4 周为一疗程。

2. 局部用药　可选 2% 克霉唑软膏外用，每天 2 次；或复方达克宁霜外用，每天 2 次。

第 4 节　手癣和足癣

手癣，又称"鹅掌风"，是发生于手部的皮肤癣菌感染；足癣，俗称"脚气"，是发生于足部的皮肤癣菌感染。主要临床表现为手足皮肤水疱、脱屑、指或趾间浸渍、糜烂、皲裂。

【临床表现】

手癣多见于青年和中年妇女，与手部经常浸水、摩擦、外伤有关。常单侧分布，多见于拇指、示指的侧面、屈面和掌心部。开始皮肤水疱、丘疹、鳞屑、角化过度等,指间糜烂少见,病程呈慢性,痒感明显。

足癣发病与足部多汗、汗液蒸发不畅、局部潮湿、工作时穿胶鞋或长筒靴等因素有关。临床表现多种多样,多为粟粒大小水疱、丘疹,趾间皮肤浸渍发白或糜烂,慢性病程,夏季较重冬季较轻,自觉瘙痒。水疱液直接镜检可见菌丝或孢子。

【治疗】

1. 一般治疗 改善工作条件,避免手部摩擦、外伤等;足癣时穿宽松、透气性能好的布鞋,保持足部干燥。

2. 局部治疗 可根据病情外用复方水杨酸苯甲酸软膏;或2%克霉唑软膏;或1%益康唑软膏。

3. 全身治疗 范围广泛、炎症反应明显者全身药物治疗,可用伊曲康唑5mg/kg·d,口服,2~4周为一疗程;或特比萘芬250mg/d,口服,连用2~4周。

【健康指导】

1. 保持局部透气,特别是足癣患者,要穿透气鞋袜;避免共用毛巾,以免相互传染。

2. 洗完手、脚后要擦干,尤其保持足部干燥。

3. 本病易夏秋季复发或加重,局部适当应用抗真菌药物。

4. 局部切忌外用皮炎平、地塞米松等肾上腺皮质激素类药物。

第5节 甲 癣

甲癣,是指致病性真菌侵犯甲板或甲下组织引起的甲病,临床较为常见,由于甲板呈灰暗色样改变,故也称为"灰指甲"。主要临床表现为甲板混浊、灰白、增厚。

【临床表现】

成年人多见,老年人尤为多见,常有手、足癣或体癣史,男性多于女性。发病部位为趾甲或指甲,小趾甲及右手示指指甲受累较多,表现为甲板混浊失去光泽、增厚、表面凹凸不平、甲板呈灰暗色、甲与甲床分离、甲板脱落。鳞屑或甲板直接镜检可见菌丝或孢子。

【治疗】

1. 去除病甲 外科削甲或拔甲治疗。

2. 药物治疗 伊曲康唑成人剂量200mg/次,餐后口服,2次/天,连服7天,停用3周,为一个冲击周期,一般应用2~3个周期;或特比萘芬125mg/次,餐后口服,2次/天,连用7天,改为125mg/d,再服5~6周。

第6节　花　斑　癣

花斑癣,俗称"汗斑",是一种常见的真菌性皮肤病,由圆形或卵圆形糠秕孢子菌感染所致。人体多汗部位和多汗季节更易患病,愈后易复发。主要临床表现为覆盖鳞屑的有色皮肤斑疹。

【临床表现】

夏季易发病,成人多见,好发部位为躯干、颈部、面部等,偶发于头皮。初起皮损为黄豆大小斑疹,上覆极细鳞屑,棕褐色或棕黑色,日久呈色素减退斑。少数可有糠秕孢子菌毛囊炎,出现半球形毛囊性丘疹。无自觉症状,病程慢性经过,可持续多年。鳞屑直接镜检可见香蕉形短棒状菌丝和成堆圆形孢子。

【治疗】

1. 局部治疗　25%硫代硫酸钠外涂,晾干后再涂3%稀盐酸液,2次/天,至痊愈;或1%益康唑霜外涂,2次/天,至痊愈;或2%克霉唑霜外涂,2次/天,至痊愈。

2. 全身治疗　伊曲康唑成人剂量200mg/d,餐后口服,连服14天;或氟康唑50mg/d,餐后口服,连服14天。

第7节　念　珠　菌　病

念珠菌病,包括由念珠菌属所引起的浅部或深部感染,可为原发性感染,也可为继发性感染。当某些患者免疫状态障碍或潜在疾病时,常易并发念珠菌感染,致病菌主要是白色念珠菌,其他念珠菌也可致病。主要临床表现为感染部位不同表现各异。

【临床表现】

1. 症状体征　多见于新生儿、婴幼儿及老年人。患者往往有免疫功能低下、大量使用抗生素、皮质类固醇激素、免疫抑制剂或患有糖尿病、肿瘤等病史。常有以下几种类型:①念珠菌性口腔炎,表现为口腔黏膜出现白色假膜,不易刮除,强行刮除基底有红色糜烂及渗出物;②念珠菌性阴道炎,表现为阴道、阴唇黏膜充血、糜烂,表面附着薄膜,白带呈白色或黄白色凝乳状,自觉瘙痒或轻度灼痛;③念珠菌性龟头包皮炎,表现为龟头包皮及冠状沟处红斑、糜烂,或有针头到粟粒大小丘疹或小脓疱,表面有乳白色分泌物,自觉瘙痒。

2. 实验室和其他检查　病变部位刮取标本,直接镜检可见到圆形孢子或菌丝。真菌培养常见白念珠菌或非白色念珠菌。

【治疗】

1. 去除病因　除去一切与本病发生有关的原因或诱因,如停止使用广谱抗生素、皮质类固醇、免疫抑制剂等。

2. 局部治疗　可用各种抗真菌剂外涂，如 1% 克霉唑软膏外涂，一天二次；或 1% 益康唑软膏外涂；或制霉菌素软膏或洗剂外涂，一天二次。

3. 全身治疗　可用两性霉素 B、氟康唑等静脉滴注；或口服克霉唑、酮康唑等。有免疫缺陷者并用转移因子、干扰素等。

第八十六章 物理性皮肤病

第1节 痱 子

痱子,又称为"热痱",是由于高温闷热、湿度大、出汗多引起的常见皮肤病。可能因出汗过多、汗管阻塞、排泄不畅而形成痱子。主要临床表现为薄壁小水疱,或红色粟粒疹,烧灼和刺痒感。

【临床表现】

汗液溢出在角质层下或角质层内,多见于前额、颈部、躯干部,常于高温环境、出汗后发生,浅表阻塞皮损为针头大小的非炎症性半透明的薄壁水疱,内容物较清亮,周围无红晕、易破、无自觉症状,此为白痱。较深部位阻塞为红色粟粒疹,又名红痱,此类型最常见,表现为针头大小密集的丘疹,自觉烧灼和刺痒,严重时融合成片,常成批出现。

【治疗】

1. 一般处理 保持室内通风、凉爽,皮肤清洁干燥,衣着宽松、柔软,防止继发感染。

2. 药物治疗 局部可外用痱子粉、1% 薄荷炉甘石洗剂等。

3. 温水湿热敷 用适当的温水热敷,可促进汗液排泄或吸收,并有止痒作用。

【健康指导】

1. 常洗温水澡,勤换衣服,保持皮肤清洁、卫生,使身体凉爽舒适。

2. 饮食勿过热过急,避免出汗,出汗后勿用凉水洗澡。

3. 夏天多喝凉开水、凉茶、多食水果、蔬菜及茶汤,保持大便通畅。

4. 小儿睡觉时如出汗较多,要及时擦汗,并多翻身以变换卧位,使汗液易于蒸发。

第2节 晒 伤

晒伤,又称为晒斑、日光性皮炎。本病是由于强烈的日光照射局部皮肤而出现的急性皮肤损伤,为日光中的中波紫外线所致。主要临床表现为曝晒后皮肤红斑、水肿、水疱。

【临床表现】

有强烈日光曝晒史,日晒后数小时暴露部位皮肤出现境界清楚的红斑、水肿,或起水疱,自觉烧灼感、灼痛或刺痛,严重者可有发热、头痛等全身症状。数天后局部可有脱屑,近期内可有色素沉着。

【治疗】

1. 一般治疗　适当休息,室内保持凉爽。一般不必特殊处理,数日后即可痊愈。

2. 局部治疗　疼痛较重者可用冰牛奶或冰水湿敷,以减轻症状;或炉甘石洗剂外搽,每天数次。皮损较重、有渗出者可用3%硼酸溶液冷湿敷,每次20~30分钟,一天3~4次,直至急性炎症消退。

第3节　夏季皮炎

夏季皮炎为夏季炎热、气温高、湿度大,加之灰尘刺激而引起的皮肤疾病。常发生于7、8月份,主要临床表现为皮肤丘疹、发痒。

【临床表现】

本病好发生于夏季,7、8月份发病者最多,病情与当地气候有直接关系,气温高、湿度大时发病较多,多见于成年人,常发生于四肢屈侧或躯干,病损表现为皮肤红斑、丘疹、结痂、抓伤等。

【治疗】

1. 一般治疗　注意工作环境干燥、通风,衣着宽大透气,保持皮肤清洁、卫生。

2. 局部治疗　1%薄荷炉甘石洗剂外用,2~3次/天;或1%薄荷酒精外用,2~3次/天。

第4节　冻　疮

冻疮,是机体遭受寒冷刺激后,发生于末梢部位的局限性炎症性皮肤病,气温转暖后可自愈,但次年易复发。主要临床表现为皮肤紫红、水疱、溃疡、糜烂。

【临床表现】

寒冷季节发病,妇女、儿童及末梢循环不良者易发,农村学校取暖条件不佳的学生更易发生。好发于手足、面颊、耳郭等处。鼻尖、小腿和大腿也可受累。自觉瘙痒明显,受热后加剧。典型皮损为局限性紫红色、隆起的水肿性斑块或结节,严重者可发生水疱、溃疡、糜烂,愈后有不同程度的色素沉着或萎缩性瘢痕。

【治疗】

1. 一般治疗　加强锻炼、增加营养、促进血液循环,入冬后注意全身及局部保暖,保持局部干燥,手套鞋袜不宜过紧,治疗慢性贫血及消耗性疾病。

2. 药物治疗　促进局部血液循环,扩张血管,烟酸 50mg/ 次,口服,3 次 / 天;或芦丁 20mg/ 次,口服,3 次 / 天。维生素 E 5~10mg/ 次,口服,3 次 / 天。

3. 局部治疗　皮损未破溃者外用 10% 樟脑软膏或冻疮膏,每天 2~3 次外涂;皮肤破溃者,可用 3% 硼酸液湿敷,渗液停止后外敷 10% 鱼石脂软膏或抗生素软膏,必要时适当包扎保护,有利于护理。

第 5 节　寒冷性红斑

寒冷性红斑,是由于寒冷刺激引起的末梢血液循环障碍,与免疫反应有一定关系。主要临床表现为皮肤多形红斑、瘙痒。

【临床表现】

好发于寒冷的冬春季,多于受冷后发病,易发部位为面部、四肢远端、两耳郭,其他非暴露部位如臀部、胯部、腰部、两股部等也可发生。主要表现皮肤多形性红斑,有的为丘疹、斑片状疹,有灼热或瘙痒。进入温暖环境后症状可自行缓解,遇冷后又可反复发作。

【治疗】

1. 一般治疗　注意适当保暖,预防寒冷,外出时更应加强防寒措施。

2. 药物治疗　一般不必药物治疗,剧烈瘙痒时可酌情给予抗组胺药物,如赛庚啶 2~4mg/ 次,2 次 / 天,口服。

第 6 节　手 足 皲 裂

手足皲裂,又称干裂,是指手足部皮肤增厚、干燥,皮脂腺、汗腺分泌减少,而出现的皮肤皲裂,主要临床表现为局部皮肤裂口、疼痛。

【临床表现】

一般在冬季发病,多见于体力劳动者,且为户外作业人员,表现为手部或足部皮肤干燥、无汗,皮肤裂开,或可有裂隙出血、裂口疼痛。

【治疗】

1. 一般治疗　局部保暖,经常用热水浸泡,然后涂抹润肤制剂。

2. 局部治疗　如皮肤裂口较大,疼痛明显,可用创可贴包扎保护。

第7节　鸡　　眼

鸡眼,多发生于足底,一般认为与局部长期机械性刺激有关。局部皮肤角质层增厚,形成由角质层围绕的致密的圆形角质物。主要临床表现为扁平、圆形角质突起。

【临床表现】

多发生于足部受压或摩擦处,如足底、趾关节背侧等,数目一般1~2个,外形扁平、圆形角质突起,界限清楚,直径一般为5~10mm,削去表层角质后,外周有透明的淡黄色环,形同"鸡眼",常有不同程度的触痛。

【治疗】

1. 外用药物　适于较轻的鸡眼,局部外用腐蚀剂,如鸡眼膏等。用前先用温水浸泡患部,适当削除局部表层角质,然后贴敷,注意保护周围正常皮肤。

2. 手术疗法　适于非手术治疗无效者,以鸡眼为中心切除鸡眼及其下方的脂肪结缔组织,然后缝合切口(详见外科疾病篇)。

第8节　胼　　胝

胼胝,俗称"脚垫",为足底皮肤长期遭受外力压迫而造成角质层增厚。主要临床表现为黄白色半透明皮肤角质斑块。

【临床表现】

好发部位为足部长期摩擦或受压处,偶尔发生在骨突处。局部皮肤为黄白色半透明的角质斑块,质地厚韧,中央部分最厚,越向边缘越薄,因此界限常不明显,有压痛或挤压痛。

【治疗】

1. 一般治疗　经常泡洗足部,使局部组织软化,清除局部过厚的皮肤角质部分,穿宽松、软底鞋等。

2. 手术治疗　顽固性胼胝疼痛较重者,可考虑手术治疗,首先彻底切除病变皮肤,必要时凿除突出的骨质,设计、形成邻位皮瓣修复皮肤缺损,供皮瓣区再行皮片移植修复(详见外科疾病篇)。

第9节　嵌　甲　症

嵌甲症,是一种多见于足趾的病症,发病原因与趾甲的发育异常、穿鞋瘦小、邻趾挤压有关。容易感染并发甲沟炎。主要临床表现为趾甲畸形、嵌入性生长、疼痛。

【临床表现】

嵌甲多发生于足拇趾内侧甲缘,也可双侧甲缘同时发病。主要症状为局部疼痛,行走或受挤压时疼痛加重。检查甲侧缘嵌入皮肤,甲沟皮肤皱褶处可因机械性刺激发生感染,局部红肿或有脓性物,可有肉芽增生,感染严重者整患侧趾肿胀、粗大。

【治疗】

1. 非手术治疗　适于轻症患者,经常泡洗足部,穿宽松鞋,避免局部挤压,保持卫生,防止感染。局部轻度红、肿、疼痛时,可用碘酒局部外涂,每天 2~3 次。

2. 手术治疗　适于嵌入严重、非手术治疗无效者或局部反复感染者。可行嵌甲根治术,切除约 1/4~1/3 甲缘,同时切除相应的甲根(详见外科疾病篇)。

【健康指导】

1. 经常遇到许多嵌甲患者长期不能治愈,多系治疗方法不当。特别是手术拔甲后过一段时间,又有嵌甲重新出现,究其原因系拔甲时未将甲根彻底去除。

2. 嵌甲根治术后,应卧床休息,抬高患肢,以减轻疼痛。

第 10 节　甲　沟　炎

甲沟炎,是甲沟及其周围软组织发生的感染,可形成甲旁脓肿。多因微小创伤、皮肤破损引起。主要临床表现为局部红肿、疼痛、流脓。

【临床表现】

发病初期,病甲一侧甲沟旁软组织疼痛、肿胀,逐渐加重,有的迅速化脓,可蔓延至对侧甲沟,形成半环型脓肿,脓肿破溃后流出脓液,如不能彻底治愈,则形成慢性甲沟炎,常有肉芽组织增生,经久不愈。

【治疗】

1. 非手术治疗　注意局部保护,酌情卧床休息,适当抬高患处,酌情应用抗生素,局部外用消炎药膏等。

2. 手术治疗　可行甲沟炎切开引流术(详见外科疾病篇)。

第 11 节　压　　疮

压疮,又称"褥疮",多见于瘫痪和长期卧床的患者。有关文献报道,每年约有6万人死于压疮并发症。压疮常发生于承重部位,如枕部、骶尾部、髋部、膝部、外踝、足跟等处。病因为长时间组织受压,血液循环障碍,局部组织缺血缺氧营养不良,致组织溃烂和坏死。主要临床表现为皮肤红斑、紫红、水疱、破溃、感染、组织坏死。

【临床表现】

患者多为瘫痪和长期卧床的慢性患者;也可为急慢性昏迷患者。压疮的不同阶段其临床表现、治疗方法不尽相同。通常分为三期：

一期：即红斑期，局部组织受压后出现暂时性血液循环障碍，表现为红、肿、热、痛炎症反应。

二期：即浸润期，局部红肿，炎症向外浸润、扩展，皮肤变为紫红色，疼痛加剧，常有水疱形成。

三期：即溃疡期，皮肤水疱破溃、感染、组织坏死、溃疡形成，患处有黄色水样渗出物或脓液，进一步发展侵入皮下层和肌肉层，甚至达骨膜或关节腔，呈黑色，有臭味，脓液较多，可出现发热等全身症状，引起败血症。

【治疗】

1. 一般治疗 经常改变卧位，防止长时间受压，增加营养，增强抗病能力，多食高蛋白、高热能饮食。

2. 局部治疗 ①红斑期，外涂复方苯甲酸，干燥后再撒滑石粉；②浸润期，局部适当轻轻按摩，外涂复方苯甲酸；如有水疱可在无菌操作下，抽出疱内渗出液，敷盖无菌纱布、棉垫，妥善包扎；③溃疡期，每日清洁换药，剪除坏死组织，待创面清洁、肉芽红润后，再进行创面植皮或局部皮瓣移植修复（详见外科疾病篇）。如果创面周围皮肤组织条件尚好，可采用局部负压吸引装置引流，起到刺激组织产生新生血管、吸引创面渗出物、提供湿润环境、清除坏死组织的作用，促进创口愈合。

第12节 褶 烂

褶烂，指是发生于皮肤皱襞部位以红斑、糜烂为特点的急性浅表性炎症。由于皮肤的皱襞处温热、潮湿、散发不畅，引起角质层浸渍，活动时相互摩擦即可发病。主要临床表现为皱襞皮肤浸渍、糜烂、溃疡、疼痛。

【临床表现】

多见于体胖婴儿和成人，易发生在皮肤皱襞部位，如腋窝、腹股沟、臀沟、乳房下等处。初为红色、暗红色水肿斑片，境界清楚，范围与相互摩擦的皮肤皱襞一致，继而出现浸渍、糜烂、溃疡，伴瘙痒、疼痛。好发于湿热季节，易继发细菌、真菌感染。

【治疗】

1. 一般治疗 皱襞部位经常清洗，尽量不使皱襞面相互接触，使病变处保持干燥。红斑期可仅用滑石粉、扑粉等。

2. 局部治疗 少许渗出时可外涂40%氧化锌油或糊剂，渗出较多时用3%硼酸溶液或1∶5000高锰酸钾溶液湿敷。继发细菌或真菌感染时，湿敷后再外用抗生素药膏或抗真菌药膏。

第八十七章　红斑、鳞屑性皮肤病

第1节　银屑病

银屑病,俗称"牛皮癣",发病原因不明。是一种常见的慢性复发性炎症性皮肤病,主要临床表现为皮肤红斑、鳞屑。

【临床表现】

一般将本病分为四型,即寻常型、脓疱型、关节病型与红皮病型,其中以寻常型最常见。

1. 寻常型　最为常见的类型,皮损以背部、四肢伸侧为主,尤其是肘膝伸侧及腰骶部,常对称分布。基本损害为表面覆有多层银白色鳞屑的红色斑丘疹或斑块,可见薄膜现象和点状出血。皮损可呈点滴状、钱币状、地图状等多种形态;甲板受损可点状凹陷,重者甲板肥厚、甲床分离;头皮受累毛发呈束状。病程经过缓慢,易反复发作,冬季较重夏季较轻。

2. 脓疱型　较少见,分为泛发性和局限性,泛发性多见于四肢伸侧、腹股沟、腋窝等皮肤皱褶处;局限性发生于手掌及足跖。泛发性是在红斑上出现群集性浅表无菌性小脓疱,可因摩擦而糜烂、渗出、结痂,常伴有高热、全身不适、白细胞计数增高等全身症状。

3. 红皮病型　又称银屑病性剥脱性皮炎,属于病情严重类型,全身各处均可发生,表现为全身弥漫性潮红、浸润、肿胀,其中可有片状正常"皮岛",病损区伴有不同程度脱屑,反复大量脱屑可导致低蛋白血症及水、电解质紊乱,可有区域淋巴结肿大、白细胞增多等。

4. 关节病型　本型较少见,除银屑病的皮损外,还累及关节,表现为非对称性外周小关节炎,特别是指、趾末端关节受累更为普遍。

【治疗】

本病治疗方法较多,但多数疗法只能起到近期疗效,难以根治,也不能防止复发。

1. 一般治疗　急性期避免饮酒、食用辛辣刺激性食物,避免物理性、化学性物质刺激,勿滥用刺激性药物,防止外伤,避免上呼吸道感染、精神紧张、劳累等诱发因素。

2. 局部治疗 适用小于 20% 体表面积的寻常型银屑病,以外用药为主,可酌情选用 5% 煤焦油软膏外搽,2 次 / 天;或卡泊三醇软膏外搽,2 次 / 天;或 0.1% 曲安奈德霜外搽,2 次 / 天。面积广泛者,除局部外用药外,尚需系统用药治疗。

3. 系统治疗 适于红皮病型、关节病型、泛发性脓疱性型银屑病,也适于皮损广泛的寻常型银屑病。根据类型和病情严重程度,选用免疫抑制剂甲氨蝶呤、维 A 酸、环孢素等。

4. 物理治疗 常用的有光疗、光化学治疗、浴疗,可酌情选用。

第 2 节 多 形 红 斑

多形红斑,是急性炎症性皮肤病,系皮肤对不同物质刺激的一种反应。发病原因不明,与感染、药物、其他疾病有关。本病有自限性,但愈后容易复发。主要临床表现为多形皮疹和虹膜样红斑。

【临床表现】

1. 症状体征 本病临床表现轻、重不同。①轻症者,皮损多对称分布,发生于手背、足背、手掌、前臂、小腿伸侧、面颊、颈侧等处,皮疹呈多形性,有斑疹、丘疹、水疱或大疱等,水肿性红斑呈圆形或椭圆形,中央色暗,或中央为水疱,边缘潮红,钱币大小,形状类似虹膜样。自觉局部瘙痒、烧灼或胀痛感。也可有口唇、口腔、眼结膜和外生殖器处黏膜损害。一般无全身症状。多于 2~4 周内愈合,愈后易复发;②重症者,起病急骤,全身中毒症状明显,可出现高热、寒战、气促、腹泻、昏迷、休克等。并发内脏损害时出现相应的临床表现。皮疹可累及全身,除有轻症者的红斑、丘疹、水疱、大疱、虹膜样损害外,常有瘀斑、血疱、皮肤坏死等,可融合呈大片状。口、眼、鼻、阴部黏膜累及者,可出现糜烂、结痂、出血、分泌物增多。重症者,又称为史 - 约综合征。

2. 实验室和其他检查 血化验白细胞计数增多,贫血、血沉增快。有内脏损害如累及肾脏可出现蛋白尿、血尿、血尿素氮增高。

【治疗】

1. 一般治疗 尽量寻找病因,针对病因治疗,如停用可能的致敏药物。

2. 药物治疗 轻者可给抗组胺药物如苯海拉明 25mg/ 次,3 次 / 天,口服;或赛庚啶 2mg/ 次,口服,3 次 / 天;或加用 10% 葡萄糖酸钙 10ml,静脉注射。重症者早期足量治疗。有广泛水疱、大疱、糜烂、渗出时,应用抗生素预防感染治疗。疑为病毒感染引起者可用阿昔洛韦 200mg/ 次,口服,3 次 / 天;或伐昔洛韦 300mg/ 次,口服,2 次 / 天,连用数周。

3. 局部治疗 ①轻症者,0.3% 肝素钠乳膏外搽,2 次 / 天;或 0.1% 曲安奈德霜外搽，2 次 / 天；皮损感染、糜烂、渗出明显时用 2%~3% 硼酸液或生理盐水湿敷，每天 2~4 次，湿敷后红霉素软膏外搽；②重症者，局部治疗尤其重要，急性期皮肤大面积破损类似大面积烫伤，应将患者置于消毒房间，使用烫伤支架搁置肢体，铺设不易粘贴的消毒床单，保持病房室内适当温度、湿度，陪护人员严格执行消毒隔离制度，由于患者疼痛剧烈和表皮剥脱严重，尽量减少搬动，必要时可全身或局部应用止痛剂。

4. 重症型全身治疗　除以上轻型常规治疗外，还应特别注意加强全身治疗，包括应用抗生素、保持水电解质平衡、正确使用等。支持疗法也非常重要，必要时可给予丙种球蛋白、少量多次输新鲜血等。

第 3 节　玫 瑰 糠 疹

玫瑰糠疹，为一种急性、自限性皮肤病，一般持续 4~6 周自愈。发病原因不明，多数认为与病毒感染有关。皮损常发生在躯干及四肢近端。主要临床表现为成批出现椭圆形玫瑰色斑疹，表面附有糠秕样鳞屑。

【临床表现】

常先出现较大的 1~3 个类圆形淡红色鳞屑斑，称为先驱斑或母斑，1~2 周后，其余皮损陆续成批发出，为椭圆形玫瑰色斑疹，中心略带黄色，表面附有糠秕样鳞屑。胸背部皮损其长轴与肋骨平行，可伴不同程度的瘙痒。少数患者可有丘疹、风团、水疱、紫癜等损害。皮损泛发者多见于躯干和四肢近端部位，也有局限于某一部位者。少数患者可有轻微先驱症状，如低热、全身不适、头痛、喉痛、淋巴结肿大等。病程自限性，一般 4~6 周自愈。

【鉴别诊断】

1. 银屑病　病程长，易复发，背部、四肢伸侧为主，皮损呈点滴状、钱币状、地图状等多种形态，有银白色鳞屑，刮除鳞屑后可见奥斯皮茨氏征（轻刮鳞屑露出一层半透明薄膜，再刮除薄膜可见点状出血）。

2. 花斑癣　好发于躯干、颈部、面部等处，皮损为黄豆大小斑疹，上覆极细鳞屑，棕褐色或棕黑色，日久呈色素减退斑。

3. 梅毒　一期梅毒多在外生殖器出现单个丘疹或浸润性红斑，继之糜烂、浅溃疡。二期梅毒出现多形态皮疹，如红斑、丘疹、斑丘疹、结节、脓疱或溃疡，不痛不痒，伴低热、头痛、肌肉痛、关节痛，可有肝脾大、全身浅表淋巴结肿大。梅毒血清学反应强阳性。

【治疗】

1. 一般治疗　急性期禁止热水洗烫，禁止肥皂洗浴，否则加重病情。

2. 局部治疗　炉甘石洗剂外用，2 次 / 天；或 2% 硫黄霜外用，2 次 / 天；或 0.1% 曲安奈德霜外用，2 次 / 天。

3. 维生素 C 治疗　可适当应用维生素 C，口服。

4. 中医中药　治则清热凉血，祛风止痒。

第 4 节　剥脱性皮炎

剥脱性皮炎，又称红皮病。是一种严重的持续性弥漫性炎症反应性疾病。发病原因常为某些原发皮肤病治疗不当、药物过敏等。主要临床表现为全身皮肤弥漫性潮红、水肿、浸润，伴皮肤脱屑。

【临床表现】

全身皮肤弥漫性潮红、浸润、肿胀、脱屑，为本病主要特点。急性剥脱性皮炎可有发热、全身乏力、肝脾大，区域淋巴结肿大，皮损以腋窝、肘窝、腘窝、会阴等处显著，出现糜烂、溃疡、渗出，或甲板、头发脱落。有的伴黏膜损害。慢性剥脱性皮炎为慢性弥漫性潮红、浸润、肿胀，鳞屑呈糠状，但无大片脱屑。

【治疗】

1. 一般治疗　尽力寻找、去除病因，如停用致敏药物、致敏物质。加强护理，给予高蛋白、高维生素饮食，补充维生素 C、维生素 E，并给予良好的支持疗法。

2. 全身治疗　①肾上腺皮质激素，一般可用地塞米松 10~20mg/d，静脉滴注；或甲基泼尼松龙 80mg/d，静脉滴注；②免疫抑制剂，由银屑病演变而来的剥脱性皮炎，可用甲氨蝶呤 2.5~5mg/ 次，每 12 小时一次，连服 3 次，以后每周同样方法给药；③应用抗生素，皮损严重、渗出较多者，可酌情选用青霉素、红霉素等药物。

3. 局部治疗　一般可用 0.1% 维 A 酸霜外搽，促进角质溶解；潮红水肿明显者可用 1% 冰片炉甘石洗剂外用；糜烂渗出者可用 0.1% 雷佛诺尔湿敷。

第 5 节　扁 平 苔 藓

扁平苔藓，是一种原因不明的皮肤病，半数患者伴有黏膜损害。本病发生可能与免疫、遗传、药物等有关。主要临床表现为多角形紫红色或紫蓝色扁平丘疹。

【临床表现】

患者多为成年人，主要表现为皮疹，好发于四肢，多见于腕部、前臂、股内侧、躯干、腰部等处，皮肤出现紫红色或紫蓝色多角形扁平丘疹，直径一般 2~5 毫米，丘疹中央轻度凹陷，境界清楚，表面光滑、发亮，有蜡样光泽，自觉局部瘙痒。半数患者可有黏膜损害，常见于口腔黏膜，为白色斑点、丘疹、斑块、糜烂、溃疡等；也可发生于男女生殖器黏膜处。皮疹消退后可留下色素沉着。本病慢性经过，病程数月或数年。

【治疗】

1. 一般治疗 生活规律,避免刺激性食物,去除可能的病因或诱因。

2. 全身治疗 ①适于病变广泛及严重者,可酌情选用地塞米松 1.5~3mg/次,3 次 / 天,口服;或泼尼松(泼尼松)5~15mg/ 次,口服,3~4 次 / 天,皮损变淡或变浅、痒感减轻后逐渐停药,疗程约需 6 周;②抗组胺药物,适于痒剧者,可选用苯海拉明 25mg/ 次,3 次 / 天,口服;或赛庚啶 2mg/ 次,3 次 / 天,口服;③维 A 酸制剂,如阿维 A 酯 75mg/ 次 / 天,口服,连用 2~3 个月。

3. 局部治疗 原则为止痒消炎,可用软膏制剂,或维 A 酸软膏制剂,也可用 5% 煤焦油制剂。口腔黏膜损害者可用复方硼酸溶液漱口。

第八十八章　皮肤附属器疾病

第1节　皮脂腺囊肿

皮脂腺囊肿,俗称"粉瘤"。由于皮脂腺开口阻塞,造成皮脂潴留形成囊肿。其内充满分解的皮脂细胞和皮脂,形成半流体状物,具有特殊臭味。主要临床表现为圆形柔软皮肤肿物。

【临床表现】

可发生于任何年龄,青中年人居多。凡有皮脂腺的部位均可发生,尤其多见于头、面、颈、背、臀等处。开始为皮肤小肿物,逐渐长大,界限清楚,部分高出于皮面,大部分埋藏于皮内或皮下组织层,压之柔软,表面皮肤粘连,中央可见一针孔大小的小孔,推动肿物出现小凹,即皮脂腺开口,此点可与表皮囊肿鉴别。如无感染一般无压痛。

【治疗】

手术切除　一般采取手术切除治疗。主要手术步骤:以囊肿为中心做一梭形切口,适当切除囊肿表面的部分皮肤,于囊外仔细解剖、剥离,将囊肿完整摘除。

第2节　痤　　疮

痤疮,俗称"青春痘""粉刺",是毛囊、皮脂腺的急慢性炎症,常见于青春期,约有 80%~90% 患本病或曾经患过本病。主要发生于面部、胸部、背部等皮脂腺丰富的部位。发病原因与内分泌、感染及免疫异常等多种因素有关。病理改变为毛孔、皮脂腺导管堵塞,皮脂排泄不畅、积聚,致局部炎症性改变。主要临床表现为粉刺、脓疱、结节、囊肿。

【临床表现】

主要发生于青春期男女,好发于面部、背部、胸部等皮脂腺丰富的部位。早期基本表现为皮肤出现白色小点,挑破有少许油脂状物溢出,此时俗称"粉刺",随着病情发展,可出现红色炎性丘疹(白色小点周围红肿)、脓丘疹(白色丘疹化脓)、结节(少量皮脂积聚)、囊肿(较多皮脂潴留积聚)等,往往多种损害同时存在,有的愈合后遗留瘢痕,一般无明显自觉症状,严重者有痒感、痛感。青春期后大多自愈。根据临床表现特点可分为寻常性痤疮(主要为黑头粉刺、白头粉刺)、结节性痤疮(无痛性小结节)、囊肿性痤疮(无痛性小囊肿)、脓肿性痤疮(感染化脓)等类型。

【治疗】

1. 一般治疗　少进甜食、油腻性、高脂饮食,少吃刺激性食物,如辛辣、酒类等,多吃水果、蔬菜,保持大便通畅;不要用手挤捏患处;每天温水清洗患处,并适当轻轻按压,不使用油性化妆品,以免堵塞皮脂排泄孔。

2. 局部治疗　轻者仅外用药即可,可酌情选用 0.1% 维 A 酸制剂、2.5% 过氧苯甲酰制剂。

3. 药物治疗　①适当口服药维 A 酸类药物,可调节毛囊角化过程、抑制痤疮丙酸杆菌,用于囊肿型痤疮,一般可用 13~ 顺维 A 酸 0.5~1mg/(kg·d),口服,连用 4~8 周;②抗生素类药物,常用四环素 0.25~0.5g/ 次,口服,3~4 次 / 天,1 个月后逐渐减至 0.25~0.5g/d,再维持 1 个月。

4. 物理治疗　对于 "粉刺",可用粉刺挤压器将内容物挤出,并且将开口稍做扩大。

5. 其他治疗　囊肿感染者需进行切开引流。

【健康指导】

1. 注意面部清洁卫生,温水清洗皮肤,同时适当予以按压以便皮脂排出。

2. 少食刺激性、油腻、糖分过多的食物,不饮酒、不吸烟。

3. 慎用各类化妆品,不使用油性化妆品。

4. 炎性皮疹忌搔抓或挤压,以免炎症扩散。

【提示】

维 A 酸类药物副作用为唇干、脱皮、皮肤干燥,对女性有致畸危险,因此女性患者服药期间应避孕,最好停药 2 年后方可生育。

第 3 节　粟 丘 疹

粟丘疹,有人称为 "白色痤疮",分为原发性及继发性两种。前者始于新生儿期;后者可继发于烧伤、皮肤磨削后,为表皮或皮肤附属器上皮增生所致的潴留性囊肿。病理改变为囊壁由多层扁平上皮细胞构成,囊腔为排列成同心圆的角蛋白,连续切片见原发性粟丘疹上皮蒂与毳毛囊相连,继发性粟丘疹则与毛囊、汗腺导管、皮脂腺导管或表皮相连接。主要临床表现为皮肤黄白色、坚实性球状丘疹。

【临床表现】

原发性皮损好发于颜面,特别是眼睑周围,继发性皮损则发生于原有皮疹的表面及其周围。为黄白色、坚实性球状丘疹,表面光滑,顶部尖圆,无融合,大小一般为 2 毫米,上覆极薄表皮,可挤压出坚实的角质样球状颗粒。皮损发展缓慢,可持续多年,偶可自然脱落消失。通常无自觉症状。

【治疗】

一般可以不予治疗。如果出于美容目的,局部消毒后用针挑破表皮,挤出黄白色小颗粒即可。

第 4 节 酒 渣 鼻

酒渣鼻,又称为"玫瑰痤疮",是一种好发于颜面部中央红斑和毛细血管扩张的慢性炎症性皮肤病,多见于 30~50 岁的中年人,女性多见。病因尚不清楚,与饮食、情绪变化、毛囊螨虫感染有一定关系,冷热因素如高温下工作、日晒、寒冷等诱发或加重病情。主要临床表现为局部毛细血管扩张、潮红、丘疹、脓疱、鼻赘。

【临床表现】

好发于鼻部、面颊、眉中、下颌部,多见于中年人,面颊部者女多于男,鼻部者男多于女。临床通常可分为三期 ①红斑期,主要为颜面中部毛细血管扩张,鼻翼鼻尖尤为明显,阵发性皮肤潮红,周围环境变化、温度升高时、情绪激动时症状加重;②丘疹脓疱期,在红斑的基础上出现丘疹、脓疱,有的为结节、囊肿,反复发作;③鼻赘期,鼻部软组织增生肥厚,形成鼻赘。

【鉴别诊断】

本病需与痤疮鉴别。

【治疗】

1. 一般治疗 避免冷热刺激,忌烟、忌酒,忌食辛辣刺激性食物,多吃水果、蔬菜,保持胃肠道功能正常及大便通畅。

2. 药物治疗 ①甲硝唑治疗,成人剂量 0.2g/ 次,3 次 / 天,口服,连用 3~4 周;②抗生素治疗,常用四环素 0.25~0.5g/ 次,口服,3~4 次 / 天,一般可用 3~4 周。

3. 局部治疗 病变初期可用白色洗剂(升华硫黄 10g、硫酸锌 4g、硫酸钾 4g、玫瑰水加到 100ml),或酌情选用新肤螨灵霜、甲硝唑霜、过氧苯甲酰洗剂等外用。

4. 手术治疗 鼻赘期可酌情采用手术切除治疗。

第 5 节 多 汗 症

多汗症,是指患者局部或全身出汗量异常增多,系异常生理反应,可能与精神紧张、兴奋、恐惧、进食辛辣食物有关;有时为某些疾病的症状之一,常见疾病如甲状腺功能亢进症、糖尿病等。主要临床表现为局部或全身异常多汗。

【临床表现】

患者局部或全身多汗,最常见部位为腋窝、手掌、手指、足底、前额、阴部等处。一般始于儿童或青春期,25 岁后症状减轻或消失。患者还常伴末梢血液循环功能障碍,表现为手足皮肤湿冷、青紫。或苍白,冬季易患冻疮,足部由于出汗足趾浸渍、发白,腋部出汗潮湿易发生湿疹、糜烂等。

【治疗】

1. 一般治疗　避免精神紧张和情绪激动,少进辛辣食物。穿用的衣物、袜子、鞋子应宽松、透气、吸湿性强。

2. 局部治疗　可外搽 10% 戊二醛溶液或 2%~4% 甲醛溶液。腋窝出汗过多者外搽 20% 氯化铝溶液,用前先将腋窝擦干,每晚睡前搽用,连用 7 天。手掌足底出汗者可用 5% 明矾溶液或复方硫酸铜溶液浸泡。

3. 全身治疗　明显的全身性出汗时,可酌情应用阿托品、颠茄、溴丙胺太林等,可有暂时效果,但可出现明显口干、皮肤潮红、心悸等副作用。

第 6 节　毛囊角化症

毛囊角化症,又称假性毛囊角化不良症。是一种慢性毛囊角化性疾病。为常染色体显性遗传病,有人认为维生素 A 代谢障碍也可引起。病理改变为正常皮色的毛囊性尖顶丘疹,顶部灰色角质栓,可见毳毛在中心穿出或蜷曲在内。主要临床表现为尖顶毛囊性肤色丘疹。

【临床表现】

本病有遗传性,儿童期可发病,青春期常见,见于面部、四肢、背部等,出现正常皮色或暗红色的针头大小的毛囊性尖顶丘疹,一般无不适感觉,偶有轻度痒感,影响美观。秋冬季加重,夏季改善。检查毛囊口角化,影响毳毛生长,丘疹顶部有灰色角质栓塞,有时见毳毛在中心穿出或蜷曲在内,成群出现,类似"鸡皮"外观,剥去角质栓可见微小杯状凹,不久又有新的角质栓长出。必要时切取活组织病理检查。

【治疗】

本病目前尚无根治办法,适当治疗可以改善。

1. 一般治疗　注意局部保护,不要挤压,避免引发毛囊感染;避免暴晒。

2. 局部治疗　酌情外用维 A 酸、水杨酸药膏等。

【提示】

1. 维 A 酸应用从低浓度开始,以免对皮肤产生刺激。

2. 贵在早期治疗,延误治疗有可能形成色素沉着。

第7节　腋　臭

腋臭,俗称"狐臭",是大汗症的一种,由腋窝发出特殊的臭味。腋臭多发生于青年男女,是腋窝大汗腺发育旺盛、分泌物经细菌酵解后产生异臭味的结果。大汗腺主要分布在腋毛区真皮层内,可深达皮下脂肪层。治疗腋臭的原理是破坏或去除大汗腺。主要临床表现为腋窝特殊臭味。

【临床表现】

本病有遗传性,常见于青年男女,至老年可减轻,主要为腋下发出的一种特殊的浓烈的刺鼻臭味,夏季尤其明显,同时伴汗液发黄。少数患者外阴、乳晕等部位也可散发出此种特殊臭味。

【治疗】

1. 一般治疗　经常洗澡,勤换衣服,保持皮肤清洁和干燥。

2. 局部治疗　2%~4% 甲醛溶液或 20% 氯化铝溶液,用前先将腋窝擦干,每晚睡前搽用,每天一次。还可用腋臭粉,内含中药成分(枯矾 30g,蛤蜊壳粉 15g,樟脑 15g 共研细末)。

3. 手术治疗　治疗腋臭症的各种方法都是基于破坏或去除腋窝大汗腺组织的原理。药物、激光、冷冻、电灼、注射、脂肪抽吸等方法均不能有效破坏或去除腋窝大汗腺组织,手术方法治疗腋臭症是最彻底的方法,这已成为不争的事实。传统的梭形皮肤切除法,效果可靠,不足之处是切口缝合张力较大,容易出现感染,术后腋窝遗留纵形瘢痕,影响上肢抬举和美观。目前各种改良的小切口手术方法不断出现,可酌情选用(详见外科篇)。

第8节　脂溢性皮炎

脂溢性皮炎,是在皮脂溢出增多的基础上发生的一种慢性炎症性皮肤病。头部、面部、胸部、背部为好发部位。主要临床表现为皮肤暗红或黄红色斑片,覆盖油腻性鳞屑或痂皮。

【临床表现】

本病常见于青年人和婴儿,好发于皮脂腺分泌旺盛的部位,如头皮、面部、前胸部、肩胛间区和腋窝等。皮损为境界较清楚的红斑或淡红色斑,有的结痂,严重者表面有糜烂,似湿疹样,有油腻性痂皮。患者有不同程度的痒感。

【治疗】

1. 一般治疗　避免热水肥皂以及各种刺激;限制高脂多糖饮食,忌食辛辣等刺激性食物,多吃水果、蔬菜等富含维生素饮食;保持消化道通畅。

2. 药物治疗　应用 B 族维生素,常用复合维生素 B_2 片,3 次 / 天,口服;瘙痒剧烈时口服抗组胺类药物,酌情选用苯海拉明成人剂量 25mg/ 次,3 次 / 天,口服;或赛庚啶 2mg/ 次,3 次 / 天,口服;合并感染者可适当选用抗生素,如青霉素、红霉素等。

3. 局部治疗　酌情选用 3% 硫黄霜、复方硫黄洗剂、2% 酮康唑霜,外用,每天二次。

【健康指导】

1. 注意面部清洁卫生,用温水清洗皮肤。

2. 少食刺激性、油腻、糖分过多的食物,不饮酒、尽量禁烟。

3. 慎用各类化妆品,特别是含油脂高的化妆品。

4. 不自行搔抓或挤压面部皮疹,以免感染炎症扩散。

第 9 节　斑　　秃

斑秃,是一种局限性斑片状脱发性疾病。发病原因不明,可能与精神刺激、情绪应激、内分泌失调、遗传因素及免疫异常有关。主要临床表现为突发性斑片状或广泛性秃发。

【临床表现】

突然发生的一片或数片大小不等的圆形或椭圆形脱发区,局部无炎症反应,头皮正常,常无任何自觉症状,在无意中或被他人发现。有自愈倾向,但易复发。一般在静止 3~4 个月后进入恢复期,初长出毛发为细软的绒毛,渐增粗变黑。如整个头皮毛发全部脱落称全秃,连眉毛、腋毛、阴毛和全身毳毛均脱落则称为普秃。

【治疗】

1. 一般治疗　调理患者情绪,消除可疑病因和诱因,解除精神负担。

2. 药物治疗　常用药物为氨基酸类,如胱氨酸 50~100mg/ 次,3 次 / 天,口服;维生素类,如维生素 E 100mg/ 次,3 次 / 天,口服。

3. 局部治疗　包括局部按摩、紫外线照射、氦氖激光治疗、音频电疗等。

【健康指导】

1. 适当心理调节,不使情绪压抑,保持精神愉快,尽量放松心情。

2. 洗发间隔时间 3~5 天,洗发时注意按摩头皮,促进血液循环。

3. 早睡早起,不熬夜,不吸烟,节制饮酒。

4. 局部可试用新鲜生姜汁局部皮肤外涂,每天二次,坚持使用 1~2 个月。

5. 可常食用核桃、豆类、葵花子、新鲜水果等食品。

第八十九章 色素障碍性疾病

第1节 黄 褐 斑

黄褐斑,是一种常见的获得性色素沉着性皮肤病,发生于面部,为黄褐色斑片,常双侧对称,形似蝴蝶状。有多种发病原因,主要与日光、口服避孕药、外用化妆品、妊娠、内分泌紊乱、慢性肝病有关,其中日光照射、内分泌异常为主要因素。主要临床表现为面部淡褐色至深褐色的色素斑。

【临床表现】

本病好发于女性中青年人,尤以育龄期妇女为多,但也可发生在绝经期妇女、未婚女性和男性。病变一般分布于面部,以两颊、鼻背、前额为主,一般不累及眼睑皮肤,皮损为淡褐色至深褐色的色素斑,大小不一,面部无炎症及鳞屑,边缘清楚或呈弥漫性,双侧面颊部发病者外形似蝴蝶状。随内分泌变化、日晒、季节等因素而有变化,但往往不易全部褪去,部分患者分娩后或停服口服避孕药后色斑可缓慢消退。

【治疗】

1. 一般治疗 去除可能病因,有内分泌紊乱、月经失调者进行积极治疗;避免日光直射,夏季外出时可使用防晒霜或遮光剂;慎用化妆品和有光感性的药物或食物。

2. 药物治疗 维生素 C 200mg/ 次,3 次 / 天,口服;加服维生素 E 30mg/ 次,3 次 / 天,口服,1 个月为一疗程。二者合用有协同作用,较单用疗效好。氨甲苯酸治疗黄褐斑,报道总有效率在90% 以上,可酌情应用。

3. 局部治疗 2%~4% 氢醌霜外用,每晚一次,连用 3 个月至 2 年;或20% 壬二酸霜外用,1~2 次 / 天,连用 3~6 个月。

第2节 白 癜 风

白癜风,是一种常见的、后天性皮肤黏膜色素脱失性疾病。病因不明,一般认为与自身免疫、遗传、神经、表皮黑素细胞异常等有关。本病不影响患者身体健康,但影响容貌,可造成心理和精神巨大负担。主要临床表现为皮肤局部乳白色斑。

【临床表现】

本病男女均可发生,年龄不限,15~30岁尤为多见,全身任何部位均可发生,暴露部位如头面部、手背以及受摩擦部位如腰带部位较易发生。皮损表现为局部色素脱失斑,呈乳白色,从数毫米至几十厘米不等,形态不一,常为圆形、椭圆、不规则形等;数目不等,从单个到多发性皮损,白斑境界清楚,有的边缘部位色素反而增加,有的白斑中可见到正常皮岛。白斑处毛发也可完全变白,黏膜部位如口唇、龟头等也可累及。部分患者有明显的季节性,春末夏初明显加重,冬季可静止或减轻,有的皮损可有发展期和静止期交替。皮损一般无任何自觉症状,极少数患者可有局部瘙痒。

【治疗】

1. 一般治疗　注意保护皮肤,避免外伤及日光直射;保持精神愉快,避免精神紧张,合理调节饮食。

2. 光治疗　补骨脂素是光毒物质,内服或外擦后用长波紫外线或日光照射,可增加黑素细胞密度,增加酪氨酸酶活性,使黑素合成及转运增加。可口服甲氧基补骨脂素 0.3~0.6mg/ 次 /kg·d,口服 1.5~2 小时后,日晒或用长波紫外线照射,初始剂量 1~2J/cm^2,每次增加 1J/cm,每周 2~3 次,连用 2~6 个月。

3. 局部治疗　可选用甲氧沙林酊或 0.1% 补骨脂素酊,外涂白斑,15~30 分钟后日光或紫外线照射。0.05% 氮芥酒精溶液可用于外涂局限性白斑。

4. 手术治疗　局限性病变可进行表皮移植,效果尚可,但有再生色素颜色不均匀现象。方法有钻孔移植、小片移植、吸引水疱移植等。

第3节　雀　　斑

雀斑,是一种常见皮肤疾病,好发于中、青年人。本病属于常染色体显性遗传性色素沉着性疾病。男女均可发病。主要临床表现为针尖、针头样大小色素斑点。

【临床表现】

常于 3~4 岁发病,面部出现针尖、针头样大小色素斑点,随年龄增长逐渐增多,至青春期达高峰,老年后又可减轻,损害为黄褐色或黄棕色斑点,圆形或椭圆形,直径一般为 1~3mm,数目多少不定,对称分布。也可见于手背、颈部、前臂、胸部等。日光照射后颜色加重,数目增多,春季加重,冬季减少。一般无自觉症状。

【治疗】

1. 一般治疗　避免日晒,外出时外擦遮光剂。

2. 局部治疗　①外用药物,一般可用 3% 氢醌霜外涂,每天一次;也可 30% 三氯醋酸溶液,病损处点涂;或苯酚点涂;②冷冻治疗,一般可有液氮冷冻治疗。

第九十章　血管性皮肤病

第1节　过敏性紫癜

过敏性紫癜,是侵犯皮肤或其他器官的毛细血管及细小动脉的一种过敏性血管炎。致敏原因可能与链球菌、金黄色葡萄球菌、病毒感染、食物、药物等有关。特征为非血小板减少性紫癜,皮肤、黏膜均可出现瘀点。主要临床表现为皮肤斑点或瘀斑、丘疹、水疱、血疱。

【临床表现】

1. 症状体征　好发于男性儿童和青少年,前驱症状为周身不适、乏力、低热、食欲缺乏或上呼吸道感染等,皮损好发于四肢伸侧、臀部,对称性分布,皮肤损害为散在分布针头至指甲大小的斑点或瘀斑,或为红斑、斑丘疹、水疱、血疱或风团样损害。仅以皮肤为重者称单纯型紫癜,如伴腹痛、关节症状及肾损害者,则分别称为腹型紫癜、关节型紫癜、肾型紫癜。

2. 实验室和其他检查　毛细血管脆性试验阳性,血小板及凝血因子正常,血沉快,轻度白细胞增高,肾型紫癜尿常规可有红细胞、蛋白及管型。

【治疗要点】

1. 一般治疗　注意休息,尽可能去除致病因素,防止上呼吸道感染,禁食可疑致敏食物和药物。

2. 药物治疗　单纯型紫癜,可酌情应用复方芦丁、钙剂、维生素C、抗组胺制剂。皮质类固醇激素可抑制发热及关节炎。

3. 对症处理　对腹型、关节型、肾型过敏性紫癜,应酌情对症处理。

第2节　白塞氏病

白塞氏病,是以血管炎为病理基础的多系统疾病,属于全身性免疫系统疾病。临床表现为口腔黏膜溃疡、外阴黏膜溃疡、眼色素膜炎,皮肤也为易累及部位,还可累及其他多个系统。主要临床表现为反复发作口腔和会阴部溃疡、皮疹。

【临床表现】

1. 症状体征　女性青壮年多见。①口腔溃疡,常是本病首发症状,散在分布于口腔内,可单发或多发,局部疼痛,约2周后溃疡可痊愈,但反复发作。也可累及咽、喉、食管;②生殖器溃疡,可见于男女外生殖器、会阴,溃疡大而深,疼痛剧烈,愈合缓慢,愈合后易遗留瘢痕;③眼部症状,一般疾病晚期发生,双侧均受累,眼球的前房和后房组织均可发生病变,以虹膜睫状体炎最常见,严重时可失明;④皮肤损害,以结节性红斑、血栓性静脉炎、毛囊炎多见;针刺反应阳性,即在前臂内侧用生理盐水做皮内试验,24小时针刺部位出现丘疹、毛囊炎、脓疱;⑤关节炎,主要累及大关节,多为游走性大关节炎,无畸形和骨质破坏;⑥心血管疾病,大、中、小动静脉均可累及,以血栓性静脉炎、静脉血栓多见;⑦神经系统疾病,可表现为脑膜脑炎、脑干综合征、锥体系和锥体外系等症状体征。

2. 实验室和其他检查　血化验可有白细胞计数增多、贫血、血沉快等。病理学检查基本改变为血管炎。

【治疗】

1. 局部治疗　利多卡因等外用制剂可用在局部溃疡表面,减轻患者疼痛,加快愈合的速度。

2. 全身治疗　①氨苯砜0.1g/次,2次/天,口服;②肾上腺皮质激素,适于急性期,伴有眼部、神经系统、大血管病变者;对于溃疡深且大、疼痛明显,有高热症状者亦可选用,一般可用泼尼松10~20mg/次,3次/天,口服;③免疫抑制剂,适于病情严重或肾上腺皮质激素禁忌者,可酌情选用雷公藤、甲氨蝶呤、环磷酰胺等;④非甾体消炎药,有关节炎症状者,可酌情选用吲哚美辛(消炎痛)、布洛芬等。

第九十一章 结缔组织病

第1节 红斑狼疮

红斑狼疮,是一组累及全身多脏器的自身免疫性疾病,发病与遗传、内分泌、环境等多种因素有关。多见于女性,男女之比 1∶9,年龄 20~40 岁居多。病程经过慢性迁延,缓解与复发交替出现。主要临床类型:盘状红斑狼疮、亚急性皮肤型红斑狼疮、系统性红斑狼疮。

【临床表现】

1. 盘状红斑狼疮　是红斑狼疮最轻的一种,皮损好发于前额、鼻梁、面颊,其次为口唇、耳、手背等处。典型皮损为境界清楚的圆形、椭圆形或不规则红斑,边缘稍隆起,中心附着鳞屑,剥去鳞屑可见扩大的毛囊口和角栓。晚期皮损中央萎缩,毛细血管扩张和色素减退,或色素沉着。黏膜部位可出现灰白色小片糜烂或浅溃疡,绕以紫色红晕。一般无全身症状。实验室检查狼疮细胞阳性,血沉增高。

2. 亚急性皮肤型红斑狼疮　基本皮损分为环形红斑型,表现为半环、环形或多环形浸润型红斑,孤立或散在分布,内侧缘有细小鳞屑,外绕以红晕;丘疹鳞屑型,表现为红斑、丘疹及斑片,上覆较明显鳞屑,广泛分布。实验室检查狼疮细胞阳性,血沉增快。

3. 系统性红斑狼疮　面部蝶形红斑为其特征性皮损,还可有盘状红斑、多形红斑和红斑肢痛症、紫癜、水疱、血疱、指(趾)坏疽、脱发等。口腔黏膜可有红斑、出血点、糜烂、水疱和溃疡等。可伴有发热、关节肌肉疼痛、乏力、消瘦等全身症状。多系统受累表现为狼疮性肾炎、心包炎、心肌炎、胸腔积液、间质性肺炎、神经精神症状、眼底出血等。实验室检查红细胞、白细胞、血小板计数减少,尿蛋白和管型,血沉增快;狼疮细胞阳性。

【治疗】

1. 一般治疗　卧床休息,加强营养,注意避光,外出戴遮阳帽或伞,防寒保暖,生活规律,避免过度疲劳及外界刺激和创伤。病情活动时应注意避孕,但禁用避孕药。

2. 药物治疗　①轻型病例,可用非甾体类抗炎药,或雷公藤总苷;②重型病例,皮质类固醇激素为首选,早期应及时、足量,起效后维持一段时间,根据病情逐渐减量,一般可用泼尼松 40~60mg/d,口服,病情好转稳定 1~2 周后,开始逐步减量至维持量约 5~15mg/d;也可免疫抑制剂与皮质类固醇联合应用,以提高疗效,减少毒副作用,可用环磷酰胺等。

3. 局部治疗　皮损部位可外用肾上腺皮质激素制剂,如可的松霜外用,每天二次;或 0.05% 地塞米松霜外用,每天二次;个别顽固皮损,可局部注射皮质类固醇激素。

4. 其他治疗　酌情免疫球蛋白静脉注射,或中医中药治疗等。

【健康指导】

1. 及时就医,定期复查,在医生指导下规则治疗,特别是不能自行增减肾上腺皮质激素的用量。

2. 注意皮肤保护,避免日晒,避免皮外伤。

3. 加强体质锻炼,避免劳累、避免受凉、感冒。

4. 加强营养,调节饮食,高蛋白、低盐饮食。

第 2 节　皮　肌　炎

皮肌炎,是一种原因不明的自身免疫性结缔组织病,常累及皮肤和骨骼肌,常伴有关节、心肺等多器官损害。无皮肤损害只有肌炎者称为多发性肌炎,无肌炎有皮损者称为皮肤型皮肌炎。主要临床表现为皮肤色斑、肌痛、肌无力。

【临床表现】

1. 症状体征　①前驱症状,表现为不规则发热、头痛、关节痛等;②皮肤损害症状,典型损害为以上眼睑为中心的紫红色斑,可发展至前额、颧颊、耳前后及上胸部,日晒后加重,特征性损害为 Gottron 征,即指趾关节伸侧的紫红色扁平丘疹或斑块,覆细小鳞屑,皮损消退后有萎缩、毛细血管扩张及色素减退;③肌肉症状,主要表现为肌痛、肌无力,四肢近端肌群最早受累,出现上举、下蹲困难,吞咽肌群受累则发生吞咽困难。严重者表现为生活不能自理,声音嘶哑,呼吸困难;④心肌受累者,可出现心肌炎和心包炎的症状体征。

2. 实验室和其他检查　磷酸肌酸激酶、醛缩酶、谷草转氨酶、谷丙转氨酶均增高。24 小时尿肌酸排泄量大于 2g。肌电图示肌源性损害。病理学检查可见肌肉束肿胀、横纹消失、肌膜细胞核增多、肌纤维分离、断裂、变性甚至坏死。

【治疗】

1. 一般治疗　急性期卧床休息,注意水、电解质平衡,加强支持疗法,防止感染。注意避光,外出要戴遮阳帽或遮阳伞。皮损部位可外用皮质类固醇制剂。

2. 药物治疗　首选药物肾上腺皮质激素,应及时、足量,维持较长时间,并根据病情逐渐减量,一般可用泼尼松30~40mg/d,重症患者可用60mg/d,口服,病情好转稳定、尿肌酸或血清酶明显下降或接近正常时逐渐减量,维持量约5~15mg/d;也可用免疫抑制剂,与皮质类固醇联合应用,以提高疗效,减少毒副作用。

第3节 硬 皮 病

硬皮病,是一种原因不明以皮肤炎性、变性、增厚、纤维化、萎缩为特征的仅次于红斑狼疮的自身免疫性结缔组织疾病。主要病理改变为皮肤及各系统胶原纤维硬化,最终发生萎缩。临床分为局限型和系统型,前者表现为局限性皮肤硬化,后者除皮损外尚有内脏器官损害。本病多见于女性,年龄20~50岁居多。主要临床表现为皮肤斑块、水肿、弹性消失、木板样硬化。

【临床表现】

1. 症状体征 ①局限性硬皮病,以皮肤损害为主,初发为鲜红色或紫红色的带状、圆形或卵圆形皮肤斑块,微隆起,逐渐变为淡黄色,表面光滑,有蜡样光泽,皮革样硬度,皮肤萎缩变薄,如羊皮纸样,弹性消失;②系统性硬皮病,皮肤损害分为水肿期,弥漫性非凹陷性肿胀,皮纹消失、光滑,苍白色或淡黄色;硬化期,肿胀消失、渐变硬,不能用手捏起,与皮下组织密切相连,蜡样光泽;萎缩期;皮肤薄如羊皮纸,弹性消失,木板样硬化,易发生溃疡。可有雷诺现象,指(趾)青紫、苍白,遇寒冷加重。还可有其他损害,如关节痛、肌痛、肌萎缩,关节活动受限、强直、挛缩畸形,手指变形。内脏器官可因弥漫性纤维化出现吞咽困难、腹痛、腹胀、呼吸困难等症状。

2. 实验室和其他检查 白细胞计数增多、贫血、血沉增快。类风湿因子阳性。补体降低,免疫复合物阳性。病理检查:真皮增厚,胶原纤维早期肿胀、变性,后期增生、硬化,皮肤附属器萎缩或消失。

【治疗】

1. 一般治疗 急性期应卧床休息,避免剧烈活动,注意保暖,避免外伤,戒烟。

2. 血管扩张药 可用丹参注射液8~16ml,加入低分子右旋糖酐500ml内,静脉滴注,每天1次,10次为一疗程。

3. 秋水仙碱 一般用量1mg/d,连服3个月至数年。

4. 肾上腺皮质激素 可用泼尼松30mg/d,口服,维持量约5~10mg/d。

5. 免疫抑制剂 酌情应用免疫抑制剂。

第九十二章 变态反应性疾病

第1节 接触性皮炎

接触性皮炎,系指皮肤接触某种变应原物质或刺激性物质后,出现接触部位炎症反应。根据接触物不同,分为变应性皮炎与刺激性皮炎。主要临床表现为局部红斑、丘疹、疱疹、水疱,或结痂、坏死、溃疡。

【临床表现】

1. 变应性皮炎　在第一次接触某种变应原后,经过4~20天(平均7~8天)潜伏期后发病,再次接触后可在24~48小时内发病。病损为在接触部位发生红斑、丘疹、疱疹、水疱,严重时出现红肿、大疱,可扩展到接触部位的周围,甚至远隔部位。自觉症状为局部皮肤瘙痒。

2. 刺激性皮炎　具有强刺激性或毒性的物质接触皮肤后引起,任何人接触后均可发生,其发病机理为非免疫性。有接触史,无须致敏,初次接触即可发病,病损仅局限于直接接触部位。病损为红斑、丘疹、疱疹、水疱、渗出、结痂,易发生大疱、坏死或溃疡。自觉症状可有瘙痒,但多为刺痛或烧灼感。

【治疗】

1. 去除病因　去除接触物,避免再次接触。

2. 全身治疗　轻者用抗组胺药物,常用苯海拉明成人剂量25mg/次,3次/天,口服;或赛庚啶2mg/次,3次/天,口服。严重者可适当应用皮质类固醇制剂,如地塞米松5~10mg/次,加于5%葡萄糖500ml内,静脉滴注,病情控制后,逐渐减量,2~3周内停药。有继发感染者,加用抗生素。

3. 局部治疗　有渗出时可用3%硼酸溶液局部湿敷;皮损干燥后可外用皮质类固醇制剂,如1%氢化可的松霜、1%丁酸氢化可的松霜;有继发感染时外用抗生素软膏,如红霉素软膏。

第2节 尿布皮炎

尿布皮炎,是指发生于尿布区域的局限性皮炎。主要原因是尿布区皮肤长时期受尿液、粪便或尿布上残留的洗涤剂刺激,加上不透气的尿布包裹,促使发生本病。主要临床表现为尿布区域红斑、丘疹、糜烂、溃疡。

【临床表现】

多发生于 1~4 个月的婴儿及新生儿,也可见于年龄较大的尿失禁儿童和成人。皮肤损害为局限于尿布区域,可见红斑、丘疹,严重时发生糜烂、溃疡。细菌感染可加重皮炎症状。

【治疗】

1. 加强护理　勤换尿布,及时清洁局部皮肤,保持局部干燥,选用吸水性强的尿布,不用橡胶类或塑料类尿布,不用刺激性洗涤剂。

2. 局部治疗　轻者可用红外线照射,外用保护性霜剂或软膏,如氧化锌糊膏或炉甘石洗剂,外用。局部有渗出时可给予 3% 硼酸水湿敷,一天二次,每次 15~20 分钟,然后外用 1% 氢化可的松剂或 1% 丁酸氢化可的松霜。细菌感染时用 0.1% 依沙啶液或 1∶5000 高锰酸钾液湿敷,然后外用莫匹罗星软膏,或红霉素软膏。真菌感染可外用克霉唑霜,或酮康唑霜等。

3. 重症治疗　炎症反应严重者需综合治疗及加强护理。

第 3 节　湿　　疹

湿疹,是由多种内、外因素引起的变态反应性皮肤炎症。可发生于体表各个部位,通常对称分布,皮疹形态多样。病因复杂,过敏体质、外界刺激及神经精神因素等均与本病发生有关。主要临床表现为皮肤红斑、丘疹、水疱、渗出、糜烂、结痂,或肥厚、干燥、粗糙、皲裂。

【临床表现】

好发于小腿、手足、肘窝、外阴、肛门、乳头乳晕、阴囊、大小阴唇等处。皮损为红斑、丘疹、水疱、渗出、糜烂、结痂,常呈多形性,成群聚集,境界不清,严重时泛发全身,自觉明显瘙痒。急性湿疹以丘疹、疱疹为主,伴渗出、结痂;慢性湿疹皮肤有浸润、肥厚、干燥、粗糙,可发生皲裂,有瘙痒或疼痛,接触肥皂、洗衣粉等可使病损加重。有些患者直接表现为慢性湿疹,皮损具有多形性、对称性、瘙痒,易反复发作等特点。

【治疗】

1. 全身治疗　适当选用抗组胺制剂,如苯海拉明 25mg/ 次, 3 次 / 天,口服;或赛庚啶 2mg/ 次, 3 次 / 天,口服;或加用 10% 葡萄糖酸钙 10ml,静脉注射。急性严重、泛发湿疹,可用皮质类固醇制剂;有继发感染时抗生素治疗。

2. 局部治疗　急性期无渗出时炉甘石洗剂,外用;急性期有渗出时 2%~3% 硼酸液或生理盐水湿敷,每天 2~4 次,湿敷间歇期外用氧化锌油;慢性湿疹时可的松霜外涂,一天二次,或地塞米松霜外用,每天二次;也可曲安西龙霜(去炎松）外用。

【健康指导】

1. 避免皮肤局部刺激,如肥皂洗、热水烫、过度搔抓等。

2. 忌吃辛辣刺激性食物,禁烟忌酒。

3. 生活规律,劳逸结合,保持情绪稳定,心情舒畅。

4. 应在医生指导下适当局部用药,必要时内服药物治疗。

第4节　荨　麻　疹

荨麻疹,是一种血管反应性皮肤病。引起本病原因包括食物、吸入花粉、动物皮屑、药物、感染、物理、精神、遗传因素、内分泌改变等因素。主要临床表现为皮肤黏膜红斑、丘疹、风团。

【临床表现】

荨麻疹的基本损害是红斑、丘疹、风团,根据病因、表现特点、病程不同,可有不同类型。

1. 急性荨麻疹　突然发病,皮肤出现红斑、丘疹、风团,为形态各异、大小不一的片状,持续数分钟至数小时后消退,消退后不留痕迹。皮疹可反复发生,此起彼伏,局部剧痒。有的可发生恶心、腹痛、喉头水肿等全身症状。病程一般数天至2周。

2. 慢性荨麻疹　荨麻疹持续时间6周以上,反复或持续发生红斑、丘疹,全身症状较轻,自觉瘙痒,手抓或钝器划刮皮肤后,沿划痕处可出现条状隆起的风团,不久自行消退。

3. 冷性荨麻疹　遇冷后发生红斑、丘疹,局部皮肤水肿,自觉剧痒或灼热,有时仅有瘙痒而无皮疹。

【治疗】

1. 去除病因　寻找过敏源,避免再次接触;急性冷性荨麻疹时避免冷刺激,注意保暖。

2. 全身治疗　①抗组胺药治疗,常用苯海拉明 25mg/ 次,3 次 / 天,口服;或赛庚啶 2mg/ 次,3 次 / 天,口服;或加用 10% 葡萄糖酸钙 10ml,静脉注射;②肾上腺皮质激素治疗,病情重者可用地塞米松 0.75~1.5mg/ 次,3 次 / 天,口服;加用维生素 C 2~3g,加入 5% 葡萄糖液内静脉滴注。

3. 局部治疗　可外用炉甘石洗剂或氢化可的松洗剂。

第5节　血　管　性　水　肿

血管性水肿,也称巨大性水肿或血管神经性水肿。为发生于皮下或黏膜下疏松结缔组织的局限性水肿。常见原因为食物、药物、昆虫咬伤、寒冷、精神因素等。主要临床表现为突然出现局限性组织肿胀。

【临床表现】

发病部位常见于面部、口唇、外阴部等组织疏松部位,突然出现局限性组织肿胀,边界不清,呈苍白或淡红色,表面光亮、肿胀,经 2~3 天后肿胀消退,不留痕迹。自觉轻度瘙痒或不痒,或有麻木胀感。当喉头黏膜发生血管性水肿时,可有胸闷、喉部不适、声嘶、呼吸困难,甚至可引起窒息。

【治疗】

1. 全身治疗　酌情给予抗组胺药物,如氯苯那敏 4mg/ 次, 3 次 / 天,口服;肾上腺激素类药物,如地塞米松 0.75mg~1.5mg/ 次, 3 次 / 天,口服。

2. 对症处理　喉头水肿、呼吸困难、窒息时应立即进行抢救,必要时气管切开。

第 6 节　丘疹性荨麻疹

丘疹性荨麻疹,又称急性单纯性痒疹,好发于婴幼儿及青少年。发病原因主要与某些节肢动物叮咬、进食致敏食物有关。主要临床表现为鲜红色纺锤形风团样丘疹。

【诊断要点】

好发于儿童,夏、秋季多见,皮损为鲜红色纺锤形风团样丘疹,中央可有水疱,多分布于腰部、臀部和四肢,皮疹分批出现,群集或呈条状分布,自觉剧烈瘙痒。

【治疗】

1. 去除病因　寻找致病原因,防止蚊子、跳蚤等叮咬,避免进食某些致敏食物。

2. 全身治疗　可酌情给予抗组胺药物,如氯苯那敏 4mg/ 次, 3 次 / 天,口服;肾上腺皮质激素类药物,如地塞米松 0.75mg~1.5mg/ 次, 3 次 / 天,口服。有继发感染者,可在外用药物中加入抗生素,严重者给予全身抗生素治疗。

3. 局部治疗　外用止痒、消炎制剂,如炉甘石洗剂、皮质类固醇激素类药膏。

第 7 节　药物性皮炎

药物性皮炎,又称药疹,系指药物通过内服、注射、吸入等各种途径进入体内,引起的皮肤、黏膜炎症反应,严重者可累及内脏器官和组织,甚至危及生命。主要临床表现为形态多样的皮疹。

【临床表现】

有用药物史,经过一定潜伏期,初次发病在用药后 4~20 天,再次用药后数分钟到数小时突然发病。皮疹形态多种多样。严重者可伴不同程度的内脏损害、发热、关节痛、淋巴结肿大等全身症状。停药后皮疹逐渐消退。常见药疹有以下类型。

1. 过敏症型　是一种严重的药物过敏反应,常由青霉素、血清制品、疫苗等所引起,表现为过敏性休克症状体征,用药后数分钟即可发病,皮肤迅速出现水肿性红斑。

2. 固定药疹型　较常见,常由磺胺类、解热止痛类、巴比妥类药物引起。皮肤出现局限性圆形水肿性红斑,紫红色,可形成大疱,边界清楚,损害多为单发,也可多发,再次用药在原病损处出现同样皮肤损害,愈后遗留棕褐色或灰褐色色素沉着斑,病损多发生于口唇、外阴等皮肤黏膜交界处。

3. 荨麻疹及血管水肿型　常由青霉素、血清制品、呋喃唑酮(痢特灵)等引起,皮损似急性荨麻疹,但持续时间较长,自觉瘙痒,可伴血清病样症状。

4. 多形红斑型　由磺胺类、巴比妥类、解热镇痛类药物引起,皮损似多形红斑,为蚕豆大小的圆形水肿性红斑,中心紫红,可有水疱,对称分布,好发于四肢伸侧、躯干,自觉瘙痒或疼痛。重症者常可泛发全身,出现大疱、糜烂,累及口腔、鼻孔、眼、肛门、外生殖器黏膜,全身症状严重。

5. 麻疹样或猩红热样型　常由解热镇痛类、巴比妥类、青霉素、链霉素及磺胺类药物引起,皮损为散在或密集的红色斑疹或丘疹,对称分布,以躯干为多,皮疹似麻疹或猩红热,全身症状较麻疹或猩红热为轻。

6. 剥脱性皮炎型　为重型药疹,常由解热镇痛类、巴比妥类、青霉素、链霉素及磺胺类药物引起,起病急,伴高热、寒战,全身弥漫性潮红肿胀,有丘疹、糜烂、渗出,可出现大片或落叶状脱屑。可因全身衰竭或感染而死亡。

7. 大疱性表皮松解型　最严重的一型药疹,常由解热止痛类、磺胺类、巴比妥类、卡马西平、青霉素、保泰松、异烟肼等引起。发病急,全身中毒症状较重,皮疹初为鲜红色或紫红色斑片,很快融合,红斑上发生松弛性大疱,易出现糜烂,自觉疼痛。可因继发感染、肝肾功能衰竭、电解质紊乱、内脏出血等死亡。

【治疗】

1. 一般治疗　立即停用致敏药物,如患者原有疾病较严重,停用原来应用的药物可影响病情,应酌情权衡利弊,做出是否停药,或换用化学结构不相关、较安全、并有相似药理作用的药物。

2. 急救治疗　对严重型药疹,要立即实行抢救措施,如抗休克、保持呼吸道通畅等。

3. 抗过敏治疗　酌情应用抗组胺药、维生素 C、钙剂等;严重者用肾上腺皮质激素制剂,常用药物有地塞米松、氢化可的松等。

4. 促进排泄　为使致敏药物尽快排泄,可多饮水或输液。

5. 防治感染　这是降低死亡率的关键,应酌情、慎重选择抗生素。

6. 支持疗法　加强蛋白质摄入,注意水和电解质平衡,必要时输新鲜血液或血浆蛋白。

7. 加强护理　对糜烂渗出明显者,采取严格的消毒隔离措施,注意眼、口腔及肛门、生殖器部位的护理。

第九十三章　瘙痒性皮肤病

第1节　神经性皮炎

神经性皮炎,又称慢性单纯性苔藓,是一种常见的慢性皮肤神经功能障碍性疾病,以皮肤苔藓样变及阵发性剧痒为特征的慢性皮肤病,多见于颈部、骶尾部、四肢伸面等易受摩擦的部位。病因不明,神经精神因素、局部摩擦、搔抓常为本病诱因,20~40岁青壮年多见。主要临床表现为皮脊增高、皮纹加深、粗糙、肥厚,似皮革样斑片,阵发性剧痒。

【临床表现】

皮损好发于颈部、肘部、腰部、阴部、股内侧、小腿及前臂等处,初起为成群粟粒至米粒大淡褐色或淡红色圆形或多角形扁平丘疹,质较坚实而带光泽,表面可覆有糠秕状薄鳞屑。久之丘疹渐融合、扩大、暗褐色、皮脊增高、皮纹加深、呈菱形或多角形,粗糙、肥厚、似皮革样斑片,境界清楚。自觉阵发性剧痒,夜间尤甚。

【治疗】

1. 一般治疗　避免搔抓、摩擦及热水烫洗,避免饮酒、食用辛辣食品。

2. 药物治疗　局部可外用类固醇类激素软膏如氟轻松软膏、地塞米松软膏等;可口服维生素 B_1、抗组胺药物等。

3. 其他疗法　对顽固性皮损可用浅层X线、紫外线、氦氖激光照射,液氮冷冻、磁疗、蜡疗以及矿泉浴均能收到较好效果。

【健康指导】

1. 避免局部刺激,局部禁止肥皂洗、热水烫,过度搔抓等。

2. 少饮酒,忌吃辛辣等刺激性食物,多吃新鲜蔬菜水果。

3. 生活规律,劳逸结合,保持情绪稳定,心情舒畅。

4. 应在医生指导下适当局部用药,必要时内服药物治疗。

第2节　皮肤瘙痒症

皮肤瘙痒症,是指仅有瘙痒感觉,而没有原发性病变的皮肤病,多见于老年人和体质虚弱患者。临床有全身性瘙痒症和局限性瘙痒症,后者可见于男性阴囊、女性阴部和肛门等部位。主要临床表现为阵发性皮肤瘙痒。

【临床表现】

全身性瘙痒表现为全身皮肤剧痒,影响工作、生活,有时夜间难以入睡。患者可有头昏、精神忧郁、食欲缺乏等症状。局限性瘙痒则于身体的某一部位出现瘙痒,多见于肛门、阴囊及女性外阴等部位。皮肤无原发性皮疹,有的可见抓痕、条状表皮剥脱和血痂,亦可有湿疹样、苔藓样变,或有色素沉着等继发性损害。有继发性感染时可发生脓疱疮、毛囊炎、疖病、淋巴管炎及淋巴结炎等。

【治疗】

1. 一般治疗　避免搔抓、摩擦及热水烫洗等,少用或不用碱性肥皂洗涤,限制饮用浓茶、咖啡及辛辣刺激性食物。尽量寻找、去除病因。

2. 药物治疗　适当选用抗组胺药物、钙剂、维生素 C,硫代硫酸钠及镇静催眠剂等药物。

3. 局部治疗　1% 达克罗宁冷霜外用,每天二次;皮炎平软膏外涂,每天二次。

4. 其他特殊治疗　可以选用紫外线照射、矿泉浴等。局限性瘙痒症经常规治疗无效时,可考虑局部封闭注射治疗。

【健康指导】

1. 外用药应以温和的止痒药为主,除 1% 达克罗宁冷霜外,也可选用樟脑霜、无极膏、必舒膏等。

2. 避免刺激性食物,如辣椒、葱、姜、蒜等,吸烟、浓茶、咖啡等也应适当限制,严禁饮酒。

3. 多吃新鲜蔬菜水果,如白菜、菠菜、胡萝卜、豌豆、香蕉、苹果、橘子等。

4. 勤洗澡,不用碱性肥皂洗澡,勿任意搔抓皮肤,忌用热水烫洗。勤换内衣,内衣要柔软、宽松、透气,并以棉制品为宜。

5. 久治不愈的患者要进行详细检查,以明确有无肝胆疾病、肾脏疾病、内分泌异常等其他疾病,进一步查出可能的发病原因。

第 3 节　痒　疹

痒疹,是一组急性或慢性炎症性皮肤病的总称,致病原因复杂多样。主要临床表现为风团样皮肤丘疹、结节,奇痒。

【临床表现】

1. 急性单纯性痒疹　多见于 30 岁以上成年女性,好发于四肢伸侧及腰部,前驱症状为疲倦、头痛、失眠、胃肠功能失调等;皮疹特点为绿豆至豌豆大之圆形丘疹,初为白色,继之变为暗红色,散在或簇集分布,互不融合。可有风团,丘疹顶部可发生水疱。局部瘙痒剧烈,尤以夜间为甚。

2. 单纯性痒疹　多见于中年人,男女均可患病,临床表现与急性单纯性痒疹相类似,但原发丘疹较小、较多,皮疹好发于躯干和四肢伸侧,有时可累及面部及头皮,局部剧痒,可伴有淋巴结肿大。

3. Hebra 痒疹　多在儿童期发病,好发于四肢伸侧,双侧对称,下肢重于上肢,躯干及头面部亦可发生。病损处初为风团,风团消退后即出现正常肤色或淡红色丘疹,粟粒至黄豆大,质较硬,感觉剧痒,常伴淋巴结肿大。

【治疗】

1. 一般治疗　尽量寻找病因,防止蚊虫叮咬,改善营养及卫生状况。

2. 全身治疗　酌情选用抗组胺药物、维生素 C、钙剂等。

3. 局部治疗　外搽肾上腺皮质激素类或焦油类药膏。

第九十四章 皮肤肿瘤

第1节 色 素 痣

色素痣,是由痣细胞组成的良性新生物,几乎每人都有发生。可出生时存在,也可后天出现,病变进展缓慢,无自觉症状。病理组织学通常将其分为交界痣、混合痣和皮内痣三型,交界痣细胞巢位于表皮下部或向下突入真皮,含大量色素;混合痣细胞巢位于表皮内和真皮内,真皮上部内痣细胞含色素,真皮下部内痣细胞很少含色素;皮内痣细胞巢位于表皮下部、真皮上部,常含中等量色素。主要临床表现为扁平或略隆起的棕色、褐色、蓝黑色或黑色斑疹。

【临床表现】

色素痣可分为先天性和后天性,数目可单一,也可数个或数十个。有的出生时即存在,一般于2岁后发生,可出现于身体任何部位,皮损为扁平或略隆起的斑疹,表面光滑,有毛发或无毛发;有些呈半球状隆起,或状似乳头状瘤。因痣细胞内色素含量不同,分别呈棕色、褐色、蓝黑色或黑色。由于痣细胞在皮肤内位置不同,临床表现亦有所不同。扁平状者一般为交界痣,略高起者多为混合痣,而呈乳头状瘤、半球状、带蒂的均为皮内痣。

【治疗】

大多数小的色素痣一般不必治疗。①先天性色素痣,有发生恶性黑色素瘤的可能,以手术切除为好;②交界痣、混合痣,发生在掌跖、面部、腰部、腋窝、外阴等易摩擦部位时,应考虑手术切除,以免长期刺激发生恶性变;③后天性色素痣,若出现恶性变体征,如体积突然增大、颜色加深、表面糜烂、渗出、出血、溃疡、肿胀,自觉疼痛或瘙痒,周围出现卫星病灶等,应立即手术扩大切除;④有些后天性色素痣发生于面部,有碍美容,患者要求治疗时,可酌情采用激光、整形手术切除治疗。

第2节 皮 脂 腺 痣

皮脂腺痣,是先天性局限性表皮的发育异常,以皮脂腺增生为特点的良性皮肤附属器肿瘤。主要临床表现为淡黄或黄褐色皮肤斑块。

【临床表现】

病损皮肤呈局限性稍隆起的斑块,淡黄或黄褐色,边缘清楚,高出皮面,常为单个发生,偶见多发,有些呈线状排列。本病常发生于出生时或幼儿期,好发于头皮、面部、颈部。发生于头皮者,皮损处部分秃发或完全秃发,儿童期皮损隆起不明显,呈蜡样外观,缓慢增大;青春期皮损肥厚呈疣状,有密集乳头状瘤样隆起;老年期皮损多呈结节状增殖,可继发其他皮肤附属器肿瘤。

【治疗】

皮损较小者可考虑冷冻、电灼、激光等治疗;较大者需进行手术切除,切除后如皮肤张力较小,可直接拉拢缝合;如皮肤张力较大,可进行邻位皮瓣转移修复。大面积皮脂腺痣,可采取皮肤扩张技术修复病变切除后的皮肤缺损。

第3节 血 管 瘤

血管瘤,为常见的皮肤肿瘤之一,多在胎儿期形成。根据形态特征分为毛细血管瘤、草莓状血管瘤、海绵状血管瘤。病理改变毛细血管瘤真皮上部毛细血管扩张,但内皮细胞不增生;草莓状血管瘤内皮细胞增生,聚集成实体性;海绵状血管瘤真皮下部和皮下组织见大而不规则的腔隙,腔壁为单层较薄的内皮细胞,有的血管外膜细胞增生,管壁增厚,尚可见平滑肌细胞。主要临床表现为皮肤红色斑块或柔软紫红色肿物。

【临床表现】

1. 毛细血管瘤 又称鲜红斑痣、葡萄酒斑。出生时即存在,为小的皮肤红斑,也可为大的红色斑片,不高出皮面,颜色淡红或暗红,形状不规则,压之部分或完全褪色。好发于颜面、颈部,也可发生于身体其他部位。发生于面部者,随年龄的增长颜色变深,可高出皮面,或其上发生结节状皮损。

2. 草莓状血管瘤 好发于面部、肩部、头部和颈部。皮损为鲜红色,高出皮面,境界清楚,呈柔软的分叶状肿块,数目单一或多个,大小不等。广泛皮损的深部常伴海绵状血管瘤,出生时即存在,常在生后2~3个月内发生,且可逐渐增大,约一年后逐渐开始退化。70%~90% 左右的患者在 5~7 岁时可自行完全消退。

3. 海绵状血管瘤 好发于头部、颈部,亦可累及口腔等其他部位。为单个或多个大而不规则的结节状或分叶状损害,浅表损害时颜色鲜红或深红,表面不规则;深在损害时颜色呈紫红色,界限不清,表面光滑,柔软而有弹性,有压缩性酷似海绵。本病出生时即存在或生后发生,在一年内逐渐增大,亦可逐渐缓解,但难以消退。

【治疗】

1. 毛细血管瘤的治疗 ①激光治疗,可选用高性能激光器治疗,需多次、长时间治疗方可取得理想效果;②手术治疗,用于面积较大的毛细血管瘤,可手术切除皮片移植修复,位于颜面部者可行皮瓣移植修复或皮肤扩张皮瓣移植修复;③遮盖霜遮盖,亦可应用市售遮盖霜,遮盖皮损而达到美容的目的。

2. 草莓状血管瘤的治疗 ①放射治疗,本型绝大多数可消退,一般应等待其自然消退;对生长较快者可试用X线照射、放射性核素;②冷冻治疗,小的肿瘤可冷冻治疗。颜面部皮损冷冻容易遗留瘢痕,应慎重选择;③手术治疗,肿瘤较大可手术切除,切除后如皮肤张力较小可直接拉拢缝合;如皮肤张力较大需行邻位皮瓣转移修复或皮肤扩张皮瓣移植修复(详见外科篇)。

3. 海绵状血管瘤的治疗 ①基本原则同草莓状血管瘤;②注射硬化剂,年龄较小、瘤体较大者可应用硬化剂注射。

【提示】

草莓状血管瘤绝大多数可消退,一般应等待其自然消退,对不能消退者、生长较快者方可试用X线照射、放射性核素。

第4节 瘢痕疙瘩

瘢痕疙瘩,有人称为瘢痕瘤,为皮肤损伤后大量结缔组织过度增生和透明变性而引起的一种良性皮肤肿物,可有家族倾向。病理组织学改变为胶原纤维致密增生,纤维束增粗呈透明化,真皮乳头因受压而变平,弹力纤维稀少,邻近附属器萎缩或消失,被推向外周。主要临床表现为皮损后进行性、缓慢增生性瘢痕。

【临床表现】

好发于胸骨前区,亦常见于肩部、上臂外侧、颈部、耳部、背部等处。常有外伤、抓伤、烧伤史。初始为小而硬的红色丘疹,缓慢增大,出现圆形、椭圆形或不规则形增生性瘢痕,高出皮面,往往超过原损伤部位,呈蟹足状向外伸展,表面光滑、发亮。早期进行性皮损,色红而有触痛、较硬,表面可有毛细血管扩张,患者可有瘙痒、疼痛等自觉症状;静止期皮损颜色变淡,质地坚硬,一般可无自觉症状。瘢痕疙瘩多数持续存在,病损范围超过原损伤部位,很少完全消退。

【治疗】

1. 加压疗法 可酌情应用弹力套局部加压,以减少局部充血,控制瘢痕生长或使瘢痕萎缩。

2. 放射治疗 早期损害,可选用X线照射治疗。

3. 封闭注射 皮损内酌情适量注射曲安奈德或泼尼松龙混悬液,加适量1%利多卡因,每2周注射一次,避免注入皮下,以免局部组织萎缩。

4. 手术加放射治疗 切除瘢痕疙瘩或皮肤缺损植皮,拆线后局部进行 X 线照射。一般不宜单纯手术切除,否则术后瘢痕复发或更甚。

第 5 节 脂溢性角化病

脂溢性角化病,俗称"老年斑""老人斑",为老年人最常见的良性表皮增生性肿瘤。原因不明,可能与日晒、慢性炎症刺激等有关。病理组织学可分为棘层肥厚型、角化过度型及网状型(腺样型),所有类型均有角化过度、棘层肥厚和乳头瘤样增生,增生的瘤组织由鳞状细胞和基底细胞组成。主要临床表现为褐色丘疹或斑块、覆有油腻性鳞屑。

【临床表现】

大多发生于 40 岁以后,好发于颜面、手背、胸部、背部等处,也可见于四肢等其他部位。初起损害为一个或多个淡黄或浅褐色的扁平丘疹,圆形、卵圆形或不规则形,界限清楚,表面呈颗粒状。一般在 1cm 左右,以后缓慢增大、变厚,数目增多,颜色变深,呈褐色,甚至黑色丘疹或斑块,表面常覆有油腻性鳞屑。通常难以自行消退,恶变者极少。

【治疗】

一般不需治疗,必要时可用冷冻、激光或电灼疗法。诊断可疑时,进行手术切除,并做病理检查。

第 6 节 汗 管 瘤

汗管瘤,为表皮内小汗腺导管的一种肿瘤。部分患者有家族史,多见于青年女性。病理组织学可见真皮内较多小导管,管腔含无定形物质,管壁由两排上皮细胞构成,上皮细胞团呈圆形、椭圆形,近表皮处可见囊样导管腔,其内充满角蛋白,囊壁衬以含透明角质颗粒的细胞。主要临床表现为淡黄色或褐黄色小的半球形或扁平丘疹。

【临床表现】

皮损为皮肤色、淡黄色或褐黄色小的半球形或扁平丘疹,大小约 1~3mm,皮损密集而不融合。常对称分布于下眼睑皮肤,亦可见于前额、两颊部、颈部、腹部和女阴。慢性病程,很少自行消退,一般无自觉症状,发生于女阴者可有瘙痒。

【治疗】

一般不需治疗。必要时可采用电灼治疗或冷冻治疗。

第7节 癌前期皮肤病

一、日光角化病

日光角化病,多发生于经常暴晒于日光下的中老年人,电离辐射、热辐射、沥青及煤焦油产物等也可引发本病。病理组织学为表皮广泛角化过度,伴境界明显的角化不全,异常表皮与邻近正常表皮相互交替存在,分界清楚;真皮呈明显的弹力纤维变性,常有较多淋巴细胞浸润。主要临床表现为红色、淡褐色、灰白色圆形、不规则形角化丘疹。

【临床表现】

男性多于女性,好发于暴露部位,以面部、下唇、手背、前臂、颈部、头部秃发处多见。皮损可为红色、淡褐色、灰白色,呈圆形、不规则形角化性丘疹,境界清楚,表面附干燥粘连性鳞屑,厚薄不等,不易剥离,周围有红晕;偶见皮损角化明显、增厚呈疣状或形成皮角。皮损一般 > 0.5cm,呈多发性,亦有单发者,一般无自觉症状或轻度痒感。皮损发生部位多有明显的日光损伤,表现为干燥、皱缩、萎缩和毛细血管扩张,也常伴发老年性雀斑样痣。约20%的患者一个或多个皮损可发展为鳞癌,但通常不发生转移。

【治疗】

单一或皮损数目少者可用冷冻、电灼、激光等治疗。多发性或大面积损害者,可局部应用1%~5%氟尿嘧啶软膏外涂。

二、黏膜白斑

黏膜白斑,是指发生在口腔和外阴黏膜的增生性、白色角化性损害。病因不明,可能与局部慢性炎性、吸烟、辛辣食物刺激、局部卫生不良、女阴萎缩等有关。病理组织学检查为角化过度或角化不全、棘层肥厚和真皮慢性炎症细胞浸润,少数可有不同程度的原位间变,约3%~10%发展为浸润性鳞癌。主要临床表现为白色斑点、斑片或水肿、苔藓样变。

【临床表现】

1. 口腔黏膜白斑　多发生于40~70岁男性,好发于牙齿咬合线的颊黏膜、舌背、硬腭和下唇,为界限清楚的白色光滑斑点、斑片,表面粗糙、无光泽,触之较硬,角化明显时可发生裂隙、出血、继而可发生溃疡。一般无自觉症状,偶有轻微疼痛或针刺感。若除去局部刺激因素,部分患者可恢复正常。注意需与口腔黏膜扁平苔藓鉴别,后者为白色丘疹,表面无角化、粗糙,多伴有皮肤扁平苔藓。

2. 女阴黏膜白斑　多发生于绝经期后的妇女,好发于阴蒂、小阴唇、大阴唇内侧,为大小、形态、数目不一的肥厚性斑块,界限清楚,乳白色或灰白色,常伴有瘙痒,经常摩擦和搔抓可致皮肤裂隙、水肿、苔藓样变和继发感染。

黏膜白斑如有浸润、硬结、溃疡,且长期不愈者应考虑癌变可能,需及时做病理检查。

【治疗】

1. 消除病因 改善口腔卫生、戒烟、矫正病牙、避免辛辣刺激饮食、保持外阴清洁、避免搔抓,积极治疗外阴、阴道及宫颈炎症。

2. 局部用药 酌情局部外用止痒、抗增生药物,如达克罗宁霜、苯甲酸雌二醇软膏、维 A 酸霜、氟尿嘧啶软膏。

3. 其他治疗 有原位间变者可采用冷冻、电干燥法、放射性核素、浅层 X 线或手术治疗。

第 8 节 Bowen 病

Bowen 病 (Bowen's disease),又称为皮肤原位鳞癌 (squamous cell carcinoma in situ),病因可能与长期接触砷剂、日光暴晒、病毒感染有关。病理改变为表皮细胞排列不规则,大小形态不一,核大深染,异常核分裂,少数表皮细胞角化不良,细胞大而圆,核染色质深;表皮基底膜完整,若有破坏,则提示为浸润癌。主要临床表现为界限清楚、暗红色斑片或斑块,表面鳞屑、结痂、渗出。

【临床表现】

本病可见于任何年龄,中老年人较多。好发于颜面、躯干及四肢远端,亦可累及口腔、鼻、咽、女阴和肛门等处。皮损为孤立的、界限清楚、暗红色斑片或斑块,圆形或不规则形,大小为数毫米至 10 余厘米不等,且缓慢增大,表面常有鳞屑、结痂和渗出,除去鳞屑和结痂,可露出暗红色颗粒状或肉芽状湿润面,很少出血或不出血。少数呈多发性,可散在、密集或互相融合。无明显自觉症状,偶有瘙痒或疼痛。有时皮损可呈不规则隆起或结节状,如形成溃疡则提示侵袭性生长,约 5% 的患者可演变为鳞癌。

【治疗】

最有效的治疗方法为手术扩大切除,一般需距离病损边缘 1~2cm。

第 9 节 鳞状细胞癌

鳞状细胞癌 (squamous cell carcinoma),简称鳞癌。发生原因与长期紫外线照射、放射线或热辐射损伤、某些化学物质等有关,一些慢性皮肤病,如日光角化病、黏膜白斑、慢性溃疡、慢性窦道等均可诱发或继发鳞癌。病理改变为不规则肿瘤细胞构成癌巢,侵入真皮网状层或更深,细胞大小、形状不一;核增生,染色深,核分裂;细胞间桥消失;个别细胞出现角化不良和角珠形成。主要临床表现为皮肤硬结或肿物,溃疡、坏死、出血。

【临床表现】

本病多发于老年人,好发部位为颜面、耳部、下唇和手背等暴露处皮肤,早期皮损呈小而硬的红色结节,边界不清,表面可有鳞屑,中央易发生溃疡,溃疡表面呈颗粒状,易坏死、出血,溃疡边缘较宽,高起呈菜花状,坚硬、伴恶臭。肿瘤进行性增大,进一步侵犯其下方组织,包括肌肉和骨骼。继发于放射性皮炎、瘢痕、溃疡、窦道者,转移性高于其他鳞癌,发生于口唇、阴茎、女阴和肛门者,较易发生转移。

【治疗】

手术切除最佳,根据肿瘤大小、患者年龄和身体状态等,决定手术方案。理想的治疗方法是手术扩大切除,切除范围一般距肿瘤边缘 2~3cm,皮肤缺损创面可行皮肤移植修复或局部皮瓣移植修复。

第 10 节 基底细胞癌

基底细胞癌(basal cell carcinoma),又称基底细胞上皮瘤(basal cell epithelioma),是一种常见的皮肤恶性肿瘤,一般生长缓慢,有局部破坏性,但极少转移。原因不明,可能与长期日晒有关。肿瘤起源于表皮或皮肤附属器组织,瘤细胞团位于真皮内与表皮相连,似表皮基底细胞,但瘤细胞核大,卵圆形或长形,胞质相对少,细胞境界不清,无细胞间桥,周边细胞呈栅状排列,瘤团周围结缔组织增生。主要临床表现为皮肤结节、溃疡、肿块。

【临床表现】

本病多见于老年人,好发于暴露部位,特别是颜面部。皮损常单发,但亦有散发或多发者。临床常分为以下五型:

1. 结节溃疡型 最常见,好发于颜面,特别是颊部、鼻旁沟、前额等处。初起为灰白色或蜡样小结节,质较硬,缓慢增大,出现溃疡,向深生长,破坏眼、鼻,甚至穿通颅骨,侵及硬脑膜。

2. 表浅型 常发生于躯干部,特别是背部和胸部,皮损为一个或数个轻度浸润性红斑或鳞屑性斑片,向周围缓慢扩大,境界清楚,有线状珍珠状边缘。皮损表面可见小片表浅性溃疡和结痂。

3. 硬化型 较少见,常单发,好发于头面部,为扁平或轻度凹陷的黄白色蜡样硬化性斑块,无溃疡及结痂,类似局限性硬皮病,边缘不清,皮损进展缓慢。

4. 色素型 与结节溃疡型相似,但皮损呈褐色或深黑色,边缘部分色较深,中央呈点状或网状,易误诊为恶性黑色素瘤。

5. 纤维上皮瘤型 为一个或数个高起的结节,略带蒂,触之中等硬度,表面光滑,轻度发红,临床上类似纤维瘤,好发于背部。

【治疗】

一般手术治疗,根据患者年龄、皮损大小和部位制定具体的手术方案。可酌情进行扩大切除,切除后皮肤缺损较多者,往往需进行皮肤移植修复。

第 11 节 湿疹样癌

湿疹样癌,又名 Paget 病(Paget's disease),临床上表现为湿疹样皮损,可发生于乳房、女阴、男性生殖器、肛门周围、腋窝等处。一般认为本病起源于乳腺导管及顶泌汗腺导管开口部的原位癌,并从该处向下沿乳腺导管及腺上皮扩展,最终侵入结缔组织;向上则扩展到表皮内而形成 Paget 病皮损。主要临床表现为鳞屑性红斑或斑块,湿疹样变、糜烂、渗出或结痂。

【临床表现】

乳房湿疹样癌几乎均见于妇女,好发于单侧乳房和乳晕部,平均发病年龄为 55 岁。皮损初发为鳞屑性红斑或斑块,常为湿疹样变,表浅糜烂、渗出或结痂,浸润明显,缓慢向周围扩大,可形成溃疡和乳头回缩。常伴发乳腺癌,可有腋窝淋巴结转移。其他部位多见于女阴、阴囊、会阴、肛门周围,亦可见于阴部以外顶泌汗腺区,如腋窝等,表现为界限清楚的红色斑片或斑块,湿疹样糜烂、渗出或结痂,常有疼痛、瘙痒。

中老年人单侧乳房或顶泌汗腺分布区发生湿疹样斑片,境界清楚,基底有浸润,病程缓慢,持久存在,按湿疹治疗无效者,均应怀疑本病。切取活组织进行病理检查可以确诊。

【治疗】

病变位于乳房者,一般应进行乳房切除术;如伴发乳房内肿块应进行乳房根治术。其他部位的病变应进行广泛切除,以免复发。

第 12 节 蕈样肉芽肿

蕈样肉芽肿,病因不明,一般认为与遗传、感染、环境因素、病毒感染有关。病理改变真皮上部非特异性炎症浸润,真皮上部带状多形性细胞浸润,包括正常淋巴细胞、组织细胞、嗜酸细胞、浆细胞,附属器上皮,毛囊可见散在单一核细胞浸润,肿瘤期主要为蕈样肉芽肿细胞,可达皮下脂肪层。主要临床表现为红斑、斑块、肿物。

【临床表现】

临床可分为红斑期、斑块期和肿瘤期,但三期皮损可部分重叠。

红斑期 皮损无特异性,病程较长,多伴有顽固性瘙痒,类似神经性皮炎、湿疹、慢性接触性皮炎、脂溢性皮炎等。应追踪观察,每 3 个月活检一次,以明确诊断。

斑块期 由红斑期进展而来,皮肤出现不规则、界限清楚、略高起的浸润性斑块,颜色暗红至紫色,可自行消退,亦可融合成大的斑块,边缘呈环状、弓形或匐行性。

肿瘤期 可发生于原有斑块或正常皮肤上,皮损大小不等、形状不一,呈褐红色隆起结节,早期易破溃,形成深在卵圆形溃疡,基底被覆坏死性灰白色物质,可伴疼痛及恶臭。有些患者皮损泛发全身,弥漫性潮红、毛发稀疏、甲营养不良。除皮损外,淋巴结、内脏也可受累。通常数年内死亡。

【治疗】

1. 早期治疗 增强患者免疫力,干扰素肌肉或皮损内注射;或卡介菌多糖核酸、转移因子注射等。局部可选用氮芥、芳香维 A 酸外用,X 线照射、光化学疗法有一定疗效。

2. 晚期治疗 皮损广泛、淋巴结、内脏受累者可采用化疗,如环磷酰胺、苯丁酸氮芥、甲氨蝶呤等,可单独或联合应用。同时进行局部氮芥治疗、光化学疗法,疗效更好。

第 13 节 恶性黑色素瘤

恶性黑色素瘤,简称恶黑或黑素瘤,是来源于黑素细胞的恶性肿瘤。多发生于皮肤,亦可见于眼脉络膜和软脑膜等处。发病原因可能与日光照射、外伤刺激、病毒感染等有关。主要临床表现为皮肤黑色肿物,增大迅速。

【临床表现】

一般分四型,浅表扩散性黑色素瘤、结节性黑色素瘤、肢端雀斑痣样黑素瘤和恶性雀斑痣样黑色素瘤。

1. 浅表扩散性黑色素瘤 好发于躯干、四肢,直径很少超过 2.5cm,呈不规则斑片,棕黄色、褐色或黑色,亦可呈淡红色、蓝色和灰色,出现丘疹和结节,或弥漫性硬化;溃疡发生较晚。

2. 结节性黑色素瘤 好发于头颈及躯干部、足底、外阴、下肢等处,初起为蓝黑或暗褐色隆起性结节,呈水平和垂直扩展,迅速增大,呈乳头瘤状、蕈样或形成溃疡。

3. 肢端雀斑痣样黑色素瘤 主要发生于掌跖、甲及甲周区,表现为色素不均匀、边界不规则的斑片;若位于甲母质、甲板及甲床可呈纵行带状色素条纹。此型进展快,常在短期内肿大,发生溃疡和转移。

4. 恶性雀斑痣样黑色素瘤 主要见于老年人,多发生于颜面等暴露部位,皮损通常为淡褐色或不均匀的色素性斑片,伴有暗褐色或黑色小斑点,边缘不规则,逐渐向周围扩大。皮损变硬,或出现一个或数个淡蓝色皮内结节。此型生长慢,转移晚,最初仅限局于局部淋巴结。

【治疗】

1. 手术治疗 早期诊断和手术切除是治疗的关键。肿瘤浸润深度小于2mm者,切除范围距肿瘤边缘1cm即可,随着浸润深度增加需适当扩大切除范围,但截肢不能防止肿瘤转移。未触及的淋巴结不作预防性切除。

2. 化学治疗 对已转移者,可采用化疗或联合化疗。

3. 免疫治疗 尚处于临床研究阶段。

4. 放射治疗 对缓解内脏及中枢神经系统转移灶的压迫疼痛有一定疗效。

第九十五章　其他皮肤病

第1节　鱼　鳞　病

鱼鳞病,为一组遗传性角化障碍性皮肤疾病。多在儿童期发病,皮损外观似鱼鳞状或蛇皮状,寒冷干燥季节加重,温暖潮湿季节缓解。主要临床表现为病损皮肤干燥、鱼鳞状鳞屑。

【临床表现】

临床上常见以下类型　①寻常型鱼鳞病,最常见,轻度泛发角化过度、皮肤干燥、鱼鳞状鳞屑,下肢尤其明显,而腋窝、肘窝、面部等一般不受累,常伴毛发角化症,婴幼儿发病,男女发病率均等,冬季症状较重,夏季症状较轻;②性联鱼鳞病,见于男性,出生后不久发病,皮损为大片污秽的棕色鳞屑,常累及躯干、四肢伸侧,部分患者角膜混浊;③表皮松解性角化过度鱼鳞病,出生时或出生后不久出现泛发或局限性水疱,久之全身皮肤逐渐增厚,四肢屈侧、肘膝部尤为明显,可散发异味,常伴掌跖角化过度、甲受累,可反复出现。

【治疗】

1. 一般治疗　润肤保湿,可用冷霜等外涂,避免使用碱性护肤品。

2. 局部治疗　局部外涂 10% 尿素霜,每天二次;或维 A 酸制剂外用,每天二次。

3. 全身治疗　严重者可全身用药,维 A 酸类药物为首选,一般可用异维 A 酸 1~2mg/kg·d,口服;或阿维 A 酯 1mg/kg·d,口服。

第2节　疥　　疮

疥疮,俗称"闹疮",是由疥虫引起的接触传染性皮肤病。好发于皮肤阴暗、幼嫩的部位,常在手指缝间、腕屈面、下腹部、双股内侧、外阴等部位出现丘疹、水疱、结节,瘙痒严重,夜间更剧。本病接触传染,传染性较强,易在卫生条件不良的学校、民工等集体宿舍内传播,也可家庭成员间传播。主要临床表现为针头大小的丘疹、小水疱,针挑出疥虫。

【临床表现】

多发生于冬季,发病部位常见于指蹼、腕部屈侧、肘窝、腋窝前缘、脐周、外阴、腹股沟、臀部等皱褶处,病损区剧痒,夜间为甚。皮疹特点为针头大小的丘疹或小水疱,散在性分布,手指缝常能见到匐行疹,长约1cm呈灰白色或浅灰色,雌虫常停留于此,用针可挑出疥虫。在男性阴囊及阴茎上可有绿豆粒至黄豆粒大小的淡红色或红褐色结节。常因搔抓引起抓痕、血痂、色素沉着、湿疹样变或继发感染等。

【治疗】

1. 一般治疗　注意个人卫生,患者需淋浴洗澡,将换下的内衣、床单、被褥用开水煮沸消毒,全家人同治。

2. 药物治疗　杀虫、止痒,常用10%硫黄软膏全身外搽,每天二次,连用7天以上;或5%二氯苯醚菊酯,此为当前治疗疥疮的首选药物;或25%苯甲酸苄酯乳膏外搽,每天二次,连用1周;或10%克罗米通乳剂外搽(商品名为优力肤),每天二次,连用3天。

【健康指导】

1. 选用有效外用药物,如硫黄软膏等,坚持按疗程、按要求使用。

2. 外用药物用完一疗程后要用热水洗烫内衣、内裤、被褥、床单等。

3. 避免接触他人,以免传染。

4. 家庭成员中或同住宿者如已发生同样症状,应及时治疗。

第3节　脱　　发

脱发,是常见皮肤科疾病。毛发生长和替换有一定规律,并非连续不断,分为生长期、退行期、休止期三个阶段。人体头发大约有10万根,平均每天脱落100根左右属于正常生理性脱发,每天也有100根左右头发长出来。引起病理性脱发原因很多,分为雄激素性脱发、外伤及感染性脱发、精神性脱发、内分泌失调性脱发、营养代谢性脱发、物理化学性脱发等。主要临床表现为头发脱落增多、头发稀疏或部分区域脱光。

【临床表现】

1. 雄激素性脱发　俗称"谢顶",分为男性型脱发和女性型脱发。①男性雄激素性脱发,多见于从事脑力劳动20至30岁男性,往往有家族史,一般从前额、额颞角开始脱落,前发际线逐渐向后退缩,前额变高,随之顶部头发逐渐脱落,而枕部及两颞部仍有较多或正常头发;②女性雄激素性脱发,一般较轻,多表现为头顶部毛发稀少、变细变软,呈弥漫性脱发。

2. 外伤及感染性脱发　头部烧伤、外伤致瘢痕性脱发,是由于毛囊被破坏而不能长出新发。

3. 精神性脱发 由于精神压力过大导致,属于暂时性脱发,经过改善精神状况、排解精神压力,一般是可以自愈的。

4. 化学性脱发 肿瘤患者接受抗癌药物治疗,或长期使用某些化学制剂如庆大霉素、别嘌呤醇、卡比马唑(甲亢平)、硫脲嘧啶、三甲双酮、普萘洛尔、苯妥英钠、阿司匹林、吲哚美辛、避孕药等均可引起脱发。

5. 先天性性脱发 发育缺陷,各种综合征,早老病等所引起的头发完全缺失或稀疏毛囊发育不良造成头发细软细易断。

【男性雄激素性脱发分级】

1级:前额发际线正常,仅额、颞角轻微向后退缩。

2级:前额发际线处毛发变细,额颞角轻微向后退缩小于一厘米,两侧发际线向后退缩是对称的,前发际线多呈 M 形。

3级:前额发际线明显退缩,额颞角向后退缩的更为明显,仅剩少量或几乎没有头发。前发际线呈明显的 M 型。

4级:前额发际线和额颞角进一步退缩,毛发变细同时头顶部毛发稀疏,或秃顶,头顶和前发际线之间形成一条毛发带,尚有较密集的头发分布。

5级:前额发际线和额颞角进一步退缩,头顶脱发区扩大,在头顶和前发际线间的毛发带更加狭小和稀疏,脱发向后超过头旋。

6级:前额发际线、额颞角和头顶脱发区继续扩大,头顶部位和前发际线之间仅有稀疏头发分隔,脱发斑融合,头发区向后明显超过头旋。

7级:最严重的头发,头顶脱发区更大,与前额相延续,颞枕部剩余头发形成狭窄的马蹄铁状毛发带。

【女性雄激素性脱发分级】

1级:轻、中度中央弥漫性秃头,前发际线。

2级:重度中央弥漫性秃头,前发际线保留。

3级:重度中央弥漫性秃头,前发际线明显稀疏。

【治疗】

1. 心理治疗 对于部分脱发患者,如雄激素性脱发和斑秃时必要的心理减压,可作为辅助治疗。

2. 保健与护理 对于雄激素性脱发,指导患者进行正确的洗发、科学头部按摩、减少辛辣食物摄入、多吃水果蔬菜、养成良好的生活习惯、制定合理的作息时间非常重要。

3. 药物治疗 雄激素性脱发,男女患者均可局部外用米诺地尔;男性雄激素性脱发患者可口服非那雄胺(保发止,FDA1997 年通过)等。

4. 外科手术治疗 上述治疗方法无效,又有充足毛发供区的患者,可采用外科手术治疗,包括头皮缩减术、皮瓣修复术、皮肤软组织扩张术、自体毛发移植(目前较流行的 FUT、FUE 等)术,可酌情选择。

第4节　皮肤结核

皮肤结核,是指皮肤感染结核分枝杆菌引起的一种皮肤疾病。有资料显示,大约500个皮肤科门诊患者中有1人为皮肤结核。多数在肺结核的基础上发生,有人统计大概200名肺结核或其他器官结核患者出现1例皮肤结核。感染途径包括经皮肤(黏膜)和经血液感染。主要临床表现为皮肤疣状肿物、小结、破溃。

【临床表现】

1. 症状体征　①皮肤疣状物,约占皮肤结核40%,多经皮肤受伤处感染,开始为小的、坚实疣状丘疹,逐渐扩大,形成红褐色斑块,中央可出现脓液或角化皮屑;②皮肤结核小结,可表现为寻常狼疮、树胶肿、暗红色丘疹、卡介苗接种反应疹等;③继发皮肤结核,常见于淋巴结核、骨结核破溃延及皮肤,形成"寒性"脓肿破溃,遗留经久不愈的窦道,基底见红色柔软的肉芽组织。

2. 实验室和其他检查　局部结核分枝杆菌培养是诊断金标准。结核菌素试验(TST)阳性。

【治疗】

治疗原则　皮肤结核应视为全身感染的一部分,强调早治、足量、规则、全程,联合用药。

1. 系统治疗　一线药物包括利福平、异烟肼、吡嗪酰胺、乙胺丁醇;二线药物包括环丝氨酸、乙硫异烟胺、丙硫异烟胺、链霉素、卡那霉素、左氧氟沙星。

2. 手术治疗　早期较小的皮肤疣状结核或皮肤结核小结可酌情手术切除。继发皮肤结核参阅外科篇颈部淋巴结核治疗。

第九十六章　性传播疾病

第1节　尖 锐 湿 疣

尖锐湿疣,又称生殖器疣,是由人类乳头瘤病毒(human papilloma virus, HPV)引起的,主要通过性接触感染的传染病,是我国目前流行最广泛的性传播疾病之一,主要临床表现为皮肤黏膜的良性赘生物。

【临床表现】

有非婚性接触史、配偶感染史或间接感染史,潜伏期长短不一,平均3个月。好发于性活跃期人群,发病高峰年龄20~40岁。男性好发于包皮、系带、冠状沟、龟头、尿道口、肛门周围和阴囊等处;女性好发于大小阴唇、前庭、后联合、阴蒂、宫颈和肛门周围等处。病损开始为小的淡红色丘疹,以后逐渐增大、增多,呈疣状突起的赘生物;有的形状如乳头状、菜花状、鸡冠状,疣体表面凹凸不平、潮湿,如有感染常呈灰白色或污灰色,可浸渍、糜烂、渗出或出血。一般无明显痛痒,偶可有异物感或痒感,可与梅毒、淋病或阴道炎等病并存。

【治疗】

1. 一般治疗　保持局部清洁、干燥,未愈前禁忌性生活。注意个人卫生,患者需淋浴洗澡,将换下的内衣、床单、被褥用开水煮沸消毒,配偶或性伴如有本病应同时治疗。

2. 外用药治疗　①0.5%足叶草毒素酊(鬼臼毒素酊)外用,2次/天,连用3天,停用4天,为一疗程,可用1~3个疗程,适于任何部位的尖锐湿疣,包括男女生殖道内,效果较好,但有致畸作用,孕妇禁用;②50%三氯醋酸液外用,一般用药1次即可,必要时隔周重复1次。应由医生亲自操作涂药,等待药液干燥,并用滑石粉或碳酸氢钠粉中和未反应的酸,以免药液损伤正常组织。此药孕妇禁用。

3. 物理治疗　液氮冷冻治疗,治愈率63%~88%;也可应用电灼治疗,有效率94%,复发率22%。

4. 手术治疗　单发、较大者可进行手术切除。

5. 全身治疗　酌情应用干扰素和抗病毒药物。

第 2 节 生殖器疱疹

生殖器疱疹，是感染单纯疱疹病毒Ⅱ型（herpes simplex virusⅡ，HSV-Ⅱ），引起生殖器、肛门周围皮肤黏膜的性传播疾病。本病较常见、易复发、难治愈。主要通过性接触传染，多发生在性生活混乱的人群中，病原体存在于病损处的渗液、精液、前列腺液、宫颈阴道分泌物中，可通过胎盘及产道传染给新生儿。主要临床表现为局部皮肤或黏膜出现簇集性疱疹或丘疹。

【临床表现】

有非婚性接触史或配偶感染史，潜伏期 2~20 天，平均 4~5 天，好发年龄为 15~45 岁。①原发性疱疹，第一次感染局部出现多发性红斑、丘疹、水疱，一周内水疱逐渐变为脓疱、糜烂或溃疡，1~2 周后结痂、愈合，整个病程 2~3 周。男性常见部位为包皮、冠状沟、龟头、阴茎干、阴囊、肛门周围等处。女性常见部位为大阴唇、小阴唇、会阴、肛门周围、阴道口等处。患者自觉局部疼痛、瘙痒、烧灼感，多有腹股沟淋巴结肿大、触痛，还可出现发热、头痛、肌痛、全身不适、乏力等，少数伴尿道炎、膀胱炎症状；②复发性疱疹，常发生于原发性感染后 1~4 个月，可有某种诱因，出现局部瘙痒、烧灼感、刺痛、麻木、会阴坠胀等，病程一般为 1 周左右，皮损数目较少，分布不对称，自觉症状轻微，全身症状少见。

另外，还有疱疹性宫颈炎、疱疹性直肠炎等，出现相应的临床表现。

【治疗】

1. 一般治疗　保持患处清洁、干燥，有皮损时禁忌性生活；或采用安全套等措施，注意个人卫生，淋浴洗澡，换下的内衣、床单、被褥用开水煮沸消毒，配偶或性伴如有本病应同时治疗。

2. 抗病毒治疗　①原发性疱疹时，阿昔洛韦 0.2g/ 次，5 次 / 天，口服；或伐昔洛韦 0.3g/ 次，2 次 / 天，口服，连用 7~10 天；②复发性疱疹时，最好在出现前驱症状或损害出现 24 小时内开始治疗，阿昔洛韦 0.2g/ 次，5 次 / 天，口服；或伐昔洛韦 0.3g/ 次，2 次 / 天，口服，连用 5 天；③频繁复发者（一年复发 6 次以上），为减少复发次数可用抑制疗法，阿昔洛韦 0.4g/ 次，2 次 / 天，口服；或伐昔洛韦 0.3g/ 次，1 次 / 天，口服。以上药物均需长期服用，一般服用 4 个月到一年。

3. 局部治疗　皮损处可用 3% 阿昔洛韦霜外涂；或 1% 喷昔洛韦乳膏外涂；或 3% 肽丁胺霜外涂。但外用药的疗效远逊于全身性用药。

4. 妊娠期生殖器疱疹的处理　孕妇生殖器疱疹可口服阿昔洛韦治疗。频繁复发的患者在近足月时阿昔洛韦治疗可减少活动性损害，降低剖宫产率。有复发性生殖器疱疹史，但近足月时无复发迹象的孕妇，可不进行阿昔洛韦治疗；有活动性皮损或有发作前驱症状的孕妇，可行剖宫产术，但剖宫产术并不能完全防止新生儿疱疹的发生。无活动性皮损的孕妇,可从阴道分娩,但分娩后要对其新生儿进行密切监测。

【提示】

阿昔洛韦、伐昔洛韦毒性较小,安全范围大,但偶尔可有发热、头痛、皮疹,停药后即可消失。肾功能不正常者和婴儿排泄功能低,需减少用量。妊娠期和哺乳期抗病毒药的应用,应权衡利弊,谨慎使用,在考虑到治疗效果大于对婴儿潜在的危害时才可使用。

第3节　阴　虱

阴虱,是虱病的一种,主要通过性接触传染,也可通过被褥等物品间接传播。阴虱寄生在阴毛,常发生于自身卫生条件不佳的患者。主要临床表现为阴部瘙痒。

【临床表现】

患者有与阴虱患者性接触史,自身卫生处理不佳,主要感觉阴部瘙痒、不适,经常搔抓局部皮肤可有抓痕、出血、血痂,或可继发毛囊炎、脓疱疮等。仔细肉眼观察可找到虱虫,附着于阴毛上,有时阴虱一半钻到皮内,一半露于皮外,有的可找到虱卵。

【治疗】

1. 一般治疗　剃除阴毛并烧掉,彻底淋浴洗澡,更换内衣、内裤,并进行消毒、煮沸。未愈前禁忌性生活。性伴如有本病也应同时进行治疗。

2. 局部治疗　一般可用 10% 硫黄霜外涂,2 次 / 天;或 0.3% 除虫菊酯外用,2 次 / 天;也可用疥灵霜外涂,2 次 / 天。

第4节　淋　病

淋病,是由淋球菌感染引起的泌尿生殖器黏膜表面的化脓性炎症,为常见的经典性传播疾病。感染可从男性尿道播散至附睾、睾丸及前列腺,或从女性宫颈播散至输卵管、卵巢、腹膜、巴氏腺、尿道及直肠。咽部、直肠和眼结膜亦可作为原发性感染部位受累。主要临床表现为男性感染尿痛、尿急、尿道口红肿;女性感染阴道分泌物增多、脓性或异味、血性、下腹痛。

【临床表现】

1. 症状体征　不洁性交史,潜伏期平均 3~5 天。①男性感染,出现尿道脓性分泌物,尿痛、尿频、尿急,尿道口红肿、痛性勃起,腹股沟淋巴结肿大、疼痛。1 周后急性症状减轻,1 个月后可基本消失。肛门直肠感染者,可由同性恋行为导致,表现为肛门有黏液脓性分泌物、肛门瘙痒、疼痛和里急后重感,直肠镜检可见直肠黏膜或肛管皮肤弥漫性红肿。咽部感染者,可由口交导致,出现咽痛、耳部牵涉痛,轻度咽炎和扁桃体炎,有时见扁桃体附着脓性分泌物;②女性感染,常受累部位为子宫颈、尿道、直肠及咽部,宫颈内膜炎时可有阴道分泌物增多,或呈脓性,或有异味,异常出血、下腹痛、宫颈红肿、颈管口有脓性分泌物;尿道炎时尿痛、尿频、尿急,排尿困难、尿道口红肿,挤压尿道口有脓性分泌物。直肠和口咽感染时症状与男性相似。还可有淋菌性附件炎、盆腔炎等感染,出现局部相应症状体征。

2. 实验室和其他检查 分泌物涂片镜检可见到脓细胞、细胞内革兰阴性双球菌。

【治疗】

1. 一般治疗 未愈前避免性行为,忌食辛辣食物,多饮水。淋浴洗澡,内衣、床单、被褥开水煮沸消毒,配偶或性伴如有本病应同时治疗。

2. 药物治疗 ①淋菌性尿道炎、直肠炎、宫颈炎、咽炎时,可用头孢曲松钠0.25g,一次肌内注射;或大观霉素 40mg/kg,一次肌内注射;或环丙沙星 0.5g,一次口服;②淋菌性附睾炎、盆腔炎时,可用头孢曲松钠 0.25~0.5g/次,1 次/天,肌内注射,连用 10 天;或大观霉素 2g/次,1 次/天,肌内注射,连用 10 天。输卵管淋球菌感染时,尚需加用甲硝唑 400mg/次,每天二次,口服。

第 5 节 非淋菌性尿道炎

非淋菌性尿道炎,是指性交后几天或几周内出现尿道脓性或浆液性分泌物,伴尿痛,但革兰染色镜检或培养均查不到淋球菌。主要病原体是沙眼衣原体和解脲支原体。主要临床表现为男性感染尿道分泌物脓性或浆液性;女性感染尿道分泌物浆液性、浆液脓性,白带增多、黄色或血性。

【临床表现】

1. 症状体征 有不洁性生活史,潜伏期平均为 1~3 周,男性患者尿道分泌物呈脓性或浆液脓性,较稀薄,量少,尿痛、尿频、尿道刺痒和不适感。有时觉阴茎体局部疼痛。女性患者尿道分泌物,呈浆液性或浆液脓性,尿痛、尿频,白带增多、色黄或带血性,或有异味。非月经期或性交后出血。宫颈口可见黏液脓性分泌物,宫颈充血、水肿、脆性增加,触之易出血,有时见较为特征的肥大性滤泡状外观。

2. 实验室和其他检查 取男性尿道分泌物或女性宫颈内膜标本涂片,革兰染色和淋球菌培养检查无淋球菌。

【治疗】

1. 一般治疗 在未愈前避免性行为,忌食辛辣食物,多饮水,患者淋浴洗澡,内衣、床单、被褥开水煮沸消毒,配偶或性伴如有本病应同时治疗。

2. 药物治疗 初发非淋菌性尿道炎可用多西环素 100mg/ 次, 2 次 / 天, 口服, 连用 10 天; 或阿奇霉素 1g, 一次口服, 应在饭前 1 小时或饭后 2 小时口服; 或红霉素 500mg/ 次, 4 次 / 天, 连用 10 天; 或氧氟沙星 300mg/ 次, 2 次 / 天, 连用 10 天。

附录一 常用辅助检查概念、适应证、临床意义

一、血液一般检验

1. 红细胞计数（RBC）

【概念】

红细胞计数，是指单位体积内血液中所含红细胞数目。红细胞平均寿命120天，每天约8%衰老红细胞在脾脏破坏，健康人红细胞破坏与生成保持动态平衡，红细胞数量保持相对稳定。

【适应证】

皮肤黏膜苍白、口唇发绀、甲床凹陷、皮肤弹性降低、贫血治疗后复查、孕期保健、健康查体等。

【参考值】

成人男性　红细胞计数（4.0~5.0）×10^{12}/L

成人女性　红细胞计数（3.5~5.0）×10^{12}/L

新生儿　　红细胞计数（6.0~7.0）×10^{12}/L

【临床意义】

减少见于贫血、失血、急性再障贫血、慢性再障性贫血、缺铁性贫血、营养不良性贫血、白血病、妊娠中后期、手术后等；增多见于呕吐、腹泻、脱水、缺氧、烧伤、肺气肿、肺心病、真性红细胞增多症等。

2. 血红蛋白测定（Hb）

【概念】

血红蛋白测定，是指单位体积内血液中血红蛋白含量。血红蛋白能与氧结合形成氧合血红蛋白，尚能与二氧化碳结合形成血红蛋白衍生物，起到组织供氧及调节酸碱平衡的作用。

【适应证】

基本与红细胞计数相同，用于皮肤黏膜苍白、口唇发绀、甲床凹陷、皮肤弹性降低、贫血治疗后复查、孕期保健、健康查体等；也可用于诊断某些血红蛋白病。

【参考值】

成人男性　　血红蛋白 120~160g/L

成人女性　　血红蛋白 110~150g/L

新生儿　　　血红蛋白 170~200g/L

【临床意义】

意义与红细胞计数基本相同,但血红蛋白测定能更好地反映贫血的程度。

3. 白细胞计数和分类

【概念】

白细胞计数,是指单位体积内血液中所含白细胞的数量,白细胞主要包括中性粒细胞、淋巴细胞、嗜酸性粒细胞、单核细胞等。白细胞在人体抵御和抵抗病原菌侵袭过程中起着非常重要的作用,无论是增高还是降低都有重要意义。

【适应证】

各种发热、感染、炎症、贫血、血液病、外伤、烧伤、肝脾大、淋巴结肿大、化疗放疗中或放疗化疗后等。

【参考值】

计数　成人　　（4~10）× 10^9/L

　　　儿童　　（12~15）× 10^9/L

　　　新生儿　（15~20）× 10^9/L

分类　中性粒细胞　　0.50~0.70（50%~70%）

　　　淋巴细胞　　　0.20~0.40（20%~40%）

　　　嗜酸性粒细胞　0.005~0.05（0.5%~5%）

　　　单核细胞　　　0.03~0.08（3%~8%）

【临床意义】

1. 白细胞计数　①生理性增高见于剧烈运动、妊娠、新生儿;病理性增高见于急性化脓性感染、尿毒症、白血病、组织损伤、急性出血等;②白细胞减少见于再障性贫血、某些传染病、肝硬化、脾功能亢进、放疗化疗后等。

2. 白细胞分类　①中性粒细胞增高见于急性化脓性感染、大出血、严重组织损伤、慢性粒细胞白血病、安眠药中毒等;减少见于某些传染病、再障性贫血、粒细胞缺乏症等;②淋巴细胞增高见于传染性淋巴细胞增多症、结核病、疟疾、慢性淋巴细胞白血病、百日咳、某些病毒感染等,减少见于长期化疗、X射线照射后、免疫缺陷病等;③嗜酸性粒细胞增多见于银屑病、天疱疮、湿疹、支气管哮喘、食物过敏、某些血液病、慢性粒细胞白血病、鼻咽癌、肺癌、宫颈癌等;减少见于伤寒、副伤寒早期、长期使用肾上腺皮质激素后;④单核细胞增高见于单核细胞白血病、结核病活动期、疟疾等。

4. 血小板计数（PLT）

【概念】

血小板计数，是指单位体积内血液中所含血小板的数量。血小板在止血过程中起重要作用，当微血管受损时它黏附于损伤部位、聚集形成血栓以利止血；血小板表面吸附多种血浆凝血因子，故参与止血。血小板量与质发生改变时可导致出血。

【适应证】

各种出血性疾病、脾大、紫癜、过敏性疾病等。

【参考值】

血小板计数　（100~300）×10^{12}/L

【临床意义】

血小板计数增高见于血小板增多症、脾切除后、急性感染等。血小板计数减少见于再生障碍性贫血、急性白血病、急性放射病、原发性或继发性血小板减少性紫癜、脾功能亢进、尿毒症等。

5. 红细胞沉降率（ESR）

红细胞沉降率，简称血沉，是指防凝血液中红细胞在一定条件下沉降的速度。可因血浆或红细胞本身发生改变而使血沉速度发生改变。

【适应证】

了解体内有否疾病存在、观察疾病治疗效果等。

【参考值】

男性　0~15mm/1小时；女性　0~20mm/1小时

【临床意义】

血沉增快常提示疾病状态，但没有特异性；而血沉正常，也不能排除疾病存在。生理性增快见于年幼小儿、经期、妊娠3个月至产后1个月；病理性增快见于发热性疾病、急性炎症、结缔组织病、活动性结核病、风湿热活动期、组织严重破坏、贫血、恶性肿瘤、重金属中毒等。

6. 网织红细胞计数（RC）

【概念】

网织红细胞计数，是指单位体积内血液中所含网织红细胞的数量。网织红细胞是介于晚幼红细胞和成熟红细胞之间尚未完全成熟的红细胞。其计数可以有效地反映骨髓红细胞系统的造血功能。

【适应证】

检查贫血患者骨髓造血功能、药物治疗对骨髓造血功能的影响。

【参考值】

成人　0.005~0.020

儿童　0.020~0.060

【临床意义】

1. 判断骨髓红细胞系统造血功能　溶血性贫血时大量网织红细胞进入血循环,网织红细胞升高;急性失血后5~7天,网织红细胞达高峰,2周后恢复正常;典型再障贫血时,网织红细胞降低。

2. 用于药物疗效观察时,如骨髓增生功能良好,应用有关抗贫血药物后,网织红细胞1周左右可达高峰。反之,网织红细胞不见升高,说明该种治疗无效或骨髓造血功能障碍。

二、尿液检验

【概念】

尿液的质和量不仅可反映泌尿系统的功能和疾病,还有利于其他系统疾病的诊断、治疗、预后和用药监测等。

【适应证】

尿急、尿痛、尿频、血尿、乳白尿、尿量异常、全身水肿、腹水、用药监测、其他疾病。

【参考值】

尿量	成人 1~1.6L/24h
pH 值	5.5~7.4
尿比重	成人 1.015~1.025
	婴幼儿 1.003~1.030
尿蛋白	阴性
尿糖	阴性
尿酮体	阴性
尿血红蛋白	阴性
乳糜尿检验	阴性
尿胆原检验	阴性或弱阳性
尿胆素检验	阴性
尿淀粉酶	少于 1000U/L

【临床意义】

1. 尿量　增多见于利尿剂应用后、饮水过多、糖尿病、尿崩症、急性肾衰竭多尿期等。尿量减少见于出汗过多、脱水、高热、水肿、休克、急性肾衰竭少尿期等。

2. pH　降低提示酸中毒、肾衰竭、糖尿病酮中毒、痛风、服用酸性药物等。pH升高提示碱中毒、应用碱性药物等。

3. 尿比重　增高见于大量出汗、高热、脱水、急性肾炎、糖尿病等。尿比重减低见于尿崩症、慢性肾小球肾炎、肾盂肾炎等。

4. 尿沉淀物　12h 尿沉淀物计数,急性肾小球肾炎时,管型、红细胞、白细胞均增多,肾盂肾炎和尿路感染时以白细胞增多为主。

5. 尿蛋白 阳性时见于急性肾小球肾炎、肾盂肾炎、肾病综合征等。

6. 尿糖 阳性时见于糖尿病、嗜铬细胞瘤、甲状腺功能亢进症等。

7. 尿酮体 阳性时见于糖尿病酮症酸中毒等。

8. 尿蛋白 阳性时见于溶血性输血反应、溶血性贫血、阵发性睡眠性血红蛋白尿等。

9. 乳糜尿检验 乳糜尿见于丝虫病淋巴管阻塞时。

10. 尿胆原检验 尿胆原阳性见于溶血性疾患、肝实质性病变。

11. 尿胆素检验 尿胆素由尿胆原氧化而成,故其意义同尿胆原。

12. 尿淀粉酶 增高时见于急性胰腺炎。

三、粪便检验

【概念】

粪便检查的目的在于了解消化道功能状态、有无炎症、出血,并可了解通向肠道的肝、胆、胰腺等器官有无感染、出血、寄生虫等情况。

【适应证】

各种腹泻、脓血便、黏液便、消瘦、贫血、无原因昏迷、长期慢性腹痛等。

【参考值】

颜色 棕黄、黄色、褐色

性状 软,柱状、成形

镜检 红细胞 无

　　　白细胞 偶见巨噬细胞

　　　脂肪球 无或偶见

　　　虫卵 无

潜血 阴性。

【临床意义】

1. 颜色 红色提示消化道出血。黑色见于上消化道出血、饮食因素等。灰白色见于阻塞性黄疸。果酱色见于急性阿米巴痢疾。绿色见于婴儿消化不良。

2. 性状 脓血便见于细菌性或阿米巴痢疾、结肠肿瘤、慢性血吸虫病等。黏液便见于细菌性或阿米巴痢疾、急性血吸虫病、结肠癌等。鲜血便见于肛门或直肠出血。水样便见于食物中毒、婴儿腹泻、急性肠炎、急性肠道传染病。羊粪样便见于痉挛性便秘、老年习惯性便秘。凝乳样便见于婴儿消化不良。柏油样便见于上消化道出血。白陶土样便见于完全性胆道阻塞、钡餐检查后。

3. 镜检 有红细胞见于结肠癌、直肠癌、直肠息肉、痔疮、急性阿米巴痢疾、急性血吸虫病。有白细胞增多见于结肠炎、直肠炎、小肠细菌性或非细菌性感染等。有巨噬细胞提示细菌性痢疾,溃疡性结肠炎等。大量脂肪球见于胆道感染、胆道阻塞、胰腺功能障碍、结肠炎、乳糜泻等。有寄生虫卵如蛔虫卵、钩虫卵、蛲虫卵、姜片虫卵、溶组织阿米巴原虫及包囊等提示相应疾病。

4. 潜血　阳性提示有消化道出血。

四、脑脊液检验

【概念】

脑脊液存在于脑室和蛛网膜下腔中,脑脊液检查对中枢神经系统疾病有重要诊断价值。脑脊液采集多经腰椎穿刺术取得,蛛网膜下腔梗阻时则需作小脑延髓池穿刺。

【适应证】

脑外伤、脑出血、蛛网膜下腔出血、脑血管、某些无原因的抽搐、脑膜炎、脊髓肿瘤等。

【正常参考值】

颜色	无色水样
透明度	透明清晰
凝固	无
酸碱度	7.35~7.40
比重	1.005~1.009
蛋白定量	0.2~0.4g/L
葡萄糖定量	2.5~4.5mmol/L
氯化物定量	123~130mmol/L
白细胞计数	成人（0~10）×10^6/L
	儿童（0~15）×10^6/L
红细胞	无

【临床意义】

1. 一般检查　脑脊液红色提示脑出血、蛛网膜下腔出血等;脑脊液黄色见于脊髓肿瘤、脑膜炎、蛛网膜下腔梗阻所致脑脊液浓缩;乳白色提示急性化脓性脑膜炎;结核性脑膜炎或真菌性脑膜炎为毛玻璃样外观;褐色或黑色提示中枢神经系统黑色素细胞瘤。透明度浑浊提示细菌性脑膜炎等。pH增高提示代谢性或呼吸性碱中毒;pH降低提示代谢性或呼吸性酸中毒、脑缺血、缺氧等。比重增高提示脑炎、脑膜炎、脑出血、脑寄生虫病、脊髓肿瘤等。

2. 化学检验　脑和脑膜炎时蛋白质增加;葡萄糖定量增高见于糖尿病、蛛网膜下腔出血,脑出血等;葡萄糖定量降低见于低血糖症、化脓性脑膜炎、结核性脑膜炎、真菌性脑膜炎。氯化物定量增高见于脑炎、脊髓炎、尿毒症、高氯性酸中毒、糖尿病等;氯化物定量降低见于结核性脑膜炎、化脓性脑膜炎、真菌性脑膜炎、风湿性脑病等。

3. 镜检 有红细胞提示脑出血、蛛网膜下腔出血、出血性脑膜炎、穿刺损伤血管等。嗜中性粒细胞为主见于化脓性脑膜炎；嗜酸性粒细胞为主见于脑部寄生虫病；淋巴细胞为主见于结核性脑膜炎。

五、浆膜腔积液检验

【概念】

人体胸腔、腹腔、心包腔等称为浆膜腔，正常情况下其内含有少量起润滑作用的液体。病理情况时可发生积液，按积液性质分为漏出液和渗出液。漏出液是非炎性积液，为渗透压改变所致；渗出液是炎性积液，常见于细菌感染。浆膜腔积液检查目的是为了区分积液性质、疾病诊断和治疗。浆膜腔液的采取由浆膜腔穿刺术取得。

【适应证】

经 X 线透视、摄片、B 超、CT 检查等证实有胸膜腔、腹腔、心包积液者。

【参考值】

正常时浆膜腔内一般不应有多量积液存在。

【临床意义】

1. 液量 因病情而异，自数毫升至数千毫升。

2. 颜色 漏出液多为淡黄色，渗出液为深黄色或其他颜色。结核性胸膜炎积液为草绿色；肿瘤性浆膜腔积液时为红色；丝虫病胸导管或淋巴管破裂积液为乳白色。

3. 透明度 漏出液较透明；渗出液因含较多细胞成分或细菌而有不同程度的混浊。

4. 凝固性 漏出液中含纤维蛋白原甚少，一般不凝固，放置后或仅有微量纤维蛋白析出；渗出液含纤维蛋白原较多并有大量细胞和组织碎解产物，可自凝并有凝块出现。

5. 比重 漏出液比重多在 1.015 以下，渗出液比重多在 1.018 以上。

6. 镜检 细胞计数漏出液时细胞数较少，常低于 $0.1 \times 10^9/L$。渗出液时细胞较多，常高于 $0.2 \times 10^9/L$。细胞分类红细胞可见于恶性肿瘤、结核；中性粒细胞可见于化脓性炎症；淋巴细胞可见于慢性炎症、病毒、结核感染或结缔组织病等；漏出液也以淋巴细胞为主，但数量不多。

六、血清无机元素测定

【概念】

血清无机元素测定是指血清中无机元素的浓度，主要包括血清钠、钾、氯、钙等测定，是了解体内电解质浓度的主要方法。静脉抽血 2~3ml 送检。

【适应证】

各种原因脱水、酸中毒、休克、抽搐、高热、昏迷、心力衰竭等,以便了解体内电解质情况。

【参考值】

血清钠（Na^+）　135~145mmol/L

血清钾（K^+）　3.6~5.5mmol/L

血清氯（Cl^-）　96~108mmol/L

血清钙（Ca^{2+}）　成人 2.25~2.75mmol/L

　　　　　　　　　儿童 2.50~3.0mmol/L。

【临床意义】

1. 血清钠　增高见于垂体前叶瘤、原发性醛固酮增多症等;减低见于阿狄森病、严重呕吐、腹泻、糖尿病酸中毒等。

2. 血清钾　增高见于阿狄森病、急性肾衰竭、重度溶血、休克等;减低见于钾摄入不足、糖尿病酸中毒、严重呕吐等。

3. 血清氯　增高见于泌尿道阻塞、肾功不良、氯化物摄入过度等;减低见于严重呕吐、腹泻、糖尿病、脑膜炎、肺气肿等。

4. 血清钙　增高见于慢性肾衰竭导致的继发性甲状旁腺功能亢进、维生素 D 过多症、多发性骨髓瘤、肿瘤广泛骨转移等。减低见于甲状旁腺功能减退、吸收不良性低钙血症、维生素 D 缺乏钙吸收障碍引起的佝偻病、软骨病、慢性肾炎、尿毒症等。

七、肾功能测定

【概念】

肾脏是排泄水分、代谢产物和废物的主要器官,有维持体内水、电解质、酸碱平衡的重要功能。肾功能测定可了解肾脏有否广泛性损害,并可观察其功能动态变化。

【适应证】

各种原因脱水、酸中毒、休克、抽搐、高热、昏迷、心力衰竭等,以便了解肾脏有否损害、复查肾脏功能情况。

【参考值】

尿素氮（BUN）　2.86~7.2mmol/L

肌酐（Cr）　50~115μmol/L

尿酸（UA）　男 149~416μmol/L

　　　　　　女 89~357μmol/L

二氧化碳结合力　22~28mmol/L

【临床意义】

1. 尿素氮 增高见于剧烈呕吐、肠梗阻、急性肾小球肾炎、大面积烧伤、严重肾盂肾炎、肾衰竭、尿路结石、膀胱肿瘤等；减低见于肝炎合并广泛肝坏死等。

2. 肌酐 增高见于肾衰竭、重度充血性心力衰竭等；减低见于进行性肌萎缩。

3. 尿酸 增高见于痛风、白血病、肾衰竭、铅中毒等；减低见于进行性肌萎缩。

4. 二氧化碳结合力 增高见于代谢性碱中毒、呼吸性酸中毒；减低见于代谢性酸中毒、呼吸性碱中毒。

八、肝功能测定

肝脏是人体重要脏器，其主要有代谢、解毒、排泄功能，并可有生成凝血因子、纤溶因子的功能等。检测肝脏功能状态是临床常用的一种辅助检查。

【适应证】

消化不良、消瘦、慢性腹泻、肝大、肝区疼痛、皮肤黏膜黄染、尿色黄、呕血、便血等。

【正常参考值】

总胆红素（TB）	5~28μmol/L
直接胆红素（DB）	0~11μmol/L
总蛋白（TP）	60~80g/L
白蛋白（ALB）	35~50g/L
球蛋白（G）	25~33g/L
丙氨酸氨基转移酶（ALT, GPT）	5~40U
天门冬氨酸氨基转移酶（AST, GOT）	5~40U

【临床意义】

1. 胆红素 增高见于溶血性贫血、血型不合输血、恶性疾病、新生儿黄疸、急性黄疸型肝炎、慢性活动性肝炎、肝硬化、中毒性肝炎、肝内及肝外阻塞性黄疸、胰头癌、毛细胆管型肝炎及其他胆汁淤滞综合征等。

2. 总蛋白 增高见于高渗性失水、多发性骨髓瘤、某些急慢性感染所致高球蛋白血症等；减少见于慢性肝病、肝硬化、慢性感染、慢性消耗性疾病、长期腹泻、肾病综合征、营养不良、大手术后、大面积烧伤等。

3. 白蛋白 增高见于脱水血液浓缩；减低见于慢性肝病、肝硬化、慢性感染、慢性消耗性疾病、长期腹泻、肾病综合征、营养不良、大手术后、大面积烧伤等。

4. 球蛋白 增高见于失水、结核病、血吸虫病、疟疾、硬皮病、风湿热、类风湿性关节炎、肝硬化、淋巴瘤等；减少见于皮质醇增多症、长期应用糖皮质类固醇激素等。

5. 丙氨酸氨基转移酶 增高见于急慢性肝病、胆道感染、胆石症、急性胰腺炎、急性心肌梗死、心肌炎、心力衰竭、肺梗死、流脑等。儿童、寒冷、过度劳累、剧烈运动、溶血反应亦可升高。

6. 天门冬氨酸氨基转移酶 增高见于心肌梗死（发病后 6 小时明显升高，48 小时达高峰，3~5 天后恢复正常），各种肝病、心肌炎、胸膜炎、肾炎、肺炎等亦可轻度升高。

九、血脂测定

【概念】

血脂测定是指测定血清中游离胆固醇和胆固醇的总量，以了解各种有关成分含量。标本为静脉抽血。

【适应证】

高血压、动脉粥样硬化、冠心病、脑血管疾病等。

【参考值】

总胆固醇（Tch） 2.8~5.7mmol/L

甘油三酯（TG） 0.56~1.70mmol/L

低密度脂蛋白（LDL~ch） 1.68~4.53mmol/L

高密度脂蛋白（HDL~ch） 男 0.78~1.55mmol/L

女 0.85~2.00mmol/L

【临床意义】

1. 总胆固醇 增高见于家族性高胆固醇血症、高脂血症、肾病综合征、甲状腺功能减退、糖尿病、动脉粥样硬化、银屑病、急性失血后、摄入富含胆固醇饮食后等；减少见于甲状腺功能亢进、重症贫血、肝硬化、吸收不良综合征等。

2. 甘油三酯 增高见于特发性高脂血症、动脉粥样硬化、糖尿病、肾病综合征、肥胖症、甲状腺功能减退；减少见于甲状腺功能亢进、重症肝损害、吸收不良综合征等。

3. 低密度脂蛋白 增高见于 II 型高脂蛋白血症、肾病综合征、糖尿病、甲状腺功能减退、阻塞性黄疸等；降低见于低蛋白血症、无 β- 脂蛋白血症等。

4. 高密度脂蛋白 增高见于原发性胆汁性肝硬化、慢性肝炎、慢性乙醇中毒；减少见于糖尿病、肾脏疾病、肝脏疾病、冠心病、动脉粥样硬化、IV 型高脂血症、急性感染等。

十、出血时间（BT）

【概念】

出血时间，是测定皮肤受特定条件外伤后，出血自然停止所需要的时间。此过程反映了毛细血管与血小板的相互作用。目前推荐采用出血时间测定器来进行该项检测。

【参考值】

出血时间测定器法　2.3~9分钟。

【临床意义】

延长见于血小板数量异常，如血小板减少症和血小板增多症、再障性贫血、急性白血病等，也可见于某些凝血因子缺乏、弥散性血管内凝血、血管疾病等；缩短见于某些严重的高凝血状态和血栓形成。

十一、凝血时间（CT）

【概念】

指离体静脉血与体外异物表面接触后，而使血液凝固的时间。可有多种方法，如玻片法、塑料管法、硅管法等。

【参考值】

玻片法　　　5~10分钟

塑料管法　　10分钟

硅管法　　　15~32分钟

【临床意义】

延长见于凝血因子缺乏症、肝脏疾病、阻塞性黄疸、新生儿出血症、吸收不良综合征、口服抗凝剂、应用肝素、低纤维蛋白血症等；缩短见于高凝血状态，如血栓性疾病、心肌梗死、不稳定型心绞痛、脑血管疾病、糖尿病伴血管病变、肺梗死、深静脉血栓形成、妊娠高血压综合征和肾病综合征等。

十二、血葡萄糖（Glu）

【概念】

血葡萄糖，简称血糖，是指血液中葡萄糖的浓度。血糖主要来源是食物及糖原分解，去路是组织器官氧化分解供能、合成糖原、转化为脂肪或其他糖类物质。一般禁食8~12小时后空腹抽取静脉血，标本在1小时内检查。

【参考值】

空腹血糖　　3.9~6.1mmol/L

【临床意义】

血糖增高，生理性见于情绪紧张、饭后1~2小时、注射肾上腺素后；病理性见于糖尿病、慢性胰腺炎、心肌梗死、甲状腺功能亢进、垂体前叶嗜酸性细胞瘤、颅内压增高等。血糖减低，生理性见于饥饿、剧烈运动；病理性见于垂体前叶功能减退、肾上腺皮质功能减退、甲状腺功能减退、严重肝病、胰岛素应用不当等。

十三、前列腺液检查

【概念】

前列腺液是精液的重要组成部分,约占30%。标本由医生按摩前列腺采集,通常混有精囊液。按摩出的液体直接滴于载玻片上,立即送检。

【参考值】

一般可按摩出数滴至1ml,淡乳白色,pH 6.3~6.50。镜检多量卵磷脂小体充满视野,白细胞小于10个/高倍镜视野,偶见红细胞、无细菌。

【临床意义】

肉眼观察呈黄色脓性混浊者见于前列腺炎、精囊炎;呈红色者见于精囊炎、前列腺炎、肿瘤。镜检卵磷脂小体减少见于前列腺炎;红细胞增加见于前列腺炎、结核病、肿瘤等;白细胞增加见于慢性前列腺炎。

十四、涂片显微镜检查

【概念】

将采集到的标本直接涂片、染色进行显微镜检查。方法简便、报告迅速、无须特殊药品和器材等。一般采用最常用革兰(Gram)氏染色法,可报告革兰阳、阴性球菌或杆菌,如能密切结合临床资料,可有一定诊断参考价值。

【参考值】

正常体液应为阴性,病理情况时可有相应改变。

【临床意义】

1. 咽壁涂片　咽白喉时可检出白喉棒状杆菌。咽、喉结核时,涂片抗酸染色法可发现结核分枝杆菌。坏疽性口炎时涂片可检到梭形杆菌。

2. 鼻分泌物涂片　鼻白喉时可找到白喉棒状杆菌。

3. 胸腔、心包腔、腹腔和关节囊液涂片　病理情况下可检到致病菌,如革兰阳性球菌和阴性杆菌。结核性胸膜炎时胸水涂片可找到结核分枝杆菌。

4. 脓液涂片　以脓液作涂片或培养,找到致病菌,有助于分析细菌的致病作用和选择抗菌药物。常见的化脓性细菌有葡萄球菌、链球菌、肺炎链球菌、大肠杆菌和绿脓杆菌等。

5. 痰涂片　痰液涂片查找结核分枝杆菌、肿瘤细胞,有确定诊断意义。

6. 尿沉渣涂片　留中段尿标本沉渣涂片找到结核分枝杆菌可为泌尿系统结核诊断。

7. 脑脊液涂片　取脑脊液涂片镜检发现致病菌,对临床诊断价值较大。常见致病菌有脑膜炎球菌、结核分枝杆菌等。

8. 粪便涂片　在伪膜肠炎时可发现大量革兰阳性球菌,而革兰阴性杆菌明显减少。肠道真菌感染时,粪便涂片可找到孢子和假菌丝。

9. 阴道分泌物涂片 若有霉菌性阴道炎时可找到霉菌菌丝、孢子。淋球菌所致白带增多可找到革兰阴性双球菌,有诊断意义。

十五、X 线透视

【概念】

X 线具有穿透性,由于人体组织密度和厚度的差别,当其透过人体各种不同组织结构时,被吸收程度不同,所以到达荧屏的 X 线量即有差异,通过人体在荧屏上形成不同的影像。

【适应证】

咳嗽、咳痰、咯血、胸痛、呼吸困难、心悸、腹痛、腹胀;怀疑骨折、关节脱位;肺部肿瘤、结核;胸膜、纵隔、心脏、大血管病变;泌尿系统结石;观察不透 X 光的金属异物、避孕环位置、形态等。

【临床意义】

透视简便易行,能立即得到检查结果,可同时观察器官的形态和动态功能变化。

十六、X 线摄片

【概念】

原理与 X 线透视一样,利用 X 线具有穿透性的特点,透过人体不同密度、厚度的组织结构,被吸收程度不同,到达胶片的 X 线量即有差异,形成不同的影像,称为 X 线摄片。摄片所见影像比透视影像清楚、可保存。

【适应证】

怀疑骨折、关节脱位;金属异物存留;肺部、胸膜、纵隔、心脏、大血管疾病;肠梗阻;泌尿系统结石等。

【临床意义】

摄片与透视比较有以下优点 受检部位影像永久保留在胶片上,可供分析、讨论及复查对照;可作为科研资料保存;摄片可显示微细结构,较透视更清晰;摄片能够检查人体较丰厚部位,并使患者接受 X 线量较少。

十七、B 超检查

【概念】

B 超检查,是指向人体发射一组超声波并按一定方向进行扫描,根据其回声的延迟时间、强弱判断脏器的距离及性质,经过计算机处理、形成图像。

【适应证】

可用于体表肿块、积液、甲状腺、乳腺、胸腔积液、腹腔积液、肝、胆、脾、胰腺、肾、输尿管、膀胱、前列腺、子宫、附件、盆腔、新生儿头颅等。

【临床意义】

B 超具有操作简便、价格便宜、无损伤、无痛苦,适用范围广泛。

十八、CT 检查

【基本概念】

CT,全称为 X 线电子计算机断层扫描,是利用 X 线断层扫描,电光子探测器接收,并把信号转化为数字输入电子计算机,再由计算机转化为图像的一种检查方法。

【适应证】

用于颅脑外伤、颅脑肿瘤、脑血管病变、脑发育畸形、脑萎缩;胸部疾病、某些腹部疾病、脊柱疾病、盆腔疾病;各种骨肿瘤、骨病等的检查。也可用于其他辅助检查不能确定诊断的补充检查。

【临床意义】

CT 检查不但能显示病变部位、形态与周围组织的关系,而且还能发现仅有密度上改变而无占位效应的病灶,是无痛苦、无损伤、快速、方便、准确性较高的辅助检查。

十九、磁共振检查

【基本概念】

磁共振(MRI),是通过体外高频磁场作用,由体内物质向周围环境辐射能量产生信号实现成像的,其过程和 CT 相近,即利用外磁场和物体的相互作用成像。高能磁场对人体无害。所以 MRI 检查是安全的。

【适应证】

用于颅脑外伤、颅脑肿瘤、脑血管病变、脑发育畸形、脑萎缩;胸部肿瘤及其他疾病、某些腹部疾病、脊柱疾病、盆腔疾病;骨肿瘤、骨病、椎间盘病变;某些软组织如韧带损伤等检查。

【临床意义】

1. 磁共振成像是一种新型的高科技影像学检查方法,具有无放射线损害、多方向(横断、冠状、矢状切面等)和多参数成像、高度的软组织分辨能力等独特的优点。

2. 神经系统的病变如肿瘤、梗死、出血、变性、先天畸形、感染等几乎成为首选的检查方法。

3. 腹部盆腔某些脏器的检查,如胆道系统、泌尿系统等明显优于 CT 检查。

4. 对关节软组织病变、骨髓、骨的无菌性坏死十分敏感,病灶发现早于 X 线和 CT 检查。

二十、纤维内镜检查

纤维内镜检查是利用内镜经人体开口部位口腔、肛门或另切口,窥视人体内部组织、器官的辅助检查。内镜技术可显著提高疾病诊断率,发现较早期肿瘤,并可开展内镜下治疗。临床常见的内镜检查技术有胃镜、腹腔镜、结肠镜、支气管镜检查等。

1. 纤维胃镜检查

【适应证】

胃灼热、吐酸水、上腹部不适、上腹疼痛、呕血稳定期、上消化道出血止血等。也可用于其他检查不能确定诊断的补充检查,或需要经胃镜采取活组织进行病理检查者。

【临床意义】

纤维胃镜具有镜身柔软,便于操作,患者痛苦少,比较安全,适应证广,没有盲区等特点。可用于食管炎、食管静脉曲张、食管癌、胃溃疡、胃癌、胃炎、十二指肠炎、十二指肠溃疡的诊断。

2. 腹腔镜检查

【适应证】

诊断性腹腔镜用于下腹疼痛、盆腔肿瘤的诊断;治疗性腹腔镜用于胆囊切除术、阑尾切除术、计划生育手术、组织活检术、粘连分解术、宫外孕手术、附件手术、卵子采取、盆腔脓肿引流术。

【临床意义】

用于诊断疾病,可以直接观察病变部位、大小、性质;用于治疗痛苦小,损伤较轻,瘢痕较小或不遗留瘢痕,患者乐意接受。

3. 结肠镜检查

【适应证】

原因不明的便血、慢性腹泻、长期便秘、慢性腹痛、腹部肿物,怀疑有结肠病变、直肠手术后的随诊复查等。也可进行结肠镜下息肉切除等。

【临床意义】

纤维结肠镜检查主要是进行大肠检查,全结肠镜亦可进行部分回肠检查。

4. 纤维支气管镜检查

【适应证】

不明原因的咯血、痰血、长期咳嗽、支气管阻塞或肺部弥漫性病变、痰内找到癌细胞者;肺部病变作活检术、取出较小的阻塞物;向病变部位注射药物。

【临床意义】

纤维支气管镜可对支气管以下肺段或亚肺段以下的病变进行诊断或治疗。

5. 关节镜检查

【概念】

应用关节镜进行关节检查,并可进行病变组织活检,也可在关节镜下直接进行手术治疗。

【适应证】

对于膝关节半月板损伤、交叉韧带损伤、关节软骨损伤,外伤后关节积血、久未明确诊断的关节痛、滑膜病变、关节内游离体、异物等,既可进行诊断,也可进行治疗。

二十一、心电图检查

【概念】

心脏收缩之前发生电激动,传布全身不同部位,通过心电图机把不断变化的电位连续描记成曲线,即心电图。

【适应证】

心悸、胸闷、气短、呼吸困难、胸骨后疼痛、健康查体等。

【临床意义】

了解心脏有无器质性病变,如心脏肥大、心肌梗死、心律失常、电解质紊乱等。

二十二、肌电图检查

【概念】

肌电图,是反映肌肉 - 神经系统生物电活动规律的波形图。电刺激肌肉时出现收缩,产生电流,从而出现不同的波形。

【适应证】

局部肌肉麻痹、口眼歪斜、肢体瘫痪、肌肉麻痹、肢体麻木、肌肉萎缩。

【临床意义】

可用于脊髓疾病、周围神经系统疾病、神经根压迫症、神经肌肉接头疾病、肌原性疾病等的诊断。

二十三、脑电图检查

【概念】

脑电图是将脑细胞的电活动,经放大后形成的曲线,它反映了脑在某时段的功能状态。目前所用的脑电图机记录到的波形,是放大一百万倍的波形。

【适应证】

不明原因的癫痫样发作、头痛、头晕、局灶形瘫痪等。

【临床意义】

脑电图可用于下列疾病的诊断,包括意识障碍性疾病、脑肿瘤、脑脓肿、脑转移癌、慢性硬膜下血肿、癫痫、脑震荡、脑挫伤、脑出血、脑血栓、病毒性脑炎等。

附录二 几种辅助检查前准备

一、上消化道钡餐透视检查

1. 检查前 6 小时禁饮食。
2. 如患者长时间不能进食、体质虚弱,应注意补充液体、营养,以便耐受检查。

二、B 超检查

1. B 超检查对人体无创伤,无痛苦,告诉患者不必有惧怕心理。
2. 胆、肝、胰腺及腹内肿块患者,检查前应禁食禁饮 12 小时。
3. 做妇产科、膀胱、前列腺、直肠检查时,要求保持膀胱充盈,检查前 1~2 小时饮水 500~1000ml,至产生"憋尿感",以便检查时显示清楚。

三、CT 检查

1. 一般患者,检查前不作任何准备。腹部检查,应于检查前 4 小时禁食,检查前一天禁食糖类和脂类食品。
2. 如患直肠疾病,应在检查前一天晚上服洗肠液。
3. 病情危重或有特殊需处理的患者,应有主管医生及陪伴人护送,以免发生意外。
4. 根据病情需要,如幼儿、躁动、昏迷以及不合作患者应禁食。并请临床医生做好必要的镇静等处理,以保证顺利进行。

四、磁共振检查

1. 腹部检查前 4~6 小时禁食;盆腔检查前 2~3 小时不解小便。其他部位检查不做特殊准备。
2. 装有心脏起搏器、动脉瘤术后体内留有金属夹者,严禁接受此检查。妊娠、体内有其他金属植入物、异物、带避孕环者应于检查前告诉医务人员。
3. 危急患者应预先通告,检查时必须有主管医师及陪伴人在场。

五、胃镜检查

1. 检查当天禁食、禁饮。

2. 咽部喷洒麻药 1~2 次后行胃镜检查。如对麻药过敏,应在检查前告诉医生,以防意外。

3. 检查前应取掉假牙,解开纽扣,松开领带,取下眼镜。

4. 检查后若无不适可回家,麻药作用消失后,患者才能喝水和进食。

六、大肠镜检查

1. 检查前由亲属签检查同意书,若需施行息肉切除术等,应签手术同意书。若需电凝治疗,应有家属陪伴。

2. 检查当天禁食,按医嘱于检查前 3 小时服用泻药,以保证肠道的清洁。

3. 10 岁以下的儿童和不能配合检查的儿童,在检查前需使用镇静剂。

4. 检查后若无不适,可回家并开始进食。

5. 进行治疗的患者如息肉切除术,则需住院观察。使用镇静剂的儿童,检查完毕后由医生观察至患儿清醒。

6. 若出现严重流血、腹部剧痛等情况,应及时就诊。

附录三 根据临床表现酌情选用辅助检查

1. 发热性疾病　血常规、必要时针对其他相应症状体征进行其他检查。

2. 咳嗽、咳痰、咯血、胸痛、呼吸困难　血常规、X线胸部或摄片，必要时进行痰液培养或细胞学检查。

3. 咳嗽、咳痰、咯血、低热、盗汗、消瘦　血常规、血沉、X线胸部或摄片，必要时进行痰液培养。

4. 心悸、胸闷、呼吸困难、下肢水肿　心电图、X线胸部或摄片。

5. 尿频、尿急、尿痛　尿常规、血常规，必要时尿液培养。

6. 少尿、高血压、水肿　尿常规、肾功能检查。

7. 腰部绞痛、同时放射股内侧　尿常规，肾、输尿管、膀胱、尿道X线摄片。

8. 胃灼热、吐酸、食欲缺乏、胃部不适、规律性上腹痛　X线钡餐透视、胃镜检查、大便潜血检查。

9. 右上腹不适、食欲缺乏、乏力、尿黄　血常规、尿常规、肝功能检查、必要时肝脏B超检查。

10. 右上腹剧痛、放射至右肩背部、黄疸　血常规、肝胆B超检查、必要时CT。

11. 腹痛、腹泻、脓血便　大便常规、必要时血常规。

12. 剧烈头痛、恶心、呕吐　颅脑CT、颅脑磁共振、必要时脑脊液检查。

13. 头晕、面色苍白、乏力　血常规、血沉。

14. 发热、面色苍白、淋巴结肿大　血常规、血沉、骨髓检查、淋巴结活检。

15. 停经、突然腹痛　腹部B超检查。

16. 年龄偏大、不明原因的突然消瘦、乏力　应考虑恶性病变，可详细询问病史，进行相应的辅助检查。

附录四　如何转诊急危重患者

1. 本单位医疗条件有限、病情危重者,应及时转诊到条件较好的医院诊治。

2. 患者处于十分危重状态,如存在严重休克,应就地抢救,待情况好转、可以耐受转运后再进行转诊。

3. 转诊前应做好一定的准备工作,如开放静脉输液、必要的伤口包扎、简单的骨折固定、必要时插入导尿管,呼吸困难者给予氧气袋或氧气瓶吸氧。

4. 交代必要的途中注意事项,如患者体位、伤处保护,输液管、氧气管、尿管等的维护等。

5. 选择适当的转运工具,如有条件,可呼叫 120 救护车协助转诊,一般救护车上都配备基本的救护设备。

附录五　使用抗生素的基本知识

【抗生素的使用原则】

1. 凡属可用可不用的尽量不用抗生素。

2. 发热原因不明者不宜采用,病情危重且高度怀疑为细菌感染者除外。

3. 病毒性或估计为病毒性感染的疾病不用抗生素。

4. 皮肤、黏膜局部尽量避免应用抗生素。

【严格控制预防用抗生素,下列情况下可酌情应用】

1. 风湿热患者,定期采用青霉素G,以消灭咽部溶血链球菌,防止风湿热复发。

2. 风湿性或先天性心脏病进行手术前后用青霉素G或其他适当的抗生素,以防止亚急性细菌性心内膜炎的发生。

3. 感染灶切除时,根据致病菌的敏感性选用适当的抗生素。

4. 战伤或复合外伤后,采用青霉素G或四环素族以防止气性坏疽。

5. 结肠手术前采用卡那霉素,新霉素等作肠道准备。

6. 严重烧伤后,在植皮前应用青霉素G消灭创面的溶血性链球菌感染。或按创面细菌和药敏结果采用适当的抗生素防止败血症的发生。

7. 慢性支气管炎及支气扩张症患者,可在冬季预防性应用抗生素(限于门诊)。

8. 颅脑术前或复杂手术前1天应用抗生素,可预防感染。

【合理应用抗生素的方法】

1. 掌握不同抗生素的抗菌谱　各种抗生素都有不同的作用特点,所选药物的抗菌谱务必与所感染的微生物相适应。例如青霉素的抗菌谱主要包括一些球菌和革兰阳性杆菌,不能用青霉素的宜选择红霉素或第一代头孢菌素。头孢菌素为广谱抗生素,但一、二、三代头孢菌素的抗菌作用各有特点,对金黄色葡萄球菌,一代头孢菌素作用最强,二代头孢菌素次之,三代头孢菌素较弱;但对阴性杆菌的作用则三代头孢菌素明显超过二代、一代。

2. 根据致病菌的敏感性选择抗生素　各种致病菌对不同抗菌药的敏感性不同,相同菌种不同菌株对同一种抗生素的敏感性也有差异,加之抗生素的广泛使用,使细菌耐药性逐年有所增加,因此借助正确的药敏结果,可以帮助临床医师正确选用抗菌药物,增加临床感染治疗成功率。

3. 根据感染疾病的规律及严重程度选择抗生素　重症深部感染宜选择作用强、血与组织浓度较高的抗生素。如早期金葡菌败血症,头孢噻吩与头孢唑啉都有效,但病程较长者并已引起深部感染的金葡菌败血症,头孢唑啉的抗感染疗效明显优于头孢噻吩,因而应选择后者。

疾病名称与技术操作索引

K